LEHRBUCH DER UROLOGIE

HANS WILDBOLZ

LEHRBUCH DER UROLOGIE

UND DER CHIRURGISCHEN ERKRANKUNGEN DER MÄNNLICHEN GESCHLECHTSORGANE

VIERTE AUFLAGE
VÖLLIG UMGEARBEITET VON

EGON WILDBOLZ

A. O. PROFESSOR DER UROLOGIE UND CHEFARZT
DER UROLOGISCHEN ABTEILUNG AM INSELSPITAL IN BERN

MIT 322 ZUM TEIL FARBIGEN ABBILDUNGEN

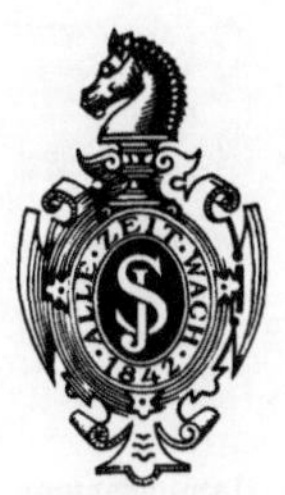

SPRINGER-VERLAG
BERLIN · GÖTTINGEN · HEIDELBERG
1959

ISBN 978-3-642-51051-9   ISBN 978-3-642-51050-2 (eBook)
DOI 10.1007/978-3-642-51050-2

Vorwort zur vierten Auflage

Im Jahre 1924, als das Lehrbuch meines Vaters zum ersten Male erschien, durfte es als großer Wurf gelten. Vor 1914 wurden die Kapitel der urologischen Lehrbücher oft nach Symptomen eingeteilt. Mein Vater gab eine sehr übersichtliche Darstellung der urologischen Erkrankungen, indem er sie nach Organen ordnete, eine Einteilung, die noch heute in neuen Lehrbüchern gefunden wird.

Die Urologie ist, wie die ganze Medizin, in ständiger Entwicklung. Getrieben von der Technik, vor allem des Cystoskops, entwickelte sie sich anfänglich als kräftiger Schoß vom Mutterboden der Chirurgie weg. Je kräftiger aber der Baum der urologischen Erkenntnis wächst, desto breiter wird sein Wurzelgebiet. Die Wurzeln der Urologie finden sich nicht mehr nur in der Chirurgie, sie ist ebenso kräftig mit der Inneren Medizin und wie alle anderen klinischen Wissenschaften mit der Physiologie, der Pathologie, der Endokrinologie, der Bakteriologie verwachsen. Anstatt organgebunden nur den Nierenstein zu sehen, die Blasentuberkulose zu behandeln, geht unser suchender Blick tiefer. Er versucht, die Störung des ganzen Harnapparates zu erfassen, die Erkrankung des ganzen Menschen zu begreifen und zu korrigieren; die Urologie kehrt auf den breiten und unbegrenzten Boden der allgemeinen Medizin, der Betrachtung des kranken Menschen zurück. Am deutlichsten ist dies in der Behandlung der Urogenitaltuberkulose zu sehen.

Ein nach Organerkrankungen geordnetes Lehrbuch kann deshalb heute nicht mehr befriedigen. Wenn im Leser das Verständnis für die heutige Betrachtungsweise in der Urologie geweckt werden soll, müssen die großen Systemerkrankungen wie die Infektion, die Steinbildung, die Mißbildungen von einer umfassenderen Warte aus besprochen werden. Im neuen Handbuch der Urologie, an dem die Arbeiten gleichzeitig wie an diesem Lehrbuch fortschritten, ist diese Betrachtungsweise so kompromißlos wie möglich durchgeführt. Das vorliegende Lehrbuch wendet sich aber nicht wie das Handbuch an den voll ausgebildeten Spezialisten, sondern in erster Linie soll es dem Allgemeinchirurgen, dem chirurgischen Assistenten, dem Allgemeinpraktiker ein zuverlässiger Ratgeber sein. Es soll nicht nur als Lehrbuch, das von Anfang bis Ende gelesen wird, sondern auch als Nachschlagewerk zu verwenden sein. Der Stoff wurde deshalb in vier große Kapitel unterteilt: in die allgemeine Urologie, die Systemerkrankungen, die Organerkrankungen und die funktionellen Störungen. Ein sorgfältig angefertigtes Register soll die Benutzung des Buches als Nachschlagewerk erleichtern.

Eine so tiefgehende Änderung der Konzeption machte eine Neubearbeitung der 3. Auflage des Lehrbuches meines Vaters unmöglich; das Buch mußte zum großen Teil neu geschrieben werden. Neben vielen neuen, allgemeinen Kapiteln ist der Darstellung der Pathogenese, die zum Verständnis der Erkrankung so wichtig ist, die größte Aufmerksamkeit zuteil geworden; die Therapie hat sich in den letzten Jahren so umwälzend verbessert, daß auch hier kaum etwas vom ursprünglichen Werk übriggeblieben ist. Geblieben ist die Beschreibung der Klinik, vor allem die Beschreibung der Differentialdiagnose am Krankenbett. In der modernen Zeit der Röntgen- und Laboratoriumsdiagnose ist kein Autor mehr imstande, eine solche Differentialdiagnose zu schreiben. Und doch hat auch heute mancher Arzt, der unter ungünstigen Verhältnissen arbeiten muß, das Bedürfnis, seine Diagnose zu vertiefen, ohne daß ihm dazu ein Röntgeninstitut oder ein gut eingerichtetes Laboratorium zur Verfügung steht.

Ich glaube und hoffe, daß ein neues Buch entstanden ist; ein neues Buch, das aber alles Gute der früheren Auflagen in sich schließt. Es ist die Summe der Erfahrungen von zwei Urologengenerationen, von Vater und Sohn. Möge es eine freundliche Aufnahme finden!

Obschon das Buch vor allem eigene Erfahrungen darstellt (der Leser wird deshalb gelegentlich vom Dogma abweichende Meinungen finden), wurde selbstverständlich die urologische Literatur mit Hunderten von Arbeiten beigezogen. Dem Zwecke des Buches entsprechend wurde auf eine Bibliographie verzichtet; die Autoren werden nur genannt, wenn sie zitiert werden oder ihre persönliche Meinung wiedergegeben wird. Ich entschuldige mich bei allen Autoren, deren Arbeiten gelesen, zum Teil vielleicht verwertet, deren Namen aber nicht genannt wird. Diese Unterlassung geschieht nicht aus Überheblichkeit, sondern nur der leichteren Lesbarkeit des Textes willen.

Zum Schluß bleibt mir noch die angenehme Pflicht des Dankes. Mein Dank gilt vor allem Herrn Dr. FERDINAND SPRINGER, der die Anregung zu diesem Buche gab und mein anfängliches Zögern mit Geduld und freundlicher Aufmunterung überwand und meinem Freund C. E. ALKEN, dem Direktor der urologischen Universitätsklinik Homburg/Saar, ohne dessen Rat und Beistand, vor allem am Anfang, es mir unmöglich gewesen wäre, das vorgenommene Werk zum guten Ende zu führen.

Mein Dank gilt auch meinen Mitarbeitern: Herrn Dr. W. VON NIEDERHÄUSERN, der mit großer Mühe und Geduld die Literaturangaben zusammenstellte, Herrn Dr. B. VON RÜTTE, der das Kapitel über Cystometrie beisteuerte, Herrn stud. med. B. LEIBUNDGUT, der mit Gewissenhaftigkeit das Register verfaßte. Nicht vergessen sei meine langjährige Sekretärin Frl. Z. STUDER, die mit viel Mühe und wechselnder Geduld das Manuskript ins Reine schrieb und bei der Niederschrift alle Symptome der Hufeisenniere, der Ptose und der Nierentuberkulose durchmachte.

Bern, Weihnachten 1958   Egon Wildbolz

Inhaltsverzeichnis

Allgemeiner Teil

Spezieller Teil

Die Systemerkrankungen

Mißbildungen der Urogenitalorgane

Untersuchungsmethoden

A. Allgemeines

Die erste Vorbedingung zu der richtigen Erkenntnis und zweckmäßigen Behandlung einer Krankheit ist die planmäßige Untersuchung des *ganzen* Körpers, nicht nur einzelner seiner Organe. Diesen Grundsatz ärztlichen Handelns muß auch der Urologe stets vor Augen haben. Nie darf er ob der genauen, ins einzelne gehenden Untersuchung der Harn- und Sexualorgane vergessen, dem Allgemeinzustand seiner Kranken die größte Aufmerksamkeit zu schenken.

Schon in der Aufnahme der *Anamnese* ist nicht nur nach Krankheitserscheinungen in den Urogenitalorganen, sondern ebenso eingehend nach den Zeichen anderer Erkrankungen des Körpers zu fragen. Die meisten Kranken wissen nicht Wichtiges von Unwichtigem in der Anamnese zu unterscheiden. Statt den Kranken seine Krankheitsgeschichte frei erzählen zu lassen, ist es deshalb besser, deren Hauptpunkte durch bestimmte Fragen an den Kranken festzustellen. Um über den Verlauf des Harnleidens im besonderen rasch klare Auskunft zu erhalten, sind zu erfragen: Art und Ort der *Schmerzen* in den Harnorganen, die äußeren Bedingungen, unter denen sie jeweils eintreten, ob bei Ruhe, ob bei Bewegungen, dann die Art und Weise der *Harnentleerung*, wie oft dies tags, wie oft sie nachts erfolgt, ob leicht, ob mühsam, ob in kräftigem Strahle oder nur tropfenweise. Weiter ist der Kranke nach dem *Aussehen* seines *Harns* zu fragen, ob dieser trübe oder klar, ob blutig oder nicht, wenn ja, ob das Blut erst am Ende der Miktion sich zeigt oder ob es den ganzen Harnstrahl rot verfärbt. Dabei ist allerdings nicht zu vergessen, daß der Kranke Harntrübungen durch ausgefallene Harnsalze nicht von Eitertrübungen zu unterscheiden weiß und die rötliche Färbung des Harns durch harnsaure Salze oft als Folge einer Blutbeimischung deutet.

Nach Aufnahme der Anamnese ist, bevor die spezielle Untersuchung der Urogenitalorgane vorgenommen wird, der *Allgemeinstatus* des Kranken zu überprüfen. Herz und Lungen sind genau zu untersuchen, Pulsqualität und Blutdruck zu bestimmen; die Beschaffenheit des Blutes ist durch Besichtigung der Schleimhäute, durch Hämoglobinmessung, in besonderen Fällen durch mikroskopische Untersuchung eines frischen oder gefärbten Blutausstriches festzustellen. Es sind die wichtigsten Reflexe wie Pupillar-, Bauchdecken- und Patellarreflexe zu prüfen, die fühlbaren Lymphdrüsen auf Anzeichen einer Infektion, die Augenlider und Knöchel auf das Bestehen von Ödemen zu untersuchen; es ist an den Extremitäten auf den Zustand der Gelenke und der Muskulatur, auf Varicenbildung und auf das Bestehen von Venenthrombosen zu achten. Eine genaue Besichtigung und Palpation des Abdomens bildet den Abschluß der Allgemeinuntersuchung und leitet über zur Aufnahme des *Spezialstatus der Harn- und Sexualorgane.* Noch bevor mit dieser begonnen wird, soll der Kranke seinen Harn entleeren; denn durch die Palpation der Nieren und der Prostata kann die Urinbeschaffenheit künstlich verändert und dadurch eine Nierenerkrankung vorgetäuscht werden. Ein vordem eiweißfreier Harn kann durch die Palpation der Nieren eiweißhaltig werden, weil das äußerst empfindliche Nierenparenchym schon auf die geringste traumatische Schädigung durch Palpation mit Eiweißausscheidung reagiert *(palpatorische renale Albuminurie)*. Es kann zudem eine renale Albuminurie vorgetäuscht werden durch das Auspressen von Prostatasekret in die Harnwege während der rectalen Untersuchung der Prostata.

Inspektion und Palpation

Nach einer ersten orientierenden Besichtigung des vom Kranken spontan in zwei Portionen entleerten Urins beginnt die Untersuchung der Urogenitalorgane durch die *Inspektion* und *Palpation* der *Nierengegend* des auf einen Untersuchungstisch gelagerten Kranken. Es ist darauf zu achten, ob im Hypochondrium durch die Nieren bedingte Vorwölbungen sichtbar sind. Solche kennzeichnen sich durch ihren respiratorischen Lagewechsel, wenn nicht durch perirenale Verwachsungen die respiratorische Beweglichkeit der Niere behindert ist. Perirenale

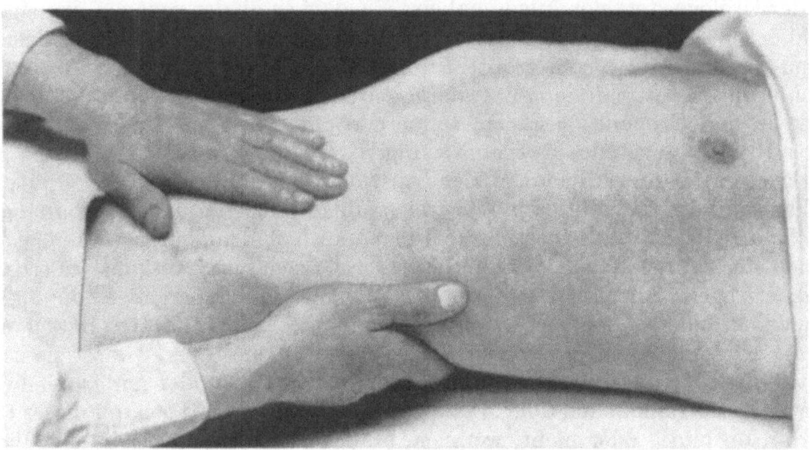

Abb. 1. Bimanuelle Palpation der Niere in Rückenlage. (Nach GUYON)

Infiltrate oder Abscesse wölben in der Regel mehr die hintere Lendenwandung als die vorderen Bauchdecken vor; sie bedingen zudem oft eine ödematöse Schwellung von Haut- und Unterhautgewebe der abhängigen Teile der Lendengegend.

Die *Palpation der Niere* ist stets bimanuell auszuführen, und zwar in der Regel in Rückenlage des Patienten. Der Kranke soll zur Entspannung der Bauchdecken seine Knie leicht gebeugt halten. Zum Abtasten der rechten Niere wird die rechte Hand vorne, die linke Hand hinten auf die Nierengegend aufgelegt, zum Abtasten der linken Niere die linke Hand vorne, die rechte hinten. Die von hinten die Niere betastende Hand wird mit gestreckten, aber aneinandergelegten Fingern der Lende so aufgelegt, daß der Mittelfinger der Hand längs des unteren Randes der 12. Rippe liegt, die Fingerbeeren in den Winkel zwischen den langen Rückenstreckern und der 12. Rippe zu liegen kommen. Die andere Hand des Untersuchers drängt vorne mit den Fingerbeeren von unten innen her gegen den unteren Pol der Niere an (Abb. 1). Gleichzeitig wird der Patient aufgefordert, regelmäßig tief ein- und auszuatmen, damit die Bauchmuskeln gut entspannt und die Nieren, durch die Inspiration jeweilen tiefer gedrängt, der Palpation besser zugänglich werden. Besonders deutlich tastbar wird die Niere, wenn sie durch stoßweisen Fingerdruck von der Lende her gegen die von vorne sie abtastende Hand des Untersuchers angestoßen wird. Die dadurch in der Niere ausgelöste pendelnde Bewegung läßt die Grenzen des Organs deutlich erkennen. Diese Pendelbewegung überträgt sich auf die der Niere benachbarte Leber oder Milz, ist an diesen aber nie so ausgesprochen wie an der Niere. Manchmal wird

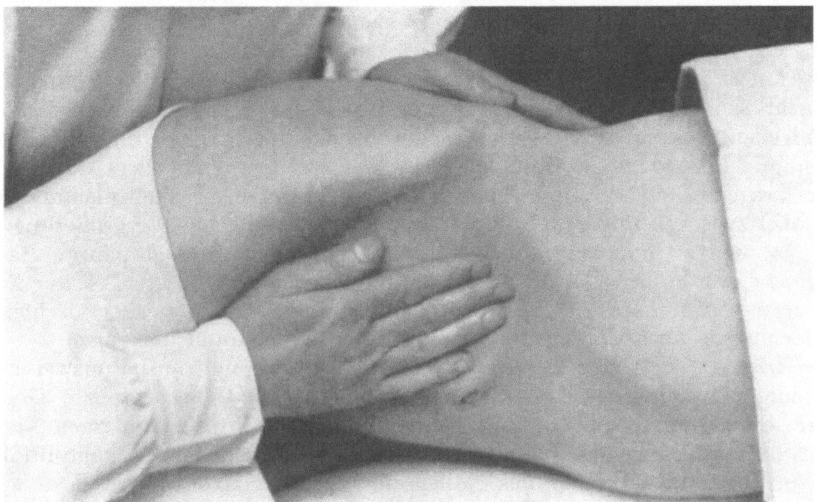

Abb. 2. Bimanuelle Palpation der Niere in Seitenlage. (Nach ISRAEL)

die Niere in der Seitenlage des Kranken besser fühlbar als in der Rückenlage (Abb. 2). Eine Palpation der Niere im Sitzen oder im Stehen hat nur bei Wandernieren einen gewissen Vorteil. Die Palpation der Niere nach GLÉNARD (Abb. 3), wobei die palpierende Hand die Lende mit dem Daumen vorne, den übrigen

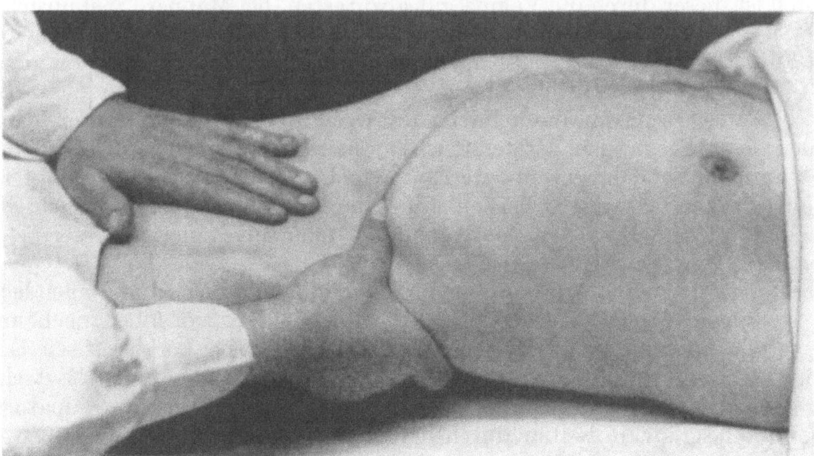

Abb. 3. Palpation der Niere. (Nach GLÉNARD)

Fingern hinten umfaßt und durch Einpressen des Daumens zwischen Rippenrand und Niere die letztere unterhalb des Rippenbogens festhält, ist nur bei Wanderniere aufschlußreich.

Links ist die normale Niere nur bei den wenigsten Menschen fühlbar, rechts dagegen fast immer ihr unterer Pol, bei Männern sowohl wie bei Frauen. Die

1*

Niere ist außer durch ihre respiratorische Beweglichkeit durch ihre Form, besonders durch die charakteristische Begrenzung ihres unteren Pols gekennzeichnet. Ein weiteres, besonders bei vergrößertem Organ diagnostisch wertvolles Merkmal ist die Überlagerung durch das Colon. Diese wird durch künstliche Aufblähung des Colons leicht nachweisbar.

Die eitrig-entzündlich erkrankte Niere ist auf Druck empfindlich. Dieser Druckschmerz ist oft allerdings so gering, daß der Patient ihn kaum wahrnimmt. Er macht sich aber fast immer geltend durch eine vermehrte Spannung der Bauchdeckenmuskulatur im Bereiche der druckempfindlichen Niere (Abwehrspannung). Besonders empfindliche *Druckpunkte der Niere* liegen *hinten* im Winkel zwischen letzter Rippe und dem lumbodorsalen Muskelwulst und *vorn* im Winkel zwischen äußerem Rectus- und Rippenrand. Eine Vergrößerung der Nieren ist von außen nicht immer fühlbar. Fettsucht oder gespannte Bauchdecken erschweren ihren Nachweis; es kann auch der vergrößerte Teil der Niere, wenn er nur die obere Hälfte betrifft, hinter den Rippen verborgen bleiben, bloß der untere, normal geformte Nierenteil den Rippenrand überragen.

Die *Ureteren* sind durch die Bauchdecken durch nur ausnahmsweise, bei hochgradiger entzündlicher Verdickung als eigene, deutlich begrenzte Gebilde fühlbar. Sie zeigen aber bei entzündlicher Erkrankung ihres zugehörigen Nierenbeckens oder ihrer eigenen Wandung oft eine ausgesprochene Druckempfindlichkeit, besonders auf der Höhe des Nabels und an ihrer Kreuzungsstelle mit den großen Gefäßen des Beckens. Nicht selten löst dort ein Druck nicht nur Schmerzen, sondern auch Harndrang aus. Auch das Anpressen der Bauchdecken von innen oben gegen die spina ilei superior anterior ist bei Erkrankungen der Niere oder des Ureters schmerzhaft, wohl infolge einer reflektorischen Überempfindlichkeit des nervus ileohypogastricus und des nervus ileoinguinalis. Der diagnostische Wert dieser *Druckpunkte* des Ureters ist aber gering.

Am besten der Palpation zugänglich ist der unterste Ureterteil. Bei weiblichen Patienten ist dieser durch die Vagina gut abzutasten, bei Männern viel unsicherer vom Rectum her. Eine ausgesprochene Druckempfindlichkeit des Ureters an seiner Eintrittsstelle in die Blase macht eine Entzündung oder Harnstauung in diesem Ureter oder in dem ihm zugehörigen Nierenbecken wahrscheinlich. Beim Manne ist eine Druckempfindlichkeit des Ureters bei rectaler Untersuchung, besonders bei tiefsitzendem Ureterstein sehr häufig zu beobachten. Findet sich bei der Frau im Scheidengewölbe der unterste Ureterteil deutlich verdickt fühlbar, so ist daraus fast mit Sicherheit auf Tuberkulose des Ureters zu schließen. Nur selten ist ein ähnlicher Tastbefund bei nichttuberkulöser Ureteritis, am ehesten bei infizierter Steinniere zu erheben.

Die *Harnblase* wird nur, wenn sie prall gefüllt ist, durch die Bauchdecken durch als kugeliger oder längsovaler, seitlich, nicht aber von oben nach unten etwas verschiebbarer Tumor über der Symphyse fühlbar. Perkussorisch lassen sich ihre Grenzen schon erkennen, wenn sie 2—3 dl Flüssigkeit enthält, doch ist das Ergebnis dieser Untersuchungsmethode äußerst unzuverlässig. Palpatorisch ist ihr Füllungsgrad am besten durch bimanuelle Untersuchung von außen und vom Rectum her zu beurteilen.

Bei der *Inspektion und Palpation der Sexualorgane* ist bei männlichen Patienten zu untersuchen, ob nach längerer Miktionspause aus der Harnröhre Sekret auszustreichen ist, ob Mißbildungen wie Hypospadie, Epispadie, paraurethrale Gänge usw., ob Infiltrate in den Schwellkörpern oder im periurethralen Gewebe bestehen. Ist aus der Harnröhre schleimiges oder eitriges Sekret auszupressen, so muß dieses auf einem Objektträger aufgefangen und verstrichen, nach Färbung mit Methylenblau mikroskopisch untersucht werden (vgl. S. 16).

Hoden und *Nebenhoden* müssen auf Form und Konsistenz untersucht werden. Der Hoden wird von der einen Hand zwischen Daumen und Zeigefinger umfaßt, gegen die Vorderseite des Scrotalsackes angepreßt, so daß durch die gespannte Scrotalwand durch von der anderen Hand Form und Konsistenz des Hodens, seine Beziehungen zum Nebenhoden gut abgetastet werden können. Bei der Palpation des Samenstranges läßt man dessen Gebilde zwischen Daumen und den übrigen Fingern der untersuchenden Hand hin und her rollen, wobei der Samenleiter durch seine zylindrische Form und derbe Konsistenz sich deutlich von den Samenstranggefäßen abhebt. Besonders zu achten ist auf knotige oder diffuse Verdickungen des Samenleiters, auf varicöse Erweiterungen und Schlänge-lungen der Venen, auf entzündliche Infiltrate im perivasculären Gewebe.

Der äußeren Untersuchung der Urogenitalorgane soll bei Männern stets eine *rectale Untersuchung* folgen.

Diese wird am besten in Seitenlage des Patienten vorgenommen. Zieht dabei der Kranke seine Knie stark gegen den Leib an, so kann der rectal untersuchende Finger ebenso hoch in das Bekken hinauffühlen als bei der für den Kranken viel mühsameren Rectaluntersuchung in Knie-ellenbogenlage oder bei der rectalen Untersuchung des mit gebeug-

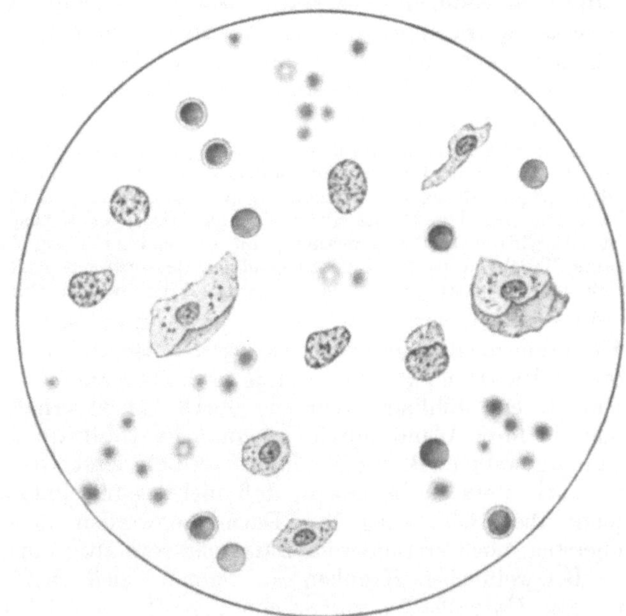

Abb. 4. Normales Prostatasekret

tem Körper stehenden Patienten. Die Untersuchung ist schmerzlos, wenn auch unangenehm, wenn der Gummiüberzug des untersuchenden Fingers durch Öl oder Vaseline gut schlüpfrig gemacht und wenn bei Einführung des Fingers in den Darm sorgfältig beachtet wird, die Gesäßbacken gut zu spreizen und keines der den Anus umgebenden Haare mit dem Finger in den Darm zu ziehen. Die Rectalpalpation gibt Aufschluß über den Füllungsgrad der Blase und erlaubt Größe, Form und Konsistenz der Prostata zu bestimmen, ermöglicht auch durch Ausstreichen der Drüse *Prostatasekret* zur Untersuchung zu gewinnen. Fließt dieses nicht während des Ausmassierens der Prostata durch die Harnröhre nach außen ab, so ist es entweder durch nachheriges Ausstreichen der Harnröhre von der pars bulbosa her oder durch eine spontane Harnentleerung des Patienten zu gewinnen. Das normale Prostatasekret ist ziemlich dünnflüssig, blaugrau, gleichmäßig milchig getrübt, ohne größere Fetzen oder Flocken. Es hat eine leicht alkalische Reaktion und den charakteristischen Spermageruch. Mikroskopisch sind in ihm sehr zahlreiche, stark lichtbrechende Körnchen, aus Lecithin bestehend, zu sehen; daneben Cylinderepithelien aus den Prostatadrüsen, ganz vereinzelte Leukocyten und ab und zu auch Amyloidkörner mit deutlich konzentrischer Schichtung (Abb. 4). Diese letzteren färben sich bei Jodzusatz blau oder violett.

Da durch die Massage der Prostata oft auch *Samenblaseninhalt* ausgepreßt und dem Prostatasekret beigemischt wird, finden sich in diesem oft auch Spermatozoen. Einzelne von ihnen zeigen starke Bewegung, die meisten, zu Haufen geballt, bleiben regungslos, da sie nicht genügend mit dem Prostatasekret gemischt sind. Der Inhalt der Samenblasen unterscheidet sich makroskopisch im Exprimat vom Prostatasekret durch seine gallertige Konsistenz und seine Ballung zu sagokornartigen, transparenten Massen.

Fließt bei der Massage der Prostata das Prostatasekret nicht durch die Harnröhre nach außen ab, sondern nach hinten in die Blase, so zeigt der mit der nächsten Miktion entleerte, mit Prostatasaft untermischte Harn eine opake Verfärbung. Im Sediment des Harns setzen sich sofort die makroskopisch deutlich sichtbaren, transparenten, sagokornartig geformten Samenballen und einzelne schleimige Fetzchen des Prostatasekretes ab. Besser als durch Abpipettieren des Sedimentes wird das Prostatasekret aus dem Harn durch Zentrifugieren zur Untersuchung gewonnen.

Bei der Färbung des auf dem Objektträger ausgestrichenen und eingetrockneten Prostatasekretes ist zu berücksichtigen, daß das Sekret dem Glase, selbst nach Durchziehen des Objektträgers durch die Flamme, nicht fest anhaftet. Die Bildung eines feinen Eiweißhäutchens aus dem Prostatasekret hindert dies. Nach Abspülen des gefärbten Präparates ist deshalb die übliche Trocknung mit Filterpapier besser zu unterlassen und durch langsames Trocknen an der Luft zu ersetzen, da sonst ein großer Teil des gefärbten Sekretes sich vom Objektträger auf das aufgelegte Filtrierpapier abklatscht.

Die *Samenblasen* sind, wenn nicht krankhaft verändert, bei der rectalen Palpation nicht abgrenzbar; sie werden als bleistift- oder kleinfingerdicke, vom oberen Rande der Prostata schräg nach oben außen verlaufende, leicht gewulstete Gebilde erst fühlbar, wenn sie durch Sekretverhaltung abnorm stark gefüllt oder in ihrer Wand durch entzündliche Infiltrate oder durch ein wucherndes Tumorgewebe (z. B. bei Carcinom) verdickt sind. Bei der rectalen Untersuchung ist auch stets zu bedenken, daß nicht selten Patienten mit Rectumcarcinom mehr über Blasen- als über Darmbeschwerden klagen, deshalb stets auch die obersten, noch erreichbaren Darmteile sorgfältig abzutasten sind.

Bei weiblichen Kranken ist, wenn es sich nicht um Virgines handelt, der rectalen *Untersuchung* vorerst eine *vaginale* vorzuziehen. Diese läßt oft erkennen, ob Entzündungen am Uterus oder in dessen Adnexen durch Übergreifen auf die Blasenwand oder auch nur durch Reflexwirkung eine Blasenreizung bedingen könnten, oder ob die Blasenfunktion durch Geschwülste der weiblichen Genitalien, durch Descensus oder Prolaps des Uterus, durch Cystocele usw. beeinflußt wird. Bei der vaginalen Untersuchung ist im vorderen Scheidengewölbe auch nach den Harnleitern zu suchen. Der Ureter, der normalerweise nur als feines, fast nur während seiner peristaltischen Kontraktion deutlich begrenzbares Gebilde zu fühlen ist, kann, wie schon erwähnt, besonders durch tuberkulöse, entzündliche Infiltration zu einem derben, meist druckempfindlichen Strang von Gänsekiel- oder gar Bleistiftdicke werden.

Bei der vaginalen Untersuchung werden auch manchmal bösartige Neubildungen der Blase an der derben Infiltration der Blasenwand, starke Entzündungen durch die große Druckempfindlichkeit des Blasenbodens bemerkbar.

B. Harnuntersuchung

Als Grundregel der Harnuntersuchung sei vorangestellt, daß, wenn immer möglich, stets *frisch entleerter*, sauber aufgefangener Harn untersucht werde. Die Untersuchung soll immer vom Arzte selbst vorgenommen werden. Dieser weiß viel besser als ein Apotheker oder eine technische Assistentin, was im vorliegenden

Einzelfall in der Analyse des Harns von besonderem Interesse ist. Eine vom Arzt selbst vorgenommene Harnuntersuchung, selbst wenn sie sich aufs Einfachste beschränkt, ist immer viel wertvoller zur Leitung der Therapie als die oft in unnötige Einzelheiten sich verlierenden Untersuchungsberichte aus Apotheken und Laboratorien.

Die Forderung, *frisch entleerten Harn zu untersuchen*, ist notwendig, weil der Harn durch längeres Stehen in nichtsterilen Gefäßen starke Veränderungen erleidet, wodurch diagnostische Irrtümer entstehen können. Es mehren sich die im Harn befindlichen Bakterien in kurzer Zeit enorm, es mischen sich auch von außen her neue Bakterien dem Harn zu und wuchern in ihm rasch. Zudem ändert nach längerem Stehen der Harn sehr häufig seine Reaktion. Normaler Harn, frisch entleert, zeigt gegen Lackmus saure oder amphotere Reaktion; beim Stehen kann er unter dem Einfluß harnstoffzersetzender Bakterien nach kurzem alkalisch werden. Durch Harngärung kann sich auch der im frisch entleerten Harn deutlich nachweisbare Zuckergehalt verlieren. Diese Veränderungen des Harns während seiner Aufbewahrung bis zur Untersuchung werden allerdings durch Zusatz von 1%iger Carbollösung, einigen Tropfen Chloroform oder am besten von einigen Thymolkristallen hintangehalten. Immerhin ist die konservierende Wirkung dieser Chemikalien nie ganz zuverlässig, und zudem stört ihr Zusatz manchmal die Untersuchung. (Thymolzusatz kann positiven Ausfall der Hellerschen Eiweißprobe vortäuschen, andere Reaktionen stört Thymol nicht.) Es ist jedenfalls das beste, frischen Harn zu analysieren. Stichproben aus der ganzen Urintagesmenge zu untersuchen ist nur nötig zu quantitativen Bestimmungen von Zucker und Eiweiß sowie auch beim Suchen nach Parasiten oder deren Eiern im Harn. Um an bestimmte Bedingungen gebundene Ausscheidungen von Eiweiß (orthostatische Albuminurie) oder Zucker (alimentäre Glykosurie) nicht zu übersehen, ist darauf zu achten, Harn verschiedener Tageszeiten (Morgen- und Abendharn) zu vergleichen, wodurch manchmal auch diagnostisch wertvolle Schwankungen in der Menge und Art des Harnsedimentes (Blut, Eiter, Kristalle, Cylinder) auffällig werden.

Ob eine zur Untersuchung eingesandte Flüssigkeit überhaupt Harn ist, läßt sich durch folgende einfache Probe feststellen:

1 Tropfen der als Harn angesprochenen Flüssigkeit wird auf dem Objektträger mit 1 Tropfen reiner, konzentrierter Salpetersäure vermischt. Nach Verdunsten zeigen sich am Rande des Tropfens, wenn dieser Harn enthielt, farblose Kristalle, die unter dem Mikroskop die charakteristisch sechsseitige Tafelform des salpetersauren Harnstoffes zeigen und sich schuppenförmig an einzelnen Stellen überdecken.

I. Makroskopische Untersuchung des Harns

Schon die äußere Betrachtung des frisch entleerten Harns gibt manchen wertvollen Aufschluß über dessen Beschaffenheit. Dabei muß aber als Regel gelten, den Harn immer in durchscheinendem Lichte in einem Spitzglase zu besehen.

Die Farbe des normalen Harns wechselt zwischen hell- und dunkelgelb. Eine dunkelgelbe Färbung weist nicht nur auf einen reichen Gehalt an Farbstoffen hin, sondern auch auf ein hohes Gewicht des Harns. Eine hellgelbe Färbung findet sich dagegen meist bei Ausscheidung großer Harnmengen von geringer Konzentration. Nur beim Zuckerharn ist trotz heller Farbe und großer Menge das spezifische Gewicht sehr hoch. Die *Reaktion* des normalen Harns, an Lackmus geprüft, ist amphoter oder sauer; sie kann am krankhaft veränderten Harn stark alkalisch werden. Die sog. aktuelle Acidität der Harns läßt sich nicht durch Titration, nur durch die Bestimmung der Wasserstoffionenkonzentration ermessen. Diese Bestimmung wird ermöglicht durch Mischung verschiedener

Portionen des zu untersuchenden Harns und geeigneter Farbindicatoren und Vergleichung der entstehenden Farbtöne mit den Farbtönen, entstanden durch Mischung von Standardlösungen von bekanntem Wasserstoffionengehalt mit dem nämlichen Farbindicator. Eine annähernde Bestimmung des p_H in der Sprechstunde ist möglich durch Verwendung des Universal-Indicatorpapiers Merck und der dazu gehörenden Farbskala.

Das *spezifische Gewicht* des Harns ist mit dem Urometer für praktische Zwecke hinreichend genau zu bestimmen.

Der *Geruch* des frisch entleerten, normalen Harns wechselt je nach der Art der Ernährung. Stärker noch wird er beeinflußt durch krankhafte Veränderungen des Harns. So erhält der Harn durch Beimischung harnstoffzersetzender Bakterien einen stechenden, ammoniakalischen Geruch oder, wenn außer Harnstoff auch Eiweiß zersetzt wird, wie z.B. beim infizierten Blasencarcinom, einen widerlich fauligen Geruch. Sehr charakteristisch ist der Geruch im Harn wuchernder Colibacillen.

Die *Konsistenz* des Harns ist in der Regel *wäßrig*. Nur *ausnahmsweise* wird sie unter dem Einflusse von Bakterien *sirupös* oder *ölig*, ja sogar gelatinös. Verschiedene, noch nicht näher bestimmte Bakterienarten scheinen diese seltene Konsistenz im Harn erzeugen zu können. Sehr oft wird bei ammoniakalischer Zersetzung des Harns sein eitriges Sediment schleimig-gallertig, während der überlagernde, zersetzte Urin wäßrig dünn bleibt.

Erscheint der Harn, in durchscheinendem Lichte betrachtet, vollkommen klar, schwimmen in ihm weder Fetzchen noch Flocken, so ist wohl eine starke Beimischung zelliger Elemente auszuschließen, nicht aber ein geringer, nur mikroskopisch erkennbarer Gehalt an Leukocyten, Cylindern, roten Blutkörperchen usw. Eine Trübung des Harns kann bedingt sein durch Blut, Eiter, Harnsalze oder Bakterien.

Trübungen des Harns durch Blut sind mit bloßem Auge an der charakteristischen Rotfärbung zu erkennen. Je nach dem Blutgehalt ist diese Rotfärbung heller oder dunkler, zeigt sie Farbtöne, die zwischen schwarzem Dunkelrot und leichtem Rosa liegen. Oftmals ist das Blut im Harn zu einzelnen Klumpen oder Gerinnseln geballt. Läßt die geringe Rotfärbung des Harns Zweifel, ob Blut in ihm enthalten ist oder nicht, so gibt, wenn der Blutgehalt nicht gar zu gering ist, die sog. *Hellersche Probe* zuverlässige Auskunft.

Wird der durch Zusatz einiger Tropfen Natron- oder Kalilauge alkalisierte Harn erhitzt. dadurch Kohlensäure aus ihm herausgetrieben, so fallen Erdphosphate und -carbonate aus ihm aus und ballen sich zu Klumpen. Sie reißen dabei im Harn vorhandenen Blutfarbstoff an sich und färben sich dadurch deutlich rotbraun, was besonders stark nach dem Abkühlen des Harns sichtbar wird. Am alkalischen Harn kann die Probe täuschen, da in ihm vordem die Erdphosphate schon spontan ausgefallen sind. Ein Zusatz gleicher Mengen normalen Harns zum alkalischen ist nötig, um durch Vermischen mit der nötigen Menge von Phosphaten und Carbonaten die Harnprobe zuverlässig zu machen.

Eine sehr empfindliche Probe, die auch den kleinsten Blutgehalt des Harns chemisch nachweisen läßt, ist die *Benzidinprobe:* 10 cm³ Harn werden erst mit 1 cm³ Eisessig, dann mit 2—3 cm³ Äther durchschüttelt. Nach Zusatz einiger Tropfen einer alkoholischen Lösung des Benzidinreagens Merck bildet sich, wenn Blut im Harn vorhanden ist, an der Grenzschicht zwischen Harn und Äther ein blaugrüner Ring.

Bei *Trübungen des Harns durch Eiter* setzt sich beim Stehen des Harns sehr rasch ein wolkiges, Fetzchen und Flocken enthaltendes Sediment nieder, das manchmal in kurzem in seiner untersten Schicht rahmige Beschaffenheit annimmt. Nach längerem Stehen klären sich oftmals die obersten Schichten des Harns fast vollkommen, andere Male bleibt die Trübung des ganzen Harns fortbestehen. Wird eitriger Harn alkalisch, so quellen seine Eiterkörperchen auf und zerfallen in eine schleimige, gallertige Masse, die sich am Boden des Harngefäßes zusammenballt.

Trübungen des Harns durch Harnsalze lassen sich durch äußere Betrachtung des Harns nicht immer von Trübungen durch Eiter unterscheiden, wohl aber leicht durch einfache, chemische Reaktionen. Schwindet eine Trübung des Harns durch Zusatz von 10%iger Essigsäure, so war sie bedingt durch Phosphate oder, wenn sie unter Aufbrausen weicht, durch Carbonate. Bringt dagegen nicht ein Zusatz von Säuren, sondern ein solcher von Alkalien den Harn zur vollkommenen Klärung, so war die Trübung sicherlich durch Urate verursacht. In diesem Falle wird auch schon ein bloßes Erwärmen den trüben Harn klären. Die sehr seltene Harntrübung durch Oxalatkristalle hellt sich unter dem Einflusse von Salzsäure auf.

Trübungen des Harns durch Eiter schwinden weder durch Erwärmen noch durch Zusatz von Säuren, wohl aber bringen Alkalien eine teilweise Klärung. Es ballen sich, besonders wenn der alkalisierte Harn erwärmt wird, schleimigtrübe Massen im Harn zusammen, und außerhalb dieser Massen klärt sich der Urin. Widersteht die Trübung des Harns sowohl der Einwirkung von Säuren und Alkalien wie auch der Wärme, so ist sie durch Bakterien (z.B. bei Bakteriurie) bedingt. Sie schwinden auch nicht nach Filtrieren des Harns durch Papierfilter, erst nach Filtrieren durch Tonfilter.

Eine sehr seltene Ursache der *Harntrübung* ist die *Fettbeimischung* zum Harn. Das Fett kann entweder als feine Tröpfchen an der Oberfläche des Harns schwimmen (Lipurie), oder aber es kann in feiner Emulsion im Harn verteilt sein, ihm eine trübgraue Färbung geben (Chylurie). Ausschütteln des fetthaltigen Harns mit Äther gibt völlige Klärung. Der abgehobene Äther hinterläßt nach Abdunsten deutlich Fett (vgl. S. 116).

Durch diese einfachen Reagensglasversuche ist es ohne Benützung des Mikroskops möglich, die Ursachen der Harntrübungen stets klarzulegen.

Chemische Untersuchungen auf Eiweiß, Zucker usw. sind am Harn erst nach dessen Filtration vorzunehmen.

Eine der einfachsten und zuverlässigsten *Eiweißproben* am Harn ist die Kochprobe mit nachträglichem Zusatz 10%iger Essigsäure. Wird der Urin nur in seiner obersten Schicht gekocht und nachher im durchscheinenden Licht gegen einen schwarzen Hintergrund (schwarzer Pappdeckel) auf Trübung der gekochten Schicht geprüft, so wird auch die geringste Spur Eiweiß im Harn mit der Kochprobe nachweisbar. Bei dieser Probe fallen *Serumalbumine* und *Nucleoalbumine* aus. Die Nucleoalbumine, die durch Beimischung von Eiter und Schleim im Harn auftreten, lassen sich von den Serumalbuminen dadurch unterscheiden, daß sie auch ohne Kochen des Harns, schon auf Essigsäurezusatz hin, im Harn ausfallen und eine leichte Trübung bedingen. Besonders deutlich wird diese Reaktion der Nucleoalbumine, wenn der Harn durch Wasser verdünnt ist, wodurch die auflösende Wirkung der Harnsalze auf Nucleoalbumine vermindert wird.

Als kalte Eiweißprobe ist die sog. Hellersche Ringprobe mit Salpetersäure zu empfehlen. Der Harn wird im Reagensglas mit konzentrierter Salpetersäure unterschichtet. Bei Albuminurie entsteht zwischen Harn und Salpetersäure eine ringförmige Trübung.

Eitriger Harn enthält immer Eiweiß. Ob die im Eiterharn gefundene Eiweißmenge lediglich die Folge des Eitergehaltes, oder ob sie auch durch eine renale Albuminurie bedingt ist, läßt sich nicht immer leicht entscheiden. Die Meinung, daß das Eiweiß des Eiters im Filter zurückgehalten werde, ist irrig. Das im Wasser lösliche Eiweiß des Eiters kann das Filter passieren; ein positiver Ausfall der Eiweißprobe am filtrierten Harn beweist deshalb keineswegs das Bestehen einer renalen Albuminurie. Eine solche ist beim Eiterharn nur dann mit Sicherheit anzunehmen, wenn im filtrierten Harn eine viel größere Menge Albumen gefunden wird, als der Eiter des Harns erfahrungsgemäß bedingen kann, oder wenn das Harnsediment Nierencylinder enthält.

Zum *Nachweis* von *Zucker* ist die Trommersche Probe die gebräuchlichste. Dem Harn wird ungefähr $^1/_4$ seines Volumens Natronlauge zugesetzt, dann tropfenweise Kupfersulfatlösung 1:10. Die Reaktion darf nur dann als positiv gelten, wenn Kupferoxydul als rotes Sediment schon beim Erwärmen des Harns ausfällt, nicht erst nach Erkalten des Harns. Ein bloßes Gelbwerden des durch das Kupfersalz blauverfärbten Harns ist für Zucker nicht charakteristisch. Es findet sich bei jedem Harn, der etwas reichlich reduzierende Substanzen enthält.

Empfindlicher ist die Nylandersche Probe. Dem Harn wird $^1/_{10}$ seines Volumens Nylandersches Reagens zugesetzt und einige Minuten gekocht. Es beginnt eine grauschwärzliche Färbung der ganzen Mischung, die bald in tiefes Schwarz übergeht. Nur eine deutliche Reaktion ist zu verwerten. Schwache Reaktionen können auch bei zuckerfreiem Urin auftreten.

II. Mikroskopische Untersuchung des Harns

1. Gewinnung des Harns und seines Sedimentes

Zur mikroskopischen Untersuchung soll nur frischer und sauber aufgefangener Urin verwendet werden. Kann aus äußeren Gründen der Harn nicht kurz nach seiner Entleerung aus der Blase untersucht werden, so wird er zur chemischen und mikroskopischen Untersuchung am besten erhalten durch Zusatz eines erbsengroßen Stückchens Thymol je 100 cm³ Harn.

Bei Frauen und Mädchen, bei denen während der Miktion so leicht Eiter und Schleim aus der Vagina dem Harn sich beimischen, ist der Harn zur mikroskopischen Untersuchung stets mit dem Katheter aus der Blase zu entnehmen.

Bei männlichen Patienten genügt es, die Harnröhrenmündung mit einem Desinfiziens gut abzuwaschen und den Harn in 2 Portionen entleeren zu lassen. Die erste Portion enthält aus der Harnröhrenschleimhaut beigemischte Formelemente, die zweite fast ausschließlich nur Formelemente aus der Blase oder den oberen Harnwegen *(Zweigläserprobe)*. Die Sekrete der vorderen Harnröhre, die sich der 1. Harnportion beimischen, werden, wenn sie nicht zu reichlich sind, durch den Harnstrom zu fadenförmigen Gebilden zusammengerollt und finden sich in der ersten Harnportion in Form von *Filamenten*. Sind sie massig eitrig, so fallen sie im Glase bald zu Boden; sind sie mehr schleimig, so bleiben sie lange im Harn schwebend. Die Filamente aus der vorderen Harnröhre sind durchschnittlich länger als die mehr kommaartigen der hinteren Harnröhre. Soll sicher entschieden werden, ob die im Harn gefundenen Filamente aus der vorderen oder der hinteren Harnröhre stammen, so muß, bevor der Patient uriniert, nach langer Miktionspause die vordere Harnröhre mit Spülwasser so lange ausgespritzt werden, bis die Spülflüssigkeit klar abfließt. Zeigt der nach der Spülung entleerte Harn trotzdem Filamente, so stammen diese aus der hinteren Harnröhre.

Bei Erkrankungen der Vorsteherdrüse und der Samenblasen mischt sich oft das Sekret dieser Organe den allerletzten Tropfen des entleerten Harns bei. Die Muskelkontraktionen, welche zur vollständigen Entleerung der Blase nötig sind, pressen auch Prostata und Samenblasen aus. Um die Sekrete verschiedener Herkunft möglichst getrennt aufzufangen, ist es nötig, bei Verdacht auf Erkrankungen der Prostata und Samenblasen, den Harn statt in 2 in 3 Portionen entleeren zu lassen, wobei sich in der letzten, der 3. Harnportion, die Sekrete der Prostata und Samenblasen finden werden *(Dreigläserprobe)*. Zweckmäßig ist es, zwischen der Entleerung der 2. und 3. Harnportion die Prostata und Samen-

blasen vom Rectum her auszustreichen. Die 3. Harnportion wird so besonders
reichlich Sekret von Prostata und Samenblasen mit sich führen.

Um möglichst viele der im Harn schwimmenden Formelemente im selben
Ausstrich unter das Mikroskop zu bekommen, läßt man den in einem gedeckten
Glase stehenden Harn sedimentieren und entnimmt ihm das am Boden gesammelte
Sediment mit einer Glaspipette zur Untersuchung. Im Harn schwimmende
Filamente werden mit der Platinöse herausgefischt und auf den Objektträger
ausgestrichen, oder sie werden mit einer Pipette aufgesogen und auf den Objekt-
träger gebracht. Der überschüssige Harn wird mit Fließpapier wieder vom
Objektträger abgesogen.

Noch besser ist es, von dem frischen, nur ganz kurze Zeit gestandenen Harn
die oberen Schichten abzugießen und die unteren, stärker getrübten in einer
Zentrifuge auszuschleudern. Dadurch wird am Boden des Zentrifugengläschens
ein dichtes, fast alle im untersuchten Harn enthaltenden Formelemente ver-
einigendes Sediment erhalten. Es bleibt am Gläschenboden haften, wenn der
überstehende Harn rasch abgegossen wird. Es kann leicht in seiner ganzen
Menge auf einem Objektträger dünn ausgestrichen und erst ungefärbt unter dem
Mikroskop betrachtet, dann an der Luft getrocknet, durch 2—3maliges Durchziehen durch die Flamme fixiert, nachher gefärbt untersucht werden. Enthält
das Harnsediment sehr viele Harnsalze, so ist es, um schöne Präparate zu erhalten, nötig, das über der Flamme fixierte Ausstrichpräparat vor der Färbung
mit Wasser abzuspülen.

Vielfach wird empfohlen, dem frisch entleerten Harn vor seiner Sedimentierung zur
mikroskopischen Untersuchung einige Tropfen zu entnehmen (Nativpräparat), da derart
ein wahreres Bild von der Harnbeschaffenheit erhalten werde als durch die mikroskopische
Betrachtung des künstlich eingeengten Sedimentes. Demgegenüber ist aber zu betonen,
daß es sich bei der mikroskopischen Untersuchung des Harnsedimentes in erster Linie um
eine qualitative, nicht um eine quantitative Bestimmung der dem Harn beigemischten Formelemente handelt. Wird der frisch entleerte, weder sedimentierte noch zentrifugierte Harn
untersucht, so werden dem Untersucher spärliche Beimischungen von Cylindern, roten Blutkörperchen oder Bakterien oft entgehen, während er sie im zentrifugierten Sediment leicht
hätte finden können. Andererseits wird der Untersucher über die Menge des beigemischten
Eiters oder Blutes usw. sich auch am zentrifugierten Sediment ein Urteil bilden können,
wenn er das makroskopische Aussehen des Harns, den Grad dessen Trübung oder seiner
blutigen Verfärbung mit in Berücksichtigung zieht.

2. Normale Formelemente des Harnsedimentes

In jedem, auch dem ganz normalen Harn, finden sich im Sediment mehr
oder weniger zahlreiche, verschiedenartig geformte *Epithelzellen*. Sie zeichnen
sich durch ihren großen Zelleib und ihren großen, oft bläschenförmigen Kern
aus. Sie stammen teils aus den oberen, teils aus den unteren Harnwegen. Ihre
Herkunft ist aus ihrer Form nicht zu erkennen. Die vielfach geäußerte Ansicht,
daß Epithelien mit schwanzartigem Fortsatz aus dem Nierenbecken stammen,
ist unrichtig. Genau die gleichen *geschwänzten Epithelformen* wie in der Schleimhaut des Nierenbeckens finden sich auch in den tieferen Schichten des Blasenepithels. Sie können deshalb sowohl infolge einer starken Schilferung des Nierenbeckens — als einer solchen des Blasenepithels dem Harn beigemischt werden.
Die einzigen Epithelien, deren Herkunft durch ihre Form gekennzeichnet ist,
sind die kleinen kubischen Epithelien der Nierenkanälchen.

Neben Epithelien finden sich im Harn fast immer vereinzelte *Leukocyten*,
auch wenn die Harnwege nicht entzündet sind. Sie sind dann aber nie zusammengeballt und sind auch im zentrifugierten Sediment in so kleiner Zahl, daß längst
nicht in jedem Gesichtsfeld ein Leukocyt zu sehen ist. Diese spärlichen Leukocyten rühren her von in physiologischen Grenzen bleibenden Reizerscheinungen

der Schleimhaut, die zu einer spärlichen Leukocytendurchwanderung des Epithels führen.

Bei männlichen Patienten finden sich im Harn auch oft vereinzelte *Spermatozoen* und infolge geringer Beimischung von Prostatasekret einzelne *Lecithin-*

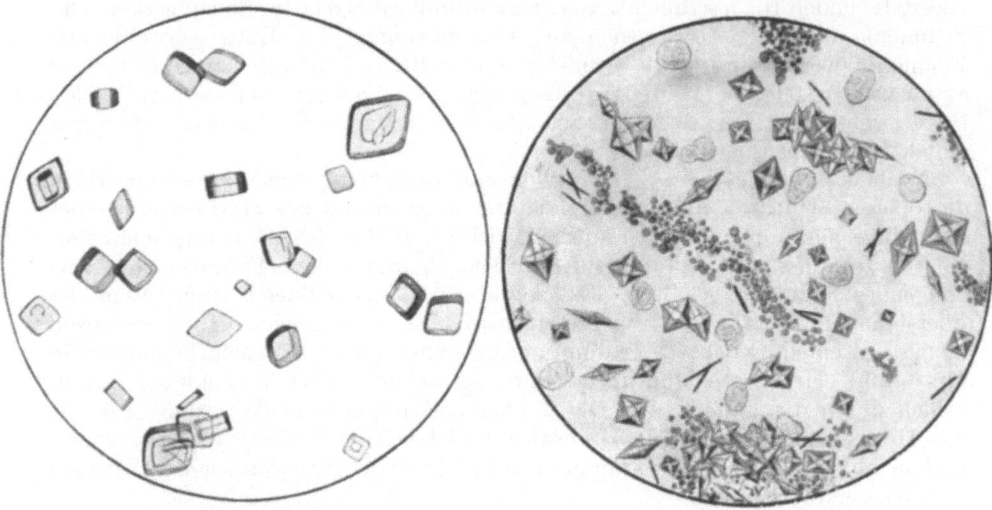

Abb. 5. Harnsäure in Tafeln. (Nach LENHARTZ-MEYER)

Abb. 6. Sediment bei Oxalatsteinen mit Kristallen von oxalsaurem Kalk, roten Blutkörperchen und Hämatoidinnadeln. (Nach LEHNARTZ-MEYER)

körner. Diese sind viel kleiner als die Leukocyten und sind durch ihren starken Glanz charakterisiert. Wenn Spermatozoen und Lecithinkörnchen in großer

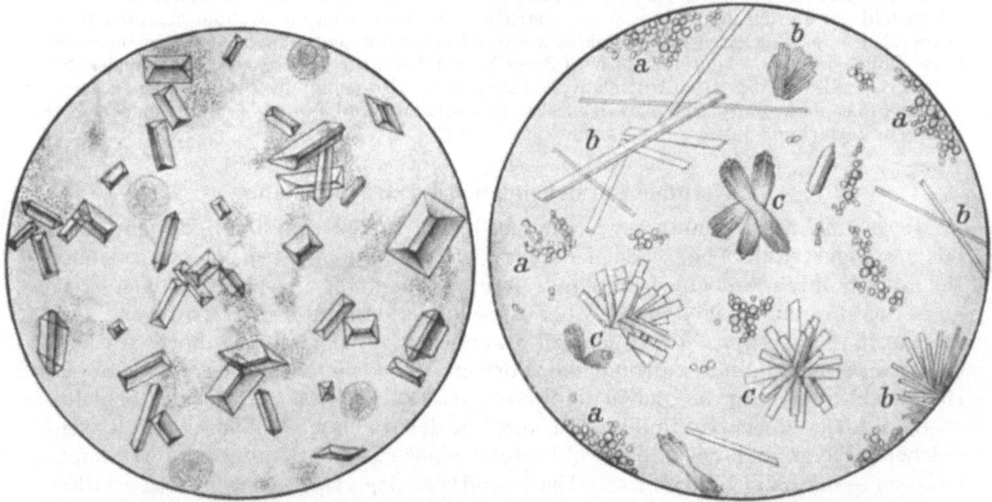

Abb. 7. Zersetzter, ammoniakalisch reagierender Harn mit Kristallen von phosphorsaurer Ammoniakmagnesia (Sargdeckelkristalle). (Nach LENHARTZ-MEYER)

Abb. 8. *a* Kohlensaurer Kalk; *b* schwefelsaurer Kalk; *c* neutraler phosphorsaurer Kalk. (Nach LENHARTZ-MEYER)

Menge im Harnsediment auftreten, ohne daß kurz vorher eine ejaculatio seminis stattgefunden hat, ist ihr Befund als krankhaft zu deuten *(Miktionsspermatorrhoe, Miktionsprostatorrhoe)*.

Als normal ist auch der Befund von *Harnkristallen* im Harnsediment zu deuten, wenn deren Zahl nicht ungewöhnlich groß ist. Die wichtigsten Formen

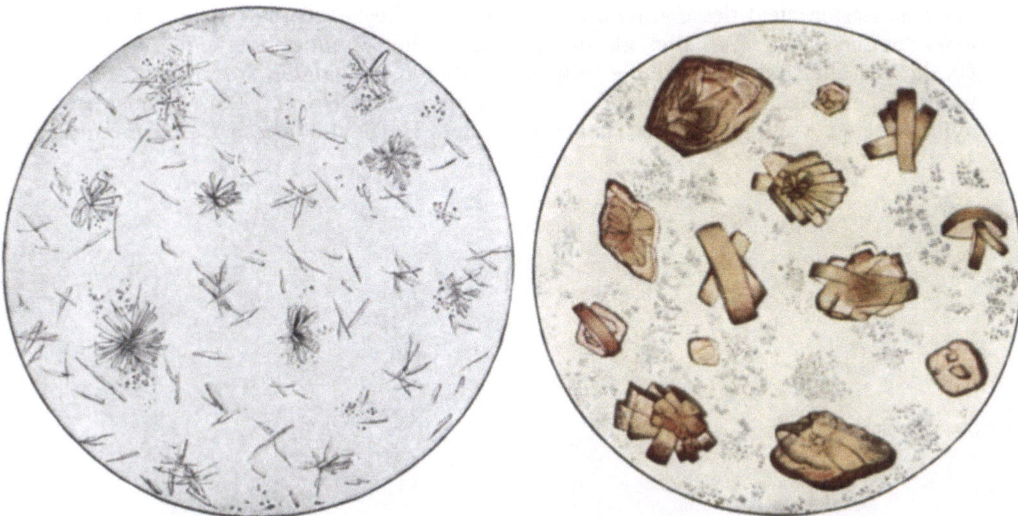

Abb. 9. Neutraler phosphorsaurer Kalk aus schwach saurem Harn. (Nach Lenhartz-Meyer)

Abb. 10. Harnsäurekristalle und saures harnsaures Natron (in amorphen Kugeln). (Nach Lenhartz-Meyer)

dieser Harnkristalle sind auf den nebenstehenden Zeichnungen wiedergegeben (Abb. 5—11). Uratkristalle finden sich nur im sauren Harn, Kristalle der Phosphate fast ausschließlich im alkalischen. In dem durch Harngärung zersetzten

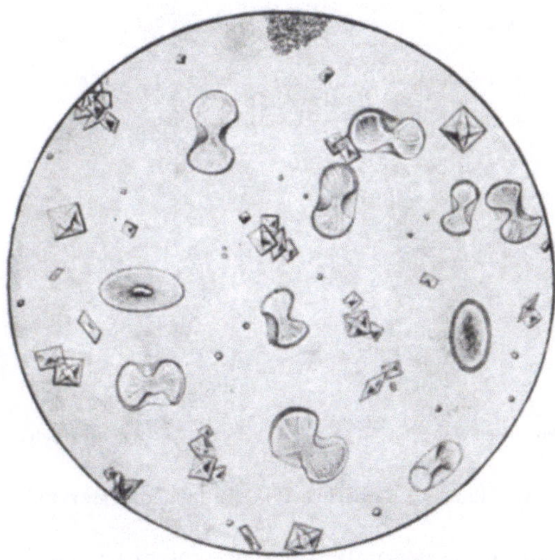

Abb. 11. Oxalsaurer Kalk in Briefkuvert- und Dumbellform aus stark saurem Harn. (Nach Lenhartz-Meyer)

Harn finden sich vorwiegend die sargdeckelförmigen Tripelphosphatkristalle (phosphorsaure Ammoniakmagnesia). Die Oxalate, die fast immer in Briefkuvertform auftreten, können im sauren wie im alkalischen Harn gefunden werden.

3. Krankhafte Formelemente des Harnsedimentes

Treten die obenerwähnten Harnkristalle in so großer Menge im Harn auf,
daß das Gesichtsfeld des Sedimentausstriches mit diesen übersät ist (s. *Phosphaturie, Oxalurie)*, so muß dies als ein pathologischer Befund bezeichnet werden.
Oxalatkristalle finden sich dabei selten in größeren Verbänden zusammengeballt,
häufig aber die Phosphate, und zwar oft in Cylinderform. Diese Phosphat-
cylinder sind von den gleich zu erwähnenden Harncylindern bei Albuminurie

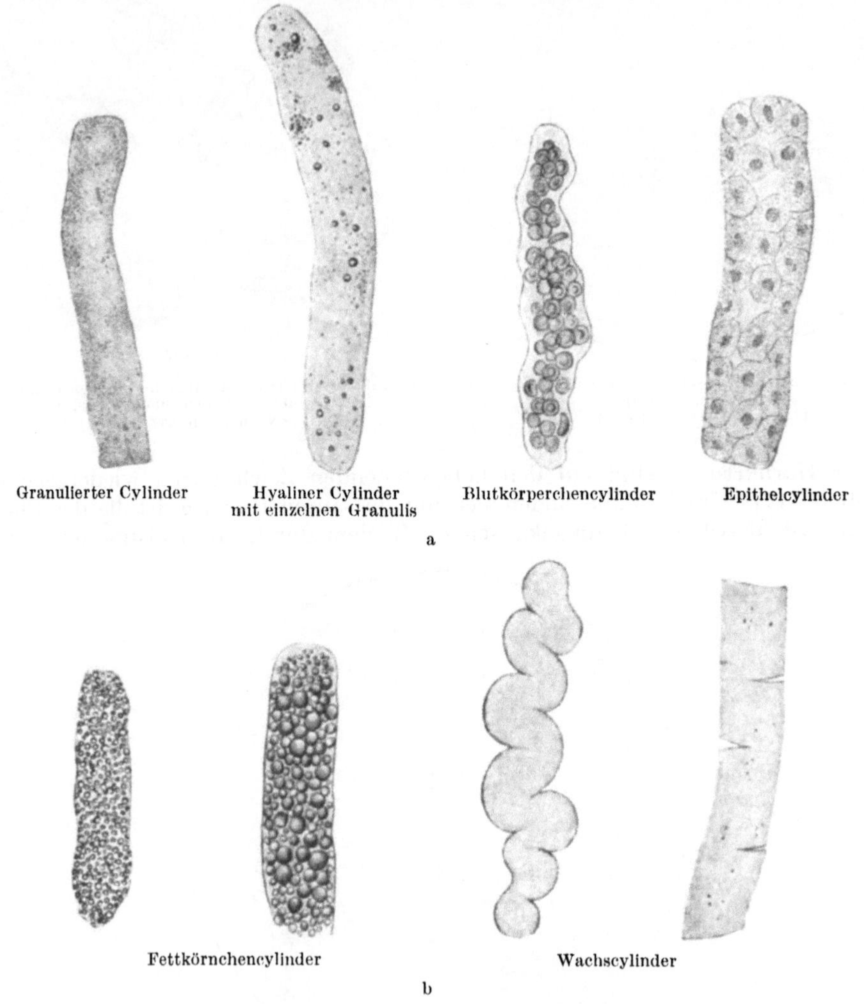

Abb. 12a u. b. Harncylinder. (Nach LENHARTZ-MEYER)

durch ihre kristallinische Körnelung zu unterscheiden, sowie durch ihr rasches
Auflösen nach Zusatz von Essigsäure zum Ausstrichpräparat.

Die wahren *Harncylinder* treten meist in Begleitung von Albuminurie, selten
ohne gleichzeitige Albuminurie im Harn auf. Es sind zu unterscheiden (Abb. 12):

    a) die hyalinen,
    b) die gekörnten,
    c) die wächsernen, stark lichtbrechenden und oft gelblichgefärbten Cylinder,

ferner
d) die epithelialen Cylinder und
e) die sog. Blutcylinder, die aus roten Blutkörperchen zusammengeballt sind.

Die Cylinder entstehen in den Harnkanälchen; sie sind in ihrer Hauptsache gebildet aus Eiweißkörpern, die teils von den Nierenzellen ausgeschieden, teils durch Zerfall der Nierenkanälchenepithelien gebildet wurden. Oft finden sich Mischformen, wobei einem hyalinen oder gekörnten Cylinder epitheliale Zellen oder rote Blutkörperchen anhaften.

Vereinzelte *Eiterkörperchen* finden sich, wie bereits erwähnt, fast in jedem normalen Harn. Sobald sie aber in so großer Zahl auftreten, daß in jedem Gesichtsfeld mehrere, sogar teilweise zusammengeballt zu finden sind, ist ihr Befund als krankhaft aufzufassen. Sie sind zur Mehrzahl gleichmäßig rund: mehr oder weniger zahlreiche von ihnen sind aber infolge Verletzung ihrer Zellmembran unregelmäßig gelappt oder gezackt. Ihr Kern ist im ungefärbten Präparat nur selten deutlich zu erkennen. Neben wohlerhaltenen finden sich auch zerfallene Eiterkörperchen, bei denen nur noch Fragmente des Kerns von körnigen Detritusmassen umgeben sind.

Im ungefärbten Sediment, durch das Mikroskop besichtigte *rote Blutkörperchen* unterscheiden sich von den weißen durch ihre grünlichrötliche Farbentönung und ihre besonders bei Höher- oder Tieferstellen des Objektivs deutlich sichtbar werdende zentrale Delle, die dem seitlich betrachteten roten Blutkörperchen die charakteristische Biskuitform gibt. Die roten Blutkörperchen sind im ungefärbten Präparat deutlicher zu erkennen als im gefärbten; sie werden durch die Färbungsprozedur teilweise zerstört.

Im ungefärbten Präparat besser zu sehen als im gefärbten sind auch die *Harnparasiten* und ihre Eier: Trichomonas vaginalis, Echinococcusblasen oder deren Teile (Haken, Membranstücke), die Eier von Schistosoma haematobium und die Larven oder Embryonen der Filaria sanguinis, der Urheberin der Chylurie (s. in den betreffenden Kapiteln).

Bei Neubildungen innerhalb der Harnwege sind im Harnsediment manchmal *Tumorzellen* oder gar kleinste Tumorstückchen mikroskopisch nachzuweisen. Nur wenn Tumorzellen in größeren Verbänden auftreten und zwischen sich ein deutliches Stroma erkennen lassen, ist aus ihrem Befunde ein sicherer Rückschluß auf das Bestehen einer Neubildung in den Harnwegen zu ziehen. Eine Verbesserung der Tumordiagnostik aus Urin und Prostatasekret ist möglicherweise aus der *Untersuchungstechnik nach* PAPANICOLAU zu erreichen. Dieser Autor arbeitete im Jahre 1942 eine Färbemethode aus, die gestattet, aus Zellen, die im Vaginalschleim zu finden sind und deutliche maligne Charakteristika aufweisen, sehr frühzeitig ein Uteruscarcinom zu diagnostizieren. Diese Methode hat sich in der Gynäkologie und anderen Gebieten durchsetzen können. Die Versuche, die dort gewonnenen Erkenntnisse in die Urologie zu übertragen, können bis heute noch nicht als gelungen betrachtet werden. Die Beurteilung der Präparate setzt große Erfahrung voraus, die Carcinomzellen erliegen im Urin rasch Veränderungen, die sie zur Beurteilung unbrauchbar machen. Es entstehen dadurch viele falsche negative, aber auch, was noch schwerwiegender ist, falsche positive Resultate. Am günstigsten liegen die Verhältnisse beim Prostatacarcinom, bei dem durch energische Prostatamassage eine größere Menge exfoliierter Zellen zu erhalten ist. Bevor die Diagnose auf Carcinom gestellt wird, müssen mehrere positive Ausstriche vorliegen. Hier könnte die Methode Großes leisten, da nur durch eine sehr frühzeitige radikale Prostatektomie das Prostatacarcinom geheilt werden kann.

4. Untersuchung des gefärbten Ausstrichpräparates. Harnbakterien

Die einfachste, für die Alltagsuntersuchung zweckmäßigste Färbung des getrockneten Harnsedimentausstriches ist die Färbung mit Methylenblau, am besten mit dem Löfflerschen oder dem Boraxmethylenblau.

Das auf dem Objektträger ausgestrichene, an der Luft getrocknete und über der Flamme fixierte Sediment wird nach Abspülen der Harnsalze durch Wasser mit Methylenblaulösung übergossen, nach wenigen Sekunden Färbung erneut mit Wasser abgespült, durch Aufpressen von Filtrierpapier und nachherigem Durchziehen durch die Flamme getrocknet. In 1—2 min ist das Präparat gefärbt und getrocknet, zur Untersuchung bereit.

Zur mikroskopischen Untersuchung ist ein Bedecken des gefärbten Ausstrichpräparates mit Deckgläschen nicht nötig. Selbst beim Betrachten mit Immersion ist ein Zerkratzen der Linse nicht zu befürchten, da die im Präparat ausgestrichenen Harnsalze durch das Abspülen mit Wasser entfernt wurden.

Im Trockenpräparat des Sedimentausstriches fallen vor allem die Eiterkörperchen mit ihren dunkelblaugefärbten Kernen auf. Bei akuten Entzündungsprozessen der Harnwege wiegen die polynucleären Leukocyten, bei chronischer Entzündung die mononucleären Lymphocyten vor. Einzelne von ihnen sind in Zerfall, zeigen keine festen Zellgrenzen, von ihren Kernen nur noch Trümmer. Neben den Eiterkörperchen liegen *Epithelien*; sie sind diagnostisch von geringer Bedeutung. *Cylinder* sind im gefärbten Ausstrich nicht mehr zu sehen; sie sind bei der Trocknung des Präparates zerfallen. Auch die roten Blutkörperchen sind undeutlicher als im ungefärbten, frischen Ausstrich. Sie nehmen das Methylenblau nicht an; sie kennzeichnen sich durch ihre Kernlosigkeit und blasse, grünlichgelbe Färbung. Zur Färbung des feuchten Harnsedimentes ist besonders die Seyderhelmsche kolloidale Farbstoffmischung aus Trypanblau und Kongorot zu empfehlen. Diese Färbung läßt die Struktur der verschiedenen Cylinderarten deutlich hervortreten (Amyloidcylinder tiefschwarz), und sie läßt auch erkennen, ob die Leukocyten des Sedimentes noch lebend sind, also einem frisch entzündlichen Herde entstammen, oder ob sie schon abgestorben sind. Die abgestorbenen färben sich sofort rot, die lebenden nehmen die Farbe nicht an.

Harnbakterien (Synonyme s. S. 220). Das Hauptinteresse bei der Untersuchung des gefärbten Ausstrichpräparates gilt dem *Bakteriengehalt des Harnsedimentes*. Die Bakterien sind zur Mehrzahl extracellulär gelagert; immerhin finden sich solche auch innerhalb der Eiterkörperchen oder den Epithelzellen aufgelagert. Längst nicht alle Bakterienarten, die im Harn vorkommen, charakterisieren sich im mikroskopischen Präparat durch ihr Färbungsverhalten, ihre Form und Gruppierung. Aber es gelingt doch wenigstens, die wichtigsten von ihnen durch verhältnismäßig einfache Färbeverfahren voneinander zu unterscheiden.

Das im eitrigen Harn weitaus am häufigsten, bei mehr als 80% aller Eiterharne gefundene Bacterium ist das

Bacterium coli commune (Escherichia coli). Es bildet ein ziemlich dickes, meist kurzes Stäbchen, das oft fast rundlich, kokkenartig wird, andere Male aber wieder eine Länge erreicht, die es den Langstäbchen nähert. Im Harnsediment liegt das Bacterium coli bald als Einzelstäbchen in reicher Zahl über das Gesichtsfeld verstreut, bald zu größeren Gruppen zusammengeballt oder in wahren Fäden aneinandergereiht. Diese Agglutination der Colibakterien im Harnsediment ist wohl die Folge des aus der kranken Schleimhaut in den Harn übergetretenen Serums (Immunserumwirkung). Das ungefärbte Bacterium coli zeigt im hängenden Tropfen eine lebhafte Eigenbewegung, durch Geißelfäden vermittelt. Die Mannigfaltigkeit seiner Form und seines kulturellen und serologischen Verhaltens läßt erkennen, daß in der Gruppe der Coli zahlreiche Abarten vorkommen. Allen gemeinsam ist die leichte Färbbarkeit durch basische Anilinfarbstoffe in wäßriger Lösung und ihre leichte Entfärbbarkeit durch das Gram-Verfahren; sie sind, wie der Ausdruck lautet, gramnegativ. Die Coli vermögen Harnstoff nicht zu zersetzen; sie lassen deshalb dem Harn seine saure Reaktion, machen ihn nie alkalisch. Sie geben dem Harn einen eigentümlichen, faden, fauligen Geruch, aus dem der Kenner sofort die Coliinfektion ohne Mithilfe des Mikroskops erkennen kann. Chemisch sind die Colibacillen durch das Grießsche Reagens nachzuweisen.

Ob von der Gruppe der Colibakterien das im Harn ebenfalls oft nachweisbare *Bacterium lactis aerogenes* (Aerobacter aerogenes) abzutrennen ist, wird stets noch verschieden beurteilt. Die Unterscheidung ist jedenfalls ziemlich unsicher: klinisch ist sie bedeutungslos.

Mit Bacterium coli gemeinsam, selten für sich allein, findet sich in den Harnorganen auch der *Proteus vulgaris* Hauseri, ein gramnegatives, dünnes, bewegliches Stäbchen. Es wächst oft in langen Fäden. Der Proteus zersetzt im Gegensatz zum Bacterium coli den Harnstoff und macht den Harn alkalisch, meist faulig riechend.

Als banale Entzündungserreger der Harnorgane sind neben den Coliarten in zweiter Linie zu nennen:

Die *Staphylo- und Streptokokken.* Beide sind gekennzeichnet durch ihre leichte Färbbarkeit mit basischen Anilinfarben, ihr Festhalten der Farbe gegenüber Entfärbungsversuchen nach GRAM (sie sind grampositiv), ihre Anordnung in Gruppen von Traubenform (Staphylokokken) oder von Kettenform (Streptokokken), durch ihre fakultative Eigenschaft, Harnstoff zu zersetzen, den Harn zu ammoniakalischer Gärung zu bringen. Die Staphylokokken stehen nicht selten als Diplokokken dicht aneinandergefügt und zeigen ein Bild, das dem Bienenschwarm der Gonokokken ähnlich sieht. Eine Verwechslung ist aber nur bei flüchtiger Betrachtung möglich. Sicher wird sie vermieden durch Anwendung des Gramschen Verfahrens (Staphylokokken grampositiv, Gonokokken gramnegativ.)

Die von den Streptokokken gebildeten Ketten sind im Harnsediment oft ziemlich lang, andere Male nur ganz kurz, aus nur 3—4 Individuen bestehend. Bei einzelnen Streptokokkenstämmen sind je 2 Individuen paarweise immer eng aneinander gelagert, teils einzeln, teils in Ketten. Diese Stämme werden als Diplo-Streptokokken bezeichnet. In den letzten Jahren immer wichtiger werden die Enterokokken (Streptococcus faecalis). Immer häufiger werden sie aus dem Urin gezüchtet. Dies beruht auf 2 Gründen: Die neuen Kulturverfahren lassen die Enterokokken leichter wachsen, sie werden aber auch absolut häufiger, da sie sich gegenüber allen Chemotherapeutica und Antibiotica weitgehend resistent zeigen und so bei vorbehandelten Patienten oft noch allein im Harnsediment übrigbleiben.

Neben all den zahlreichen anderen Bakterien, die als Entzündungserreger im Harnsediment gefunden werden: den Typhusbacillen, den Friedländerschen Bacillen, dem Bacillus pyocyaneus, den Diphtherie- und Pseudodiphtheriebacillen, den Influenzabacillen, den Pneumokokken usw. haben ein ganz besonderes Interesse die *Gonokokken* und die *Tuberkelbacillen.* Beide erzeugen spezifische Entzündungserscheinungen mit eigenen Krankheitsbildern.

Der Gonococcus ist ein Diplococcus. Seine beiden durch eine feine lineäre Spalte getrennten Einzelindividuen sind an der einander zugewandten Seite abgeplattet, wodurch das Kokkenpaar die Form einer Kaffeebohne oder gewisser Semmelarten erhält. Der Gonococcus ist im Verhältnis zu anderen Diplokokkenarten relativ groß. Relativ charakteristisch für den Gonococcus ist seine Lagerung im Sekret. In den Ausstrichpräparaten vom Eiter akut gonorrhoisch infizierter, stark sezernierender Schleimhäute findet man meist nur spärliche Gonokokken-

gruppen zwischen den Zellen; weitaus die Mehrzahl ist innerhalb der Eiterkörperchen gelagert. Zur Färbung des Gonococcus im Ausstrichpräparat werden
oft basische Anilinfarbstoffe verwendet. Durch Form und Lagerung allein sind
die Gonokokken aber im Ausstrichpräparat nicht sicher von den anderen auf
den menschlichen Schleimhäuten wachsenden Diplokokken zu unterscheiden.
Deshalb sollen Ausstriche, die auf Gonokokken zu untersuchen sind, ausschließlich nach GRAM gefärbt werden.

Die dünn ausgestrichenen Präparate werden über der Flamme fixiert. Sie werden etwa
$^1/_2$—1 min mit frisch filtrierter Carbolgentianaviolettlösung gefärbt. Nach Abschütten dieser
Lösung wird das Präparat mit Lugolscher Lösung übergossen, dann mit absolutem Alkohol
bzw. mit Alkohol, dem 25% Aceton zugesetzt wurde, kurz entfärbt. Hierauf erfolgt nach
Abspülen mit Wasser ein Übergießen des Präparates mit 0,6%iger Safraninlösung. Die
Keime, die nach diesem Vorgehen violett sind, d.h. durch den Alkohol nicht entfärbt wurden,
sind grampositiv. Die gramnegativen wurden durch die Alkoholbehandlung entfärbt und
färben sich daher mit Safranin rot.

Der *Gonococcus ist gramnegativ.*

Die *Tuberkelbacillen* sind ihres Lipoidgehaltes wegen mit basischen Anilinfarben sehr schwer färbbar. Sie werden deshalb durch die übliche, zur Orientierung über den Bakteriengehalt des Harnsedimentes verwendete Methylenblaufärbung nicht sichtbar. Die Farbstoffe dringen in ihren Bakterienleib erst ein,
wenn die Farbe mit Säuren oder Alkalien verbunden auf ihn einwirkt. Dann aber,
wenn der Bacillus die Farbe aufgenommen hat, gibt er sie auch, selbst unter der
Einwirkung von Säuren und Alkohol, nicht mehr ab. Der Bacillus ist säure- und
alkoholfest gefärbt. Das üblichste Färbeverfahren ist die Färbung des Tuberkelbacillus nach ZIEHL-NEELSEN.

Das auf dem Objektträger fixierte Ausstrichpräparat wird mit Carbolfuchsinlösung übergossen, die Farblösung auf dem Präparat über einer kleinen Stichflamme bis zum Kochen
erhitzt. Danach wird durch Übergießen mit 3%igem Salzsäurealkohol das Präparat entfärbt
bis mit bloßem Auge keine rotgefärbten Stellen mehr sichtbar sind. Abspülen mit Wasser,
Kontrastfärbung mit wäßriger Methylenblaulösung, nochmaliges Abspülen mit Wasser und
Trocknen des Präparates beendigt das Färbeverfahren. Die Tuberkelbacillen sind im Präparat
rot gefärbt, die banalen Bakterien wie auch die Kerne der Eiterkörperchen blau.

Genau das gleiche färberische Verhalten wie die Tuberkelbacillen zeigen die
Smegmabacillen. Eine Verwechslung dieser beiden Arten ist im mikroskopischen
Präparat leicht möglich. Sie kann aber immerhin oft durch Beachtung der verschiedenartigen Lagerung der beiden Bacillenarten vermieden werden. Die
Tuberkelbacillen liegen immer wie agglutiniert, in engen Verbänden, die Smegmabacillen dagegen unregelmäßig zerstreut, ohne daß die einzelnen Individuen
aneinanderkleben (s. S. 311 und 312).

Nach der Inspektion und Palpation der Urogenitalorgane und der Untersuchung des Harns ist zu entscheiden, ob bei dem Kranken eine instrumentelle
Untersuchung der Harnröhre und der Blase nötig ist oder nicht. Die Symptome,
welche eine solche angezeigt erscheinen lassen, werden bei jedem einzelnen Krankheitsbild genannt werden.

C. Instrumentelle Untersuchung von Harnröhre und Blase
I. Instrumentelle Untersuchung der Harnröhre

Lokalanaesthesie der Harnröhre. Die Einführung eines Instrumentes durch
die Harnröhre verursacht, wenigstens beim Manne, immer einen gewissen Schmerz.
Um diesen dem Kranken zu ersparen, gleichzeitig auch die Untersuchung zu
erleichtern, ist es zweckmäßig, vor jedem endourethralen Eingriff die Harnröhrenschleimhaut zu anaesthesieren. Leicht gelingt dies durch eine Injektion
von ungefähr 10 cm³ einer 2%igen Novocainlösung mit Zusatz von 4—5 Tropfen
Adrenalin oder eines der vielen modernen Schleimhautanaesthetica. Mit einer

kleinen Harnröhrenspritze, deren Ansatz konisch geformt ist, wird die Novocainlösung in die vordere Harnröhre eingespritzt, durch Fingerdruck oder eine Penis-
klemme die äußere Harnröhrenmündung fest geschlossen und durch sachtes
Ausstreichen des Bulbus von vorne nach hinten die eingespritzte Flüssigkeit aus
der vorderen auch in die hintere Harnröhre gepreßt. Das Überfließen der Flüssigkeit von der vorderen in die hintere Harnröhre wird sofort an der Entspannung
des vordem prall gefüllten Bulbus bemerkbar.

Durch dieses Anaesthesieverfahren werden nur die oberflächlichen Schichten
der Urethralschleimhaut gefühllos, während die tiefen auf Dehnung usw. empfindlich bleiben. Eine Unempfindlichkeit der Harnröhrenwand in allen ihren
Teilen ist nur durch eine Leitungsanaesthesie zu erreichen. Als solche ist die
epidurale Sacralanaesthesie empfehlenswert.

Sondierungen der Harnröhre. Die Harnröhre des Mannes besteht aus einem
vorderen und einem hinteren Teil, die voneinander durch den sphincter externus,
einem quergestreiften Muskelring im Bereiche des diaphragma urogenitale,
getrennt sind.

An der vorderen Harnröhre wird unterschieden die pars glandularis, die
pars pendula, die pars scrotalis, die pars bulbosa oder perinealis.

Die hintere Harnröhre, vorne begrenzt durch den sphincter externus, hinten
durch den am Blasenausgang gelegenen sphincter internus urethrae, besteht
ihrerseits aus der pars membranacea und der pars prostatica, in welcher der
colliculus seminalis liegt.

Beim weiblichen Geschlecht zeigt die kurze Harnröhre keine solche Teilung
in einzelne Segmente. Sie entspricht entwicklungsgeschichtlich der pars posterior
der männlichen Harnröhre. Ein sphincter externus besteht bei ihr nicht; ihr
einziger Schließmuskel ist der Sphincterring am Blasenhals.

Die Lichtungsweite der Harnröhre ist nicht überall gleich. Beim Manne sind
ihre engsten Stellen am Übergang der fossa navicularis in die pars pendula,
am sphincter externus und am sphincter internus, ihre weitesten in der pars
bulbosa und in der pars prostatica. Bei der Frau ist die Harnröhre an ihrer
äußeren Mündung am engsten. Bei Erwachsenen beiderlei Geschlechts ist die
Harnröhre in der Regel mindestens so weit, daß Instrumente von einem Durchmesser von 6—7 mm (Nr. 18—21 Charrière) ohne Schwierigkeiten durch die Harnröhre durchgleiten. Ein Hindernis findet die Einführung so dicker Instrumente
am häufigsten an der äußeren Harnröhrenmündung, wo sie auch am ehesten
Schmerzen auslöst. Bei männlichen Patienten wird zur Überwindung dieses
Hindernisses nicht selten eine 0,5—1,0 cm lange Schlitzung der äußeren Harnröhrenmündung, eine *Meatotomie*, nötig. Diese verursacht, wenn der Schnitt
mit einem scharfen Messer vom unteren Rand der Harnröhrenmündung aus
genau median in die meist deutlich sichtbare Raphe der Glans gelegt wird, nur
geringe Schmerzen und geringe Blutung. Das Einstreichen antiseptischer Salbe
genügt zum Wundschutz. Ein Verband ist unnötig.

Bei weiblichen Kranken ist eine ähnliche Meatotomie fast nie nötig. Die
bei Virgines und bei alten Frauen oft hochgradig enge äußere Harnröhrenmündung
ist durch stumpfe Dehnung mit konisch auslaufenden Sonden meist leicht zu
erweitern.

Zur inneren Austastung der Harnröhre eignet sich am besten die elastische
Olivensonde aus Seidengewebe (Abb. 13, *G* u. *H*). Bei ihr sitzt am einen Ende des
dünnen, elastischen Schaftes ein olivenförmiger Knopf. Beim Durchschieben der
Sonde durch die Harnröhre kommt nur diese Olive an der Stelle ihres größten Durch-
messers in innige Berührung mit der Schleimhaut. Die übrigen Teile des Instrumentes passieren die Harnröhre fast reibungslos. Die das Instrument leitenden

Finger empfinden deshalb nur den Reibungswiderstand, den die Olive am einen oder anderen Punkt der Harnröhre findet. Da die Olive von außen fühlbar ist, läßt sie den Sitz einer Verengerung der Harnröhre genau bestimmen, und der Grad der Verengerung ist durch die Einführung von Olivensonden verschiedenen Kalibers leicht zu ermessen. Man beginnt die instrumentelle Untersuchung der Harnröhre mit der Einführung einer mitteldicken Olivensonde Nr. 16—18 Char-

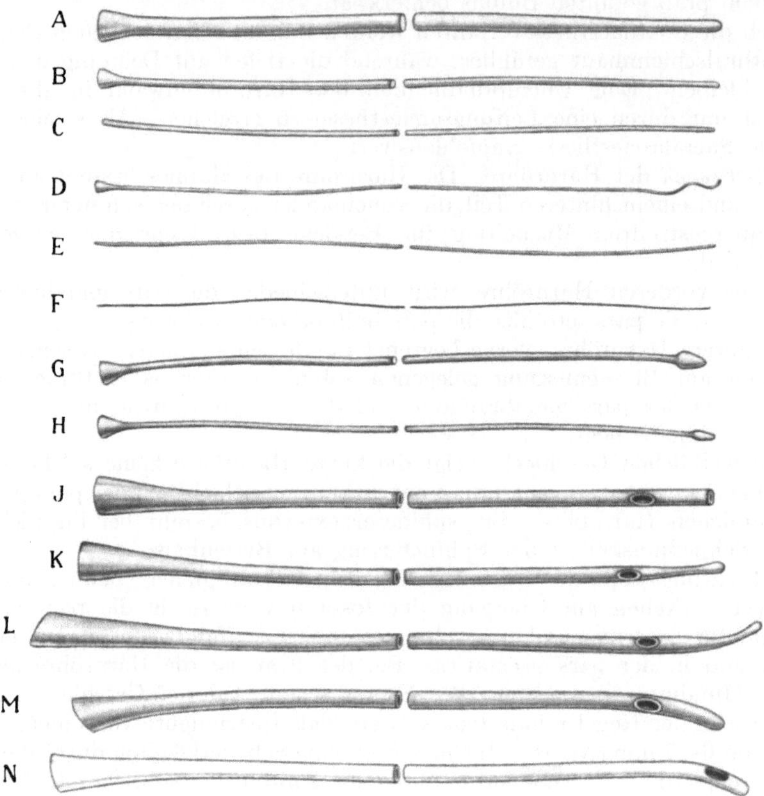

Abb. 13. Halbstarre Sonden und Katheter. *A, B, C* konisch auslaufende Sonden, sog. Bougies; *D, E, F* filiforme Bougies; *G, H* Oliven- oder Knopfsonden; *J* Sonde à bout coupé; *K* Bougiekatheter oder gerader Katheter; *L* Katheter mit Tiemann-Krümmung; *M* Seidenkatheter mit Mercier-Krümmung; *N* Plastikkatheter mit Mercierkrümmung

rière[1]. Wichtig ist dabei, die Harnröhre gut gestreckt zu halten, damit der Durchtritt des Instrumentes nicht durch Querfalten der Schleimhaut gehemmt wird.

Bei normaler Urethra findet eine Sonde mittleren Kalibers einen leichten Widerstand hinter der fossa navicularis, dann im angulus peno-scrotalis, wo eine Anhäufung glatter Muskelfasern rings um die Spongiosa eine geringe Verengerung der Harnröhrenlichtung bewirkt. Und schließlich findet die Sonde

---

[1] Die Numerierung nach CHARRIÈRE beruht auf der Regel, daß der Durchmesser der Instrumente von einer Nummer zur anderen immer nur $^1/_3$ mm sich unterscheidet: Nr. 1 = $^1/_3$ mm, Nr. 2 = $^2/_3$ mm usw. bis Nr. 30 = $^{30}/_3$ mm oder 10 mm Durchmesser. Bei den später erwähnten Numerierungen nach BÉNIQUÉ beträgt der Unterschied von einer Instrumentennummer zur anderen nur $^1/_6$ mm. Statt Nr. 30 wie bei der Filière Charrière trägt das 10 mm dicke Béniqué die Nr. 60. Jede Nummer der Béniqué-Skala ist also durch 2 zu dividieren, wenn ihr Durchmesser nach der Filière Charrière angegeben werden soll (Nr. 20 Béniqué = Nr. 10 Charrière, Nr. 30 Béniqué = Nr. 15 Charrière usw.). In der amerikanischen Literatur wird die Filière Charrière french scale genannt, abgekürzt F.

einen stärkeren Widerstand im Bereiche des sphincter externus. Das Durchgleiten der Sonde durch die vordere Harnröhre ist ganz schmerzlos. Einen leichten Schmerz äußern die Kranken erst beim Durchgleiten des Instrumentes durch den sphincter externus und bei seinem Übertritt in die hintere Harnröhre; oft ist mit dem Schmerz ein Gefühl von Harndrang verbunden. Das weitere Durchschieben der Sonde durch die hintere Harnröhre in die Blase findet keinen Widerstand; immerhin ist der Sondenknopf in der hinteren Harnröhre durch die Wandung etwas mehr gehalten als in der vorderen und wird erst wieder völlig frei beim Eintritt in die Blase. Der sphincter internus ist mit der Sonde nicht zu fühlen, dagegen oftmals das Hinübergleiten des Sondenknopfes über den Samenhügel. Beim Zurückziehen der Knopfsonde aus der Blase werden die genannten Widerstände in der Harnröhre viel deutlicher gefühlt als beim Einschieben, da beim Zurückziehen nicht der konisch auslaufende Teil der Olive, sondern ihr scharf abfallender hinterer Rand zuerst am Hindernis anstößt und dieses mit starker Reibung überwindet.

Stößt die erste, mitteldicke Knopfsonde in der gestreckt gehaltenen Harnröhre auf keine anderen als die erwähnten, elastischen Widerstände, so werden immer größer, bis Nr. 22, gewählte Olivensonden eingeführt. Zeigen auch diese keinen derben Widerstand, so darf die Dehnungsfähigkeit der Harnröhrenwand als normal bezeichnet werden. Stößt dagegen die erste der eingeführten Olivensonden irgendwo in der Harnröhre auf einen nicht zu überwindenden Widerstand, so sind immer kleinere Sondennummern zu wählen, bis eine dieser den verengten Teil der Harnröhre eben noch passiert und nun auch ein Austasten des Widerstand bietenden Harnröhrenteils von hinten nach vorne möglich wird. Dadurch sind Lage, Grad und Länge einer Verengerung der Harnröhre leicht festzustellen.

Die Dehnungsfähigkeit einer Verengerung der Harnröhre wird besser als mit der Olivensonde durch Einführen *konisch auslaufender Bougies* (Abb. 13 *A—C*) steigender Dicke bestimmt.

Mit der Olivensonde sind außer Verengerungen der Harnröhre auch die durch Prostatahypertrophie bedingten Verzerrungen der hinteren Harnröhre zu erkennen. Eine einigermaßen geübte Hand fühlt auch eine allfällige Vergrößerung des colliculus seminalis; der Sondenknopf stößt nach Überwindung des elastischen Widerstandes des sphincter externus etwa 2 cm tiefer auf eine kleine, glatt ansteigende und hinten wieder sacht abfallende Vorwölbung, die dem Vordringen der Sonde nur einen ganz weichen Widerstand entgegensetzt, den Samenhügel.

Aus der Harnröhre zurückgezogen, bringt die Olivensonde manchmal Urethralsekret mit, dessen Gehalt an Eiter, Bakterien usw. diagnostisch verwertet werden kann. Mit Hilfe der Olivensonde kann auch das Sekret der Anterior und nach Spülung der vorderen Harnröhre das Sekret der Posterior getrennt zur mikroskopischen Untersuchung hervorgeholt werden.

Verhindert eine starke Verengerung der Harnröhre die Einführung selbst kleinster Nummern der elastischen Olivensonde (Nr. 6—7), so muß die Durchgängigkeit der Harnröhre mit *filiformen Bougies* (Abb. 14 *D—F*), sei es geraden, gedrehten oder bajonettförmigen, geprüft werden. Diese finden den Weg durch die enge Stelle der Harnröhre oft erst, wenn ihrer 2—3 gleichzeitig nebeneinander in die Harnröhre eingeführt und abwechselnd vorgeschoben werden.

Ein starker *Spasmus des sphincter externus urethrae* kann der Einführung aller weichen Instrumente, der dicksten wie der feinsten, einen unüberwindlichen Widerstand entgegenstellen. Die Gefahr, diesen spastischen Verschluß der Harnröhre zu mißdeuten und das durch ihn erzeugte Hindernis irrtümlich als Folge einer Narbenverengerung auszulegen, ist zu vermeiden, wenn die Harnröhre nicht nur mit weichen, sondern stets auch mit harten, metallenen Instrumenten auf ihre Durchgängigkeit geprüft wird. Dazu eignen sich am besten die sog. *Béniqués*, ziemlich schwere, massive Metallsonden mit starker, der Biegung der hinteren Harnröhre angepaßter Krümmung. Werden solche an den spastisch geschlossenen Sphincterring der Harnröhre herangebracht, so öffnet sich dieser unter der Druckwirkung des auf ihm lastenden Instrumentes meist rasch. Die vordem für die feinsten, weichen Sonden undurchgängige Harnröhre wird nun von dicken Metallsonden mühelos passiert.

Weitergehenderen Aufschluß über die Beschaffenheit der Harnröhrenwand gibt die *Urethroskopie*, die später mit der Cystoskopie besprochen werden soll.

II. Instrumentelle Untersuchung der Blase

1. Katheterismus

Bei der Untersuchung der Blase ist wenigstens bei den männlichen Kranken eine der ersten und wichtigsten Fragen, ob die Blase durch die spontane Miktion jeweilen vollkommen entleert wird oder nicht. Große Mengen von Restharn machen sich durch eine auch nach der Miktion über der Symphyse deutlich sichtbar bleibende, kugelige Vorwölbung der Bauchdecken geltend, oder sie sind durch die Perkussion und Palpation der Blase festzustellen (Abb. 82). Geringgradige Harnverhaltungen aber sind nur durch den Katheterismus der Blase nachzuweisen. Dieser allein erlaubt auch die Mengen des Restharns genau zu bestimmen.

Ein Katheterismus der Blase darf nie ohne vorhergehende äußere Untersuchung der Urogenitalorgane und eine wenigstens kursorische Analyse des Harns vorgenommen werden. *Immer muß sorgfältig erwogen werden, ob der diagnostische Nutzen des Katheterismus die mit ihm übernommene Infektionsgefahr rechtfertigt.* Es ist nicht zu vergessen, daß eine Katheterinfektion der Blase dem Kranken dauernden Schaden, ja gar den Tod bringen kann. Bei akuter Urethritis oder heftiger Entzündung von Prostata oder Samenblasen ist jedenfalls immer Zurückhaltung im Gebrauche des Katheters geboten. Läßt schon die äußere Untersuchung eine erhebliche Füllung der Blase durch Restharn erkennen, so ist der Katheterismus zu widerraten, wenn er nicht unter den allerstrengsten aseptischen Bedingungen und gefolgt von antiseptischen Maßnahmen vorgenommen werden und der Kranke nachher in ärztlicher Aufsicht bleiben kann. Denn nach länger dauernder Distension ist die Blase besonders hochgradig zur Infektion disponiert und ist auch die Gefahr einer stürmischen Ausbreitung der Entzündung in den oberen Harnwegen ungewöhnlich groß (s. S. 91, Harnverhaltung).

Jede mechanische Läsion der Gewebe steigert die Infektionsgefahr des Katheterismus. Es muß deshalb die Einführung des Katheters stets mit äußerster Sorgfalt und mit Schonung des Epithelbelages der Harnröhre geschehen. Das Bestreben, die Gewebe möglichst wenig zu schädigen, leitet auch die Wahl der zum Katheterismus verwendeten Instrumente.

Katheterarten. Drei verschiedene Arten von Katheter sind zum Katheterismus der Blase gebräuchlich:

1. *Weiche Gummikatheter,*
2. *Halbstarre, elastische Katheter* aus Seidengewebe oder plastischer Masse,
3. *Metallkatheter* (meist aus vernickeltem Messing oder aus Neusilber).

Die Weichgummi- oder sog. *Nélatonkatheter* sind die geschmeidigsten und verletzen das Epithel der Harnröhre am wenigsten. Ihr vorderes, das Katheterauge tragende Ende ist zylindrisch oder konisch geformt (Abb. 14 *B*). Sie müssen vor Gebrauch stets auf ihre Elastizität und Haltbarkeit geprüft werden. Auch wenig oder noch nicht gebrauchte Nélatonkatheter werden nach langem Lagern steif und brüchig, können beim Gebrauch in der Blase abreißen, besonders wenn beim Herausziehen ein Spasmus des Harnröhrenschließmuskels den Katheter etwas festhält. Durch 5 min langes Kochen in Wasser sind die Katheter zuverlässig zu sterilisieren, ohne in ihrer Festigkeit und Elastizität zu leiden. Sie gleiten, mit Öl oder Glycerin schlüpfrig gemacht, bei schubweisem Vorschieben mit Leichtigkeit durch die normale Harnröhre in die Blase. Der schmiegsame Katheter paßt sich allen Biegungen der Harnröhre an und findet seinen Weg

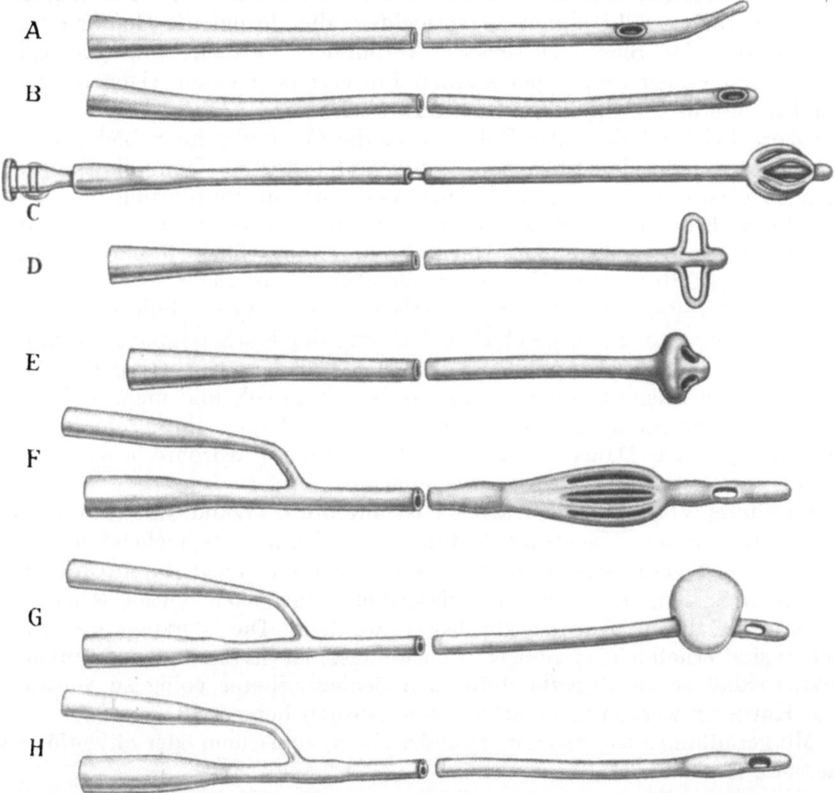

Abb. 14. Weiche Gummikatheter. *A* Tiemann-Katheter; *B* Nélatonkatheter; *C—H* sind selbsthaltende Katheter; *C* Malécotkatheter (zum Einführen durch Mandrin gespannt); *D* Malécotkatheter, entspannt; *E* Pezzerkatheter; *F* hämostatischer Foleykatheter; *G* Ballonkatheter mit aufgeblasenem Ballon; *H* Ballonkatheter mit leerem Ballon

von selbst. Er wird allerdings durch den elastischen Widerstand des sphincter externus in der männlichen Harnröhre oft angehalten und biegt sich in der leicht erweiterten Lichtung des bulbus urethrae seitlich aus. Ein gleichmäßiges Anziehen des Penis mit der linken Hand bei gleichzeitigem Vorschieben des Katheters mit der rechten genügt meist, den Katheter über das Sphincterhindernis hinweggleiten zu machen.

In krankhaft veränderten Harnröhren, bei Strikturen oder bei Verzerrungen der Harnröhre durch Hypertrophie der Prostata wird manchmal die große Biegsamkeit des Nélatonkatheters zum Nachteil. Seine Spitze kann wegen der Biegsamkeit seines Schaftes von der einführenden Hand nicht gelenkt werden. Es hängt deshalb mehr vom Zufall, als von der Geschicklichkeit des Sondierenden ab, ob der Katheter seinen Weg in die Blase findet oder nicht. Diesem Übelstand zu steuern sind besonders für die Sondierung von Prostatikern die aus etwas starrerem Gummi hergestellten *Tiemann-Katheter* (Abb. 14 *A*) zu empfehlen, deren konisch auslaufende Spitze schnabelförmig abgebogen ist und am Ende eine kleine, olivenförmige Anschwellung trägt.

Eine allzu große Weichheit des Katheters gefährdet die Asepsis bei der Einführung des Katheters. Um den Widerstand, den der Katheter an der äußeren Harnröhrenmündung findet, zu überwinden, ist man genötigt, den weichen Katheter verhältnismäßig nahe seiner Spitze zu fassen. Dabei ist eine Übertragung von Keimen von der Hand auf den vorher durch Kochen keimfrei gemachten Katheter nicht immer zu vermeiden; dies bringt die Gefahr einer Katheterinfektion der Blase. Diese kann vermindert werden, wenn der Katheter statt mit den Fingern mit einer sterilen Pinzette oder einem eigenen, auskochbaren Katheterhalter gefaßt und geführt wird.

Größere Leichtigkeit in der Führung als die Gummikatheter bieten die halbstarren Seiden- oder Plastikkatheter. Sie sind fester als Gummikatheter, aber doch noch elastisch und biegsam. Auch wenn sie zur Einführung in die Harnröhre hinter ihrer Mitte gefaßt werden, erlaubt ihre elastische Festigkeit eine sichere Führung durch die äußere Harnröhrenmündung ohne störendes Ausbiegen des Katheterschaftes. Ihre Festigkeit gestattet auch, tiefer in der Harnröhre sitzende Hindernisse wie Strikturen, falsche Wege, Vorwölbungen der hypertrophischen Prostata durch geschickte Führung der Katheterspitze zu umgehen. Die halbstarre Sonde bietet dabei vor den metallenen Kathetern den Vorteil, daß sie sich den Biegungen der Harnröhre besser anpaßt und nicht so leicht wie die starren Instrumente die Harnröhrenwand verletzt. Ihre Schmiegsamkeit erlaubt auch, sie zur Dauerdrainage der Blase in der Harnröhre liegen zu lassen, ohne den Kranken durch Druck zu schmerzen.

Ein weiterer Vorzug dieser Katheter ist ihre dünne Wand, was für das gleiche Kaliber eine größere Lichtung bedingt wie beim entsprechenden Gummikatheter. Der Seidenkatheter besteht aus einem mit Lack durchtränkten und überzogenen Seidengewebe, der Plastikkatheter aus einer synthetischen Masse. Beide können durch Kochen sterilisiert werden. Die Vorzüge des Plastikkatheters sind erheblich; er zersetzt sich weniger, ist glatter und fast unbegrenzt haltbar, so daß er im Begriffe steht, den Seidenkatheter völlig zu verdrängen.

Die Katheter werden in verschiedenen Formen hergestellt:

1. Mit geradlinig auslaufendem, zylindrischem, konischem oder olivenförmigem Vorderende (Abb. 13 *K*).

2. Mit schnabelförmig in einem Winkel von 25—40° gekrümmtem, zylindrischem oder olivenförmigem Ende (Mercier-Krümmung, Abb. 13 *M*).

3. Mit doppelter, stumpfwinkliger Knickung (bicoudé).

4. Als zylindrische, vorne offene Katheter (sondes à bout coupé) zur Einführung über Leitsonden (z. B. nach innerem Harnröhrenschnitt, Abb. 13 *J*).

5. Als konische Seidenkatheter, die vorn in eine filiforme Bougie auslaufen, oder denen vorne eine solche aufgeschraubt werden kann (Philipskatheter, Abb. 15 *J*).

Die Einführung der halbstarren Katheter in die Blase bietet in der Regel keine technischen Schwierigkeiten. Es genügt nach Passieren der Katheterspitze durch die äußere Harnröhrenmündung den Penis mit der linken Hand genügend anzustrecken und dadurch Falten und Winkel in der Harnröhre möglichst auszugleichen, um den Katheter mit Leichtigkeit in die Blase einschieben zu können. Besonders glatt gelingt dies mit Kathetern, deren Spitze schnabelförmig gekrümmt ist. Diese Krümmung, über deren Richtung eine Marke am äußeren Katheterende stets orientiert, erzwingt ein Gleiten des Katheterschnabels längs der oberen Harnröhrenwand, die immer gleichmäßig glatt gespannt verläuft und keine Ausbuchtungen hat wie die untere Harnröhrenwand, wo sich die Katheterspitze besonders bei krankhaften Verzerrungen der Harnröhre, z. B. bei Prostatahypertrophie, so leicht verfängt. Erscheint es wünschenswert, dem Seidenkatheter zur Überwindung eines Hindernisses eine größere Festigkeit oder eine besondere

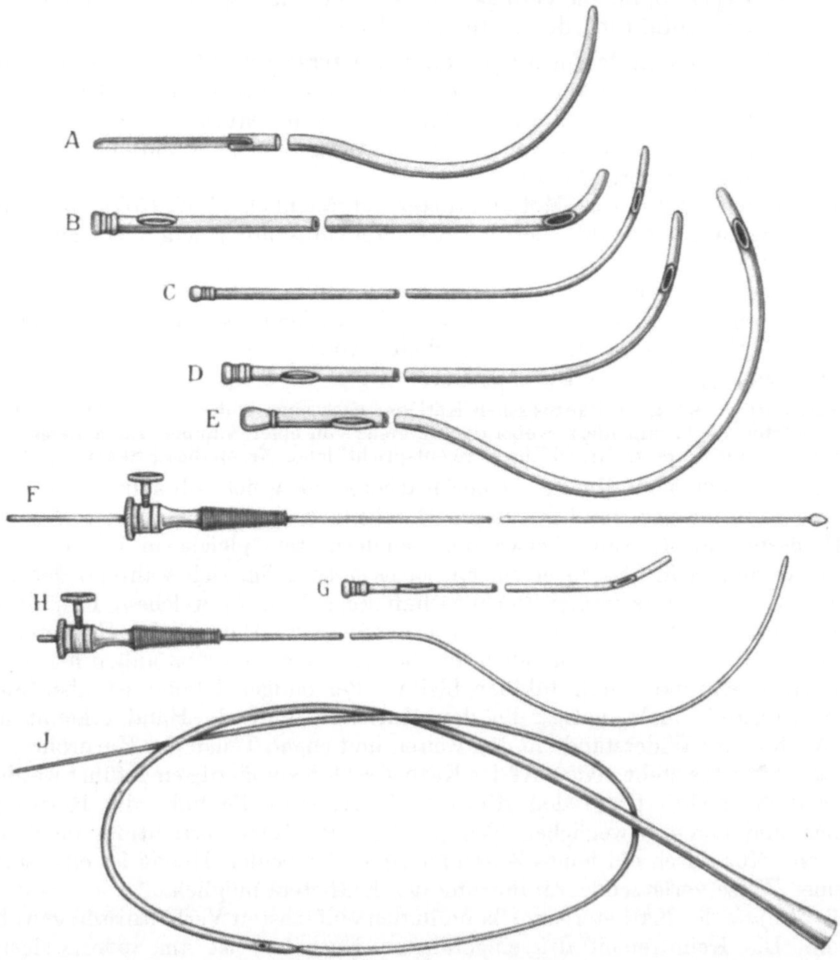

Abb. 15. *A—H* Metallinstrumente; *A* Béniqué; *B*, *C*, *D*, *E* Metallkatheter in verschiedenen Ausführungen; *F* gerader Mandrin; *G* kurzer Metallkatheter für die weibliche Harnröhre; *H* gekrümmter Mandrin; *J* Philipskatheter mit aufgeschraubter Leitsonde

Krümmung zu geben, so ist dies durch Einlegen eines Metallmandrins zu erzielen (Abb. 15 *F* u *H*).

Die *Metallkatheter* für die männliche Harnröhre werden in drei verschiedenen Formen hergestellt:

1. Bei den meist benützten Formen entspricht die Krümmung des Metallkatheters ungefähr der um die Symphyse herumziehenden Biegung der hinteren männlichen Harnröhre (Abb. 15 *C* u. *D*). Auf die Krümmung der vorderen Harnröhre braucht in der Formung der Katheter keine Rücksicht genommen zu werden, da die vordere Harnröhre ziemlich frei beweglich ist und sich leicht jeder Form des starren Katheters anpaßt.

2. Metallkatheter mit sog. Mercier-Krümmung (Abb. 15 *B*) werden besonders bei Kranken mit Prostatahypertrophie benutzt. Die stumpfwinklige Knickung des Katheterendes zwingt die Spitze des Metallkatheters, der vorderen Harnröhrenwand entlang zu gleiten, die von allen Wandteilen der hinteren Harnröhre bei Prostatahypertrophie die geringste Verzerrung erleidet und deshalb die beste Gleitfläche zur Einführung des Katheters bietet.

3. Die großgekrümmte Form des Metallkatheters (Abb. 15 *E*) ist ebenfalls fast ausschließlich für Prostatiker geeignet. Sie dient für die Fälle, in denen durch das Wachstum der Prostata die hintere Harnröhre stark verlängert und in sagittaler Richtung derart ausgebogen ist, daß ihre innere Mündung statt nach oben nach vorne zu gerichtet ist.

Bei Frauen sind kurze Metallkatheter gebräuchlich (Abb. 15 *G*). Die kurze weibliche Harnröhre erlaubt aber den Katheterismus mit jedem, gleichgültig wie geformten Katheter.

Das Kaliber aller Katheter wird wie das der Bougies nach der Charrièreskala bemessen, welche von Nr. 1—50 verläuft. Die Differenz von einer Nummer zur anderen beträgt $^{1}/_{3}$ mm. Es sind Katheter von Nr. 8—30 gebräuchlich, also Katheter von $^{8}/_{3}$—$^{30}/_{3}$ mm Durchmesser.

Gegenwärtig werden die französischen Katheter nach einer früher nur für die sog. Béniqués benutzten Skala numeriert, wobei die Differenz von einer Nummer zur anderen statt $^{1}/_{3}$ mm nur $^{1}/_{6}$ mm beträgt. Nr. 20 Charrière entspricht daher Nr. 40 dieser Skala usw.

Katheterismus beim Manne. Jeder Katheter, ob weich, ob starr, muß unter zartester Führung der Hand mit losem Handgelenk eingeführt werden. Nie darf ein Hindernis mit Gewalt überwunden, sondern stets gleichsam mit List umgangen werden. Um dies zu erreichen, ist es notwendig, sich während der Einführung des Katheters immer Rechenschaft zu geben, an welchem Punkte der Harnröhre die Katheterspitze steht. Dies ist bis zum Eintritt des Katheters in die hintere Harnröhre leicht möglich, da die Katheterspitze von außen her durch die Harnröhrenwand durch fühlbar bleibt. Bei einiger Übung ist aber diese äußere Kontrolle nicht nötig; die den Katheter führende Hand erkennt aus dem Wechsel der Widerstände in den weiten und engen Teilen der Harnröhre, wo die Katheterspitze steht. Nie darf der Katheter bloß einhändig eingeführt werden. Während die rechte Hand den Katheter führt, muß die linke die Harnröhre spannen und deren beweglichen Teil jeweilen der Katheterrichtung möglichst anpassen. Nur durch ein feines Zusammenspiel der beiden Hände ist eine zarte, in keiner Weise verletzende Einführung des Katheters möglich.

Die *Asepsis* des Katheterismus kann in den einfachsten Verhältnissen gewahrt werden. Die Keimfreiheit des eingeführten Katheters ist am zuverlässigsten durch Auskochen der Katheter zu erzielen. Dieses kann in der Wohnung des Kranken bequem in kleinen, transportablen Metallkochern geschehen, ist aber natürlich auch auf jedem Kochherde in irgendwelchem Kochgeschirr möglich (Fischkessel). Um die Katheter stets steril und gebrauchsfertig zu haben, werden die ausgekochten Instrumente in luftdicht-schließender Metallschachtel verpackt oder in Glastuben in einer Lösung von Wasser und Glycerin zu gleichen Teilen mit Zusatz von $1^{0}/_{00}$ hydrargyrum oxycyanatum aufbewahrt. Wird streng darauf geachtet, den Katheter zur Einführung in die Blase nie nahe dem Schnabel, stets nur an seinem hinteren Ende anzufassen, dann ist eine gründliche Desinfektion der Hände vor dem Katheterismus nicht nötig, es genügt eine Seifenwaschung. Ein Abdecken der Genitalien mit sterilen Tüchern ist unnötig, ebenso ihre Waschung in ganzer Ausdehnung. Es genügt, vor dem Katheterismus die Eichel und besonders sorgfältig die äußere Harnröhrenmündung mit einem Desinfiziens zu reinigen. Bei der Einführung des

Katheters ist dann allerdings sorgfältig zu vermeiden, anderswo als an der gereinigten Harnröhrenmündung den Kranken mit dem Katheter zu berühren. Ist eine besonders stark zu Infektion disponierte Blase, z. B. eine Blase mit chronischer Retention und Distension, zu katheterisieren, so ist es zweckmäßig, nicht nur die fossa navicularis zu reinigen, sondern auch den vordersten, stets keimhaltigen Teil der Harnröhre mit einem schwachen Desinfiziens, z. B. Oxycyanatlösung 1 : 5000, auszuspülen. Um den Katheter möglichst mühelos, ohne stärkere Reibung mit der Urethralwand, in die Blase einführen zu können, muß die Katheteroberfläche durch ein Gleitmittel gut schlüpfrig gemacht werden. Die bequemsten *Gleitmittel* für den Praktiker sind Olivenöl oder reines Glycerin. Führt der Arzt sie nicht mit sich, so findet er sie fast in jedem Haushalt vor und kann sie leicht in einem Fläschchen in kochendem Wasser sterilisieren. Der sterile Katheter wird danach mit dieser sterilisierten Flüssigkeit übergossen, wobei durch Drehen des Katheters für gleichmäßige Verteilung des Gleitmittels über die Oberfläche des Katheters zu sorgen ist. Das Glycerin verursacht ein unbedeutendes Brennen in der Harnröhre, macht den Katheter vielleicht auch eine Spur weniger schlüpfrig als das Olivenöl. Es hat aber vor diesem den Vorzug, weil wasserlöslich, leicht vom Katheter wieder abgewaschen werden zu können und so das Reinhalten des Katheters zu erleichtern.

Mischungen von Glycerin und Tragacanthschleim, mit Zusatz eines Antisepticums, sind ebenfalls als Gleitmittel zu empfehlen. Sie kommen sterilisiert in Blechtuben als Katheterpurin usw. in den Handel.

Wer viel katheterisiert, hält solche Mischungen besser in sterilen Glasgefäßen mit weitem Hals in kleiner Menge vorrätig. Es darf der sterile Katheter wohl durch Eintauchen in diese schleimige Masse mit dem Gleitmittel beschickt werden, wenn gut darauf geachtet wird. daß der eintauchende, sterile Katheter nirgendwo den Gefäßhals berührt.

Eine gute Vorschrift zur Herstellung dieses Gleitmittels lautet: Tragacanth 1,5, tere c. aqua frigida 10,0, adde glycerinum ad 100,0 coque ad sterilisat., adde hydrarg. oxycyanatum 0,2.

Salbenförmige Gleitmittel sind zu widerraten, da ihre Verteilung auf den Katheter nicht durch die bloße Hand, sondern nur durch Ausstreichen mit einem sterilen Tupfer od. dgl. geschehen darf, also umständlich ist. Bei wasserunlöslichen, salbenförmigen Gleitmitteln (z. B. Vaseline) besteht zudem die Gefahr, daß bei ihrer häufigen Verwendung beim selben Patienten, durch häufiges Zurückbleiben kleinster Salbenmengen in der Blase, sich schließlich ein Salbenballen in der Blase bildet, der die Beschwerden eines weichen Blasensteins erzeugt und die Blase zur Infektion disponiert.

Technik der Einführung des Katheters. Der Patient wird am besten auf den Rücken gelagert, die Beine gespreizt, die Knie leicht gebeugt. Bei Kranken, die im Bett, nicht auf einem harten Untersuchungstisch liegen, ist das Unterschieben eines Kissens unter das Gesäß zur Hochlagerung des Beckens empfehlenswert. Bei Gebrauch metallener Katheter ist dies unbedingt notwendig, um das äußere Katheterende beim Einführen des Katheters genügend senken zu können. Den Patienten beim Katheterismus stehen zu lassen, ist, wenigstens bei des Eingriffs noch ungewohnten Kranken, wegen Gefahr der Ohnmacht zu widerraten.

Um alle nach dem Katheterismus notwendigen endovesicalen Maßnahmen, wie Spülungen usw. rechtshändig, ohne Stellungswechsel machen zu können, ist es zweckmäßig, sich zur Einführung des Katheters rechts vom liegenden Patienten zu stellen. Nach Zurückschieben des Praeputiums wird der Penis des Kranken hinter der Eichel zwischen dem 3. und 4. Finger der linken Hand vom Dorsum her gefaßt und angestreckt, gleichzeitig die Lippen der äußeren Harnröhrenmündung mit dem Zeigefinger und Daumen quer auseinandergefaltet, um das Eindringen des Katheters in die derart geöffnete fossa navicularis zu erleichtern, starke Reibungen des Katheters an den Lippen der Mündung möglichst zu meiden und damit die Gefahr der Einschleppung von Keimen von außen zu mindern.

Der Anfänger mißachtet leicht, daß die Urethra nicht zentral, sondern basal im Penis verläuft, der Katheter deshalb vom Orificium her stets etwas nach unten gerichtet vorgeschoben werden muß, ansonst er an die Dorsalwand der Urethra anstößt und dadurch am Vordringen gehemmt wird.

Beim Gebrauch eines schnabelförmig abgebogenen Katheters (Mercier) wird das Eingleiten des Katheters oft dadurch erleichtert, daß dieser mit nach unten gerichtetem Schnabel in das Orificium eingeführt, erst nach dem Durchgleiten durch die fossa navicularis durch Drehung des Schnabels um 180° wieder aufgerichtet und der Dorsalwand der Harnröhre entlang geschoben wird.

In der Sorgfalt der Einführung des Katheters durch die äußere Harnröhrenmündung liegt der Schlüssel zur Asepsis des Katheterismus. Was nützt das peinliche Sterilisieren des Katheters, das Waschen der Hände usw., wenn die Einführung in das Orificium der Harnröhre nicht sorgfältig ausgeführt wird, wenn unachtsam die Katheterspitze vor dem Eintreten in die Harnröhre hier oder dort in der Umgebung des Orificiums an die nicht desinfizierte Körperoberfläche des Patienten angestoßen oder durch Ausgleiten aus dem nicht genügend geöffneten Orificium verunreinigt wird, oder wenn der Katheter durch seine Reibung von den nie keimfreien Mündungslippen Keime tief in die Harnröhre und bis in die Blase hineinschleppt?

Hat die Katheterspitze die Harnröhrenmündung passiert, so bedarf es bei Gummi- oder Seidenkathetern lediglich eines zentimeterweisen, zarten Vorschiebens bei gestreckt gehaltenem Penis, um das Instrument leicht bis in die Blase zu führen. Biegt sich der Katheter vor einem Hindernis, z. B. beim Verfangen in der erweiterten pars bulbosa oder vor dem krampfartig geschlossenen Sphincterring, seitlich aus, so genügt ein leichtes Zurückziehen und neues, sachtes Vorschieben der Katheterspitze, um das Hindernis zu überwinden. Das Eintreten des Instrumentes in die hintere Harnröhre wird vom Kranken an einem leicht schmerzhaften, mit etwas Harndrang verbundenen Gefühl bemerkt.

Die *Einführung der metallenen Katheter* ist etwas schwieriger, da diese sich nicht spontan wie die weichen und halbweichen Katheter dem Harnröhrenverlauf anpassen, sondern ihm durch richtige Lenkung der Katheterspitze angepaßt werden müssen.

Beim Katheterismus mit Metallinstrumenten gilt natürlich noch mehr als bei der Einführung weicher Instrumente die Vorschrift, nie die geringste Gewalt bei der Einführung anzuwenden.

Der rechts vom Patienten stehende Untersucher faßt den mit Gleitmittel übergossenen Metallkatheter mit der rechten Hand an seinem hinteren Ende und führt ihn, waagrecht und rechtwinklig zum Oberschenkel des Patienten gestellt, in die mit der linken Hand angezogene Harnröhre so tief ein, bis der Katheterschnabel hinter der pars bulbosa im Bereiche des diaphragma urogenitale an den Widerstand des sphincter externus anstößt. Der Katheter dringt bis dorthin am leichtesten vor, wenn er nicht eingeschoben, sondern wenn vielmehr die Harnröhre mit dem Penis über ihn handschuhfingerförmig hinweggezogen wird. Steht die Katheterspitze am sphincter externus an, so wird bei gestreckt gehaltenem Penis im 2. Akt des Katheterismus das äußere Ende des Metallkatheters um 90° nach oben gegen die Bauchdecken gedreht, so daß die Längsrichtung des Katheters nicht mehr rechtwinklig zur Mittellinie des Körpers, sondern gleichsinnig mit dieser läuft. Statt wie bis dahin die rechte, übernimmt nun im 3. Akt die linke Hand die Hauptführung des Katheters. Sie senkt ihn mitsamt dem gestreckt gehaltenen Penis langsam zwischen den gespreizten Beinen des Patienten hinab. Die rechte Hand übt dabei nur einen ganz leichten, vorschiebenden Druck auf das äußere Katheterende aus. Weicht bei diesem Manöver die Katheterspitze seitlich aus oder stemmt sie sich an der Vorderwand der Harnröhre gegen die Symphyse an, so ist dies ein Zeichen dafür, daß der Katheter ungenügend tief an den Sphincterring hinangeschoben worden war, die Spitze des Katheters deshalb beim Senken des Katheters statt in den Sphincterring hineinzugleiten, sich an der Symphyse einhakt oder in der unteren Aussackung des Bulbus fängt. Bei Anwendung von Gewalt würde ein falscher Weg gebohrt. Es muß deshalb, wenn ein solcher Widerstand sich bietet, der Katheter wieder etwas zurückgezogen und sein Pavillon gehoben, danach die Spitze von neuem sachte vorgeschoben werden, bis sie in den Sphincterring eindringt.

Setzt der spastisch kontrahierte sphincter externus dem Vordringen des Katheters ein Hindernis entgegen, so soll nicht immer und immer wieder der Katheter von neuem, gar mit steigender Gewalt, gegen den geschlossenen Sphincter angestoßen werden. Besser ist es, mit ruhigem, sanftem Druck die Katheterspitze dauernd an den Sphincterring angepreßt zu halten. Bald wird der Spasmus des Schließmuskels nachgeben und der Katheter, oft allerdings mit einem kleinen Ruck, in die hintere Harnröhre eindringen. Bei Verwendung großkalibriger Katheter weicht der Spasmus rascher als bei Gebrauch von dünnen. Ist die Katheterspitze durch den sphincter externus in die pars prostatica eingetreten, so durchgleitet sie diese bei normal geformter Prostata leicht, sobald das äußere Katheterende unter langsamem, zartem Vorschieben sachte gesenkt wird.

Das Gelingen des Katheterismus kann statt durch Hindernisse der Harnröhre durch die ungenügende Länge des Metallkatheters vereitelt werden. Der Katheter dringt tief in die hintere Harnröhre ein, aber seine Spitze mit dem Katheterauge erreicht die Blase nicht. Die zusammenschraubbaren Metallkatheter der Taschenbestecke zeigen oft den Fehler ungenügender Länge. Vor ihnen ist zu warnen, ganz besonders beim Katheterisieren von Prostatikern, bei denen die hintere Harnröhre durch die Vergrößerung der Prostata wesentlich verlängert ist.

Erzeugte die Einführung des Katheters eine Blutung der Harnröhre, so wird der Katheter durch Blutcoagula oft derart verstopft, daß trotz seiner richtigen Lage in der Blase kein Urin durch ihn abfließt. Der Anfänger läßt sich durch das Ausbleiben des Urinabflusses verwirren; er glaubt den Katheter unrichtig gelagert, und er erneuert immer wieder seine Bemühungen, den Katheter tiefer in die Blase einzuführen. Er läuft dabei Gefahr, die Harnröhre zu verletzen. Ein solcher Fehler ist leicht zu vermeiden. Fließt nach scheinbar gelungener Einführung des Katheters kein Urin aus der Blase ab, so sollen durch den Katheter mit der Handspritze vorsichtig 30—50 cm³ einer antiseptischen Spülflüssigkeit in die Blase eingespritzt werden. War der Harnabfluß nur durch Verstopfung des Katheters, nicht durch dessen falsche Lage verhindert, so wird eine solche Spülung, die den Katheter durchgängig macht, sofort von Urinabgang gefolgt sein. Es nehme deshalb der Arzt, zum Katheterismus gerufen, immer außer dem Katheter eine sterilisierbare Blasenspritze mit!

Im *vordersten Teil der Harnröhre liegen*, selbst wenn sie vollkommen gesund ist, bis in die Tiefe von 6—8 cm immer mehr oder weniger zahlreiche *pathogene Keime* auf der Schleimhaut. Bei jedem Katheterismus ist deshalb ein Einschleppen von Keimen in die Blase möglich. Zur Verhütung einer sog. Katheterinfektion ist es, selbst nach strengster Beachtung aller aseptischen Maßnahmen während der Einführung des Katheters, angezeigt, nach vollendeter Entleerung der Blase prophylaktisch eine antiseptische Blasenspülung mit hydrargyrum oxycyanatum

1:5000, Chloramin 1:1000, Protragol 1:1000 oder eine Instillation von 5—10 cm³ einer 2%igen Protargol- oder ¹/₂%igen argentum nitricum-Lösung zu machen.

Beim Herausziehen des Metallkatheters sollen die zum Einführen notwendig gewesenen Manöver in umgekehrter Reihenfolge ausgeführt werden, damit auch jetzt die Katheterspitze sich nirgendwo im Blasenhals oder in der Harnröhre verhakt und den Patienten schmerzt oder gar verletzt. Wird der Katheterismus mit aller nötigen Vorsicht ausgeführt, so ist er für den Patienten nicht schmerzhaft und das Mißtrauen des Kranken gegen den Eingriff wird rasch schwinden. Ein leichtes Brennen in der Harnröhre nach dem Katheterismus, das sich während der Miktionen verstärkt, ist allerdings trotz aller Sorgfalt bei den ersten Katheterismen nicht zu vermeiden. Nach öfterer Wiederholung des Katheterismus bleibt es aus.

Reinigen des Katheters. Der Katheter soll gleich nach Gebrauch kräftig durchspritzt werden. Es bleiben sonst leicht Blut- und Schleimgerinnsel in ihm stecken, die bei seiner erneuten Sterilisation durch Kochen hart werden und sein Lumen fest verschließen.

Dauerdrainage. Häufig ist es zu therapeutischen und diagnostischen Zwecken, besonders zu verschiedenen Funktionsprüfungen der Nieren notwendig, bei Kranken, die ihre Blase nicht spontan vollständig entleeren können, einen Katheter längere Zeit zur sog. Dauerdrainage der Blase in der Harnröhre liegen zu lassen. Zu solchen Zwecken eignet sich am besten der Gummikatheter.

Einzig postoperativ gebe ich den halbstarren Kathetern den Vorzug, da allfällige verstopfende Blutcoagula leicht aspiriert werden können, ohne daß die Katheterwand kollabiert. Soll der Katheter nur kurze Zeit fixiert werden, kann er durch Heftpflaster um den Penis festgehalten werden. Für eine länger dauernde Drainage sind die Ballonkatheter (Abb. 15 *G* u *H*) zu empfehlen, deren Gebrauch nur durch ihren höheren Preis erschwert wird. Der ganz weiche Katheter wird in die Blase eingeführt, durch einen eingebauten dünnen Hohlgang der zarte Gummiballon an der Spitze aufgeblasen, meist mit 5—7 cm³ Wasser, und der Hohlgang verschlossen. Der Katheter hängt so in der Blase und bedarf zu seiner Fixation keinerlei äußerer Hilfsmittel. Urethralsekret kann leicht abfließen, Waschen und Baden ist ungestört, so daß der Patient auch über lange Zeit absolut reinlich bleiben kann. Wechsel des Katheters ist längstens nach 6 Wochen erforderlich. Chlor löst den Gummiballon auf, deshalb sind chlorhaltige Spülmittel der Blase zu vermeiden. Macht das Entfernen des Katheters Schwierigkeiten, lösen einige Kubikzentimeter Chloroform in das Innere des Ballons gebracht, diesen sofort auf.

Der Dauerkatheter kann durch einen Glasstöpsel geschlossen gehalten werden.

2. Sondenuntersuchung der Blase

Der Katheterismus dient nicht nur zur Prüfung der Durchgängigkeit der Harnröhre und zur Bestimmung der Restharnmenge bzw. zur Entleerung der Blase, er erlaubt auch ein Austasten des Blaseninnern. Konkremente, seltener Tumoren der Blase können mit dem Katheter gefühlt werden. Metallene Katheter eignen sich dazu natürlich besser als weiche oder halbweiche. Am zweckmäßigsten sind zum Austasten der Blase großschnabelige, massive Metallsonden, sog. *Steinsonden.* Je nach der Tiefe des Recessus hinter der Prostata ist die Schnabellänge der Sonden verschieden zu wählen. Der Gebrauch dieser Sonden ist heute durch die Cystoskopie, die viel besser und rascher Aufschluß über das Blaseninnere gibt als sie, auf die seltenen Fälle beschränkt, wo die Cystoskopie versagt.

3. Cystometrie

Die Cystometrie gibt uns Hinweise auf die Reservoir- und Entleerungsfunktion der Harnblase: Das Fassungsvermögen ist ein Maß für die plastische und elastische Dehnungsfähigkeit des Blasenmuskels, die Auslaufgeschwindigkeit des Blaseninhaltes dagegen ist Ausdruck der Muskelkraft, die zur Blasenentleerung entfaltet werden kann. Die genaue Messung dieser Werte ist die Aufgabe der Cystometrie oder Blasenmanometrie.

Das Wesentliche der intravesicalen Druckmessung beruht auf der aus der Muskelphysiologie bekannten Tatsache, daß die Muskelfaser die Fähigkeit besitzt, trotz zunehmenden Widerstandes ihren Tonus durch plastische Dehnung ohne Spannungsvermehrung konstant zu erhalten. Der Detrusor findet sich bis zu einem bestimmten Grad von Blasenfüllung in einer rein tonischen Phase. Durch plastische Dehnung seiner Muskelfasern bleibt trotz zunehmender Blasenfüllung der in der Blase bestehende Druck konstant. Bei einem gewissen Blasenvolumen aber (ungefähr 300 cm³) ist die plastische Dehnungsreserve des Blasenmuskels erschöpft. Da aber eine gewisse elastische Dehnung der Muskelfaser möglich ist, kann noch eine kleine Flüssigkeitsmenge der Blase zugeführt werden, wobei aber der intravesicale Druck ansteigt. Klinisch äußert sich dies im Auftreten eines starken Harndranges. Durch die nun normalerweise einsetzende Detrusorkontraktion kommt es zu einer raschen intravesicalen Druckzunahme mit nachfolgender Miktion.

Für die Cystometrie gibt es eine große Anzahl von Instrumenten, die sich in 3 Gruppen einteilen lassen: Wassermanometer, Quecksilbermanometer, Tonometer. Die Manometer können mit einem Direktschreiber verbunden werden, so daß laufend die Blasendruckschwankungen in Kurvenform aufgeschrieben werden. Die klinische Blasendruckmessung verlangt im Gegensatz zur experimentellen Untersuchung keine komplizierte Apparatur: An den in die Blase eingeführten Katheter ist ein Dreiweghahn angeschlossen. Von diesem führt eine Zuleitung zu einem als Manometer dienenden Steigrohr, die zweite Zuleitung ist in Verbindung mit einer Blasenspritze oder einem Irrigatorgefäß. Nach langsamem Einfließenlassen von je 50 cm³ körperwarmer Flüssigkeit bis zur Füllung der Blase wird durch Umdrehen des Hahns am Steigrohr der entsprechende intravesicale Druck abgelesen. Sowohl der in Kubikzentimeter Wasser bestimmte Druck als Maß des jeweilig bestehenden Detrusortonus wie die diesen Druck bedingende Blasenfüllung werden in Kurvenform aufgezeichnet. Ebenfalls notieren wir in der sog. *Füllungskurve* das Auftreten des ersten, leichten Harndranges sowie des maximalen unwiderstehlichen Harndranges. Läßt man es nicht bis zur Miktion kommen, sondern entleert die Blase wieder fraktioniert unter gleichzeitigem Bestimmen des intravesicalen Drucks, erhalten wir die sog. *Entleerungs-* oder *Auslaufkurve*. Wird bei Eintreten des maximalen Harndrangs der Patient aufgefordert, ohne Zuhilfenahme der Bauchpresse zu urinieren, kann man den bei einsetzender Miktion sich einstellenden Druck (Miktionsdruck) feststellen.

Die erhaltenen Werte werden in Kurvenform (Abb. 16) aufgezeichnet. Steilheit, Länge und absolute Druckhöhe zeigen den Spannungszustand des Detrusors. Grundsätzlich werden je nach der Steilheit der Druckkurve drei verschiedene Blasentypen unterschieden:

a) Die normotone Blase

Dank der plastischen Dehnungsmöglichkeit der muskulären Blasenwand wird der Blaseninhalt bis zu einem Volumen von 150—250 cm³ unter einem Druck von durchschnittlich 5—10 cm Wasser gehalten. Bei einem Blasenvolumen von ungefähr 150—200 cm³ tritt leichter, bei 200—450 cm³ maximaler Harndrang auf. Bei der ohne Bauchpresse einsetzenden Miktion ist ein Druckanstieg (Miktionsdruck) auf 60—80 cm Wasser zu verzeichnen. Das die Miktion auslösende Flüssigkeitsvolumen entspricht der Blasenkapazität.

b) Die hypotone Blase

Der Blasenmuskel, infolge Verlust seiner plastischen Elastizität, vermag nicht mehr in seiner Ruhestellung einen konstanten Druck von 5—10 cm Wasserdruck zu erzeugen. Bis zum Überschreiten der elastischen Dehnungsmöglichkeit, die erst bei einer Blasenfüllung von über 200 cm³ auftritt, besteht deshalb ein erniedrigter Druck von weniger als 5—7 cm. Dann erfolgt aber ein rascher, oft vermehrter Druckanstieg in der flach verlaufenden Kurve als Folge des zunehmenden hydraulischen Druckes. Maximaler Harndrang tritt bei einer Blasenfüllung von weit über 450 cm³ auf. Der Miktionsdruck erreicht selten eine Höhe von 60 cm Wasser. Solche schlaff gelähmte Blasen mit einer hypotonen Kurve sind deshalb einem elastischen Beutel vergleichbar.

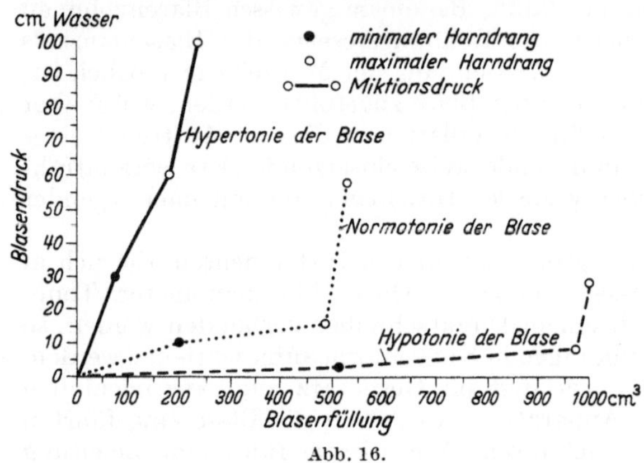

Abb. 16.

c) Die hypertone Blase

Der spastische Blasenmuskel bedingt schon bei geringer Füllung einen intravesicalen Druck von über 10 cm Wasser. Mit zunehmendem Blaseninhalt steigt der Druck infolge fehlender plastischer und elastischer Dehnungsmöglichkeit des Muskels steil an. Es tritt schon bei 100—150 cm³ maximaler Harndrang auf. Der Miktionsdruck beträgt mehr als 80 cm Wasser.

Die Tonusveränderung im Detrusor kann neurogen (Störungen im zentralen Nervensystem oder neuro-vegetativen System), myogen (Schrumpfung oder Überdehnung des Detrusors) oder symptomatisch (Cystitis, Blasenstein, Tumor) bedingt sein. Eine genaue Differenzierung der verschiedenen Ursachen wird nur möglich sein, wenn die verschiedenen urologischen Untersuchungsmethoden, sowie eine genaue klinisch-neurologische Abklärung durchgeführt werden. Die Cystometrie hilft uns nur in Verbindung mit den klinischen Befunden, eine Diagnose zu stellen. So bewertet, bedeutet diese Untersuchungsmethode ein wertvolles Werkzeug in der urologischen Diagnostik von Dysfunktionen der Harnblase. Sie hilft uns neurogene von nichtneurogenen Blasenaffektionen zu unterscheiden, wobei hauptsächlich auf die Retention und Inkontinenz unklarer Genese hingewiesen sei.

Die Sphinkterometrie befindet sich noch im experimentellen Stadium und kann noch nicht als klinisch brauchbare Methode angesehen werden.

III. Endoskopie der Harnorgane

Alle bis jetzt geschilderten Untersuchungsmethoden verlangen ein einfaches Instrumentarium und daneben technische Kenntnisse, wie sie jeder praktische

Arzt haben muß. Sie erlauben, viele Erkrankungen der Urogenitalorgane bis in alle nötigen Einzelheiten richtig zu diagnostizieren. Eine große Zahl von Erkrankungen wird aber dadurch nicht genügend aufgeklärt. Viele Leiden verlangen zur Sicherheit der Diagnose viel weitgehendere Aufschlüsse über den Zustand der Harnorgane. Diese nötigen Aufschlüsse sind auch meist erreichbar, aber nur durch Untersuchungen, die ein kompliziertes Instrumentarium und eine besonders geschulte Technik verlangen. Ihre Durchführung darf dem Praktiker nicht zugemutet werden, sondern ist die Aufgabe des Spezialisten. Solche Untersuchungsmethoden sind:

1. Die Endoskopie (Urethroskopie und Cystoskopie).

2. Die Nierenfunktionsprüfungen, die zur Feststellung nicht nur der Gesamtleistung der beiden Nieren, sondern auch des Arbeitsanteiles jeder einzelnen derselben dienen.

3. Die Röntgenuntersuchung.

1. Urethroskopie

Die Urethroskopie erlaubt die direkte Besichtigung des Harnröhreninnern in allen seinen Teilen, von der äußersten Mündung bis in die Blase. Sie gibt über

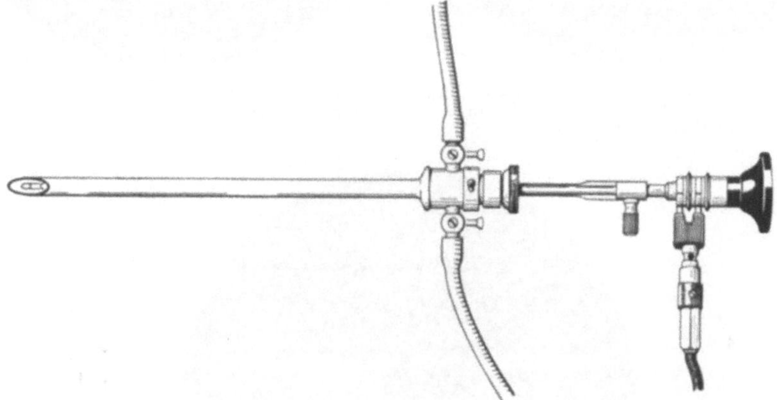

Abb. 17. Panendoskop nach McCarthy

die Beschaffenheit der Urethralwand mehr Aufschluß als die äußere, manuelle Palpation und als die innere Untersuchung der Harnröhre durch Sonden und Katheter.

Zur Beleuchtung des Harnröhreninnern wurde früher eine außerhalb der Harnröhre liegende Lichtquelle benutzt. Ihr Licht wurde durch einen Tubus in das Innere der Harnröhre reflektiert. Jetzt stehen Instrumente mit direkter Beleuchtung im Gebrauch, bei denen eine Glühlampe nahe dem inneren Ende des Untersuchungstubus befestigt ist. Die zur Urethroskopie notwendige Entfaltung der Harnröhrenwand wird erreicht, entweder

a) lediglich durch die Dehnwirkung des eingeführten Untersuchungsrohres, wobei natürlich stets nur die dem inneren Tubusrande anliegende, trichterartig entfaltete Harnröhrenpartie besichtigt werden kann, oder aber

b) die Harnröhre wird entfaltet durch einen unter Druck sie durchfließenden Wasserstrom (Irrigationsurethroskopie), wodurch die Harnröhre auf eine längere Strecke hin gedehnt und deshalb auch mit dem Urethroskop in größerer Ausdehnung als mit der vorhergehenden Methode überblickt werden kann.

Mit der trockenen Urethroskopie ist nur in der vorderen Harnröhre ein befriedigendes Bild erhältlich.

Ich verwende ausschließlich die Irrigationsurethroskopie für die ganze Harnröhre. Die umfassendste Übersicht gibt das MacCarthy-Panendoskop (Abb. 17), das mit einer um 45° abgewinkelten prograden Optik ausgerüstet ist. Nach

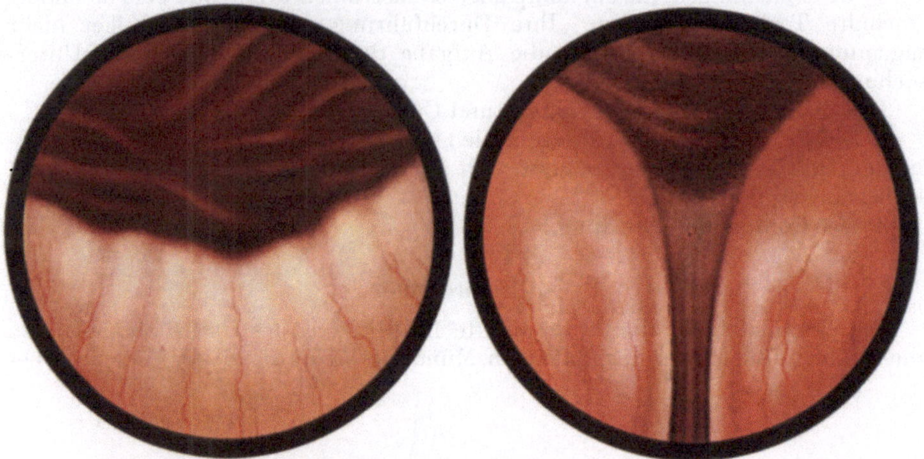

Abb. 18. Blick mit der prograden Optik des Urethroskopes vom Beginn der Harnröhre über den Prostatamittellappen in die Blase

Abb. 19. Das Instrument wird weiter hinausgezogen, es werden die Seitenlappen der Prostata gut sichtbar

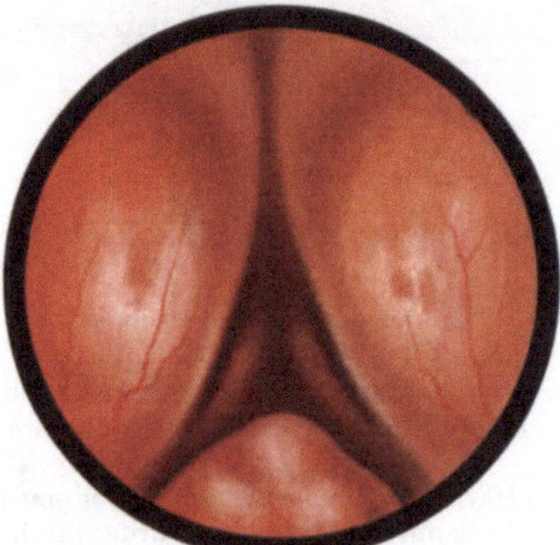

Abb. 20. Noch weiter distal kommen die Enden der Prostataseitenlappen und der colliculus seminalis ins Gesichtsfeld

Anaesthesierung der Harnröhre wird der mit einem Obturator versehene Schaft in die Blase eingeführt. Der Obturator wird durch die Optik ersetzt und die Dauerspülung eingeschaltet. Zuerst wird der Blasenboden inspiziert, wenn dies nicht schon vorher mit Hilfe eines Cystoskops geschehen ist. Durch langsames Zurückziehen und Drehen des Instrumentes wird die hintere Harnröhre, dann der colliculus seminalis sichtbar. Nach Passieren des sphincter externus kommt die vordere Harnröhre ins Gesichtsfeld. Die Schleimhaut, die in der hinteren Harnröhre vorwiegend rot erscheint, nimmt gegen außen einen immer gelblicheren

Ton an. In der Mitte des Gesichtsfeldes ist als schwarzes Loch das sich verjüngende Lumen der Harnröhre zu sehen. Ist die Schleimhaut gesund, so erscheint sie feuchtglänzend und glatt. Auf ihr zerstreut, besonders längs der oberen Harnröhrenwand, liegen die Morgagnischen Lacunen deutlich sichtbar als seichte, längliche Grübchen mit oft leicht geröteten Rändern. Die Littréschen Drüsen sind im Normalzustand bei der Endoskopie nicht zu sehen. Ihr Ausführungsgang wie auch der der Cowperschen Drüsen wird erst bei Entzündung als kleines rotes Grübchen sichtbar.

Fast keine krankhaften Veränderungen der Harnröhrenschleimhaut wie Katarrh, Infiltrate, Papillome entgehen bei sorgfältiger Untersuchung dem Auge. Neben der Optik in das Urethroskop eingeführte Instrumente gestatten die Sondierung der ductus efferentes im Samenhügel oder die Elektrokoagulation von Papillomen.

Seit der Ära der Chemotherapie und Antibiotica hat die Urethroskopie viel von ihrer Wichtigkeit eingebüßt; sie wird vielleicht etwas zu wenig angewendet. Große Wichtigkeit hat sie dagegen erlangt im Zusammenhang mit der Prostataresektion, wo sie einen integrierenden Bestandteil der Operation bildet (siehe Abb. 18—20).

2. Cystoskopie

Klinisch von unendlich viel größerer Bedeutung als die Urethroskopie ist die Cystoskopie. Sie erlaubt, das Blaseninnere durch die Harnröhre durch zu beschauen.

Die ersten Instrumente dieser Art waren offene Tuben mit der Lichtquelle außerhalb des Körpers. Sie gaben einzig bei der Frau brauchbare Resultate. Die große Erfindung NITZES ist die Cystoskopie mit geschlossener Linsenoptik und einer Lichtquelle an der Spitze des Instrumentes. Die ersten Modelle verfügten über Kohlenfadenlampen und brachten garantiert jeden Blaseninhalt innerhalb 20 min zum Kochen. Das erhaltene Bild stand auf dem Kopf und war seitenverkehrt. Viele Verbesserungen und Verfeinerungen machten aus den ersten plumpen und komplizierten Instrumenten die heute allgemein gebräuchlichen, unentbehrlichen Hilfsmittel des Urologen. Deutsche und amerikanische Cystoskope, die meistverbreiteten, unterscheiden sich wohl deutlich voneinander, weisen aber dieselben Prinzipien auf. Damit die Blickrichtung nicht der Längsachse des Instrumentes folgt wie bei einem Fernrohr, sondern im rechten Winkel zu ihr steht wie bei einem Periskop, ist der Objektivlinse des Cystoskops ein rechtwinkliges Prisma vorgesetzt, durch welches alle aus der Blase in das Cystoskop eintretenden Strahlen um 90° gebrochen werden. Dadurch wird es möglich, durch Drehen des Instrumentenschaftes um seine eigene Längsachse (Abb. 21) ohne die geringsten seitlichen Zerrungen an der Harnröhre ein breites Segment der Blasenschleimhaut zu betrachten. Die Verbindung der Drehung mit Vor- und Rückwärtsschieben erlaubt, das ganze Blaseninnere zu besichtigen mit Ausnahme eines kleinen blinden Fleckes genau gegenüber dem Auge des Beschauers. Alle Objekte in 25 mm Entfernung vom Objektiv erscheinen in ihrer natürlichen Größe. Sind sie näher, erscheinen sie vergrößert, sind sie weiter entfernt, verkleinert. Bei Betrachtung größerer Objekte (Steine, Tumoren, Fremdkörper) müssen deshalb verzerrte Bilder entstehen. Ein ungefähr richtiger Eindruck ihrer Form und Größe, ein plastisches Erfassen des Körpers wird erst durch ein Betrachten von verschiedenen Seiten und Entfernungen möglich. Dazu gehört Erfahrung in der Cystoskopie.

a) Technik der Cystoskopie

Als Stromquelle für die Beleuchtung des Blaseninnern dient entweder eine Trockenbatterie oder die Lichtleitung, an welcher der Anschluß durch einen Rheostaten genommen wird. In ungünstigen äußeren Verhältnissen sind die üblichen Taschenbatterien mit einem kleinen Widerstand am bequemsten. Stromquelle und Cystoskop werden durch eine Leitungsschnur verbunden, an der ein Kontakt das Öffnen und Schließen des Stromzuflusses erlaubt. Durch langsames Vermindern des Widerstandes im Rheostaten soll die Lampe des Instrumentes so stark zum Glühen gebracht werden, bis infolge der Blendung die Zeichnung der Fadenschlinge verschwimmt. Eine stärkere Glut verkürzt unnötig die Lebensdauer der Lampe. Gelegentlich kann der Patient durch Stromschläge vom

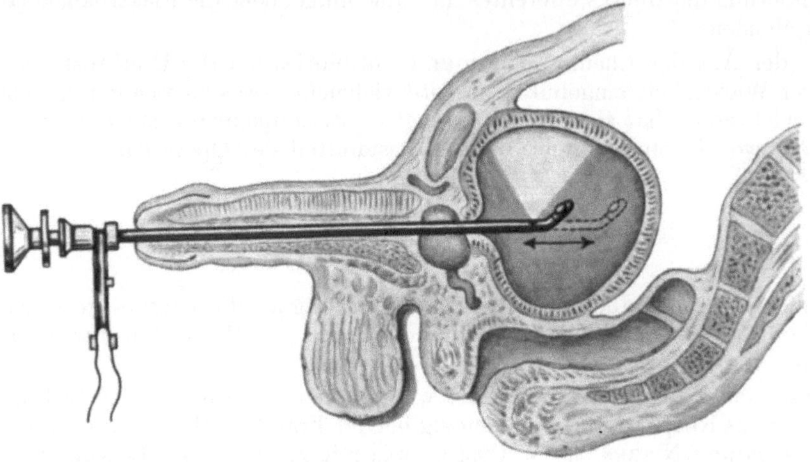

Abb. 21

Cystoskop erschreckt werden. Diese beruhen meist auf einem Defekt in der Isolierung der Lichtleitung innerhalb des Cystoskops und sind störend, aber harmlos, da die Stromstärke nur 2 V beträgt. Wenn aber in der Nähe des Cystoskopierraumes viel Kraftstrom gebraucht wird (Röntgen!) können die Wände des Raumes mit Kraftstrom „infiziert" werden, und es schlägt Kraftstrom durch den Transformer, der nur für den Lichtstrom eingerichtet ist, durch. Dies bedeutet unmittelbare Lebensgefahr für Patienten und Untersucher. In solchen Fällen ist deshalb der Gebrauch von Trockenbatterien notwendig.

Vorbedingungen zur Ausführung der Cystoskopie sind *genügende Kapazität der Blase, Klarheit des Blasenmediums und Durchgängigkeit der Harnröhre* für das Cystoskop.

Die Entfaltung der Blasenwand wird zur Vornahme der Cystoskopie durch Einspritzen von leicht antiseptischen Flüssigkeiten vorgenommen. Die Füllung der Blase mit Luft oder Sauerstoff hat wiederholt zum Tode durch Embolie geführt; sie ist deshalb wie auch wegen der bei ihr unvermeidlichen störenden Reflexe der feuchten Schleimhaut zu widerraten. Zur Spülung und Füllung der Blase wird eine 3%ige Borlösung oder, ihrer stärkeren antiseptischen Wirkung wegen, lieber eine Lösung von hydrargyrum oxycyanatum 1:5000 verwendet. Bei stärkeren Blasenblutungen kann manchmal die Cystoskopie nur ermöglicht werden durch Füllung der Blase mit paraffinum liquidum, dem allfällig Benzin im Verhältnis von 1:7 zugesetzt wird. Die männliche Blase erträgt in der Regel eine Füllung mit 150 cm³ ohne Auslösung des Gefühls von Harndrang; die weibliche Blase braucht zur vollständigen Entfaltung sogar 250 cm³. Ist die zu untersuchende Blase durch Entzündung oder sonstige Erkrankung in ihrer Kapazität vermindert, so müssen dementsprechend geringere Flüssigkeitsmengen zur Vornahme der Cystoskopie eingespritzt werden. Kontraktionen des Blasendetrusors, vom Patienten als Harndrang empfunden, hindern die Cystoskopie stark. Deshalb muß die Füllung der Blase sorgfältig ihrer Dehnbarkeit angepaßt werden. Sinkt die Kapazität der Blase unter 100, so wird es schwierig, mit dem Cystoskop einen befriedigenden Überblick über das Blaseninnere zu erhalten. Als Minimum der Blasenkapazität, die eine Cystoskopie überhaupt noch erlaubt, sind 50 cm³ zu bezeichnen. Hält die Blase weniger, dann ist es besser, auf den Versuch einer Cystoskopie zu verzichten. Die Blasenwände würden dem Prisma des Cystoskops so nahe anliegen, daß das gesehene Bild des Blaseninnern undeutlich, ein zuverlässiger, diagnostischer Rückschluß aus ihm unmöglich wäre. In solchen Fällen muß versucht werden, die Kapazität der Blase entweder durch Bekämpfung der Cystitis oder wenigstens momentan durch Anaesthesie zu steigern.

Ebenso wichtig wie die genügende Kapazität der Blase ist zur Vornahme der Cystoskopie die Klarheit des Blasenmediums; Blutungen oder eitrige Absonderungen aus den Harnwegen erschweren die Cystoskopie. Selbst nur leichte Blutbeimischungen zum Blasenmedium verschleiern das cystoskopische Bild stark. Stammt die Blutung aus der Blase, so ist sie durch intravesicale Injektion einer Stryphnonlösung oder durch Blasenfüllung mit einer 5%igen Lösung von essigsaurer Tonerde meist so weit zu stillen, daß die Cystoskopie möglich wird. Liegt die Ursache der Blasenblutung in einer Entzündung der Blasenschleimhaut, so ist bei der Blasenspülung eine vollständige Entleerung der Blase zu vermeiden; es sind stets 20—50 cm³ Spülflüssigkeit in der Blase zurückzulassen, da bei völliger Entleerung die starke Kontraktion der Blasenwand jeweilen die Schleimhautblutung steigert. Nierenblutungen, bei denen das Blut nur zeitweise, nur mit jeder Ureterejaculation in die Blase gelangt, sind für die Cystoskopie weniger hemmend als die Blasenblutungen. Nur bei besonderer Heftigkeit verhindert eine Nierenblutung die Cystoskopie.

Die Eiterbeimischung zum Blasenmedium wird seltener als die Blasenblutung zum unüberwindlichen Hindernis der Cystoskopie. Geduldig fortgesetztes Spülen der Blase erzielt meist die zur Cystoskopie genügende Klärung des Blasenmediums. Häufig wiederholtes Einspritzen und Wiederabfließenlassen kleiner Flüssigkeitsmengen (50—80 cm³) reinigt das Blaseninnere rascher, als wenn man jeweilen große Flüssigkeitsmengen auf einmal ein- und ausfließen läßt. Das aus der Blase ausfließende Spülwasser soll immer im durchscheinenden Licht auf seine Klarheit geprüft werden. Einzelne größere Fetzen im Blasenmedium sind für die Cystoskopie viel weniger störend als eine diffuse, staubartige Trübung. Bei stark reizbaren Blasen muß manchmal auf völlige Klärung des Blasenmediums verzichtet werden, da allzu lange fortgesetzte Blasenspülungen Blasentenesmen auslösen und dadurch die Besichtigung der Blase verunmöglichen.

Bei Trübung des Blasenmediums durch Blut oder Eiter wird die Cystoskopie durch die Verwendung des Spülcystoskops (Abb. 22) stark erleichtert.

Dritte Vorbedingung zur Vornahme der Cystoskopie ist die Durchgängigkeit der Harnröhre für das Instrument. Neben Strikturen ist es hauptsächlich die Prostatahypertrophie, die den Eintritt des Cystoskops in die Blase verhindern kann. Die Wahl eines langen, groß-schnabligen Cystoskops, Geschicklichkeit in der Führung des Instrumentes lassen das Hindernis der Prostata meist überwinden.

Eine Sterilisation des Cystoskopschaftes durch Kochen ist nur bei eigens dazu gebauten Instrumenten statthaft. Sonst muß man sich begnügen, das mechanisch sorgfältig gereinigte Instrument durch Einstellen oder Einlegen in eine desinfizierende Lösung keimfrei zu machen. Die Optik darf nie ausgekocht werden. Als Desinfektionslösungen eignen sich hydrargyrum oxycyanatum 1:1000, Merfen 5% mit $5^0/_{00}$ natrium nitrosum und Urolucide. Alkohol löst den als Abdichtung verwendeten Zement auf, während Carbolsäure 5% leicht die Metallteile trüb und glanzlos macht.

Eine Anaesthesie der Harnröhre erleichtert dem Kranken die Untersuchung mit dem Cystoskop. Sie ist in genügendem Maße zu erzielen durch Injektion eines Schleimhautanaestheticums in die vordere Harnröhre, wenn die Lösung bei geschlossen gehaltenem orificium externum durch Massieren des Bulbus auch in die hintere Harnröhre hineingepreßt wird. Injektionen von anaesthesierenden Lösungen in das Blaseninnere sind von geringem Nutzen, da sie nur die oberflächlichen Schleimhautschichten des Blaseninnern anaesthesieren, die tieferen Blasenwandschichten gegen Dehnung nicht unempfindlich machen. Schmerzstillende Suppositorien (z. B. Spasmocibalgin) vermindern die Empfindlichkeit der Blase.

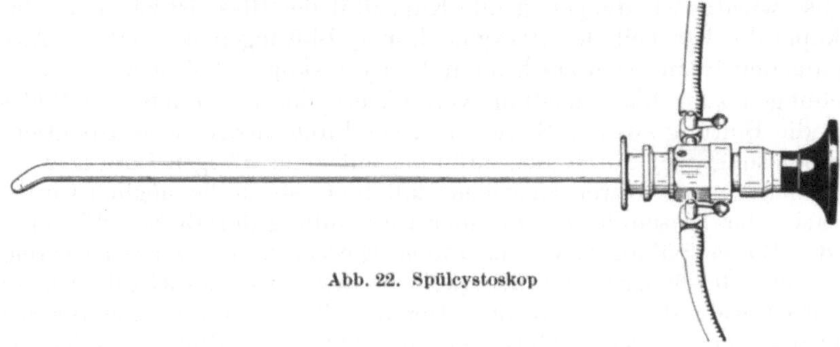

Abb. 22. Spülcystoskop

Die Injektion von Opiaten ist zu unterlassen, wenn mit der Cystoskopie eine Nierenfunktionsprüfung verbunden wird, da die Opiate die Nierenfunktion hemmen.

Bei stark empfindlichen Blasen mit kleiner Kapazität wird die Cystoskopie oft durch Sacralanaesthesie erleichtert oder überhaupt nur durch sie möglich. Dank der durch Sacralanaesthesie erreichten, fast vollkommenen Unempfindlichkeit der Blasenwand wird die Kapazität der Blase um 20—40 cm³ vermehrt, die krampfhaften Kontraktionen der Blasenmuskulatur ausgeschaltet. Das gleiche gilt für die Trans- oder Parasacral- und Lumbalanaesthesie.

Als Gleitmittel für das Cystoskop dürfen nur wasserlösliche Substanzen verwendet werden. Öl oder flüssiges Paraffin verschmieren das Prisma, verschleiern das cystoskopische Bild. Das wasserlösliche Glycerin oder eine Mischung von Tragacanthschleim mit Glycerin, wie sie für den Katheterismus angegeben wurde, ist am geeignetsten. Auch sie trüben, über das Prisma verstrichen, eine kurze Weile das cystoskopische Bild; bald aber lösen sie sich im Blasenmedium auf, das Bild wird vollkommen klar.

Die Einführung des Cystoskops und die Betrachtung des Blaseninnern geschieht am besten in Steinschnittlage des Kranken. Nie darf das Cystoskop eingeführt werden, ohne daß unmittelbar vorher die Leuchtstärke seiner Lampe nochmals geprüft worden wäre. Die Technik zur Einführung des Cystoskops ist dieselbe wie beim Katheterismus mit Metallinstrumenten. Hier wie dort muß mit größter Sorgfalt jede Anwendung auch nur leisester Gewalt, jede geringste Verletzung der Harnröhrenschleimhaut vermieden werden. Eine kleine Blutung kann durch Verschmieren der Optik die Cystoskopie resultatlos machen, jede Schmerzempfindung des Kranken bei der Einführung des Instrumentes kann eine die

Untersuchung störende Kontraktion der Harnröhren- und Harnblasenmuskulatur auslösen. Es ist zu trachten, das Instrument lediglich durch sein Eigengewicht geschoben, durch die Harnröhre in die Blase eingleiten zu lassen. Man läßt deshalb das Cystoskop durch die angestreckt gehaltene Harnröhre mit seinem Schnabel bis zum bulbus urethrae in vertikaler Stellung ohne Nachhilfe eingleiten. Danach wird mit der linken Hand der gestreckt gehaltene Penis mitsamt dem Cystoskop zwischen die Beine des Patienten gesenkt, wobei mit der rechten Hand durch sanftes Halten des Okularendes des Instrumentes ein seitliches Drehen des Cystoskopschnabels verhindert wird. Fordert man gleichzeitig den Patienten auf, 3mal nacheinander recht tief zu atmen, so gleitet das Instrument ohne Ruck in die hintere Harnröhre. Es kann nun durch ganz leichten Druck des Daumens auf sein Okularende ohne Schmerzen und ohne Blutung in das Blaseninnere vorgeschoben werden. Der Untersucher sei sich stets bewußt, daß Schmerzäußerungen des Kranken bei der Cystoskopie nicht in erster Linie auf Überempfindlichkeit des Untersuchten, sondern auf Fehler der Technik des Untersuchers zurückzuführen sind.

Bei weiblichen Kranken ist die Einführung des Cystoskops leicht. Um sie schmerzlos zu machen, sind keine Anaesthetica nötig. Es genügt, während des Einführens das Instrument sachte gegen die hintere, nachgiebige Harnröhrenwand anzupressen und jeden Druck gegen vordere Harnröhrenwand und Symphyse zu vermeiden.

Die cystoskopischen Bilder in ihren Einzelheiten zu schildern, ist zwecklos. Ein Blick durch das Cystoskop lehrt mehr als eine eingehende Beschreibung

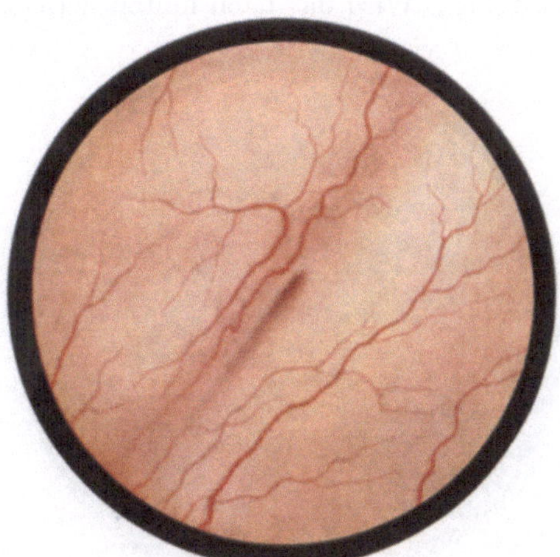

Abb. 23. Normale Blasenschleimhaut in der Gegend des linken Orificium

des Gesehenen. Praktische Übungen, nicht theoretische Belehrung ist zur Erlernung der Cystoskopie nötig. Deshalb soll nur kurz angedeutet werden, was das Cystoskop in der Blase sehen läßt.

In der normalen Blase erscheint die Schleimhaut im Cystoskop gesehen glatt, fast glänzend, weil das normal gefügte Epithel die Lichtstrahlen des Cystoskops stark zurückwirft. Auf rötlichgelbem Grunde sind in ihr deutlich gezeichnete Gefäßbäumchen von dunkelroter Farbe sichtbar. Sie zeigen keine Pulsation. Es sind feine Schleimhautvenen (Abb. 23). Ab und zu schimmern auch submuköse, größere Venen als blaue, unscharf begrenzte Bänder durch die Blasenschleimhaut durch, ähnlich den durch eine zarte Haut durchschimmernden Venen des Unterhautzellgewebes. Form und Zahl der sichtbaren Gefäße sind in den einzelnen Teilen der Blase verschieden. An der Vorderwand der Blase sind die Gefäße spärlich. Sie bilden dort in der blaßgelben Schleimhaut einzelne, weit auseinander liegende sternförmige Zeichnungen.

An den Seitenwänden der Blase sind die Gefäße zahlreicher, stärker verästelt; die Schleimhaut erscheint hier durch den vermehrten Blutreichtum rötlicher gefärbt als an der Vorderwand der Blase. In der Rückwand liegen stark verzweigte Gefäßbäume noch dichter. Alle scheinen aus dem Trigonum aufzusteigen und verästeln sich gegen den Blasenscheitel zu. Das allerdichteste Gefäßnetz liegt im Trigonum. Dort sind die einzelnen Gefäßbäume so ineinander verschlungen, daß keine einzelnen Gefäße mehr erkannt werden können; die Schleimhaut erhält eine gleichmäßig verstrichene, dunkelrote Färbung. Das Trigonum hebt sich dadurch deutlich von der übrigen Blasenschleimhaut ab (Abb. 24). Besonders seine Basis wird durch den Farbenkontrast gegenüber der gelblichroten Blasenrückwand sehr deutlich begrenzt, wenn nicht durch Entzündung der Blasenschleimhaut die Farbunterschiede der einzelnen Blasenteile verwischt werden. Außerdem bildet das von einer Uretermündung zur anderen laufende, leistenartig in das Blaseninnere vorspringende Muskelbündel, das sog. ligamentum interuretericum, eine ganz deutliche Grenzlinie zwischen Trigonum und hinterer Blasenwand. Diese Grenzlinie des Trigonums bietet die wichtigsten Orientierungspunkte bei der cystoskopischen Betrachtung des Blaseninnern. Sie erlaubt mit großer Sicherheit, die Harnleitermündung im Gesichtsfeld des Cystoskops einzustellen. Wird das nach hinten gerichtete Cystoskop in der sagittalen Median-

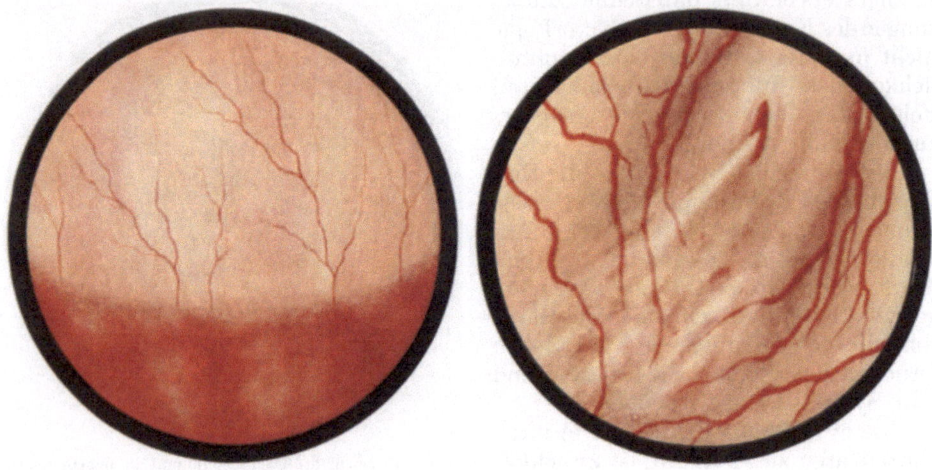

Abb. 24. Trigonum   Abb. 25

ebene der Blase so weit vorgezogen, bis die Basisgrenzlinie des Trigonums sein Gesichtsfeld mitten durchquert, so braucht das Cystoskop danach nur nach der einen oder der anderen Seite um seine eigene Achse gedreht zu werden, bis sein am Okularring befestigter Orientierungsknauf zwischen IV und V bzw. VII und VIII eines am Okular gedachten Zifferblattes steht, und es werden die Orificien sicher in das Gesichtsfeld eintreten. Sie liegen immer im Basiswinkel des Trigonums. Sie müssen deshalb, wenn mit dem Cystoskop die basale Grenzlinie des Trigonums von der Mitte aus nach rechts und links verfolgt wird, nach geringer Drehung des Instrumentes sichtbar werden. Die Uretermündungen kennzeichnen sich als feine Schlitzchen oder als runde, oft fast nur punktförmige Grübchen, die unter deutlichem Öffnen der sie umgebenden Schleimhautlippen alle 20 bis 40 sec einen Urinstrahl auswerfen. Dieser, selbst wenn er klar ist, wird im Blasenmedium stets deutlich als Wirbel sichtbar, weil seine Lichtbrechung von der des Blasenmediums wesentlich abweicht. Während des Ausströmens des Urinstrahls wölbt sich die Uretermündung papillenartig in das Blaseninnere vor und sinkt erst mit Beendigung der Ejaculation wieder in ihre frühere Lage zurück (Abb. 25).

Ist der ausgeworfene Urinstrahl durch Indigocarmin blau gefärbt (s. Chromocystoskopie S. 43), so sind an ihm oftmals deutlich stoßweise Schwankungen seiner Stärke zu sehen, die deutlich synchron dem Pulsschlag des Kranken sind. Es vermag offenbar der Pulsschlag der Iliaca bei etwas schlaffer Ureterwandung

Druckschwankungen im Ureterinnern auch während einer den Harn auswerfenden Ureterperistaltik zu erzeugen.

Beim Aufsuchen der Grenzlinie zwischen Trigonum und der hinteren Blasenwand droht dem Anfänger in der Cystoskopie die Gefahr, beim allmählichen Vorziehen des Cystoskops aus dem Blaseninnern gegen die Blasenmündung die Grenzlinie zu übersehen und das Cystoskop allzuweit vorzuziehen. Dieser Fehler macht sich darin kenntlich, daß das geschaute Blasenbild, je mehr das Prisma dem Blasenausgang sich nähert, um so deutlicher wird, das Gesichtsfeld sich schließlich ganz verdunkelt, sobald das Prisma in die Harnröhre eintritt.

Den Übergang zwischen Blase und Harnröhre zeichnet an der Vorder- und Seitenwand der Blase der scharfe sog. Sphinkterrand. Er wird im Cystoskop sichtbar als eine konkave, durchscheinend rote Schleimhautfalte, die sich kulissenartig ins Gesichtsfeld einschiebt, dieses bei weiterem Vorziehen des Instrumentes überdeckt (Abb. 26). Wird diese Übergangsfalte durch Drehung des Cystoskops in ihrem Verlauf verfolgt, so zeigt sich, daß sie an der vorderen Circumferenz

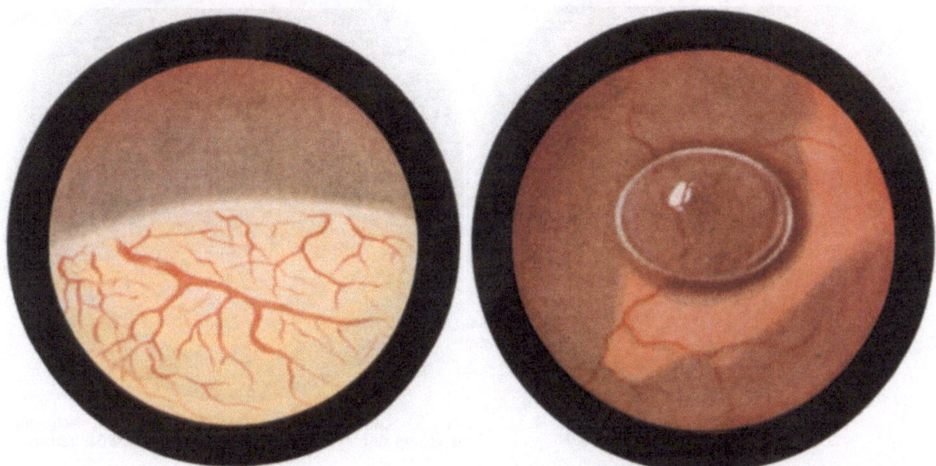

Abb. 26. Sphincterrand   Abb. 27. Luftblase am Blasenscheitel

halbmondförmig die Blasenmündung umgibt, hinten allmählich ohne scharfe Grenze in die Blasenwand übergeht.

Der Sphincterrand und die Trigonumgrenze mit den beiden Harnleitermündungen sind die wichtigsten Orientierungsstellen in der Blase, daneben noch die infolge der Blasenspülung in die Blase eingetretene Luftblase, die durch ihre Lage stets den höchsten Punkt der Blase anzeigt (Abb. 27). Macht es sich der Anfänger zur Regel, die Leitpunkte systematisch bei jeder Cystoskopie im Gesichtsfeld einzustellen, so wird er bald erlernen, mit dem Cystoskop in der Blase sich zurechtzufinden. Die Deutung der gesehenen Bilder fällt im ganzen nicht schwer. Verwirrend wirken im Beginn auf den Beschauer die starken schwarzen Schlagschatten, die in jeder, auch nur geringen Vorwölbung der Blasenwand unter der Wirkung des hellen, einseitigen Lichtes der Cystoskoplampe geworfen werden. Sie täuschen oft starke Aussackungen der Blasenwandung vor. Ein Wechsel der Beleuchtung durch Verschieben des Cystoskops läßt aber rasch die wahren Verhältnisse erkennen, der Wechsel ändert Form und Lage der Schlagschatten, rückt den vorher stark beschatteten Blasenteil ins helle Licht. An der oberen Blasenhälfte zeichnen sich peristaltische Bewegungen der Blasenwand aufliegender Darmschlingen ab. Häufig zeigt die hintere Blasenwand eine auffällige, regelmäßig pulsierende Bewegung, besonders bei älteren Kranken. Diese wird vermittelt durch den Pulsschlag der großen Beckengefäße.

Setzen während der Cystoskopie Detrusorkontraktionen ein, so springen vielfach durchflochtene Längs- und Querbündel dieses Blasenmuskels als straff gespanntes Maschenwerk in das Blaseninnere vor. Es entsteht ein der Balkenblase ähnliches Bild (Abb. 28). Es unterscheidet sich aber von diesem durch den Wechsel der Maschenzeichnung beim Nachgeben und Anspannen der Muskulatur, durch das Fehlen sackartiger Schleimhautausstülpung zwischen den Muskelbündeln und ferner durch das Fehlen narbig-fibrös gewordener, weit über die anderen in das Blaseninnere vorspringender Stränge, wie sie bei der eigentlichen Balkenblase fast immer zu finden sind (s. Abb. 81).

Die cystoskopischen Bilder der kranken Blase werden bei der Besprechung der einzelnen Blasenkrankheiten beschrieben werden. Hier sei nur darauf hingewiesen,

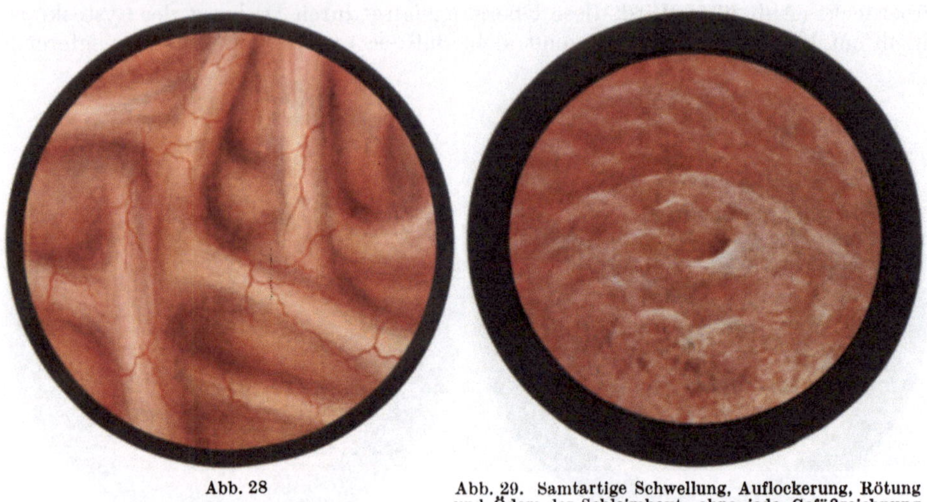

Abb. 28

Abb. 29. Samtartige Schwellung, Auflockerung, Rötung und Ödem der Schleimhaut, ohne jede Gefäßzeichnung bei Colicystitis

daß das Cystoskop selbst geringe anatomische Veränderungen der Blasenschleimhaut erkennen läßt. Auch die leichteste Entzündung charakterisiert sich im cystoskopischen Bilde durch den verminderten Glanz, die vermehrte Rötung der Schleimhaut und durch das Verwischen ihrer Gefäßzeichnung (Abb. 29 und 30). Eine Abschilferung des Epithels, die Bildung kleinster Infiltrate oder Bläschen in der Schleimhaut, natürlich auch jede Ulceration, jede granulöse Wucherung, jede, auch die kleinste Neubildung ist mit dem Cystoskop deutlich zu sehen. Wie wichtig deshalb die Cystoskopie für die Erkennung der Blasenleiden ist, braucht nicht weiter ausgeführt zu werden. Damit die Cystoskopie nicht zu Täuschungen führt, muß besonders vom Anfänger die Regel streng beachtet werden, aus dem Ergebnis der Blasenspiegelung nur dann bindende diagnostische Schlüsse zu ziehen, wenn sie ganz klare, scharfe Bilder geboten hat.

b) Chromocystoskopie und Ureterenkatheterismus

Urethroskopie und Cystoskopie machen die unteren Harnorgane einer direkten Besichtigung zugänglich. Bei den oberen Harnorganen ist dies bis heute noch nicht gelungen, wir sind auf indirekte Aufschlüsse, vor allem die Röntgenuntersuchung, angewiesen. Trotz des heutigen verfeinerten Ausbaus der Röntgendiagnostik sind die älteren Hilfsmittel der Endoskopie, die Chromocystoskopie und der Ureterenkatheterismus in der Beurteilung der Nierenerkrankungen immer noch unerläßlich.

Die erste zur Beantwortung vorliegende Frage, ob beide Nieren an der Harnsekretion teilnehmen oder nur eine von ihnen, läßt sich schon durch die einfache Cystoskopie entscheiden. Diese läßt sehen, ob aus beiden Ureteren Harn austritt oder nicht.

Nur bei flüchtiger Beobachtung sind Täuschungen durch ein „Leergehen" des Ureters möglich. Es kann trotz vollkommenen Verschlusses des Harnleiters durch einen Stein oder durch eine Harnleiterknickung die Harnleitermündung regelmäßige Kontraktionen zeigen, ohne daß aus dem Ureter Harn ausgeworfen wird. Der Mangel eines sichtbaren Flüssigkeitswirbels vor der Mündung charakterisiert solche „leere" Kontraktionen.

Chromocystoskopie. Einen viel weiteren Einblick in die Tätigkeit und den Zustand der Nieren gibt die Cystoskopie, wenn sie mit der Indigoausscheidungs-

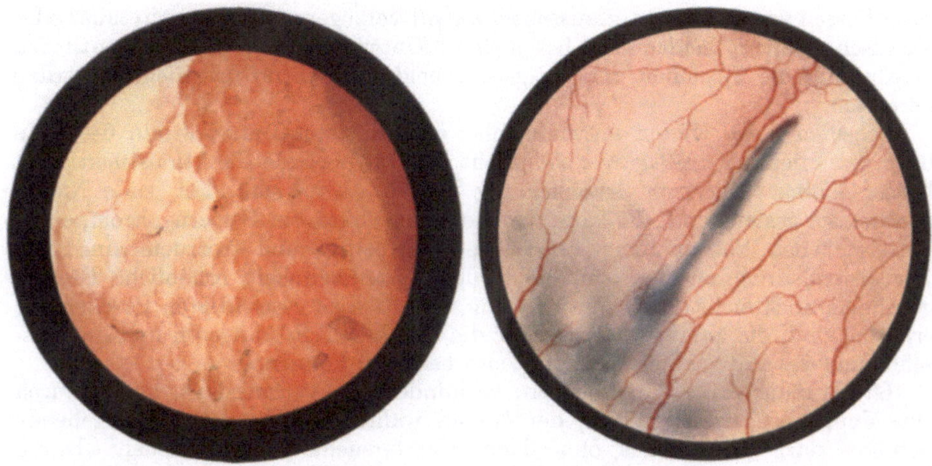

Abb. 30. Bullöses Ödem am Blasenhals   Abb. 31

probe der Nieren verbunden wird. Die Technik dieser Chromocystoskopie ist sehr einfach.

Es werden dem Kranken in den oberen äußeren Quadranten der Glutäalmuskulatur oder in den musculus rectus femoris 3—4 cm³ einer 4%igen Indigocarminlösung injiziert (sterilisiert im Wasserbad oder steril den käuflichen Ampullen entnommen). Da der Farbstoff nicht in wirklicher Lösung, sondern nur in feiner Suspension dem Körper einverleibt wird, ist die Vorsichtsmaßnahme nötig, vor der Injektion sich durch Aspiration zu überzeugen, daß die eingestochene Nadel mit ihrer Spitze nicht in einer Vene steckt. Die intravenöse Injektion des Farbstoffes in die Blutbahn bringt die Gefahr einer Embolie. Einerseits dieser Gefahr wegen (einige embolische Schädigungen sind gemeldet), andererseits, weil das plötzliche große Angebot von Farbstoff an die Nieren durch intravenöse Farbinjektion feine Unterschiede der Sekretionskraft beider Nieren verwischt (z. B. bei einseitiger beginnender Nierentuberkulose), ziehe ich die intramuskuläre Einverleibung des Indigocarmins der intravenösen zur Nierenfunktionsprüfung vor. Zur intravenösen Injektion wird das Indigocarmin in einer Konzentration von 0,4% verwendet.

Der eingespritzte Farbstoff wird als körperfremd von den Nieren ausgeschieden. Bei normal arbeitender Niere wird schon 6—8 min nach intramuskulärer Injektion die Blaufärbung des Harns sichtbar (Abb. 31). Eine kranke Niere vermag den Farbstoff nicht so rasch und nicht so stark wie eine gesunde auszuscheiden; die Blaufärbung ihres Urins erfolgt später und schwächer als bei einer gesunden Niere. Je ausgedehnter und schwerer das Nierengewebe geschädigt ist, um so langsamer und um so spärlicher wird von ihm der Farbstoff in den Urin abgegeben. Aus dem Grade der Verzögerung und der Verminderung der Farbstoffausscheidung ist daher die Ausdehnung des Krankheitsprozesses in der Niere zu bemessen. Bei der Kontrolle des Farbaustrittes aus den Nieren ist aber stets zu bedenken, daß, wie durch eine Erkrankung des Nierengewebes auch lediglich mechanisch durch eine Harnstauung im Ureter oder Nierenbecken die Abgabe des Farbstoffes in die Blase verzögert sein kann.

Bei sehr starker Diurese wird der ausgeschiedene Farbstoff hochgradig verdünnt. Dies kann sein erstes Übertreten in den Harn bei der cystoskopischen Betrachtung leicht übersehen lassen und dadurch eine verspätete Ausscheidung vortäuschen. Deshalb soll der Kranke die letzten 2 Std vor der Chromocystoskopie nicht trinken. Im konzentrierten Urin wird die Farbstoffausscheidung cystoskopisch sicherer zu beurteilen sein, als im stark verdünnten. Morphiuminjektionen sind vor der Chromocystoskopie zu unterlassen, da sie die Nierensekretion beeinflussen und die Farbstoffausscheidung oft verzögern. Ob der Urin sauer oder alkalisch reagiert, schien mir bei meinen Untersuchungen ohne wesentlichen Einfluß auf die Raschheit der Indigoausscheidung und auf das Sichtbarwerden derselben.

Scheiden beide Nieren intramuskulär eingespritztes Indigocarmin 6—8 min nach der Injektion kräftig aus, so spricht dies für normale Funktionstüchtigkeit beider Nieren. Die gute Ausscheidung beweist aber nicht, daß beide Nieren anatomisch gesund sind. Es kann die Niere eine Cyste, ein Hypernephrom, einen umschriebenen Entzündungs- oder Eiterherd bergen und trotzdem eine gute Farbausscheidung zeigen, wenn neben dem Krankheitsherd erhebliche Bezirke gesunden, noch nicht durch Fernwirkung von Toxinen geschädigten Parenchyms erhalten sind, die kompensatorisch für die kranken Teile eintreten und die Ausscheidung des Indigos in normaler Weise besorgen können.

Ist die Blauausscheidung beidseits vermindert und verlangsamt, wird dadurch eine doppelseitige Erkrankung der Nieren wahrscheinlich. Allzu weit gehende Schlüsse darf man daraus ohne Kontrolluntersuchung nicht ziehen. Durch Injektion ins Fett- anstatt ins Muskelgewebe bei intramuskulärer oder paravenös bei intravenöser Verabreichung wird die Resorption verlangsamt. Polyurie durch Trinken oder Nervosität läßt den Beginn der Blaufärbung des Urinstrahls nicht erkennen, die mit der Cystoskopie verbundene Aufregung erzeugt eine nervöse Oligurie oder Anurie. Es ist in solchen Fällen zweckmäßig, die Ausscheidung von Indigocarmin im Bett ohne jegliche Instrumentation zu kontrollieren oder andere Nierenfunktionsprüfungen und die Urographie zu Hilfe zu nehmen.

Eindeutig ist das Ergebnis der Chromocystoskopie, wenn der Urin der einen Niere schon wenige Minuten nach der intramuskulären Indigoinjektion stark dunkelblau gefärbt ist, der Urin der anderen Niere dagegen längere Zeit farblos bleibt, erst 15—20 min nach der Injektion eine eben sichtbare Blaufärbung aufweist, diese zudem längere Zeit geringgradiger bleibt als auf der ersten Seite. Eine derart einseitig verminderte und verzögerte Farbstoffausscheidung beweist Parenchymerkrankung der schlecht ausscheidenden Niere, oder Harnstauung in ihrem Nierenbecken, dagegen funktionelle Tüchtigkeit, wenn auch nicht anatomische Intaktheit der anderen Niere.

Urinseparation. Eine zuverlässige Trennung der Nierensekrete ist möglich durch den Ureterenkatheterismus.

Technik des Ureterenkatheterismus. Die Konstruktion des optischen Teils der Ureterencystoskope ist ziemlich gleich wie der der Untersuchungscystoskope. Allerdings wird der Durchmesser der Optik wesentlich kleiner gewählt, um das Instrument nicht zu großkalibrig werden zu lassen. Dies hat eine starke Verkleinerung des Gesichtsfeldes zur Folge. Dem Instrument muß neben der Optik ein

Leitkanal zur Führung der Ureterenkatheter eingefügt werden, an dessen Ausgang ein Hebel, der sog. Albarransche Hebel, die Katheterspitze lenken läßt. Bei einigen Modellen sind alle Teile außer der Optik auskochbar, was entschieden ein Vorteil ist, andere können nur durch mechanische Reinigung und Einlegen in

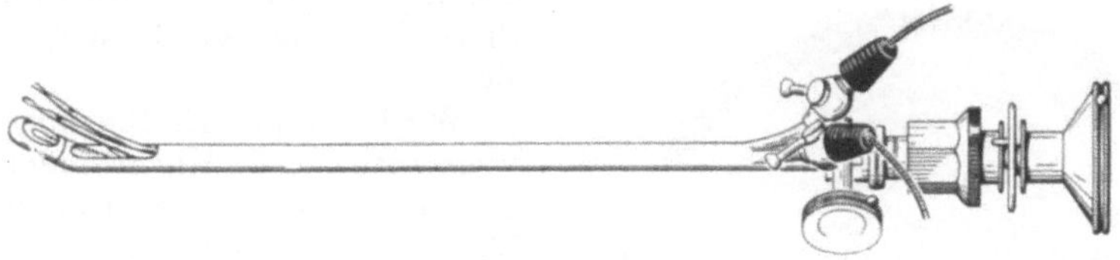

Abb. 32. Ureterencystoskop von WOLF

antiseptische Lösung sterilisiert werden (s. S. 38). Modelle mit kurzem Schnabel erleichtern den Ureterenkatheterismus in geschrumpften Blasen, während besonders dünnkalibrige Instrumente erst die Uretersondierung bei Kindern und Säuglingen möglich machen.

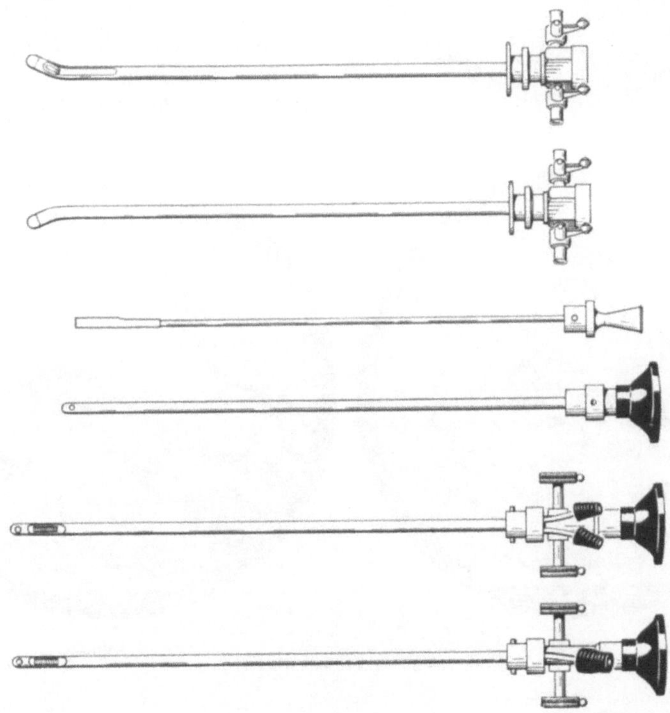

Abb. 33. Universalcystoskop der American Cystoscope Makers bestehend aus 2 verschiedenen Schäften, 1 Mandrin, 3 verschiedenen Optiken zur Übersicht, zum doppelseitigen Ureterenkatheterismus und für endovesicale Eingriffe

Die zum Ureterenkatheterismus gebräuchlichen Seiden- oder Plastikkatheter, Kaliber Nr. 5—6, sind durch 5 min dauerndes Auskochen in Wasser sterilisierbar. Ihre Desinfektion in Formoldämpfen oder Flüssigkeiten gelingt ihres kleinen Lumens wegen nur unsicher. Als die zweckmäßigsten Ureterenkatheter haben sich mir die zylindrischen erwiesen. Nur bei sehr engen Harnleitermündungen wird eine konische Form des Katheterendes von Vorteil. Zweckmäßig ist es, stets centimeterweise graduierte Ureterkatheter zu verwenden, da an diesen immer leicht festgestellt werden kann, wie hoch der Katheter in den Harnleiter eingeführt ist.

Die Vorbedingungen zur Ausführung des Ureterenkatheterismus sind die gleichen wie die Vorbedingungen zur Cystoskopie: gute Durchgängigkeit der Urethra, genügende Kapazität der Blase, Füllung der Blase mit klarem Medium.

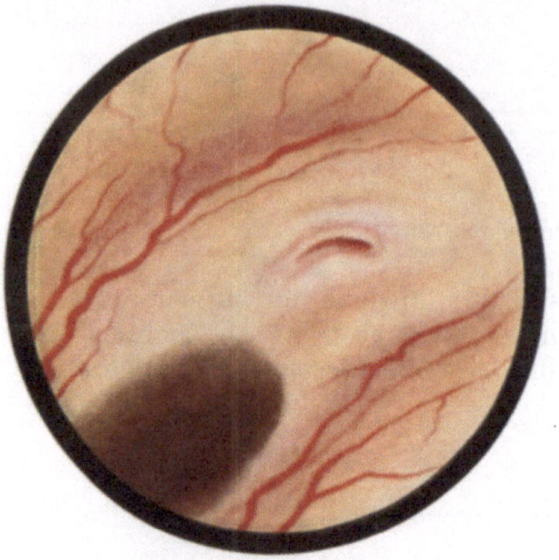

Wird vor der Einführung des Instrumentes die Harnröhrenschleimhaut anaesthesiert, so ist bei gesunder Blase der Ureterenkatheterismus nicht schmerzhaft. Bei sehr reizbarer, z. B. tuberkulöser Blase dagegen löst er heftige und schmerzhafte Tenesmen aus. Es ist deshalb bei sehr empfindlichen Kranken mit reizbarer Blase angezeigt, diese durch Sacralanaesthesie unempfindlich zu machen. Allgemeinnarkosen oder Morphiuminjektionen sind beim Ureterenkatheterismus zu vermeiden, wenn Aufschluß über die Funktionsfähigkeit der Niere

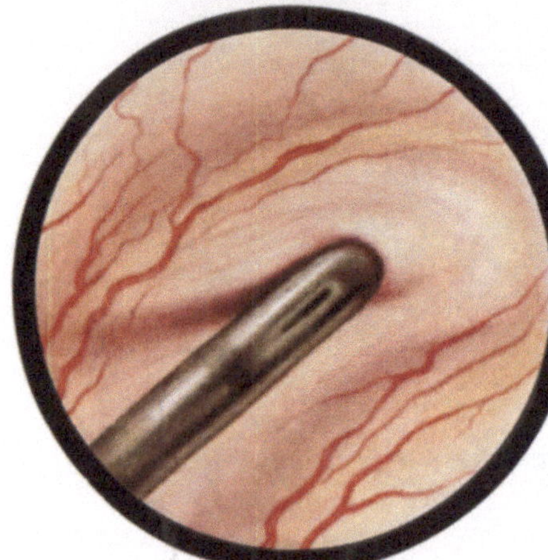

Abb. 34

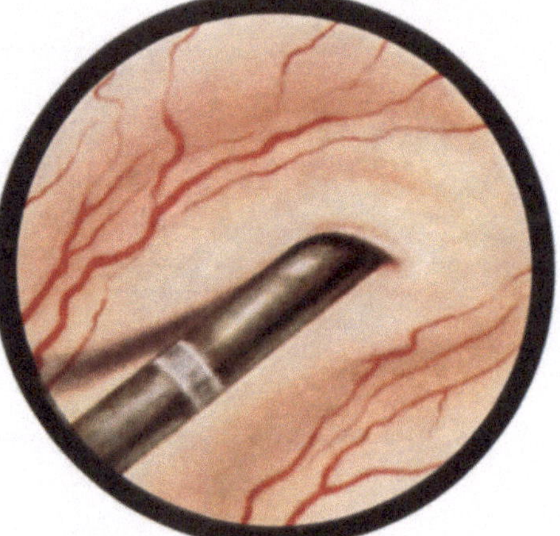

Abb. 35   Abb. 36

Abb. 34—36. Ureterenkatheterismus

gesucht wird. Sie beeinträchtigen die Nierenfunktion und trüben deshalb das Urteil über das Ergebnis der mit dem Ureterenkatheterismus verbundenen Funktionsprüfung.

Auch nach sorgfältiger Vornahme der Untersuchung treten Reizerscheinungen auf wie Blasentenesmen, brennende Schmerzen in der Harnröhre bei der Miktion, ab und zu spastische Harnverhaltung, zudem ziehende Schmerzen längs des sondierten Harnleiters, leichte Krämpfe im Nierenbecken, hin und wieder auch Temperatursteigerungen. Sie sind viel geringer, wenn der Kranke vor und nach der Untersuchung Bettruhe innehält. Deshalb ist anzuraten, den Ureterenkatheterismus nicht ambulant auszuführen, sondern stets die Patienten zu seiner

Vornahme ins Spital aufzunehmen. Es ist dies um so angezeigter, als auch die übrigen Funktionsprüfungen der Nieren einen Spitalaufenthalt wünschenswert machen.

Die Einführung des Ureterencystoskops in die Blase verlangt dieselbe Technik wie beim Untersuchungscystoskop. Es ist darauf zu achten, daß das periphere, aus dem Ureterencystoskop vorragende Ende des Ureterkatheters nirgendwo den Körper des Patienten oder des Untersuchers streift und dadurch infiziert wird. Der hinten über das Cystoskop vorragende Teil des Ureterenkatheters kann zum Schutz seiner Sterilität durch einen leinenen, sackförmigen, sterilisierten Überzug bedeckt werden.

Dem Ureterenkatheterismus ist eine Blasenuntersuchung mit einfachem Untersuchungscystoskop vorauszuschicken. Die Optik des letzteren gibt einen viel besseren Überblick über das ganze Blaseninnere als die Optik des Ureterencystoskops, dessen Gesichtsfeld klein und dessen Distanz des deutlichen Sehens sehr kurz ist. Durch die vorausgegangene Übersichtscystoskopie ist der Untersucher über die Lage und Form der Ureterenmündung orientiert; ihre Einstellung im engen Gesichtsfeld des Ureterencystoskops wird ihm dadurch erleichtert. Die Cystoskopie gibt zudem auch die nötigen Hinweise, ob beide Harnleiter sondiert werden müssen oder nur einer und welcher. Bei der Einstellung der Harnleitermündungen mit dem Ureterencystoskop soll das Orificium stets am oberen Rande des Gesichtsfeldes zu stehen kommen, damit beim Vorschieben des Ureterkatheters dessen Spitze das ganze Gesichtsfeld durchquert und stets mit dem Auge verfolgt, mit sicherer Führung in das Orificium eingeschoben werden kann (Abb. 34—36). Wird der Ureter nur in der Absicht katheterisiert, aus ihm das Nierensekret aufzufangen, so genügt es, den Ureterkatheter 5—6 cm hoch in den Harnleiter einzuführen.

Eine höhere Sondierung ist nur angezeigt, wenn im Ureter nach Stenosen, nach Steinen oder im Nierenbecken nach Harnverhaltung geforscht werden soll. Ein Hinaufschieben des Ureterenkatheters bis ins Nierenbecken gäbe wohl die größte Sicherheit, das gesamte Nierensekret durch den Katheter aufzufangen; aber wahllos ausgeführt, würde dieser hohe Katheterismus häufig die Infektionsgefahr der Untersuchung unnötig steigern. Liegt das Katheterauge nur wenige Zentimeter oberhalb der Harnleitermündung, so wird oft aller Harn dieser Seite durch den Katheter fließen, weil der durch die Ureterperistaltik vom Nierenbecken heruntergetriebene Urin sich naturgemäß vor der verengten Ausmündungsstelle des Harnleiters staut und durch den Ureterkatheter als Ort des geringsten Widerstandes abfließt. Der Harnleiter des Erwachsenen ist durchschnittlich 25—30 cm lang. Wie hoch das Katheterauge im Ureter steht, ist am graduierten Instrument leicht abzulesen. Ein sicheres Kennzeichen, daß der Ureterkatheter das Nierenbecken erreicht hat, liegt darin, daß nach Einschieben des Katheters auf 25—30 cm Höhe der vordem intermittierend ausgetretene Urin nun plötzlich kontinuierlich in regelmäßiger Tropfenfolge aus dem Katheter abfließt. Geschieht dies schon bei wesentlich weniger hoher Einführung, so ist daraus auf Harnstauung im Harnleiter zu schließen (Hydroureter).

Das Nierensekret fließt durch den im Ureter liegenden Katheter intermittierend in einer Menge von jeweilen 3—5, seltener mehr Tropfen ab. Nur bei krankhaften Harnstauungen im Ureter ist der Abfluß kontinuierlich, solange nicht aller Stauharn abgeflossen ist. Die Intervalle zwischen jeder Harnejaculation durch den Katheter schwanken je nach Diurese zwischen ungefähr 20—60 sec. Werden die Intervalle während der Untersuchung sehr ungleichmäßig, so ist stets zu prüfen, ob nicht die eine oder andere Ureterperistaltik das Nierensekret statt durch den Katheter nach außen, neben dem Katheter in die Blase preßt. Die Beobachtung der Uretermündung durch das Cystoskop wird dies immer leicht feststellen lassen, wenn der Nierenharn durch eine vorausgeschickte Indigocarmininjektion blau gefärbt ist. Fließt der Harn neben dem Ureterkatheter in die Blase ab, so müssen durch Verschieben des Katheters im Ureter und Durchspritzen kleinster Mengen einer antiseptischen Lösung die Abflußverhältnisse durch den Ureterkatheter wieder gebessert werden, damit möglichst das gesamte Nierensekret durch den Katheter aufgefangen werden kann.

Bei reizbarer Blase kommt es nicht selten vor, daß Blaseninhalt neben dem Ureterkatheter in den Ureter hinaufgetrieben wird und durch den Ureterkatheter nach außen fließt. Dieser Reflux von Blaseninhalt in den Ureter ist am plötzlichen Wechsel der Farbe des durch den Ureterkatheter ausfließenden Harns zu erkennen. Ein solcher Rückfluß, der leicht diagnostische Täuschungen und außerdem eine Infektion des Ureters und der zugehörigen Niere verursachen kann, ist dadurch zu vermeiden, daß die Blase gleich nach dem Einschieben des Katheters in den Ureter geleert wird.

Während des Ureterenkatheterismus eine künstliche Steigerung der Diurese durch reichlichere Wasserzufuhr zu erzwingen, um möglichst rasch größere Urinmengen zur Untersuchung zu erhalten, ist in der Regel nicht erlaubt. Die Ergebnisse der Nierenfunktionsprüfung würden dadurch unklar. Jedenfalls wäre zu beachten, daß die gesunde Niere rascher und stärker mit Polyurie auf die Flüssigkeitszufuhr antwortet als die kranke, daß deshalb auf der gesunden Seite eine verhältnismäßig stärkere Verdünnung des ausgeschiedenen Farbstoffes und eine verhältnismäßig hochgradigere Verminderung der Konzentration des Nierenharns auftritt als auf der kranken Seite. Dagegen dürfen bei allzu geringer Diurese während der Untersuchung dem Kranken ganz kleine Mengen kalten Wassers zu trinken gegeben werden; der Kältereiz im Magen reizt die Nieren sofort zu vermehrter Sekretion.

Jeder Katheterismus ist mit einer gewissen Infektionsgefahr verbunden. Diese wird auch durch eine zuverlässige Sterilisation des Instrumentariums nicht ganz beseitigt. Der Ureterkatheter kann aus der nie keimfreien Harnröhre und, bei infizierten Harnwegen, aus der Blase Bakterien in den Ureter einschleppen. Diese Gefahr ist allerdings durch eine gute Technik des Katheterismus auf ein sehr geringes Maß zu beschränken. Der Untersucher muß lernen, den Katheter rasch in den Ureter einzuschieben, ohne vorheriges, tastendes Suchen nach der Uretermündung und Herumstochern an der das Orificium umgebenden, oft infizierten Blasenwand. Um auch während des Durchgleitens des Katheters durch die Blasenflüssigkeit ein Eindringen infektiöser Keime aus der Blase in das Innere des Katheters zu vermeiden, ist es zweckmäßig, den Ureterkatheter bis zu seinem Eintreten in die Uretermündung von außen her mit einer aseptischen Flüssigkeit zu durchspritzen. Werden trotzdem Infektionskeime in den Harnleiter eingeschleppt, so können diese durch die Einspritzung einer Protargol- oder Höllensteinlösung in den Harnleiter nicht mehr alle getötet werden. Da das eingespritzte Antisepticum zudem die Harnleiterschleimhaut reizt und dadurch ein Festhaften der überlebenden Keime erleichtert, ziehe ich es vor, auf die desinfizierende Einspritzung in den sondierten Harnleiter zu verzichten, dagegen nach Abschluß der Untersuchung dem Patienten einen reichlichen Genuß von Lindenblütentee zu verordnen, um die Harnwege durch diese reichliche natürliche Durchspülung von den eingeschleppten Infektionskeimen weitgehend zu befreien.

Eine operative Sondierung der Harnleiter, entweder von einem hohen Blasenschnitt aus oder von einem Lendenschnitt her durch die geschlitzte Ureterwand, ist nur ganz ausnahmsweise ratsam.

Eine unbedingt zuverlässige Trennung der beiden Nierensekrete gewährleistet einzig der doppelseitige Ureterenkatheterismus. Den diagnostischen Erfordernissen genügt es aber oft, nur einen Ureter zu katheterisieren und das Sekret der anderen Niere gleichzeitig in der vordem entleerten Blase aufzufangen. Der Ureterkatheter, auch wenn er äußerst sorgfältig in den Harnleiter eingeschoben worden ist, reizt nach längerem Verweilen die Harnleiterschleimhaut als Fremdkörper. Er verursacht starke Abschilferung des Epithels, Durchwanderung des Epithelbelages mit Leukocyten, häufig auch leichten Blutaustritt. Es ist deshalb zu trachten, den Ureterkatheter möglichst kurze Zeit im Harnleiter liegen zu lassen, die Trennung der Nierensekrete nicht länger als $1/_2$ bis höchstens $3/_4$ Std durchzuführen.

Die Separation der beiden Nierensekrete verfolgt einen doppelten diagnostischen Zweck:

1. Sie soll erkennen lassen, von welcher der Nieren die im Totalurin gefundenen pathologischen Beimischungen wie Eiweiß, Blut oder Eiter stammen.

2. Es soll durch die Trennung der Nierensekrete möglich werden zu bestimmen, welchen Anteil jede der Nieren an der vordem festgestellten Gesamtleistung der Harnsekretion nimmt.

Der erste Zweck des Ureterenkatheterismus, die Feststellung des Zellen- und Eiweißgehaltes der beiden Nierensekrete, ist durch die Sondierung beider Ureteren leicht zu erreichen. Es ist bei Beurteilung der Befunde nur stets in Berücksichtigung zu ziehen, daß durch das Verweilen des Ureterkatheters im Harnleiter dessen Schleimhaut gereizt wird und dadurch oft rote Blutkörperchen, auch kleine Eiweißmengen dem aufgefangenen Urin beigemischt werden. Bei Trennung der Nierensekrete durch einseitigen Ureterenkatheterismus werden dem in der Blase angesammelten Sekret der nicht katheterisierten Niere natürlich immer Absonderungen der Blasenschleimhaut beigemischt.

Das zweite Ziel des Ureterenkatheterismus, die Bestimmung des Funktionsanteils jeder der beiden Nieren an der Gesamtleistung der Nierentätigkeit, ist nicht ohne Schwierigkeit zu erreichen. Eine absolute Wertbestimmung der Funktionstüchtigkeit jeder der beiden Nieren ist nicht möglich. Dagegen gelingt es, durch Vergleichung der beiden Nierensekrete ungefähr zu ermessen, in welchem Verhältnis die Arbeitsleistung jeder der beiden Nieren zueinander stehen, welchen Anteil jede der Nieren an der Gesamtleistung nimmt.

Unter normalen Bedingungen scheiden beide Nieren während derselben Zeit gleichzeitig gleiche Mengen eines chemisch und physikalisch, deshalb auch in seiner Konzentration ungefähr gleichartigen Urins aus. Durch Erkrankung der einen Niere wird diese Gleichheit der beiden Sekrete gestört. Der Urin der kranken Niere zeigt nicht nur krankhafte Beimischungen wie Eiter, Blut, Cylinder, Eiweiß usw.; die kranke Niere scheidet auch einen Harn aus, in dem das Mengenverhältnis zwischen Wasser und den im Urin gelösten chemischen Substanzen wesentlich verschieden ist von denen des Harns der gesunden Niere. Die Beschreibung der außer der Indigocarminprobe uns zur Verfügung stehenden Funktionsprüfungen der Einzelniere findet der Leser am Ende des nächsten Kapitels.

D. Nierenfunktionsprüfungen

Ist anhand der Anamnese und der vorangegangenen Untersuchung festgestellt, daß ein Nierenleiden vorliegt, so erhebt sich die Frage, ob die Nieren den Anforderungen des Stoffwechsels genügen können, insbesonders ob nach Entfernung des erkrankten Organs die Restniere dies tun kann. Verschiedene Untersuchungen geben darüber Aufschluß.

Am einfachsten ist die Messung der *täglichen Urinmenge und ihres spezifischen Gewichts*. Schwanken diese in normalen Grenzen, ist große Flüssigkeitsaufnahme von reichlicher Urinproduktion mit geringem spezifischem Gewicht gefolgt und umgekehrt, finden wir einen konzentrierten Fieberharn von hohem spezifischem Gewicht, so läßt dies vermuten, daß die Nieren alltäglichen sekretorischen Ansprüchen zu genügen vermögen. Scheidet ein Kranker trotz wechselnder äußerer

Umstände dauernd einen Urin von gleichbleibendem niederem Gewicht um 1010
aus (Isosthenurie), dann ist eine schwere, gefahrdrohende Nierenschädigung wahrscheinlich. Der Zustand ungenügender Anpassung an äußere Umstände wird
Hyposthenurie genannt.

Die Schlackenwerte. Die Hauptaufgabe der Nieren ist die Stabilhaltung der
Zusammensetzung der Körperflüssigkeiten. Es liegt deshalb nahe, anzunehmen,
daß die quantitative Bestimmung der einzelnen Plasmabestandteile ein aus-
gezeichnetes Mittel der Bestimmung der Gesamtnierenfunktion sei. Das ist im
großen und ganzen richtig, doch machen die physiologische Breite der normalen
Konzentration, die Abhängigkeit von der Nahrungsaufnahme, vom Stoffwechsel,
vom Quellzustand der Gewebe, die Beeinflussung der Werte durch Dekompensation des Kreislaufes bei normalen Nieren, die gefundenen Werte nur bedingt
verwertbar. Folgende Tabelle gibt die wichtigsten *Normalwerte* wieder.

Gefrierpunkt	$-$ 0,53 ^{0} bis $-$ 0,56 ^{0}
Reststickstoff	10—35 mg-% (mg in 100 cm³)
Harnstoff-Stickstoff . .	5—20 mg-%
Harnstoff	10—40 mg-%
Kreatinin	0,5—1,5 mg-%
Indican	weniger als 0,107 mg-%
Schwefel (anorganisch) .	1—2 mg-%
Phosphor (anorganisch).	1,5—4,5 mg-%

Diese Tabelle gibt die obere Schwelle der Blutwerte an. Ein Überschreiten
dieser Schwelle zeigt ein Versagen der Niere an, wenn Entwässerung des Organismus, Fieber, Nebenniereninsuffizienz, Absorption von Blut aus dem Verdauungskanal, Absorption entzündlicher Exsudate, Insuffizienz des Kreislaufes als Ursachen der Steigerung ausgeschlossen werden können. Eine Erniedrigung der
angegebenen Werte ist ohne Bedeutung für die Nierenpathologie.

Der *Gefrierpunkt des Blutes* wird bestimmt durch seine molekulare Konzentration, d.h. durch die Gesamtheit der im Blut gelösten Moleküle. Den Zellen des
Organismus ist eine gleichmäßige Tätigkeit nur möglich, wenn das sie umspülende
und ernährende Blut in seinem osmotischen Druck gleichbleibt. Diese Beständigkeit der molekularen Konzentration wird durch mehrere Regulatoren, von welchen
die Niere der wichtigste ist, erhalten. Eine Retention harnpflichtiger Substanzen
erhöht den Gefrierpunkt des Blutes. Schon sehr geringe Abweichungen von der
Norm haben klinische Bedeutung; ein Gefrierpunkt von $-$ 0,6^{0} bedeutet schon
eine gefahrdrohende Insuffizienz. Die Bestimmung des Gefrierpunktes, die

Kryoskopie, ist also imstande, sehr interessante Aufschlüsse zu geben. Da
von allen harnfähigen Substanzen, die infolge Insuffizienz der Nieren im Blut zurückbleiben und dadurch die molekulare Konzentration des Blutes erhöhen, die
stickstoffhaltigen Schlacken des Eiweißstoffwechsels klinisch die wichtigsten
sind, wird statt der Kryoskopie des Blutes heute fast ausschließlich die Bestimmung des Reststickstoffes bzw. des Harnstoffes vorgenommen.

Reststickstoff wird aller Stickstoff im Blut genannt, der nicht im Eiweiß enthalten ist. Seine Hauptbestandteile sind der Harnstoffstickstoff sowie der Stickstoff stammend aus der Harnsäure und dem Kreatinin. *Residualstickstoff* ist
der Stickstoff des Blutes, nachdem dieses enteiweißt und der Harnstoff gefällt
ist. Die Harnsäure ist zu stark von der Nahrungsaufnahme abhängig, um zur
Prüfung der Nierenfunktion geeignet zu sein.

Die genaue Bestimmung dieser Substanzen ist an ein gut eingerichtetes
Laboratorium gebunden. Aus praktischen Gründen wird in der Urologie deshalb
fast ausschließlich der *Harnstoff* bestimmt, der mit dem Bromlaugeverfahren mit

größter Leichtigkeit bestimmt werden kann. Dazu stehen verschiedene Apparate zur Verfügung, von denen der nach AMBARD am gebräuchlichsten ist. Die damit erhaltenen Werte sind aber entschieden zu hoch, so daß 60 mg/%, nach dem Bromlaugeverfahren gemessen, noch als normal bezeichnet werden dürfen.

In Frankreich wird der Harnstoffgehalt in Gramm je Liter angegeben, so daß als obere Grenze des Normalen 0,6 g gelten. Die Stickstoffretention folgt der Störung der Nierenfunktion sehr rasch, so daß in wenigen Tagen 200—300 mg/% erreicht werden können. Die höchsten ante exitum gemessenen Werte bewegen sich um 600—700 mg/%. Bei Wiederherstellen der Diurese sinken die Reststick- stoff- und Harnstoffwerte eben so rasch, wie sie gestiegen sind, so daß aus einem stark erhöhten Wert ohne Berücksichtigung des klinischen Bildes keine pro- gnostischen Schlüsse zu ziehen sind.

Anders beim *Indican*. Bei plötzlich eintretenden Störungen steigt der Indican- gehalt des Blutes viel langsamer als der Reststickstoff. Erhöhte Indicanwerte finden sich vor allem bei chronischen progredienten Nierenleiden. Deshalb gilt ein erhöhter Indicanwert im Blut als prognostisch ungünstiges Zeichen, als ein Zeichen dafür, daß die Nieren irreversible Schädigungen erlitten haben, wie z. B. bei chronischer Nephritis.

Eine Erhöhung der Schlackenwerte findet sich erst bei erheblicher Störung der Nierenfunktion. Um feinere und beginnende Störungen aufdecken zu können, werden die Nieren verschiedenen Belastungen ausgesetzt.

Die *Belastungsproben* geben aber nie einen Aufschluß über die Gesamtfunktion der Nieren, sondern immer nur über eine Teilfunktion, wobei diese Teilfunktion je nach der benützten Methode mehr oder weniger rein bestimmt wird. Es ist deshalb zweckmäßig, um eine Übersicht über die ganze Nierenfunktion zu er- halten, sich nicht auf das Resultat einer einzigen Untersuchung zu verlassen. Der verständige Kliniker wird dabei ein Übermaß der Untersuchungen vermeiden, um den Patienten nicht zu stark zu belasten, und sich mit einer annähernden Übersicht begnügen.

1. Bestimmung der Tubulusfunktion

a) Der Verdünnungs- und Konzentrationsversuch ist die beliebteste dieser Belastungsmethoden. Wir verwenden ihn nach der Vorschrift von VOLHARD. Der Patient trinkt morgens nüchtern innerhalb einer Viertelstunde einen Liter Lindenblütentee oder eines ähnlichen, nicht spezifisch diuretisch wirkenden Getränkes. Vor dem Versuch soll der Patient die Blase entleeren. Der Harn wird jede Stunde entleert, seine Menge und sein spezifisches Gewicht gemessen. Es ist wichtig, daß der Patient jedes Mal seine Blase völlig entleert, da sonst das Resultat des Versuches verwischt wird. Besteht ein Restharn, ist ein Dauer- katheter einzulegen. Dabei ist zu überlegen, daß ein steriler Restharn durch den Dauerkatheter infiziert werden kann, und ob die Wichtigkeit der Untersuchung so groß ist, um dieses Risiko zu rechtfertigen. Nach 4 Std erhält der Patient eine Trockenmahlzeit. Der Urin wird während weiterer 6 Std in Intervallen von 2 Std aufgefangen, gemessen und das spezifische Gewicht bestimmt.

Das spezifische Gewicht eines eiweißfreien Plasmafiltrates ist etwa 1010. Konzentration des Urins über diesen Wert stellt eine osmotische Leistung der Tubuli dar, die Wasser resorbieren und lösliche Stoffe zurücklassen. Ein Sinken unterhalb des Wertes von 1010 heißt, daß die Tubuli Salze resorbieren und das Wasser passieren lassen. Trotz der vielen Einwände, die gegen den Volhardschen Verdünnungs- und Konzentrationsversuch gemacht werden können, finde ich

ihn auch heute noch eine der wertvollsten klinischen Untersuchungsmethoden
neben der Bestimmung des Harnstoffgehaltes im Serum. Man muß sie allerdings
zu lesen wissen. Ein normaler Ausfall: Starke Diurese bei niedrigem spezifischem
Gewicht vormittags, geringe Diurese und hohes spezifisches Gewicht nachmittags
setzen nicht nur gute Tubulusfunktion voraus, sondern auch eine gute Zirkulation,
in geringem Maße auch eine gute Leberfunktion. Eine geringe Diurese den ganzen
Tag durch bei einem spezifischen Gewicht, das relativ konstant bleibt, aber immer
über 1015, heißt nicht, daß eine erhebliche Störung der Nierenfunktion da ist,
sondern daß das eingenommene Wasser im Gewebe versickert, daß es als Ödem
aufgespeichert wird und gar nicht die Glomeruli erreicht. Wir machen also
gleichzeitig eine Nieren- und Herzfunktionsprüfung, was in meinen Augen den
Wert der Methode zum Abschätzen des Risikos einer Operation nur erhöht. Sie
ist am ehesten als Gesamtfunktionsprüfung anzusprechen.

b) Die Säure-Alkali-Ausscheidungsprobe des Harns nach REHN, wobei die Änderung der Wasserstoffionenkonzentration bei plötzlicher Änderung der Säure-
verhältnisse des Blutes als Maß für die Funktionskraft der Niere benutzt wird,
hat sich nicht einzubürgern vermocht. Sie gibt keine zuverlässigeren Resultate
als die früher gebräuchlichen Funktionsprüfungen und ist wesentlich umständlicher
als diese.

Technik. Der Kranke erhält nüchtern 20 Tropfen verdünnte Salzsäure in 300—400 cm³
Wasser. Am Harn wird der Säureausscheidungsgrad durch den p_H-Wert bestimmt. Danach
werden dem Patienten 50 cm³ einer 4 %igen Natriumbicarbonatlösung intravenös eingespritzt
und der Harn alle 3—5 min auf seinen p_H-Wert geprüft. Bei gestörter Nierenfunktion tritt
die Alkalisierung langsamer ein als bei normaler. Zur Vereinfachung der Methodik wurde
empfohlen, statt intravenös das Alkali per os zu verabreichen (15 g Natr. bicarb. in 400 cm³
Wasser). Zeigt der Urin unmittelbar vor der Belastungsprobe keine Rotfärbung mit Phenolphthalein, $1^1/_2$—2 Std nachher gute Rotfärbung, so ist die Nierenfunktion gut, bleibt auch nach
2 Std die Rotfärbung aus, so besteht Insuffizienz. Die Probe kann am Gesamturin und auch
an den beiden durch Ureterkatheter gesondert aufgefangenen Nierensekreten ausgeführt
werden.

c) Die Farbstoffproben. Exogen dem Körper zugeführte Farbstoffe werden
durch die Tubuli ausgeschieden. Derselbe Mechanismus gilt für die Ausscheidung
von Indigocarmin, Phenolsulfonphthalein, Perabrodil (Diodrast), Para-amino-
hippurat (Hippuran) und Penicillin.

Die Ausscheidung von Indigocarmin wird vor allem zur Bestimmung der Funktion der Einzelniere herangezogen und ist im Kapitel Chromocystoskopie besprochen. Die Phenolsulfonphthaleinprobe unterscheidet sich durch die Möglichkeit der quantitativen Auswertung, da Phenolrot sich leicht colorimetrisch bestimmen läßt.

Phenolsulfonphthaleinprobe. Dem Kranken, der vor Beginn der Probe seine
Blase entleeren muß, wird genau 1 cm³ einer alkalischen Lösung von Phenolsulfonphthalein (= 6 mg, im Handel in Ampullen käuflich) in die Lumbal-
muskulatur injiziert. Die Lumbal- ist der Glutäalmuskulatur als Injektionsstelle
vorzuziehen, weil sie, frei von Fettschichten, eine gleichmäßige Resorption des
Farbstoffes sichert. Nach der Farbstoffinjektion ist der Kranke anzuhalten, von
5 zu 5 min in ein wenige Tropfen 10 %iger Natronlauge haltendes Glas zu urinieren.
Vom Moment ab, da der entleerte Urin in Mischung mit der Natronlauge eine
deutliche rote Färbung annimmt, muß nun der Urin von Stunde zu Stunde getrennt aufgefangen und jede Stundenmenge am Autenriethschen oder einem
ähnlichen Colorimeter, das auf die benutzte Testflüssigkeit abgetönt ist, auf ihren
Farbstoffgehalt geprüft werden. Handelt es sich um Patienten, die ihre Blase
nicht spontan vollkommen entleeren können, ist es notwendig, während der
Dauer der Beobachtung, die sich auf 3 Std erstreckt, einen Dauerkatheter in die
Blase einzulegen. Zur Bestimmung des Farbstoffgehaltes jeder Stundenportion

des Harns muß jede einzelne Stundenmenge mit 10% Natronlauge bis zu ihrer maximalen Rotfärbung alkalisiert und nachher mit Wasser bis auf 1 Liter verdünnt werden. Durch Vergleich mit der Testflüssigkeit des Colorimeters läßt sich der Farbstoffgehalt des Urins leicht in Prozenten bestimmen. Eine am Colorimeter angebrachte Skala läßt deren Zahl ablesen (Abb. 37—40).

d) Die Verabreichung jodhaltiger Kontrastmittel findet vor allem in der Form der Urographie weiteste Anwendung. Diese wird im Kapitel Röntgenuntersuchung der Harnorgane ausführlich besprochen. Hier findet nur ihre Bedeutung als Funktionsprobe Berücksichtigung. Schon die Urographie ist als Funktionsprüfung zu verwenden. Eine prompte und kräftige Ausscheidung beidseits ist als Zeichen einer guten Nierenfunktion zu werten. Das Gegenteil ist aber nicht richtig. Eine schlechte Darstellung der Nieren bedeutet nicht schlechte Funktion. Zu viele Faktoren spielen mit: schlechte

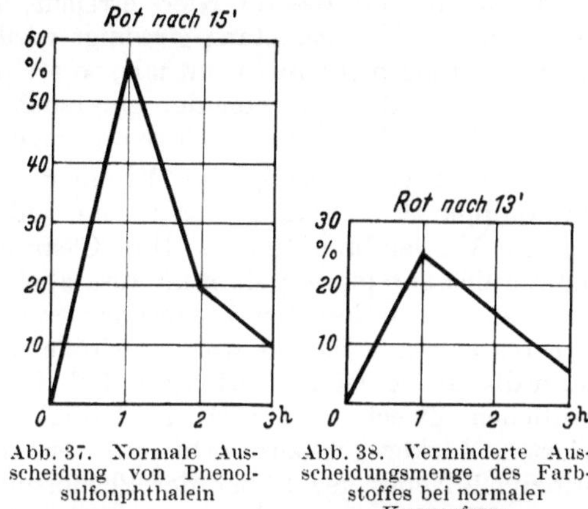

Abb. 37. Normale Ausscheidung von Phenolsulfonphthalein

Abb. 38. Verminderte Ausscheidungsmenge des Farbstoffes bei normaler Kurvenform

Röntgentechnik, übertriebene Peristaltik oder Spasmen von Nierenbecken und Ureter mit überstürzter Entleerung und anderes mehr. Im Gegensatz dazu kann eine bescheidene Stauung eine besonders gute Nierenfunktion vortäuschen. Die Einschätzung der Funktion nach dem Urogramm ist also äußerst subjektiv und ihre Resultate sind nur mit Vorsicht im Rahmen des ganzen Krankheitsbildes zu werten. Genaue Aufschlüsse sowohl über die tubuläre Funktion wie über die Nierendurchblutung, ist aber durch diese Substanzen zu erreichen mit Hilfe der

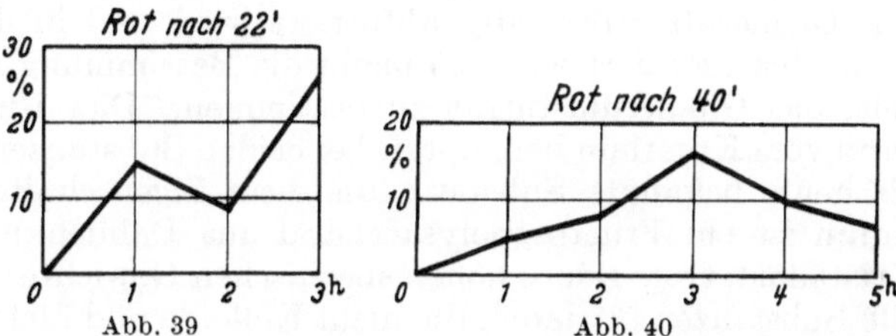

Abb. 39 u. 40. Verminderte und verzögerte Farbstoffausscheidung

Clearancemethode.

Ein Vorläufer der Clearanceuntersuchung war die

Konstante von AMBARD. Er fand, daß die Harnstoffausscheidung im Harn dem Quadrat des Harnstoffgehaltes im Blute parallel geht. Er brachte diese Tatsache in eine Formel, die durch Berücksichtigung verschiedener Faktoren ein recht kompliziertes Aussehen erhielt. Der Wert dieser Konstante war bestenfalls umstritten, sie ist durch die neuen Untersuchungen ganz nutzlos geworden.

Der Gedanke AMBARDs ist im Jahre 1928 von den amerikanischen Autoren MÖLLER, MACINTOSH und VAN SLYKE unter dem Begriff Clearance neu aufgenommen worden und hat als solcher allgemeinen Eingang gefunden zur Bestimmung einzelner Teilfunktionen der Niere, die bis zu diesem Moment am Menschen nicht zu bestimmen waren. Es sollen hier nur die wichtigsten Methoden, die eine klinische Anwendung finden können, berücksichtigt werden.

Die Grundformel ist

$$C = \frac{U \times V}{P} .$$

Dabei heißt C = Clearance, U = Konzentration des Stoffes im Urin in mg/%;
V = Volumen des Urins je Minute; P = Konzentration des Stoffes im Plasma
in mg/%. Wir bekommen also als Endresultat nicht einen absoluten Wert, sondern
nur eine Verhältniszahl. Diese Zahl entspricht außer unter besonderen Umständen
keinem biologischen Vorgang, sondern sie stellt einen rechnerischen Begriff dar.

Wenn das Blut, das die Niere erreicht, in einem einzigen Arbeitsgang von der
zu untersuchenden Substanz gereinigt wird, wenn also das Venenblut der Niere
diese Substanz nicht mehr enthält, so stellt die errechnete Zahl die Kubikzentimeter Plasma dar, die von der untersuchten Substanz in der Minute gereinigt
wurden. Daher der Name (to clear = reinigen, clearance = Aufräumen, Reinigung).

Zur exakten Messung der Tubulusfunktion wird am häufigsten die Para-
aminohippursäure herangezogen, eine jodhaltige Substanz, die auch zur Urographie Verwendung findet. Ihre Clearance ist größer, als der Filtration im
Glomerulus entspricht; sie muß zusätzlich zur Filtration auch durch die Tubuli
(bzw. einen Teil derselben) sezerniert werden. Wenn die Größe des Glomerulusfiltrates bekannt ist, so wie die Größe der Paraminohippursäure-Clearance, so
kann die Größe der Sekretion der Tubuli rein rechnerisch bestimmt werden. Zu
ähnlichem Zweck wird auch die Fähigkeit der Tubuli, den im Glomerulus filtrierten Zucker rückzuresorbieren, verwendet. Diese Methoden bieten nichts
prinzipiell Neues gegenüber der Phenolsulfonphthaleinprobe; sie geben nur genauere Werte, bei allerdings erheblich größerem Aufwand. Sie haben bis jetzt
in der klinischen Urologie keine Verwendung gefunden.

2. Bestimmung der Glomerulusfunktion

Zum ersten Male ist die Bestimmung der Glomerulusfunktion mit Hilfe der
Clearanceuntersuchungen gelungen. Wenn eine Substanz gefunden wird, die in
den Glomeruli vollständig abfiltriert wird und in den Tubuli weder sezerniert
noch rückresorbiert wird, so bietet die Bestimmung ihrer Clearance die Möglichkeit, das Glomerulusfiltrat zu bestimmen. Dies wurde zuerst vom Harnstoff,
dann vom Kreatinin behauptet, bei beiden Substanzen aber widerlegt. Die einzige
bis heute bekannte Substanz, die diese Eigenschaften hat, ist das *Inulin*. Das
Inulin ist ein Fructosepolysaccharid aus Dahlienknollen. Inulin ist ein echtes
Kristalloid, trotz seines hohen spezifischen Gewichtes von 5000. Da die Glomeruli
alle Substanzen filtrieren, die nicht Kolloide und nicht an Eiweiße gebunden sind,
passiert Inulin den Glomerulusfilter mit nicht mehr Mühe wie das Plasmawasser.
Es wird im Tubulus weder sezerniert noch rückresorbiert. Deshalb wird jedes
Milligramm Inulin, das ins Filtrat kommt, im Urin ausgeschieden, und umgekehrt
hat jedes ausgeschiedene Milligramm Inulin den Filter passiert. Wenn 132 cm³
Plasma, die je 1 mg Inulin enthalten, pro Minute filtriert werden, dann werden im
Urin pro Minute 132 mg Inulin ausgeschieden. Es genügt also die Plasmakonzentration des Stoffes und seine Ausscheidung zu kennen, um das Glomerulusfiltrat
nach der bekannten Clearanceformel berechnen zu können. Der Normalwert ist
132 beim Mann und 117 bei der Frau (cm³/min) oder etwa 180 Liter im Tag.
Von dieser enormen Menge werden etwa 99% rückresorbiert, um die normale
tägliche Urinmenge zu bilden.

Die Inulinclearance ist die wichtigste der Clearanceuntersuchungen; sie ist
die einzige, die den Urologen bis heute interessiert. Ihr Interesse für wissenschaft-
liche Untersuchungen ist klar, aber auch in der Klinik der Hypertonie ist sie kaum
mehr wegzudenken. Dank ihr gelingt es einwandfrei, bei einem Hypertonie-
kranken, wenigstens am Beginn der Affektion, festzustellen, ob es sich um eine
essentielle Hypertonie oder um eine Erkrankung der Glomeruli handelt. In der

Urologie kann sie prognostisch wichtige Aufschlüsse geben bei der operativen Behandlung der Hypertonie infolge einseitiger Nierenaffektion. Bei kompensatorischer Hypertrophie der Niere nach Nephrektomie der anderen Seite ist das Glomerulusfiltrat der einen Niere gleich groß wie bei einem gesunden Zweinierigen. Finden wir bei einem Hypertoniker auf der einen Seite eine pyelonephritische Schrumpfniere oder eine funktionslose Hydronephrose, dann ist die Inulinclearance im Gesamturin normal, wenn die andere Niere normal funktioniert. Ist die Inulinclearance herabgesetzt, ist auf der gesunden Seite ein glomerulärer Prozeß anzunehmen, und die Nephrektomie wird keine Heilung der Hypertonie bringen.

3. Bestimmung der Nierendurchblutung

Ungefähr 20% des Blutes, das durch das Herz gepumpt wird, durchfließt die Nieren. Die geringe Sauerstoffausnützung dieses Blutes zeigt, daß nicht Stoffwechselansprüche der Niere diese hohe Durchblutung verlangen, sondern das Bedürfnis, das Blut von den Schlacken durch Ausscheidung in den Nieren zu säubern. Ungefähr 20% des Blutes, das durch die Nieren strömt, passiert die Glomeruli. Dieser Prozentsatz ist durch Vergleich des Glomerulusfiltrates und der totalen Nierendurchblutung zu bestimmen und kann bei Veränderung der Nierenarterien oder Sklerose der Glomeruli stark von der Norm abweichen.

Die Paraminohippursäure wird, wie wir gesehen haben, z. T. filtriert, zum größten Teil in die Tubuli sezerniert. Ist der Plasmagehalt an dieser Substanz gering, wo wird das Blut in *einer* Passage durch die Nieren von ihr gesäubert. Gleichzeitige Messung der Plasmakonzentration und der Ausscheidung im Urin erlaubt, die Plasmadurchströmung und mit Berücksichtigung des Hämoglobingehaltes auch die Blutdurchstömung der Niere annähernd zu bestimmen. Voraussetzung ist, daß während des Versuches die Paraminohippursäure im Plasma nie den Wert von 0,04 mg% überschreitet.

Normalwerte der Belastungsproben

Glomerulusfunktion:
Inulinclearance: Mann 132 cm³/min; Frau 117 cm³/min.
Kreatininclearance: ähnliche, etwas kleinere Werte.
Harnstoffclearance: bei starker Diurese 75 cm³/min, bei geringer Diurese 57 cm³/min.
(Die Differenz erklärt sich durch geringere Rückresorption in den Tubuli bei starker Diurese.)

Tubulusfunktion:
Maximale Konzentration nach Trockenkost: spezifisches Gewicht 1024
Maximale Verdünnung nach 1 Liter Wasser: spezifisches Gewicht 1002.
Phenolsulfonphthalein (6 mg intramuskulär): 40—60% in der 1. Std.
Phenolsulfonphthalein (6 mg intravenös): 25% in der ersten Viertelstunde.
Maximale Rückresorptionsfähigkeit der Tubuli:
  Glucose: Mann 375 mg/min; Frau 303 mg/min.
Maximale Ausscheidungsfähigkeit der Tubuli:
  Perabrodil (Diodrast): 57 mg/min;
  Para-aminohippursäure: 75 mg/min;
  Phenolsulfonphthalein: 37 mg/min.

Nierendurchblutung:
Plasmadurchströmung: 680 cm³/min;
Blutdurchströmung: 1240 cm³/min.

Alle diese Werte sind als Annäherungswerte zu betrachten.

4. Prüfung der Einzelleistung jeder der beiden Nieren

Wie interessant und wichtig auch die Prüfung der Funktion beider Nieren ist, so ist es doch in vielen Fällen ebenso wichtig, den Anteil der einzelnen Niere an der gesamten Funktion abschätzen zu können. Dies vor allem zur Beantwortung zweier Fragen: Wenn die eine Niere entfernt wird, ist die Restniere imstande, den Anforderungen des Stoffwechsels zu genügen? Ist beim Vorliegen der Erkrankung nur einer Niere das Organ so schwer geschädigt, daß keine Hoffnung für das Wiederherstellen seiner Funktion besteht oder muß durch konservative Behandlung versucht werden, das Organ zu erhalten?

Die beiden beliebtesten Prüfungen der Funktion der einzelnen Nieren sind Prüfungen, die ohne Ureterenkatheterismus ausgeführt werden können: die Indigocarminprobe und die Urographie. Die Indigocarminprobe ist im Kapitel Chromocystoskopie ausführlich besprochen worden (S. 43), und die Urographie wird im Kapitel Röntgenuntersuchung ihre Berücksichtigung finden. Beide Proben erlauben nur eine ungefähre Schätzung der Funktion. Die Fehlerquellen sind bereits beschrieben.

Es lag deshalb immer ein Bedürfnis vor, eine genaue Prüfung der Funktion der Einzelniere vornehmen zu können. Bei normalen Nieren wird zur gleichen Zeit gleichviel Urin derselben Beschaffenheit ausgeschieden. Um diese Urine untersuchen und vergleichen zu können, müssen sie gleichzeitig mit dem Ureterkatheter aufgefangen werden in genügender Menge, um eine Untersuchung zu gestatten. Dabei sollten die Katheter nicht mehr wie 45 min liegenbleiben, um den Patienten nicht zu stark zu belästigen, und um eine Infektionsgefahr möglichst zu vermeiden. Durch die Verwendung des Ureterenkatheterismus werden nun neue Fehlerquellen eingeführt: Es kann einseitig eine Oligurie oder eine Anurie auftreten, und vor allem besteht nie die Sicherheit, daß aller Urin durch den Ureterkatheter abfließt und für die Untersuchung aufgefangen werden kann. Seit der Verfeinerung der Urographie haben diese Methoden deshalb an Beliebtheit und Wichtigkeit verloren.

Am einfachsten ist die *vergleichende Kryoskopie*. Diese gestattet uns sehr feine Abweichungen im spezifischen Gewicht des untersuchten Urins festzustellen. Die Konzentrationsfähigkeit einer Niere wird schon sehr früh geschädigt, und sie scheidet einen weniger konzentrierten Urin wie die gesunde Niere aus. Die Bestimmung ist sehr leicht. Verwendet wird der Urin, der nach Zentrifugieren des Sediments oben bleibt; es ist gleichgültig, ob aller Urin aufgefangen wird oder nicht.

Der zu untersuchende Urin wird in ein dünnes Gefäß gegeben, das in einem Gemisch von Eis und Kochsalz von — 5⁰ steht. In das Gefäß wird ein Präzisionsthermometer eingetaucht, das das Ablesen von $^1/_{100}$-Graden gestattet. Der Urin wird langsam unterkühlt; Rühren mit einem Silberdraht sorgt dafür, daß der Urin eine gleichmäßige Temperatur aufweist. Die Quecksilbersäule sinkt langsam, bis die Kristallisation des Urins beginnt. In diesem Moment steigt die Säule ruckartig und bleibt während der Dauer der Kristallisation auf derselben Temperatur stehen, die abgelesen wird. Die gefundenen Werte bewegen sich zwischen — 1,2⁰ und — 2,5⁰.

Für die getrennte Bestimmung der Nierenfunktion wird die Phenolsulfonphthaleinprobe abgeändert. Das Phenolrot wird intravenös gegeben, der Urin während 30—45 min aufgefangen. Jede 15 min-Portion wird getrennt untersucht. In den ersten 15 min nach intravenöser Injektion sollten 40% (durch jede Niere 20%), in der 2. Viertelstunde 17%, in der 3. Viertelstunde 8% ausgeschieden werden.

Versuche, die Clearanceuntersuchungen an dem getrennt aufgefangenen Urin zu machen, sind nicht über das experimentelle Stadium hinausgekommen.

E. Die Röntgenuntersuchung der Harnorgane

Die Röntgenuntersuchung der Harnorgane ist zu einer unentbehrlichen und wichtigen, wenn nicht zur wichtigsten Untersuchung beim Vorliegen einer Erkrankung der Urogenitalorgane geworden. Und doch muß man sich von einer Überschätzung dieser Methode hüten. Ihren vollen Wert wird sie erst zeigen, wenn sie mit einer richtigen Indikation im Rahmen des ganzen klinischen Krankheitsbildes verwendet wird. So falsch es ist, wenn bei wiederholten Koliken nicht wenigstens durch eine Leeraufnahme nach dem Vorliegen eines Steines geforscht wird, so falsch ist es anderseits, wenn man beim Verdacht auf eine Urogenitaltuberkulose sich mit der Aufnahme eines Urogramms begnügt. Das Ideal ist wie bei so vielen Zweigen der Medizin die Zusammenarbeit, hier zwischen Urologen und Radiologen. Der Radiologe sieht den Patienten nur während des kurzen Augenblicks der Untersuchung; die Vorgeschichte, das Krankheitsbild, ist ihm bestenfalls stichwortweise mitgeteilt worden. Er hat die Tendenz, kleine Befunde wie das Nichtgefülltsein eines Kelches zu überschätzen, er bedenkt nicht genügend die große Variationsbreite des normalen Nierenbeckens. Der Röntgenuntersuchung wird zuviel zugemutet, sie soll eine Diagnose hergeben. Zur Abklärung werden immer verfeinerte Aufnahmen angefertigt, woraus die unsinnig großen Röntgendossiers, die man gelegentlich findet, entstehen. Der Urologe im Gegenteil, der den Patienten kennt und schon vorher untersucht hat, tritt an die Röntgenuntersuchung oft mit einer vorgefaßten Meinung heran. Er sieht im Bild nur das, was er zu sehen erwartet. Wichtige Befunde können ihm entgehen. Eine gemeinsame Besprechung der Bilder wird für die beiden Ärzte wie auch für den Patienten das Maximum aus der Röntgenuntersuchung mit dem Minimum von Kosten herausholen.

Das vorliegende Kapitel soll nicht einen abgekürzten Röntgenatlas darstellen. Die für die einzelnen Erkrankungen wichtigen Befunde wird der Leser in den entsprechenden Kapiteln finden. Ich möchte nur die Vielfalt unserer Untersuchungsmöglichkeiten zeigen, ihre Indikation herausarbeiten und die häufigsten Fehlerquellen der Interpretation besprechen.

Die Grundlage einer korrekten Beurteilung der Bilder sind selbstverständlich korrekte und technisch einwandfreie Aufnahmen. Über die Aufnahmetechnik und die dazu notwendigen Apparate möge man sich in einem Lehrbuch der Radiologie informieren. Was unsere Aufgabe ist, ist die korrekte Vorbereitung des Patienten. Kot- und vor allem Gasansammlungen im Darm machen die Röntgenbilder unbrauchbar. Es ist auffällig, daß wir die schönsten Bilder bei ambulanten Patienten, die kaum eine Vorbereitung gehabt haben, erzielen. Die medikamentöse Vorbehandlung mit Kohle, mit Prostigmin, Einläufen usw. erzielt oft das Gegenteil des gewünschten Resultats. Am besten wirkt die Einnahme eines milden Abführmittels am Tage vor der Aufnahme, eventuell verstärkt durch einen Reinigungseinlauf am Vorabend, die Einnahme eines frühen, sehr leichten Nachtessens und dann völlige Enthaltung von Speise und Trank bis zur Aufnahme. Nierenkoliken werden von einem paralytischen Subileus begleitet, so daß hier nicht allzuviel von Darmvorbereitung zu erwarten ist. Die Injektion der Kontrastmittel erzeugt an und für sich oft einen Meteorismus, so daß das letzte Bild einer Urographieserie schlechter ist als das erste (Abb. 41 uud 42).

Die Grundlage unserer Untersuchung bildet eine korrekte *Leeraufnahme* der Harnorgane. Der Film muß groß genug gewählt werden, daß auf einer Aufnahme beide Nieren, Ureteren, die Blase und die Prostatagegend zu sehen sind. Bei Normalen sollten neben dem Skelett die Konturen beider Nieren und der Rand des Psoas zu sehen sein (Abb. 43). Die Ureteren sind nie, die Blase nur selten beim Vorliegen eines Tumors oder bei Füllung mit Urin (Abb. 44) zu erkennen. Das männliche Glied gibt einen starken Schatten, der dem Ungeübten Rätsel aufgeben kann (Abb. 45). Eine Vergrößerung oder Verkleinerung des Nierenschattens (Abb. 46) weist auf einen Nierentumor oder auf eine Schrumpfniere hin. Ein wertvolles Zeichen ist das einseitige Verschwinden des Psoasschattens (s. Abb. 41), oft mit einer Skoliose verbunden. Es heißt, daß der Rand des Muskels

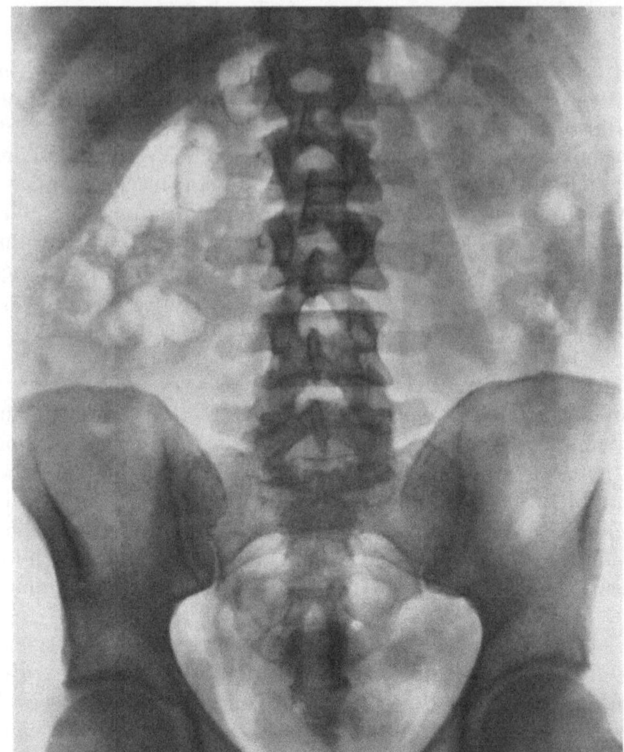

Abb. 41. Leeraufnahme

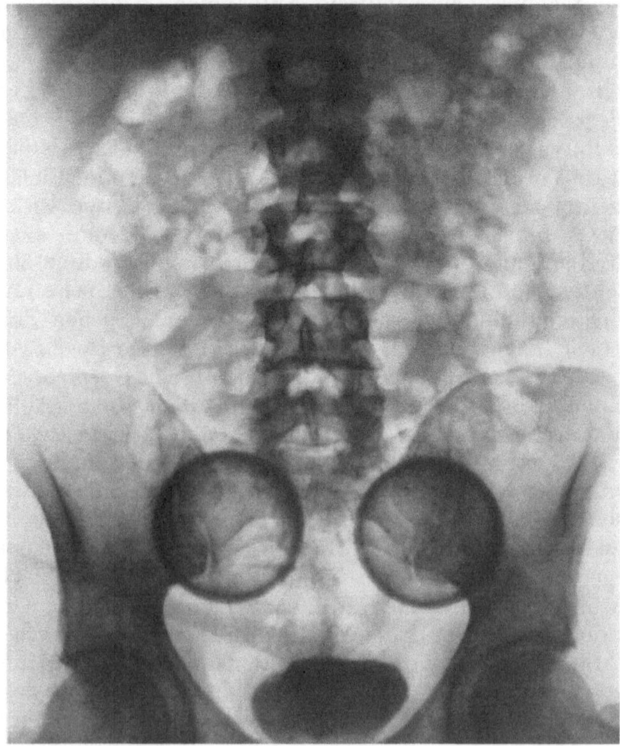

Abb. 42. Derselbe Patient, 45 min nach Injektion des Kontrastmittels

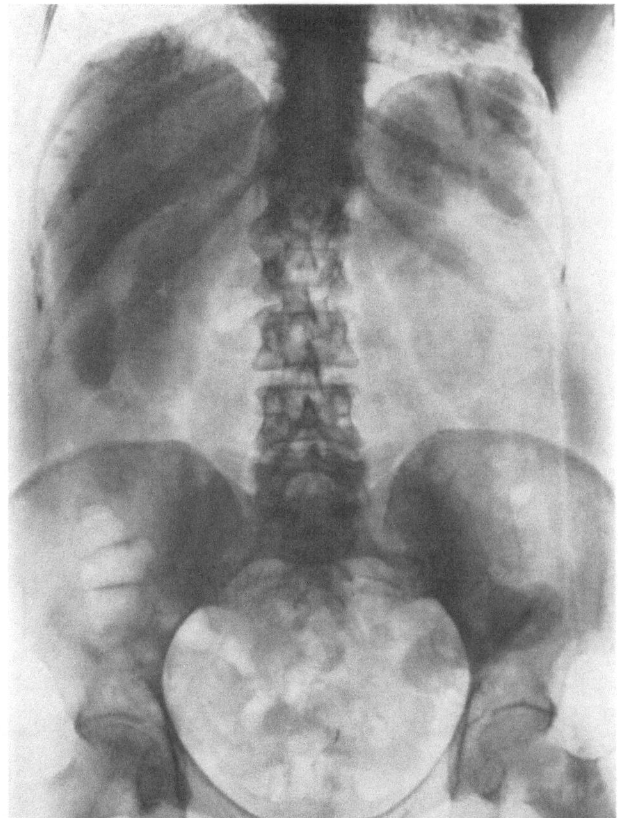

Abb. 43. Leeraufnahme. Alle Weichteilschatten sind gut sichtbar

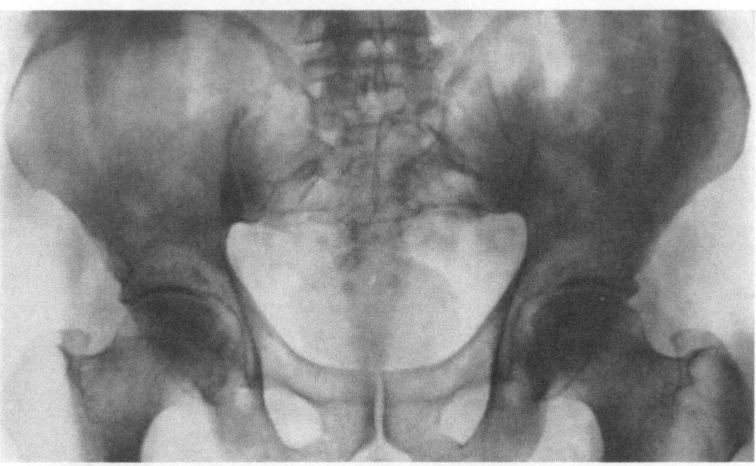

Abb. 44

überlagert ist, meist von Tumor oder perinephritischem Exsudat. Feinheiten der
Nierenkontur sind auf der Leeraufnahme nie zu erkennen, leichtere Befunde
bleiben immer fraglich. Eine tadellose Visualisation ist durch das *Pneumoretroperitoneum* zu erzielen.

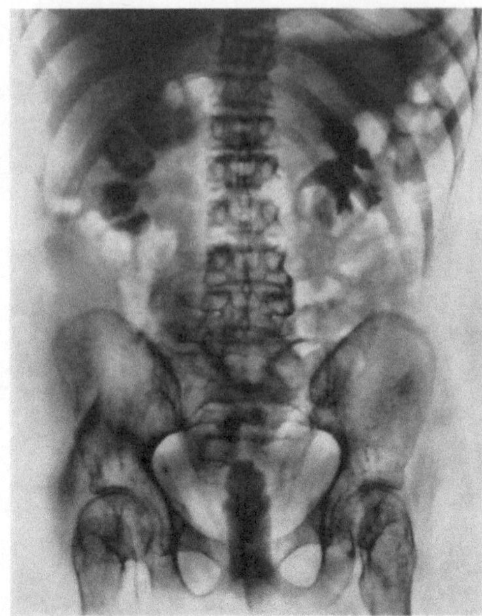

Abb. 45

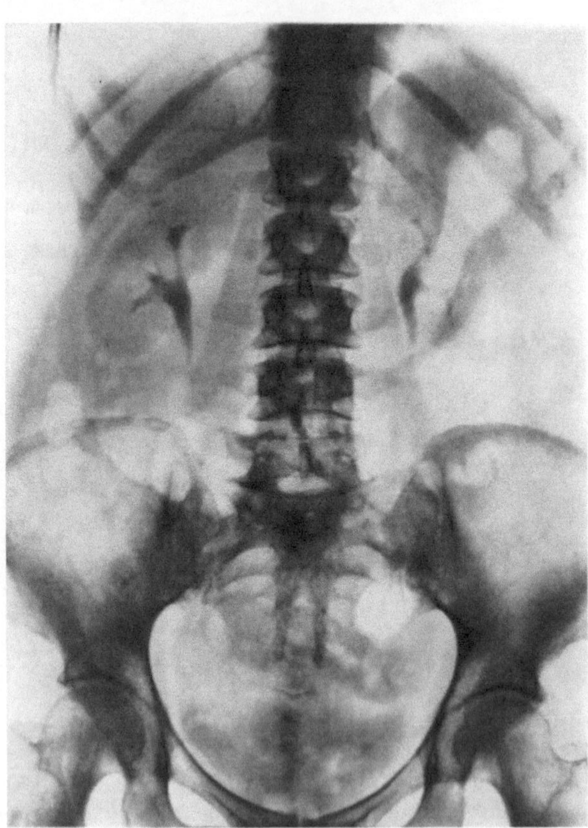

Abb. 46. Schrumpfniere links

Unter Kontrolle eines ins Rectum eingeführten Fingers wird eine Nadel vor der Spitze des Coccyx durch das diaphragma urogenitale eingeführt. Durch diese Nadel werden unter einem Druck von etwa 200 mm Hg 1000—1700 cm³ Sauerstoff eingeblasen. Für diese Füllung können Pneumothorax- oder speziell für diese Untersuchung konstruierte Apparate verwendet werden.

Durch das umgebende Gas werden die Konturen der Niere scharf hervorgehoben. Die Nebennieren und ihre Veränderungen wie auch retroperitoneale Tumoren, Metastasen usw. werden gut sichtbar. Selbstverständlich kann das Pneumoretroperitoneum mit Kontrastfüllung des Nierenbeckens und evtl. Tomographie kombiniert werden (Abbildung 47—50).

Ihre größte Wichtigkeit hat die Leeraufnahme im Gebiet der Steinerkrankungen (Abb. 51).

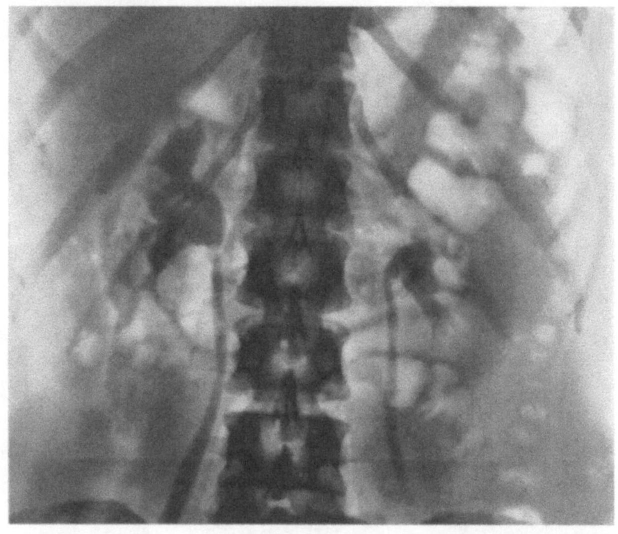

Abb. 47. Urographie mit Kompression; das linke Nierenbecken ist nach unten verdrängt; Befund unsicher

Die meisten Harnsteine, selbst kaum apfelkerngroße, sind bei guter Technik auf dem Röntgenbild sichtbar zu machen. Ihre Darstellung mißlingt bei etwa 10%. Das Fehlen eines Steinschattens auf dem Röntgenbild erlaubt deshalb keinesfalls, das Bestehen eines Harnsteines auszuschließen.

Abgesehen von der Technik der Aufnahme ist die Darstellung eines Steines abhängig von der Füllung der Därme, der Fettleibigkeit des Patienten, von der Lage und Zusammensetzung des Steines. Wird der Stein auf Knochen projiziert, ist er schwerer zu erkennen als vor Weichteilen. Kompakte Harnsteine geben stärkere und tiefere Schatten als wabig gebaute Steine; Steine die Elemente von hohem Atomgewicht enthalten (z. B. Calcium mit Gewicht 20) geben intensivere Schatten als andere. Deshalb

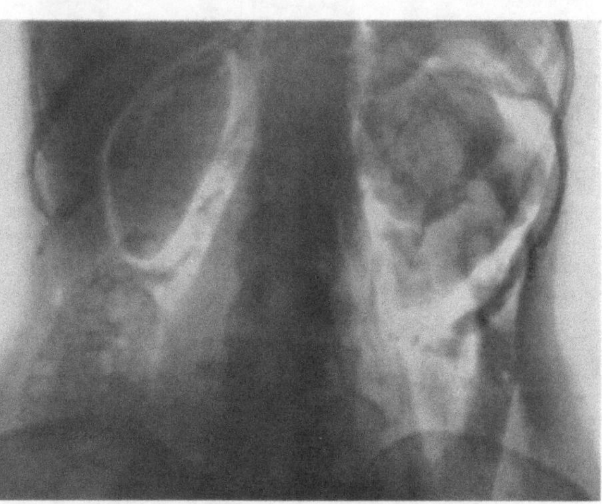

Abb. 48. Pneumoretroperitoneum; derselbe Fall. Die Konturen des linksseitigen Nierentumors sind deutlich zu sehen

geben die calciumreichen Oxalat-, Phosphat- und Carbonatsteine deutliche, die calciumarmen Urat- und Cystinsteine dagegen meist schwache oder gar keine Schatten.

Ob ein im Bereich der Harnorgane sichtbarer Schatten einem Stein entspricht, läßt sich manchmal schon aus der Form des Schattens sicher ersehen (Abb. 52). Verwechslungen sind häufig. Struktur und Lage des Schattens können dem

Kundigen verraten, daß es sich um eine verkalkte Mesenterialdrüse, um Verkalkungen tuberkulöser Herde, um Reste eines Kontrastmittels handelt (Abb. 53—56).

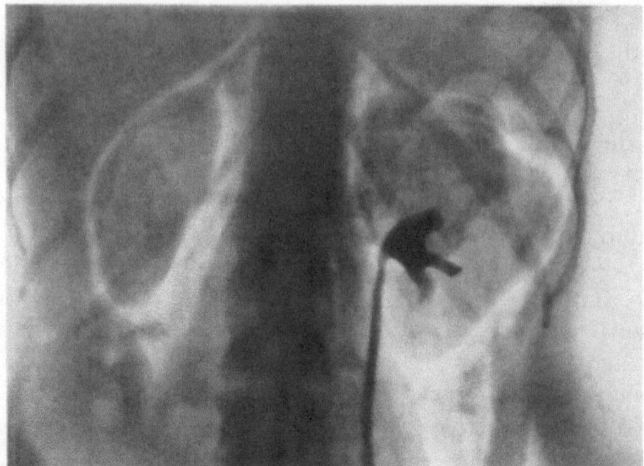

Abb. 49. Derselbe Fall; Pneumoretroperitoneum mit retrograder Füllung kombiniert

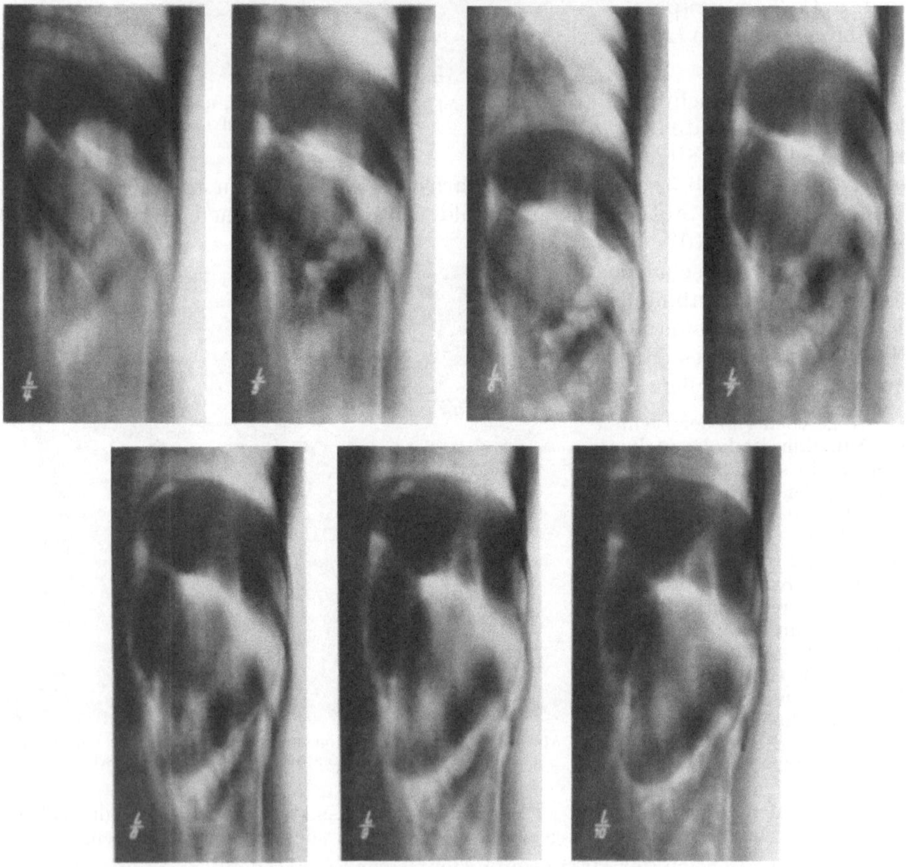

Abb. 50. Derselbe Fall; Tomogramme

Am schwierigsten zu unterscheiden sind rundliche, homogene Uretersteine von sog. Beckenflecken. Es sind dies Schatten von Verkalkungen in Drüsen, Liga-

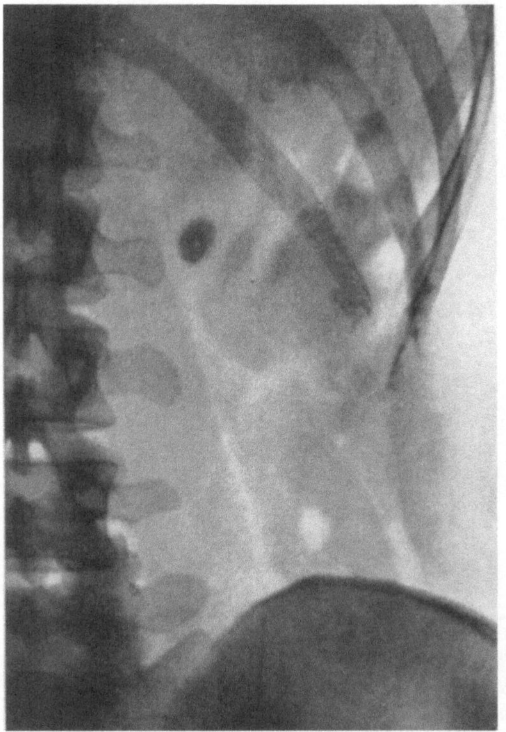

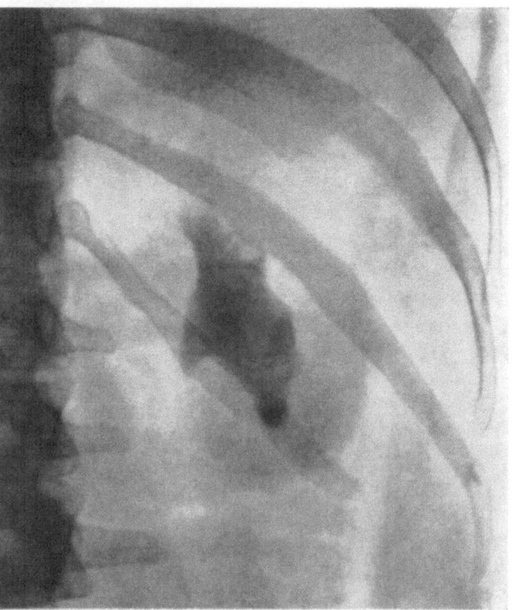

Abb. 51. Runder Nierenbeckenstein   Abb. 52. Ausgußstein des Nierenbeckens mit Uretersporn

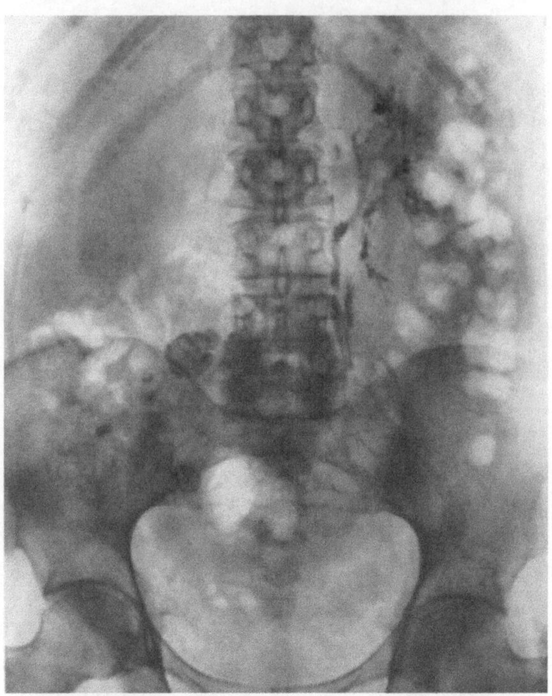

Abb. 53. Rechts große Mesenterialdrüse, links Reste eines Kontrastmittels (Thorotrast) von einer
früheren retrograden Pyelographie, sog. Thorotrastniere

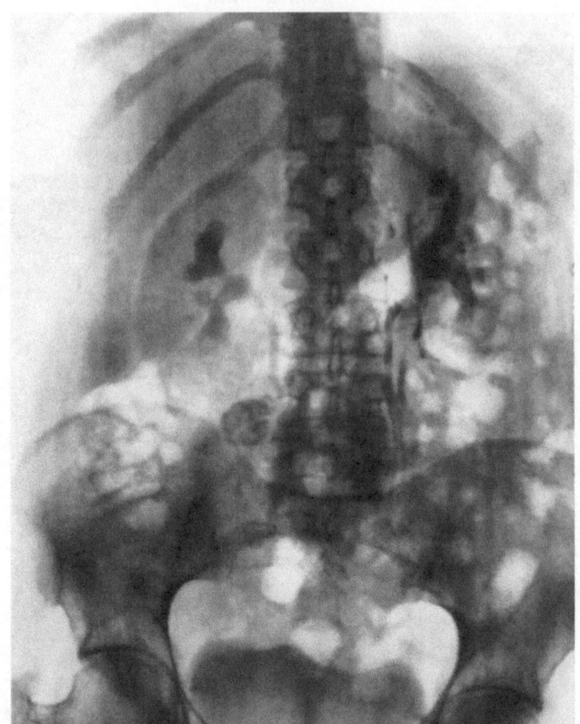

Abb. 54. Die Urographie zeigt, daß das Kontrastmittel links sich in den Lymphbahnen der Niere und des Ureters befindet

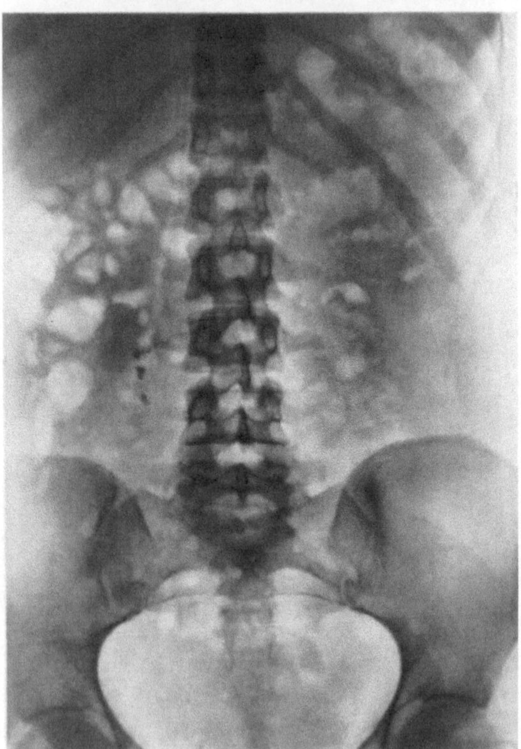

Abb. 55. Kalkschatten in der Gegend des rechten Ureters

menten, Venen (Phlebolithen). Sie sind charakterisiert durch ihre kreisrunde
Form und ihre meist symmetrische Anordnung zu beiden Seiten des kleinen

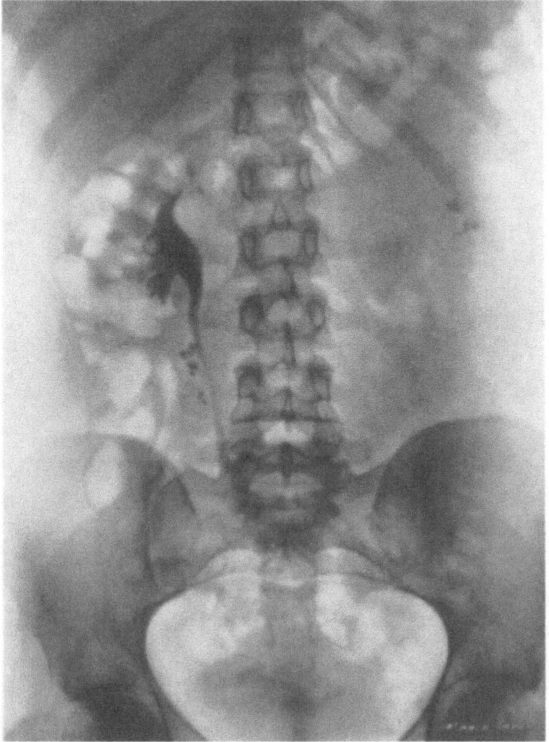

Abb. 56. Derselbe Fall. Durch Darstellung des Ureters sind die Kalkschatten als verkalkte Mesenterialdrüsen zu identifizieren

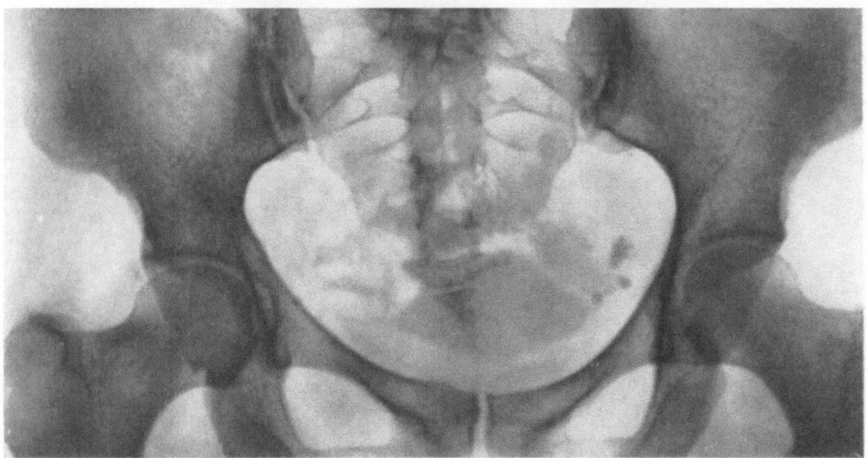

Abb. 57. Ureterstein und Beckenflecke

Beckens nahe der Beckenwand (Abb. 57). Eine sichere Unterscheidung gibt
oft erst die Kontrastdarstellung des Ureters, am besten durch Einlegen eines
röntgenundurchlässigen Ureterkatheters (Abb. 58).

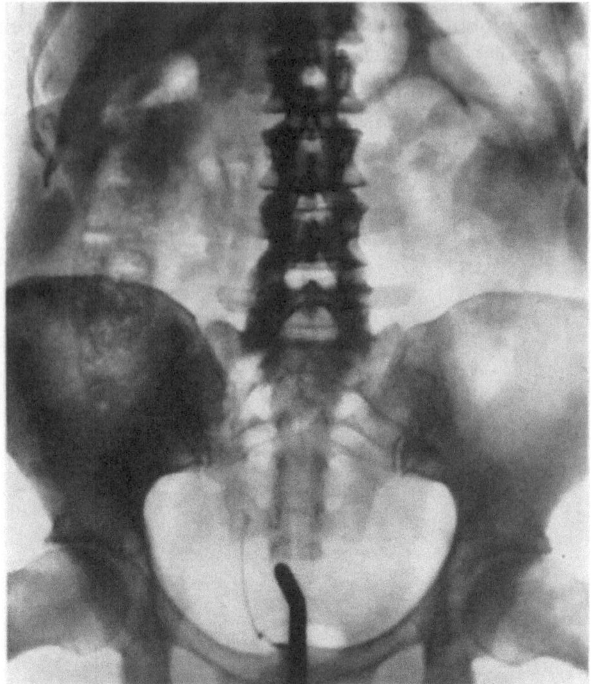

Abb. 58

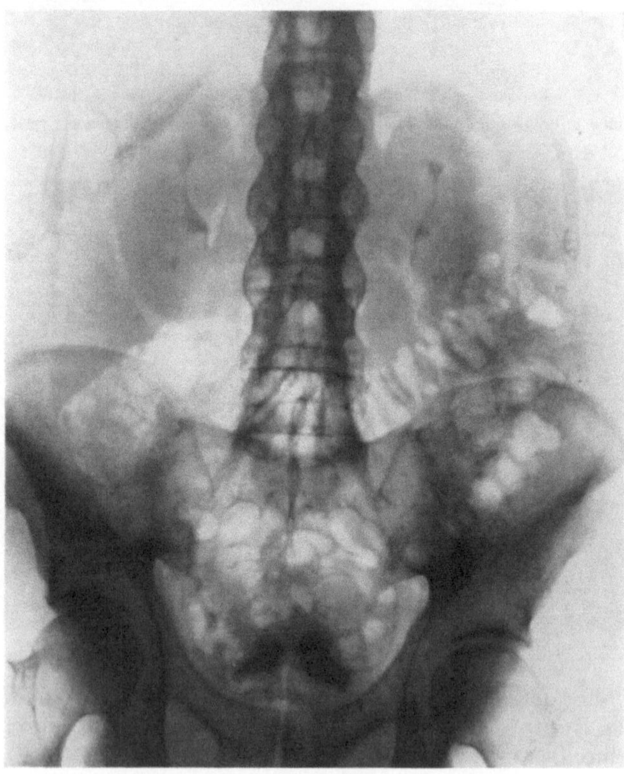

Abb. 59. Urogramm

Einen viel weitergehenden Aufschluß als uns die Leeraufnahme zu geben vermag, können wir von den verschiedenen *Kontrastfüllungen* erhalten. Ihren Ausbau verdanken wir vor allem den Arbeiten von VÖLKER und LICHTENBERG.

Wir müssen 2 Prinzipien der Kontrastdarstellung deutlich voneinander unterscheiden; die retrograde Füllung der Harnwege von der Harnröhre her (Urethrogramm, Cystogramm, Ureterogramm, Pyelogramm) und die Gesamtdarstellung der Harnwege, das Urogramm oder die Ausscheidungsurographie, d. h. die Füllung

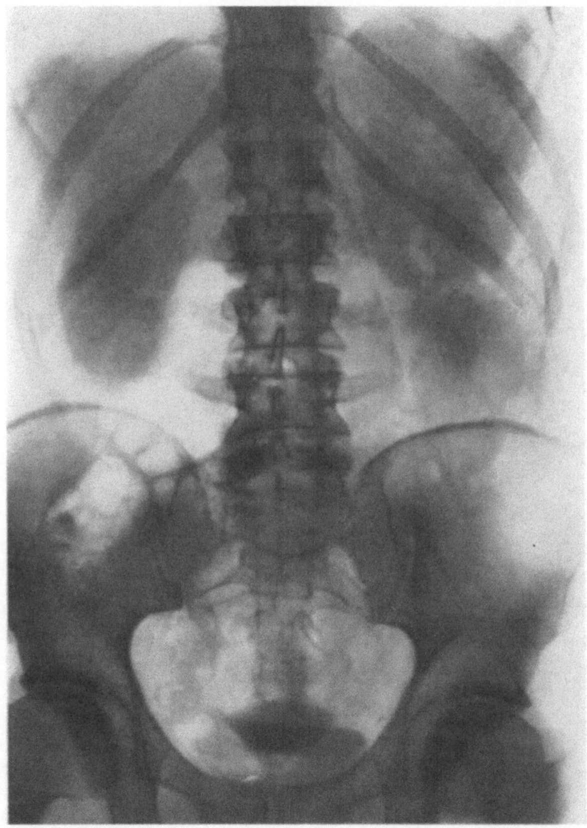

Abb. 60. Nephrogramm

der Harnwege mit Kontrastsubstanz vom Blut her nach intravenöser, gelegentlich subcutaner Einverleibung. Beide Methoden haben einen verschiedenen Zweck, beide haben verschiedene Indikationen und Gegenindikationen, beide haben verschiedene Gefahren. Dieser prinzipielle Unterschied wird auch heute noch oft nicht genügend gewürdigt.

Die *Ausscheidungsurographie*, das *Urogramm* (Abb. 59) gibt uns eine physiologische Übersicht über das ganze Harnsystem und seine Funktion. Sie eignet sich ausgezeichnet als Basisuntersuchung, auf die sämtliche notwendigen Detailuntersuchungen folgen. Für eine Abklärung anatomischer Details ist sie ungeeignet, dafür ist die Kontrastdichte des Schattens meist zu wenig intensiv. Die Darstellung anatomischer Details ist die Domäne der retrograden Füllung. Sie schafft unphysiologische Verhältnisse, gibt uns über die Funktion keinerlei Auskunft und ist für eine Übersicht über die Harnwege absolut ungeeignet.

Die beiden Methoden konkurrenzieren sich nicht, sie ergänzen sich.

Zur Ausscheidungsurographie werden jodhaltige Lösungen verwendet, die an diuretisch wirkende, organische Substanzen gebunden sind. Das Jod spaltet sich bei der Körperpassage kaum ab, 90% können im Urin wieder zurückgewonnen werden. Das Jod wirkt deshalb nicht oder kaum toxisch. Die Ausscheidung erfolgt teils durch die Glomeruli, teils durch die Tubulusepithelien. Bei bekannter Glomerulusfiltration können die Kontrastmittel deshalb zur Bestimmung der

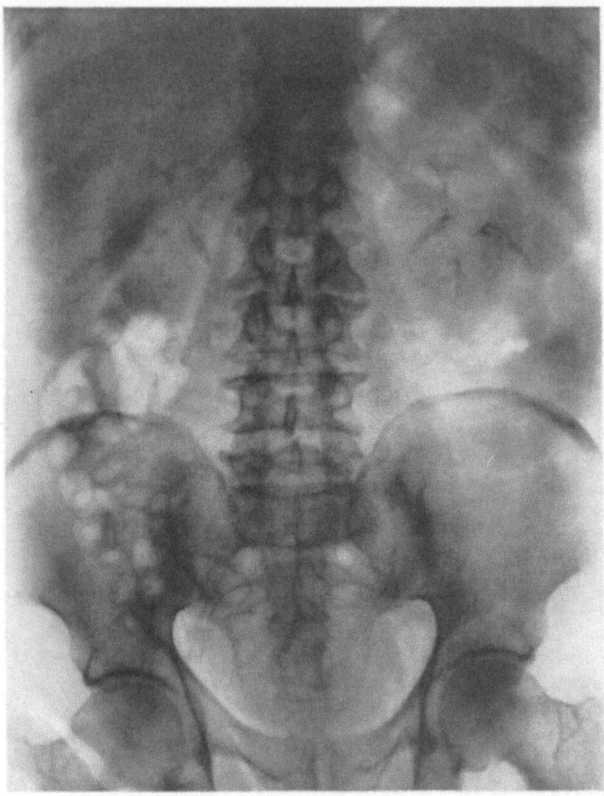

Abb. 61

Tubulusfunktion verwendet werden (Hippuran- und Diodrastclearance). Jede Urographie ist deshalb auch eine Funktionsprüfung der Nieren. Bei ihrer Auswertung ist aber Kritik am Platz; eine leichte Stauung kann eine besonders gute Ausscheidung vortäuschen. Viel häufiger ist das Gegenteil: Trotz schlechter Zeichnung (dicker Patient, überstürzte Ausscheidung, vorübergehende Anurie bei Kolik) ist die Nierenfunktion nicht eingeschränkt.

Am häufigsten verwendet wurden als Kontrastmittel die Pyridonsäurederivate, wie sie vor allem als Uroselectan B und Perabrodil bekannt geworden sind; Diodrast und Nosydrast sind angelsächsische Äquivalente. 20 cm³, bei sehr dicken Patienten gelegentlich 30 cm³, genügen zur Erzielung eines befriedigenden Kontrastes. Heute werden fast nur noch die neuesten trijodierten Kontrastmittel verwendet, die einen deutlich intensiveren Schatten geben. Die ersten Kubikzentimeter sollen sehr langsam injiziert werden, um eine allergische Sofortreaktion des Patienten feststellen zu können (Urticaria usw.), der Rest des Präparates wird zweckmäßig ziemlich schnell injiziert. Schwere allergische Reaktionen, sogar tödliche, sind mehrmals beschrieben worden. Sie treten erst mehrere Minuten nach Beendigung der Injektion auf, vor allem bei Patienten, die schon mehrere Urographien hinter sich haben. Sie sind schwer vorauszusehen; auch am Tage vor der Aufnahme vorgenommene Tests schützen nicht vor ihnen. Jeder, der Ausscheidungsurographien macht, muß deshalb intravenös injizierbare Antihistaminica zur Hand haben. Die Ausscheidungsgeschwindigkeit der Kon-

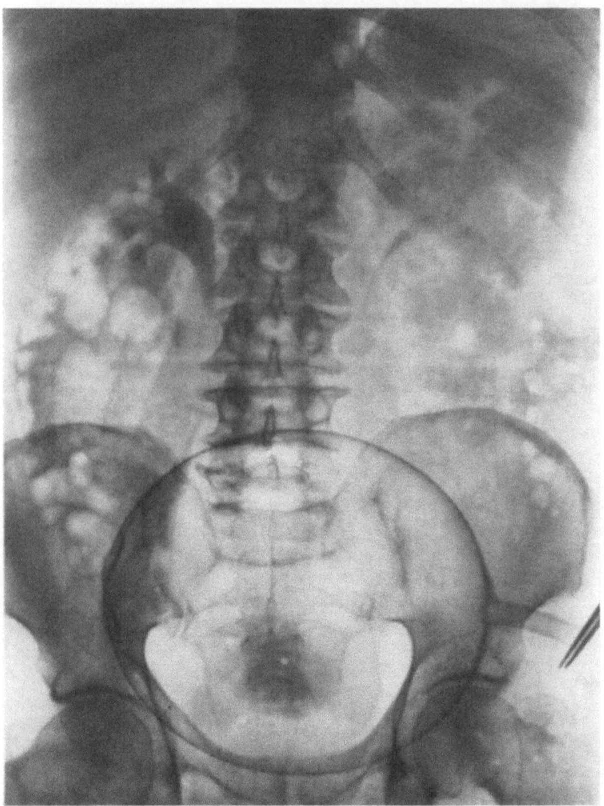

Abb. 62. Derselbe Fall. nach längerer Kompression. Das rechte Nierenbecken hat eine völlig veränderte Form angenommen

trastmittel ist verschieden. Meist wird die erste Aufnahme nach 5—8 min vorgenommen, die zweite nach 18—20 min. Spätaufnahmen sollen nur bei Stauungszuständen gemacht werden, da können sie allerdings von entscheidendem diagnostischem und prognostischem Wert sein. Neben den ableitenden Harnwegen: Kelchen, Nierenbecken, Ureteren, Blase ist im Urogramm auch das Nierenparenchym durch Anschoppung des Kontrastmittels deutlich dargestellt (Nephrographie). Bei ungenügender Konzentrationsfähigkeit der Nieren ist dies sogar die einzige Folge der Injektion des Kontrastmittels (Abb. 60). Bei der Beurteilung der Nierenbecken muß man sich vor allem die große Variationsbreite der Norm vor Augen halten (Abb. 61, 62, s. auch Abb. 71 u. 72). Noch zu oft wird ein großes, schlaffes Nierenbecken, das aber einen normalen Abfluß aufweist, als Hydronephrose diagnostiziert (Abb. 63) und operiert. Kelche, Nierenbecken und Ureter leeren sich im Wechselspiel der Peristaltik. Wir dürfen deshalb nicht eine

gleichzeitige Füllung aller Kelche erwarten; erst wenn bei verschiedenen Aufnahmen immer derselbe Kelch nicht gezeichnet ist, darf von einem Kelchausfall gesprochen werden. Dasselbe gilt für den Ureter. Der normale Ureter ist nicht in seiner
ganzen Länge gezeichnet, sondern zeigt peristaltische Wellen. Nur bei Atonie,
Stauung oder entzündlicher Wandinfiltration ist er vom Nierenbecken bis zur
Blase zu verfolgen. Durch eine kräftige Kompression der Ureteren während der
Aufnahme sind diese Verhältnisse zu ändern. Es entsteht eine leichte Stauung,

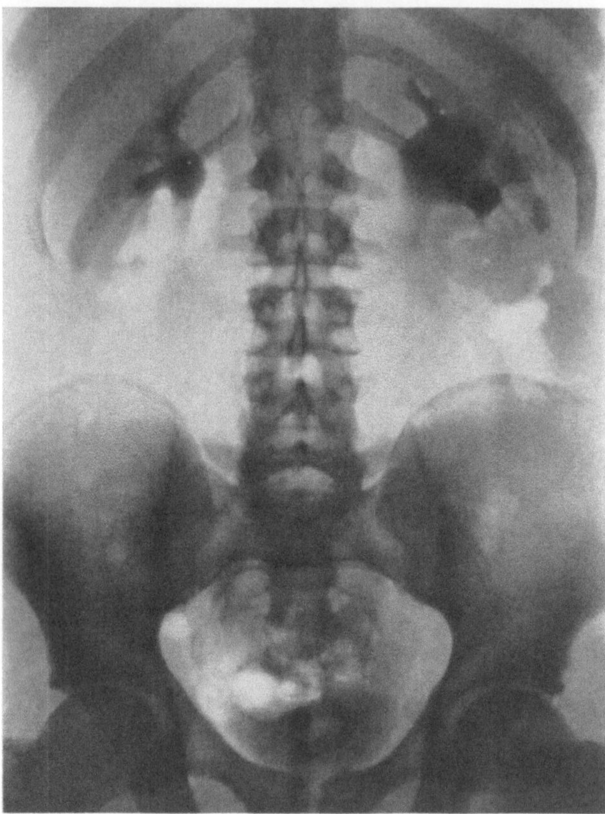

Abb. 63. Falsche Hydronephrose

die Peristaltik wird unterbrochen. Dadurch erhalten wir eine viel schönere und
vollständigere Zeichnung, vor allem der Kelche (Abb. 64, 65). Verloren geht das
physiologische Wechselspiel, das Urogramm wird verfälscht, wir erhalten ein
Ersatzfüllungspyelogramm. Ich bin deshalb Gegner der schematischen Kompression. Sie ist nur da berechtigt, wo ein retrogrades Füllungspyelogramm
erwünscht, aber kontraindiziert ist, wie z.B. bei Strikturen der Harnröhre, bei
Tuberkulose usw. Auch in diesen Fällen ist zu verlangen, daß vor der Kompression
ein normales Urogramm, das die Beurteilung der Ureteren erlaubt, angefertigt
wird. Wo an und für sich schon eine Stauung vorhanden ist, wie bei Hydronephrosen, Prostatahypertrophie mit Restharn usw., oder wo nach Stauung
gefahndet werden soll wie bei Uretersteinen, wirkt eine Kompression nur störend.

Einen weiteren Beweis für das Unphysiologische der Kompression sehe ich im
Auftreten von Fornixrückflüssen, dem sog. pyelovenösen Reflux, den wir sonst
nur von dem retrograden Füllungspyelogramm her kennen.

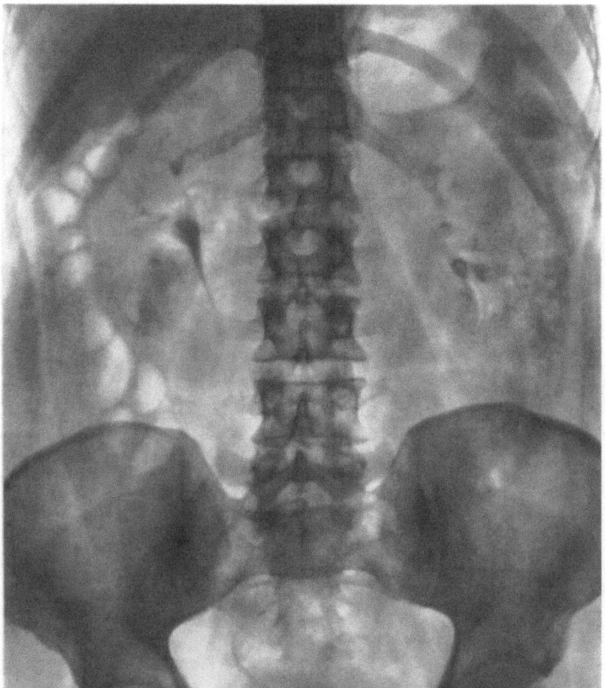

Abb. 64. Nierentuberkulose links. Ohne Kompression ist eine röntgenologische Diagnose unmöglich

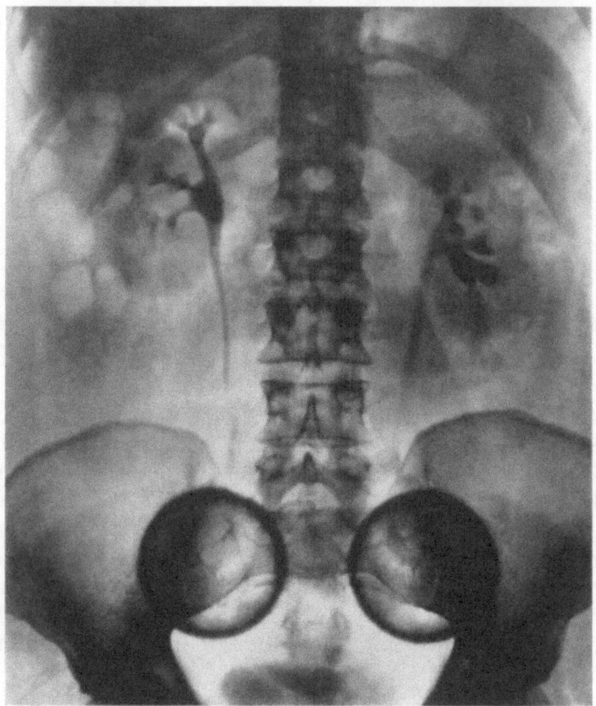

Abb. 65. Derselbe Fall. Die Kompression zeigt die anatomischen Verhältnisse der linken Niere in aller Deutlichkeit

Gegenindikationen sind selten. Bei Unmöglichkeit der Venenpunktion, insbesondere bei Kleinkindern, kann eine subcutane Ausscheidungsurographie sehr brauchbare, wenn nicht identische Bilder liefern.

Die benötigte Menge Kontrastmittel, bei Kindern 5—10 cm³, wird mit destilliertem Wasser auf 7¹/₂% verdünnt und in 2 Depots subcutan unter die Haut der Oberschenkel gegeben. Die Aufnahmezeiten sind etwas später wie bei intravenöser Injektion zu machen. Die Beigabe von Hyaluronidase beschleunigt die Resorption und die Ausscheidung.

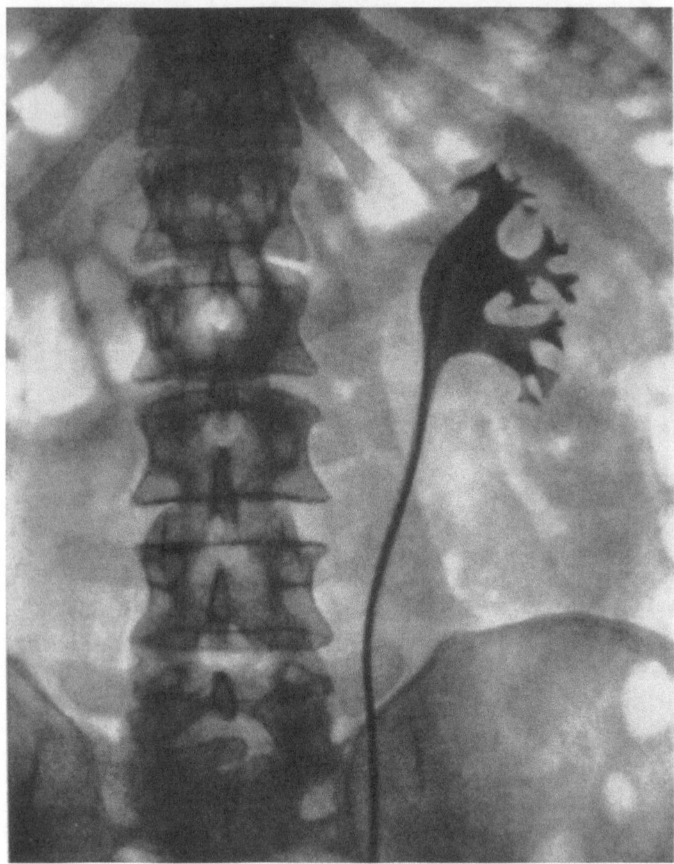

Abb. 66. Füllungspyelogramm

Die einzige strikte Gegenindikation ist die Niereninsuffizienz. Bei einem Harnstoffgehalt im Serum, der 100 mg/% übersteigt, ist nicht nur wegen mangelnder Konzentrationsfähigkeit keine Zeichnung zu erwarten, sondern wir setzen den Patienten durch Belastung der Nieren der Gefahr der Urämie aus. Dies gilt besonders, wenn gleichzeitig ein Leberschaden besteht, da die Leber an der Jodausscheidung beteiligt ist. Ebenfalls zu vermeiden ist auch bei intakter Nierenfunktion das rasche Aufeinanderfolgen von verschiedenen Kontrastfüllungen. Es sind dabei mehrere Fälle von Anurie beschrieben worden. Zwischen eine Ausscheidungsurographie und eine retrograde Füllung z. B. sind, wenn immer möglich, 48 Std zu legen.

Eine relative Kontraindikation bildet ferner die Hyperthyreose, da hier auch die geringen retinierten Jodmengen ungünstige Folgen haben können.

Diese Gegenindikationen gelten nicht bei der *retrograden Füllung* (Abb. 66). Seitdem auch hierzu dieselben reizlosen Jodsubstanzen wie zur Ausscheidung verwendet werden (in einer Konzentration von 20%), kann von einer Schädigung der Nieren kaum mehr gesprochen werden. Außer in extrem schlechten Fällen darf deshalb, wenn nötig, die retrograde Füllung auf beiden Seiten zur gleichen Zeit vorgenommen werden. Die Gefahr ist hier die Infektion. Ferner ist das retrograde Pyelogramm ein für den Patienten viel unangenehmerer Eingriff. Seine Domäne ist die Abklärung des anatomischen Details, z.B. bei Tumor-

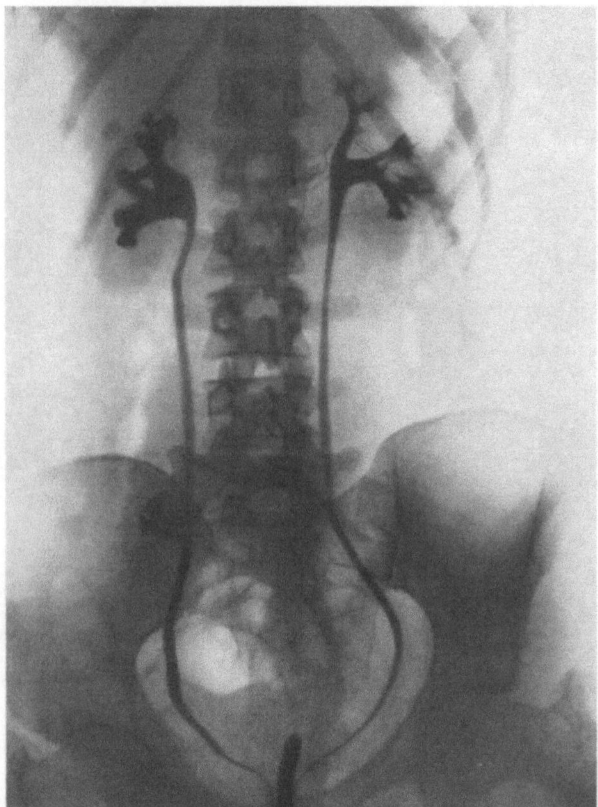

Abb. 67. Reflux im unteren Kelchgebiet der linken Niere mit Darstellung der Lymphgefäße

verdacht. Ich betrachte das retrograde Pyelogramm deshalb vor allem als eine Ergänzung der Urographie. Zur Füllung des Nierenbeckens wird ein schattengebender Ureterkatheter ins Nierenbecken hochgeschoben und das Nierenbecken leerlaufen gelassen. Das körperwarme Kontrastmittel wird langsam eingespritzt, bis der Patient einen Druck angibt. Bei zu raschem oder zu reichlichem Einspritzen kann mit oder ohne Kolik ein Reflux in einen Sinus oder in Sammelröhrchen auftreten (pyelovenöser oder pyelotubulärer Reflux - Fornixruptur Abb. 67). Bei infizierten Nieren kann ein Schüttelfrost die Folge sein. Solche unangenehme Zwischenfälle können auch bei ganz korrekter Technik auftreten. Zu Verwechslungen Anlaß geben kann die ungewollte Injektion von Luft (Abb. 68, 69). Solche Luftblasen können leicht für röntgendurchlässige Steine oder Uretertumoren gehalten werden.

Das retrograde Pyelogramm kann außer zur Abklärung anatomischer Details vor allem wegen seiner Kontrastschärfe noch zu allerhand anderen Untersuchungen verwendet werden.

Wird anstatt der jodhaltigen Kontrastmittel Sauerstoff verwendet, treten röntgendurchlässige oder kleine Steine besonders schön vor (Abb. 72). Ist die Niere durch perinephritische Verwachsungen fixiert und dadurch die respira-

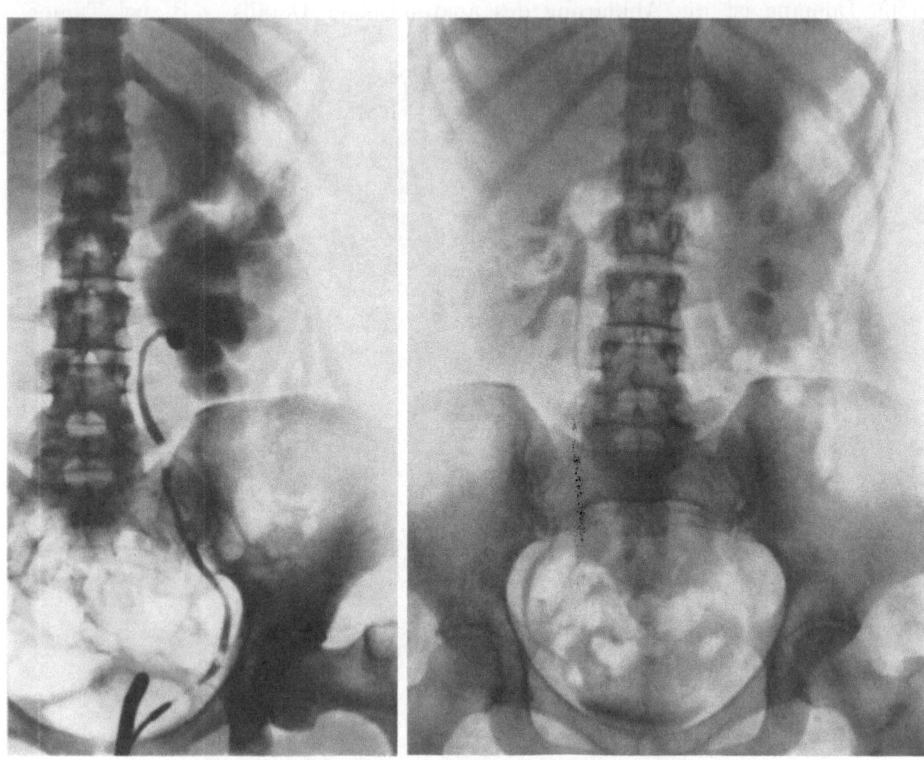

Abb. 68   Abb. 69

Abb. 68. Retrograde Füllung mit der Chevassusonde ergibt den Verdacht auf Uretertumoren und Stein am Abgang des Ureters aus dem Nierenbecken

Abb. 69. Derselbe Fall. Die Urographie läßt die korrekte Diagnose einer Hydronephrose durch Hindernis am Ureterabgang stellen

torische Verschieblichkeit aufgehoben, gibt uns das Veratmungspyelogramm (Abb. 73) darüber Auskunft.

Seine Technik ist einfach. Auf denselben Film werden 2 Aufnahmen gemacht, eine bei maximaler Inspiration, die andere bei maximaler Exspiration. Um eine sichere Beurteilung zu ermöglichen, müssen beide Nierenbecken und nicht nur das verdächtige gefüllt werden.

Eine Wanderniere kann durch Vergleich einer Aufnahme im Liegen und im Stehen gut visualisiert werden. Um die Beweglichkeit der Niere nicht zu hindern, muß vor der Aufnahme im Stehen der Ureterkatheter zurückgezogen werden (Abb. 74, 75). Selbstverständlich kann auch eine Ausscheidungsurographie die Diagnose einer Wanderniere ermöglichen.

Eine Weiterentwicklung der Pyelographie stellt die *Pyeloskopie* dar.

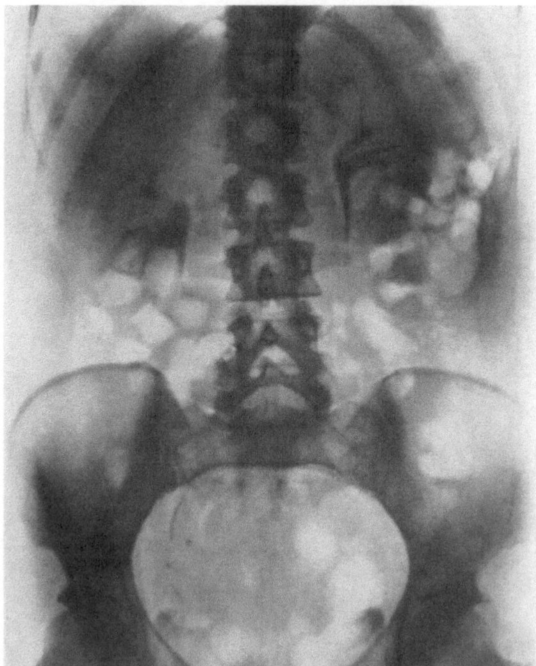

Abb. 70. Normales Ausscheidungspyelogramm

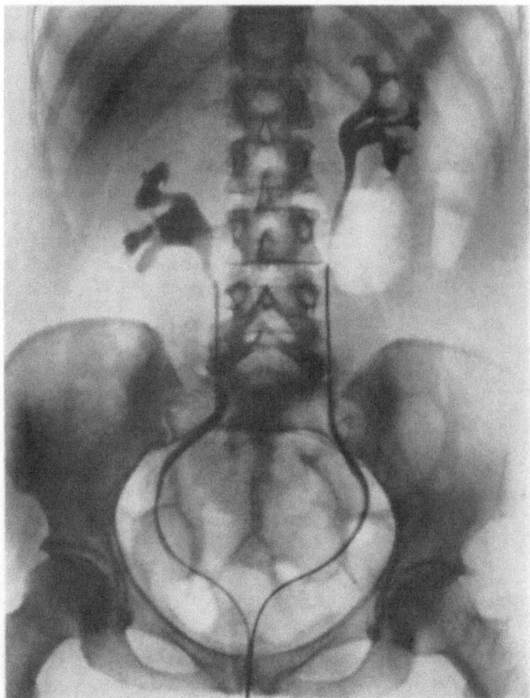

Abb. 71. Derselbe Fall. Bei retrograder Füllung hat vor allem das rechte Nierenbecken eine völlig veränderte Form bekommen

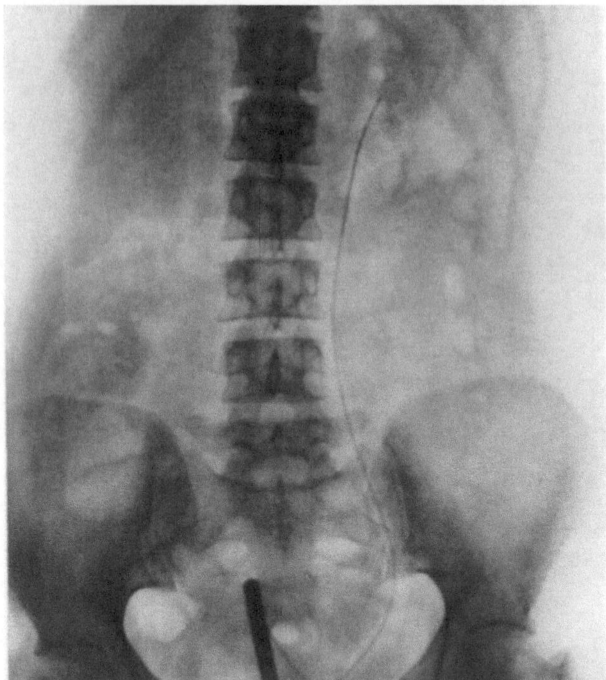

Abb. 72. Durch Sauerstoffüllung des linken Nierenbeckens tritt ein winziger Stein neben der Ureterkatheterspitze deutlich in Erscheinung

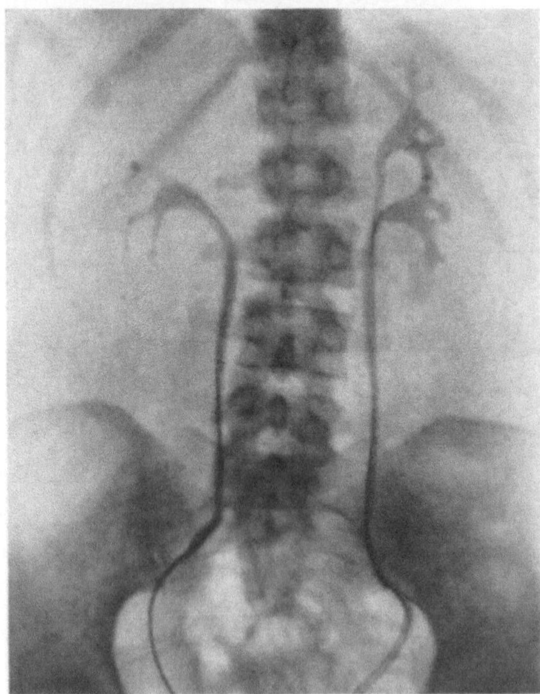

Abb. 73. Veratmungspyelogramm (Paranephritis rechts)

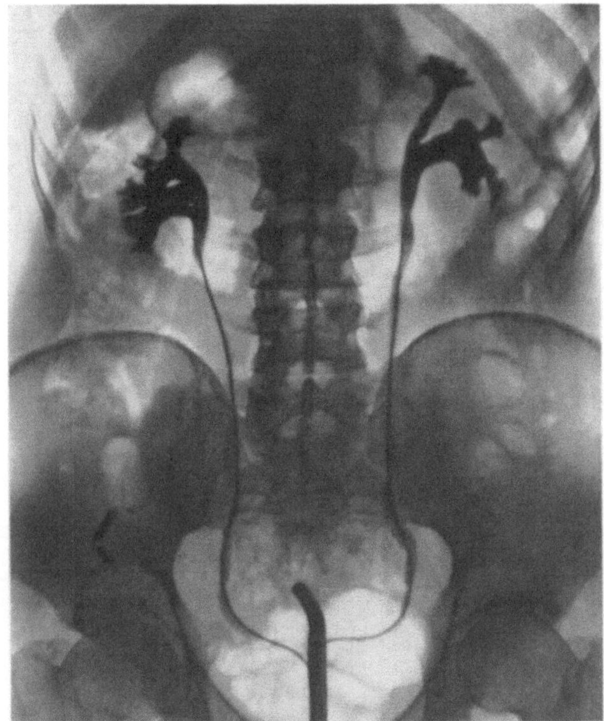

Abb. 74. Retrogrades Pyelogramm im Liegen

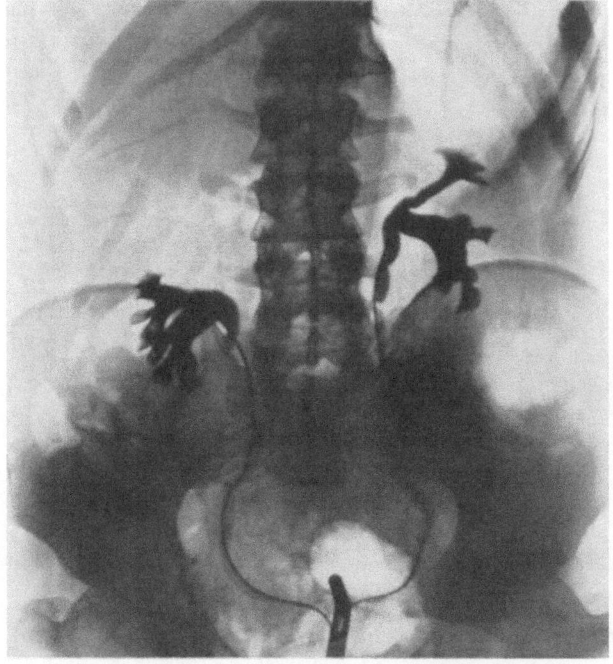

Abb. 75. Derselbe Fall. Aufnahme bei senkrechter Haltung des Patienten

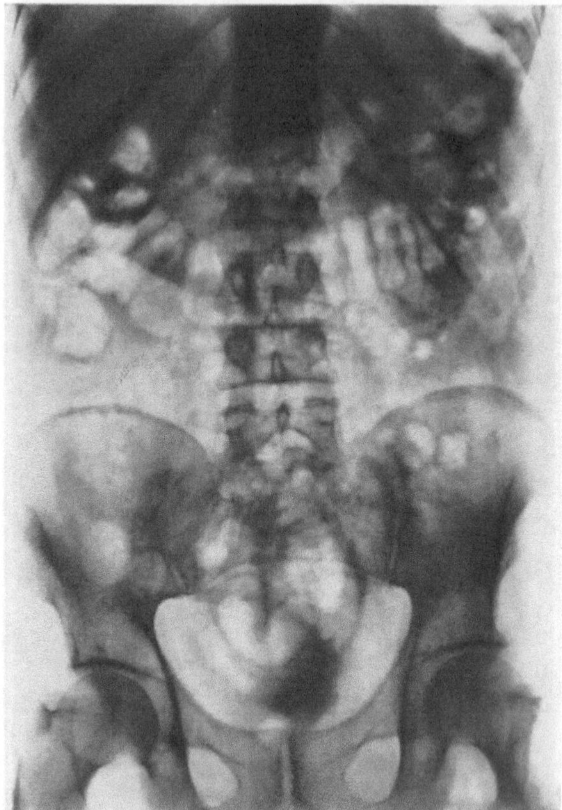

Abb. 76. Darstellung der Blase im Urogramm. Ausfall der rechten
Blasenhälfte durch Tumor

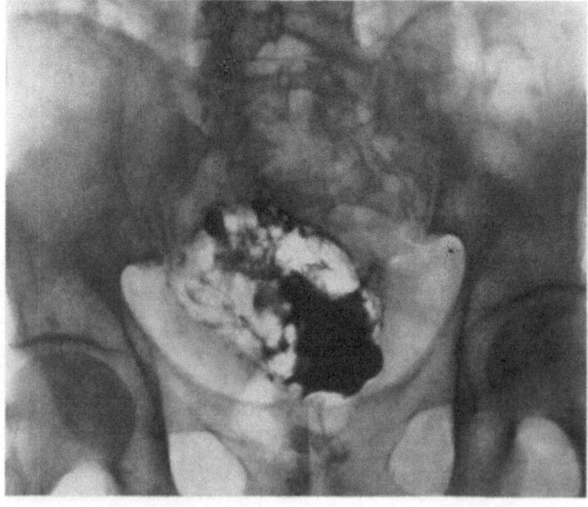

Abb. 77. Derselbe Fall. Füllung der Blase mit Kontrastmittel und Sauerstoff

Das mit Kontrastmittel gefüllte Nierenbecken wird vor dem Durchleuchtungs-
schirm betrachtet und die Motorik seiner Entleerung verfolgt. Die einzelnen
Phasen können mit gezielten Aufnahmen festgehalten werden. Trotzdem mit
dieser Methode sehr schöne Resultate erzielt wurden, hat sie sich nicht allgemein
eingebürgert. Die Gründe dafür sind mannigfaltig: Die Methode ist sehr zeit-
raubend, es besteht ein Widerspruch darin, daß physiologische Vorgänge mit
Hilfe der unphysiologischen Füllungsmethode verfolgt werden, die Resultate
sind selten so überzeugend, daß darauf eine Operationsindikation gestellt werden
kann, und wenn sie gestellt wird, so können an der freigelegten Niere der dadurch
gestörten Verhältnisse wegen die Befunde nicht bestätigt werden. Das kann sich

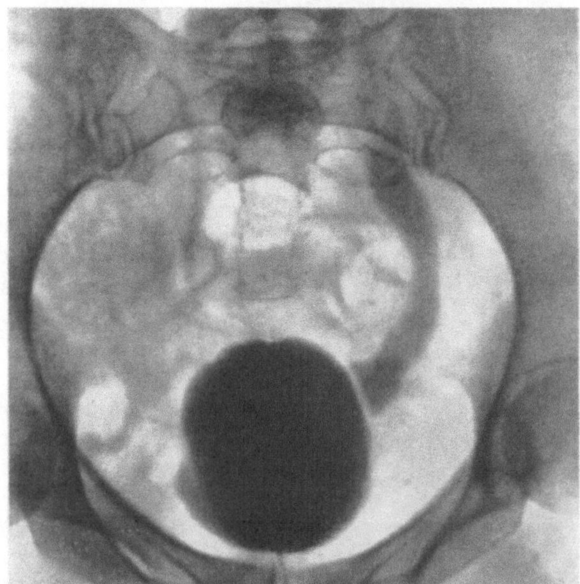

Abb. 78. Cystogramm mit Reflux in den linken Ureter

alles ändern durch Einführung noch kontrastreicherer Mittel für die Ausscheidungsurographie und besserer Apparate, doch gibt zu denken, daß die erste
Arbeit über Pyeloskopie bereits 1918 erschienen ist, so daß von einer Neuheit
kaum gesprochen werden kann.

Ähnliches gilt für die Urokymographie, die sich trotz ausgezeichneter Arbeiten
keinen festen Platz erobert hat.

Im retrograden Pyelogramm wird der Ureter durch abfließendes Kontrastmittel ebenfalls dargestellt, die Darstellung ist aber lückenhaft. Gute Bilder
erhält man, wenn anstatt des normalen Ureterkatheters eine Sonde (nach
CHEVASSU oder WOODRUFF) mit olivenförmigem Ende verwendet wird. Diese wird
auf eine kurze Strecke in den Ureter eingeführt, diesen dicht verschließend. Durch
Injektion von Sauerstoff oder Kontrastmittel ist so ein korrektes Uretero-
Pyelogramm zu erhalten. Es ist dafür allerdings notwendig, daß die Cystoskopie
auf dem Röntgentisch ausgeführt wird, am bequemsten auf einem Urologentisch
mit Röntgeneinrichtung.

Die Blase wird auf der Ausscheidungsurographie meist mit aller Deutlichkeit
dargestellt (Abb. 76). Wo nur die Darstellung der Blase gewünscht wird, wird
der Einfachheit der Technik meist das Füllungscystogramm vorgezogen. Durch

Kombination verschiedener Kontrastmittel (Abb. 77) sind alle wünschenswerten Aufschlüsse zu erhalten. Das Cystogramm ist in der klinischen Beurteilung auch nicht annähernd von der Wichtigkeit des Pyelogramms, da uns die Cystoskopie viel feinere Aufschlüsse über die Veränderungen innerhalb der Blase gibt. Wo der Sphinctermechanismus bei der Einmündung der Ureteren in die Blase fehlt oder defekt geworden ist, können durch Füllung der Blase die gesamten Harnwege sichtbar gemacht werden (Refluxpyelogramm) (Abb. 78, 79).

Zur Vervollständigung seien noch das Urethrogramm (Abb. 80) und die Röntgendarstellung der Samenblasen (durch Injektion des Kontrastmittels in das freigelegte vas deferens) zu erwähnen.

Eine zunehmende Bedeutung nimmt die vor mehr als 25 Jahren von Dos Santos eingeführte *Aortographie* ein. Seit der Einführung hochkonzentrierter Kontrastmedia vom selben Typ wie die zur Ausscheidungsurographie verwendeten hat die Methode viel von ihrem Schrecken verloren. Sie ist schon in Tausenden von Fällen ohne Zwischenfälle angewendet worden. Auch bei korrekter Technik kommen aber ernste Störungen der Gesundheit, ja sogar Todesfälle vor, so daß die Indikation überlegt sein will. Das Kontrastmittel wird entweder translumbal direkt in die Aorta oder durch Katheterismus der arteria radialis oder femoralis an die Abgangsstelle der arteriae renales gebracht.

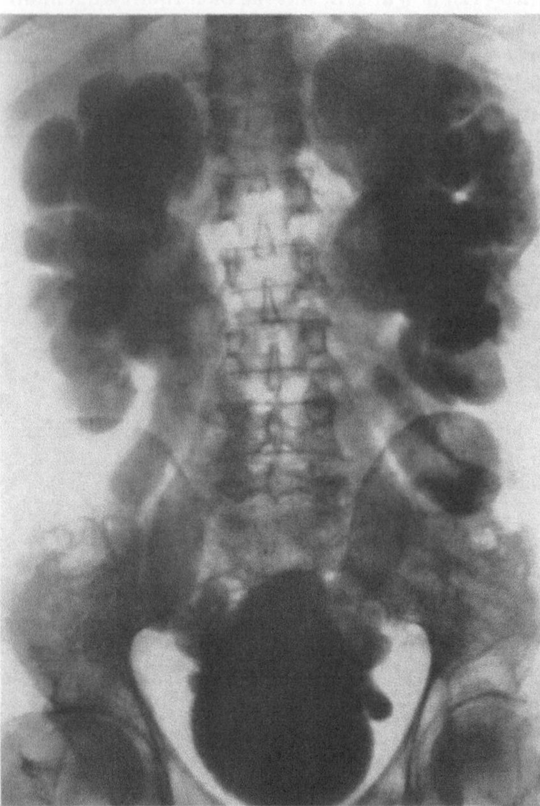

Abb. 79. Darstellung der ganzen Harnwege durch Reflux (kongenitale Mißbildung)

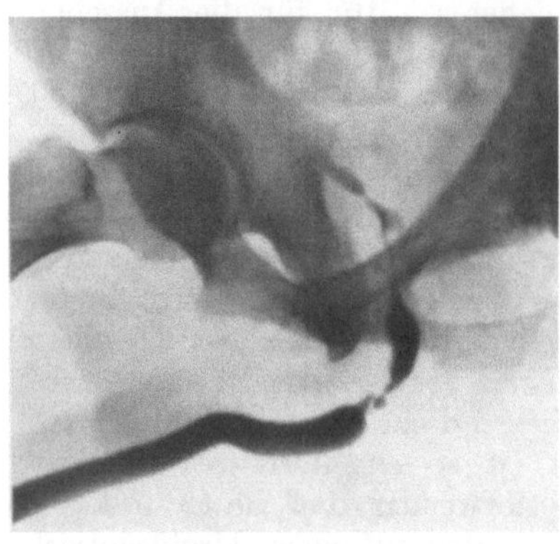

Abb. 80. Urethrogramm

Der Nutzen der Methode wird stark gesteigert, wenn ein Apparat zur Verfügung steht, der erlaubt, alle Sekunden eine Aufnahme zu machen. Ein solcher Kassettenwechsler gleicht allerdings mehr einer Fliegerabwehrkanone als einem Röntgenapparat. Es entstehen so Bilder in der arteriellen, venösen, nephrographischen und Ausscheidungsphase. Dies erleichtert natürlich sehr die Deutung der Bilder und reduziert Versager auf ein Minimum.

Symptomatologie

Ganz verschiedenartige Erkrankungen der Harnorgane erzeugen manchmal gleiche Krankheitserscheinungen, bedingen trotz Verschiedenheit der ihnen zugrunde liegen den anatomischen Veränderungen sich ähnlich sehende Krankheitsbilder. Das Erkennen des wirklichen Grundleidens wird dadurch erschwert. Nur wenn sich der Untersuchende stets klare Rechenschaft von der Vieldeutigkeit der Symptome gibt, wird ihm eine rasche und richtige Diagnose möglich. Dies möge der nachfolgende Überblick über die allgemeine Symptomatologie der Krankheiten der Harnorgane erleichtern.

A. Schmerz

Viele, wenn auch längst nicht alle Krankheiten der Harnorgane gehen wenigstens zeitweilig mit Schmerzen einher. Die vom Leidenden geschilderten Schmerzempfindungen geben selten Aufschluß über die Art der Erkrankung, wohl aber häufig Hinweise auf deren Sitz.

Dies gilt besonders für die wenig charakteristischen *Schmerzempfindungen in den unteren Harn- und in den Geschlechtsorganen.* Brennende oder schneidende Schmerzen in der Harnröhre bei der Miktion, pochende oder dumpfe Schmerzen am Damme und in den äußeren Genitalien, krampfartige Schmerzen am Blasenhalse, sie alle lassen meist mit Recht eine Erkrankung der unteren Harnwege oder Geschlechtsorgane vermuten; sie sind fast nie durch Krankheiten der oberen Harnorgane, der Ureteren oder Nieren bedingt. Nur ausnahmsweise kann ein Nierenstein reflektorisch schmerzhaften und häufigen Harndrang auslösen, ein Nierentumor durch Blutung in die Blase und Verstopfung des Blasenausgangs zu heftigen Blasenkrämpfen Anlaß geben. Aber selbst die Lage des Krankheitsherdes zeigen die Schmerzempfindungen in den unteren Harnwegen nur unvollständig an. Sie erlauben nie zu unterscheiden, ob das Leiden zur Hauptsache in der Blase oder in der Harnröhre, in der Prostata oder in den Samenblasen liegt. Der Kranke klagt z.B. oftmals fast ausschließlich über Schmerzen im äußersten Teile der Harnröhre, und doch ist die Harnröhre gesund, sind die Schmerzen einzig und allein durch einen Blasenstein verursacht; oder der Kranke klagt über Schmerzen am Blasenhals, und doch ist die Blase gesund und sitzt das Leiden in der Prostata (Carcinom oder Entzündung).

Diagnostisch aufschlußreicher sind Angaben des Kranken über *Schmerzen in den oberen Harnorganen und besonders der Nierengegend.* Hier sind zwei Arten von Schmerzempfindungen bei der diagnostischen Auswertung zu unterscheiden: 1. dumpfe, drückende Schmerzen, die lange anhalten, selten in Anfällen auftreten, 2. krampfartige, immer nur in Anfällen auftretende Schmerzen, meist nur einige Minuten oder Stunden andauernd.

Über *dumpfe Schmerzen* in der Nierengegend wird bei allen möglichen Leiden geklagt, nicht nur bei Leiden der Harnorgane selbst. Außerhalb der Harnorgane sich abspielende Krankheitsprozesse wie Leber- oder Darmleiden, weibliche Genitalerkrankungen, Muskelrheumatismus usw. können solche dumpfe Schmerzen der Nierengegend auslösen. Sie sind auch nicht bestimmten Harnleiden eigen. Sie können durch jede Spannungszunahme der fibrösen Nierenkapsel, gleichgültig welchen Ursprungs, hervorgerufen werden. Dumpfe Nierenschmerzen können bei allen Kongestionszuständen des Nierenparenchyms auftreten, sowohl bei entzündlichen Veränderungen der Nieren, wie auch bei kompensatorischer Hypertrophie der nach Nephrektomie verbliebenen einzigen Niere; sehr stark sind sie manchmal auch während der durch einen Tachykardieanfall ausgelösten Polyurie.

Diagnostisch vielsagender sind die krampfartigen, als *Nieren- und Ureterkoliken* bezeichneten Schmerzen. Sie sind immer als fast sicherer Beweis einer momentanen, hochgradigen Behinderung des Harnabflusses aus dem Nierenbecken in die Blase zu betrachten. Hinweise auf die Art des Harnwegverschlusses, ob lediglich durch spastische Kontraktionen der Muskulatur, ob durch mechanische Verstopfung entstanden, sind aus dem Verlaufe der Kolik nicht zu ersehen. Die Schmerzempfindungen werden vom Kranken immer gleich geschildert, sei die Ursache der Kolik dieser oder jener Art. Viel zu oft wird das Auftreten einer Nierenkolik als Zeichen einer Nephrolithiasis gedeutet. Wohl leidet die überwiegende Mehrzahl aller Nierensteinkranken zeitweilig an Nierenkoliken, und oft ist ein Kolikanfall das erste, dem Kranken erkennbare Zeichen seines Steinleidens. Aber zahlreiche andere Erkrankungen bedingen Nierenkoliken genau der gleichen Art wie die Steinkoliken, so z. B. die Hydronephrose, Nierentuberkulose, Ureterspasmen usw.

Es ist jeweilen nicht möglich, aus den Schmerzäußerungen allein die Ursache der Nierenkolik zu erkennen. Nur wenn außer einer genauen Palpation der Harn- und Geschlechtsorgane auch noch eine sorgfältige mikroskopische Untersuchung des während oder gleich nach der Kolik entleerten Harns des Kranken vorgenommen wird, ist ohne Zuhilfenahme weiterer Untersuchungen eine wohlbegründete Mußmaßung über die Ursache einer Nierenkolik möglich. Spärlicher Eiweiß- und Cylindergehalt des Harns findet sich nach jeder Nierenkolik, er gibt aber über die· Ursache der Kolik keinen Aufschluß. Wenn aber neben Eiweiß und Cylinder im Harn mehr oder weniger zahlreiche, rote Blutkörperchen gefunden werden, so ist der Verdacht, es möchte ein Nieren- oder Harnleiterstein vorliegen, berechtigt. Ist der Urin sehr stark blutig, enthält er große, wurmförmige Gerinnsel, dann darf die Kolik als Folge eines blutenden Nierentumors angesprochen werden. Dabei ist allerdings nicht zu vergessen, daß ausnahmsweise Nephrosklerosen oder embolisch-infektiöse Nierenentzündungen solche starke Hämaturien mit Kolik erzeugen können.

Sind im Harn auch Eiterkörperchen in erheblicher Zahl vorhanden, so muß neben einem infizierten Nieren- oder Ureterstein auch Tuberkulose als Ursache der Kolik in Betracht gezogen werden. Von allen Infektionen der Harnorgane führt die Tuberkulose am häufigsten zur Nierenkolik, weil bei ihr am ehesten durch Abgang kleiner nekrotischer Gewebe- oder Eiterbröckel der Ureter verstopft wird.

Ist der Harn nach der Nierenkolik frei von roten Blutkörperchen, frei von Leukocyten, so ist als Ursache des Schmerzanfalles in erster Linie eine Knickung oder Spornbildung des Ureters (Hydronephrose) anzunehmen; aber es ist auch nicht zu vergessen, daß ein reiner Spasmus der Nierenbecken- und Uretermuskulatur zu Nierenkoliken bei normalem Harn führen kann.

Ein Spasmus der Nierenbecken- oder Uretermuskulatur wird wohl bei keiner, auch nicht bei der durch mechanische Verstopfung der Harnwege (Stein usw.) bedingten Nieren- oder Ureterkolik fehlen. Es ist ja stets die spastische Kontraktur der Nierenbecken- und Uretermuskulatur, die durch rasche, intrapelvine Drucksteigerung den Kolikschmerz auslöst. Aber Spasmen der Nierenbecken- und Uretermuskulatur können auch ohne Mithilfe mechanischer Verstopfung der Harnwege zu heftigen Nierenkoliken führen. Bei gesteigerter Reizbarkeit der Muskulatur kann schon die Ausscheidung kleinster Eiterfetzchen oder von Kristallen im Urin (Phosphaturie), können auch in der Nachbarschaft der Ureterwand sich abspielende Entzündungen, z. B. Appendicitis, Spermatocystitis usw., Spasmen der Uretermuskulatur und damit Koliken auslösen. Ja selbst rein psychische Erregungen können bei reizbaren Menschen Nierenkoliken durch Nierenbecken- und Ureterspasmen bedingen. Die Ungleichheiten in der Reizbarkeit der Nierenbecken- und Uretermuskulatur erklären, warum bei dem einen Patienten ein Stein im Ureter schmerzlos ertragen wird, beim anderen der Abgang eines Blutgerinnsels im Urin eine Ureterkolik auslösen kann.

B. Störungen der Harnentleerung
I. Pollakiurie

Eines der häufigsten Symptome, worüber Harnkranke klagen, ist ein stark vermehrtes Bedürfnis, die Harnblase zu entleeren, die sog. Pollakiurie. Während sich beim gesunden Menschen das Harnbedürfnis tags nach 4—5stündigen Pausen, nachts im Schlafe gar nicht oder höchstens ein einziges Mal einstellt, meldet es sich bei vielen Kranken 1—2stündlich, ja sogar viel häufiger, tags wie nachts.

Wie entsteht das Gefühl des Harndrangs? Die frühere Meinung, Harndrang werde immer durch das Eindringen von Blaseninhalt in die hintere Harnröhre erzeugt, ist irrig. Es kann die hintere Harnröhre mit Harn gefüllt sein, ohne das Gefühl von Harndrang auszulösen.

Dies lehrt eine alltägliche Beobachtung. Wird einem an einer entzündlichen Erkrankung der unteren Harnwege leidenden Manne ein Katheter mit knopfförmigem Ende (Instillator) bis unmittelbar hinter den sphincter externus urethrae, also in den vordersten Teil der hinteren Harnröhre eingeführt, so tropft öfter durch den Katheter, obschon er nicht in der Blase liegt, Blaseninhalt nach außen ab, ohne daß dabei der Kranke Harndrang empfindet. Es können sogar durch das hinter dem sphincter externus liegende Katheterauge 20—30 g Flüssigkeit in die hintere Harnröhre und in die Blase eingespritzt werden, dann wieder durch eine dem Katheter aufgesetzte Spritze aus der hinteren Harnröhre und Blase aspiriert werden, ohne daß dieses Hin- und Herfließen von Flüssigkeit durch die hintere Harnröhre auch nur den leisesten Harndrang erzeugt.

Auch der Ablauf der Miktion beim Weibe lehrt, daß das Gefühl des Harndranges nicht von der Harnröhre, sondern von der Blasenwand ausgeht. Es stellt sich jedesmal Harndrang ein, wenn der Detrusor der Blase sich zusammenzieht.

Wie werden nun aber solche Detrusorkontraktionen angeregt?

Unter normalen Bedingungen wird der Detrusor zu Kontraktionen gereizt, sobald er durch den in der Blase sich ansammelnden Harn über ein gewisses Maß hinaus gedehnt wird. In einer gesunden Blase tritt die Detrusorkontraktion jeweilen ein, wenn 300—400 g Harn sich in der Blase angesammelt haben. Unter krankhaften Bedingungen verschiebt sich die Reizschwelle des Detrusors. Die Empfindlichkeit des Detrusors gegenüber Dehnung läßt bei Erkrankung seiner sensiblen Bahnen nach, z.B. bei Tabes und anderen Rückenmarksleiden, oder sie vermindert sich nach einer lang dauernden, allmählich zunehmenden Überdehnung der Blase, so durch eine lange andauernde Harnverhaltung infolge Prostatahypertrophie, Striktur usw. Es stellt sich unter solchen Bedingungen die Detrusorkontraktion und damit der Harndrang erst bei einem viel höheren Füllungsgrad der Blase ein als normal (neurogene und myogene Atonie). Trotzdem kann der Harndrang häufig bleiben, weil bei diesen Kranken die Blase durch die Miktion jeweilen nicht vollständig entleert wird, sondern stets so erhebliche Restharnmengen zurückbehält, daß sie durch den ständigen Harnzufluß sehr rasch wieder den Grad von Füllung erreicht, der den Kontraktionsreflex des Detrusors auslöst. Daher findet sich bei chronischer Harnverhaltung trotz der Überdehnung und verminderter Empfindlichkeit des Detrusors ein stark vermehrter Harndrang, um so mehr, als auch gleichzeitig infolge der Harnstauung eine ausgesprochene Polyurie besteht.

Ist andererseits die Elastizität der Blasenwand durch Entzündung oder durch Kongestion vermindert oder wird der Detrusor der Blase außer durch den in der Blase gestauten Harn auch noch anderswie mechanisch gereizt, so z.B. durch das

Anschlagen eines Blasensteins an die Blasenwand, so stellen sich Detrusorkontraktionen schon bei geringerem Füllungsgrade der Blase ein als normalerweise. Auch Erkrankungen außerhalb der Blase können den Anlaß geben, daß schon bei geringer Blasenfüllung der Blasendetrusor sich kontrahiert. So führen z. B. tiefsitzende Uretersteine recht oft reflektorisch zu häufigem Blasendrang. Ja, es kann bei nervösen Menschen nur der Gedanke an die Miktion selbst bei wenig gefüllter Blase eine Detrusorkontraktion und damit das Gefühl des Harndrangs hervorrufen.

Die Ursache der Pollakiurie kann demnach in sehr verschiedenartigen Erkrankungen liegen. Leider wird dies bei der Deutung des Symptoms Pollakiurie nicht immer genügend berücksichtigt. Viel zu oft wird aus dem Auftreten einer Pollakiurie ohne weitere Überlegung bei der Untersuchung auf das Bestehen eines Blasenkatarrhs geschlossen, weil die Pollakiurie das auffallendste Symptom dieses häufigsten aller Blasenleiden, der Cystitis, ist. Man darf wohl behaupten, daß die Mehrzahl der Kranken, die an Pollakiurie leiden, immer vom Arzt vorerst ein Harndesinfiziens erhalten, bevor nur untersucht wird, ob eine Harninfektion besteht. Und wie oft fehlt jegliche Infektion bei den Kranken mit Pollakiurie! Wie oft ist der vermehrte Harndrang nicht die Folge einer Cystitis, sondern einer chronischen, aseptischen Harnverhaltung, die, wenn nicht zeitig genug richtig behandelt, den Kranken der Gefahr der tödlichen Urämie infolge hydronephrotischer Schrumpfniere aussetzt. Dies lehrt deutlich genug, wie notwendig es ist, bei jedem einzelnen Falle die Ursache des vermehrten Harndrangs genau zu erforschen und nicht gedankenlos das Symptom Pollakiurie durch irgendwelche therapeutischen Maßnahmen zu bekämpfen.

Meldet sich ein Patient mit Klagen über vermehrten Harndrang, so ist die Ursache dieser Beschwerden in ganz verschiedenen Richtungen zu suchen, je nachdem die Pollakiurie bei klarem oder bei trübem Urin auftritt.

Bei *Pollakiurie mit klarem Urin* können entzündliche Krankheiten der Harnwege als Ursache der Pollakiurie ausgeschlossen werden. Es ist mit Bestimmtheit das Bestehen einer Cystitis zu verneinen; denn eine Cystitis bringt immer Eiterbeimischung zum Harn.

Die Vermehrung des Harndrangs bei klarem Harn kann bedingt sein:

1. Durch eine *Polyurie*, durch Absonderung ungewöhnlich großer Harnmengen durch die Nieren. Diese ruft natürlich selbst bei vollständig normaler Blase eine Steigerung des Harnbedürfnisses hervor. Die Polyurie ist durch Messung der Urintagesmengen leicht zu erkennen. Sie ist verursacht entweder durch Diabetes, nephritische Prozesse, Harnstauung, Hirnleiden, vasomotorische Störungen (Polyurie bei Tachykardie, polyuria nervosa spastica usw.) oder lediglich durch ungewöhnlich große Flüssigkeitszufuhr.

2. *Nervosität* kann an sich allein, ohne begleitende Polyurie, Schuld an der Pollakiurie tragen. Bei nervösen Individuen kontrahiert sich der Detrusor der Blase häufig schon bei geringer Blasenfüllung. Es wird denn auch bei jeder Miktion nur eine ganz kleine Urinmenge entleert. Für diese rein nervöse Pollakiurie ist charakteristisch, daß sie nur tags in Erscheinung tritt, nachts, wenn der Patient gut schläft, schwindet, einzig bei Schlaflosigkeit auch nachts sich geltend macht. Bei einer auf den Wachzustand beschränkten Pollakiurie ist immer ein nervöser Ursprung dieser Miktionsstörung wahrscheinlich. Bei organischen Leiden wie Harnretention, Cystitis usw. ist die Pollakiurie nachts immer ebenso stark oder sogar noch stärker ausgesprochen als tags. Bei ihnen weckt der heftige Harndrang den Kranken selbst aus tiefem Schlafe auf. Einzig bei Blasenstein kann wie bei Nervosität die über Tag sehr störende Pollakiurie nachts weichen, weil in der Ruhe der Stein die Blase weniger zu Kontraktionen reizt als bei Bewegungen. Die Pollakiurie durch *Blasenstein* ist von der nervösen Pollakiurie trotzdem leicht zu unterscheiden, weil bei ihr wegen der Verletzungen der Blasenschleim-

haut durch den Stein immer etwas Blut dem Harn beigemischt ist, was bei nervöser Pollakiurie fehlt. Eine vermeintlich rein psychisch bedingte Pollakiurie hat ihren Grund manchmal in einem krankhaft gesteigerten Blutdruck des Kranken (Hochdruckkrankheit). Blutdruckerniedrigende Medikamente mindern die Pollakiurie.

3. Pollakiurie mit klarem Urin ist auch oft die Folge *venöser Blutstauung* in der Blasenschleimhaut. Eine solche wird oft ausgelöst durch Krankheiten in der Umgebung der Blase, so durch Hypertrophie oder Neubildung der Prostata, Tumoren des Uterus oder der Adnexe, Gravidität, ferner durch Appendicitis, Salpingitis oder eine Prostatitis, die, wenn metastatisch entstanden, ohne jegliche Pyurie verlaufen kann. Auch Nierenleiden, z.B. *Nierensteine*, können durch Reflexwirkung eine Pollakiurie mit klarem Harn bedingen.

Bei der Diagnosestellung ist nie zu vergessen, daß der *coitus interruptus* durch Hyperämie der Genitalien recht oft zur Ursache einer starken Pollakiurie wird. Zahlreiche Patienten mit Pollakiurie werden jahrelang irrtümlich wegen sog. chronischer Prostatitis oder Cystitis behandelt, bei denen lediglich der coitus interruptus die starken Beschwerden bedingt. Auf den Weg zur richtigen Diagnose führt beim Mann der Befund von Kongestion und Druckempfindlichkeit der Prostata bei Fehlen entzündlicher Veränderungen der Urogenitalorgane. Der Heilerfolg einer Regelung der vita sexualis bestätigt meist rasch die Richtigkeit der Diagnose.

4. Die Blasenwand infiltrierende *Tumoren*, z.B. Carcinome, vermindern die Dehnungsfähigkeit der Blase. Sie sind stets von gesteigertem Harndrang begleitet. Dieses Symptom fehlt allerdings bei der häufigsten Tumorform der Blase, bei den Papillomen, die nur die Schleimhaut, nicht aber die Muscularis in Mitleidenschaft ziehen.

5. Die praktisch wichtigste Ursache der Pollakiurie bei klarem Urin ist die *Harnverhaltung*. Wenn die Blase sich nie mehr vollkommen entleert, oft, aber nur in kleinen Mengen Harn abgibt, so wird der Detrusor immer wieder nach kurzen Pausen stark gedehnt und dadurch stets von neuem zu Kontraktionen gereizt. Diese Art der Pollakiurie tritt nachts viel heftiger auf als tags. Dies erklärt sich einerseits daraus, daß durch vermehrte Kongestion der Harnorgane in der Nacht die bestehenden Harnabflußhindernisse wie eine hypertrophische Prostata, eine Striktur der Urethra sich steigern und damit auch die Menge des Restharns; andererseits daraus, daß bei geschwächten Leuten unter der Wirkung der Nachtruhe die Durchströmung der Nieren gebessert und die Harnsekretion deshalb gesteigert wird.

Bei *Pollakiurie mit trübem Harn* ist ihre Ursache in einer Entzündung der Harnorgane zu suchen, in erster Linie in einer entzündlichen Erkrankung der Blase. Die Entzündung macht die Blasenwand gegen Dehnung sehr empfindlich; schon kleine Harnmengen lösen eine Kontraktion des Detrusors aus. Jede stärkere Cystitis ist deshalb von Pollakiurie begleitet.

Daß nicht jede Trübung des Harns durch Entzündung der Harnwege hervorgerufen ist, deshalb auch nicht bei jeder Pollakiurie mit trübem Harn auf Cystitis geschlossen werden darf, sei nochmals hervorgehoben. Stets muß bei trübem Harn chemisch (Probe mit Essigsäure) oder mikroskopisch geprüft werden, ob wirklich Eiter die Harntrübung bedingt, nicht etwa bloß Phosphaturie oder Carbonaturie. Eine Harntrübung durch Phosphate und Carbonate ist ja auch wie die Pyurie, oft von Pollakiurie begleitet; die im Harn ausgefallenen Kristalle reizen die Blase zu häufigen Kontraktionen. Aber selbst wenn Eiter als Ursache der Harntrübung nachgewiesen ist, bleibt stets noch zu bedenken, daß außer der Entzündung noch andere, mit der Entzündung vergesellschaftete Erkrankungen der Harnorgane wie Stein oder Harnverhaltung die Hauptursache der Pollakiurie sein können.

II. Schmerzhafte Miktion (Algurie)

Außer über Häufigkeit der Miktion klagen viele Kranke gleichzeitig über Schmerzhaftigkeit der Harnentleerung. Der gleiche Krankheitsprozeß, der die Blasenwand zu häufigen Kontraktionen reizt, macht sie auch sehr schmerz-empfindlich gegen Dehnung und Druck. So wird die Miktion nicht nur häufig, sondern auch schmerzhaft bei Cystitis, bei infiltrierendem Blasentumor, bei Blasenstein usw. Sogar bei der rein nervösen Pollakiurie, bei der die Blase gesund ist, wird die Miktion vom Kranken oft schmerzhaft empfunden, weil das überreizte Nervensystem des Kranken schon auf physiologische Vorgänge, so auf jede Kontraktion des Blasenmuskels und jede Dehnung der Urethra durch den austretenden Harnstrahl mit Schmerzgefühl reagiert.

Aber auch wenn der Harndrang nicht besonders häufig ist, kann die Miktion schmerzhaft sein. So ist bei Urethritis, die, solange der Blasenhals nicht in Mitleidenschaft gezogen ist, ohne Steigerung der Miktionsfrequenz verläuft, die Harnentleerung schmerzhaft (Chaude-pisse). Selbst bei gesunden Harn-organen und gesundem Nervensystem kann die Harnentleerung Schmerzen aus-lösen. Die Entleerung des spärlichen, aber hochgestellten Fieberurins kann ein starkes Brennen und Stechen in Blase und Harnröhre hervorrufen; auch bei Phosphaturie und Carbonaturie schmerzt manchmal die Harnentleerung den Kranken, weil die mit dem Harn entleerten Kristalle chemisch und mechanisch selbst die normalen Schleimhäute zu reizen vermögen.

Das Symptom „Schmerz" bei der Miktion ist also sehr vieldeutig, deshalb diagnostisch wenig bedeutungsvoll. Immerhin hilft es doch, wenn Art und Ort der Schmerzen genau beobachtet werden, zur Erkenntnis einzelner Leiden.

Der *Miktionsschmerz* tritt bald im *Beginn*, bald am *Ende* der Harnentleerung auf, andere Male hält er während der ganzen Miktionsdauer an. Ist er *initial* oder während der ganzen Miktion andauernd und ist er zudem vorzugsweise auf die vordere Harnröhre beschränkt, so weist dies auf kongestive oder entzündliche Veränderungen der Harnröhrenschleimhaut hin oder auf eine ungewöhnliche Reiz-wirkung des entleerten Harns, sei es durch dessen starken Kristallgehalt wie bei Phosphaturie usw. oder dessen hohe Konzentration wie beim Fieberharn. *Terminale* Miktionsschmerzen, die tief in der Harnröhre oder am Damme emp-funden werden, sind sehr charakteristisch für Erkrankungen der hinteren Harn-röhre, der Prostata oder der Blase. Sie halten oft nach Entleerung der Blase an, begleitet von heftigem Blasendrang, wie wenn der letzte Tropfen Urin mit Gewalt aus der Blase ausgepreßt werden müßte. Schmerz und Drang verlieren sich erst, wenn wieder etwas Harn in der Blase angesammelt ist; bald aber stellt sich wieder, sobald die Harnmenge 40—50 g erreicht, eine neue Miktion mit nach-folgendem Schmerz und Drängen ein. Solche häufig sich wiederholende Blasen-tenesmen *(Strangurie)* sind vorzugsweise die Folgen heftiger Cystitis eines infil-trierenden Blasencarcinoms, eines in die Blasenmündung eingeklemmten Steins oder Tumors, einer Absceßbildung in der Prostata usw.

Besonders erwähnenswert ist, daß bei Blasensteinen der Kranke den Miktions-schmerz weniger in der Blase und hinteren Harnröhre als vielmehr auffällig stark an der Spitze der Eichel empfindet.

III. Anomalien in der Dauer der Miktion

Anomalien in der Dauer des Miktionsaktes erlauben nur geringe diagnostische Schlüsse. Die Dauer der Miktion hängt normalerweise vor allem von der Menge des entleerten Harns ab. Ist wenig Harn in der Blase, so wird die Miktion rasch beendigt; ist viel Harn in der Blase, so dauert die Miktion länger.

Trotz normaler Blasenharnmenge kann aber die Miktionsdauer lang werden, entweder durch ein mühsames, zögerndes Einsetzen der Miktion oder aber durch ein sehr langsames Abfließen des Harns *(Dysurie)*.

Daß der Kranke trotz ausgesprochenen Harndrangs beim Versuche der Miktion lange warten muß, bis der Harn fließt, ist ein für Prostatahypertrophie recht charakteristisches Symptom. Es ist jeweilen nachts besonders stark ausgesprochen, wenn durch die Ruhelage des Kranken die Kongestion der hypertrophischen Prostata und wohl auch der Sphinctertonus vermehrt und dadurch der Abfluß des Harns mehr als tags behindert ist. Die Kranken vermögen die Harnentleerung oft nur in Gang zu bringen durch Massieren der Blasengegend, durch Ziehen am Penis, durch Einnehmen bestimmter Körperstellungen wie starkes Beugen des Oberkörpers oder tiefes Niederkauern usw. In ähnlicher Weise, doch weniger ausgesprochen, wird ein zögerndes Abfließen des Harns vielfach bei entzündlichen Erkrankungen der Blase, Prostata oder Harnröhre beobachtet. Bei diesen Kranken ist es, dem Kranken bewußt oder unbewußt, vorwiegend die Angst vor den Miktionsschmerzen, die den Beginn der Harnentleerung verzögert. Stark ausgesprochen ist dieses Symptom des zögernden Beginns der Miktion auch häufig bei Nervösen, selbst solchen mit ganz gesunden Harnwegen. Bei ihnen ist es eine rein psychische Hemmung, die den Miktionsakt nicht in Gang kommen läßt. Vor allem die Scheu, beobachtet zu werden, hemmt sie, trotz heftigen Harndrangs, den Harn in der Nähe von Drittpersonen, z.B. im Zimmer des Arztes usw., zu entleeren. Ein Sphincterspasmus hält den Harnstrahl zurück. Auch willkürliches Verhalten des Harns trotz öfters sich meldenden Harndrangs macht bei Gesunden und Kranken das Abfließen des Harns zeitweilig schwierig. Der lange willkürlich stark angespannte Blasenschließmuskel verfällt in einen Krampfzustand, und der Detrusor wird durch die mit der willkürlichen Harnverhaltung sich einstellenden Kongestion in seiner Funktionsfähigkeit geschwächt.

Statt durch einen verzögerten Beginn wird der Miktionsakt manchmal durch ein langsames, kraftloses Abfließen des Harnstrahls oder durch Verminderung des Harnstrahlkalibers verlängert. Auch ein wiederholtes Unterbrechen des Harnstrahls, eine stoßweise Harnentleerung, kann Ursache der Miktionsverlängerung sein. Die Kraftlosigkeit des Harnstrahls hat ihren Grund in einer Schwäche des Blasendetrusors (z.B. bei spinalen Erkrankungen oder bei degenerativen Prozessen des Blasenmuskels usw.) oder in einer Verminderung des Harnröhrenvolumens (Striktur, eingeklemmter Fremdkörper) oder in zeitweiligem Urethralschließmuskelkrampf (bei Nervösen, bei Prostatikern usw.). Diese Miktionsstörung wechselt in ihrer Intensität beim einzelnen Kranken stark. Sie ist bei Prostatikern z.B. nach längerem Liegen stärker als nach Gehen, beim Blasensteinkranken hinwiederum im Liegen geringer als im Stehen.

Statt eines verlangsamten kommt manchmal auch ein *überstürztes Einsetzen* der Miktion zustande, so daß der Kranke, wenn er dem Harndrang nicht sofort nachgeben kann, sich näßt. Dies wird besonders beobachtet bei heftigen Entzündungen der Blase und der Prostata sowie auch bei einzelnen Neurasthenikern ohne Erkrankung der Harnorgane.

Eine *Formveränderung des Harnstrahls* hat in der Regel keine wesentliche pathognomonische Bedeutung. Eine auffällig starke Abnahme des Kalibers des sonst unter kräftigem Druck stehenden Harnstrahls ist immerhin für Striktur der Harnröhre oder für enge Phimose charakteristisch. Ab und zu ist allerdings ein so dünner Strahl auch bei Nervösen zu beobachten, bei denen ein während der Miktion nicht ganz nachlassender Krampf des Harnröhrenschließmuskels den Harnstrahl verkleinert, oft sogar zeitweilig unterbricht (spastische Striktur).

Spiralform, gabelige Spaltungen oder geringe seitliche Abweichungen des Harnstrahls, durch welche der Kranke häufig sehr geängstigt wird, sind diagnostisch und klinisch bedeutungslos. Sie sind meist nicht die Folge dauernder anatomischer Veränderungen, sondern entstehen durch eine teilweise Verklebung der Harnröhrenwand oder -mündung durch Schleim- und Eitermassen. Dauernde starke Richtungsabweichungen des Harnstrahls weisen auf Mißbildungen der Harnröhre hin (Hypospadie oder Epispadie).

IV. Polyurie, Oligurie, Anurie

Polyurie. Der männliche Erwachsene scheidet in 24 Std durchschnittlich 1500 g Urin aus, die Frau 1200 g. Nicht selten steigert sich die Harntagesmenge auf das Zwei- und Mehrfache dieser Zahlen. Dies trifft vor allem zu bei ungewöhnlich großer Flüssigkeitszufuhr. Manchmal ist aber die Zunahme der Harnmenge das Primäre, das Bedürfnis nach vermehrter Flüssigkeitseinnahme das Sekundäre. Es können außerhalb der Harnorgane ablaufende Krankheitsprozesse zu einer Polyurie von mehreren Tageslitern führen, so vor allem der *diabetes mellitus* und *diabetes insipidus*, ferner Tumoren, Gummata, Tuberkel oder Blutungen in die Hirnsubstanz. Sehr häufig ist eine kurz dauernde Polyurie die Folge einer rein *funktionellen Neurose* bei anatomisch ganz normalen Organen. Die bekannteste Form dieser Sekretionsstörungen ist die *polyuria nervosa spastica*, wobei anschließend an eine psychische Aufregung, z.B. infolge Angst vor einer ärztlichen Untersuchung, plötzlich gewaltige Mengen eines stark verdünnten, fast wasserhellen Harns ausgeschieden werden. Ähnliches wird auch nach hysterischen Anfällen beobachtet, ferner auch nach Herzjagen.

Für den Urologen besonders wichtig sind die Polyurien, die sich infolge von Erkrankungen der Harnorgane einstellen. Bald sind es Nierenleiden, die zur Polyurie führen, bald Leiden, die in den unteren Harnwegen ihren ersten Sitz haben, aber sekundär die Nieren in Mitleidenschaft ziehen.

Von Nierenleiden, die eine Polyurie von 2—4 Litern hervorrufen, sind vor allem einzelne Formen der chronischen *Nephritis* zu erwähnen, so die Schrumpfniere, die Amyloidniere, dann auch die ersten Anfangsstadien der *Nierentuberkulose* oder einer *banalen*, eitrigen *Niereninfektion.*

Groß ist die Zahl der Erkrankungen der ableitenden Harnwege, die zu einer Polyurie führen. Jede lang dauernde *Harnstauung*, gleichgültig ob sie durch Prostatahypertrophie, durch Urethralstriktur oder andere Leiden verursacht sei, führt durch Steigerung des intrarenalen Druckes und durch die daraus entstehende hydronephrotische Schrumpfniere zu andauernder Polyurie. Aber auch kurz dauernde Harnstauungen durch eine vorübergehende Ureterknickung oder durch Einklemmung eines Steins in einem Harnleiter oder in der Harnröhre werden von einer oft mehrere Stunden anhaltenden Harnflut gefolgt, sobald der Harnabfluß durch Beseitigung des Hindernisses wieder frei ist. Diese Harnflut ist nicht etwa nur durch die Ausscheidung der vordem gestauten Harnmenge, sondern zur Hauptsache durch eine gestörte Rückresorption des Glomerulusfiltrates bedingt.

Alle schmerzhaften Erkrankungen der unteren Harnwege, auch solche, die ohne Harnstauung verlaufen, können zeitweilig durch Reflexwirkung eine Polyurie auslösen. Häufige Blasenentleerungen, selbst wenn sie nicht schmerzhaft sind, rufen ebenfalls fast immer eine Steigerung der Harnsekretion hervor.

Eine lang dauernde Polyurie ist immer von starkem Durstgefühl (Polydipsie) begleitet. Daß nicht etwa die zur Befriedigung des Durstes vermehrte Flüssigkeitszufuhr die Ursache der Polyurie ist, sondern deren Folge, geht daraus hervor, daß jeweilen trotz erzwungener Einschränkung der Flüssigkeitsaufnahme die Polyurie lange Zeit unvermindert andauert.

Die *Oligurie*, eine wesentliche Verminderung der Harntagesmenge, kann bei gesunden Nieren infolge stark verminderter Flüssigkeitszufuhr oder infolge starker Wasserverluste des Körpers durch den Darm (Diarrhoe) oder durch die Atmung und die Haut, Hitze (körperliche Anstrengungen, Fieber), wohl auch durch rein *nervöse Sekretionshemmungen* eintreten. Bei einer Dekompensation des Kreislaufs mit latentem oder manifestem Ödem entsteht durch denselben Mechanismus eine Oligurie. Bei diesen Formen der Oligurie zeigt der in kleinen Mengen ausgeschiedene Harn ein hohes spezifisches Gewicht. Oligurie mit einem geringen spezifischen Gewicht des Harns weist auf eine Insuffizienz der Nieren hin.

Eine *Anurie*, das Ausbleiben jeglichen Harnabflusses durch die Ureteren, ist entweder bedingt durch ein Aufhören der Nierensekretion *(wahre* oder *sekretorische Anurie)* oder durch eine Verstopfung der Harnleiter *(falsche* oder *exkretorische Anurie)*. Beiden Formen der Anurie ist gemeinsam, daß trotz langen Ausbleibens jeglicher Miktion die Harnblase beim Katheterismus leer gefunden wird.

Die *wahre Anurie*, das völlige Versiegen der Harnsekretion der Nieren, ist meist die Folge einer weitgehenden Vernichtung des Nierenparenchyms. Sie stellt sich in den Endstadien doppelseitiger Hydro- oder Pyonephrose ein oder nach vollständigem, kavernösem Zerfall der Nieren durch Tuberkulose, nach vorgeschrittener polycystischer Degeneration des Nierengewebes sowie bei hochgradigen nichteitrigen Nephritiden akuter oder chronischer Art. Der sekretorischen Anurie geht bei allen diesen Krankheiten in der Regel eine allmähliche zunehmende Oligurie voraus.

Seltener setzt eine solche wahre oder sekretorische Anurie schlagartig nach bis dahin normaler oder gar gesteigerter Harnausscheidung ein. Dies geschieht manchmal vielleicht infolge einer Reizung des sekretionshemmenden Splanchnicuszweiges der Niere (z. B. bei Hysterie) oder wenn das ganze Nierenparenchym plötzlich aus der Blutzirkulation ausgeschaltet wird, sei es durch Zerreißung der großen Nierengefäße oder deren Verstopfung durch Embolie oder Thrombose, sei es durch renale Angiospasmen. Es kann auch schon die Verlangsamung des Blutstroms infolge Herzschwäche, z. B. beim Kollaps, zu Anurie führen. Eine häufige Ursache der Anurie ist die *Hämolyseniere* geworden, die im Gefolge von intravenöser Wasserresorption bei der Prostataresektion, von falschen Bluttransfusionen oder Verschüttung (crush-syndrome) auftritt.

Die *falsche oder exkretorische Anurie*, eine vollständige Behinderung des Harnabflusses aus den noch sekretionsfähigen und auch teilweise noch sezernierenden Nieren in die Blase ist meist die Folge eines doppelseitigen Harnleiterverschlusses durch Spasmen, durch Steine oder durch den Harnleiter umwuchernde Geschwülste, z. B. Gebärmutter-, Blasen- oder Prostatacarcinome. Auch sie tritt bald schlagartig ein, bald allmählich nach vorausgegangener Oligurie.

Bei der sog. *reflektorischen Anurie* stockt die Harnabsonderung aus den Nieren vollständig, obschon nur der eine Harnleiter verschlossen, der andere offen ist und die zu ihm gehörige Niere noch funktionstüchtiges Parenchym hat. Das Vorkommen einer solchen reflektorischen Anurie, das Versiegen der Harnabsonderung einer funktionstüchtigen, mit der Blase in offener Verbindung stehenden Niere durch einen von der kranken Niere ausgehenden, sog. *renorenalen Reflex* wurde lange bezweifelt, weil bei der Mehrzahl der klinisch als reflektorisch gedeuteten Anurien die Sektion eine schwere, doppelseitige Nierenerkrankung zeigte. Es liegen aber zahlreiche zuverlässige Beobachtungen vor, welche die Zweifel an der Möglichkeit einer reflektorischen Anurie beheben. Die Tatsache, daß zur Niere aus dem Splanchnicus sekretionshemmende, aus dem Vagus

sekretionsfördernde Nervenfasern übertreten, daß ferner heftige, sekretionshemmende renale Angiospasmen, z. B. als Fernwirkung eines Schmerzes auftreten
können, macht das Vorkommen einer reflektorischen Anurie erklärlich. Eine
reflektorische Anurie wurde beobachtet nach Verletzungen und Operationen der
einen Niere, nach einseitigem, plötzlichem Verschluß des Ureters durch Einklemmung eines Steines, durch Ureterknickung oder Ligatur usw.

Folgen der Anurie. Wenn die Anurie bei einem Menschen auftritt, dessen
Blut schon längere Zeit wegen ungenügender Nierenfunktion abnorme Mengen
Eiweißschlacken enthält, so führt die Anurie meist in 1—2 Tagen zum Tode.
Trifft aber die Anurie einen Menschen, dessen Nierenfunktion bis dahin genügend
war, so kann das Ausbleiben jeglichen Harnabganges vom Kranken mehrere Tage
lang scheinbar beschwerdelos ertragen werden. Wenn z. B. ein gesunder Mensch
durch eine Verletzung sein gesamtes Nierenparenchym verliert, sei es, daß er
einnierig war, oder sei es, daß die Verletzung beide Nieren traf, so bedingt dies
keineswegs einen raschen Tod; der Verletzte kann noch 6—8 Tage lang in leidlichem Zustande, ohne offensichtliche Erscheinungen von Harnvergiftung wie
Kopfweh, Erbrechen, Krämpfe usw. leben. Wiederholt wurden Fälle beobachtet.
in denen Kranke trotz 10—14tägiger Anurie noch herumzugehen vermochten:
es wurde sogar nach mehr als 20tägiger Anurie noch Heilung beobachtet. In
der Regel jedoch stellen sich, selbst wenn die Nieren bis zum Ausbruch der Anurie
vollständig funktionstüchtig waren, 6—8 Tage nach Beginn der Anurie Zeichen
schwerer Harnvergiftung ein. Diese bestehen bei Anurie infolge chirurgischer
Leiden in den einen Fällen in einer großen Müdigkeit und Schläfrigkeit, die oft
mit einer auffälligen Euphorie verbunden sind, andere Male wird der Kranke im
Gegenteil sehr aufgeregt, zeigt beschleunigte Atmung und raschen Puls. Bald
danach treten kleine Zuckungen in den Händen, in den Beinen und im Gesicht
auf, leichte Cyanose, Übelkeit oder gar Erbrechen, Singultus, Verengerung der
Pupille, auch ab und zu Ödeme. Hochgradige Dyspnoe und starke Konvulsionen.
die bei der Krampfurämie der Nephritiker häufig sind, fehlen bei der wahren
Urämie. Bei ihr tritt verhältnismäßig rasch nach dem Einsetzen der ersten Zeichen
der Harnvergiftung tiefe Somnolenz ein, welche die Kranken gegen alle Beschwerden unempfindlich macht und ihnen den Todeskampf erleichtert, sie oft ruhig in
den Todesschlaf übergehen läßt.

Die *Therapie der Anurie* muß sich natürlich dem Grundleiden anpassen. Bei
Anurie durch Verschluß der Harnleiter muß das Abflußhindernis beseitigt oder
durch operative Eröffnung des Nierenbeckens umgangen und dadurch der Urinabfluß ermöglicht werden. Am häufigsten sind es Steine, welche eine exkretorische
Anurie bedingen. Der Sitz der eingeklemmten Steine, der vorzugsweise am Ausgang des Nierenbeckens oder nahe der Blase zu suchen ist, kann durch Ureterenkatheterismus oder Radiographie bestimmt werden. Genügen diese Untersuchungen zur Seitenlokalisation nicht, so wird die operative Drainage des
Nierenbeckens (Nephro- oder Pyelostomie) an der Seite angelegt, die zuletzt
Zeichen der Funktion (Schmerzen oder Koliken) gezeigt hat.

Bei sekretorischer Anurie ist vorerst zu versuchen, durch intravenöse Novo-
caininjektionen oder Anaesthesie die Urinsekretion wieder in Gang zu bringen.
Dies kann bei reflektorischer Anurie oder bei Anurie infolge Gefäßspasmen zum
Erfolg führen.

Es werden dazu 10 cm³ 1%iges Novocain (selbstverständlich ohne Adrenalin-
zusatz) langsam injiziert. Als Anaesthesie eignet sich die Paravertebral- oder
Periduralanaesthesie. Diathermie oder Röntgentiefenbestrahlung können durch
aktive Hyperämie die Nierendurchblutung verbessern. Hin und wieder, wenn auch
selten, gelingt es durch Dekapsulation einer oder beider Nieren, die Sekretion

entscheidend anzuregen. Ihre Wirkung könnte auf einer partiellen Enervation oder besserer Durchblutung der gequollenen und durch die unnachgiebige Kapsel eingeschnürten Niere bestehen.

Sind diese Mittel ohne Erfolg, so müssen wir durch geeignete konservative Maßnahmen versuchen, den Patienten so lange am Leben zu behalten, bis die Urinsekretion spontan wieder in Gang kommt. Diese Maßnahmen sind im Kapitel Urämie näher beschrieben. Bei Kranken, bei denen das Nierenparenchym völlig zerstört ist, sind alle diese Versuche von Anfang an selbstverständlich zum Scheitern verurteilt.

V. Harnverhaltung

Ein Symptom, das oft längere Zeit bei recht verschiedenartigen Erkrankungen das ganze Krankheitsbild beherrscht und ihm seinen eigenen Stempel aufprägt, ist die Harnverhaltung.

Die Harnblase entleert sich normalerweise, sobald der Detrusor der Blase — durch den Druck des in der Harnblase angestauten Harns gereizt — sich zusammenzieht, gleichzeitig der Schluß der Blasensphincteren nachläßt und damit Blasenausgang und Harnröhre sich öffnen. Erleidet dieses Zusammenspiel zwischen Detrusorkontraktion und Sphincteröffnung eine Störung durch Innervationsmängel oder tritt zwischen der Kraft der harnaustreibenden Detrusorkontraktionen und den am Blasenausgang oder in der Harnröhre dem Austritte des Harns entgegenstehenden Hindernissen ein Mißverhältnis ein, so wird der Harnabfluß aus der Blase gehemmt. Es kann sich entweder eine *vollständige* Harnverhaltung einstellen oder eine nur *unvollständige*, wobei jedesmal, wenn das Harnbedürfnis sich einstellt, wohl etwas Urin vom Kranken entleert wird, stets aber kleinere oder größere Mengen *Restharn* in der Blase zurückbleiben.

Ist die Harnverhaltung nur vorübergehend, hält sie nur wenige Stunden oder Tage an, so wird sie als *akut* bezeichnet. Dauert sie aber über Wochen und Monate, spricht man von *chronischer Harnverhaltung*.

Es können die verschiedenartigsten Krankheiten zur Harnverhaltung führen, sei es durch rein dynamische Störungen, sei es durch Bildung mechanischer Abflußhindernisse.

I. Eine *Harnverhaltung dynamischen Ursprungs* findet sich besonders oft bei Nervenkrankheiten. Sowohl Nervenleiden rein funktioneller Art als auch solche mit anatomischer Grundlage können das Zusammenspiel zwischen Blasendetrusor und Blasensphincteren derart stören, daß die Harnentleerung gehemmt oder gar unmöglich wird.

1. Von den rein *funktionellen nervösen Störungen* der Harnentleerung ist die bekannteste das Unvermögen vieler Menschen, bei Anwesenheit von Drittpersonen den Harn spontan zu entleeren. Selbst bei heftigstem Harndrang ist es diesen Kranken, wenn sie sich beobachtet fühlen, unmöglich, auch nur die kleinste Menge Harn zu lösen. Die Blasenschließmuskeln bleiben durch psychische Hemmung des Kranken spastisch geschlossen; auch die stärkste Kontraktion des Detrusors vermag ihren Schluß nicht zu sprengen.

In ähnlicher Weise stellt sich Harnverhaltung durch funktionelle nervöse Störung nach operativen Eingriffen ein, so besonders nach Operationen im Bereiche des Beckens, z. B. nach Hämorrhoidaloperationen usw.; aber es gibt auch Kranke, die in Rückenlage, gleichgültig wo die Operationswunde liegt oder selbst wenn sie gar nicht operiert sind, keinen Tropfen Urin spontan entleeren können. Erst wenn sie am Bettrande sitzen oder sich auf die Seite drehen dürfen, können sie urinieren. In dieselbe Klasse nervöser Retention gehören auch die Harnverhaltungen nach seelischen Aufregungen.

Ob in allen diesen Fällen stets ein *Spasmus der Sphincteren* Ursache der Harnverhaltung ist, ob nicht manchmal auch eine nervöse *Hemmung der Detrusorkontraktionen* die Harnentleerung hintanhält, steht in Frage. Jedenfalls zeigen einzelne solcher Kranken einen mit dem Katheter deutlich fühlbaren Spasmus des sphinter externus vesicae, bei anderen fehlt jede Erscheinung von Sphincterkrampf; es gleitet bei ihnen auch ein weicher Katheter spielend leicht in die volle Blase ein. Diese Kranken ohne Sphincterkrampf klagen weniger über Harndrang als die ersteren.

2. Von *anatomischen Erkrankungen des Nervensystems*, die zur Harnverhaltung durch dynamische Störungen führen, sind zu nennen:

a) *cerebrale:* Hirntumor, apoplexia cerebri, Hirnerschütterungen, Meningitis;

b) *medulläre:* Tabes, Myelitis, Myelomeningitis, multiple Sklerose, traumatische Querläsionen des Rückenmarkes usw.;

c) *periphere Nervenleiden*, besonders *Neuritiden* infolge *Intoxikation* durch Alkohol, Blei, Arsen oder infolge lang dauernden Gebrauchs von Morphium, ferner Neuritiden durch *Infektionskrankheiten* wie Typhus, Diphtherie, Syphilis und allgemein septische Erkrankungen. Bei diesen Arten der Harnverhaltung mögen immerhin neben neuritischen häufig auch medulläre Störungen mitwirken. Bei allen diesen Erkrankungen des Nervensystems fehlt dem Kranken jegliches Gefühl des Harndranges; er trägt die übervolle Blase ohne Beschwerden. Nicht selten zeigt sich das *Phänomen, daß die Blase durch Druck der palpierenden Hand sich auspressen läßt.* Die Blasenstörung ist nicht selten das erste Symptom des Nervenleidens.

3. Selten führen *Erkrankungen der Blasenwand* durch Minderung der Detrusorkraft zur Harnverhaltung, allerdings fast nie zu einer vollständigen, meist nur zu einer unvollständigen. So bleibt infolge *Degeneration des Blasenmuskels* nach jeder Miktion Restharn in der Blase zurück, auch wenn kein mechanisches Abflußhindernis am Blasenausgange nachweisbar ist. Es können *chronische Entzündungen* der Blasenwand die austreibende Kraft des Detrusors derart mindern, daß die spontane Miktion jeweils nur eine unvollständige Blasenentleerung bringt.

Die bei chronischer Cystitis beobachtete Verhaltung kleiner Harnmengen in der Blase ist allerdings oft nicht durch eine Schwächung der Detrusors, sondern durch einen Sphincterspasmus bedingt, ausgelöst durch das unbewußte Bestreben des Patienten, durch vorzeitiges Unterbrechen der Miktion die bei völliger Blase auftretenden Blasenschmerzen zu vermeiden.

Auch *infiltrierende Blasentumoren* sind zeitweilig von Harnverhaltung begleitet. Die Harnretention bei akuter *Prostatitis* ist nicht immer mechanischer Natur, sondern sie ist, wie z.B. bei den der Blase benachbarten *Abscessen* im kleinen Becken, bei *Parametritis* oder *Appendicitis*, oft verursacht durch Mitbeteiligung der Blasenwand am Entzündungsprozeß, andere Male durch einen Hemmungsreflex des Detrusors.

Bei größeren *Divertikeln* der Blasenwand fehlt eine Harnverhaltung nie. Sie ist nicht die Folge einer Schwächung des Detrusors; sie entsteht vielmehr dadurch, daß bei jeder Miktion die Blase sich zum Teil in das Divertikel statt durch die Harnröhre entleert.

II. *Eine Harnverhaltung durch ein mechanisches Abflußhindernis* ist viel häufiger als eine solche dynamischen Ursprungs.

Vor allem ist es die *Prostatahypertrophie,* die häufig mechanisch zu vollständiger oder unvollständiger Harnverhaltung führt, dann aber auch das *Prostatacarcinom* oder sonstige Tumoren der Prostata sowie *Prostataabscesse.* Ferner sind als mechanische Ursachen der Harnverhaltung zu nennen *narbige Strikturen der Harnröhre, enge Phimosen,* die Einklemmung von *Harnröhrensteinen* oder das

Verstopfen des Blasenausgangs durch bewegliche *Blasentumoren, Blasensteine* oder durch in der Blase liegende Blutklumpen. Auch bei *Zerreißungen der Harnröhre* wird der Harnabfluß mechanisch behindert.

Eine Kompression der Harnröhre von außen her, z. B. durch Abscesse oder Tumoren ihrer Nachbarschaft oder bei der Frau besonders durch Geschwülste und Lageveränderungen des Uterus (Fibromyom, retroflexio uteri gravidi), vermag an sich allein wohl nur selten eine vollständige Harnverhaltung zu bedingen. Fast immer, wenn in solchen Fällen eine Harnverhaltung auftritt, spielt dabei neben der Kompression der Harnröhre noch ein reflektorischer Sphincterspasmus eine Rolle, so auch bei der Harnverhaltung während der *Geburt*.

Die *anatomischen Folgen der Harnverhaltung* äußern sich

a) bei *akuter Retention* vor allem in einer abnormen Dehnung der Blasenwand, die aber bei gesunder Blase, selbst bei den höchsten Graden der Dehnung, nie zu einem Platzen der Blase führt. Die akute Harnverhaltung bedingt auch eine *Rückstauung des Harns* in die Ureteren und in die Nierenbecken mit Weitung deren Lichtung; sie führt zudem zu starker *Hyperämie des Nierengewebes* und der *Schleimhäute der Harnwege*, zu einer Hyperämie, die selbst zu einer *Hämaturie* führen kann. Alle diese Stauungsfolgen schwinden nach Beheben der kurzdauernden Harnverhaltung vollständig; sie hinterlassen keine dauernde Schädigung der Harnorgane.

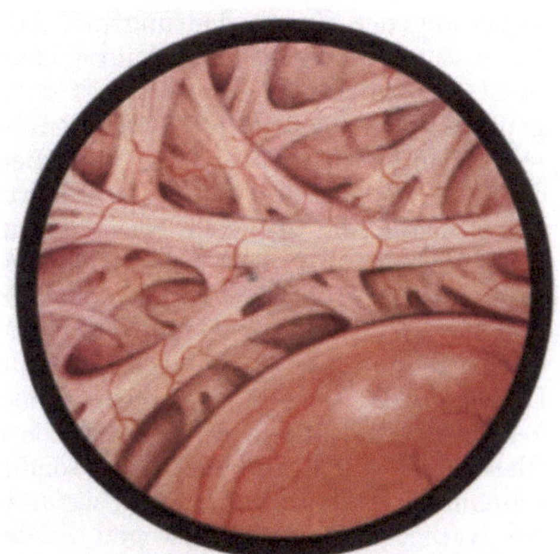

Abb. 81. Balkenblase bei Prostatahypertrophie

b) Bei *chronischer Harnverhaltung* in der Blase sind die anatomischen Schädigungen viel schwerer; sie sind zudem bleibend. Es werden in der Blase durch die lang dauernde Dehnung ihrer Wandung die Muskelbündel des Detrusors auseinandergedrängt; einzelne von ihnen werden hypertrophisch, andere atrophisch. Die Blasenschleimhaut wird zwischen die auseinanderweichenden Muskelstränge nach außen sackartig vorgewölbt *(Balkenblase mit Divertikelbildung)* (Abb. 81). Die *Ureteren* werden erweitert, in ihrem Verlauf oft geschlängelt. Auch die *Nierenbecken weiten* sich aus. Das Nierengewebe, erst nur kongestioniert, wird atrophisch und *schrumpft* allmählich unter der Wirkung des dauernd gesteigerten, intrapelvinen Harndrucks. Es entstehen *hydronephrotische Schrumpfnieren*.

Das *klinische Bild* und auch die *Behandlung der Harnverhaltung* ist sehr verschieden, je nachdem es sich um eine akute, vollständige, eine chronische, unvollständige oder eine chronische, vollständige Verhaltung handelt. Diese drei klinischen Arten der Harnverhaltung sollen deshalb getrennt besprochen werden.

I. Bei *akuter, vollständiger Harnverhaltung*, die fast ausschließlich bei Männern auftritt, übertrifft der *quälende Harndrang* alle anderen Beschwerden. Trotz fortwährender Versuche des Kranken, bald in dieser, bald in jener Körperstellung unter Mitwirkung der Bauchpresse die Harnblase zu entleeren, geht kein Urin ab oder doch nur so wenige Tropfen, daß keine Entspannung der Blase, kein Nachlassen des stets sich steigernden Harndranges eintritt. Die immer wieder erfolglos einsetzenden, schmerzhaften Blasenkontraktionen versetzen den Kranken allmählich in eine wahre Raserei; er springt von seinem Lager auf, rennt hin und her, wirft sich bald wieder erschöpft auf sein Bett, schnellt aber nach kurzem wieder auf, um immer und immer wieder zu versuchen, durch noch stärkeres Pressen seine Blase zu entleeren. Die volle Blase wölbt sich über der Symphyse halbkugelig gegen die Bauchdecken vor; sie fühlt sich prallgefüllt als derber Tumor an. Am After treten gespannte, dunkelblau verfärbte Hämorrhoidalknoten aus. Puls und Atmung des Patienten sind beschleunigt, sein Körper von kaltem Schweiß bedeckt.

Was soll der Arzt bei diesem Befunde tun ? An der *Diagnose* akute, vollständige Harnverhaltung ist kein Augenblick zu zweifeln. Die Aussagen des Kranken, sein Anblick lassen darüber keinen Zweifel aufkommen. Eine Verwechslung der Harnverhaltung mit Anurie ist beim Fühlen einer prallgefüllten Blase ausgeschlossen. Bei Anurie sind über der Symphyse die Bauchdecken nicht gespannt und vorgewölbt, ist der Kranke nicht von ständigem Harndrang geplagt. Eine Anurie durch Einklemmung eines Uretersteins könnte ihrerseits wohl Schmerzen in der Form von Nierenkolik erzeugen, es könnte aber dabei die Blase nicht gefüllt sein, es würde auch kein so heftiger Harndrang bestehen. Die Aufgabe, die übervolle Blase zu entleeren, drängt sich dem untersuchenden Arzte sogleich auf. Die Schmerzen des Kranken, sein ungeduldiges Verlangen nach rascher Hilfe dürfen aber nicht dazu verleiten, allzu rasch zum Katheter zu greifen. Es müssen erst die Ursachen der Harnverhaltung durch eine kurze, orientierende Untersuchung einigermaßen abgeklärt werden. Denn je nach der Ursache (z. B. Zerreißung der Harnröhre) und je nach den Begleiterscheinungen der Harnverhaltung (z. B. periurethrale Harninfiltration) muß die Entleerung der Blase nicht durch den Katheter, sondern durch einen operativen Eingriff vorgenommen werden, und es muß, wenn ein Katheterismus angezeigt ist, die Wahl des Katheters sorgfältig erwogen werden.

Therapie. Weisen Anamnese und Abgang von Blut auf eine Harnröhrenzerreißung als Ursache der Harnverhaltung hin, so darf nicht unüberlegt zum Katheter gegriffen werden. Eine voreilige Sondierung könnte dem Kranken den Tod bringen.

Wenn eine subcutane Zerreißung der Harnröhre von einer Beckenfraktur begleitet ist, darf nur unter den günstigsten aseptischen Bedingungen der Katheter gebraucht werden. Denn werden durch den Katheterismus pathogene Keime von außen oder aus der vorderen Harnröhre in die Urethralwunde verschleppt, dabei gar die Wunde durch den Katheter weiter aufgerissen, so ist die Gefahr einer tödlich verlaufenden Wundinfektion außerordentlich groß. Der Katheterismus darf deshalb nur gewagt werden, wenn die äußeren Verhältnisse es erlauben, bei den ersten Anzeichen einer Katheterinfektion operativ vorzugehen und die Gefahr der Sepsis durch breite Eröffnung der Harnröhre zu beheben. Deshalb ist bei Harnverhaltung infolge Zerreißung der Harnröhre ein Versuch des Katheterismus außerhalb des Spitales in der Regel zu widerraten, statt seiner die Blasenpunktion zu empfehlen. Im Spitale dagegen ist ein vorsichtiger Versuch des Katheterismus bei zerrissener Harnröhre erlaubt; schlägt er fehl, so muß sofort vom Damme aus der Riß der Harnröhre breit freigelegt (urethrotomia externa) oder die Blase suprapubisch eröffnet werden.

Ist kein Trauma Ursache der Harnverhaltung, so ist zu bedenken, daß bei alten Kranken die Harnverhaltung am häufigsten bedingt ist durch Prostatahypertrophie, bei Männern mittleren Alters durch Striktur und bei jungen durch eine Prostatitis. Die anamnestischen Angaben lehren in der Regel, ob diese oder jene Krankheit als Ursache der Harnverhaltung zu bezichten ist.

Auch nur eine bloß flüchtige Untersuchung sichert häufig die Diagnose. Ein Druck auf die Harnröhre bringt den gonorrhoischen Eitertropfen zum Austreten, eine äußere Palpation der Harnröhre läßt einen eingeklemmten Harnröhrenstein oder einen narbigen Knoten in der Harnröhrenwand, vielleicht gar ein periurethrales Harninfiltrat erkennen, das auf das Bestehen einer Striktur hinweist. Die rectale Untersuchung wird eine Vergrößerung der Prostata durch Hypertrophie oder durch harte carcinomatöse Wucherungen, durch entzündliche, druckempfindliche Schwellung erkennen lassen. Der nervöse Sphincterkrampf, der ähnliche Erscheinungen wie die Striktur macht und wie diese zu einer vollständigen Harnverhaltung führen kann, ist nur durch die urethrale Sondierung von der Striktur zu unterscheiden.

Bei richtiger *Wahl des Katheters* wird es bei jeder akuten Harnverhaltung, die nicht durch Zerreißung der Harnröhre bedingt ist, möglich, die Entleerung der Harnblase durch die natürlichen Harnwege zu erzielen. Ist die Ursache der Harnverhaltung nicht klar, so soll die Sondierung der Harnröhre vorerst mit einer Seidensonde Nr. 16 oder 18 mit Mercier-Krümmung oder mit einem Tiemann-Katheter versucht werden.

Stoßen solche Sonden schon im *vorderen Teil der Harnröhre*, noch bevor die pars membranacea erreicht ist, auf ein *Hindernis*, so ist eine Striktur der Harnröhre anzunehmen. Ein eingeklemmter Harnröhrenstein, der an derselben Stelle wie die Striktur dem Katheter ein Hindernis entgegensetzen könnte, wäre von außen durch die Urethralwand leicht zu fühlen. Das urethrale Hindernis muß nun mit konischen Seidenkathetern von Kaliber Nr. 12—14 zu überwinden versucht werden. Ist auch mit diesen kein Durchgang durch die Strikturstelle zu erzielen, so greift man zur bougie filiforme. Gelingt ihre Einführung (Technik S. 21), so läßt man sie in der Harnröhre liegen und befestigt sie durch Heftpflaster. Bald wird sich aus der Blase Harn tropfenweise längs der Bougie entleeren. Die Beschwerden des Kranken schwinden, und die Weiterbehandlung der Striktur kann in der später geschilderten Weise fortgesetzt werden.

Stehen sog. Philips-Sonden (Abb. 15 *J*) zum Aufschrauben auf die bougie filiforme zur Verfügung, so kann auch gleich nach Passage der ersten bougie filiforme das Einführen einer aufgeschraubten Sonde Philips Nr. 12 versucht werden. Oftmals wird dank der Leitung durch die bougie filiforme, die vordem scheinbar fast unpassierbare Striktur leicht zu sondieren sein und die Blase sich durch die Philips-Sonde entleeren lassen.

Mißlingt auch der Versuch der Sondierung mit bougie filiforme, so wird zur Entleerung der Blase die Blasenpunktion oder die urethrotomia externa nötig.

Stößt beim ersten Sondierungsversuch der gefüllten Blase der Katheter im *Bereiche des sphincter externus* auf ein *Hindernis*, nachdem er die vordere Harnröhre vollkommen glatt passiert hat, so wird als Ursache der Harnverhaltung ein Sphincterkrampf anzunehmen sein. Versuche, dünne, weiche oder halbweiche Sonden durch den gekrampften Sphincter durchzuführen, schlagen meist fehl. Bessere Aussichten auf Erfolg haben Sondierungsversuche mit dicken Metallkathetern (Nr. 22—24), da dem Metallinstrument der Krampf des Schließmuskels eher weicht als der weichen Sonde. Ein *sanftes, gleichmäßiges Anpressen* des Metallinstrumentes an den Sphincter hilft am ehesten, das Hindernis überwinden. Jede gewaltsame Führung des Instrumentes muß ängstlich vermieden werden. Eine Morphiuminjektion und warme Sitzbäder erleichtern häufig die Einführung des Katheters beim Sphincterkrampf. Weicht das Hindernis auch dem Metallkatheter nicht, so sollen schwere, solide Metall-Béniqués (Nr. 53—56) einzuführen versucht werden. Der gleichmäßig auf dem Sphincter lastende Druck des Instrumentes hilft häufig den Krampf überwinden. Gelang die Einführung des

Béniqueé, dann wird beim Herausziehen des Instrumentes der Patient meist sofort urinieren können, oder es wird doch, nachdem einmal der Sphincterkrampf durch ein Instrument überwunden war, gleich nachher die Einführung eines Metallkatheters in die Blase gelingen.

Dringt die Sonde bis in die *prostatische Harnröhre* vor, stößt dort aber auf ein Hindernis, so ist in der Prostata der Sitz des Abflußhindernisses zu suchen. Ein Seidenkatheter mit Mercier-Krümmung wird das Hindernis fast immer überwinden lassen, wenn die auf S. 506 geschilderte Technik des Katheterismus bei Prostatahypertrophie angewandt wird. Wenn nötig, ist die Seidensonde mit einem Mandrin zu versteifen, oder es ist mit einem großen, metallenen Prostatakatheter (Abb. 15) die Blasenentleerung vorzunehmen.

Zeigt sich beim ersten Sondierungsversuch mit weicher oder halbweicher Sonde in der Harnröhre *gar kein Hindernis,* weder in der vorderen noch in der hinteren Harnröhre, so ist anzunehmen, daß die Harnverhaltung durch ein Nervenleiden verursacht ist. Dies wird, wie oben erwähnt, bei totaler, akuter Harnverhaltung nur selten zutreffen; häufiger bei unvollständiger, chronischer Harnverhaltung.

Die weitere Therapie nach einmal gelungener Entleerung der Blase durch Katheterismus hängt von dem Grundleiden der Harnverhaltung ab. Nur selten wird es angezeigt sein, den eingeführten Katheter gleich nach dem ersten Katheterismus dauernd liegen zu lassen. Die Gefahr der Infektion der Blase durch Dauerkatheter ist immer groß. Wohnt aber der Arzt sehr weit ab von dem Patienten mit akuter Harnverhaltung, so ist er durch die äußeren Verhältnisse gezwungen, nach dem ersten Katheterismus einen Dauerkatheter liegen zu lassen, bis der Patient in ein Spital gebracht werden kann. Metallkatheter sollen aber nie als Dauersonden verwendet werden wegen der Gefahr der Drucknekrose. Diese stellt sich oftmals schon 24 Std nach dem Verweilen des Metallkatheters ein.

II. Bei der *chronischen, unvollständigen Harnverhaltung* vermag der Kranke jedesmal, wenn Harndrang sich einstellt, spontan Urin abzugeben; es bleibt aber in der Blase nach jeder Miktion dauernd eine mehr oder weniger große Menge von Restharn in der Blase zurück. Je nach der Menge des zurückgehaltenen Restharns ist die Blasenwand durch die chronische, unvollständige Harnverhaltung dauernd unter Spannung gehalten oder nicht. Man unterscheidet deshalb eine unvollständige, chronische Harnverhaltung *mit* Distension oder *ohne* Distension der Blase.

1. Die *chronische, unvollständige Harnverhaltung ohne Distension* der Blase belästigt den Kranken lange Zeit wenig. Sie wird deshalb oft übersehen und ist dadurch viel gefährlicher für den Kranken als die akute, totale Harnverhaltung. Als erstes Anzeichen der unvollständigen, chronischen Harnverhaltung fällt dem Kranken ein vermehrter Harndrang *(Pollakiurie)* auf sowie ein Gefühl von Druck und Schwere in der Blasengegend. Bald gesellt sich infolge Stauungshyperämie in den Nieren zu der Pollakiurie auch *Polyurie.* Die Harntagesmenge steigt auf 2000 cm³ und mehr; der Durchschnitt des spezifischen Harngewichts sinkt unter 1015. Mit Zunahme der Harnstauung in den Harnwegen nimmt die Sekretionsfähigkeit der Nieren mehr und mehr ab. Die Blase ist, solange eine Distension ihrer Wand fehlt, trotz des Restharns nicht als scharf umgrenzter Tumor über der Symphyse fühlbar; dagegen ist immerhin in ihrem Bereiche eine vermehrte Resistenz und bei der Perkussion eine Dämpfung nachzuweisen, deren Grenzen der Form der gefüllten Blase entsprechen. Restharnmengen unter 200 cm³ sind weder durch eine Resistenz über der Symphyse noch perkussorisch erkennbar. Erst der Katheterismus nach spontaner Miktion bringt den Beweis

geringer Harnverhaltung. Bei aseptischer, chronischer Harnverhaltung kann der Harn völlig eiweißfrei sein, nicht selten aber zeigt er Spuren von Eiweiß und einzelne Cylinder. Aus dem Fehlen von Eiweiß darf nicht auf das Fehlen von Nierenfunktionsstörungen geschlossen werden. Oftmals erweisen sich die Nieren trotz eiweißfreien Harns infolge ihrer Druckatrophie durch die Harnstauung insuffizient.

Therapie. Finden sich in einer Blase mehr als 2—3 dl Restharn, so ist ein *täglicher Katheterismus* unbedingt notwendig. Denn solche Restharnmengen schädigen auf die Dauer die Nieren mit Sicherheit, gleichgültig ob die Blase distendiert ist oder nicht. Die Blase muß deshalb täglich einmal vollständig entleert werden, um der Entwicklung hydronephrotischer Schrumpfnieren vor-zubeugen. Wer die allerdings schwere Verantwortung einer Katheterbehandlung nicht tragen will und aus Angst vor der Katheterinfektion den Kranken mit dauernd ungenügend entleerter Blase läßt, liefert ihn dem Siechtum der chronischen Harnvergiftung aus. Ob statt durch regelmäßigen Katheterismus die Entleerung der Blase durch Beseitigung des Abfluß-hindernisses erzwungen

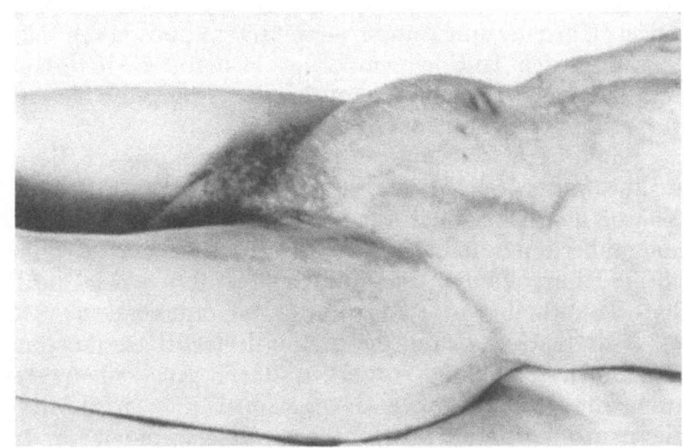

Abb. 82. Chronische Harnverhaltung mit Distension der Harnblase

werden soll wie bei Striktur durch Dilatation oder Urethrotomie, bei Prostata-hypertrophie oder Prostatatumor durch Prostatektomie usw., ist je nach den Besonderheiten des Einzelfalles zu entscheiden.

2. Bei *chronischer unvollständiger Harnverhaltung mit Distension der Blase,* die besonders häufig bei Prostataleidenden auftritt, ist die Blase als prall-elastischer, längsovaler oder kugeliger Tumor über der Symphyse durch die Bauchdecken durchzufühlen, oft sogar sichtbar (Abb. 82). Bei sehr dicken, fetten Kranken läßt besser als die abdominale die rectale Untersuchung die derb-elastische, die Rectalwand oberhalb der Prostata vordrängende, prall-gefüllte Blase erkennen.

Die *Pollakiurie* ist bei Distension der Blase viel stärker ausgesprochen als bei der Verhaltung ohne Distension. Sehr oft geht der Harn zeitweilig ohne Willen des Patienten ab. Diese sog. *incontinentia paradoxa,* das Überfließen der über-vollen Blase, macht sich besonders nachts geltend. Dabei ist die *Polyurie* sehr stark. In 24 Std werden 2—3 Liter Harn ausgeschieden mit niedrigem, spezischem Gewicht, meist zwischen 1004 und 1008. Die Erscheinungen der *Harnintoxikation* sind bei chronischer Distension der Blase immer stark ausgesprochen (fahles Aussehen, belegte, trockene Zunge, starker Durst, Appetitmangel, träger Stuhl). Die *Insuffizienz der Nieren* infolge hydronephrotischer Schrumpfungsprozesse läßt sich aus den Nierenfunktionsprüfungen leicht bemessen.

Die Harnverhaltung mit Distension bedroht den Kranken durch Harn-vergiftung binnen kurzer Frist.

Die *Therapie* ist schwierig. Sie verlangt, wenn sie nützen, nicht schaden soll, äußerste Vorsicht. Die Entleerung der Blase ist unbedingtes Erfordernis. Man hüte sich aber vor zu raschem Vorgehen. Eine seit langem gespannte Blase plötzlich zu entleeren, kann den Kranken töten. Die plötzliche Senkung des allgemeinen Blutdruckes, die Störung der Blutzirkulation, welche die überstürzte Entleerung einer seit langem übervollen, gespannten Harnblase in den Nieren wie in den übrigen Abdominalorganen erzeugt, genügt, um bei dem äußerst labilen Stoffwechselgleichgewicht solcher Kranken ein plötzliches Nachlassen der Nierensekretion und eine akute, tödliche Urämie auszulösen. Daneben droht bei rascher Entleerung der chronisch überdehnten Blase auch die *Gefahr* einer *starken Blutung* aus der plötzlich entlasteten Nierenbecken- und Blasenschleimhaut *(haematuria ex vacuo)*. Die rasche Entleerung ruft auch recht heftige, krampfartige Blasenschmerzen hervor (Entleerungstenesmen). Die überdehnte Harnblase ist außergewöhnlich stark zur Infektion disponiert. Die Infektion der durch Harnstauung stark erweiterten und geschädigten Harnwege kann dem Patienten den Tod bringen. Dies ist beim Katheterismus der überdehnten Blase zu bedenken. Er soll nur unter den allergünstigsten aseptischen Bedingungen ausgeführt werden.

Einen Kranken mit chronisch distendierter Blase außerhalb eines Spitales zu katheterisieren, ist stets ein gewagter Eingriff. Im Privathause läßt sich die Asepsis des Katheterismus schwer so peinlich genau durchführen wie im Spital, und außerdem bleibt im Privathaus die beim Kranken mit überdehnter Blase nötige Kontrolle der Diät und Lebensweise sowie die Beobachtung der wechselnden Krankheitssymptome immer ungenügend.

Beim Katheterismus der distendierten Blase müssen nicht nur die verwendeten Instrumente, äußerst sorgfältig durch Auskochen sterilisiert werden; es muß auch mit größerer Sorgfalt als sonst die Urethralmündung und beim Manne die ganze vordere Harnröhre durch Ausspülen mit einer antiseptischen Lösung möglichst keimfrei gemacht werden (s. S. 26). Der Harnabfluß durch den Katheter, der unter hohem Druck erfolgt, muß sorgfältig abgestuft werden. Es muß, um einen allmählichen Druckausgleich in den durch den Harnabfluß entspannten Blasenwandgefäßen zu ermöglichen und eine Blutung zu vermeiden, der Harnstrahl oftmals unterbrochen werden. Stets muß eine mit antiseptischer, ungiftiger (Chinosol, Chloramin) Lösung gefüllte, sterile Handspritze bereit gehalten werden, um mit ihr, sowie der ausfließende Harn auch nur die geringste Blutfärbung zeigt, sofort durch den Katheter Flüssigkeit in die Blase einzuspritzen und dadurch den Blasendruck wieder zu steigern und die beginnende Blutung ex vacuo zu stillen. In der Regel sollen *beim ersten Katheterismus der distendierten Blase nur 500—800 g Urin abgelassen werden*. Erscheint wegen drohender Harnvergiftung oder wegen starker Infektion des verhaltenen Harns die vollständige Entleerung des Harns angezeigt, so kann dies ohne zu rasche Entspannung der Blasenwand in der Weise geschehen, daß jeweilen nach Abfließen von 200—300 g Harn aus der Blase sofort wieder eine nicht ganz gleich große Menge bereit gehaltenen, antiseptischen, ungiftigen Spülflüssigkeit (Chinosol, Chloramin, keinesfalls Oxycyanatlösung) in die Blase injiziert wird. Wird dieses Vorgehen öfter wiederholt, so wird allmählich der in der Blase vordem vorhandene Harn durch Spülflüssigkeit ersetzt, der Blaseninhalt nur um 5—8 dl vermindert und doch der Körper von dem infizierten Harn befreit ohne die schädlichen Nebenwirkungen plötzlicher Blasenentleerung. Dasselbe Vorgehen ist am Platze, wenn die fast entleerte Blase sich plötzlich spastisch zusammenzieht. Es entsteht dadurch ein heftiger Schmerz, der meist rasch schwindet, wenn die Blase wieder etwas nachgefüllt wird. Um eine erneute starke Spannung der unvollständig entleerten Blase zu vermeiden, hat dem ersten Katheterismus der zweite innerhalb 12 Std zu folgen. Wohl wird nach

12 Std die Blasenspannung infolge der nach dem ersten Katheterismus einsetzenden Polyurie wieder merklich sein. Sie wird aber selten neuerdings so hohe Grade erreichen wie beim ersten Katheterismus. Deshalb darf beim zweiten Katheterismus die Blase etwas mehr als beim erstenmal entleert werden und noch mehr beim dritten und vierten Katheterismus, die in Intervallen von je 12 Std zu erfolgen haben. So wird es in 3—4 Tagen gelingen, die vordem sehr stark überspannte Blase allmählich vollkommen zu entleeren, ohne daß stärkere, bedrohliche Sekretionsstörungen der Nieren infolge der Druckschwankung in den Harnorganen oder gar heftigste Blutungen aus Nieren oder Blase eintreten. Um auch eine Infektion der Blase möglichst sicher zu vermeiden, ist nicht nur jedesmal dieselbe strenge Asepsis bei Einführung des Katheters, wie oben geschildert, zu beobachten; es soll auch nach jedem Katheterismus etwas antiseptische Flüssigkeit in die Blase injiziert werden (Chloramin 1:500, Protargol 2:100). Dadurch werden Keime, die trotz aller Vorsicht in die Blase verschleppt wurden, unschädlich gemacht. Der Infektionsgefahr wegen ist das frühzeitige Einlegen eines Dauerkatheters in die allmählich entleerte, distendierte Blase zu widerraten. Eine Dauerdrainage ist erlaubt, wenn durch längere Zeit fortgesetzten, regelmäßigen Katheterismus die vordem durch die Harnstauung erzeugte Kongestion und Erweiterung der oberen Harnwege beseitigt und dadurch die Infektionsgefahr vermindert worden ist.

Der Kranke mit distendierter Blase wird durch diese Katheterbehandlung, auch wenn sie in mustergültiger Weise durchgeführt wird, immer vorerst recht angegriffen. Er fühlt sich davon ermüdet und geschwächt. Man darf sich aber durch diese scheinbare Verschlimmerung des Zustandes des Kranken nicht beirren lassen und soll nie die einmal begonnene Katheterbehandlung frühzeitig unterbrechen. Sie würde sonst nur Schaden, keinen Nutzen bringen. Wird die Behandlung methodisch, trotz der momentanen Unpäßlichkeit des Kranken, fortgesetzt, so wird sich nach wenigen Tagen eine Besserung im Befinden des Kranken einstellen. Die Erscheinungen der Harnvergiftung werden nachlassen, der Durst abnehmen, der Appetit sich steigern, das spezifische Gewicht des Harns sich mehren, die Polyurie schwinden. Bald wird der ganze Organismus sich wieder kräftigen.

Ist bei distendierter Blase ein regelmäßiger Katheterismus aus dem einen oder anderen Grunde, wie z. B. wegen großer Schwierigkeit des Katheterismus, nicht möglich, dann ist, wenn auch eine 2—3malige Punktion der Blase keine Erleichterung des Katheterismus gebracht hat, eine suprapubische Fistel anzulegen oder, wenn eine Striktur den Abfluß aus der Blase behinderte, eine Urethrotomie vorzunehmen. Dabei ist aber immer den Gefahren einer raschen Entleerung der Blase (Blutung, Urämie) Rechnung zu tragen.

III. Bei der *chronischen vollständigen Harnverhaltung* kann der Kranke wochenlang, ja gar dauernd nicht mehr spontan urinieren; er muß seine Blase immer künstlich durch den Katheter entleeren.

Fast immer sind Erkrankungen der Prostata (Hypertrophie oder Neoplasma) die Ursache dieser dauernden, vollständigen Harnverhaltung. Bei anderen mechanischen Hindernissen des Harnabflusses, z. B. Urethralstriktur, fließt fast immer bei starker Blasenspannung spontan etwas Urin ab, ebenso bei Harnverhaltung infolge Erkrankung des Nervensystems wie bei Tabes, Myelitis, Querläsionen des Rückenmarks usw.

Die *Notwendigkeit eines regelmäßigen Katheterismus* ist bei den Kranken mit vollständiger Harnverhaltung offenkundig; zweifelhaft bleibt jeweilen nur, wie oft täglich die Blase entleert werden soll. Als Regel muß gelten, den Katheterismus jeweilen vorzunehmen, sobald der Kranke einigermaßen heftigen Harndrang verspürt. Wird durch Befolgung dieser Regel mehr als 3—4mal in 24 Std der Katheterismus notwendig, so ist es besser, einen *Dauerkatheter* in die Blase einzulegen. Sobald es sich zeigt, daß auf lange Zeit hin ein regelmäßiger Katheterismus nötig wird, kann dem Kranken der Selbstkatheterismus angelernt werden. Ein solches Katheterleben ist für den Kranken natürlich immer eine schwere Plage. Wohl kann der Patient jahre-, ja selbst jahrzehntelang bei sorgfältiger Behandlung sein Leben fristen; er bleibt aber ein Invalide. Die nie ausbleibende Infektion der Harnwege kürzt in der Regel sein Leben. Doppelseitige Pyelonephritis oder der plötzliche Ausbruch einer allgemeinen, von den Harnwegen ausgehenden Sepsis wird meist Ursache des Todes. Wenn irgendmöglich ist das Katheterleben zu vermeiden und das Abflußhindernis der Blase, wie z. B. die hypertrophisch veränderte Prostata operativ zu entfernen. Erweist sich dies als unmöglich oder zu gefährlich, so ist, wenn der regelmäßige Katheterismus oder ein Dauerkatheter nicht oder schlecht ertragen werden, eine suprapubische Fistel anzulegen. Diese, selbst wenn sie wenig näßt, erscheint allerdings dem Kranken widernatürlicher als ein in der Harnröhre liegender Dauerkatheter; sie bedrückt seelisch mehr als letzterer, ist lästiger und braucht mehr Pflege.

VI. Harninkontinenz

Als Harninkontinenz wird jedes unwillkürliche Abfließen von Harn aus der Harnblase bezeichnet, erfolge es nur tropfenweise oder im Strahle. Es wird unterschieden zwischen *falscher Inkontinenz* (incontinentia paradoxa), dem Überfließen einer ständig übervollen Blase, und der *wahren Inkontinenz*, dem unwillkürlichen Abfluß von Harn aus einer nur geringe Harnmengen haltenden Blase. Eine *vollständige Inkontinenz*, wobei die Blase gar keinen Harn zu halten vermag und jeweilen aller Urin, der aus den Ureteren der Blase zufließt, sofort wieder nach außen unwillkürlich abgeht, ist äußerst selten; sie kommt nur bei ganz großen Blasenwanddefekten vor. Gewöhnlich ist auch die *wahre Inkontinenz eine unvollständige*, insoweit als die Blase doch immer etwas Harn zurückbehält, trotz des ständigen, tropfenweisen, zeitweilig auch im Strahl erfolgenden, unwillkürlichen Harnabflusses.

Die *incontinentia paradoxa*, die *falsche Inkontinenz*, das Überfließen der übervollen, gespannten Blase, kommt in Verbindung mit den verschiedensten Arten chronischer Harnverhaltung vor. Weitaus am häufigsten ist sie bei Prostatahypertrophie oder bei Harnröhrenstriktur zu beobachten; sie ist aber auch bei Nervenleidem, wie Tabes, Myelitis, Querläsionen des Rückenmarks usw. nicht selten. Die starke Füllung der Blase bedingt einen so starken Zug und Druck auf die Schließmuskeln der Blase, daß der Schluß der Blase auf die Dauer unmöglich wird und deshalb der Harn zeitweilig ohne Willen des Kranken abträufelt. Im Schlafe, wenn jeder Willenseinfluß auf die Blasenschließmuskeln ausgeschaltet ist, tritt die falsche Inkontinenz stärker in Erscheinung als tagsüber.

Die *wahre Inkontinenz* der Blase, das Unvermögen erhebliche Harnmengen zurückzuhalten, wird durch sehr verschiedenartige Erkrankungen bedingt:

1. Durch *Defekte der Blasenwand*, sog. *Blasenfisteln*, welche den Harn auf unnatürlichem Wege nach außen mehr oder weniger ständig abfließen lassen. Ist der Defekt der Blasenwand klein, so geht bei Miktionsversuchen Harn auch durch die Harnröhre ab. Ist der Blasenwanddefekt aber groß, so entleert sich aller Harn durch die Fistel, und es kommt gar keine natürliche Miktion zustande. Die Harnblasenfisteln entstehen vorzugsweise durch mechanische Verletzungen

der Blasenwand (Operation, Unfall, bei schwerer Geburt durch den Druck des kindlichen Kopfes usw.), seltener durch tiefgreifende, nekrotisierende Entzündungsprozesse oder durch Zerfall eines infiltrierenden Tumors der Blasenwand. Eine Inkontinenz wegen Blasenfistel kann vorgetäuscht werden durch eine angeborene anormale Ausmündung eines Ureters, z. B. im vestibulum vaginae, wie dies bei Ureterdoppelung oder ähnlichen Mißbildungen ab und zu vorkommt. Auffällig ist in diesen Fällen, daß beständiges Harnträufeln besteht, die Kranke aber doch zeitweilig im Strahle uriniert, wenn der Harn der normal in die Blase einmündenden 2. Niere entleert wird.

2. Durch *Zerstörung des Blasenschlußrings* infolge Entzündung (z. B. bei Tuberkulose der Blase, Tuberkulose der Prostata usw.) oder infolge Durchwucherung des Blasenhalses durch Tumoren, oder infolge von Verletzungen (Quetschung durch den Kindskopf bei Geburt, Zerreißung bei Pfählungen, bei Operationen usw.).

3. Durch *Lähmungen des Blasensphincters* infolge Erkrankungen des Nervensystems oder infolge Überdehnung des Sphincters, so z. B. bei instrumenteller oder manueller Weitung der weiblichen Harnröhre. Auch eine Inaktivitätsatrophie des Sphincters kann zur Inkontinenz führen. Deshalb besteht manchmal nach operativer Heilung lange bestehender Blasenfisteln, besonders der Vesico-Vaginalfisteln, einige Zeit Harnträufeln durch die Harnröhre, bis der Blasenschließmuskel durch regelmäßige Übungen wieder einen genügenden Tonus erworben hat. Die nach Geburten nicht so seltene Schwäche der ganzen Beckenbodenmuskulatur besonders bei nervösen Frauen, deren Willenseinfluß auf die Muskulatur oft ungenügend ist, hat auch nicht selten eine incontinentia urinae zur Folge.

4. Durch *behinderte Auswirkung der normalen Sphincterkraft* infolge Einklemmung von Blasensteinen oder Blasentumoren im Sphincterring.

Trotz gut erhaltener Blasensphincterkraft zeigen sich Erscheinungen einer teilweisen Harninkontinenz bei *Überreizung des Detrusors der Blase* durch Cystitis, durch Phosphaturie bei allgemeiner Nervosität usw. Es wird der Blasenschluß zeitweilig durch eine plötzliche, heftige Kontraktion des Detrusors wider Willen des Kranken gesprengt; es fließt ein Teil des Blasenharns unwillkürlich ab. Der Großteil des in der Blase angesammelten Harns bleibt allerdings zurück, wird nachher vom Kranken willkürlich entleert. Auch lediglich durch mangelhaftes Zusammenspiel von Detrusor und Sphincter, ohne übermäßigen Reizzustand des Detrusors, kann Urin *ohne Willen des Kranken* abgehen. Derart erklärt sich die sog. enuresis nocturna oder diurna, die Inkontinenz bei Epilepsie, bei Somnolenz der Kranken usw., ferner beim sog. Blasendurchbruch Nervöser oder Rückenmarksleidender, wobei trotz guter Kraft der Sphincteren die Blase sich oftmals plötzlich wider Willen des Kranken sturzweise entleert.

Nicht als Inkontinenz zu deuten ist das *Nachträufeln von Harn* nach normal verlaufener Miktion. Es macht sich dies besonders bei engen Strikturen geltend, hinter denen nach jeder Miktion etwas Harn in der Harnröhre verhalten wird, ferner bei schlaffem Bulbus der Urethra, weil in diesem wegen ungenügender Kraft seiner Austreibungsmuskulatur (des musculus bulbo-cavernosus und musculus ischio-cavernosus) Harn stagniert. Schließlich belästigt das Nachträufeln auch Nervöse, die oft den Miktionsakt zu frühzeitig, bevor die Blase ganz entleert ist, durch eine Kontraktion der Schließmuskeln abbrechen, wonach unwillkürlich vom zurückgehaltenen Harn etwas nachfließt.

Die *Therapie* der Inkontinenz ist dem Grundleiden anzupassen. Die incontinentia paradoxa wird durch regelmäßigen Katheterismus der Blase rasch beseitigt. Die Inkontinenz durch entzündliche Überreizung des Detrusors weicht einer

Cystitisbehandlung. Funktionelle Blasenstörungen, welche eine Inkontinenz bedingen, werden erfolgreich durch Psychotherapie bekämpft. Zu deren Unterstützung sind lokale Maßnahmen wie Faradisation des Sphincters oder der Blasenwand, aktive Übungen der Anal- oder Blasensphincteren durch willkürliche Kontraktionen empfehlenswert. Am häufigsten wird therapeutische Hilfe verlangt gegen die unvollständige Inkontinenz bei Frauen, die geboren haben. Bei leichtem Grade des Leidens handelt es sich nur um unwillkürlichen Abgang kleiner Urinmengen bei Lachen oder Husten, in schwereren Fällen aber fließt der Urin während des Gehens der Frauen schon bei jedem festen Auftreten ab, nach Ermüdung mehr als nach Ruhe. Nur im Liegen oder Sitzen vermögen diese Kranken ihre Blase einigermaßen zu meistern. Psychische Einflüsse auf den momentanen Grad der Inkontinenz sind unverkennbar. Hauptgrund des Leidens ist aber eine Erschlaffung der ganzen Beckenbodenmuskulatur und wohl auch der zum großen Teile muskulösen Befestigung der vorderen Harnröhrenwand an dem Schambeinbogen. Verlauf und Wirkungsrichtung der Muskelstränge am Blasenausgang werden dadurch verändert, der Blasenschluß geschwächt; zudem ist auch der sphincter vesicae durch Geburtstraumen oft geschädigt. Durch den Descensus der vorderen Vaginalwand wird die untere Harnröhrenwand nach unten gezogen und die hintere Harnröhrenmündung zum Klaffen gebracht. Die Schwäche des Blasenschlusses kann manchmal erfolgreich bekämpft werden durch gymnastische Übungen der Rumpf- und Beckenmuskulatur und häufige willkürliche Kontraktionen des Anal- und Blasensphincters. Bringen solche Übungen keinen Erfolg, so ist vorerst zu versuchen, durch lineäre Elektrokoagulation der Blasenschleimhaut am Blasenausgang an 3—4 Stellen unter Leitung des Urethro-Cystoskops einen Narbenzug im Sphinctergebiet zu erzwingen, durch den der Harnabfluß aus der Blase erschwert wird. Genügt dieser kleine Eingriff nicht oder erscheint das Leiden von vornherein zu schwer, um dadurch gebessert werden zu können, so soll eine colporaphia anterior mit Rückschieben der meist unverkennbaren Cystocele und Raffung des sphincter vesicae vorgenommen werden. Bei ganz schweren Fällen genügt auch diese Operation nicht; es kann die Kontinenz nur durch eine größere, plastische Operation wiederhergestellt werden. Gut hat sich dabei bewährt die Goebel-Stoeckelsche Methode: Umschlingung des Blasenhalses mit den musculi pyramidales und einem Streifen der Rectusfascie.

C. Krankhafte Veränderungen der Harnbeschaffenheit

I. Albuminurie

Die Beimischung von Eiweißstoffen zum Harn in Mengen, die durch die üblichen klinischen Eiweißproben (Kochprobe, Salpetersäureprobe) deutlich erkennbar sind, ist ein wichtiges, aber außerordentlich vieldeutiges Symptom.

Die Albuminurie ist eines der beständigsten Zeichen einer Nierenerkrankung. Nur sehr ausnahmsweise verlaufen Nierenleiden längere Zeit ohne Albuminurie, so einzelne Nierentumoren und Hydronephrosen. Anatomische Gewebeveränderungen der Niere, seien es nichteitrige, nephritische Prozesse, tuberkulöse oder nicht spezifisch eitrige Nierenentzündungen, oder seien es Tumor- oder Steinbildungen, sind sonst meist von Albuminurie begleitet.

Aber trotzdem darf die Albuminurie nicht als Beweis einer Nierenerkrankung gelten.

Erstens gibt es neben der *echten* oder *renalen* Albuminurie eine sog. unechte oder *akzidentelle Albuminurie*, lediglich bedingt durch Beimischung zum Harn von eiweißhaltigen Trans- und Exsudaten aus den unteren Harnwegen, so bei Blasen- und Harnröhrenentzündung, bei Neubildungen der Blase (besonders hochgradig bei diffusen Papillomen) oder beim Manne durch Beimischung von Geschlechtsdrüsensekret wie Prostatasaft usw. zum Harn.

Ferner sind selbst wirklich renale Albuminurien nicht immer Ausdruck eines Nierenleidens. Das Nierensekret kann eiweißhaltig sein, ohne daß im Nierenparenchym krankhafte Veränderungen anatomisch nachweisbar sind.

Es gibt harmlose Albuminurien als Folge vorübergehender Funktionsstörungen der Niere. Diese entstehen durch leichte toxische und zirkulatorische Schädigungen (Ischämie oder Blutstauung) des Nierengewebes. Sie werden je nach ihrer vermuteten Ursache als Sport- und Marschalbuminurie, als nutritive Albuminurie, als juvenile oder orthostatische Albuminurie bezeichnet. Dann aber können auch Erkrankungen des Zentralnervensystems, auch vegetativ-nervöse Beeinflussung der Harnsekretion Anlaß zu Albuminurie geben (Hirntumoren, epileptische und epileptoide Anfälle; auch Subarachnoidalblutungen können sehr hochgradige, allerdings rasch schwindende Eiweißausscheidungen im Harn bedingen).

Die Albuminurie darf deshalb nur unter weitgehender Berücksichtigung ihrer Begleiterscheinungen als Zeichen eines Nierenleidens gedeutet werden.

II. Phosphaturie

Unter Phosphaturie wird nicht eine vermehrte Ausscheidung von Phosphorsäure durch den Harn verstanden, sondern ein von der Gesamtmenge der Phosphate unabhängiges, nur durch die Harnreaktion bedingtes Überwiegen der ungelösten gegenüber gelösten Phosphaten im Harn. Durch das Ausfallen unlöslicher Phosphate wird der Harn getrübt. Das normale Verhältnis der löslichen, d. h. sauren Phosphate — der Monocalciumphosphate — zu den schwerlöslichen, d. h. alkalischen, den Dicalcium- und Tricalciumphosphaten, wird im Harn gestört durch:

1. eine allzu reiche alimentäre Zufuhr von Alkalien oder alkalischen Erden *(Alkalinurie)*;

2. einen übermäßigen Salzsäureverlust durch Hyperacidität des Magens und der dadurch verminderten Säureausscheidung durch den Urin *(Anacidurie)*;

3. eine Störung des Kalkstoffwechsels, die eine vermehrte Kalkausscheidung durch den Harn zur Folge hat *(Hypercalciurie)* (s. S. 357). Diese Hypercalciurie bindet im Harn in Form des Kalkphosphates sehr viel Phosphorsäure und führt durch die relative Verminderung der Phosphorsäureionen zur Bildung unlöslicher, basischer Salze, die im Harn ausfallen.

Stark alkalisch kann der Harn auch werden durch eine Infektion mit harnstoffzersetzenden Bakterien. Dadurch kann es auch zum Ausfallen von Phosphatkristallen (besonders sargdeckelförmigen von Magnesium-Ammoniumphosphat) kommen; aber starke Grade der Phosphaturie treten dabei nicht auf.

Die Phosphaturie ist demnach die Folge sehr ungleichartiger Störungen des Organismus. Sie findet sich denn auch bei sehr verschiedenartigen Krankheitszuständen. Fast physiologisch ist sie nach fast rein vegetabilischer, an Alkalien sehr reicher Ernährung, ferner nach übermäßigem Genuß stark alkalischer Wässer und nach Einnahme großer Dosen doppeltkohlensauren Natrons (alimentäre Phosphaturie).

Äußerst häufig ist sie ferner bei *Nervösen*, die so oft an einer Hyperacidität des Magens leiden. Der starke Säureverlust des Körpers durch den Verdauungstractus und die dadurch verminderte Säureabgabe in den Harn wird zur Ursache der Phosphaturie. Es mögen aber auch auf Basis der Nervosität entstandene

Störungen der inneren Sekretion und eine dadurch erzeugte Hypercalciurie bei Nervösen zu Phosphaturie führen, und ab und zu mag die Phosphaturie als eine wahre Sekretionsneurose der Niere auftreten.

Bei der Phosphaturie, die von einer *Gonorrhoe* oder einer unspezifischen Entzündung der männlichen Genitalorgane, z.B. einer chronischen *Prostatitis* begleitet wird, ist jeweilen schwer zu entscheiden, ob sie eine Folge der Entzündung der Genitalorgane oder der mit ihr so oft verbundenen Neurasthenie des Patienten ist.

Da hin und wieder nur die erste Portion des bei einer Miktion entleerten Harns Phosphaturie zeigt, der übrige Teil des entleerten Harns nicht, so ist anzunehmen, daß manchmal eine Beimischung von Sekret der Harnröhre oder Prostata das Ausfallen der Phosphate bedingt.

Auch bei ganz gesunden, keineswegs besonders nervösen Menschen tritt hin und wieder vorübergehend, infolge *geistiger Ermüdung* oder momentaner *psychischer Aufregung* eine Phosphaturie auf. Sie wird des weiteren auch beobachtet bei *Tuberkulose*, bei *Diabetes*, bei verschiedenen Formen der *Ostitis* und *Osteomyelitis*.

Das hauptsächlichste *Symptom* der Phosphaturie ist die milchige Trübung des frisch entleerten Harns und das rasche Absetzen eines weißen, kreidigen Harnsediments, das aus amorphen Erdphosphaten und aus Sargdeckelkristallen der phosphorsauren Ammoniakmagnesia, sowie aus phosphorsauren und kohlensauren Kalken besteht. Bei der mikroskopischen Untersuchung des Sedimentes findet sich ein Teil der Phosphate zu Kristallzylindern zusammengeballt. Dies beweist, daß die Phosphate oft schon in den Nierenkanälchen aus dem Harn ausfallen. Manchmal werden die Kristallmassen mit dem Harnstrahl in kleineren und größeren Bröckeln entleert; oft fließt am Ende der Miktion ein wahrer Phosphatbrei aus der Harnröhre aus. Diese hochgradige, meist lange anhaltende Form der Phosphaturie ist selten. Meist sind die Phosphate im Harn staubförmig verteilt und setzen sich erst beim Stehen des Harns als feinpulveriges, kreidiges Sediment ab. Oftmals fallen die Phosphate aus dem Harn erst bei dessen Erhitzen aus, z.B. bei der Vornahme der Kochprobe auf Eiweiß. Es wird dies als *latente Phosphaturie* bezeichnet. Die Phosphaturie wechselt in ihrer Intensität beim einzelnen Kranken. Sie bleibt periodisch sogar längere Zeit überhaupt aus, oder sie fehlt bei der einen Miktion und ist bei der anderen plötzlich wieder da. Selten dauert sie ununterbrochen monate- oder gar jahrelang an.

Die Reaktion des Harns ist bei der Phosphaturie alkalisch oder amphoter, nur selten schwach sauer. Bei Zusatz von Essigsäure zum Harn löst sich das Phosphatsediment; der Harn klärt sich dabei oft unter Aufbrausen vollkommen. Die Ausscheidung der ungelösten Phosphate mit dem Harn erzeugt bei den Kranken oftmals leichte Kolikschmerzen in den Nieren, häufig brennende Schmerzen bei und nach der Miktion in Blase und Harnröhre. Die mechanische Reizung der Schleimhaut durch die Kristalle führt oft auch zu vermehrtem Harndrang, manchmal sogar zu leichter Hämaturie. Durch diese Reizung der Schleimhäute und die alkalische Reaktion des Harns schafft die Phosphaturie eine erhebliche Disposition zur Infektion der Harnwege. Eine lang dauernde, starke Phosphaturie kann Anlaß zu Steinbildung im Nierenbecken oder in der Blase sein.

Die *Diagnose* der Phosphaturie ist leicht. Schon der Bericht des Kranken, daß bei ihm der Harn bald stark trübe, bald vollkommen klar entleert werde, weist mit Deutlichkeit auf Phosphaturie hin. So starken Wechsel zeigt die Harntrübung durch Eiter nicht. Kommt der Kranke während eines Anfalles von Phosphaturie mit trübem Harn zur Untersuchung, so ist durch die mikroskopische Untersuchung und durch Essigsäurezusatz die Natur der Trübung leicht zu erkennen. Ist der Urin zur Zeit der Untersuchung klar, so ist aus dem Fehlen von Eiweiß und Eiter im Harn zu schließen, daß die vom Patienten zeitweilig beobachtete Harntrübung wohl sicher durch Phosphaturie bedingt sein muß; diese Annahme wird bestärkt, wenn beim Kochen des Harns eine latente Phosphaturie zutage tritt. Zur Bestätigung der Diagnose ist es immerhin zweckmäßig, den Kranken anzuhalten, den nächsten, trübe ausgeschiedenen Harn zur Kontrolluntersuchung einzusenden.

Therapie. Selbst wenn die Phosphaturie den Kranken nicht belästigt, so ist sie doch stets zu bekämpfen, da sie, wie oben erwähnt, eine Disposition der Harnwege zur Infektion schafft. Stets ist zu trachten, die Ursache der Phosphaturie klarzulegen und die Behandlung gegen das Grundleiden zu richten: gegen die Störung der inneren Sekretion, die Hyperacidität des Magens oder die allgemeine Nervosität usw. Gelingt dies nicht, so wird versucht, die Phosphaturie symptomatisch zu behandeln. Am besten geschieht dies durch Verordnung von Phosphorsäure (acidum phosphoricum dilutum 1:20 3mal täglich 20 Tropfen). Diese vermindert das Ausfallen schwer löslicher, alkalischer Salze. Die Verordnung von Salzsäure ist nicht so zweckmäßig. Die Salzsäure steigert die oft vorhandene Hyperacidität des Magensaftes. Zuviel Säure geht infolgedessen durch den Darm, zuwenig durch die Nieren ab. Die Anacidurie mehrt die Phosphaturie. Auch der Genuß organischer Säuren, z.B. von Fruchtsäuren wie Citronensäure usw. ist zu vermeiden, weil diese in Form alkalischer Salze in den Harn übergehen und die Phosphaturie steigern. Scheint bei den Kranken eine vermehrte Kalkausscheidung durch den Harn die Ursache der Phosphaturie zu sein, so soll die Kalkzufuhr eingeschränkt werden. Hauptsächliche Kalkträger der Nahrung sind Milch und Käse. Ist keine vermehrte Kalkausscheidung im Harn nachzuweisen, so ist gutgemischte Kost das zweckmäßigste; eine zu einseitige Ernährung durch Gemüse und Obst ist jedenfalls zu widerraten.

III. Oxalurie

Die im Urin ausgeschiedenen Oxalate stammen aus 3 Quellen: aus den Oxalaten der Nahrung, dem endogenen Stoffwechsel und einem Mikrobenstoffwechselgeschehen, bei dem durch das bacterium oxatigenum im Darm aus den Kohlenhydraten der Nahrung Oxalsäure gebildet, in der Darmwand resorbiert und unverändert durch die Niere ausgeschieden wird.

Wie die Phosphaturie entsteht die Oxalurie, nicht weil der Oxalsäuregehalt des Urins die Norm überschreitet, sondern weil wegen veränderter Löslichkeitsbedingungen eine ungewöhnlich große Zahl von oxalsauren Kristallen, vorwiegend von oxalsaurem Kalk, aus dem Harn ausfällt. Dieses Auskristallisieren von oxalsaurem Kalk wird einerseits bedingt durch abnorme Verhältnisse zwischen Magnesia- und Kalkgehalt des Harns, andererseits durch eine Verminderung der Acidität des Harns infolge des Übergehens des sauren Natriumphosphates, welches Oxalsäure in Lösung hält, in ein neutrales Phosphat des Harns. Die ausgefallenen Oxalate trüben den Harn meist nur in ganz geringem Maße; sie bilden beim Stehen des Harns ein nur leichtes, weißliches, selten bräunliches, etwas glitzerndes Sediment, das unlöslich in Essigsäure ist, löslich aber in Salzsäure. Die Kristalle zeigen eine charakteristische Briefkuvertform, seltener Hantel- oder Eiform (Abb. 11).

Die Oxalurie wird bei zahlreichen Krankheiten beobachtet, so bei Diabetes, bei Ikterus, nach der Krise einer Pneumonie, bei Leukämie, besonders aber bei Verdauungsstörungen und Nervosität. Ob jeweilen die erwähnte, im Vordergrund des Krankheitsbildes stehende Erkrankung die Ursache der Oxalurie ist oder nicht, bleibt meist fraglich. Unsicher ist, ob lediglich durch überreiche Zufuhr oxalsäurehaltiger Nahrung wie Spinat, Rhabarber, Sauerampfer, Kakao ohne Mitwirkung einer Verdauungsstörung eine sog. alimentäre Oxalurie entstehen kann.

Beschwerden erzeugt die Oxalurie wenig. Immerhin vermögen ab und zu die ausgefallenen Oxalatkristalle die Schleimhäute der Harnwege bis zur makroskopisch erkennbaren Blutung mechanisch zu reizen und die Miktion schmerzhaft und häufig zu machen. Selten bewirkt die Oxalurie allein, ohne wirkliche Steinbildung Ureterspasmen und Nierenkoliken.

Therapeutisch wirkt gegen die Oxalurie am besten die Anregung der Diurese, wodurch das Harnsediment wesentlich verdünnt und die Reizung der Harnwege vermindert wird. Zweckmäßig ist der Gebrauch magnesiahaltiger Mineralwässer (Karlsbad, Marienbad, Friedrichshaller- und Tarasperwasser) und ein Meiden der oben genannten, besonders oxalsäurehaltigen Nahrungsmittel.

IV. Hämaturie

Die Hämaturie, der Abgang von Blut mit dem Harn in großer oder in kleiner Menge, ist immer eine ernste Krankheitserscheinung. Selbst wenn die Blutung dem Kranken wenig Beschwerden verursacht und ohne Störung des Allgemeinbefindens einhergeht, ist ihr doch stets größte Bedeutung zuzumessen. Immer müßen möglichst rasch Quelle und Ursache der Harnblutung erforscht werden. Dies ist oft eine der schwierigsten diagnostischen Aufgaben, die dem Urologen gestellt werden. Nicht immer ist sie befriedigend zu lösen.

Ein erheblicher Blutabgang im Harn wird nicht leicht übersehen. Das blutigrote Aussehen des Harns erschreckt den Kranken und führt ihn zum Arzt. Nur weibliche Kranke schenken selbst erheblicher Hämaturie oft längere Zeit wenig Beachtung, weil sie die Blutung lediglich als Unregelmäßigkeit ihrer Menses deuten.

Nicht selten kommt es vor, daß die braunrote Farbe eines hochgestellten Harns und das beim Stehen des konzentrierten Harns sich bildende rote Uratsediment von Kranken irrtümlich als Blutung aus den Harnwegen gedeutet wird. Ebenso gibt die Rotfärbung des Harns durch medikamentösen Gebrauch von Rhabarber, Senna, Pyridium u. a. manchmal Anlaß zu Verwechslungen mit Hämaturie. Den Kundigen schützt schon das genaue Besehen des Harns vor solchen Irrtümern. Im Zweifelsfalle erlaubt die chemische Untersuchung des Harns durch die Hellersche Probe oder die Benzidinprobe (S. 8) den sicheren Entscheid, ob der Harn Blut enthält oder nicht. Noch einfacher gelingt der Nachweis der Hämaturie durch die mikroskopische Untersuchung des Harnsedimentes; diese ermöglicht gleichzeitig auch die Unterscheidung zwischen Hämoglobinurie und wahrer Hämaturie.

Die Hämaturie zeigt in ihrer Stärke alle möglichen Abstufungen. Sie macht manchmal den Harn in seinem Aussehen reinem Blut ähnlich, mischt ihm große Blutklumpen und Blutgerinnsel bei. Andere Male ist die Blutung eben nur an einem rötlichen Schimmer der Harnfarbe bemerkbar oder an einem rötlichen Ringe, der sich beim Stehen des Harns in der obersten Schicht des Sedimentes bildet. Häufig ist die Blutbeimischung so gering, daß sie übersehen wird, solange der Harn nicht mikroskopisch oder durch eine der erwähnten chemischen Proben auf seinen Blutgehalt geprüft wird. Ist Blut im Harn nachgewiesen, so muß, wie eingangs betont, sogleich planmäßig nach Quelle und Ursache der Blutung geforscht werden.

Über die *Lokalisation der Blutung* gibt die *Farbe* des blutigen Harns nur unsicheren Aufschluß. Eine *hellrote* Färbung des blutigen Urins ist nur möglich, wenn das Blut wenig lange mit dem Harn vermischt blieb. Ein hellroter Harn wird deshalb am häufigsten bei Blutungen aus den unteren Harnwegen beobachtet; er findet sich aber immerhin auch bei sehr starker renaler Blutung und gleichzeitiger, häufiger Entleerung der Harnblase. Eine *braun- oder schwarzrote* Färbung nimmt der Harn an, wenn das mit ihm vermischte Blut längere Zeit unter der chemischen Einwirkung des Harns steht. Sie ist deshalb besonders häufig bei Nierenblutungen, entsteht aber auch, wenn der blutige Harn oder doch größere Blutgerinnsel lange in der Harnblase verhalten bleiben. Viel zuverlässiger als die Farbe weist die Art der Blutbeimischung zum Harnstrahl auf den Entstehungsort der Blutung hin. Drei Arten der Hämaturie sind zu unterscheiden, die initiale, die terminale und die totale, je nachdem das Blut im Beginne oder am Ende der Miktion im Harnstrahl sich zeigt oder ob es in der ganzen entleerten Harnmenge ziemlich gleichmäßig verteilt ist.

1. Eine *initiale Hämaturie*, bei der nur der erste Teil des Harnstrahls blutig ist, stammt immer aus den untersten Harnwegen, entweder aus der vorderen Harnröhre, wobei dann auch oft ohne Harnentleerung Blut aus der Harnröhre austropft. oder aus der hinteren Harnröhre. Auch Erkrankungen der Prostata und des Blasenhalses bedingen ab und zu eine initiale Hämaturie, häufiger aber erzeugen sie die zweite Form der Blutung, die terminale Hämaturie, die sehr oft mit der initialen verbunden auftritt. Die erst- und letztentleerten Harntropfen sind blutig, während der Harnstrahl nicht blutig scheint.

2. Die *terminale Hämaturie* weist ebenfalls wie die initiale mit Sicherheit auf eine in den untersten Harnwegen gelegene Blutungsquelle hin. Auch sie kann bei einem Harnröhrenleiden vorkommen, weil oft die erkrankte Harnröhrenschleimhaut nur dann blutet, wenn sie, wie dies am Ende der Miktion geschieht, durch die starke Kontraktion des die Harnröhre umfassenden musculus bulbocavernosus gepreßt wird. Ebenso erzeugen oftmals Prostata- und Blasenleiden, z.B. eine Entzündung, Hypertrophie oder Neubildung der Prostata, ein Blasenkatarrh, ein Blasentumor oder Blasenstein, eine rein terminale Hämaturie, weil das Gewebe jeweilen erst durch die Schlußkontraktion der Blase, welche die letzten Harntropfen auspreßt, zur Blutung gebracht wird.

So leicht der Ausgangspunkt der Blutung bei der terminalen und der initialen Hämaturie zu bestimmen ist, so schwer wird dies bei der häufigsten Art der Harnblutung, der totalen Hämaturie.

3. Bei der *totalen Hämaturie* ist der Harnstrahl von Beginn bis zum Ende blutigrot verfärbt. Gegen das Ende der Miktion erscheint allerdings der Harn stärker blutig, weil beim Schlusse der Harnentleerung die in der Blase liegenden Blutcoagula ausgepreßt und dem Harn damit in reichlicherer Menge als vordem Blutfarbstoff und Blutkörperchen beigemischt werden, und auch weil, wenn die Blase selbst blutet, am Schlusse der Miktion fast reines, nur mit wenig Harn vermischtes Blut abgeht. Alle Erkrankungen der Harnorgane, die überhaupt zu Blutungen führen, können eine totale Hämaturie zur Folge haben. Selbst bei reinen Urethralleiden kommt sie vor, so z.B. wenn ein Papillom oder eine Verletzung der hinteren Harnröhre so stark blutet, daß in der Miktionspause das Blut aus der Harnröhre in die Blase zurückfließt und den ganzen Blaseninhalt blutig färbt. In gleicher Weise kann ein Prostataleiden bei starker Blutung statt zu initialer oder terminaler, zu totaler Hämaturie führen. Bei totaler Hämaturie ist es deshalb ganz besonders schwer, den Ausgangspunkt der Blutung zu bestimmen.

Trägt eine *Erkrankung der untersten Harnwege* Schuld an der Blutung, so läßt sich dies meist unschwer aus den bei der Sondierung der Harnröhre oder der rectalen Untersuchung nachweisbaren, krankhaften Veränderungen der Urethra oder der Prostata erkennen. Schwerer ist es, den Ausgangspunkt der Blutung herauszufinden, wenn er höher in den Harnwegen sitzt.

Auf die *Nieren als Ausgangspunkt der Blutung* weisen Nierenkoliken hin (Ureterverstopfung durch Blutgerinnsel), weisen auch hin Vergrößerung oder Druckempfindlichkeit der einen oder der anderen Niere, der Befund von Blutkörperchencylinder. Besonders charakteristisch für Nierenblutung sind dem Harn beigemischte lange, wurmförmige Blutgerinnsel, die einen Ausguß des Ureters darstellen. Sie werden beim Ausschwemmen des entleerten Urins besonders schön sichtbar. Bei Blasenblutungen finden sich nie so lang geformte Gerinnsel. Die bei diesen entleerten Blutgerinnsel sind klumpig oder, wenn zylindrisch, doch nur von sehr geringer Länge, nie wurmförmig.

Bei einer *Blasenblutung* fällt auf, daß am Ende der Miktion immer hellrotes, offenkundig ganz frisch dem Harn beigemischtes Blut entleert wird. Bei Blasenblutungen ist die Harnentleerung häufig schmerzhaft, weil die Spannung der blutenden, kranken Blasenwand Schmerzen auslöst. Den Entscheid, ob Blasen-, ob Nierenblutung, bringt oft der Blasenkatheterismus. Blutet die Blase, so wird durch den Katheter nach Abfließen des blutigen Harns fast reines, hellrotes Blut ausfließen. Es wird zudem die Blase schwer reinzuspülen sein, das Spülwasser wird immer wieder hellrot verfärbt zurückfließen. Handelt es sich um eine Nierenblutung, so wird nach Entleerung der Blase nie reines Blut, nur stark bluthaltiger Urin durch den Katheter abfließen; dieser wird zudem nicht hellrot, sondern, weil Blut und Harn schon im Nierenbecken sich vermischen, braunrot sein. Zudem wird sich bei Nierenblutung die Blase, wenn sie nicht gar zu stark mit Blutgerinnsel gefüllt ist, ziemlich rasch reinspülen lassen; nur in bestimmten Intervallen wird die Spülflüssigkeit plötzlich wieder blutig verfärbt abfließen, d. h. jedesmal, wenn eine Ureterejaculation frische Blutmassen in die Blase spritzt.

Blutungen aus der hinteren Harnröhre oder aus der Prostata kennzeichnen sich beim Katheterismus der Blase dadurch, daß durch den Katheter, noch bevor dessen Spitze die Blase erreicht hat, reines Blut abfließt.

Das sicherste Mittel, die Blasen- von der Nierenblutung zu unterscheiden, bietet zweifelsohne die *Cystoskopie*. Ihre Anwendung wird aber bei der Hämaturie durch die Blutbeimischung zum Blaseninhalt stark behindert. Die Verwendung von Spülcystoskopen hilft jedoch meist über die Schwierigkeiten hinweg und erlaubt wenigstesn einen kurzen Einblick in die Blase, just genug, den Ausgangspunkt der Blutung zu erkennen. Um einen möglichst vollständigen Überblick über das Blaseninnere zu erhalten, ist vor der Einführung des Cystoskops stets zu versuchen, die in der Blase liegenden Blutgerinnsel durch weite Katheter herauszuspülen oder mit der Spritze herauszusaugen. Blutungen aus der Blasenwand, die die Cystoskopie stören, können durch intravesicale Injektionen von 20—30 cm³ einer Stryphnonlösung oder Füllung der Blase mit 2 bis 3% Tannin- oder 3—5% essigsaurer Tonerdelösung manchmal gestillt werden. Gelingt die Blutstillung nicht, so ist trotz der Blutung ein einigermaßen klares Blasenmedium zu erhalten durch Füllung der Blase mit paraffinum liquidum. Wird auf die eine oder die andere Weise ein genügend klarer Einblick in die Blase ermöglicht, so ist die Blutung aus der Niere an der dunkelroten Verfärbung des aus dem Ureter austretenden Urinstrahls oder an einem aus dem Ureter heraushängenden Blutgerinnsel zu erkennen (Abb. 83 und 84). Stammt die Blutung aus der Blasenwand, so ist die blutende Stelle meist leicht zu sehen, wenn auch in der Regel nur kurze Zeit, da der Blaseninhalt meist rasch durch die Blutung getrübt wird.

Trotz dieser Schwierigkeiten muß die Cystoskopie bei Hämaturie immer schon während der Blutung versucht werden. Wird sie verschoben bis nach Beendigung der Hämaturie, so ist der Ursprung der Blutung, besonders wenn es sich nicht um ein offenkundiges Blasenleiden wie einen Blasentumor handelt, häufig nicht mehr festzustellen.

Ursache der Blutung. Ist es gelungen, den Ausgangspunkt der Harnblutung zu erkennen, so bleibt dem Untersucher die weitere Aufgabe, klarzulegen, welche Krankheiten die Blutung verursacht hat.

Blutungen aus Urethra und Prostata. Scheinen *Urethra* oder *Prostata* Ausgangspunkt der Hämaturie zu sein, dann ist es meist leicht, das Grundleiden

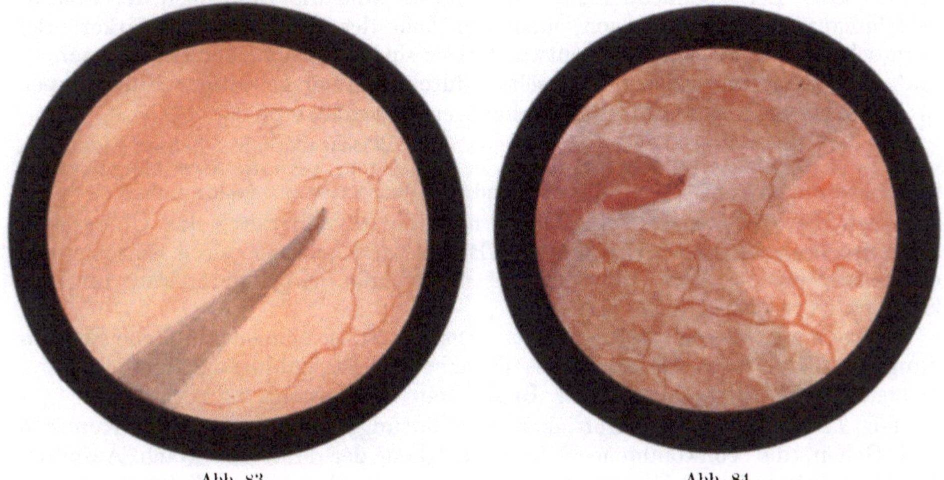

Abb. 83   Abb. 84

Abb. 83 und 84. Renale Hämaturie

nachzuweisen. Dieses ist entweder eine Verletzung, Entzündung oder Neubildung der Harnröhre oder eine Entzündung, Hypertrophie oder bösartige Neubildung der Prostata.

Die Blutung aus einer vergrößerten Prostata darf nicht voreilig als Folge einer malignen Entartung der Drüse gedeutet werden. Es ist stets zu bedenken, daß, wie carcinomatöse, so auch gutartig hypertrophische Vorsteherdrüsen bluten können. Klinisch charakteristisch für das Carcinom der Prostata ist nicht die Blutung, sondern die hölzerne Härte der Drüse.

Die Erkenntnis der Ursache der Hämaturie wird schwierig, wenn die Blutung aus der Blase oder aus den Nieren stammt.

Blasenblutungen. Bei einer *Blasenblutung* kann meistens die Cystoskopie jeden wünschbaren Aufschluß über die anatomischen Blasenveränderungen geben, die zur Blutung führen. Da aber nicht jedem Praktiker ein Cystoskop zur Verfügung steht und auch manchmal die Heftigkeit der Blasenblutung die innere Blasenbesichtigung verunmöglicht, soll kurz auseinandergesetzt werden, wieweit aus den ohne Cystoskop erkennbaren Krankheitserscheinungen die Ursache der Blasenblutung erkannt werden kann.

Die Menge des dem Harn beigemischten Blutes sagt über die Ursache der Blutung wenig aus. Immerhin ist bei den diagnostischen Untersuchungen zu beachten, daß sehr starke Blutungen häufiger bei Tumoren als bei Lithiasis oder Entzündung der Harnwege auftreten, daß andererseits die sog. *mikroskopische Hämaturie* die Beimischung kleinster, nur mikroskopisch oder chemisch nachweisbarer Blutungen, besonders oft bei Lithiasis der Harnwege vorkommt, für diese fast charakteristisch ist, wenn neben dem Blut kein Eiter im Harn zu finden ist.

Enthält der Harn neben Blut auch *Eiter*, dann ist in einer entzündlichen Erkrankung der Blase die Ursache der Blutung zu suchen. Ob diese Entzündung banaler oder tuberkulöser Art ist, erweist die bakteriologische Untersuchung des Harns, läßt sich auch oft aus dem Befunde fühlbarer Tuberkuloseherde der Urogenitalorgane oder aus der Anamnese entnehmen. Der Hämaturie wegen Tuberkulose der Blase gehen meist Pollakiurie und Miktionsschmerzen voraus sowie auch Störungen des Allgemeinbefindens, Abmagerung, Abnahme der Kräfte usw. Bei beginnender *Blasentuberkulose* sind die Blutungen der Blasenschleimhaut meist nur schwach, einzig am Ende der Miktion etwas stärker. Bei vorgeschrittener, ulceröser Blasentuberkulose sind Blasenblutungen aber manchmal sehr heftig; sie führen nicht selten durch Bildung gewaltiger Blutklumpen in der Blase zu Harnverhaltung und heftigen Blasenkrämpfen.

Bei der *Nierentuberkulose* sind im Gegensatz zur Blasentuberkulose heftige Blutungen, nicht im End-, sondern im Anfangsstadium zu beobachten; wenn die Niere käsig-kavernös zerfällt, treten Nierenblutungen selten auf und sind dann meist nur geringgradig.

Auch die *Aktinomykose* der Blase, meist entstanden durch das Übergreifen einer ileocöcalen Aktinomykose auf die Blasenwand, seltener durch Einschleppen der Drusen aus der Niere, führt zu Blasenblutungen bei eitrigem Urin. Ihr Vorkommen ist selten.

Ist bei einer Blasenblutung der *Harn eiterfrei*, so ist eine entzündliche Erkrankung der Blase ausgeschlossen. Als Ursache der Blasenblutung kommen dann in erster Linie Blasentumor oder Blasenstein in Betracht.

Für *Tumor* spricht die Heftigkeit der Blutung, ihr unvermitteltes Kommen und Gehen, die vollkommene Schmerzlosigkeit der Miktion. Nach Aufhören der Harnblutung kann Albuminurie fehlen, erreicht aber oft, als Folge der Transsudation des Eiweißes durch den Tumor, sehr hohe Grade. Jeder Zweifel an der Diagnose wird behoben, wenn im Harnsediment oder, was noch öfter gelingt, im Spülwasser der Blase, mikroskopisch kleinste Tumorteilchen nachzuweisen sind, bestehend aus regelmäßig geordneten, einem bindegewebigen Stroma aufsitzenden, epithelialen Zellen.

Für *Stein* als Ursache der Blasenblutung spricht deren Beeinflussung durch Körperbewegungen: Abnahme der Blutung in Ruhe, Steigerung bei Bewegung. Gesichert wird die Diagnose außer durch Cystoskopie durch Steinsonde und Radiogramm.

Zu bedenken ist, daß eine starke *Phosphaturie* oder *Oxalurie* auch ohne wahre Konkrementbildung eine Hämaturie erzeugen kann. Es vermögen die feinen, in großer Menge ausgeschiedenen Harnkristalle die Schleimhaut der Harnwege mechanisch zur Blutung zu reizen.

Blasenblutungen, die sich an die rasche Entleerung einer vordem lange Zeit durch Harn überdehnten Blase anschließen, erklären sich leicht aus der plötzlichen Entlastung der prallgefüllten Blasenvenen *(haematuria e vacuo)*. Die Blasenblutungen, die hin und wieder bei sehr engen *Strikturen der Harnröhre* beobachtet werden, sind meist die Folge einer Entzündung der Blasenschleimhaut. Daß aber auch die Harnstauung und die dadurch bedingte Kongestion der Blasenwand bei dieser Blutung eine erhebliche Rolle spielt, geht daraus hervor, daß, sobald die Blase nach einer Dilatation der Striktur sich besser entleert, die Blutung schwindet, selbst wenn die Infektion noch andauert.

Als seltene Ursache einer Blasenblutung sind noch zu erwähnen: eine Cystenbildung am Blasenende der Ureteren, ferner das ohne Pyurie einhergehende ulcus simplex der Blase, die purpura haemorrhagica, die seltenen sekundären syphilitischen Erkrankungen der Blasenschleimhaut. Ein Platzen varicöser Venen. das früher so häufig diagnostiziert wurde. ist nur ausnahmsweise Ursache einer Blasenblutung.

Bei Kranken, die außereuropäische Länder bewohnten, ist auch stets an Parasiten, besonders an die *Bilharziose* der Blase als Ursache der Blutung zu denken. Meist lassen sich die Eier des Distomum haematobium mikroskopisch im ungefärbten Sedimentausstrich erkennen. Fast immer ist infolge einer Sekundärinfektion dem Harn neben Eiern auch Eiter beigemischt.

Nierenblutungen. Ist eine Nierenblutung anzunehmen, weil Zeichen einer Blasenerkrankung fehlen, so sind, wenn keine Verletzung der Niere durch äußere Gewalt vorausging, als Ursache der Blutung in Betracht zu ziehen:

eine nichteitrige *Nephritis* oder eine eitrige, sei es *tuberkulöse* oder *nicht-tuberkulöse Entzündung der Niere,* eine *polycystische Nierendegeneration,* ein *Nierenstein,* ein *Nieren-* oder *Nierenbeckentumor,* eine Hydro- bzw. *Hämatonephrose* oder eine Bluterkrankung wie z.B. *Leukämie,* die gar nicht selten heftige Nierenblutungen auslöst. Nur ausnahmsweise ist eine Nierenvenenthrombose oder ein Niereninfarkt durch Embolie, eine Bilharziose des Nierenbeckens oder eine Teleangiektasie der Nierenbeckenschleimhaut Grund der Nierenblutung.

Herauszufinden, welche dieser verschiedenen Krankheiten im vorliegenden Falle die Nierenblutung verursacht, ist häufig sehr schwer.

Wenn der blutige Harn Eiter enthält, so ist es wahrscheinlich, daß eine Infektion der Nieren die Ursache der Nierenblutung ist. Ob diese tuberkulöser oder banaler Art ist, läßt die mikroskopisch-bakteriologische Untersuchung des Harns entscheiden, oft noch schneller die Cystoskopie. Auf der Blasenschleimhaut und dort besonders in der Umgebung der einen oder anderen Harnleitermündung sind bei Tuberkulose der Harnorgane häufig spezifische Veränderungen zu sehen. *Enthält der Urin* der blutenden Niere *keinen Eiter,* so wird die Diagnose viel schwieriger.

Die *mikroskopische Untersuchung* des Harns gibt wenig Aufschluß. Werden im Harnsediment Cylinder gefunden, so bestätigt dies das Vorliegen einer Nierenerkrankung; beweisend für Nephritis ist dieser Befund nur, wenn außer der Cylindrurie auch erhöhter Blutdruck, Verstärkung des 2. Aortentons, evtl. eine Dilatation des Herzens und Funktionsstörungen beider Nieren gefunden werden. Zu beachten bleibt dabei auch noch, daß alle diese Symptome auch bei polycystischer Degeneration der Nieren auftreten. Bei dieser sind aber die Nieren erheblich vergrößert und an der Oberfläche buckelig, was die Unterscheidung zwischen Nephritis und polycystischer Nierendegeneration leicht macht. Bloße Cylindrurie ohne Blutdrucksteigerung kommt bei einzelnen Nephritisformen, bei Nierensteinen, bei Nierentumoren und seltener auch bei Hydronephrose vor. Aus den epithelialen Zellen des Harnsedimentes sind selten zuverlässige, diagnostische Schlüsse zu ziehen (s. S. 11). Bei Hämaturie wegen Nierentumor finden sich allerdings oft auffällig zahlreiche, verfettete, epitheliale Einzelzellen verschiedenster Form im Harn. Man muß sich aber hüten, darin einen Beweis für das Bestehen eines Nierentumors zu sehen, denn es können auch bei vielen anderen Krankheitszuständen, z.B. nach Entzündung, nach Harnstauung, sich außerordentlich reichliche Epithelien infolge starker Abschilferung des Schleimhautepithels im Harn finden. Nur wenn die epithelialen Zellen in festen, durch ein Stroma zusammengehaltenen Verbänden im Harnsediment liegen, ist auf Tumor zu schließen. Bei Nierentumoren findet sich eine solche Abstoßung kleinster Tumorteile aber selten, viel seltener als bei Blasentumoren.

Läßt die *Palpation* eine erhebliche Vergrößerung beider Nieren und an beiden Organen eine kleinhöckerige Oberfläche erkennen, so spricht dies für polycystische Nierendegeneration. Bei der ab und zu doppelseitig auftretenden Hydronephrose ist die Konsistenz der Nieren prall-elastisch, die Oberfläche grob-höckerig oder glatt. Ist nur eine Niere deutlich vergrößert, ihre Konsistenz zudem derb, die Oberfläche grobknollig, so ist ein Neoplasma der Nieren anzunehmen. Die einseitige Hydronephrose unterscheidet sich durch die elastische, wenig derbe Konsistenz der Niere (zudem meist auch durch die schlechtere Funktion) vom Nierentumor. Bei Nephrolithiasis ist die blutende Niere auch oft etwas vergrößert, jedoch selten so hochgradig wie bei Nierentumor oder Hydronephrose. Sie behält die typische Nierenform und eine glatte Oberfläche, wenn nicht der Nierenstein zu Hydronephrosebildung geführt hat. Kennzeichnend für die Nierenblutung bei Stein ist, daß sie selten sehr stark wird, bei weitem nicht so stark wie bei Nierentumor, ferner, daß sie auch nie so plötzlich schwindet wie die Tumorblutung. Sie zeigt wohl auch große Schwankungen in ihrer Stärke, aber nie schwindet sie vollkommen, immer finden sich bei Nierenstein, wenigstens nach Körperbewegungen, bei mikroskopischer Untersuchung des Harnsedimentes frische oder ausgelaugte rote Blutkörperchen in ziemlicher Zahl.

Nierenkoliken, die vor und während einer renalen Blutung sich einstellen, sind keineswegs charakteristisch für Stein; sie *können bei jeder Art von Nierenblutungen auftreten*.

Die *Cystoskopie* läßt sehen, aus welcher der Nieren die Blutung stammt. Über die Ursache der Blutung aber gibt sie keinen Aufschluß, es sei denn, die Blutung sei durch eine Tuberkulose der Niere bedingt, die absteigend in der Blase charakteristische Veränderungen erzeugte. Sonst hilft die Cystoskopie nur in Verbindung mit Funktionsprüfungen der Nieren das der Nierenblutung zugrunde liegende Leiden zu erkennen.

Geht aus den *Funktionsprüfungen der Nieren* (Chromocystoskopie, Harnseparation durch Ureterenkatheterismus) hervor, daß beide Nieren krank sind, so werden dadurch bei den diagnostischen Erwägungen Nierentumor und Hydronephrose in den Hintergrund gedrängt. Denn beide Leiden, wenn sie auch doppelseitig werden können, treten doch vorwiegend einseitig auf. Wahrscheinlicher ist bei Funktionsstörungen beider Nieren, daß eine Nephritis oder polycystische Nierendegeneration vorliegt, da diese Leiden fast immer doppelseitig sind. Zu bedenken ist auch, daß zu Nierenblutung führende Bluterkrankungen wie Leukämie meist beide Nieren funktionell schädigen. Die Nephrolithiasis ist nicht sehr selten doppelseitig, wenn sie auch meist momentan nur einseitig zur Harnblutung führt. Der Befund doppelseitiger Störung der Nierenfunktion spricht jedenfalls nicht gegen sie.

Die Störung der Nierenfunktion kann aber bei allen zu Nierenblutung führenden Leiden längere Zeit rein einseitig bleiben, selbst bei den doppelseitigen Nierenleiden wie Nephritis und polycystische Nierendegeneration. Bei diesen doppelseitigen Nierenerkrankungen wird aber auch der Harn der gut funktinierenden Seite immerhin krankhafte Beimischungen, wie Albumen und Cylinder enthalten. Normales Sekret bei guter Funktion der nichtblutenden Niere läßt als Ursache der anderseitigen Nierenblutung Tumor, Stein oder Hämatonephrose vermuten.

Schließlich ist auch noch zu erwähnen, daß selbst die blutende Niere normale Sekretionsfähigkeit zeigen kann, wenn nur kleine, funktionell wenig bedeutungsvolle Nephritisherde oder ein Hypernephrom Ursache der Nierenblutung sind. Das Hypernephrom läßt die Funktion der Tumorniere oft lange ganz normal, weil es das Nierenparenchym nicht zerstört, sondern erst nur auseinanderdrängt.

Nierensteine dagegen, selbst kleine, bedingen fast immer eine, wenn auch nur leichte Funktionsstörung der ihnen zugehörigen Niere, sei es durch Harnstauung im Nierenbecken, sei es durch kongestive oder entzündliche Reizung des Nierengewebes.

Bei dem Forschen nach den Ursachen einer Nierenblutung ist nicht außer acht zu lassen, daß auch außerhalb der Harnorgane liegende Leiden den Anstoß zur Nierenblutung geben können. So erregt manchmal, wie schon erwähnt, die Leukämie nicht selten schwere Nierenblutungen, ferner auch der morbus maculosus Werlhofii, der Skorbut, die Lebercirrhose, Cholecystitis mit oder ohne Gallensteine. Auch eine akute oder chronische Appendicitis kann zu einer Blutung aus Niere oder Ureter führen. Diese ist entweder die Folge einer von der Appendix auf die Niere übergreifenden Infektion, wobei außer Blut auch Eiter dem Harn beigemischt wird, oder sie ist, bei eiterfreiem Harn, wohl als Folge einer Zirkulationsstörung in der Ureterwand zu deuten, erzeugt durch Verwachsungen des entzündeten Wurmfortsatzes mit dem Ureter. Die Blinddarmentzündung vermag auch durch ihre toxische Wirkung eine akute Nierenkongestion oder akute Nephritis und dadurch eine Hämaturie auszulösen. Wie häufig bei der akuten Appendicitis Nierenschädigungen vorkommen, darauf weist die Beobachtung hin, daß in den ersten Stunden der Appendicitis außerordentlich oft eine leichte Albuminurie gefunden wird, die nach der Appendektomie sofort schwindet. Ausnahmweise ist auch eine Hämaturie bei Bangschem Fieber ohne nachweisbare Infektion der Harnorgane gefunden worden.

In einzelnen Fällen renaler Hämaturie ist trotz Anwendung aller Untersuchungsmethoden die Ursache der Blutung klinisch nicht zu finden. Diese Blutungen werden unter dem Namen *essentielle Hämaturie* zusammengefaßt. Wir stellen damit aber nicht eine Diagnose, sondern überdecken eine Lücke mit einem tönenden Wort. Es muß unser Bestreben sein, diese Gruppe der essentiellen Hämaturie immer mehr einzuengen. In einzelnen Fällen können varicöse Venen vorhanden sein; ich habe einen Fall beobachtet, bei dem eine Vene frei von einer Wand des Nierenbeckens zur andern durch das Lumen lief und gelegentlich sehr heftige Blutungen verursachte. Nach der Ansicht von ALKEN sind meist diskrete entzündliche Veränderungen im Kelchwinkel *(Calicopapillitis)* die Ursache der Blutung. Diese Ansicht findet eine Stütze in der anatomischen Tatsache, daß im Kelchwinkel venöse Gefäße fast unmittelbar unter dem Epithel des Calyx liegen. Es besteht kein Zweifel, daß auch allergische Zustände zu Hämaturie führen können. Die Kältehämaturie gehört in dieses Gebiet.

Therapie der Hämaturie. Eine kausale Therapie der Hämaturie wird erst möglich, wenn das Grundleiden der Blutung erkannt ist. Diese wird später im speziellen Teil bei Besprechung jedes einzelnen dieser Leiden erörtert werden. Hier mögen nur die ersten therapeutischen Maßnahmen erwähnt werden, die allfällig getroffen werden müssen, noch bevor die Ursache der Harnblutung abgeklärt ist.

Jeder aus den Harnwegen blutende Patient soll *Bettruhe* innehalten. Schon diese allein kann manchmal Stein-, sogar auch Tumorblutungen zum Stehen bringen. Die *Diät* des Kranken soll milde sein, gleichgültig ob die Blutung aus der Niere oder aus der Blase stammt. Es sollen momentan keine Fleisch- und Eierspeisen, nur schwach gesalzene Milch- und Mehlspeisen, zudem etwas Gemüse und Obst gegeben werden. Reine Milchdiät ist unnötig.

Blutstillende Medikamente sind in ihrem Erfolg stets sehr unsicher; ihre Verordnung ist aber bei starker Hämaturie trotzdem angezeigt. Als interne Medikation sind zu empfehlen die Secalepärparate, z.B. Secacornin, intern oder intramuskulär verabreicht, das extractum fluidum hamamelidis (3mal täglich

30—40 Tropfen) oder das Kombinationspräparat von Hamamelis, Secale und Hydrastis, das Erystypticum Roche in gleicher Dosis. Erst bei längerer Anwendung blutstillend wirkt das Calcium (Calcium Sandoz), sei es intravenös injiziert oder oral verabreicht. Sehr wirksam zur Stillung der Hämaturie sind die intravenösen Injektionen von 10%iger, steriler Kochsalzlösung in Mengen von je 10—20 cm³, ferner subcutane Injectionen von Gelatine von mindestens 100 g je Dosis.

Erscheint die Harnblase durch Blutcoagula gefüllt und die Miktion durch diese behindert, so ist eine *künstliche Entleerung der Blase* notwendig. Der Katheterismus der Blase mit großem Katheter und die Aspiration der Gerinnsel mit Hilfe einer Wundspritze befreit den Kranken von dem quälenden Harndrang und bringt häufig auch, wenn die Blase Quelle der Blutung war, die Hämaturie zum Stehen. Besonders Blutungen der Prostata schwinden oft sofort, so wie ein Dauerkatheter den freien Harnabfluß aus der Blase sichert. Wird die Blase als Quelle der Blutung vermutet, so ist eine Blasenspülung und Blasenfüllung mit 4—5% Lösung von essigsaurer Tonerde oder mit Stryphnonlösung angezeigt.

Ist die Blutung durch keine dieser Maßnahmen zu stillen, bedroht sie durch ihre Dauer und Stärke das Leben des Kranken, so muß, wenn der Ausgangspunkt der Blutung wegen Unmöglichkeit einer erfolgreichen Cystoskopie und wegen negativen Röntgenbefundes nicht festzustellen ist, die *sectio alta* der Blase vorgenommen werden. Bei offener Blase wird die Quelle der Blutung meist sichtbar. Blasenblutungen wegen Tumor, Prostatahypertrophie und anderer Leiden stehen häufig sofort infolge der Blasenwandentspannung durch die sectio alta. Oft läßt sich bei offener Blase auch gleich das Grundleiden beseitigen (Blasentumor, Blasenstein usw.). Ist nicht in der Blase der Grund zur Blutung, sondern weist die bei offener Blase leicht zu beobachtende Ureterejaculation auf die eine Niere als Quelle der Blutung hin, so soll vorerst, wenn die Art des Nierenleidens nicht zu erkennen ist, versucht werden, ob die Blutung aus der Niere durch eine Spülung des Nierenbeckens mit 2% arg. nitr.-Lösung zu stillen ist. Blutungen aus kleinen entzündlichen Herden der Niere wurden durch solche Spülungen wiederholt unterdrückt. Dauert die Blutung an, so muß nach funktioneller Prüfung des Schwesterorgans die *blutende Niere* freigelegt und je nach dem anatomischen Befund *entkapselt und enerviert oder entfernt werden.*

V. Pneumaturie

Eine seltene, aber sehr bedeutungsvolle Miktionsstörung ist das Abgehen von Luft mit dem Harnstrahl, die *Pneumaturie*. Es tritt dabei am Schluß der Miktion plötzlich Luft mit bloderndem oder zischendem Geräusch aus der Harnröhre aus und bildet an der äußeren Harnröhrenmündung mit den letzten Tropfen des entleerten Urins kleine, rasch platzende Schaumblasen. Der Kranke hört nicht nur das Abgehen der Luft, er fühlt es auch. Der Luftaustritt erzeugt ein Flattern der Harnröhrenwand und ein oft recht schmerzhaftes, brennendes Gefühl. Bei dem einen Kranken ist fast jede Miktion von Luftabgang begleitet; bei anderen fehlt das Symptom ab und zu oder setzt gar periodisch längere Zeit vollkommen aus. Zwischen den Miktionen macht sich die Pneumaturie dadurch bemerkbar, daß mit Füllung der Harnblase oberhalb der Symphyse ein helltympanitischer statt gedämpfter Perkussionsschall hörbar wird *(Tympanie der Blase)*. Wird ein Kranker, der an Pneumaturie leidet, katheterisiert, so tritt Luft mit den letzten Harnspritzern in kräftigem, kurzem Stoße durch den Katheter aus.

Der Luftabgang aus der Blase ist nur beweisend für Pneumaturie, wenn der Kranke vordem längere Zeit nicht mehr katheterisiert worden ist. Denn immer kann beim Katheterismus, besonders, wenn er mit Blasenspülungen verbunden wird, Luft in die Blase hineingelangen, aus der sie erst bei der nächsten Miktion oder beim nächsten Katheterismus wieder abgeht.

Bei Pneumaturie ist das Harnbedürfnis des Kranken stets gesteigert. Es ist dies offenbar nicht so sehr die Folge der Luftbeimischung zum Harn, als vielmehr die Folge der die Pneumaturie begleitenden Entzündung der Blasenwand. Daß eine solche bei Pneumaturie fast nie fehlt, der lufthaltige Urin meistens bakterien- und eiterhaltig ist, erklärt sich aus der *Entstehungsweise* des Leidens.

Zwei verschiedene Arten sind bei der Pneumaturie zu unterscheiden. Die eine, bei der die Luft aus einem Nachbarorgan in die Harnwege eindringt, die andere, bei der sich Gas innerhalb der Harnwege selbst, wohl vorzugsweise in der Blase, entwickelt.

1. *Von außen her* kann Luft durch Scheiden-Blasen- oder Scheiden-Ureterfisteln in die Blase eindringen und dadurch die Symptome der Pneumaturie erzeugen. Derart in die Blase eindringende Luftmengen sind aber immer sehr gering, machen fast keine Symptome. Am häufigsten entsteht die Pneumaturie durch *Darm-Blasenfisteln*. Durch diese dringt mit sonstigem Darminhalt auch Darmgas in die Blase ein und geht mit dem Harn ab. Der Befund von Kotpartikeln, von Pflanzen- oder Muskelfasern im Harnsediment, läßt diesen Ursprung der Pneumaturie leicht erkennen. Sollte zufällig zur Zeit der Untersuchung der Urin keine Kotbeimischung zeigen, weil der Fistelgang zwischen Darm und Blase momentan durch einen ventilartigen Verschluß geschlossen ist, so wird doch die Cystoskopie die Einbruchstelle des Darmes in die Blase erkennen lassen. Die Darm-Blasenfisteln sind meistens die Folge eines Dickdarm-, seltener Dünndarmcarcinoms, eines tuberkulösen Darmgeschwürs, Folge des Einbruches eines appendicitischen Abscesses in die Harnblase oder, was nicht selten ist, Folge des Durchbruchs eines kleinen Dickdarmdivertikels bei sigmoiditis oder diverticulitis spastica.

2. *Innerhalb der Harnwege* entwickelt sich Gas in oft recht erheblicher Menge

a) durch die *Vergärung zuckerhaltigen Harns*. Dringen beim Diabetiker gärungserregende Keime in die Harnwege ein, z.B. bacterium lactis aerogenes oder Hefepilze usw., so kann unter deren Einwirkung aus dem zuckerhaltigen Harn Kohlendioxyd (CO_2) abgespalten werden, das als freies Gas bei der Miktion mit dem Harnstrahle abgeht. Die Vergärung des Zuckers kann in der Blase so vollkommen sein, daß der entleerte Urin keine Zuckerreaktion mehr aufweist. Durch den Befund von Alkohol im Harn wird sich aber auch in diesen Fällen die Entstehungsweise der Pneumaturie richtig erkennen lassen.

b) In einzelnen, seltenen Fällen entsteht die Pneumaturie auch *durch Zersetzung eiweißhaltigen Harns*. Wiederholt wurde Pneumaturie bei Kranken beobachtet, die keine Darm-Blasenfistel, keinen Diabetes hatten, bei denen aber der mit bacterium lactis aerogenes infizierte Harn eiweißhaltig war. Wie experimentell erwiesen ist, entwickeln einzelne Bakterienarten der Coligruppe aus dem eiweißhaltigen Harn sowohl im Reagensglase wie in der Blase des Tieres Gas. Es ist deshalb erlaubt anzunehmen, daß beim Menschen, der an Albuminurie leidet, das Harneiweiß durch Colibakterienarten in der Harnblase unter Gasbildung zersetzt und dadurch eine Pneumaturie erzeugt werden kann. Ganz ausnahmsweise ist auch die Bildung von Schwefelwasserstoff in der Blase, eine sog. *Hydrothionurie*, beobachtet worden.

c) Eine weitere Quelle der Pneumaturie ist die *Zersetzung des Harnstoffes* durch ureasehaltige Bakterien. Dabei entsteht Kohlensäure und Ammoniak.

Wenn durch erheblichen Restharn die Mengen so entstandenen Gases groß genug werden, kann das Symptom der Pneumaturie beim ersten Katheterismus wahrgenommen werden.

Nach unseren Untersuchungen ist bac. proteus in allen Fällen, bac. coli in 30% harnstoffspaltend. Weniger häufig haben bac. Friedländer und staphylococcus aureus dieselbe Eigenschaft. Die Harnstoffspaltung scheint die Steinbildung zu begünstigen. Bei unseren Steinfällen fanden wir sie in 44%, bei den Steinfreien in 22%.

Mit dem *Emphysem der Blasenschleimhaut* hat die Pneumaturie nichts gemein. Bei Pneumaturie erfolgt die Gasbildung außerhalb der Gewebe im Harn selbst, beim Emphysem der Harnblase aber in den Gewebespalten der Schleimhäute, wobei mit dem Harn kein freies Gas in merklicher Menge abgeht.

Die *Therapie* der Pneumaturie ist bei Kenntnis der Ursache des Symptoms gegeben. Bei Darm-Blasenfisteln wird nur ein operativer Eingriff Heilung bringen können, leider aber nicht immer. Denn oft ist das Darmleiden (Tuberkulose, Carcinom, Divertikulitis) so weit vorgeschritten, daß eine Loslösung des Darmes von der Blase nicht mehr möglich ist. Ab und zu mag durch endovesicale Elektrokoagulation der Fistelgang, besonders nach Divertikulitis, zur Vernarbung gebracht werden. Bei Pneumaturie infolge Diabetes oder infolge Albuminurie muß sowohl die Harninfektion bekämpft als auch die Zucker- und Eiweißausscheidung vermindert werden.

VI. Lipurie

Eine Fettausscheidung mit dem Harn kann in der Form der *Lipurie*, der *Chylurie* oder der *Cholesterinurie* stattfinden.

1. Bei der *Lipurie* werden mit dem Harn feine Fetttröpfchen entleert, die sich beim Stehen des Harns an dessen Oberfläche in flüssiger, seltener in talgähnlicher Form ansammeln. Die Lipurie ist am häufigsten die Folge einer Fettembolie der Nieren, die nach Frakturen der langen Röhrenknochen oder sogar schon nach sehr heftigen Erschütterungen der Knochen, z.B. bei Verschüttungen, auftreten kann. Viel seltener ist die Lipurie die Folge von Diabetes, Fettsucht, Phthise, von ungewöhnlich starker Fettzufuhr, sei es durch Nahrungsmittel, sei es durch intravenöse Ölinjektionen, die Folge von fettigem Zerfall des Gewebes der Harnorgane selbst oder von Geschwulstmassen, die mit den Harnwegen in offener Verbindung stehen. Bei verschiedenen Formen von Nephritis und besonders bei Nephrosen finden sich im Harnsediment reichlich doppelbrechende Lipoide. Zu hüten hat man sich vor einer Vortäuschung der Lipurie durch ölige Substanzen, die beim Katheterismus eingeführt werden.

Der *Nachweis der Lipurie* gelingt oft schon makroskopisch durch den Befund kleiner Fetttropfen an der Oberfläche des entleerten Harns. Bei geringen Graden der Lipurie wird das Fett erst nachweisbar durch Ausschütteln des Harns mit Äther, Abheben des Ätherextraktes, Abdunsten in der Glasschale. Im Rückstande findet sich reines Fett. Auch schon durch bloßes Erhitzen des Harns wird manchmal dessen Fettgehalt erkennbar, da das kochende Fett den unangenehmen, schlechten Geruch des Acroleins verbreitet *(Acroleinreaktion)*.

2. Bei der *Chylurie* wird das Fett mit dem Harn in feiner, milchähnlicher Emulsion ausgeschieden, wodurch der Harn eine gräulich-weiße Trübung erhält. Bei der mikroskopischen Untersuchung des Harns wird dessen Fettgehalt leicht sichtbar. Charakteristisch für die Chylurie ist zudem, daß schon bei Ausschütteln des Harns mit Äther die vordem bestehende milchige Trübung schwindet, der Harn sich klärt. Die Chylurie ist die Folge einer Infektion durch filaria sanguinis

oder einzelner anderer, auch in Europa vorkommender, noch nicht näher bekannter Infektionen (europäische und tropische Chylurie).

3. Bei der *Cholesterinurie* wird im Harn Cholesterin in typischen, rhombischen Tafeln ausgeschieden. Sie setzen sich im stehenden Urin als deutlich glitzerndes Sediment ab und bilden an der Oberfläche ein irisierendes Häutchen. Die Cholesterinurie findet sich am häufigsten bei großen *Hydronephrosen*, die zu starker Verfettung der Nieren- und Nierenbeckenepithelien Anlaß geben, seltener bei eitrigen Erkrankungen der Harnorgane, die zur Verfettung von Epithelien führen.

VII. Pyurie

Die Beimischung von Eiter zum Harn bedingt immer eine wenigstens in durchscheinendem Lichte erkennbare Trübung des frisch entleerten Harns. Verwechslung der Eitertrübung mit der ihr ähnlich sehenden Harntrübung durch Bakterien, durch Urate oder Phosphate vermeiden die auf S. 9 erwähnten chemischen Proben im Reagensglas, noch einfacher die mikroskopische Untersuchung des Harnsedimentes.

Ohne Mikroskop Eiter im Harn rasch zu erkennen, erlaubt die Müllersche Abart der Kalilaugeprobe in einfachster Weise: zu 5—10 cm³ Harn wird tropfenweise offizinelle Kalilauge zugefügt. Nach jedem Zusatz von Kalilauge wird der Harn geschüttelt. Unter dem Einfluß des Alkalis quellen die Eiterkörperchen auf und bilden eine gallertige Masse. Die beim Schütteln des Harns in diesen eingedrungenen Luftbläschen werden durch diese feine Gallertmasse am Aufsteigen im Harn behindert; sie bleiben bei ruhigem Halten des vordem geschüttelten Reagensgläschens in der Flüssigkeitssäule eine Weile stehen oder steigen doch nur sehr langsam zur Oberfläche des Harns auf.

Die Pyurie beweist stets eine entzündliche Erkrankung der Harnorgane.

Nur selten stammt der Eiter des Harns aus einem außerhalb der Harnorgane gebildeten, sekundär in die Harnwege eingebrochenen Eiterherd, wie z. B. aus einem appendicitischen Absceß oder aus einer Pyosalpinx. Aber auch dann sind die Harnwege, wenigstens an der Perforationsstelle, an der Entzündung mit beteiligt.

Nicht alle Entzündungen der Harnorgane bedingen eine Eiterbeimischung zum Harn. Es kann ein Absceß in der Niere oder in der Nierenkapsel, ein Absceß in der Prostata bestehen, ohne daß der Harn auch nur den geringsten Eitergehalt aufweist.

Der Sitz der Entzündung innerhalb der Harnwege ist aus der Art der Pyurie nur selten zu erkennen. Ist bei männlichen Kranken nur der erste Teil des Harnstrahls mit Eiter vermischt, der übrige Harn eiterfrei *(initiale Pyurie)*, so beweist dies eine Entzündung der vorderen Harnröhre. Diese ist in der Regel von Urethralausfluß begleitet. Mischt sich nur den letzten Tropfen des entleerten Urins Eiter bei *(terminale Pyurie)*, so ist daraus auf eine Entzündung der Prostata oder der Samenblasen zu schließen. Bei eitriger Trübung der ganzen entleerten Urinmenge *(totale Pyurie)* bleibt die Frage offen, ob die Entzündung in der Blase oder in den Nieren bzw. Nierenbecken sitzt. Wenn aus dem in allen seinen Teilen eitrigen Harn nach kurzem Stehen ein rahmiges *Sediment* sich absetzt, so macht dies eine *Entzündung der Nieren wahrscheinlich*. Bei reiner Cystitis, auch wenn sie heftig ist, bleibt das Eitersediment des gestandenen Harns flockig und fetzig. Es wird nicht rahmig. Erhebliche *Schwankungen im Eitergehalt* des Urins lassen auf eine zeitweilige Eiterverhaltung in den Harnwegen schließen, wie sie besonders bei Pyonephrosen, dann aber auch bei Entzündung der Prostata oder bei entzündeten Blasendivertikeln so oft zu beobachten sind.

Die *mikroskopische Untersuchung* des eitrigen Harnsedimentes gibt nur wenig Aufklärung über den Sitz der Entzündung: weder die Form der Eiterzellen noch die Form der im Eiterharn gefundenen epithelialen Zellen ist für die Lokalisation des Entzündungsprozesses wesentlich verwertbar. Der Befund kann bei Nierenbecken- wie bei Blasenentzündung genau gleich sein. Die geschwänzten, oft dachziegelartig übereinandergelagerten Epithelien sind keineswegs als Nierenbeckenepithelien anzusprechen; dieselbe Zellform findet sich auch in der Blasenschleimhaut. *Einzig der Befund typischer, kubischer Nierenzellen* aus den abführenden Harnkanälchen oder die Beimischung von *Cylindern* zum Harnsediment beweist eine Mitbeteiligung der Nieren am Entzündungsprozeß. Es braucht sich dabei aber keineswegs um eine eitrige Nephritis oder Pyelonephritis zu handeln; es kann auch eine rein toxische, z.B. infolge einer Prostatitis oder eitrigen Cystitis entstandene Nephritis, Cylinder- und Nierenzellenausscheidung bedingen.

Diagnostisch sehr bedeutungsvoll sind dem Eiterharn beigemischte Pflanzenoder Muskelfasern. Solche finden sich nur bei offener Verbindung zwischen Darm und Harnwegen, wie sie besonders durch Einbruch eines Darmcarcinoms, eines tuberkulösen oder typhösen Darmgeschwürs oder eines appendicitischen Abscesses in die Blase entsteht.

Deutlicher als die Beschaffenheit des Harns weisen verschiedene, die Pyurie begleitende Krankheitserscheinungen auf den Sitz der eitrigen Entzündung in den Harnwegen. So sprechen Pollakiurie, schmerzhafte Miktion und andere Reizerscheinungen der Blase für Cystitis. Eine Pyurie ohne Blasenreizung ist dagegen als renalen Ursprungs zu deuten, besonders wenn zudem die Nierengegend druckempfindlich ist, oder wenn spontan Nierenschmerzen auftreten. Gesellt sich zur Pyurie Fieber, so ist stets auf Pyelonephritis oder eine die Cystitis begleitende Entzündung der Genitalorgane zu fahnden. Die Cystitis an sich allein verursacht fast nie erhebliches Fieber. Besondere Anhaltspunkte zur Lokalisation der Entzündung gibt eine *Blasenspülung.* Wird die aus der Blase zurückfließende Spülflüssigkeit trotz starker Pyurie rasch klar, so liegt darin ein Hinweis auf renalen Ursprung des Eiters. Ist dagegen die Blase schwer rein zu spülen, so ist eine Cystitis anzunehmen, da nur bei entzündeter Blasenschleimhaut Eiterfetzen und Eiterflocken der Blasenwand fest anhaften.

Den zuverlässigsten Aufschluß über den Sitz der Entzündung in den Harnwegen gibt die *Cystoskopie;* diese darf bei keiner länger dauernden Pyurie unterlassen werden. Bestehen in der Blase keine Symptome von Entzündung, kein verminderter Glanz, keine vermehrte Rötung der Schleimhaut, kein Verwischen der Gefäßzeichnung und keine eitrigen Beläge, so weist dieser negative Blasenbefund auf renalen Ursprung der Pyurie hin. Sicher erwiesen wird dieser, wenn der aus den Ureteren austretende Urin der einen oder anderen Seite eine eitrige Trübung zeigt, wenn im Harnstrahl des einen oder anderen Ureters weißliche Bröckel und Fetzen zu sehen sind, die wie Geschosse aus dem Ureter hinausgeschleudert werden, oder wenn bei Beobachtung der Harnleitermündung jeder aus dem Ureter ausgeworfene Urinstrahl durch seine starke wolkige Trübung das cystoskopische Gesichtsfeld verschleiert. Bei sehr starker Vereiterung der Niere, bei sog. Pyonephrose, tritt manchmal mit jeder peristaltischen Welle des Ureters dicker Eiter wurmförmig aus dem Harnleiter aus und rollt sich vor diesem in der Blase auf wie Lanolin, das aus einer Zinntube ausgepreßt wird (s. Abb. 259). Aber auch wenn der aus den Ureteren austretende Harnstrahl keine sichtbaren Veränderungen zeigt, so ist doch manchmal aus dem Aussehen der Harnleitermündung und deren nächster Umgebung zu erkennen, daß die Pyurie wenigstens zum Teil aus den oberen Harnwegen stammt. Sind die Lippen einer Harnleitermündung gerötet oder ödematös gequollen, mit Geschwürchen oder Belägen besetzt, oder haben sie durch eine starre Infiltration ihre normale Elastizität eingebüßt, so daß das Orificium dauernd offensteht wie ein Krater, dann ist daraus zu schließen, daß die zugehörige Niere eitrig entzündet ist. Im Zweifelsfalle gibt der Ureterenkatheterismus vollen Aufschluß.

Bakterielle und *abakterielle* oder *aseptische Pyurie*. Die Erreger der Pyurie sind meist durch eine einfache mikroskopische *bakteriologische* Untersuchung eines Sedimentausstriches des frisch entleerten (bei Frauen durch Katheter aufgefangenen) Harns rasch festzustellen. Es genügt in der Regel die Färbung mit wäßrigen Methylenblaulösungen. Die üblichen Erreger der Pyurie (bacterium coli, Staphylokokken, Strepto- und Diplokokken, Gonokokken, Proteus usw.) sind alle mit Methylenblau färbbar. Sie sind meist bei Pyurie in so reicher Zahl vorhanden, daß ihr Nachweis im Ausstrichpräparat rasch gelingt.

Das Fehlen von Bakterien im Methylenblaupräparat muß wegen Verdachts auf tuberkulösen Ursprung der Pyurie zur Färbung nach ZIEHL veranlassen. Die meisten dieser vorerst scheinbar „aseptischen" Pyurien werden sich als Folgen einer tuberkulösen Infektion erweisen.

Es gibt aber auch eine nichttuberkulöse „aseptische Pyurie" mit reichlichem Eitersediment des Harns (s. S. 250).

Die *Therapie der bakteriellen Pyurie* wechselt je nach dem Ursprungsort und der Art der Eiterung; sie wird bei den entzündlichen Erkrankungen der Harnorgane im speziellen Teile besprochen.

VIII. Bakteriurie

Werden mit dem Harn zahlreiche Bakterien ausgeschieden, ohne daß gleichzeitig Eiter in irgendwie nennenswerter Menge dem Harn beigemischt ist, so wird dies als Bakteriurie bezeichnet.

Der Harn wird durch seinen Bakteriengehalt trotz des Fehlens von Eiter getrübt und erhält ein *opalescierendes Aussehen*. Er setzt im Gegensatz zum Eiterharn selbst nach längerem Stehen kein deutlich sichtbares Sediment ab. Beim Schütteln steigen aber immerhin im gestandenen Harn staubwolkenähnliche Gebilde vom Boden auf. Der *Geruch des Harns* ist je nach der Art der in ihm wuchernden Bakterien verschieden. Oft bleibt er dem normalen Harngeruch gleich; andere Male, besonders bei der häufigsten Form der Bakteriurie, der Colibakteriurie, ist er aufdringlich stark, fade-faulig und läßt an seinem eigenartigen Charakter sofort die Colibakterien im Harn erkennen. Die *Trübung des Harns* ist weder durch Erwärmen noch durch Säure- oder Alkalizusatz zu beseitigen, auch nicht durch Filtrieren durch Papierfilter. Erst das Passieren des Harns durch Tonfilter beseitigt die Trübung. Bei reiner Bakteriurie fehlt Albuminurie. Die *Reaktion des Harns* ist meist sauer, selten alkalisch. Ein Tropfen des trüben Urins unter das Mikroskop gebracht, zeigt in der Regel massenhaft Bakterien, keine oder doch nur ganz vereinzelte Leukocyten. Sobald neben den Bakterien Eiterkörperchen in merklicher Zahl vorhanden sind, wird nicht mehr von Bakteriurie gesprochen, sondern von bakterieller Pyurie. Da nicht die große Zahl der Bakterien das Charakteristikum der Bakteriurie ist, sondern die Ausscheidung von Bakterien *ohne* begleitenden *Eitergehalt* des Harns, so ist auch dann von Bakteriurie zu sprechen, wenn nur verhältnismäßig wenig Bakterien im eiterfreien Harn gefunden werden.

Von allen Bakterienarten sind es weitaus am häufigsten die *Colibacillen*, die eine Bakteriurie erzeugen, häufig auch während einer Typhuserkrankung die *Typhusbacillen*. Weit seltener ist die Bakteriurie durch *Staphylokokken* und *Streptokokken*. Die Ausscheidung von Tuberkelbacillen im Harn aus einem Nieren- oder Genitalherde kommt ohne Eiterbeimischung vor, ist aber selten.

Sie ist zudem stets so geringgradig, daß die Bacillen nur durch den Tierversuch, nie durch die mikroskopische Untersuchung des Harnsedimentes nachgewiesen werden können.

Warum die bei der Bakteriurie ausgeschiedenen Bakterien keine Entzündung der Harnwege auslösen, ist jeweilen nicht sicher zu entscheiden. Bald liegt der Grund in der geringen Virulenz der Bakterien, bald mehr in der großen Widerstandsfähigkeit der Gewebe. Das in der Bakteriurie zum Ausdruck kommende Gleichgewicht zwischen Virulenz der Bakterien und Widerstandskraft der Gewebe kann nach kürzerem oder längerem Bestehen der Bakteriurie gestört werden. Es treten dann plötzlich, bald ohne erkennbare Ursache, bald anschließend an eine Kongestion der Schleimhäute Entzündungserscheinungen der Harnorgane auf wie Cystitis oder fieberhafte Pyelonephritis. Der Harn wird eiterhaltig, die Bakteriurie wird zur bakteriellen Pyurie. Selbst ohne therapeutische Maßnahmen schwinden die Entzündungserscheinungen oftmals in verhältnismäßig kurzer Zeit; es entsteht bald wieder eine reine Bakteriurie, die dem Kranken nur noch durch die Trübung des Harns und den üblichen Geruch auffällt, ihn sonst nicht belästigt.

Von allen Formen der Bakteriurie ist durchschnittlich die Colibakteriurie die hartnäckigste; oft sind alle therapeutischen Maßnahmen gegen sie erfolglos. Der *Verlauf der Bakteriurie* hängt nicht nur von der Art der ausgeschiedenen Bakterien ab, sondern auch von der *Entstehungsweise* des Leidens.

Zwei Formen der Bakteriurie sind in der Pathogenese zu unterscheiden, die *primäre* und die *sekundäre* Form. Als *sekundär* wird eine Bakteriurie bezeichnet, wenn sie einer eitrigen Entzündung der Harnorgane folgt, deren Heilung wohl bis zum Schwunde des Eiters, nicht aber bis zum Schwinden aller Bakterien gelingt. So kann nach einer Prostatitis, einer Pyelonephritis usw. eine reine Bakteriurie lange fortbestehen. Bei der *primären* Bakteriurie treten in eiterfreiem Harn Bakterien auf, ohne daß vorher eine Entzündung der Harnorgane beobachtet werden konnte. Bei dieser primären Art der Bakteriurie dringen die Bakterien offenkundig auf denselben Wegen in die Harnorgane ein wie bei den Entzündungen der Harnorgane: a) entweder instrumentell oder spontan durch die Harnröhre, oder b) von den Nieren oder der Prostata ausgeschieden, oder c) durch die Lymphbahnen in die Harnwege verschleppt. Die Colibakterien dringen vom Darme her, wenn dessen Schleimhaut irgendwie, wenn auch nur leicht geschädigt ist, besonders leicht durch die Lymphbahnen in die Harnwege ein, weil eine direkte Verbindung der Lymphgefäßnetze des aufsteigenden Dickdarms mit den Lymphbahnen des rechten Nierenbeckens und Ureters besteht.

Der Infektionsweg ist im Einzelfalle meist nicht mit Sicherheit nachzuweisen; immerhin ist er bei genauer Untersuchung des Patienten mit einiger Wahrscheinlichkeit zu verfolgen. Werden z.B. die Bakterien nur im Blasenharn, nicht aber in dem aus den Ureteren aufgefangenen Nierensekret gefunden, so ist eine Infektion von der Harnröhre her, direkt von außen oder durch die Prostata bzw. Samenblasen anzunehmen. Schließt sich dagegen die Bakteriurie an eine allgemeine Infektionskrankheit an, und werden die Bakterien nicht nur in der Blase, sondern auch in Ureter und Nierenbecken gefunden, dann wird eine Ausscheidungsinfektion wahrscheinlich. Der Bakterieneinwanderung durch die Harnröhre ist jedenfalls bei der Entstehung der Bakteriurie keine ganz geringe Rolle beizumessen; denn die Bakteriurie, sogar die Typhusbakteriurie, tritt bei weiblichen Kranken, bei denen ein Eintritt von Bakterien durch die Harnröhre in die Blase besonders leicht möglich ist, weit häufiger auf als bei Männern.

In der *Therapie* der Bakteriurie muß vor allem danach getrachtet werden, die Eingangspforte der Bakterieninvasion zu schließen. Diese muß bei der Colibakteriurie vorzugsweise im Gebiete des Darmtractus gesucht werden. Das Krankheitsbild der Colibacillose ist auf S. 247 ausführlich beschrieben.

D. Allgemeinstörungen

I. Harnfieber

Eine Infektion der Harnorgane kann, wie jede infektiöse Erkrankung des Körpers, Fieber erzeugen. Sie bringt aber keineswegs immer Fieber; selbst schwere Harninfektionen verlaufen manchmal fieberlos. Das Fieber zeigt bei Harnkrankheiten nie einen so typischen Verlauf wie z. B. bei Pneumonie, bei Abdominaltyphus, bei Scharlach, Malaria usw. Bald nähert es sich dem Typus der febris remittens, am häufigsten dem Typus der febris intermittens. In dieser *Unregelmäßigkeit* liegt eine gewisse *Eigenheit des Harnfiebers*. Besonders charakteristisch sind seine auffällig großen, oft ganz unvermuteten Sprünge; die Körpertemperatur kann innerhalb weniger Stunden um mehrere Grade wechseln, von normalem Stande zu den höchsten Fiebergraden ansteigen und plötzlich wieder zur Norm oder gar unter diese abfallen. Durch öftere Wiederholungen so heftiger, wenige Stunden oder Tage andauernder Fieberanfälle erhält die Fieberkurve beim Harnfieber einen einigermaßen cyclischen Typus, wobei aber die fieberfreien Intervalle sehr ungleich lang sind. Cyclische Fieber finden sich vorzugsweise bei Pyelonephritis bei infizierten Steinnieren, bei Prostatitiden usw.

Der Anlaß zu den hohen Fiebersprüngen ist nicht immer deutlich zu erkennen. Manchmal liegt er offenkundig in einer Verhaltung oder Stauung von infiziertem Harn im Nierenbecken oder in der Harnblase und der dadurch bedingten Steigerung der Resorption von Bakterientoxinen. Andere Male ist der Fieberanstieg unverkennbar die Folge irgendeines instrumentellen Eingriffes in der Harnröhre, z. B. der Einführung eines Katheters. Man glaubte früher diese letztere Art von Fieber, die als „*Katheterfieber*" bezeichnet wurde, könne ohne die Mitwirkung von Bakterien schon allein durch die mechanische Katheterreizung der nervenreichen Harnröhrenwand ausgelöst werden. Da aber während des Anstieges des Katheterfiebers sehr oft Bakterien aus dem kreisenden Blute zu züchten sind, und zwar immer Bakterienarten, die bei dem Kranken gleichzeitig auch in der Harnröhre und im Harn gefunden werden, so ist sicher, daß das Katheterfieber bakteriellen, nie nervös reflektorischen Ursprungs ist.

Bei Harnfieber muß die Verimpfung des Blutes, soll ihr Ergebnis diagnostisch verwertbar sein, immer während des Anstieges des Fiebers ausgeführt werden. Fällt die Blutentnahme bereits in die Periode des Fieberabfalls, so wird, wenn nicht ausnahmsweise eine länger dauernde Bakteriämie besteht, die Impfung negativ ausfallen. Wichtig ist auch, daß erhebliche Blutmengen, 5—10 cm³, entnommen und verimpft werden. Diese müssen in mehrere Portionen getrennt, mit einer jeweilen 20—30fach größeren Bouillonmenge vermengt werden, damit die starke Verdünnung des Blutes seine das Bakterienwachstum hemmenden Stoffe um ihre Wirkung bringt.

Die *Bakteriämie* nach Einführung eines Instrumentes durch die Harnröhre ist leicht zu erklären. Selbst wenn die Einführung des Katheters glatt, ohne Schmerz oder Blutung gelingt, erzeugt sie doch häufig oberflächliche Schleimhautschürfungen und damit Lücken im urethralen Epithelschutz gegen die Bakterien. Die kleinen Schleimhautläsionen dienen den Bakterien als Eingangspforte in die Lymph- und Blutbahnen. Besonders während der Miktion, wenn die Schleimhaut durch den bakterientragenden Harnstrahl gedehnt wird, dringen Bakterien in die Schleimhautläsionen ein. Deshalb tritt das Fieber meist nicht sofort nach Einführung des Katheters auf, sondern meist erst mehrere Stunden später, anschließend an eine Miktion.

Das Harnfieber beginnt mit einem *Schüttelfrost*. Der Kranke empfindet plötzlich ein meist am Rücken aufsteigendes Kältegefühl. Seine Haut wird kalt, blaß-cyanotisch, oft marmoriert, die Atmung unregelmäßig, der Puls beschleunigt. Der ganze Körper wird von einem heftigen Zittern und Schütteln befallen. Diesem meist nur kurz dauernden Frost folgt ein wallendes Hitzegefühl, bis unter heftigem Schweißausbruch ein Abfall der Temperatur einsetzt. Nach diesem fühlen sich die Kranken längere Zeit erschöpft; ihre Herztätigkeit ist oft noch stundenlang unregelmäßlg. Wiederholt wurde gleich nach dem Einsetzen eines heftigen Schüttelfrostes *Herzkollaps* und *Exitus* beobachtet. Derartige, einem Katheterismus oder einer Strikturdilatation sich anschließende Todesfälle im Harnfieber sind aber glücklicherweise sehr selten.

Beim Harnfieber finden sich immer Bakterien im Harnsediment, aber nicht immer Eiter (Bakteriurie). Nach heftigen Fieberanstiegen ist im Harn häufig auch etwas Albumen, sind auch einzelne Cylinder und rote Blutkörperchen als Folge toxischer oder bakterieller Schädigung der Nieren nachzuweisen.

Therapie. Der einzelne Anfall von Harnfieber wird am besten bekämpft durch Verabreichung reichlicher Mengen warmer Getränke wie Lindenblütentee, Bärentraubentee usw., durch kühle oder warme feuchte Leibwickel, durch Medikation von Chininum muriaticum oral (3mal täglich 0,3 g) oder durch die intravenöse Injektion von Urotropinpräparaten (Amphotropin oder Zymarocan je 20 cm³ täglich). Sehr bewährt und für den Patienten angenehm ist die Mixtur Pyramidon 2,0 g, Urotropin 3,0 g auf 200 cm³ Wasser (mit Geschmackskorrigens) 2stündlich 15—20 cm³. Sulfonamide und Antibiotica sind für den vereinzelten Anfall selten angezeigt. Zirkulationsstörungen müssen selbstverständlich bekämpft werden.

Nach Abwehr des momentanen Fieberabfalles muß getrachtet werden, das *Grundleiden zu beseitigen* oder doch wenigstens gegen dasselbe alle Maßnahmen zu treffen, die eine Wiederholung des Fieberanfalles zu verhindern versprechen. So muß, wenn die Stauung infizierten Harns in Blase oder Nierenbecken Anlaß des Fiebers zu sein scheint, eine regelmäßige Entleerung und Desinfektion dieser Hohlräume durch Katheterismus und antiseptische Spülungen erstrebt werden. Scheinen die wegen Harnverhaltung und wegen Blasen- oder Nierenbeckeninfektion notwendigen Katheterismen Fieber zu verursachen, so ist eine Dauerdrainage durch die Harnröhre oder, wenn diese das Fieber nicht genügend bekämpft, durch eine Blasen- oder Nierenfistel anzulegen.

II. Harnvergiftung (Urämie)

Als *echte*, stille oder chronische *Urämie* fassen wir eine Reihe von Krankheitssymptomen zusammen, die die Finalstadien aller schweren destruierenden Nierenerkrankungen begleitet. Die Finalstadien sind stets verbunden mit einer Retention harnfähiger Bestandteile, unter denen die Stickstoffschlacken (Azotämie) besonders auffallen. Die einzelnen Symptome sind nicht immer gleich stark ausgesprochen und können sich in sehr verschiedener Weise kombinieren, wodurch wechselvolle Krankheitsbilder entstehen.

Frühsymptome der Urämie sind Appetitlosigkeit, pappiger, trockener Mund, stark gesteigerter, fast unlöschbarer Durst, starker foetor ex ore, erhebliche Polyurie bei niedrigem spezifischem Gewicht, chronische Obstipation. Es kommt hinzu Abmagerung bis zu förmlichem Muskelschwund. Zusammen mit dem verfallenen Aussehen, der gelblichen Blässe, der Hinfälligkeit und Anämie entsteht das Bild des chronischen Nierensiechtums. In späteren Stadien werden die Symptome von seiten des Verdauungstraktes ausgeprägter; die Obstipation wechselt mit Diarrhoen ab. Man findet Stomatitis, Gastro-Enteritis, ulceröse Colitis. Ein quälender Pruritus kann zum Teil durch Ablagerung von Harnstoffkristallen in der Haut erklärt werden. Besonders in der Nasolabialfalte lassen sich solche leicht als feine Schüppchen finden und mikroskopisch als Harnstoffkristalle nachweisen. Gegen das Ende treten Vergiftungserscheinungen von seiten des Nervensystems hervor. Der Patient bietet das Bild erregter Unfrische, Unrast, Unzufriedenheit, was diese Kranken für ihre Umgebung schwer ertragbar macht. Die Kranken ermüden leicht, verfallen allmählich in Somnolenz bei zunehmender Unruhe und schließlich in Sopor und Koma. Die Reflexe sind stark, manchmal bis zum Klonus gesteigert, Babinski fehlt. Oft sieht man Muskelzittern, Zuckungen und Sehnenhüpfen. Selten treten final Konvulsionen auf. Die Körpertemperatur sinkt. Sehstörungen, hervorgerufen durch Augenhintergrundveränderungen, und Atemstörungen vervollständigen das Krankheitsbild. Final tritt nicht selten eine serofibrinöse Perikarditis auf. Der höchst qualvolle Zustand kann sich in wechselnder Schwere über Wochen hinziehen. Er endet ohne Ausnahme mit dem Tod, da der zugrunde liegende Verlust von funktionierendem Nierenparenchym nicht mehr rückgängig gemacht werden kann. Unsere Aufgabe muß sein, das Entstehen dieses Zustandes vorauszusehen und zu verhüten.

Über den Mechanismus der Urämie sind wir trotz aller Forschung noch ungenügend unterrichtet. Die ursprüngliche Annahme, die auch im Namen Ausdruck gefunden hat, daß es sich um eine Vergiftung durch den retinierten Harnstoff handle, ist nicht aufrechtzuerhalten. Urämie bedeutet heute ein klinisches Syndrom. Der Gehalt des Blutes an Residualstickstoff geht mehr der Schwere der klinischen Erscheinungen parallel. Jedenfalls finden sich Zeichen einer schweren Störung des Eiweißstoffwechsels. Durch Anstauung der harnfähigen Endprodukte verlaufen die letzten Stadien des Eiweißabbaus nicht zu Ende und werden dabei vielleicht auf schädliche Nebenwege abgedrängt. Man könnte von einer Eiweißzerfallstoxikose sprechen.

Leichter erklärlich sind die Symptome von seiten des Magen-Darmtractus. Bei Insuffizienz der Niere werden die im Blute angehäuften Stoffwechselschlacken, besonders Harnstoff, Harnsäure, Ammoniak vikariierend — allerdings nie in höherer Konzentration wie im Blut —, im Verdauungskanal ausgeschieden. Dadurch wird zwar der Stoffwechsel etwas entlastet, aber die Ausscheidungsorte werden geschädigt.

Als *Krampfurämie*, eklamptische, akute Urämie bezeichnet man das Auftreten von epileptiformen, tonisch-klonischen Krampfanfällen bei Nierenkranken, nicht selten ohne Niereninsuffizienz. Am häufigsten treten sie bei akuter, diffuser Glomerulonephritis und bei Schwangerschaftstoxikose, seltener im Endstadium chronischer Nephritis auf. Den Anfällen gehen Kopfschmerzen, Blutdrucksteigerung, psychische Erregungszustände oder Somnolenz, Erbrechen, Pulsverlangsamung, Muskelunruhe, Augenflimmern, Schwindel voraus. Die Anfälle werden vorwiegend bei Jugendlichen beobachtet und können durch psychische Erregung und äußere Reize (Lärm, Blendung) ausgelöst werden. Man findet Erscheinungen von Hirndruck, Nackensteifigkeit, der Liquordruck ist stark erhöht. Im Anfall kann eine Hirnblutung zustande kommen. Nach den Anfällen können, als Zeichen einer Hirnschädigung, Amaurose ohne Augenhintergrundsveränderungen, Hemianopsien, Lähmungen zurückbleiben, die sich oft, aber nicht immer, zurückbilden. Gelegentlich häufen sich die Anfälle zu einem status eclampticus. Der Anfall wird durch einen terminalen Schlaf beendet, der in

Dämmerzustand oder Koma übergehen kann. Die eklamptischen Anfälle, die während Schwangerschaft, Geburt und Wochenbett auftreten, sind symptomatisch und wohl auch ursächlich identisch mit denen der Nierenkranken. Die Anfälle haben mit Niereninsuffizienz und Schlackenretention nichts zu tun. Man erklärt sie durch toxische Spasmen der Hirngefäße. Wieweit Hirnödem bei den Anfällen ursächlich mitspielt, wird verschieden beantwortet. Die Prognose der Krampfurämie ist viel besser als die der echten. Der Tod im Krampf ist kein häufiges Ereignis. Wenn auch die Krampfurämie von der echten grundsätzlich abzugrenzen ist, so kommen doch Mischformen vor.

Als Pseudo-Urämie bezeichnet man cerebrale Störungen, die vorwiegend bei chronischer Hypertonie vorkommen und auf örtliche, zuerst angiospastische, später organisch bedingte Zirkulationsstörungen im Gehirn bezogen werden müssen. Die Niere braucht dabei nicht insuffizient zu sein. Die Symptome sind die gleichen, wie sie auch bei Cerebralsklerose beobachtet werden können.

Die Behandlung der Urämie bringt nur dann die Hoffnung auf Heilung, wenn die Ursache beseitigt werden kann. Auch hier ist Vorbeugen besser als Heilen. Am dankbarsten sind die Fälle, bei denen durch ein Abflußhindernis in den unteren Harnwegen beidseitige Hydronephrosen entstanden sind wie Uretersteine, Prostatahypertrophie, Urethrastrikturen, Phimose. Nach Wiederherstellung eines ungestörten Abflusses können sich auch hochgradige Hydronephrosen wieder vollständig oder fast vollständig zurückbilden. Es darf bei diesem Leiden nicht die volle Entwicklung des Krankheitsbildes abgewartet werden, sondern die urämischen Frühsymptome müssen systematisch aufgesucht werden. Zweckmäßig ist die Bestimmung des Harnstoffes in jedem verdächtigen Fall. Ist durch eine beidseitige Nierenerkrankung wie Nephritis, Tuberkulose, Cystenniere das Nierengewebe weitgehend vernichtet, kann die Behandlung nur noch symptomatisch und lebensverlängernd sein. Eine restitutio ad integrum ist nicht möglich. Gelegentlich tritt auch bei einem einseitigen, vor allem entzündlichen Nierenleiden durch toxische Schädigung der zweiten Niere eine Urämie auf, die durch Nephrektomie zu heilen ist.

Bei den Zuständen, die zur Krampfurämie führen können, vor allem Schwangerschaft und Nephritis, verrät ein Ansteigen der Albuminurie und des Blutdruckes das Nahen des Anfalles. Fastenkuren, eiweißarme und salzlose Ernährung, in späteren Stadien ein Aderlaß, vermögen das Auftreten eines Anfalles zu verhüten. Unter Umständen muß bei drohender Eklampsie die Geburt frühzeitig eingeleitet werden.

Bei eingetretenen Anfällen soll ebenfalls zuerst ein ausgiebiger Aderlaß von etwa 500 cm³ gemacht werden. Bei ungenügendem Erfolg bringt eine Lumbalpunktion meist eine Unterbrechung der Anfälle. Dabei muß der Liquor langsam abgelassen werden, bis zu einem Druck von 150—200 mm Wasser. Bei zu raschem Ablassen könnte eine Hirnblutung auftreten oder die medulla oblongata ins foramen magnum eingepreßt werden. Beim status eclampticus kann ein Dämmerschlaf die Situation retten und Zeit für die Therapie geben.

Die Behandlung der echten Urämie zielt auf eine Verbesserung der Ausscheidung und eine Verminderung der Bildung von Eiweißstoffwechselschlacken hin. Die erste Sorge ist eine Sicherstellung des Abflusses durch Dauerkatheter, sectio alta oder Nephrostomie. Bei der Isosthenurie, die jede echte Urämie begleitet, ist eine Vermehrung der Ausscheidung nur durch eine vergrößerte Diurese zu erzielen. Der exogene Eiweißstoffwechsel wird ausgeschaltet durch eiweißfreie Kost; der endogene Eiweißstoffwechsel kann durch vermehrte Kohlenhydratzufuhr gedrosselt werden. Nicht zu vergessen ist die Fahndung nach Eiweißzerfallsherden im Organismus wie Abscessen, Pneumonien, zerfallenden

Tumoren. Diese Herde müssen, wenn irgendwie möglich, saniert werden. Da im urämischen Zustand der peroralen Zufuhr enge Grenzen gesetzt sind, wird dem Organismus die nötige Menge Wasser und Kohlenhydrate am besten in Form von intravenösen Dauertropfeninfusionen von 10%igem Traubenzucker zugeführt. Dabei soll die Tagesmenge von $1^1/_2$ Liter in der Regel nicht überschritten werden. Bei profusem Erbrechen und Diarrhoen ist an die *hypochlorämische Urämie* zu denken, die durch Bestimmung des Kochsalzes im Blut leicht festzustellen und durch Zufuhr von Kochsalz leicht zu beheben ist. Da der urämische Organismus oft eine starke Acidose aufweist, können intravenöse Dauertropfinfusionen von Alkalien sehr günstig wirken (Natriumbicarbonat 1,4%, Natriumthiosulfat 10 bis 20%).

An die Stützung des Kreislaufes ist zu denken. Sobald eine normale Nahrungsaufnahme möglich ist, soll die Diät eiweißfrei oder eiweißarm, aber kohlehydratreich sein, bei großer Flüssigkeitsaufnahme; Entzug des Kochsalzes in der Nahrung ist nur notwendig, wenn Ödeme oder eine starke Hypertonie bestehen. Sorgfältige Kontrolle der Diät, der Flüssigkeitsaufnahme und des Elektrolytgleichgewichtes kann oft die gestörte Regulationsfunktion der Niere in bemerkenswerter Weise kompensieren. Das Problem ist am kompliziertesten, wenn durch *Anurie* der Regulationsmechanismus völlig ausgeschaltet ist.

Durch die starke Verbreitung der transurethralen Prostataresektion, zu der an den meisten Orten fälschlicherweise immer noch Wasser verwendet wird, das durch die Prostatakapselvenen in den Kreislauf gelangen kann und dort Hämolyse verursacht, vor allem durch starke Zunahme der Bluttransfusionen, die oft routinemäßig und ohne Überlegung gegeben werden, haben die Fälle von Anurie durch Hämolyseniere ungeheuer zugenommen. Nach LOWSLEYs Angaben sterben in Chicago mehr Leute an den Folgen falscher Bluttransfusionen als an Kinderlähmung und Typhus kombiniert. Die Mortalität der Bluttransfusionen sei ebenso hoch wie die der Appendicitis in einem gutgeführten Spital. Wir wissen, daß, wenn dieser Patient am 10. Tag der Anurie noch am Leben ist, wir auf ein spontanes Wiedereinsetzen der Sekretion und eine völlige Heilung ohne Dauerschaden rechnen dürfen. Viele dieser Patienten werden auch heute noch durch falsche Therapie in ihrem eigenen Lungenödem ertränkt.

Unsere vornehmste Aufgabe während der Dauer der Anurie muß das Aufrechterhalten des Elektrolyt- und Flüssigkeitsgleichgewichtes sein.

Es darf nur so viel Wasser verabreicht werden, wie der Patient täglich verliert. Wenn der Patient nicht schwitzt, genügen 800—1000 cm³ Wasser, um den täglichen Verdunstungsverlust durch die Lunge und Haut zu kompensieren. Verluste durch Durchfall und Schwitzen müssen ersetzt werden. 150 g Glucose genügen meist, um den endogenen Eiweißstoffwechsel zu drosseln und Acidose zu vermeiden. Salzzufuhr ist überflüssig, da durch Anurie ohne Schwitzen kein Salzverlust des Organismus eintritt. Anders steht es, wenn profuses Erbrechen oder starke Wundsekretion das Bild komplizieren. Da müssen Wasser und Natriumchlorid verabreicht werden, um den Verlust zu kompensieren.

Bestehende Anämie sollte durch Bluttransfusionen, Hypoproteinämie durch Plasma korrigiert werden. Da Magensaft größere Mengen Kalium enthält, kann gelegentlich bei starkem Erbrechen eine Hypokaliämie auftreten. Wichtig wird sie vor allem im Moment, da die Diurese wieder einsetzt und bald überschießt. Das so entstehende Kaliumdefizit muß korrigiert werden, am besten durch Orangensaft oder Kaliumchlorid.

Häufige Laboratoriumskontrollen der Elektrolytwerte (Natrium, Kalium, Chloride) und der Alkalireserve sind notwendig, um die Therapie in idealer Weise kontrollieren zu können. Tägliche Gewichtskontrollen sind nützlich, um die

Flüssigkeitsaufnahme zu überwachen; unter allen Umständen muß Ödem vermieden werden, hervorgerufen durch zu viel Salz, oder die Hypotonie durch zuviel Wasser. Dem anurischen Patienten, überladen mit allzuviel Kochsalzlösung, komatös und im Lungenödem, kann nur noch durch eine der nachstehend beschriebenen Dialysiermethode geholfen werden. In der Erholungsphase, wenn die Diurese überschießt und der Regulationsmechanismus der Niere noch daniederliegt, müssen die Blutwerte besonders sorgfältig kontrolliert werden, um Hyper- oder Hypotonie der Körpersäfte zu vermeiden, die infolge übertriebener Wasser- oder Salzverluste auftreten können. Dies gilt vor allem für Patienten, die parenteral ernährt werden müssen.

Für den Patienten, der eine Isosthenurie mit vermehrter Diurese zeigt und sich dadurch noch im Gleichgewicht hält, gelten dieselben Prinzipen, nur weniger streng. Insbesondere ist es in diesen Fällen unrichtig, Eiweiß und Salz vollständig zu entziehen. Man erreicht dadurch vielleicht normale Blutwerte, aber keinen normalen Patienten. Unterernährung, verzögerte Wundheilung, schlechter Appetit sind ein zu hoher Preis für die pseudonormalen Blutwerte. Der tägliche Salzverlust im Urin muß ersetzt werden. Durch alle diese Maßnahmen gelingt es, die kranke Niere zu schonen und ihr die Last der Regulation der Körpersäfte zu erleichtern.

In ausgesuchten Fällen können die *künstlichen Dialysiermethoden* lebensrettend wirken. Wenn es gelingt, bei akuten heilbaren Nierenerkrankungen, die mit Anurie einhergehen (Sublimatniere, Hämolyse, crush-syndrome), den Patienten am Leben zu erhalten bis zum Moment, da die Nieren ihre Funktion wieder aufnehmen, kann eine völlige Wiederherstellung die Folge sein. Schlußstadien schwerer destruierender Erkrankungen, wie zum Beispiel Schrumpfnieren, durch diese Dialysiermethoden zu verlängern, scheint mir sinnlos.

Die eleganteste und erfolgreichste Methode ist die *künstliche Niere.* So wird ein Dialysierapparat genannt, durch den das ungerinnbar gemachte Blut des Patienten fließt. Durch Regulierung der Dialysiermembran können einzelne Blutbestandteile elektiv aus dem Blut entfernt werden. Die Anwendung der künstlichen Niere ist an ein gut eingearbeitetes Team gebunden und infolgedessen nur in einigen Zentren praktisch anwendbar.

Bei der *Peritonealdialyse* werden 2 Incisionen in die Bauchhöhle gemacht und je ein Drain eingeführt. Große Mengen der Dialysierflüssigkeit werden durch den einen Drain eingeführt und durch den zweiten Drain abgesaugt. Das Peritoneum dient als Dialysiermembran.

Bei der *intestinalen Dialyse* wird eine Abbot-Miller-Sonde in das Duodenum eingelegt, eine zweite ins untere Ileum. Die Dialysierflüssigkeit, iso- oder hypertonische Salzlösung, wird durch das obere Rohr ein- und durch das untere Rohr ausfließen gelassen. Obschon diese Methoden technisch einfacher sind, beschäftigen sie doch mindestens eine Laborantin den ganzen Tag, da vor allem die Blutelektrolytverhältnisse ständig unter genauer Kontrolle gehalten werden müssen.

Diese Sorge fällt weg bei der *Exsanguino-Transfusion.* Sukzessive wird das Blut des Patienten abgelassen und durch fremdes Blut ersetzt. Mindestens 15 Liter oder 30 Spender sind notwendig, um einen Erfolg zu erzielen, was die Methode beim Erwachsenen wenig brauchbar scheinen läßt.

Spezieller Teil

Mißbildungen der Urogenitalorgane

A. Die Entwicklungsgeschichte

Damit die Anomalien der Lage, Form, Zahl und Struktur der Nieren, damit die Epi- und Hypospadie, der Kryptorchismus verständlich werden als fehlerhafte Entwicklung der Urogenitalorgane, muß deren normale Entwicklungsgeschichte bekannt sein.

Der besseren Übersicht wegen werden wir die Embryologie der Harn- und Geschlechtsorgane getrennt behandeln. Als Basis diente mir das bekannte Lehrbuch der Anatomie von H. BRAUS.

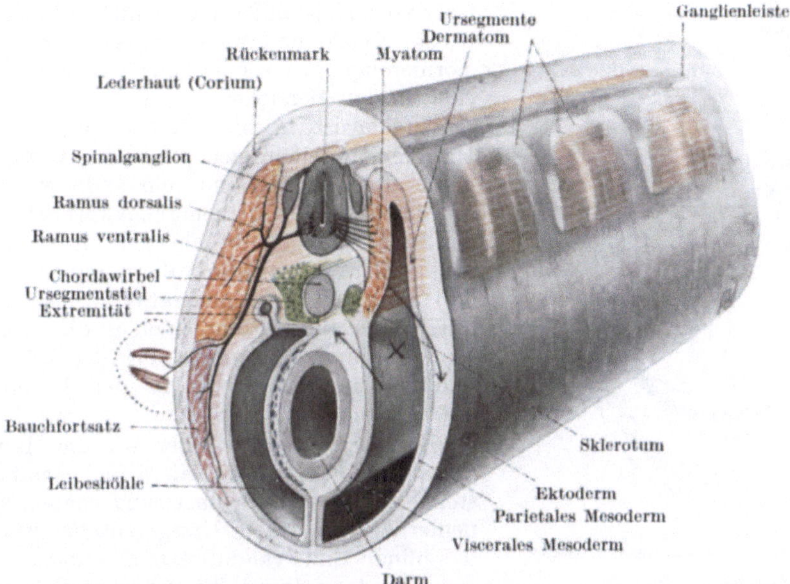

Abb. 85. Stück aus dem Rumpf eines primitiven Wirbeltierembryo. Schema. Rechts vom Beschauer ist im Querschnitt und in seitlicher Aufsicht ein jüngeres Stadium dargestellt als links. In Wirklichkeit sind immer beide Hälften gleich weit fortgeschritten. In der Seitenansicht ist das Ektoderm durchsichtig gedacht.
(Aus BRAUS-ELZE: Anatomie des Menschen, Bd. II, 3. Aufl. 1956)

I. Die Harnorgane

Wir unterscheiden drei verschiedenen Nierengenerationen:
Vorniere (Pronephros);
Urniere (Mesonephros);
Nachniere (Metanephros).
Bei Säugetieren liefert nur die Nachniere den Harn. Unter den niederen Wirbeltieren haben manche nur eine Vorniere, andere scheiden ihren Harn durch Vor- und Urniere aus, andere wieder nur durch die Urniere. Beim menschlichen Embryo tauchen noch spärliche Reste der Vorniere auf, die Urniere legt sich sehr umfänglich an, wird aber nicht für die Harnbereitung benutzt, sondern nur für die Ausführung der Geschlechtsprodukte. Wir haben also tatsächlich noch alle 3 Systeme in uns (Abb. 85, 86).

Die Vorniere hat die ursprüngliche Ausdehnung über den ganzen Körper verloren; sie erhält sich am längsten im Hals- oder Kopfteil der Tiere, deshalb auch

„Kopfniere" genannt. Beim menschlichen Embryo liegen individuell wechselnde Reste in der untern Hälfte der späteren Halsregion. Die Urniere erstreckt sich bei Tieren, bei denen sie Harn absondert, noch über die ganze Körperlänge. Ihre Reste erhalten sich im Anschluß an die Vornierenreste, gehen aber da zugrunde, wo die Nachniere erscheint. Daher ist die Aufeinanderfolge der 3 Nierengenerationen, die ursprünglich eine zeitliche war, schließlich eine örtliche geworden: Die Vornierenreste liegen zuvorderst (cranial), dann folgen die Urnierenanlagen und zuhinterst (caudal) kommt die Anlage der Nachniere. Der Gang der Vorniere, welcher zur Zeit der Ausdehnung dieses Organs über den ganzen Körper sämtliche Vornierenkanälchen aufnimmt und aus ihnen den gesamten Harn ableitet, bleibt erhalten. Er läuft vom Halsteil des menschlichen Embryos bis zur Kloake und mündet in diese. Er heißt Vornierengang; da später die Urnierenkanälchen in den Bereichen, wo die Vorniere verschwunden ist, in ihn mündet, wird er auch Urnierengang, häufiger *Wolffscher* Gang genannt, doch ist dies nur ein anderer Name für dieselbe Sache. Bemerkenswert ist, daß der Ausführgang bleibt, also jedesmal von der neuen Nierengeneration übernommen wird, daß aber die Nierengeneration selbst nicht durch Umwandlung der einen in die andere, sondern durch Unterdrückung der früheren und völlige Neuentstehung der folgenden zustande kommt.

Bei der *Vorniere* können wir die Hauptbestandteile einer jeden Niere in der einfachsten Form, gleichsam im Grundschema, kennenlernen. Bei jedem Ursegmentstiel wächst das blinde Ende caudalwärts aus und bricht, wenn es das folgende Stielchen erreicht hat, in dieses durch. Man nennt den Ursegmentstiel, welcher auf diese Weise ein segmentales Nierenkanälchen bildet, das Nephrotom. Die Nierenkanälchen vereinigen sich mit ihren distalen Enden zu einem Gang, den Vornierengang (Abb. 87a u. b). Beim menschlichen Embryo verhalten sich die Vornieren-

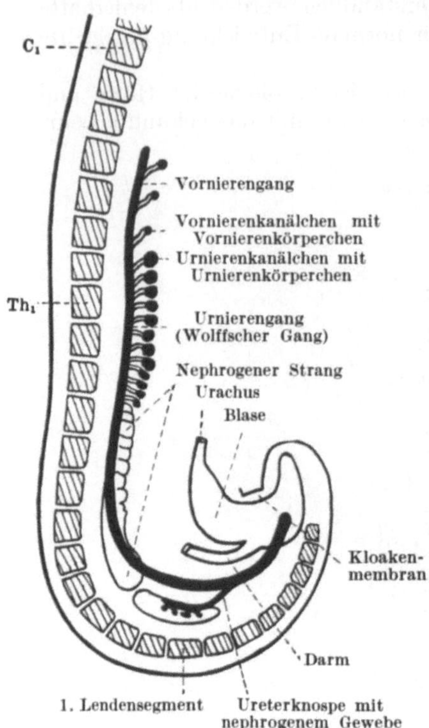

Abb. 86. *Schema der Vor-, Ur- und Nachniere* beim menschlichen Embryo. In Wirklichkeit sind die Vornierenkanälchen bereits verschwunden, wenn die Nachniere auftaucht. Nephrogener Strang und Kanälchen der Urniere aus mehreren dicht aufeinanderfolgenden Stadien in ein Bild zusammengezogen. Wolffscher Gang schwarz. Ursegmente schraffiert (*C₁* erstes Halssegment; *Th₁* erstes Brustsegment). (Aus BRAUS-ELZE: Anatomie des Menschen, Bd. II, 3. Aufl. 1956)

kanälchen, falls sie nicht ganz rudimentär bleiben, ebenso. Der Vornierengang wächst an seinem distalen Ende aus sich heraus weiter, bis er neben die Kloake zu liegen kommt, und bricht dann in diese durch (Abb. 87d). Denken wir uns, der menschliche Embryo besäße noch sämtliche Nierenkanälchen der Vorniere, so würde er, entsprechend der Zahl seiner Ursegmente, nahezu 40 aufweisen.

In dieses Kanalsystem werden aus der freien Bauchhöhle heraus die Harn- und Geschlechtsprodukte, welche zunächst in diese hineinfallen, nach der Kloake hin befördert, anstatt, wie jetzt noch bei manchen Knochenfischen, durch Löchelchen in der Bauchwand nach außen abgeleitet zu werden. Der Harn wird von Ästen der Aorta abgeschieden, welche das Cölomepithel an einer Stelle der blinden

Nische der Bauchhöhle vorwölben (Abb. 87 b). Manchmal entspricht einem jeden Nierenkanälchen eine besondere Vorwölbung, Glomerulus, manchmal kommt gerade bei der Vorniere eine durchlaufende Leiste von Gefäßschlingen vor, Glomus, welche mehr Harn liefern kann als einzelne Glomeruli. Die zu- und ableitenden Gefäße sind Arterien. Gegenüber den Stätten der Absonderung des

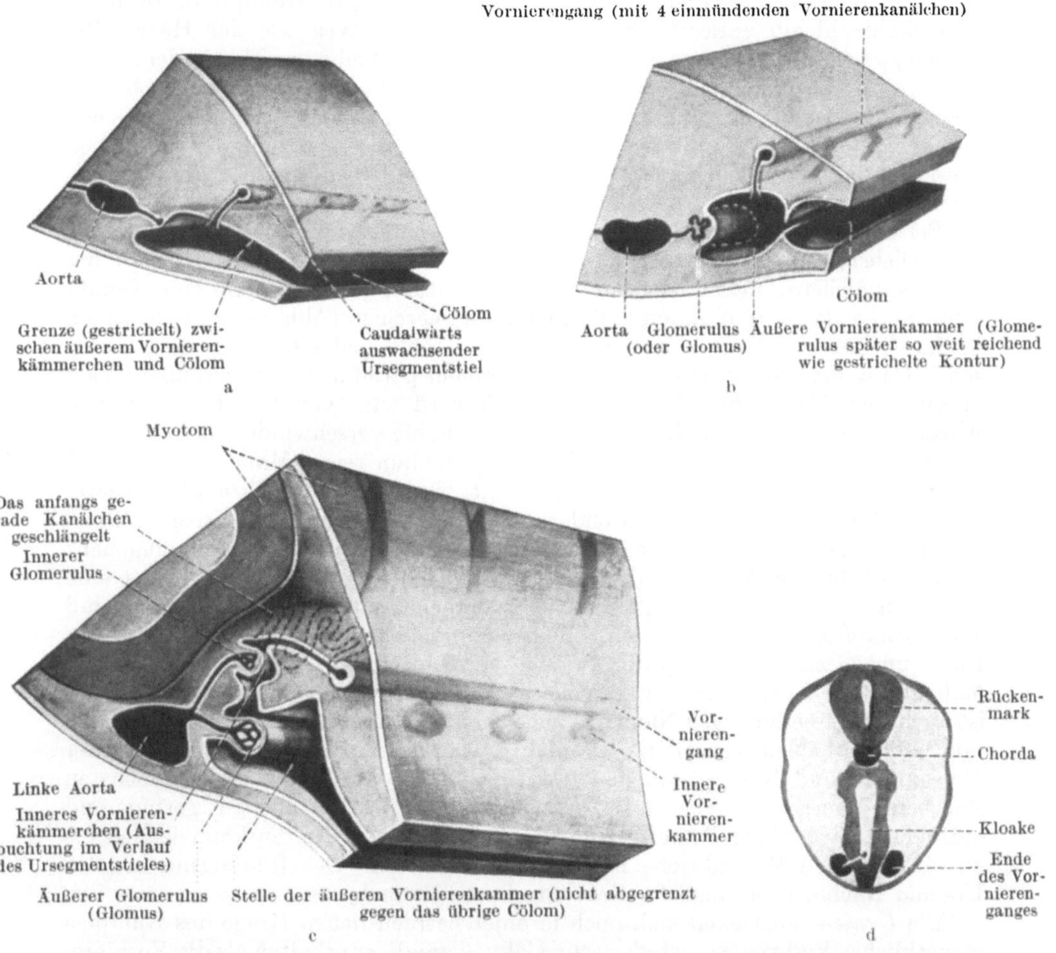

Abb. 87 a—d. *Schema der Vorniere.* a Entstehung des Wolffschen Ganges (vgl. Abb. 85, links vom Beschauer), der zukünftige Gang gestrichelt. b Entstehung des äußeren Vornierenkämmerchens und Glomus. c Entstehung des inneren Vornierenkämmerchens. d Mündung des Wolffschen Ganges in die Kloake, Querschnittsbild (der Pfeil gibt die Durchbruchstelle an). (Aus BRAUS-ELZE: Anatomie des Menschen, Bd. II, 3. Aufl. 1956)

Harns aus arteriellen Netzen befinden sich in dem gleichen parietalen Blatt des Mesoderms die Öffnungen der Nierenkanälchen, welche mit einem Kranz feinster Protoplasmahärchen besetzt sind und durch diese den Harn in das Kanalsystem hineinstrudeln. Bei den störartigen Fischen und bei den Amphibien, bei welchen die Vorniere im Larvenleben besonders stark entwickelt ist und gut funktioniert, wird die ganze dorsale Nische des Bauchhöhlenraumes gegen die übrige Bauchhöhle durch Falten abgegrenzt. Verschmelzen diese miteinander, so bleibt dem Harn keine andere Wahl, als den Weg in die Nierenkanälchen zu nehmen. Man nennt den abgesonderten Teil der Bauchhöhle äußere Vornierenkammer. Sie ist der Prototyp der Bowmanschen Kapsel, eines der wichtigsten Teile eines jeden corpusculum renis (MALPIGHI) in allen vorkommenden Arten von Nieren. Je mehr sich der Glomerulus oder Glomus ausdehnt und in die Vornierenkammer vorstülpt, um so mehr wird der Innenraum eingeengt.

Außer dem Harn werden in späteren Stadien auch die Keimprodukte in die Bauchhöhle hinein entleert. Sie nehmen denselben Weg wie der Harn. Bemerkenswert ist, daß noch jetzt beim menschlichen Weibe das Ei aus der Keimdrüse frei in die Bauchhöhle fällt und dann erst in den Eileiter gelangt (*Müllerscher* Gang, der in engster genetischer Beziehung zu einem der Nierenkanälchen und dem Wolffschen Gang der Vorniere steht.) Bei der Ableitung der weiblichen Geschlechtsprodukte nach außen ist also das Prinzipielle des geschilderten primitiven Mechanismus auch beim Menschen bis heute erhalten geblieben.

Bei der Vorniere mancher Tiere gibt es ein zweites Vornierenkämmerchen, das gleichsam eine Repetition des äußeren ist. Es bildet sich innerhalb des Nierenkanälchens, indem sich in eine Ausweitung des letzteren eine Gefäßschlinge vorstülpt, ein inneres Vornierenkämmerchen (Abb. 87c). Von seinen beiden Öffnungen führt eine nach der Bauchhöhle und eine nach dem Wolffschen Gang hin. Sonst ist es genau so mit einem parietalen und visceralen Blatt versehen wie das äußere Kämmerchen. Es wird zur typischen Bowmanschen Kapsel, sobald die Verbindung mit der Leibeshöhle verschwindet.

Der geschilderte Bildungsgang eines corpusculum renis (MALPIGHI) der Vorniere liefert 1. die Bowmansche Kapsel mit visceralem und parietalem Blatt; 2. den Glomerulus: für die Absonderung des Harns durch das viscerale Blatt hindurch; 3. den Übergang der Bowmanschen Kapsel in das Nierenkanälchen: für den Abfluß des Harns in die Richtung auf die Kloake. Das Ganze ist eine Imitation des äußeren Malpighischen Körperchens, hat jedoch den Vorteil, daß der Harnabfluß nach der Bauchhöhle zu unmöglich und die Vermischung der Harn- und Geschlechtsprodukte räumlich vermeidbar ist. Dieser neue Stil eines Malpighischen Körperchens wird von allen höheren Formen übernommen und ist auch in der endgültigen Niere des Menschen wieder zu finden, nur werden Zahl und Größe erheblich verändert. Die Zahl ist bei der Vorniere durch die Zahl der Ursegmente und Nierenkanälchen festgelegt. Wir sahen, daß sie im höchsten Fall beim Menschen jederseits 40 betragen könnten (in Wirklichkeit geringe und individuell wechselnde Reste). Jede unserer definitiven Nieren kann jedoch bis zu einer Million Malpighische Körperchen aufweisen. Der Bildungsmodus der Ur- und Nachniere ermöglicht diese ungeheure Vermehrung.

Die *Urniere* entwickelt sich noch in einer beträchtlichen Länge des Rumpfes menschlicher Embryonen, ist also sehr viel vollständiger erhalten als die Vorniere. Der nephrogene Strang der Urniere nimmt anfänglich ihre ganze Länge ein. Nachträglich setzt eine Gliederung ein, die zu einer Zerlegung in Scheiben wie bei einem Brotlaib führt. Aus jeder Scheibe wird ein Nierenkanälchen. Sie unterscheiden sich von den Vornierenkanälchen dadurch, daß nicht wie dort eines pro Ursegment angelegt wird, sie sind viel zahlreicher.

Jedes Urnierenkanälchen verhält sich sonst ähnlich den Vornierenkanälchen: In eine Erweiterung desselben stülpt sich ein Glomerulus vor, das Kanälchen wächst in die Länge, legt sich in Schlingen und bricht schon früh in den Vornierengang durch, der fortan *Wolffscher* Gang heißt. Infolgedessen ist die Zahl der Malpighischen Körperchen der Urniere, welche geradeso wie bei der höchsten Stufe der Vorniere aus Glomerulus, Bowmanscher Kapsel und Mündung der letzteren in ein Nierenkanälchen bestehen, ganz bedeutend vermehrt gegenüber der Zahl, welche die Vorniere im günstigsten Fall liefern kann. Glomeruli und

Kanälchen der Vorniere sind größer als diejenigen der Urniere, doch ist klar, daß viele kleine Glomeruli und Tubuli eine größere Oberfläche haben als wenige große.

Bei der *Nachniere* ist auch die letzte Bindung an die Segmentierung des Körpers aufgegeben. Bei ihr finden wir nephrogenes Gewebe ähnlichen Ursprungs wie bei der Urniere, aber nicht als Strang, sondern als Ballen, caudal vom hintersten Abschnitt der Urniere (Abb. 86, grün). Vom Wolffschen Gang und parallel zu diesem sproßt eine Knospe aus; sie verlängert sich und wächst in das nephrogene Gewebe hinein. Sehr bald entsteht am Ende der Knospe eine Spaltung nach oben und unten, es entsteht der craniale und caudale Teil des *primitiven Nierenbeckens* (ureter bifidus). Diese Spaltung geht weiter, aber nicht dichotom, wie es früher angenommen wurde, und wie die Bezeichnung Kanälchen 1.—12. Ordnung vermuten lassen. Die Verzweigung ist ähnlich wie die der Bronchien oder die eines Baumes. Früh jedoch schiebt sich in diese Vermehrung ein Rückbildungsprozeß ein. Peripherwärts entstehen zwar neue Generationen, zentralwärts dagegen verschwinden schon vorhandene. Durch diese Wiedervereinigung entstehen die kleinen und großen Kelche des Nierenbeckens. Je nachdem der Reduktionsprozeß in einem Teil der Niere umfänglicher ausfällt als im andern, kommen alle möglichen Formen wie das dendritische und das ampulläre Nierenbecken zustande. Dadurch entsteht die große Variationsbreite des Normalen, auf die schon bei der Besprechung der Pyelographie aufmerksam gemacht wurde.

Es kommen in jeder menschlichen Niere bis zu einer Million Röhrchen zustande, welche dazu bestimmt sind, den Harn aus seiner Bildungsstätte abzuleiten, ohne ihn irgendwie zu verändern. Die genannte Zahl ist stark schwankend. Bei manchen Tieren scheint die Zahl der Kanälchen konstant zu sein, z. B. bei der Katze 200000—300000 in jeder Nachniere.

Der baumartige Aufbau der Niere ist auch beim erwachsenen Organ bemerkbar durch den unabhängigen Aufbau der Malpighischen Pyramiden. Diese Lappung ist im fetalen Leben viel stärker und beim Erwachsenen gelegentlich durch eine Lobulation des Organs bemerkbar.

Die essentiellen Bestandteile der Nachniere werden von der andern Anlage, dem nephrogenen Gewebe, in der Weise geliefert, daß sich um das blinde Ende eines jeden terminalen Sammelkanälchens ein kappenförmiges Stück des nephrogenen Gewebes sondert. Aus diesem entsteht je ein Harnkanälchen für jedes Sammelröhrchen. In jedem Harnkanälchen treten die uns bekannten Windungen auf, am einen Ende entsteht ein Malpighisches Körperchen, und am entgegengesetzten Ende bricht das Harnkanälchen in das Sammelröhrchen durch. So entsteht die große Zahl von Malphigis und von Harnkanälchen in jeder Niere, entsprechend der Aufspaltung der Sammelröhrchen und ohne Beziehung zur Segmentgliederung des Gesamtkörpers.

Dem komplizierten Aufbau der Niere entspricht die komplizierte Gefäßversorgung, die im Laufe des fetalen Lebens ständig verändert wird. Dies erklärt die Häufigkeit aberrierender Nierengefäße.

Die Nachniere ist durch die eine der beiden Komponenten, aus denen sie entsteht, die *Ureterenknospe*, von dem durchgehenden Wolffschen Gang abgerückt. Während bei der funktionierenden Urniere noch Harn und Samen den gleichen Weg nehmen, z. B. beim Stör, ist bei der Nachniere im Ureter ein besonderer Weg für den Harn geschaffen. Der Wolffsche Gang wird für den Samen reserviert (Samenleiter der höheren Tiere und des Menschen). Das gemeinsame Stück, welches in Abb. 88 noch besteht, wird schließlich auch aufgeteilt. Nur im männlichen Glied ist der Weg ungeteilt. Für die weiblichen Harngeschlechtswege gilt Ähnliches.

Der menschliche Embryo macht in seiner Entwicklung nicht nur seine eigene, sondern die Entwicklung seines Geschlechts vom Urbeginn an mit. Wir finden Nierenformen der frühesten Wirbeltiere, der primitivsten Fische. Das Unbrauchbare wird ersetzt, ergänzt; es wird einzig der Ausführungsgang beibehalten und weiterentwickelt. Nichts ist definitiv weggelegt worden; es ist, wie wenn jedes Embryo die Gelegenheit haben sollte, zu früheren Formen zurückzukehren. Die Verbindung mit früheren, versunkenen Jahrtausenden ist in jedem von uns erhalten!

Als Parallele zu diesen lebenden anatomischen Fossilien finden wir lebende physiologische Überbleibsel aus vergangenen Zeiten (Pitts).

Warum werden, um 1—2 Liter Wasser und 5—10 g Kochsalz auszuscheiden, 190 Liter Wasser und über 1 kg Kochsalz filtriert? Warum wird täglich nahezu 1 Pfund Natriumbicarbonat filtriert und keines ausgeschieden? Energie wird

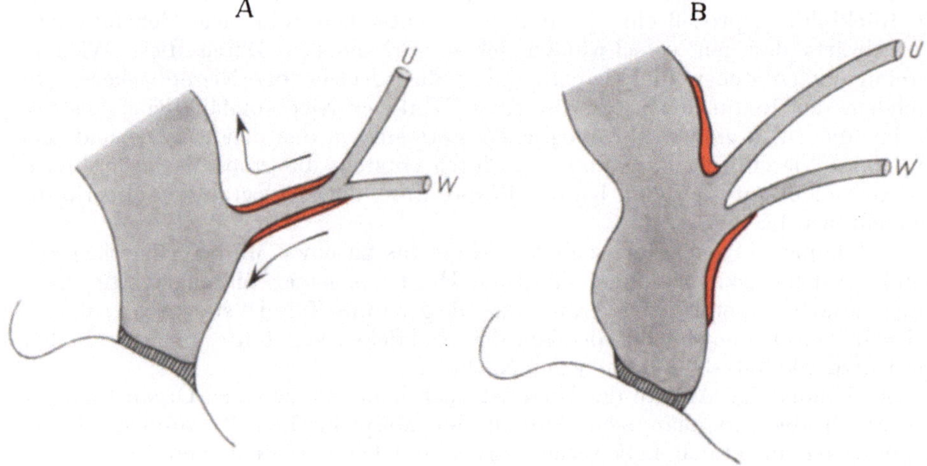

Abb. 88. *U* Ureterknospe; *W* Wolffscher Gang

verschwendet zur Filtration und erneut für die chemische Arbeit, die es braucht, um jeden der wertvollen Bestandteile des Filtrates aktiv rückzuresorbieren.

Auch hier kann nur eine Betrachtung der Entwicklungsgeschichte diese Widersprüche verständlich machen. Die ersten primitiven Wirbeltiere lebten in einem Meer von mäßigem Salzgehalt und fanden es bald vorteilhaft, etwas von diesem Medium innerhalb ihrer Hüllen aufzunehmen und seine Zusammensetzung stabil zu gestalten. Dieses Problem war anfänglich einfach. Diese Tiere tranken frei von der sie umgebenden Flüssigkeit, pumpten sie durch ihr Gefäßsystem, ließen sie ihre Gewebe durchfluten, sezernierten sie in ihre Körperhöhlen und trieben dann die Flüssigkeit, in der sich alle Abfallprodukte angesammelt hatten, mit Hilfe von Flimmerhärchenepithel-Röhrchen nach außen. Durch irgend eine Wanderlust getrieben, suchten diese frühen Wirbeltiere Süßwasser auf. Durch den höheren osmotischen Druck in ihrem Innern, saugten sie große Mengen Wasser aus ihrer Umgebung auf. Die Entstehung eines einfachen Glomerulus ermöglichte ihnen in Verbindung mit ihrem einfachen Ausscheidungssystem, das Überschußwasser aus ihrem Blut abzufiltrieren. Diese Filtration ließ das Problem des Zurückbehaltens jener wertvollen löslichen Blutbestandteile entstehen, die im Filtrat verlorengingen. Vor allem das Zurückbehalten des Salzes war in ihrer Süßwasserumgebung von Wichtigkeit. Die Entstehung des proximalen Tubulus, mit seiner Fähigkeit, Salz, Zucker, Aminosäuren usw. rückzuresorbieren, war die Antwort auf dieses Problem. Später krochen die primitiven Wirbeltiere ans trockene Land. Die Schwierigkeiten änderten sich; nicht mehr war die Wasserausscheidung das Problem, sondern das Zurückhalten des Wassers. Anstatt daß der jetzt völlig unnötig gewordene Filterapparat des Glomerulus weggelegt worden und eine neue sekretorische Drüse entstanden wäre, fügten diese auf dem Land lebenden Wirbeltiere ihrem Ausscheidungsapparat den distalen Tubulus zu, um das wertvolle Wasser nicht verlorengehen zu lassen. Um vom Wasser noch unabhängiger zu sein, kam es bei den Säugetieren mit der Henleschen Schleife und einem aktiveren distalen Tubulus zur Entstehung eines Ausscheidungsorganes, das imstande war, einen hochkonzentrierten Urin auszuscheiden.

In einem gewissen Sinn kann die jetzige Niere verglichen werden mit einer bürokratischen Regierung, wie sie auf der ganzen Welt entstanden ist nach den beiden Weltkriegen mit ihren neuen und rasch wechselnden Problemen. Weder die Niere noch die Regierung sind in ihrer heutigen Form ursprünglich geplant worden. Jeder der beiden Organismen entwickelte sich, in dem zu einer ursprünglich einfachen, sinnvollen und leicht zu überblickenden Struktur zur Bewältigung neu entstandener Probleme neue Organe geschaffen wurden. Kein Organ, so nutzlos es auch geworden sei, wurde abgeschafft. Die erstaunliche Tatsache ist, daß dieses komplizierte, unlogische Organ funktioniert. Die normale Niere wenigstens funktioniert erstaunlich gut.

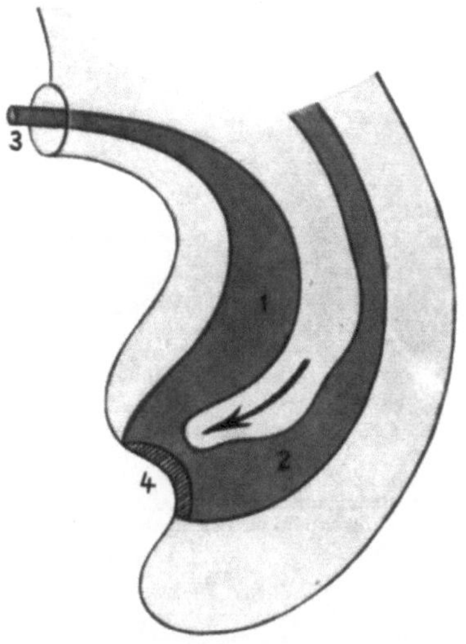

Abb. 89. *1* Allantoisdivertikel; *2* primitiver Enddarm; *3* Nabel; *4* Kloakenmembran

Die Entwicklung der Blase

Der primitive Enddarm und das Allantoisdivertikel münden beide in einen aus Entoblast bestehenden Hohlraum, die Kloake. Sie liegt am Schwanzende des Embryos und ist nach vorne durch die Kloakenmembran geschlossen. Der Wolffsche Kanal mündet in den vorderen oberen Teil. Eine Querfalte wird rasch die Kloake in zwei ungleiche Teile teilen: in den vorderen größeren Teil, den sinus urogenitalis, und einem kleinen, hinteren, das Rectum (Abb. 89). Eine entsprechende Teilung findet sich an der Kloakenmembran.

Durch ungleiches Wachstum der verschiedenen Partien werden zuerst Ureterknospe und Wolffscher Gang getrennt (Abb. 88), es entsteht das Trigonum. Einige Autoren nehmen für das Trigonum einen mesoblastischen Ursprung an, was von CHWALLA bestritten wird. Eine Stütze findet diese Theorie bei der tuberkulösen Schrumpfblase. Hier schrumpft das Trigonum wenig oder kaum im Vergleich zum übrigen Reservoir.

Das Allantoisdivertikel atrophiert und wird zum fibrösen Strang des *Urachus*.

Während des ganzen Fetallebens bleibt die Blase oberhalb der Symphyse und sinkt erst nach der Geburt nach unten.

Beim stark nach vorn gerollten Embryo befinden sich die ganzen Harnorgane im Becken. Durch das Wachstum der unteren Körperhälfte, durch das Strecken des Körpers steigt die Niere in den ersten Wochen des embryonalen Lebens in ihre normale Lage auf. Dieser Aufstieg vollzieht sich rein passiv, das einzige Hindernis, das dabei mit einer Rotationsbewegung zu überwinden ist, ist die a. umbilicalis.

II. Die Geschlechtsorgane

Die Entwicklungsgeschichte der Niere hat uns gelehrt, daß von den unserer jetzigen Niere vorausgehenden Nierengenerationen und deren Ausführwegen be-

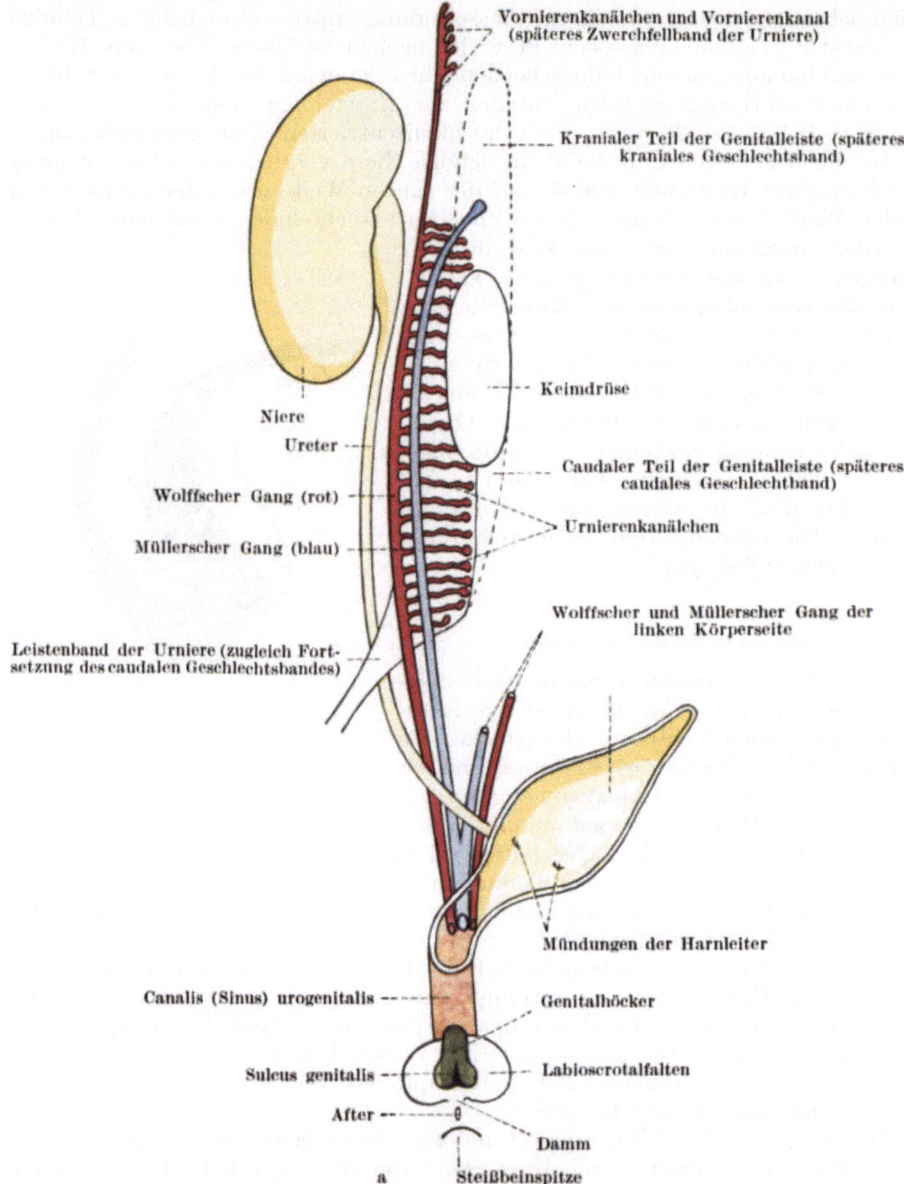

Abb. 90 a u. b. *Anlage des männlichen Geschlechtsapparates*, Schema. a Indifferentes Ausgangsstadium beim Embryo. Rot: Wolffscher Gang, Urniere und ihre Derivate. Blau: Müllerscher Gang und seine Derivate. Braun: Sinus urogenitalis und seine Derivate. Blaugrün: Schwellkörper des Sinus urogenitalis. Gelbgrün: Schwellkörper des Penis. (Aus BRAUS-ELZE: Anatomie des Menschen, Bd. II, 3. Aufl. 1956)

trächtliche Reste übriggeblieben sind, welche aber nicht mehr der Ableitung des Harns, sondern derjenigen der Geschlechtsprodukte dienen. Zu diesen Abkömmlingen der Vor- und Nachniere gesellen sich die Derivate des sinus urogenitalis, d.h. einer ventralen Abspaltung der Kloake, welche ursprünglich für die Abfuhr von Kot, Harn und Geschlechtsprodukten gemeinsam ist (s. Abb. 86). Die für den

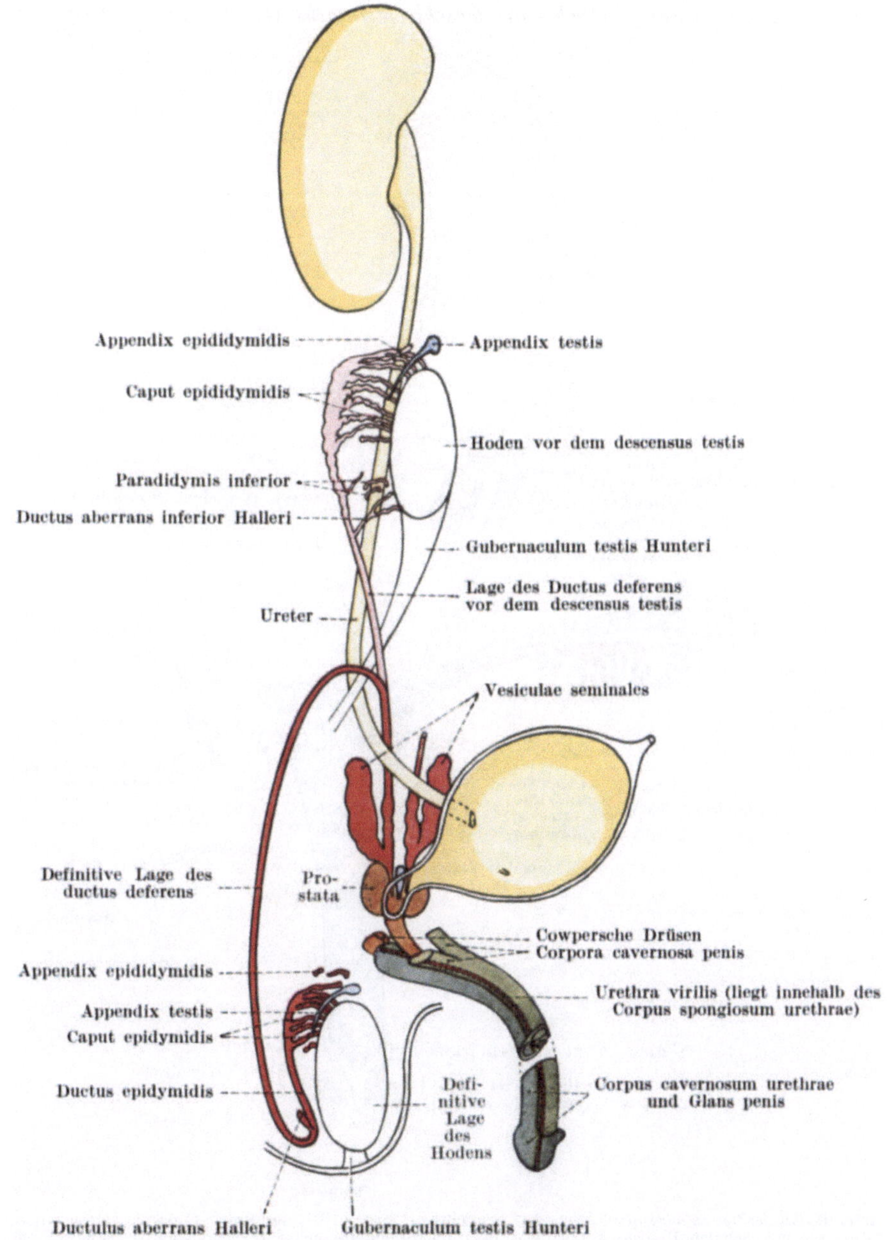

Abb. 90b. Endgültiger Zustand beim Mann. Gelb: Niere und Harnwege

Harn und die Geschlechtsprodukte reservierte Abteilung der Kloake liegt natürlich oberflächlicher als die im Innern des Körpers versteckten Nierenabkömmlinge. Man nennt die ersteren äußere, die letzteren innere Geschlechtsorgane. Als Grenze

136   Die Entwicklungsgeschichte

ist die Stelle zu betrachten, an welcher sich der Wolffsche bzw. Müllersche Gang in den sinus urogenitalis einsenkt.

Die Betrachtung der beiden Abbildungen 90 und 91 gibt besser als viel Worte die *Entwicklungsgeschichte der Geschlechtsorgane* beim Mann und der Frau wieder.

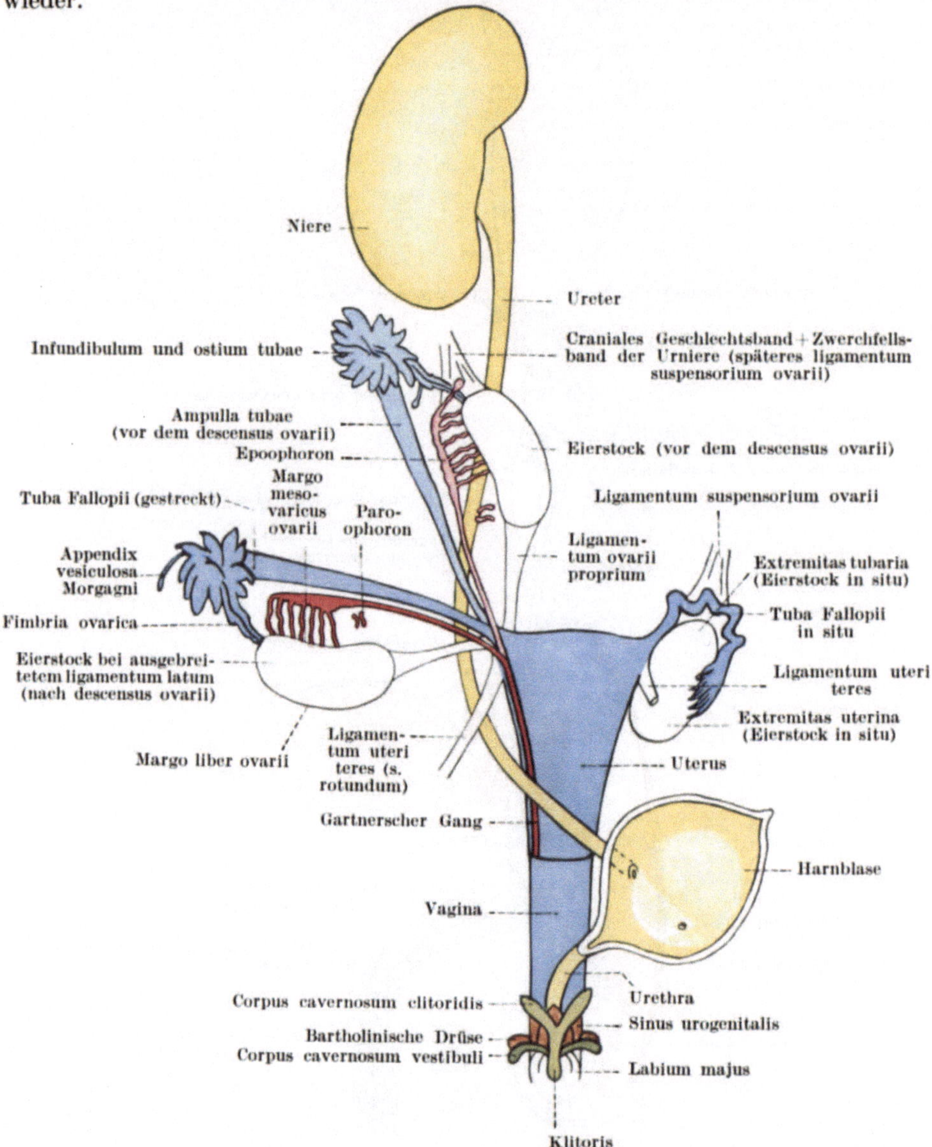

Abb. 91. *Weiblicher Geschlechtsapparat,* Schema. Endgültiger Zustand bei der Frau. Links vom Beschauer der Eierstock vor und nach dem Descensus, Ligamentum latum ausgebreitet gedacht; rechts vom Beschauer Eierstock und Eileiter in situ. Indifferentes Ausgangsstadium s. Abb. 90a. Die Farben sind die gleichen wie dort. (Aus BRAUS-ELZE: Anatomie des Menschen, Bd. II, 3. Aufl. 1956)

Medial von der Urniere und den zu ihr gehörigen Gängen (dem Wolffschen und dem Müllerschen Gang) entsteht beim Embryo eine streifenförmige Verdickung des Epithels der Bauchhöhle, das Keimdrüsenfeld. Es zieht wie die ursprüngliche Niere fast durch die ganze Länge des Körpers hindurch, und zwar parallel zu ihr. Während die caudalen Teile angelegt werden, verschwinden die kranialen schon wieder. Rechnet man jedoch alle zusammen, wie wenn sie gleichzeitig vorhanden wären, so reicht der leistenförmige Vorsprung vom 6. Thorakalbis zum 2. Sacralsegment. Außer in der äußerlich sichtbaren Erhebung der Genitalleiste sind Anlagen von Geschlechtszellen bei beiden Geschlechtern noch weiter vorn und hinten mikroskopisch nachweisbar, so daß selbst im Gebiet der Vorniere solche angelegt werden. Aber die Keimdrüse selbst, d.h. die Anlage des endgültigen Hodens bzw. Eierstocks, nimmt nur $1/4$ der ganzen Länge der Genitalleiste ein, nämlich die Strecke vom 4. oder 5. Lumbalsegment bis zum 1. oder 3. Sacralsegment. Infolgedessen ragt die Urniere nach vorn und hinten über die Keimdrüse hinaus (Abb. 90 a).

In der weiteren Entwicklung übernehmen beim männlichen Geschlecht die Urnierenkanälchen den Transport des Samens aus dem Hoden in den Urnierenoder Wolffschen Gang und durch diesen in den canalis urogenitalis. Der Müllersche Gang bildet sich zurück, auch verschwinden viele der Urnierenkanälchen, welche den Anschluß an die verhältnismäßig kleine Keimdrüse nicht erreichen. Beim weiblichen Geschlecht dagegen verkümmern die Urniere und der Urnieren- oder Wolffsche Gang. Bei der Frau tritt dafür der Müllersche Gang, welcher parallel zum Wolffschen Gang bei beiden Geschlechtern entsteht (bei niedersten Wirbeltieren sich auch tatsächlich vom Wolffschen Gang durch Längsspaltung desselben ableitet), in Funktion.

Ihm fällt die Aufnahme der Eier zu, welche vom Eierstock in die freie Bauchhöhle entleert, von dort durch das offene abdominale Ende des Müllerschen Ganges aufgenommen und dem sinus urogenitalis zugeleitet werden (Abb. 91). Da die beiden Müllerschen Gänge gegen den letzteren zu auf eine große Strecke verschmelzen, sind die inneren Geschlechtsorgane der Frau unpaar (Gebärmutter und Scheide), während beim Mann die ursprüngliche Paarigkeit bestehenbleibt (Samenleiter); bei ihm ist nur der sinus urogenitalis unpaar (das männliche Glied).

Sowohl der Hoden wie der Eierstock verlassen ihre ursprüngliche Bildungsstätte im Körper. Dagegen bleibt das zuführende Blutgefäß (a. spermatica bzw. ovarica) mit seiner Wurzel an der alten Stelle liegen, so daß auch im endgültigen Zustand danach wie an einem Ariadnefaden die Entstehungsstätte noch aufgesucht werden kann (Abgangsstelle von der aorta abdominalis). Beim männlichen Geschlecht führt der descensus testis weiter abwärts als der descensus ovarii bei der Frau. Der Hoden gelangt durch die vordere Bauchwand hindurch in den Hodensack und so in das Gebiet der äußeren Geschlechtsorgane, ohne genetisch zu ihnen zu gehören; er hinterläßt in der Bauchwand den Leistenkanal. Der Eierstock nimmt den Weg in das kleine Becken und bleibt an der Beckenwand liegen; er bleibt im Bereich der inneren Geschlechtsorgane, zu welchen er gehört.

Trotzdem in den letzten 15 Jahren eine Unzahl von Beobachtungen und Experimenten publiziert worden sind, ist der Mechanismus, nach dem sich die ursprünglich zweigeschlechtige Genitalleiste differenziert, noch nicht klar geworden. Man nimmt an, daß die anfängliche Entwicklung der Keimdrüse durch deren Chromosomenbau bestimmt sei. Ist dieser männlich, sezerniert die Genitalleiste eine Substanz, die jedes weitere Auswachsen derselben, wie es für das weibliche Embryo charakteristisch ist, verhindert. Diese Substanz ist anscheinend von den uns bekannten männlichen Hormonen verschieden. Die männliche Keimdrüse ist imstande, den Organismus gegen den feminisierenden Einfluß der Chorionhormone zu schützen. Bei ursprünglich weiblichen Chromosomenbau der Keimdrüse wird die beschriebene Hemmsubstanz nicht oder ungenügend ausgeschieden, und der Ausbildung der weiblichen Geschlechtsorgane steht nichts im Wege. Es ist leicht einzusehen, daß Störungen dieses Differentiationsmechanismus eintreten können und es zur Ausbildung eines mehr oder weniger ausgesprochenen Hermaphroditismus kommt.

In beiden Geschlechtern nimmt die *Entwicklung der äußeren Geschlechtsorgane*
von einem paarig angelegten Geschlechtshöcker (Phallus) ihren Ausgang (Abb. 92).
Dieser fusioniert in der Mittellinie an der Vorderlinie der Urogenitalmembran in

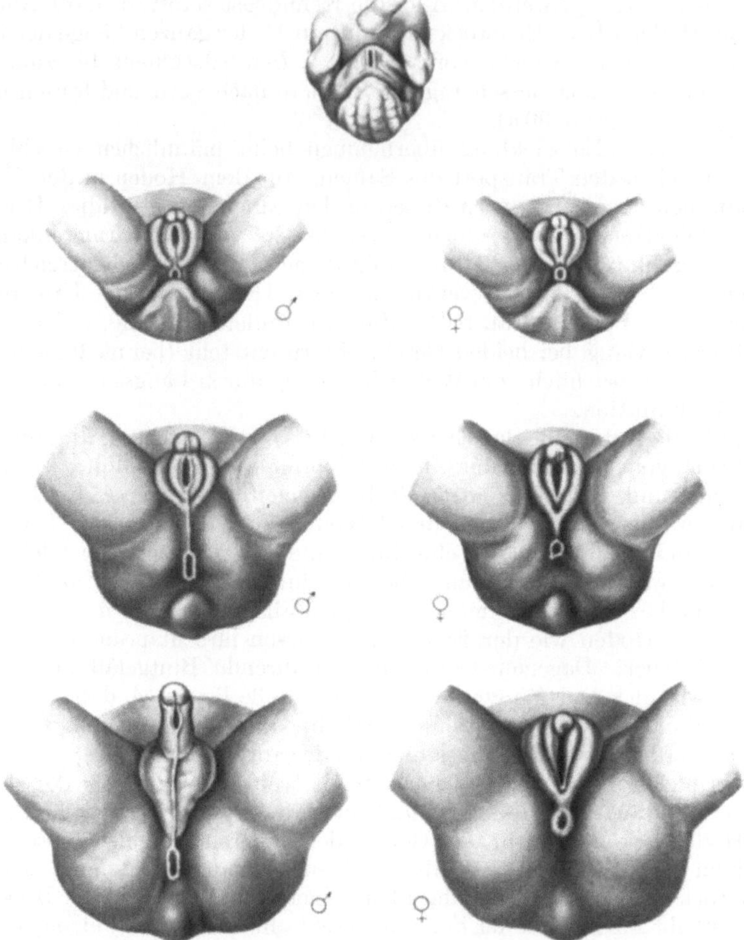

Abb. 92. Differenzierung der äußeren Geschlechtsorgane. Linke Reihe männlich, rechte Reihe weiblich.
(Frei nach HINMAN)

den ersten Wochen des intrauterinen Lebens. Um ihn herum zieht der Geschlechtswulst, welcher beiderseits die Geschlechtsrinne umgibt und gegen den Damm verläuft. Die den sinus urogenitalis abschließende Membran resorbiert sich und
wird zum Urogenitalspalt, zur selben Zeit wie der Anus durchgängig wird. Wir
sehen, daß in diesem Stadium die Entwicklung der weiblichen äußeren Geschlechtsorgane schon fast fertig vorliegt; der Geschlechtshöcker wird zur Klitoris, der
Geschlechtswulst zu den labia maiora.

Beim männlichen Embryo ist die Entwicklung komplizierter. Von Anfang an
ist der Phallus stärker ausgebildet, die zukünftige Harnröhre bleibt näher bei

ihm und weiter vom Anus entfernt wie beim weiblichen Embryo. An seiner Unterseite bildet sich eine Rinne. Durch Verwachsen der beiden Ränder, die von hinten nach vorn erfolgt, wird aus dieser Rinne die Harnröhre. Eine Verdoppelung dieser Rinne ist sehr selten, dagegen werden die Morgagnischen Lacunen als rudimentäre Vervielfältigung der Harnröhre angesehen. Bei einer Hemmung des Verschlusses der Harnröhre kommt es zur Bildung einer Hypospadie. Aus dem Geschlechtswulst entsteht das Scrotum.

Hier muß ein Wort zur Entstehung der Blasenextrophie und der Epispadie eingeflochten werden. Die Ursache dieser Mißbildung muß in einer zu dorsalen Anlage des paarig angelegten Geschlechtshöckers gesehen werden. Anstatt sich vor der Membran des sinus urogenitalis zu vereinigen, erfolgt die Vereinigung dahinter. Die Urethralrinne, die aus dieser Membran entsteht, formiert sich deshalb auf der Rückseite des Geschlechtshöckers. Wird später die Membran resorbiert, öffnet sich die Vorderwand des sinus bis zum Nabel, da ihr der normale Stützpunkt des Geschlechtshöckers fehlt. Es gibt selbstverständlich unvollständige Zwischenformen.

B. Mißbildungen der Niere

I. Anomalien der Zahl und Größe

Ein vollständiges Fehlen beider Nieren kommt nur bei Monstren vor und ist mit dem Leben unvereinbar. Die vollkommene *Aplasie* einer der beiden Nieren ist relativ selten. Sie wird einmal auf ungefähr 1000 Sektionen gefunden. Bei Männern ist sie doppelt so häufig wie bei Frauen. Bei vollkommener Aplasie des Organs fehlt nicht nur jede Spur von Nierengewebe, es fehlen auch die Nierengefäße. Manchmal fehlt auch der zugehörige Harnleiter und ist das trigonum vesicae verformt. Auch das Gegenteil ist möglich: Da Niere und Ureter embryologisch anderer Herkunft sind, kann trotz Aplasie der Niere der Harnleiter gut entwickelt sein. Diese Tatsache ist klinisch von erheblicher Bedeutung; sie warnt davor, aus dem cystoskopisch gelungenen Nachweis zweier Uretermündungen auf das Vorhandensein zweier Nieren zu schließen. Die Aplasie der einen Niere ist oft, besonders bei der Frau, mit Aplasie und Mißbildung einzelner Geschlechtsorgane verbunden. Die vorhandene Einzelniere ist in der Regel infolge kompensatorischer Hypertrophie auffällig groß. Sie scheint infolge ihrer starken funktionellen Inanspruchnahme verhältnismäßig oft zu erkranken. Ihr häufigstes Leiden ist die Nephritis; seltener erkrankt sie an Lithiasis, Pyo- oder Hydronephrose sowie an Tuberkulose oder Tumoren. Sie ist relativ leicht verletzlich.

Eine *Hypoplasie* oder rudimentäre Entwicklung einer Niere findet sich viel öfters als die Aplasie. Es kann dabei das Nierengewebe, abgesehen von seiner Schmächtigkeit, in allen seinen Teilen gut entwickelt sein (Abb. 93). Andere Male aber, wenn die Entwicklungsstörung schon früh im fetalen Leben einsetzte, fehlen einzelne Teile des Nierenparenchyms, so z. B. die Glomeruli, und sind nur die Harnkanälchen entwickelt, oder es fehlt das Parenchym vollständig und das Organ besteht nur aus Bindegewebe, durchsetzt von einzelnen kleinen Cysten. Gelegentlich können solche Cysten faustgroß werden und verkalken *(Cystome des nephrogenen Gewebes)*. Sie geben dann im Röntgenbild große Rundschatten bei fehlender Niere. Solche hypoplastische Nieren erreichen manchmal nur eine Länge von 2—4 cm. Das Nierenbecken ist entsprechend der Hypoplasie des Nierengewebes meist ebenfalls verkleinert. Andere Male ist es normal groß und erscheint dann im Verhältnis zur hypoplastischen Niere viel zu groß. Der Harnleiter der rudimentären Niere ist meist dünn und fein. Bald ist er durchgängig, bald ist er ein solider Bindegewebsstrang ohne Lumen oder zeigt doch nur auf einzelnen Strecken, z.B. in seiner unteren Hälfte, eine offene Lichtung. Die freie Durchgängigkeit eines Ureters in seinem untersten Teil darf deshalb nie als Beweis für die Existenz einer dazugehörigen normal entwickelten Niere gelten. Die rudimentäre Niere erkrankt nicht besonders oft. Dagegen scheint ihr Funktions-

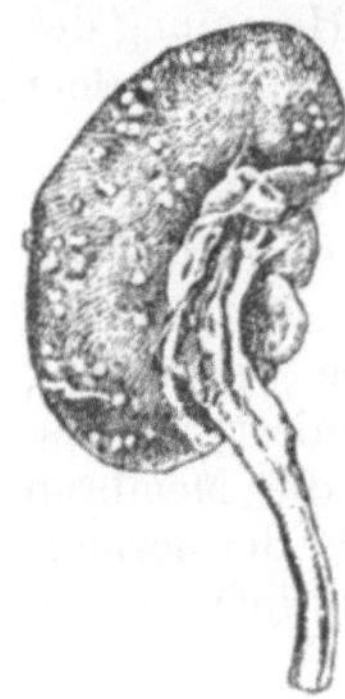

ausfall leicht zur funktionellen Überlastung der anderen Niere zu führen. Die neben einer rudimentären Niere arbeitende zweite Niere ist in der Regel kompensatorisch hypertrophisch und erkrankt auffällig häufig. Es finden sich in dieser Hinsicht bei der Hypoplasie einer Niere die gleichen Verhältnisse wie bei der einseitigen Aplasie. Bei beiden Zuständen ist jeder operative Eingriff an der einzigen, gut funktionierenden Niere mit vermehrter Gefahr verbunden. Konservative Eingriffe, wie Nephrotomie oder Pyelotomie, sind allerdings oft mit gutem Erfolg ausgeführt worden. Dagegen führt eine operative Entfernung der einzigen, gut funktionierenden Niere natürlich zum Tode. Die Gefahr, ohne Kenntnis des Fehlens oder der mangelhaften Entwicklung der zweiten Nieren eine erkrankte Solitärniere operativ zu entfernen, ist durch die Chromocystoskopie oder Urographie, die jeder Nephrektomie vorauszu-

Abb. 93. Hypoplasie einer Niere (natürliche Größe)

schicken ist, sicher zu vermeiden. Bei Notoperationen, z.B. bei schwer blutenden Verletzungen, die weder Cystoskopie noch vorherige Urographie erlauben, darf eine auffällig große Niere nie, auch nicht wegen starker Blutung, entfernt

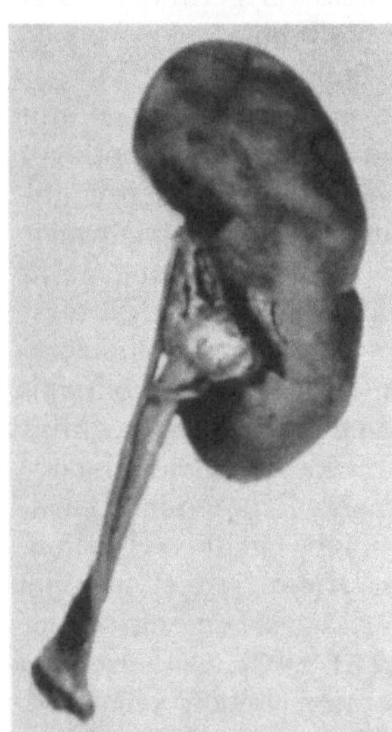

werden, bevor durch intraabdominale Palpation festgestellt ist, ob eine zweite Niere überhaupt vorhanden ist.

Eine *Vermehrung der Nierenzahl*, wodurch 3 oder sogar 4 Nieren im Organismus sich bilden, ist außerordentlich selten. Es handelt sich bei den sog. *Doppelnieren* nicht um wirklich überzählige Nierenanlagen, sondern um unvollständig verschmolzene. Die unvollständig vereinigte Niere hat zwei getrennte Nierenbecken, zwei getrennte Ureteren, deren einer nicht immer in der Blase, sondern manchmal außerhalb dieser ausmündet. Die beiden Nierenteile sind oft durch eine mehr oder weniger tiefe Furche voneinander getrennt, meist aber so breit verbunden, daß sie, äußerlich betrachtet, ein einziges Organ bilden, wenn sie auch innerlich ein vollständig getrenntes Harnsystem und häufig auch getrennte Blut- und Lymphbahnen haben (Abb. 94). Die Vermehrung der Nierenzahl oder die unvollständige Verschmelzung einer Nierenanlage, die sog. Doppelnierenbildung, verlangt therapeutische Maßnahmen nur, wenn einer der Nierenteile erkrankt ist, oder

Abb. 94. Niere mit Doppelureter und Doppelnierenbecken

wenn ein Harnleiter außerhalb der Blase mündet und dadurch zu ständigem Harnträufeln führt. Die diagnostische Klarlegung der Mißbildung bietet oft einige Schwierigkeiten, die aber mit Hilfe der Cystoskopie, der Uretersondierung und der Radiographie überwunden werden können (Abb. 95). Wenn eine überzählige Niere oder der eine Teil einer sog. Doppelniere derart erkrankt ist, daß die operative Entfernung nötig wird, dann soll natürlich der gleichseitig gelegene, gesunde Nierenteil, wenn irgend möglich, dem Kranken erhalten werden. Bei den seltenen Fällen einer wirklich überzähligen Niere ist dies leicht. Bei der nur durch unvollständige Verschmelzung der einen Nierenanlage entstandenen sog. Doppelniere ist dies oft schwer oder unmöglich. Die sog. Heminephrektomie ist aber immerhin zu versuchen, wenn nur Hydronephrose- oder Steinbildung oder nichtspezifische Entzündungsprozesse Anlaß des Eingriffes sind. Bei Tuberkulose ist eine mehrmonatige korrekte antibiotische Kur vor der Operation notwendig. Bei Tumor ist die Heminephrektomie zu unterlassen.

Auch wenn eine Furchenbildung die Lage der Trennungsschicht der beiden Nierenanteile scheinbar deutlich macht, sollen immer vor dem Anlegen des

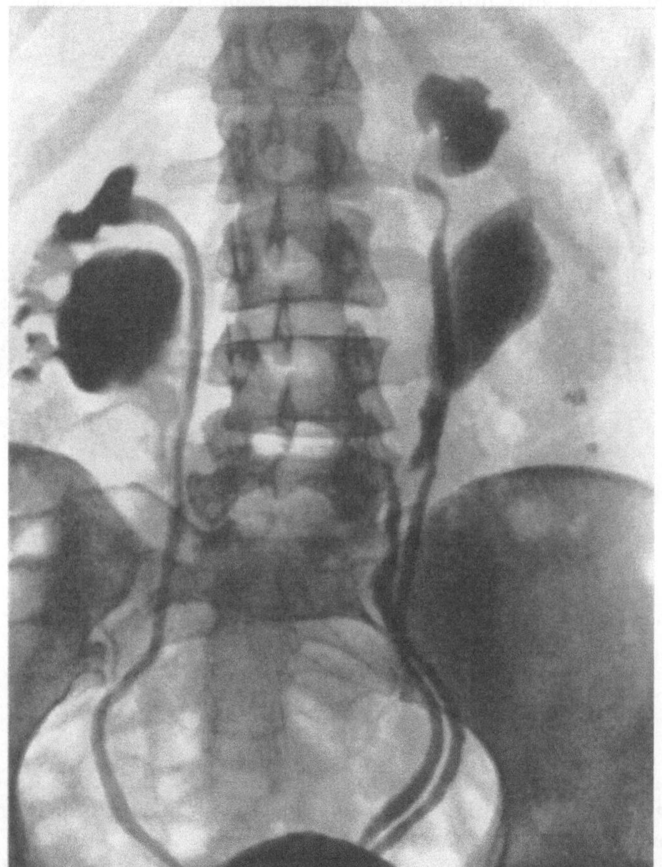

Abb. 95. Füllungsurogramm von Doppelureter und Doppelnierenbecken, links mit großem Nierenbeckenstein im caudalen Teil

Trennungsschnittes die zum kranken Nierenteil führenden Gefäßstränge am Hilus unterbunden werden. Die dadurch entstehende Gewebeverfärbung im kranken Nierenteil läßt die Trennungsfläche deutlich sichtbar werden; die Trennung der beiden Nierenteile gelingt dann oft ohne wesentliche Blutung. Ist die überzählige Niere gesund, mündet ihr Harnleiter aber außerhalb der Blase, so kommen konservative Operationen (Einpflanzung des abnorm verlaufenden Ureters in die Blase oder in den normalen Ureter) in Frage.

II. Anomalien der Form und Lage

Ein Fortbestehen der *fetalen Lappung* ist die häufigste angeborene Formanomalie. Die Niere zeigt statt der gewohnten glatten Oberfläche eine ausge-

gesprochene Lappung, bedingt durch teils seichte, teils ziemlich tiefe Furchen in
der Nierenoberfläche. Diese Furchung läßt den Aufbau der Niere aus verschiedenen renculi erkennen. Die fetale Lappung der Niere ist klinisch bedeutungslos. Daß sie, wie früher angenommen wurde, die Niere zur Erkrankung
disponiere, ist nicht erwiesen.

Durch Verschmelzung der Nierenanlage entstandene Mißformen der Niere
sind die einseitigen *Langniere* und die *Kuchenniere*.

Bei der Langniere liegen die beiden Nierenanlagen auf derselben Körperseite
übereinander. Bald sind ihre Nierenbecken nach derselben Seite gerichtet (ren
elongatus simplex), bald nach entgegengesetzten Seiten (ren sigmoideus). Die
Kuchenniere liegt wie die Hufeisenniere median unten im Abdomen und bildet

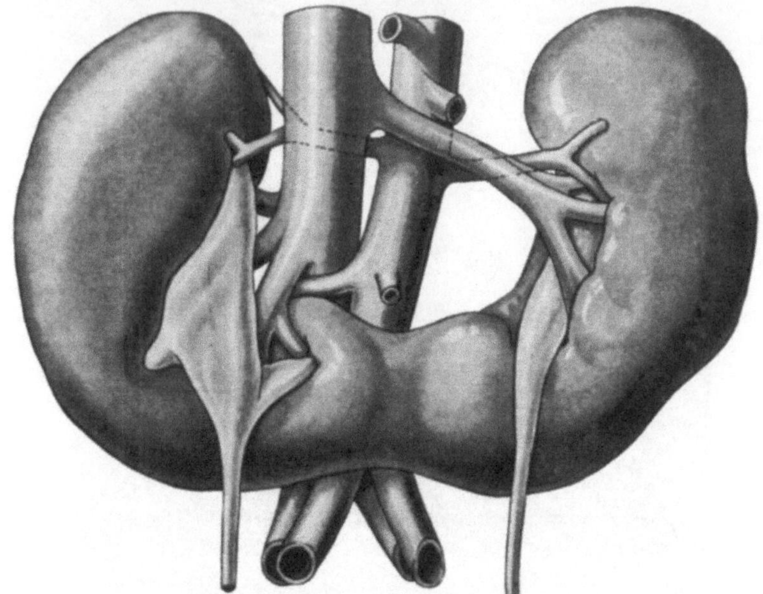

Abb. 96. Hufeisenniere. Nierenbecken nach vorne gerichtet

dort eine unförmige Masse. Diese Masse kann bei engem Becken ein Geburts-
hindernis bilden. Die Mißbildungen sind relativ selten und haben entsprechend
eine geringe klinische Bedeutung.

Die häufigste Verschmelzungsform der beiden Nierenanlagen ist die *Hufeisenniere* (ren arcuatus) (Abb. 96). Eine solche Verschmelzung des Nierenblastems
wurde schon bei ganz kleinen Feten von kaum 3 cm Länge beobachtet. Ihre Ursache ist unbekannt. Die verschmolzenen Nierenanlagen liegen wie ein Quer-
riegel unterhalb der Abgangsstelle der arteria mesenterica. Ihr Hinaufrücken im
Körper ist durch diese Arterie verhindert. Deshalb bleibt das Mittelstück der
verschmolzenen Nierenanlage immer tief unten im Abdomen quer zur Wirbelsäule gelagert; ihre seitlichen Teile können rechts und links von der arteria
mesenterica nach oben wachsen. Es kann sich auf beiden Seiten ein ren elongatus
bilden, der mit seinem oberen Pol die normale Nierennische erreicht. Dadurch
erhält die verschmolzene Niere eine Hufeisenform. Die Verschmelzungsstelle
der beiden Nieren ist immer an deren unterem Pole gelegen. Die Konkavität der
Hufeisenniere ist deshalb immer nach oben gerichtet. Die Verbindungsbrücke
der beiden Nieren ist bald schmal, bald breit; sie besteht das eine Mal nur aus

Bindegewebe, das andere Mal auch aus Nierenparenchym. Die Hufeisenniere hat zwei voneinander vollständig getrennte Nierenbecken, die statt nach innen, nach vorne gerichtet sind. Die Harnleiter laufen über die ventrale Seite der Niere herab und münden an normaler Stelle in die Harnblase ein. Die Nierengefäße treten gewöhnlich direkt von der Aorta in den Nierenhilus ein; selten umkreisen sie von hinten die Niere und treten, deren äußeren Rand umfassend und tief furchend, vorn in den Nierenhilus ein. Die beiden Nierenhälften sind oft von ungleicher Größe und ungleichem Sekretionswert. Eine solche unsymmetrische Verschmelzung kann unilateral gelegen sein, wenn die eine Harnleitersprosse frühzeitig die Mittellinie des Rumpfes kreuzt und auf der anderen Seite Anschluß an das Nierenblastem findet.

Die Hufeisenniere ist kein seltenes Leiden. In CAMPBELLs Serie von 51880 Autopsien fanden sich 122 Hufeisennieren (1:425). Davon zeigten die Leichen von 32834 Erwachsenen diese Mißbildung 61mal (1:538), die Leichen von 19046 Kindern ebenfalls 61mal (1:312). Diese Beobachtung zeigt deutlich die frühe Mortalität bei Hufeisenniere, die stark zu Erkrankung prädisponiert. Von 320 Hufeisennieren einer anderen Serie waren 16,25% erkrankt.

In der Hufeisenniere bildet sich besonders häufig eine Hydro- oder Pyonephrose; sehr oft entwickeln sich in ihr auch Steine und Tuberkuloseherde, selten dagegen Neubildungen oder Nephritiden.

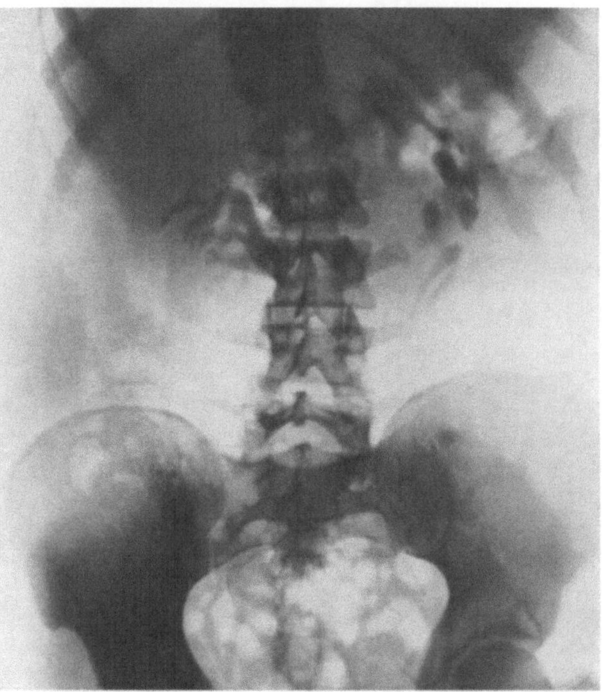

Abb. 97. Hufeisenniere, Urographie. Das Nierenparenchym ist nicht zu sehen. Die Diagnose kann gestellt werden durch die eigenartige Stellung der Nierenbecken, deren Achse in einem stumpfen Winkel nach unten konvergiert

Die Symptome der Hufeisenniere werden durch Begleiterkrankungen natürlich sehr stark beeinflußt. Es kann die Hufeisenniere unter dem Bilde der Hydro- oder Pyonephrose, der Steinniere, der Nierentuberkulose zur Beobachtung kommen.

Die Hufeisenniere an sich allein, ohne anderweitige Erkrankung, belästigt den Kranken manchmal gar nicht, andere Male aber durch Drücken und Spannen in Kreuz und Unterleib, Beschwerden, die sich weniger in der Ruhe, mehr bei körperlicher Anstrengung, besonders bei Rückwärtsbeugen des Rumpfes, geltend machen. Daneben leidet der Kranke oft an Verdauungsstörungen und allerlei nervösen Beschwerden. Sie sind wahrscheinlich verursacht durch den Druck der Hufeisenniere auf die großen Gefäße und auf die begleitenden Nervengeflechte.

Die Hufeisenniere kann bei sorgfältiger Palpation des Abdomens oft mit ziemlicher Sicherheit erkannt werden. Wird ein quergestellter, derber, wegen fetaler Lappung etwas höckeriger Tumor in der unteren Hälfte des Abdomens gefühlt, so muß eine Hufeisenniere vermutet werden, ebenso wenn eine tief gelagerte Niere median nicht abgrenzbar erscheint. Die Diagnose wird bestätigt, wenn nach Palpation des fraglichen Tumors im vorher normalen Harn Eiweiß auftritt (Palpationsalbuminurie). In schönster Weise läßt sich die Hufeisenniere mit der abnormen Form und Lage ihrer beiden Nierenbecken durch Urographie darstellen (Abb. 97, 98). Da bei mißgebildeten Nieren die retrograde Füllung des Nierenbeckens nicht selten heftige Reizerscheinungen auslöst, ist zur Darstellung der Hufeisenniere diese nur bei strikter Indikation anzuwenden.

Zur Behandlung des Leidens ist bei starkem Druckschmerz in der sonst gesunden Hufeisenniere eine mediane Spaltung der verschmolzenen Nieren anzuraten, wenn deren Verbindungsbrücke nicht allzu breit ist. Die beiden Nierenhälften sinken nach ihrer Trennung rechts und links von der Wirbelsäule zurück; jeder Druck auf die großen Gefäße ist damit behoben. Bei Erkrankung der einen Hälfte einer Hufeisenniere, z.B. bei einseitiger Tuberkulose oder einseitiger Hydronephrose, wird die halbseitige Resektion der Hufeisenniere mit gutem Erfolg ausgeführt.

Alle diese durch Verschmelzung beider Nierenanlagen entstandenen Mißformen der Niere dürfen

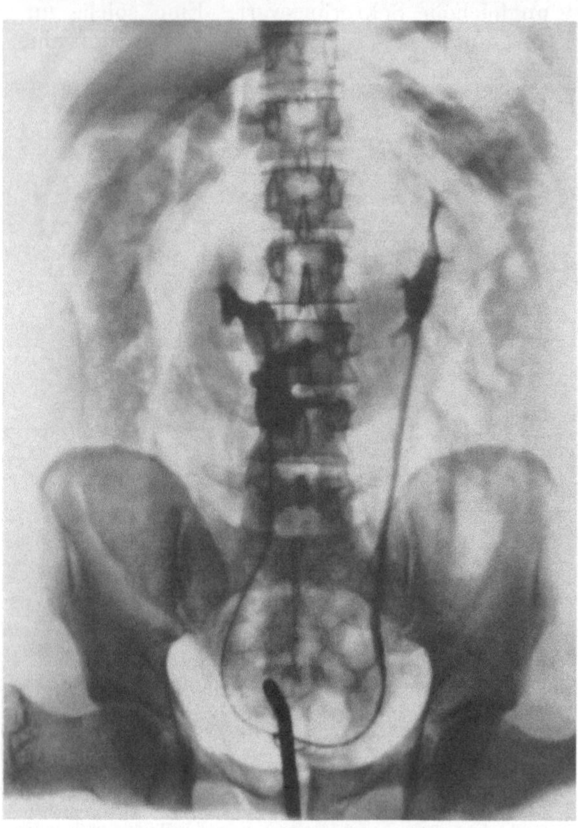

Abb. 98. Hufeisenniere, Pneumoretroperitoneum mit retrograder Pyelographie. Das Nierenbecken, die Dicke der Brücke zwischen beiden Nieren ist deutlich zu sehen

nicht als Solitärnieren bezeichnet werden. Als solche sind nur die Mißbildungen zu bezeichnen, bei denen die eine Nierenanlage ganz fehlt oder sich doch so wenig entwickelt, daß sie funktionell bedeutungslos ist.

Die angeborene Verlagerung der Niere, die *Ektopie* (oder Dystopie) wird nicht selten beobachtet. Sie ist häufig mit anderen Mißbildungen verbunden. Die Kuchenniere und die Hufeisenniere sind regelmäßig ektopisch. Meist tritt bei normaler doppelseitiger Anlage die Ektopie nur einseitig auf; die doppelseitige Ektopie ist ausgesprochen selten. Sie ist links häufiger wie rechts. Die verlagerte Niere liegt am Promontorium oder aber im Bereich der linea innominata oder gar im kleinen Becken. Sehr selten besteht eine Verlagerung auf die andere Körperseite. Die verlagerte Niere ist in der Regel abnorm in ihrer Gestalt und in der Anordnung, Verlauf und Länge ihrer Gefäße (Abb. 99). Sie erkrankt sehr häufig. Von 58 dystopen Nieren, über die in einer Studie berichtet wird, waren 18 krank. Besonders häufig entwickelt sich in der ektopischen Niere eine Hydronephrose. Sie kann aber auch durch ihre abnorme Lage allein, ohne Erkrankung ihres Gewebes, Beschwerden verursachen. Ihr Druck auf die Nachbarorgane ist wegen ihrer derben Verwachsungen oft erheblich und kann Erscheinungen von Darmstenose, starker Obstipation, Blasenbeschwerden, Kreuzschmerzen verursachen. Eine schwer erkrankte oder durch Druck auf die Nachbarorgane beschwerlich werdende ektopische Niere wird am besten exstirpiert, wenn die andere Niere normal ist. Konservative Eingriffe sind in der Regel prognostisch ungünstig. Eine Rücklagerung des Organs in die Nierennische ist wegen starker Verwachsungen, abnorm kurzen Ureters und abnorm gebildeter Nierengefäße meist unmöglich. Von Bedeutung bei Nierenektopie ist ferner ihre

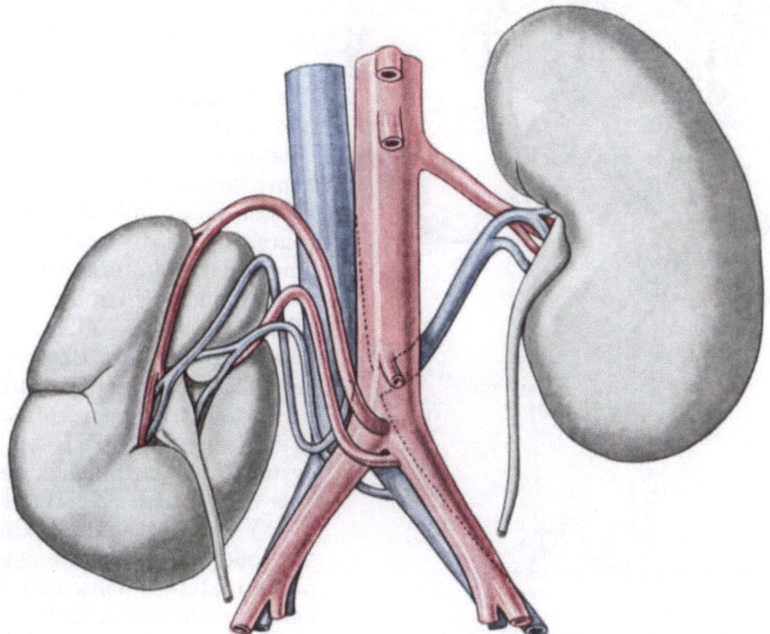

Abb. 99. Dystope Niere mit Gefäßanomalie

häufige Verwechslung mit Abdominaltumoren bei der Palpation, was zu diagnostischen und operativen Irrtümern führen kann. Wir haben bei der Besprechung der Entwicklungsgeschichte gesehen, daß die Aufwärtsbewegung der Niere aus dem Becken in die Nierennische mit einer Rotationsbewegung verbunden ist. Es nimmt deshalb nicht wunder, daß bei der dystopen Niere diese Rotationsbewegung nicht ausgeführt ist, sondern das Nierenbecken nach vorn schaut. Diese fehlende Rotation in Gemeinsamkeit mit der Häufigkeit abnormer Gefäße führt besonders oft zu Kompressionserscheinungen und Hydronephrose. Fehlende Rotation kann ausnahmsweise auch bei normal placierten Nieren gefunden werden.

III. Anomalien der Gefäßversorgung

Anomalien der Nierengefäße sind nicht nur bei mißgebildeten oder verlagerten Nieren außerordentlich häufig; sie sind auch bei normal geformten und gelagerten Nieren nicht selten (Abb. 100). Besonders eine getrennt von den Hilusgefäßen in den obern Pol der Niere eintretende Arterie, die sog. Polarterie, hat praktisch

bei Operationen an der Niere eine erhebliche Bedeutung. Sie kommt bei 20%
aller Nieren zur Beobachtung und kann bei unerfahrenen Chirurgen unangenehme
Blutungen verursachen. Abnorm verlaufende Nierengefäße können den Harnleiter schnüren und zur Hydronephrose führen. Sie kommen später, beim Kapitel
Hydronephrose, zur ausführlichen Besprechung.

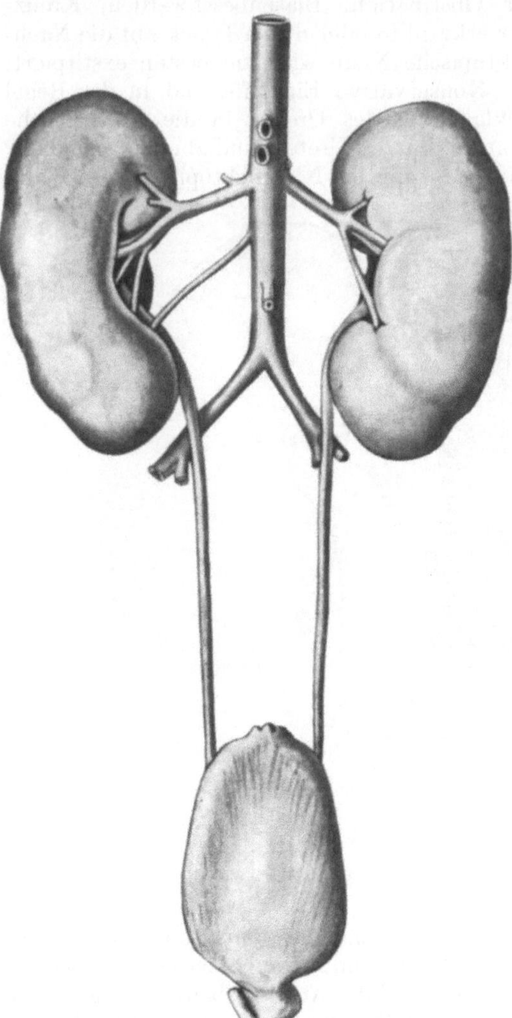

Abb. 100. Akzessorische Nierenarterien

IV. Anomalien der Struktur

1. Polycystische Fehlbildung der Niere (angeborene Cystenniere)

Wir wissen aus der Entwicklungsgeschichte, daß die Tubuli und die Sammelröhrchen durch das Zusammenspiel von Nachnierenblastem und Ureterknospe entstehen. Die Tubuli gehören zum Gewebe der Nachniere und müssen sich mit den Sammelröhrchen, die die letzte Verzweigung der Ureterknospe sind, treffen und sich in die Sammelröhrchen ergießen. Mißlingt dieser Durchbruch in die Sammelröhrchen, hat der im Glomerulus abfiltrierte Urin keinen Abfluß, und es entstehen multiple Retentionscysten, zuerst nur kleine, die sich aber im Laufe der Zeit durch seitliche Vereinigung und Durchbruch zu großen Cysten vereinigen können. Ihr stetig wachsender Druck hemmt auch den Abfluß von mit den Sammelröhrchen in normaler Verbindung stehenden Glomeruli und Tubuli. So werden immer größere Gebiete der Niere funktionell ausgeschaltet und von Cysten durchsetzt.

Durch diese polycystische Fehlbildung entstehen im Nierengewebe, meist über dessen ganze Ausdehnung zerstreut, selten nur auf einige Bezirke beschränkt, zahlreiche Cysten von Hanfkorn- bis Nußgröße. Diese ragen dicht aneinandergedrängt wie Beeren einer Weintraube halbkugelig über die Nierenoberfläche vor (Abbildung 101). Die Mehrzahl der Cysten ist durchscheinend und hat einen wasserhellen Inhalt, andere enthalten eine eitrig getrübte oder durch Blut verfärbte Flüssigkeit, die bei den einen wäßrig ist, bei den andern in ihrem chemisch-physikalischen Verhalten mehr dem Kolloid einer Struma ähnelt. Im Cysteninhalt sind chemisch nachweisbar: Harnstoff, Harnsäure, Chloride, Hippursäure, Leucin u. a. sowie Eiweiß; mikroskopisch: Epithelien, rote und weiße Blutkörperchen, Cholesterinkristalle, Detritus und eigentümliche, rosettenförmige Gebilde, entstanden aus zusammengeballten roten Blutkörperchen und aus mit Harnsäure dicht durchsetzten Cystenepithelien. Auf einem Längsschnitt der Niere erweist sich die Verteilung der Cysten als nicht gleichmäßig. Diese sind an einzelnen Stellen, vorzugsweise in der Markschicht und besonders am Hilus, weniger dicht gelagert als in den peripheren Teilen der Niere; es liegen zwischen ihnen schmälere oder breitere Streifen oder gar kleinere und größere Inseln normalen Nierengewebes, die aber bei fortschreitender Entwicklung des Leidens auch mehr und mehr von Cysten durchsetzt werden.

Durch multiple Cystenbildung wird die Niere, wenn auch nicht immer, stetig vergrößert, bis sie schließlich gewaltige, das Abdomen ausfüllende Tumoren von mehreren Kilogramm Gewicht bildet. Trotz dieser mächtigen Vergrößerung geht die charakteristische Nierenform nicht verloren.

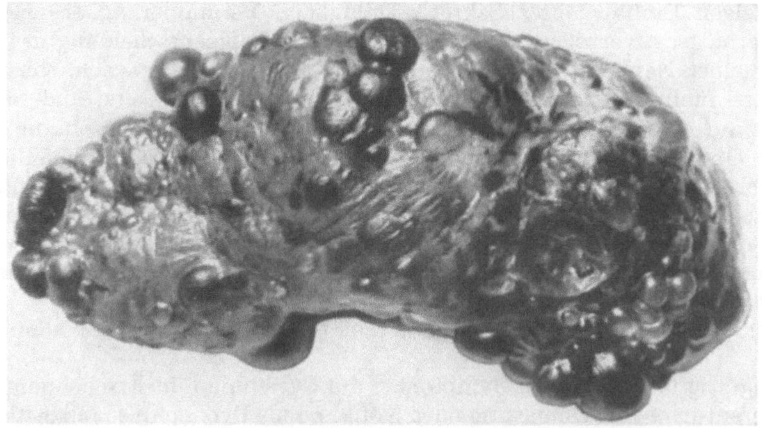

Abb. 101. Polycystische Fehlbildung einer Niere

Die polycystische Fehlbildung trifft fast immer beide Nieren; rein einseitig ist sie selten, doch kann sie oft in den beiden Nieren so ungleich stark entwickelt sein, daß klinisch die eine Niere von der Krankheit als verschont erscheinen mag. Wie bei der Mehrzahl der Mißbildungen ist bei der polycystischen Fehlbildung die linke Niere durchschnittlich stärker beteiligt als die rechte.

Neben der Cystenbildung in den Nieren bestehen beim Kranken recht oft auch noch andere Mißbildungen außerhalb und innerhalb der Harnorgane. Bei einem Fünftel der Kranken finden sich, außer in den Nieren, auch multiple Cysten im pararenalen Gewebe, dann vor allem Cysten in der Leber, ferner im Pankreas, im plexus chorioideus usw. Die Cystenniere wird ab und zu bei Neugeborenen, gar schon bei Feten, vorwiegend häufig bei aber Erwachsenen, besonders zwischen dem 40. und 50. Lebensjahr, seltener im hohen Alter beobachtet. Sie tritt ausgesprochen familiär auf.

Symptome. Die polycystische Fehlbildung der Niere bedingt, solange sie noch nicht große, von außen fühlbare Nierentumoren bildet, das gleiche Krankheitsbild wie die chronische Nephritis, so daß sie von dieser klinisch kaum zu unterscheiden ist.

Der Kranke klagt über Verminderung der körperlichen Leistungsfähigkeit, über Herzklopfen und Beklemmungen, über Kopfschmerzen, Schwindel, öfter auftretendes Nasenbluten; sein Blutdruck ist erhöht, das Herz oft dilatiert. Manchmal treten vorübergehende, leichte Ödeme nicht nur an den Knöcheln, sondern auch an den Augenlidern auf. Der Urin ist in der Regel klar, dauernd von geringem spezifischem Gewicht bei stark gesteigerter Tagesmenge (2—3 Liter). Fast nie fehlt Albuminurie; meist ist sie gering, erreicht aber bei einzelnen Kranken hohe Grade. Im Harnsediment sind nur ausnahmsweise die für Cystenniere als charakteristisch geltenden, rosettenförmigen Gebilde zu sehen, die aus roten Blutkörperchen und Cystenepithelien entstanden sind. Daneben enthält das Harnsediment der Cystenniere die gleichen Formelemente wie bei chronischer Nephritis; Cylinder, Epithelien, vereinzelte Leukocyten und oft auch spärliche rote Blutkörperchen, bei mehr als einem Drittel der Kranken stellt sich zeitweilig eine stärkere Hämaturie ein, durch welche der Urin dunkelrot, fast rein blutig wird. Diese Hämaturie erfolgt meist ohne äußeren Anlaß, andere Male anschließend an eine körperliche Anstrengung. Sie ist in der Regel begleitet von Nierenkoliken. Ziehende oder kolikartige Schmerzen sind auch ohne Blutung ein häufiges Symptom der Cystenniere. Beide Nieren, die eine meist stärker als die andere, zeigen Einbuße ihrer Sekretionsfähigkeit: Verminderung des Konzentrationsvermögens, verzögerte und abgeschwächte Indigoausscheidung usw.

Dieses einer Nephritis entsprechende Krankheitsbild ändert sich, sobald die Cystenniere fühlbar vergrößert wird. Es wird meist beiderseits, andere Male lange nur auf einer Seite ein Nierentumor fühlbar, an dem sehr oft die kleinhöckerige Oberfläche auffällt. Die Cystennierengeschwulst kann allmählich bis in das Becken hinabreichen. Bei Doppelseitigkeit des Leidens füllen die Tumoren den ganzen Bauch aus und bedingen Druckerscheinungen verschiedener Art, Atmungs- und Zirkulationsstörungen, Behinderung der Darmtätigkeit, selbst Ileuserscheinungen. Starke Verdrängung und Verzerrung des Colon werden im Röntgenbild auffällig.

Durch Infektion der Cystenniere entsteht eine Pyonephrose mit allen ihren Folgen.

Gleichgültig unter welchen Symptomen die Cystenniere in Erscheinung tritt, ob als Nierentumor mit Hämaturie oder Kolik, ob als Pyonephrose mit Eiterharn oder unter dem Bilde der chronischen Nephritis, das Schlußbild ist immer dasselbe: Eine langsam oder rasch sich steigernde Urämie richtet den Kranken zugrunde. Wie rasch dieses Ende den ersten, klinisch erkennbaren Symptomen der Cystenniere folgt, läßt sich nie mit Sicherheit vorhersagen. Manchmal ist der tödlich verlaufende Urämieanfall das erste beachtete Krankheitszeichen der Cystenniere. Andere Male bleiben die Kranken trotz beiderseits fühlbarem, großem polycystischem Tumor noch 10—20 Jahre lang in leidlichem Wohlbefinden. Den besten Anhaltspunkt für die Bestimmung der Prognose quoad vitam bildet eine öfter wiederholte Prüfung der Nierenfunktion. Zeigt sich eine rasche Abnahme der Sekretionsfähigkeit der Nieren, findet sich zudem eine wesentliche Zunahme des Reststickstoffes im Blute, dann ist der schlimme Ausgang nahe. Auch eine plötzliche Oligurie nach lange bestehender Polyurie weist auf das nahende Ende hin. Statt Urämie kann auch ein durch den erhöhten Blutdruck bedingter apoplektischer Insult, können Herzstörungen oder Vereiterung der Nierencysten zum Tode führen. Mit großer Cystenniere Geborene sterben schon unter der Geburt oder wenige Tage später.

Diagnose. Ohne Vorliegen eines Röntgenbildes ist die Diagnose nur dann sicher zu stellen, wenn wenigstens eine der Nieren fühlbar vergrößert ist. Wohl kann vordem schon der Befund von rosettenförmigen Gebilden in einem nephritischen Harn an die Möglichkeit einer polycystischen Fehlbildung der Nieren denken lassen; aber dieser Befund an sich allein ist doch nicht beweisend für die Diagnose Cystenniere. Die Cystenniere wird deshalb, bevor ein Nierentumor fühlbar wird, fast immer mit chronischer Nephritis verwechselt. Sowie aber durch die Cystenbildung die eine oder die andere Niere fühlbar vergrößert wird, ist dieser diagnostische Irrtum zu vermeiden; denn die reine Nephritis bedingt fast nie eine fühlbare Vergrößerung der Niere.

Die bei der chronischen Nephritis oft beidseitig in den Nieren auftretenden Retentionscysten werden nie von außen fühlbar. Sie kommen deshalb nur bei der anatomischen, nie bei der klinischen Untersuchung in der Differentialdiagnose gegenüber der Cystenniere in Betracht.

Bildet die Cystenniere einen fühlbaren Nierentumor, so wird, wenn der Urin nicht eitrig ist, die Diagnose schwanken zwischen Neubildung der Niere, Hydronephrose und Cystenniere. Ist die Tumorbildung doppelseitig, sind gar an der Oberfläche der vergrößerten Nieren kleine Höcker zu fühlen, zeigt zudem auch die Leber eine kleinhöckerige Oberfläche, dann ist an der Diagnose Cystenniere nicht zu zweifeln. Neubildungen der Niere treten, im Gegensatz zur polycystischen Fehlbildung, nur sehr selten doppelseitig auf, bilden wenigstens nur selten beiderseits fühlbare Tumoren. Ihre Oberfläche ist zudem, statt feinhöckerig wie bei Cystenniere, glatt oder grobwulstig.

Eine Hydronephrose kann doppelseitig auftreten; sie bildet aber nur selten große Nierentumoren, da hochgradige Harnstauung in beiden Nieren frühzeitig zum Tode führt. Doppelseitige Stauungsgeschwülste der Niere wären zudem von der Cystenniere durch die bei der Palpa-

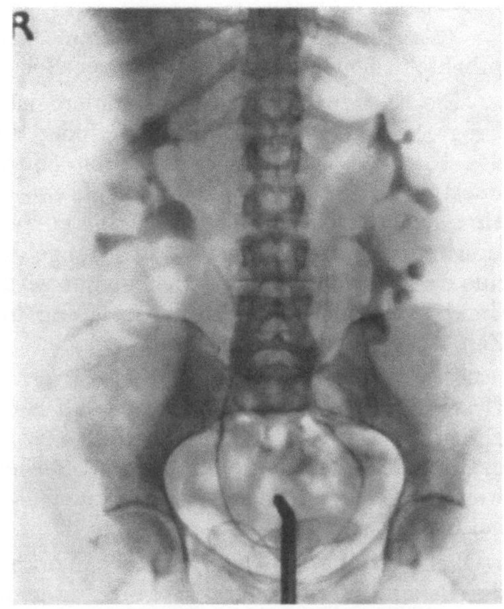

Abb. 102. Cystennieren (retrogrades Pyelogramm)

tion erkennbare Fluktuation zu unterscheiden, im Zweifelsfalle durch den Nachweis von Harnverhaltung im Nierenbecken durch Nierenbeckensondierung.

Ist bei der Cystenniere nur einseitig ein Nierentumor zu fühlen, so wird, wenn nicht die kleinhöckerige Form des Tumors dessen wahre Natur richtig deuten läßt, am ehesten der Nachweis von nephritischen Veränderungen an der zweiten Niere die richtige Diagnose nahelegen; denn bei einseitiger Nierenneubildung oder bei einseitiger Hydronephrose finden sich wohl ab und zu im Urin der zweiten Niere Albuminurie, nur selten aber andere Zeichen von Nephritis wie Zylinder, Leukocyten oder rote Blutkörperchen.

Vereitert die Cystenniere, so kann sie, wenn die Infektion beidseitig ist, von doppelter Pyonephrose kaum zu unterscheiden sein. Die dabei auftretenden perirenalen Entzündungsprozesse verwischen die charakteristischen, kleinen engstehenden Höcker an der Oberfläche der Cystenniere.

Sehr wertvolle Hilfe zur frühzeitigen Erkenntnis der polycystischen Fehlbildung der Nieren bringt die *Röntgenuntersuchung*. Das Nierenbecken und seine Kelche erleiden durch Druck und Zug der im Nierengewebe sich bildenden und stetig wachsenden Cysten frühzeitig einsetzende und ständig zunehmende Formveränderungen. Diese werden auf Füllungspyelogrammen meist wesentlich deutlicher sichtbar als auf Ausscheidungsurogrammen. Die Schädigung der Nierensekretion durch die Cystenbildung erlaubt keine hohe Konzentration des Kontrastmittels im Urin und deshalb auch keine sehr deutlichen Schattenbilder bei der Ausscheidungspyelographie.

Die Verformung von Nierenbecken und Kelchen ist sehr verschiedenartig. Auffällig ist immer, daß beidseitig ungewöhnliche Schattenrisse zu sehen sind. Das Nierenbecken ist übergroß, nie stark erweitert, aber stark, oft spinnenartig verzerrt. Die Kelchhälse sind durch Druck der Cysten an einzelnen Stellen hochgradig verengt, ja scheinbar ganz geschlossen, an anderen Stellen auffällig verlängert. Immer sind die Grenzlinien der Kelche sehr scharf im Gegensatz zu Schattenbildern entzündlich veränderter Nieren, wo die Schatten häufig verwischt sind (Abb. 102).

Therapie. Das vorwiegend doppelseitige Auftreten der Cystennieren verpflichtet zu möglichst konservativer Behandlung.

Die Exstirpation einer Cystenniere ist selten angezeigt. Sie kommt nur in Frage, wenn durch starke Blutung oder Vereiterung einer Cystenniere das Leben des Kranken gefährdet oder durch andauernde, heftige Nierenschmerzen fast unerträglich geworden ist. Die Nephrektomie ist aber natürlich nur erlaubt, wenn eine genügende Leistungsfähigkeit der zweiten Niere durch verschiedene Funktionsprüfungen sichergestellt ist. Lange dauernden Nutzen bringt die Nephrektomie dem Kranken selten. Fast immer wird nach wenigen Jahren die zweite Niere durch stets zunehmende Cystenbildung funktionsuntüchtig, selbst wenn sie zur Zeit der Operation noch gesund schien.

Deshalb ist bei Blutung, Eiterung, sehr starker Schmerzhaftigkeit einer Cystenniere vor der Nephrektomie ein Heilversuch mit konservativen, operativen Eingriffen zu machen. Anschneiden oder teilweise Resektion der größten Nierencyste, noch besser Ignipunktur oder Elektrokoagulation der Cystenwände erweisen sich oft als sehr wirksam zur Bekämpfung von Blutung und Schmerzen bei Cystenniere.

Fehlen die genannten schweren Komplikationen der Cystenniere, so hat sich die Behandlung des Kranken auf die gleichen Maßnahmen wie bei chronischer Nephritis zu beschränken. Körperliche Schonung und reizlose Diät sind das Wichtigste. Allzu streng dürfen die Diätvorschriften bei der langen Dauer des Leidens nicht lauten. Die Nahrung soll schwach salzhaltig, aber nicht ungesalzen, sie soll auch fleisch- und eierarm sein. Sehr stickstoffreiche Fleischspeisen wie Milken, Leber, Niere, Schaffleisch, Wildbret usw. sind ganz zu vermeiden. Dagegen sind Rindfleisch, Kalbfleisch, Geflügel, Fisch in geringer Menge zu gestatten. Fleischbrühe ist zu verbieten. Trotz Fehlen von Herzstörungen sind periodisch kleine Digitalisgaben angezeigt, da durch diese die Nierengefäße erweitert werden und damit eine bessere Durchblutung des noch funktionsfähigen Nierengewebes erzielt wird. Bei starker Steigerung des Blutdruckes und gar bei urämischen Symptomen wirkt ein Aderlaß momentan heilsam.

2. Multiple Cysten

Bei chronischen Nephritiden entstehen nicht selten durch Abschnürung von Harnkanälchen infolge interstitieller Bindegewebswucherung kleine Retentionscysten im Nierenparenchym, bald vereinzelt, bald in großer Zahl. Sie liegen vorzugsweise in der Nierenrinde und ragen zum Teil halbkugelig über die Nierenoberfläche vor. Ist die Zahl dieser stets transparenten Cysten groß, so entsteht ein Bild, das an die Cystenniere mahnt. Die Cysten sind aber nie so zahlreich und stehen nie so dicht und zahlreich nebeneinander wie bei der polycystischen Fehlbildung.

Außer solchen Retentionscysten bei Nephritis sind auf einen Pol der Niere beschränkte multiple Cysten beobachtet worden, die wahrscheinlich kongenitaler Natur waren oder durch lokale entzündliche Prozesse in der Niere entstanden schienen. Ihre Wand zeigt keine Entzündungserscheinungen und ihre ableitenden Harnwege keine Stenose.

Die infolge Nephritis auftretenden Cysten sind ohne klinisches Interesse, da sie das Krankheitsbild der chronischen Nephritis nur insoweit beeinflussen, als sie eine gewisse Disposition zu Blutung und zu Schmerzen in der entzündeten Niere bilden. Die auf einen Pol der Niere beschränkten Cysten können durch ihre Größe den Kranken belästigen.

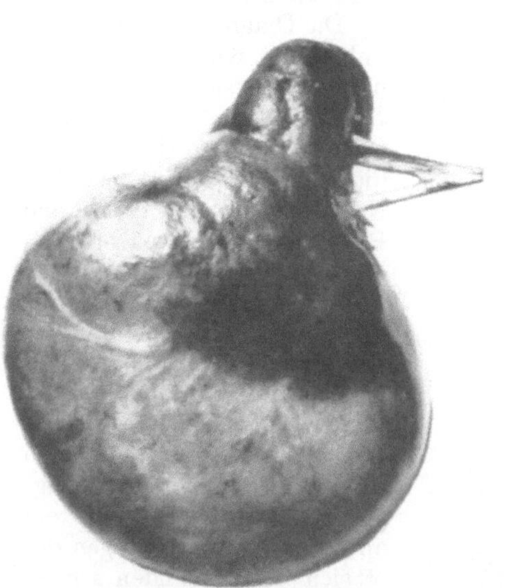

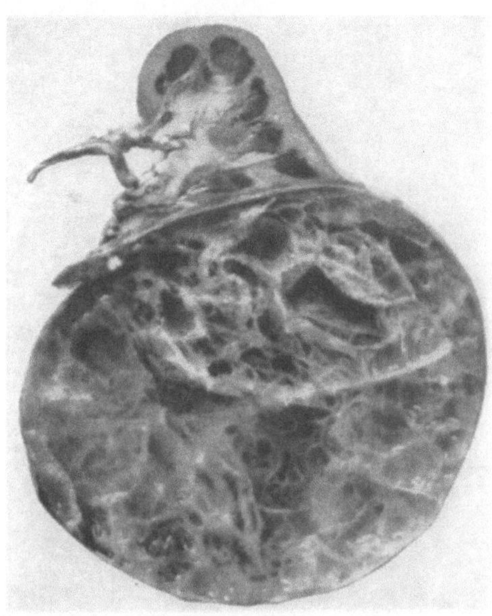

Abb. 103a. Solitäre, chronisch entzündete Nierencyste   Abb. 103b. Durchschnitt des Präparates

Vereinzelte Beobachtungen lassen annehmen, daß auch aus Hypernephromen durch Einschmelzung des Tumorgewebes multiple Cysten in der Niere entstehen können.

3. Solitär-Cysten

Viel seltener als multiple sind solitäre Cysten in der Niere. Sie treten fast immer nur einseitig auf; sie liegen an einem der Nierenpole, häufiger am unteren (Abb. 103a und b), nur ausnahmsweise an der Konvexität der Niere. Sie sind meist nuß- bis apfelgroß, erreichen aber in einzelnen Fällen Kindskopfgröße. Die Wandung der Cyste ist immer dünn und besteht aus Bindegewebe, das ohne scharfe Grenze in das interstitielle Gewebe des Nierenparenchyms übergeht. Der Inhalt der Cyste ist serös; er enthält Eiweiß und Chloride sowie Spuren von Harnsäure. Die Entstehung dieser solitären Cysten ist noch unklar. Wahrscheinlich handelt es sich bei den einen um angeborene Mißbildungen, bei den anderen um Retentionscysten, die erst im späteren Leben sich entwickeln. Außer serösen Cysten werden auch solitäre Blutcysten beobachtet. Von diesen sind die einen wohl ursprünglich seröse Cysten gewesen, in welche sekundär eine Blutung erfolgte. Andere entstehen durch eine Blutung, die zu Gewebezerfall führte. Von diesen sind die bei Zerfall eines bösartigen Tumors sich bildenden blutgefüllten Höhlen zu unterscheiden.

Diese solitären Cysten der Niere machen klinisch meist keine Symptome oder nur solche wechselnder und unbestimmter Art wie ziehende Schmerzen in der Nierengegend, die nach dem Becken und dem Oberschenkel oder in das Scrotum ausstrahlen, Schmerzen, die nur selten den Charakter einer leichten Nierenkolik annehmen. Große Solitärcysten können einen fühlbaren Nierentumor bilden und durch Druck auf die Nachbarorgane Beschwerden verursachen. Der Urin kann dabei ganz normal sein oder kleine Mengen Albumen, manchmal etwas Blut enthalten. Die sekretorische Funktion der Niere wird durch die Einzelcyste fast gar nicht beeinträchtigt.

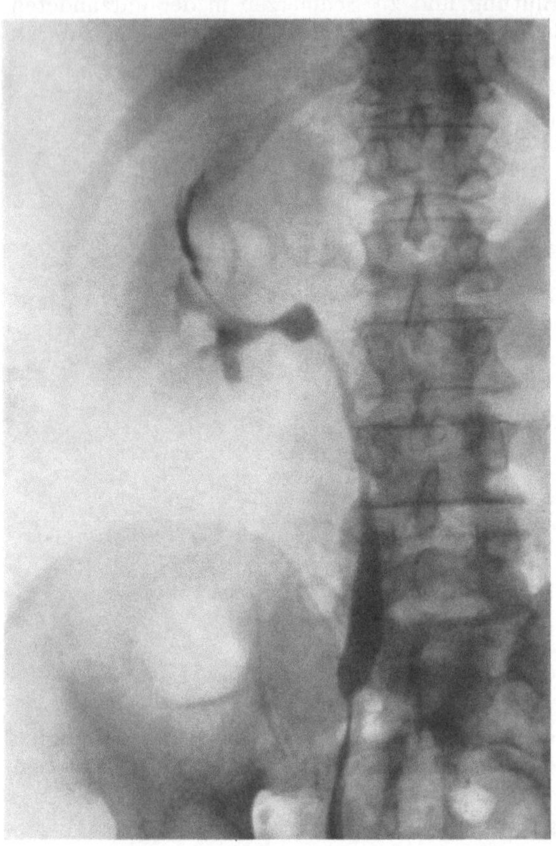

Die Diagnose ist bei diesen unklaren Krankheitserscheinungen nie sicher zu stellen. Bei großen fühlbar werdenden Cysten wird die Differentialdiagnose schwanken zwischen Neubildungen der Niere und Hydronephrose. Die Kontrastdarstellung der Niere, am sichersten die Aortographie, kann diese Unterscheidung ermöglichen (Abb. 104).

Eine Behandlung der Nierencysten ist bei diesen geringen Krankheitserscheinungen manchmal gar nicht nötig; andere Male erweist sich ein operativer Eingriff wegen der oft sich wiederholenden, schwer zu deutenden Schmerzen oder wegen Blut- und Eiterabgangs aus der Niere angezeigt. Wird bei der Operation eine Solitärcyste gefunden, so ist, wenn irgend möglich, die Nephrektomie zu vermeiden; es ist zu versuchen, die Cyste aus dem Parenchym zu excidieren.

Abb. 104. Pyelogramm einer Solitärcyste am oberen Pol der rechten Niere; eine Unterscheidung vom Hypernephrom ist unmöglich.

Wenn aber der bei Blutcysten stets gerechtfertigte Verdacht besteht, die Cyste möchte durch Erweichung einer bösartigen Neubildung entstanden sein, ist die Nephrektomie angezeigt. Die häufigste Indikation zur Freilegung einer Solitärcyste gibt der Verdacht eines Hypernephroms.

Ganz vereinzelt sind auch wahre Dermoidcysten der Niere beobachtet worden. Bei diesen seltenen Fällen ist die Nephrektomie anzuraten; die bloße Incision der Cyste führt nicht zu befriedigenden Resultaten.

Außer im Nierengewebe selbst bilden sich auch Cysten in den Nierenhüllen außerhalb der capsula fibrosa, die sog. *pararenalen Cysten*. Sie sind sehr verschiedenen Ursprungs. Es lassen sich 3 Arten unterscheiden:

a) Pseudohydronephrotische Cysten, die sich aus einem nach Nierenverletzung entstandenen, pararenalen Harnerguß entwickeln, und deren Inhalt des traumatischen Ursprungs wegen oft blutig ist, oder wenn serös geworden, doch oft noch Überreste von Blut enthält;

b) Cysten, die durch eine, wahrscheinlich schon im Fetalleben einsetzende Ausbuchtung oder Abschnürung des Nierenbeckens entstanden sind, und die oft noch durch ganz feine Gänge mit dem Nierenbecken in Verbindung stehen;

c) Cysten, die mit den Harnwegen gar nicht verbunden sind, und die entstanden sind:

1. durch Entartung von Lumbaldrüsen,
2. durch Stauung der Lymphbahnen am Hilus,
3. durch perirenale Blutung,
4. aus versprengten Fetalkeimen (Dermoidcyste),
5. aus Resten der Primordialniere bzw. aus dem Wolffschen Gange.

Am oberen Pol der Niere bilden sich ab und zu auch Cysten durch Zerfall eines Nebennierentumors.

Diese pararenalen Cysten erzeugen sehr unbestimmte Krankheitserscheinungen; Druck und Schmerz in der Nierengegend. Der Urin ist meist normal. Erst wenn ein Tumor fühlbar wird, kann das Leiden erkannt werden. Daß der gefühlte Tumor im pararenalen Gewebe seinen Sitz hat, muß in Erwägung gezogen werden, sobald bei einer Geschwulst, die offenbar mit der Niere im Zusammenhang steht, keine oder nur unbedeutende Form- und Funktionsstörungen an der dem Tumor entsprechenden Niere zu beobachten sind. Diese pararenalen Cysten lassen sich unter Erhaltung der Niere häufig sehr leicht, und besonders die Cysten aus dem Wolffschen Gang, fast ohne Blutung entfernen.

C. Nierenbecken und Ureter

I. Anomalien in Zahl und Verlauf

Mißbildungen der Niere haben meist auch Bildungsfehler des Nierenbeckens und des Harnleiters zur Folge. Bei Aplasie oder Hypoplasie einer Niere sind zugehöriges Nierenbecken und Ureter meist klein und schmächtig, mit stark vermindertem Lumen, nur selten von normaler Form. Dystopie oder Verschmelzung der Nieren bedingen ihrerseits Anomalien des Verlaufes und der Länge der Ureteren. Bei überzähligen oder unvollständig verschmolzenen Nierenanlagen ist die Zahl der Harnleiter vermehrt. Aber auch bei normal geformten und gelagerten Nieren können Harnleiter und Nierenbecken verbildet sein. Es kann das Nierenbecken, statt vom Nierenparenchym breit umfaßt zu sein, selbst mit seinen Calyces außerhalb des Nierenhilus liegen (Abb. 105).

Die häufigste Mißbildung der Harnleiter und damit auch des Nierenbeckens sind deren Gabelungen und Doppelbildungen. Der Ureter ist in den einen Fällen nur in seinem oberen Teil verdoppelt, bildet unten ein einziges Rohr *(ureter bifidus)*, selten ist die Verdoppelung unten mit zwei getrennten Orifiien und einem gemeinsamen oberen Verlauf, andere Male ist er in seiner ganzen Länge verdoppelt *(ureter duplex)*. Die Triplikation des Ureters ist ausgesprochen selten und meist beidseitig. Wir haben dann 6 Ureteren vor uns.

Bei dem ureter bifidus, der als Einzelrohr aus der Blase aufsteigt, erst weiter oben sich gabelt und als Doppelrohr mit dem meist gedoppelten Nierenbecken in Verbindung steht (Abb. 106), handelt es sich um keine wahre Doppelbildung. Die Anomalie entsteht durch eine frühzeitige Spaltung der Ureterknospe, die sich normalerweise erst im Niveau des Nierenbeckens in einen cranialen und caudalen Teil spaltet. Beim ureter duplex, wobei vom Nierenbecken bis zur Blase 2 Harnleiter nebeneinander vollkommen getrennt laufen, handelt es sich um eine wahre

Doppelbildung durch Anlage von zwei getrennten Ureterknospen auf der entsprechenden Körperseite.

Entwickeln sich diese beiden Ureterknospen einer Seite bis zum Nierenbecken hinauf, so entsteht die vollständige Ureterdoppelung. Bleibt aber die eine oder die andere der Ureterknospen während ihrer Sprossung nach oben unterwegs stecken, so bildet sich neben einem normalen ein zweiter, am oberen Ende blind endender Ureter *(Ureterdivertikel)*. Es kann dieses Ureterdivertikel nach der Blase zu ohne Verbindung sein. Gabelung und Doppelung des Harnleiters können

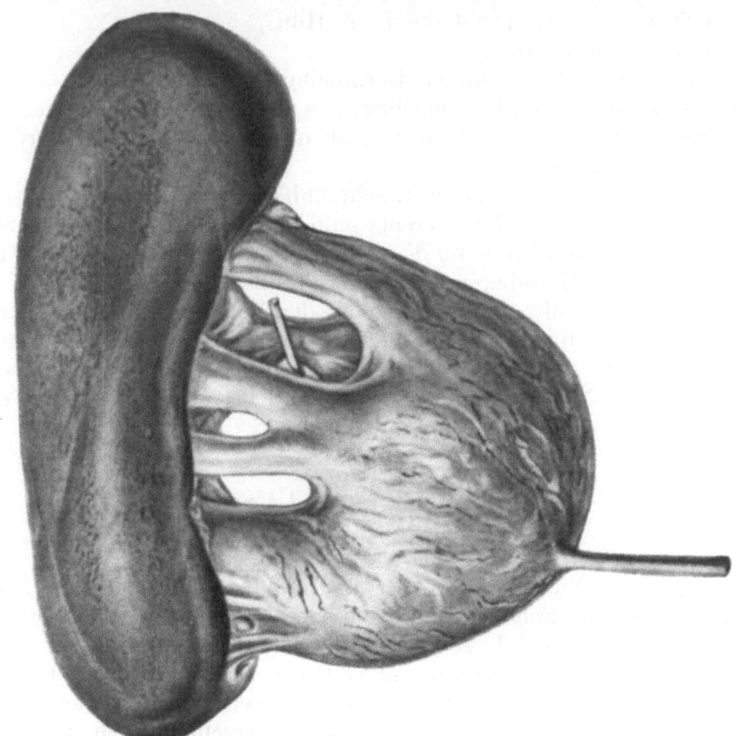

Abb. 105. Mehrästiges Nierenbecken, hydronephrotisch erweitert

ein- oder doppelseitig vorkommen. Ab und zu wurde auf einer Seite Gabelung, auf der anderen Seite wahre Doppelbildung gefunden.

Gabelung und Doppelung des Harnleiters sind immer mit einer Zweiteilung des Nierenbeckens verbunden. Die beiden Nierenbecken liegen nie auf der gleichen Höhe nebeneinander, sondern immer eines über dem andern, wie es nach der Entwicklung zu erwarten ist. Das obere Nierenbecken ist meist kleiner; es umfaßt nur ein Drittel, sogar nur ein Viertel der Nierenpapillen. Das untere Nierenbecken nimmt die Hauptzahl der Nierenpapillen in sich auf.

Bei bloßer Gabelung mündet der Harnleiter meist an normaler Stelle in die Blase ein, nur selten mehr medianwärts im Trigonum. Ganz selten mündet er außerhalb der Blase.

Bei Doppelung des Harnleiters sind auf der Seite der Mißbildung 2 Harnleitermündungen. Bei beidseitiger Harnleiterverdoppelung können sich also 4 Harnleitermündungen in der Blase finden. Von den beiden Mündungen eines gedoppelten Harnleiters liegt die eine an normaler Stelle im Basiswinkel des Trigonums, die andere liegt immer nach innen unten von ihr, nach dem Blasenausgang zu. Der an abnormer Stelle medial und caudal vom normal gelegenen Ureter ausmündende Harnleiter gehört immer zur kleineren cranialen Nierenbeckenhälfte. Dieser Ureter verläuft in der Regel median vom normal gelagerten Harnleiter. Selten kreuzt er sich im Verlauf mit diesem, tritt aber oben immer median neben ihn.

Die Gabelung und Doppelung des Harnleiters und die damit verbundenen Anomalien seiner Ausmündung sind klinisch bedeutungsvoll. Bei Gabelung des oberen Harnleiters kann ein von der Blase her in diesen Ureter eingeführte Ureterkatheter, je nachdem er in den einen oder anderen der oberen Ureterarme eindringt, bald normalen, bald krankhaft veränderten Urin zum Abfluß bringen, wenn nicht beide zum gegabelten Harnleiter gehörenden Nierenbecken oder Nierenteile erkrankt sind.

Bei vollständiger Doppelung des Harnleiters sind die anatomischen Verhältnisse leichter zu überblicken. Liegen beide Harnleitermündungen der mißgebildeten Seite in der Blase, so sind sie bei der Cystoskopie sichtbar. Daß ihre zugehörigen Nierenbecken getrennt sind, ist aus dem ungleichen Rhythmus der Ureterejaculationen zu erkennen. Mündet der überzählige Harnleiter außerhalb der Blase, so wird die Mißbildung wegen des ständigen Harnträufelns meist frühzeitig auffällig. Therapeutische Maßnahmen verlangen die Doppelungen mit normaler Uretermündung nie.

Der retrocavale Verlauf des Ureters ist in der letzten Zeit klinisch öfters diagnostiziert und beschrieben worden. Bei ihm geht infolge einer fehlerhaften Entwicklung der vena cava inferior (Persistieren der vena cardinalis posterior) der rechte Ureter vom Nierenbecken hinter der vena cava zur Blase. Es können dadurch Konstriktion des Ureters und Hydronephrose zustande kommen. Zu diagnostizieren ist diese Mißbildung röntgenologisch durch einen stark medial verzogenen Verlauf des rechten Ureters, evtl. kombiniert mit einer Erweiterung der oberen Hälfte des Ureters. Die Therapie besteht in einer operativen Durchtrennung des Ureters (am besten in der Höhe des Nierenbeckens mit einem Stück des Beckens) und Wiedervereinigung vor der vena cava. Der Vorschlag, die Cava zu durchtrennen und hinter dem Ureter zu vernähen, dürfte wohl einzig als krampfhafter Versuch zur Originalität gewertet werden.

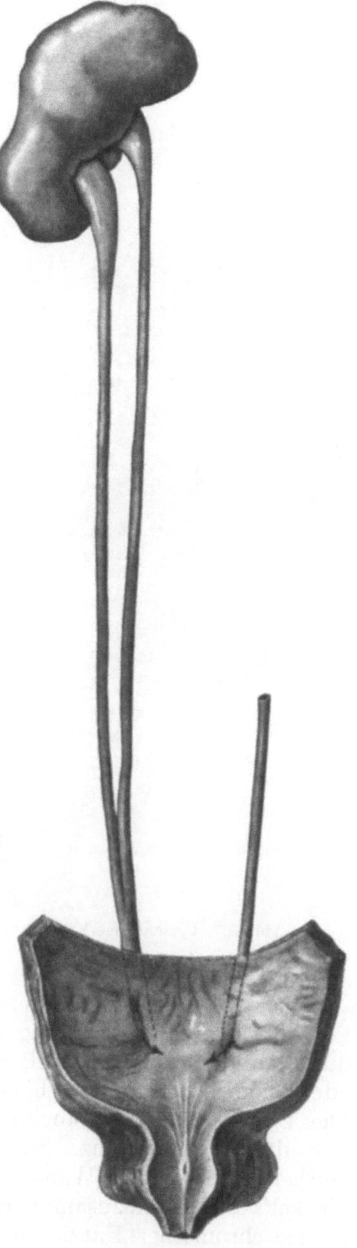

Abb. 106. Gabelung des Ureters mit Doppelung des Nierenbeckens

II. Anomalien der Uretermündung

Eine angeborene abnorme Weite der Uretermündung ist immer mit einer Erweiterung des ganzen Ureters verbunden und wird im nächsten Abschnitt behandelt.

Viel häufiger als eine ungewöhnliche Weite kommt eine *angeborene Verengerung der Harnleitermündung* vor. Es haben fast alle überzähligen, außerhalb der Blase ausmündenden Harnleiter ein enges Orificium oder münden in enge Gänge ein, die dem Harnaustritt ein Hindernis entgegenstellen. Der überzählige Harnleiter ist oberhalb dieser Stenose oft nur auf eine kurze Strecke hin sehr stark erweitert, so daß dadurch auf dem Radiogramm des mit Kontrastmittel gefüllten Harnleiters die Bildung einer zweiten Blase vorgetäuscht werden kann. Andere Male macht sich die Harnstauung bis ins Nierenbecken hinauf geltend und wird die zum überzähligen Harnleiter gehörige Niere hydronephrotisch.

Nicht nur an abnormer Stelle ausmündende Harnleiter, auch normal gelagerte zeigen gelegentlich eine angeborene Verengerung ihrer Ausmündung. Die Stenose führt auch hier, wenn sie erheblich ist, durch Harnstauung zur Erweiterung des Ureters und zu Hydronephrosenbildung. Sie führt nicht selten, wenn der intramurale Teil des Ureters normal weit ist, zu einer cystenartigen Ausweitung des unter der Blasenschleimhaut liegenden Harnleiterstückes.

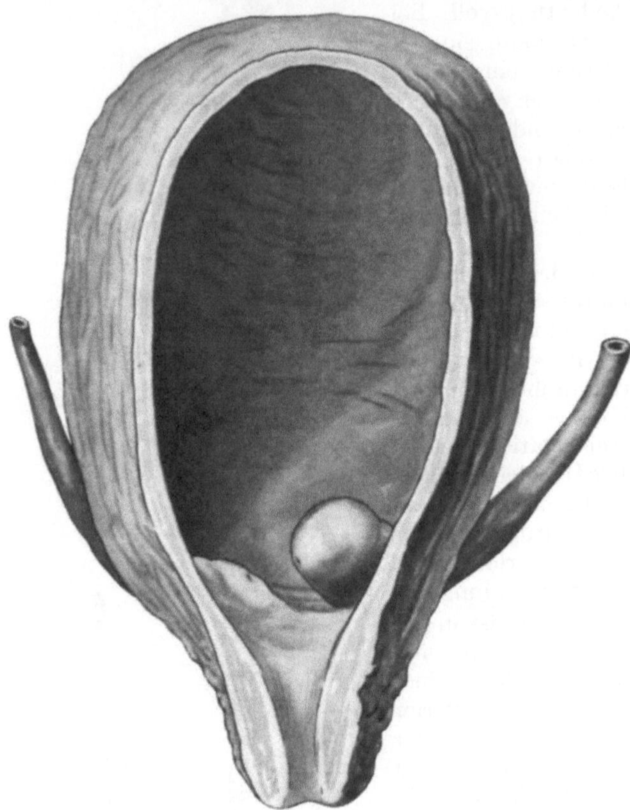

Abb. 107. Cystenartige Erweiterung des vesicalen Ureterendes

Die Ureterocele

Die cystenartige Erweiterung des vesicalen Ureterendes, die Ureterocele, kommt ein- oder doppelseitig vor (Abb. 107). Anatomisch ist sie charakterisiert durch Bildung einer im Bereiche der Harnleitermündung liegenden kugelig oder länglich-oval in das Blaseninnere vorragenden, mit Urin gefüllten Cyste. Die Cystenwand ist manchmal papierdünn, andere Male ziemlich dick und von derber Konsistenz. Sie ist außen mit Blasenepithel, innen mit Ureterepithel bekleidet. Die Wand selbst besteht aus Bindegewebe, in das nur einzelne Muskelfasern, selten zusammenhängende Muskelschichten eingelagert sind. Sie ist infolge chronischer Entzündung oft mit kleinen Infiltrationsherden durchsetzt. Die Cysten sind meist fingerbeergroß, erreichen aber in anderen Fällen Apfelgröße, so daß sie fast die ganze Blase ausfüllen. Sie sind gegen die Blase selten vollständig abgeschlossen, nur dann, wenn sie sich an einem überzähligen Ureter einer mißgebildeten Niere entwickeln. In der Regel steht die Cyste durch eine, wenn auch nur feine Öffnung (die verengte Ureteröffnung) mit der Blase in Verbindung. Ausnahmsweise wurde sogar eine ziemlich breite Verbindung zwischen

Cyste und Blase gefunden. Es weist dies darauf hin, daß die cystische Erweiterung des Blasenendes der Harnleiter nicht nur durch eine angeborene Stenose der Harnleitermündung, sondern meist auch noch durch andere Bildungsfehler bedingt sein muß. Von solchen scheint vor allem eine abnorme Verlaufsrichtung des Harnleiters durch die Blasenwand von Einfluß auf die Cystenbildung zu sein. Wenn der Harnleiter sehr schräg die Blasenwand durchdringt, und wenn er dabei auf eine außerordentlich lange Strecke auch submukös verläuft, so ist dadurch an dem Ureterende eine ausgesprochene Neigung zur Cystenbildung geschaffen. Der mit Kraft aus dem Harnleiter in die Blase getriebene Harn wird den submukös verlaufenden, sehr muskelschwachen Ureterteil, der immer je nach der Enge der Uretermündung mehr oder weniger als Windkessel dient, erweitern.

Klinische Symptome können bei diesen Cysten vollkommen fehlen oder in mannigfaltiger, wenig charakteristischer Form auftreten. Häufig bedingt die Uretercyste durch Verlagerung des Blasenausganges Miktionsstörungen; sie vermindert die Kraft und Größe des Urinstrahls, unterbricht ihn zeitweilig oder führt gar zu Anfällen von vollständiger Harnverhaltung. Sie verursacht manchmal durch ihr Eindringen in die Blasenmündung heftigen, länger dauernden Harndrang, ab und zu Inkontinenz. Bei Frauen und weiblichen Kleinkindern kann die Uretercyste durch die Harnröhre vorfallen und durch den stark kontrahierten Blasensphincter abgeschnürt und nekrotisch werden. Dies führte in einzelnen Fällen zu einer

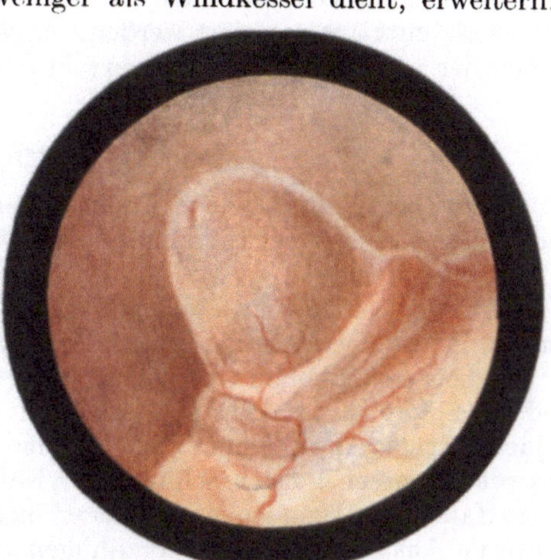

Abb. 108. Cystische Erweiterung des Blasenendes eines Ureters

spontanen Heilung der Uretercyste. Regelmäßiger als zur Harnstauung in der Blase führt die Cyste zur Urinstauung in dem ihr zugehörigen Ureter und bei langem Bestehen auch zu hydronephrotischer Schrumpfniere. Dadurch wird besonders bei Kindern die Uretercyste zu einem gefährlichen Leiden. Bei ihnen führt wegen der noch geringen Entwicklung der Ureter- und Nierenbeckenmuskulatur die Rückstauung des Harns sehr bald zu Nierenschädigungen. Die Harnstauung löst nicht immer Ureter- und Nierenkoliken aus; sie bleibt deshalb oft unerkannt. Sie disponiert immer zur Infektion der Harnwege; diese bleibt denn auch nie lange aus, und wenn einmal eingetreten, ist sie ohne Abtragung der Cyste kaum mehr zu beseitigen. Die Hartnäckigkeit der Harninfektion ist oftmals das erste klinische Zeichen der Uretercyste. Dies weist wieder darauf hin, wie wichtig auch bei Kindern bei jeder lange dauernden Infektion der Harnorgane eine urologische Untersuchung ist. In den Uretercysten sich bildende Harnsteine geben Anlaß zu Hämaturien.

Die Diagnose der vesicalen Uretercysten ist am leichtesten mit Hilfe des Cystoskops zu stellen. Das glattwandige, kugelig in die Blase vorspringende, meist durchscheinende Gebilde im Gebiet der Harnleitermündung ist kaum mit einem Blasentumor zu verwechseln. Eine Täuschung ist ausgeschlossen, wenn, wie dies oft zu beobachten ist, durch den wechselnd starken Urinabfluß und -zufluß die Cyste bald sich gewaltig dehnt, bald wieder zusammenzieht. Sehr oft ist auf der medialen Seite nahe der Kuppe der Cyste die feine Uretermündung zu erkennen (Abb. 108). Der seltene Vorfall der Ureterwand in die Blase unterscheidet sich von der Uretercyste durch seine unregelmäßige, wulstige Form und durch die zentrale Lage der Uretermündung im vorgefallenen Schleimhautwulst.

Die Behandlung der Cyste durch Dilatation der verengten Uretermündung mit Sonden unter Leitung des Cystoskops bringt keinen oder nur vorübergehenden Nutzen. Die einzig richtige Behandlung ist die leicht ausführbare, endovesicale Zerstörung der Cyste durch Hochfrequenzströme (Elektrokoagulation). In der Cyste gelegene Steinchen, oft auch Steinchen des Nierenbeckens gehen nach Eröffnung der Cyste spontan ab. Es bleibt nach Zerstörung der Cystenwand am Boden der Cyste eine meist sehr weite Uretermündung zurück, die keine Neigung zur Verengerung zeigt. Sollte eine endovesicale Operation der Uretercyste aus irgendwelchem Grunde nicht möglich sein, dann muß die Cyste vom hohen Blasenschnitt aus reseziert werden. Rezidive wurden weder nach der einen noch nach der anderen Behandlungsart beobachtet.

Die Ektopie der Uretermündung

Der überzählige Ureter mündet nicht immer in die Blase. Bei der Entwicklung der Blase folgt er der Mündung des Wolffschen Ganges gegen die Urethra zu. Er mündet manchmal

a) beim weiblichen Geschlecht in der Harnröhre oder im vestibulum vaginae, meist in der Nähe der normalen Urethralmündung, selten in der Vagina selbst;

b) beim männlichen Geschlecht in der hinteren Harnröhre, in einer Samenblase oder im Bereich der Prostata, sei es in dem sinus prostaticus, in einem ductus ejaculatorius oder einem vas deferens. Nur bei nichtlebensfähigen Monstren wurde entsprechend der Schwere der Entwicklungsstörung die Mündung auch in der Haut, im Darm oder in einer gemeinsamen Kloake gefunden. Eine extravesicale Ausmündung des überzähligen Harnleiters ist besonders bei männlichen Individuen sehr oft mit völligem Mangel oder nur rudimentärer Entwicklung einzelner Teile des Geschlechtsapparates verbunden.

Klinisch macht sich die Ektopie durch ständiges Harnträufeln neben normalen Miktionen bemerkbar, sofern die Mündung außerhalb des sphincter vesicae externus liegt. Da die ektopische Mündung oft verengt ist, kann es zu Stauung und chronischer Infektion kommen. Meist ist es angezeigt, den entsprechenden Nierenanteil und den überzähligen Ureter zu resezieren. Nur selten wird es ratsam sein, den ektopischen Ureter in die Blase oder seitlich in den anderen Ureter derselben Seite zu anastomosieren.

Selten ist die Ektopie des Ureters ohne Verdoppelung. In diesen Fällen ist vermehrter chirurgischer Konservatismus am Platze.

III. Anomalien in Form und Lichtung

Kongenitale Torsionen und Schlingen des Ureters, Divertikel und Faltenbildungen kommen vor, sind aber Seltenheiten. Kongenitale Strikturen wie auch entzündliche, nichttuberkulöse Strikturen im späteren Leben werden von amerikanischer Seite auffallend häufig beschrieben. Sie können durch chronische Infektion und Stase zum Verlust der entsprechenden Niere führen. In Europa scheint es sich um eine ausgesprochene Seltenheit zu handeln. Im neuen Handbuch der Urologie wird die Striktur des Ureters vom Amerikaner SMITH als psycho- somatische Erkrankung beschrieben.

Megaloureter ist eine Erweiterung des Ureters, ohne daß eine Obstruktion anatomisch festzustellen wäre. Der Ureter zeigt keine Schlingenbildung, keine Peristaltik, hat ein breit offenes Orificium und Reflux aus der Blase. Meist ist die zugehörige Niere hydronephrotisch und es besteht eine neuromuskuläre Dysfunktion der Blase. SWENSON nimmt an, daß beim Megacolon (Hirschsprungsche Krankheit) und beim Megaloureter ein Fehlen von parasympathischen Ganglienzellen die Ursache der Erkrankung sei. Im nervös gestörten, blasennahe Bezirk des Ureters wird die Peristaltik aufgehalten, und es entsteht eine funktionelle Stenose. Der therapeutische Test dieser Theorie, die Resektion des untersten Uretersegmentes und Verpflanzung des Ureters in einen ganglienreicheren Blasenbezirk, ist in einigen Fällen gelungen. Gelegentlich kann durch transurethrale Resektion am Blasenhals der Restharn, damit der Reflux und die zerstörende Wirkung auf das Nierenparenchym vermindert werden. Sonst ist durch Dauerdrainage der Blase und Bekämpfung der Infektion eine Besserung zu versuchen.

D. Die Blase
I. Anomalien der Größe

Agenesie und Hypoplasie der Blase sind außerordentlich selten und haben nur akademisches Interesse.

II. Anomalien der Form

Die Ektopie der ungespaltenen Blase, d.h. ein Vorfall der geschlossenen Blase durch die kongenital gespaltenen Bauchdecken oder eine unvollständige Abtrennung der Blase vom Rectum, entstanden durch Störung der embryonalen Längsstellung der Kloake, sind ebenfalls sehr selten wie auch eine angeborene, querverlaufende Einschnürung der Blase und Trennung in zwei übereinanderliegende, in schmaler Verbindung stehende Hohlräume (angeborene Sanduhrblase).

Häufiger sind senkrecht verlaufende Doppelbildungen, die die Blase von oben bis unten zur Harnröhre vollkommen trennen oder durch eine Scheidewand in zwei ungleiche, miteinander in breiter Verbindung stehende Hälften teilen.

Die unvollkommene Doppelung der Blase ähnelt, wenn die beiden Teile ungleich groß sind, in der Form einer Blase mit angeborenem Divertikel. Sie unterscheidet sich von dieser jedoch deutlich dadurch, daß bei der Doppelblase in jeder der beiden Blasentaschen eine Uretermündung liegt, während in das Blasendivertikel nie ein Ureter mündet.

Die Doppelblase entleert sich immer unvollkommen; sie ist deshalb stark zu Infektion geneigt. Ist die Infektion einmal eingetreten, so ist sie schwer zu beseitigen. Blasenspülungen und Instillationen genügen dazu nicht. Selten ist eine Heilung durch Resektion der zwischen den Blasenhälften liegenden Scheidewand möglich. Meist wird die Excision der mit der Harnröhre nicht direkt verbundenen Blasentasche notwendig. Zeigen sich der zu dieser Blasentasche führende Ureter und die dazugehörige Niere stark infiziert, so werden diese bei gutem Zustand der anderen Niere am besten gleichzeitig mit der Blasentasche entfernt; andernfalls soll der Harnleiter in die übriggebliebene größere Blasenhälfte eingenäht werden.

Blasendivertikel

Die Blasendivertikel sind wahrscheinlich in ihrer Mehrzahl als Folge einer Mißbildung der Blase aufzufassen. Sie sind sackförmige Ausstülpungen der Blasenwand, die mit dem Innern der Blase durch eine verhältnismäßig enge Öffnung in Verbindung stehen. Oft sind sie nur nußgroß oder kleiner; andere Male aber erreichen sie Apfel-, ja ausnahmsweise Kindskopfgröße. Sie haben ihren Sitz vorzugsweise im Bereich der Ureteren (Ureterenmündungsdivertikel)

oder am Scheitel der Blase, seltener an den Seitenwänden. Ganz ausnahmsweise
ist die Vorderwand der Blase Sitz eines Divertikels. Die Divertikel entstehen
durch eine Ausstülpung aller Schichten der Blasenwand. Sie sind ausgekleidet
von einer Schleimhaut, die in ihrem Aufbau der Blasenschleimhaut entspricht;
ihre übrige Wand ist gebildet von einer mehrschichtigen Muscularis. Diese ist
in ihrer Mächtigkeit sehr verschieden; bald ist sie ziemlich dick, bald besteht
sie nur aus wenigen Muskelbündeln. Häufig ist an verschiedenen Stellen desselben
Divertikels die Muscularis sehr ungleichmäßig, an einer Stelle dünn, an einer
anderen Stelle ziemlich dick. Nur im Bereich des Divertikelhalses ist sie immer
zu einem sphincterartigen Muskelring verdichtet, durch dessen Kontraktion das
Divertikel zeitweilig fast vollständig von der Blase abgeschlossen wird.

Ob diese Divertikel in ihrer Mehrzahl angeboren oder erst im späteren Leben
erworben sind, ist zweifelhaft. Wohl wurden wiederholt an Leichen von Feten
und Neugeborenen Blasendivertikel festgestellt und damit das Vorkommen angeborener Divertikel erwiesen. Dagegen bleibt fraglich, wie viele der später beobachteten Divertikel erst im reifen Alter des Trägers zur Entwicklung kamen, wie
viele von ihnen bereits angeboren waren. Zuverlässige Unterscheidungsmerkmale
anatomischer Art zwischen angeborenen und erworbenen Divertikeln kennen wir
nicht. Die Annahme, daß die angeborenen Divertikel mit Ausnahme der muskelschwachen Urachusdivertikel, sich durch die starke Entwicklung ihrer Muskulatur
von den erworbenen Divertikeln unterscheiden, deren Muskelschicht immer
wenig entwickelt ist, hat sich als irrig erwiesen. Auch bei scheinbar sicher erworbenen Divertikeln wurde die Wandung oft muskelkräftig gefunden, und
anderseits wurden angeborene Divertikel beobachtet, deren Wandung fast muskel-
frei war. Aus dem Muskelgehalt der Divertikelwandung ist deshalb nicht zu erkennen, ob das Divertikel angeboren oder erworben ist.

In ihrer ersten Anlage sind wohl die meisten Divertikel angeboren. Denn wie
erwähnt, entwickeln sie sich vorzugsweise in der Nähe der Ureteren oder am Blasenscheitel, also an Stellen, wo die Blasenwandung normalerweise muskelschwach ist.
Wahrscheinlich wird häufig durch eine ungewöhnlich geringe Muskelentwicklung
an diesen immer muskelschwachen Wandstellen eine Anlage zur Divertikelbildung
geschaffen. Eine Divertikelbildung wird möglicherweise schon intrauterin durch
Harnstauung, infolge von Verklebung der Harnröhre oder durch andersartige
Abflußbehinderungen des Harns, erzeugt. Unzweifelhaft ist am häufigsten eine
Abflußbehinderung des Urins am Blasenhals oder in der Urethra schon bei
Kleinkindern die Ursache. Später kommen Strikturen der Harnröhre und Prostatahypertrophie dazu. Ein durch behinderten Harnabfluß anhaltend erhöhter
oder öfters ungewöhnlich stark gesteigerter Blaseninnendruck bedingt an den
kongenital muskelschwachen Stellen der Blasenwand eine Ausstülpung. Da solche
kongenital muskelschwache Bezirke nur an bestimmten, wenigen Stellen der
Blase zu finden sind, entwickeln sich im späteren Leben fast ausschließlich an
diesen Stellen der Blase Divertikel. Meist entwickelt sich nur ein solitäres Divertikel, selten werden die Divertikel zu zweien beobachtet, wobei, besonders bei
Uretermündungsdivertikel, häufig eine streng symmetrische Lage der beiden
Divertikel in der Blase festzustellen ist. Drei Divertikel und mehr sind außerordentlich selten. Immerhin können ausnahmsweise nicht nur flache Ausstülpungen der Blasenwand wie bei einer Balkenblase, sondern wirkliche Taschenbildungen im Sinne wahrer Divertikel an zahlreichen Stellen einer Harnblase
beobachtet werden (Abb. 109). Es können offenbar durch sehr heftig gesteigerten
Blaseninnendruck selbst kräftige Muskelbündel der Blasenwand auseinandergedrängt und die Blasenschleimhaut mit schwacher Muskelschicht zwischen
ihnen ausgestülpt werden.

Symptome. Die Divertikel erzeugen, selbst wenn sie fetalen Ursprungs sind, erst im vorgeschrittenen Alter wesentliche Beschwerden. Dies hat wohl darin seinen Grund, daß die Muskulatur des Divertikels vorerst jahre- oder jahrzehntelang eine vollständige Harnentleerung ermöglicht, erst im späteren Alter beim Nachlassen der Muskelkraft das Zurückbleiben größerer Mengen Restharns im Divertikel nicht mehr zu verhindern vermag. Dieser Nachlaß der Austreibungskraft der Divertikelmuskulatur tritt im Laufe der Jahre ein, teils wegen sklerotischer Veränderungen der die Muskulatur ernährenden Gefäße, teils auch wegen

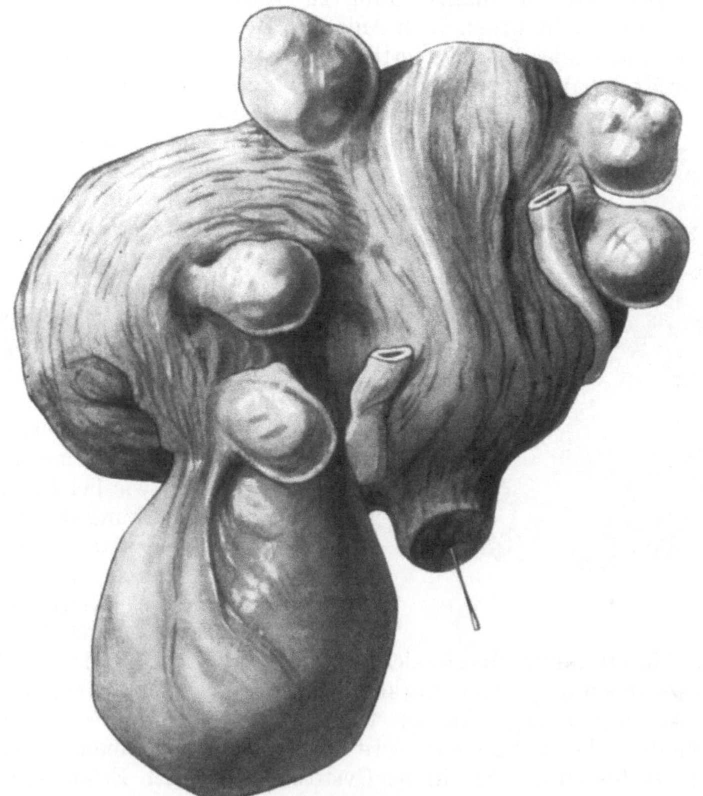

Abb. 109. Multiple Blasendivertikel

allmählicher Überdehnung der Divertikelmuskelbündel durch den bei jeder Miktion in den Divertikelsack eingepreßten Blasenurin. Ein solches Einpumpen von Blasenurin in das Divertikel findet unter besonders kräftigem Drucke statt, wenn die Harnblase durch Prostatahypertrophie, Striktur usw. an ihrer Entleerung nach außen gehemmt ist. Daß dies einerseits zu einer Hypertrophie der Blasenmuskulatur, anderseits aber zu einer Überdehnung und Schwächung der Divertikelmuskulatur führt, ist leicht verständlich.

Sobald im Blasendivertikel nach jeder Miktion Restharn zurückbleibt, machen sich Blasenbeschwerden geltend. Das Harnbedürfnis wird häufiger. Charakteristisch für das Blasendivertikel wird, daß die Harnentleerung nie mehr in einem ununterbrochenen Strahl erfolgt, sondern stets in zwei deutlich voneinander getrennten Schüben. Einer Harnentleerung mit kräftigem Strahle folgt nach kurzer Pause eine zweite mit schwachem Strahle, begleitet von Brennen und Drängen im Blasenhals. Das Divertikel schafft durch den Restharn eine hochgradige Disposition zur Blaseninfektion. Die Blasenentzündung ist deshalb eine häufige Begleiterin des Blasendivertikels. Die Infektion steigert die Blasenbeschwerden des Divertikelkranken; sie bringt zudem die Gefahr der aufsteigenden Pyelonephritis, um so mehr, als die Blasendivertikel, besonders wenn sie in der Nähe der Harnleitermündung liegen, häufig auf den Harnleiter drücken und dadurch eine Harnstauung im zugehörigen Nierenbecken bedingen. Verhältnismäßig oft entwickelt sich in Divertikeln eine Leukoplakie oder eine Neubildung. Steinbildung ist in Divertikeln ebenfalls häufig zu beobachten. Die Blasendivertikel, besonders die infizierten, geben auch Anlaß zu Blutungen aus ihrer Schleimhaut.

Diagnose. Ein großes Blasendivertikel kann ausnahmsweise durch die Bauchdecke hindurch fühlbar sein; meist aber läßt die Palpation das Leiden nicht erkennen.

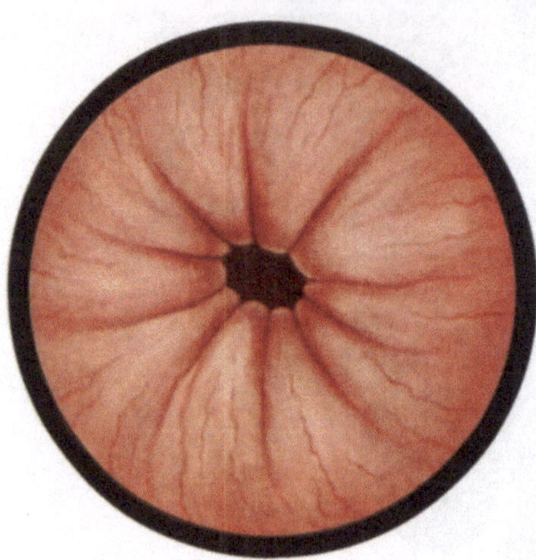

Abb. 110

In der Regel ist „eine Miktion in zwei Schüben" das einzige, einigermaßen charakteristische Merkmal des Bestehens eines Blasendivertikels. Ist das Divertikel infiziert, so ist jeweilen die zweite Portion des entleerten Harns wesentlich trüber als die erste. Zudem fällt bei einer Blasenspülung oftmals auf, daß nach Reinspülung der Blase das Spülwasser plötzlich wieder starke eitrige Trübung zeigt. Die anderen Symptome des Divertikels: Pollakiurie, Dysurie, Hämaturie finden sich ebensooft wie bei Divertikeln bei anderen Erkrankungen der Harnwege. Sicher gestellt wird die Diagnose des Divertikels durch die Cystoskopie. Diese läßt den scharf umrandeten, dunkeln Eingang in den Divertikelsack erkennen (Abb. 110). Der Divertikeleingang wechselt oft stark in seiner Weite. Er wird sogar zuweilen durch eine starke Kontraktion des den Divertikelhals umgebenden Muskelrings völlig geschlossen. Dies erklärt, daß vom einen Untersucher der Divertikeleingang deutlich gesehen wird, kurz danach von einem anderen Untersucher nicht zu finden ist. Ein in der Cystoskopie wirklich Erfahrener wird aber selbst den geschlossenen Divertikeleingang fast immer erkennen aus der zum Divertikeleingang radiär gestellten deutlichen Fältelung der Blasenschleimhaut. Form und Größe des Divertikels sind durch die Cystoskopie nicht zu bestimmen, es sei denn, daß das Divertikel so wenig tief und sein Eingang so weit sei, daß der Grund der Tasche im cystoskopischen Bilde gesehen werden kann. In der Regel sind Form und Größe des Divertikels nur durch ein Cystogramm klarzustellen (Abb. 111). Da der Divertikelsack vorzugsweise auf der Rückseite der Blasenwand liegt, ist, um ihn auf dem Radiogramm deutlich sichtbar zu machen, die radiographische Aufnahme nicht direkt von vorn nach hinten aufzunehmen, sondern von der Seite her, damit der Blasenschatten den Divertikelschatten nicht vollkommen überdeckt. Besonders scharf wird der Umriß des Divertikels gezeichnet, wenn das Divertikel allein, nicht die ganze Blase mit Kontrastflüssigkeit gefüllt wird. Dies läßt sich dadurch erzielen, daß der Kranke nach Füllung der Blase mit Kontrastmittel aufgefordert wird, zu harnen. Durch die Miktion wird die Blase entleert, im Divertikel bleibt aber Kontrastmittel zurück und wirft von der Form des Divertikels ein sehr deutliches

Schattenbild auf den Röntgenfilm. Ein sehr gutes Bild des Divertikels kann auch erzielt werden — wenigstens bei engem Divertikelhals —, wenn das Divertikel während der radiographischen Aufnahme unter Mithilfe des Cystoskops von der Blase her mit einem Kontrastmittel durch einen Ureterkatheter gefüllt wird.

Die Behandlung des Blasendivertikels ist dringlich, sobald dieses infiziert ist. Denn ein langes Andauern der Infektion des Blasendivertikels hat fast immer eine doppelseitige Pyelonephritis mit allen ihren Gefahren zur Folge. Die schlechten Abflußverhältnisse des Divertikels, das ständige Verbleiben von Restharn erschweren die Bekämpfung der Infektion. Versuche, durch endovesicale Operationen die Verbindung zwischen Divertikel und Blase zu erweitern und dadurch die Harnverhaltung im Divertikel zu beseitigen, schlugen meist fehl. Auch antiseptische Spülungen des Divertikels vermittels eines in das Divertikel eingeführten Ureterkatheters erweisen sich fast immer als machtlos zur Bekämpfung der Infektion. Nur die operative Entfernung des Divertikels kann Heilung bringen. Die Excision des Divertikels soll, wenn irgend möglich, extraperitoneal ausgeführt werden. Dies gelingt manchmal von einem suprapubischen Schnitte aus leicht, besonders wenn das Divertikel nahe dem Blasenscheitel liegt. Bei tief an der Hinterwand der Blase sitzenden Divertikeln ist gelegentlich eine quere Durchtrennung des dem Divertikel gleichseitigen musculus rectus nötig,

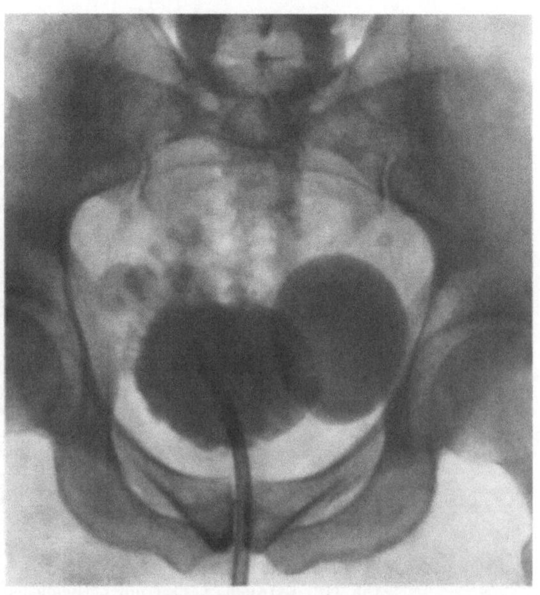

Abb. 111. Divertikelblase; ein großes, viele kleine Divertikel

um genügend freien Zugang zum Divertikel zu erhalten. Manchmal läßt sich das Peritoneum ohne Verletzung auch vom Scheitel der Blase stumpf ablösen, so daß die Blase weit genug vor die Wunde vorgezogen werden kann und die Loslösung des Divertikels von der Blase leicht wird; andere Male muß das Peritoneum rings um den Blasenscheitel reseziert und nachher gleich wieder vernäht, dadurch die Blase nach VOELCKER extraperitonealisiert werden. Meist ist der Divertikelsack, obschon er häufig platt der Blasenwand aufliegt, in seiner Begrenzung scharf genug zu erkennen, um ihn ohne Verletzung der Blase bis an seinen Hals loszulösen. Ist der Divertikelumriß von außen nicht sichtbar, dann muß die Blase durch einen kleinen Medianschnitt eröffnet, durch diesen von der Blase her ein Finger oder Gazestreifen in den Divertikelsack eingeführt werden, um die Ausschälung des Divertikels zu erleichtern. Nur selten ist zur Excision des Divertikels statt eines suprapubischen Schnittes ein sacraler oder perinealer Schnitt notwendig.

Die Divertikelresektion ist keineswegs ungefährlich. Sie muß aber bei Infektion der Blase trotzdem stets gewagt werden, weil die infizierten Harnblasendivertikel durch Gefahr der doppelseitigen Pyelonephritis das Leben der Kranken im höchsten Grade bedrohen. Ist ein Divertikel mit Restharn mit einer Prostatahypertrophie verbunden, bringt die Prostatektomie oft allein die Heilung.

Ob bei einem vorliegenden konkreten Fall die Beseitigung des Hindernisses am Blasenhals zur Heilung genügt, oder ob die gleichzeitige Divertikelektomie angezeigt ist, kann nur der Erfahrene bei Abwägung der Einzelheiten entscheiden. Auf alle Fälle genügt die Exstirpation des Divertikels allein, ohne eine Wiederherstellung eines freien Abflusses aus der Blase, zur Heilung nicht.

III. Blasenspalte (extrophia vesicae)

Von den verschiedenen Mißbildungen der Blase ist die Blasenspalte die auffälligste. Ihre Entstehung ist bereits auf S. 139 besprochen worden. Da sie an

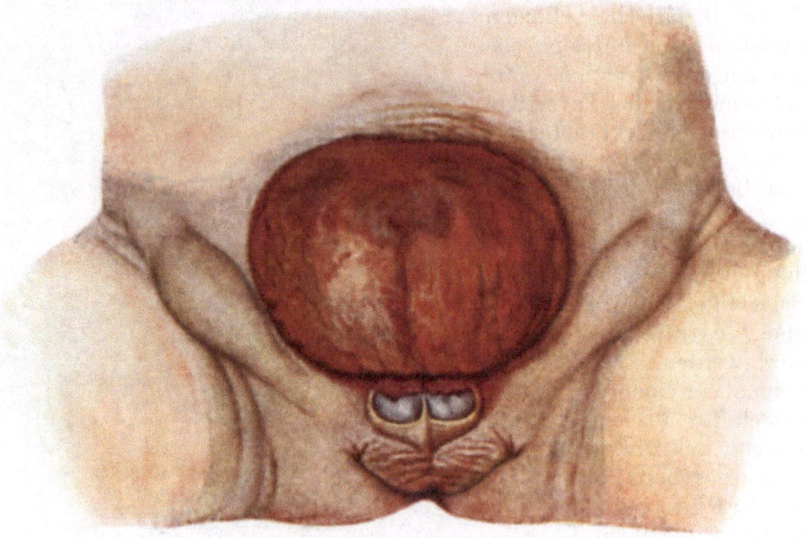

Abb. 112. Extrophia vesicae mit Leistenhoden, dorsal gespaltenem Penis

Zwillingsfrüchten eines und desselben Eies beobachtet wurde, ist anzunehmen, daß die zugrundliegenden Entwicklungsstörungen das Ei schon sehr frühzeitig treffen müssen.

Symptome. Die mit Blasenspalte geborenen Kinder zeigen oberhalb der Symphyse bis zum Nabel hinauf einen roten rundlichen oder quer-ovalen höckerigen Schleimhautwulst, umgeben von gefältelter, oft narbiger Bauchdeckenhaut. Bei ruhiger Atmung des Kindes liegt dieser Schleimhautwulst in der Ebene der Bauchdecke oder senkt sich leicht unter diese. Beim Schreien und Pressen aber wölbt er sich pelottenartig vor. Nur unmittelbar hinter der Symphyse, die bei diesen mißgebildeten Kindern mehr oder weniger klaffend ist, bleibt auch bei stärkster Anspannung der Bauchpresse eine tiefe Einsenkung des Blasenschleimhautwulstes. Dort liegen die beiden Harnleitermündungen. Sie werden, auf deutlichen Papillen gelegen, sichtbar, sobald die oberen Teile der Blasenwand durch Fingerdruck in die Bauchhöhle zurückgedrängt werden. Bei männlichen Kindern mit Blasenspalte (Abb. 112) ist der Penis fast immer von der dorsalen Seite bis in die Harnröhre hinein gespalten, und zwar in seiner ganzen Länge von der Wurzel bis zur Eichel. Er ragt wie gedoppelt unter dem Blasenwulst vor (Epispadie). Die Hoden liegen selten im Hodensack. Sie sind meist in oder hinter der Leiste zurückgehalten (doppelseitiger Leistenhoden oder Kryptorchismus).

Auch bei weiblichen Kindern mit Blasenspalte ist die Harnröhre in ihrer ganzen Ausdehnung an ihrer Oberwand gespalten, ebenso die Klitoris. Die Vagina kann kurz sein oder fehlt vollkommen. Die inneren Geschlechtsteile sind oft zweigeteilt. Normaler Coitus, Schwangerschaft und Geburt sind jedoch beschrieben worden. Der Darm ist oft auch mißgebildet. Der Anus kann in die Bauchdecke oder in die Blase münden.

Die Blasenspalte wird von andern Mißbildungen begleitet, wie spina bifida und Klumpfuß.

Das beständige Abträufeln von Harn aus der Blasenspalte entzündet die umgebende Haut. Ein widerlicher Uringeruch haftet den Kranken an. Durch die offen liegenden Harnleitermündungen dringen leicht von außen Infektionserreger ein und steigen in die Nierenbecken empor, um so leichter, als die Blasenspalte in der Regel von einer Erweiterung der Harnleiter und der Nierenbecken begleitet ist. Die meisten Kinder mit Blasenextrophie sterben frühzeitig, in der Mehrzahl vor dem 7. Lebensjahr an doppelseitiger Pyelonephritis. Wenige Kranke mit Blasenspalte erreichen ein reifes Alter. Die Geschlechtsfunktionen sind bei diesen stark gestört. Bei längerer Lebensdauer des Trägers einer Blasenspalte entartet die chronisch entzündete Schleimhaut der gespaltenen Blase häufig carcinomatös.

Seltener als eine vollständige wird eine unvollständige Spaltung der Harnblase beobachtet. Bei dieser besteht, sei es am Scheitel, sei es nahe der Symphyse, eine spaltförmige Öffnung der Blasenwand (fissura vesicae superior aut inferior).

Therapie. Die Ränder der Blasenspalte durch komprimierende Verbände allmählich zur Vereinigung zu bringen, gelang nie. Auch die Versuche, den Blasendefekt operativ zu schließen, sei es durch Naht der angefrischten Blasenränder nach vorheriger Arthrotomie im Sacro-Iliacalgelenk und Zusammendrängen der Schambeinäste durch einen Verband, sei es durch autoplastische Überdeckung des Defektes mit Haut oder Darm, haben unbefriedigende Erfolge.

Als erfolgreichste Behandlung erwies sich, den Urin von der defekten Blase in den Darm abzuleiten, um mit Hilfe des Analschlusses eine gewisse Harnkontinenz zu ermöglichen. Dies gelingt durch Einnähen der Ureteren in die Flexur nach der Methode von COFFEY oder durch das Einnähen des Trigonums mitsamt den beiden Uretermündungen der mißgebildeten Blase in die flexura sigmoidea nach MAYDL. Leider haftet beiden Methoden der Nachteil an, daß eine aufsteigende Infektion der Nierenbecken nur selten auf die Dauer zu vermeiden ist. Viele der mit dieser Methode operierten Kranken gehen nach momentanem Heilerfolg nach wenigen Jahren an einer doppelseitigen Pyelonephritis zugrunde. Auch die Einpflanzung des Trigonums der gespaltenen Blase in ein operativ ausgeschaltetes Darmstück schützt die Nieren nur wenig besser vor der Infektion.

Alle diese Eingriffe wegen Blasenspalte sind recht gefährlich. NESBIT empfiehlt, sie im 1. Lebensjahr, wenn möglich schon in den ersten 6 Monaten auszuführen, da zu dieser Zeit die Darmflora nur wenig pathogen sei und der Organismus sich leichter an die veränderten Verhältnisse gewöhne.

IV. Anomalien des Urachus

Das Offenbleiben des Urachus ist nicht so selten. Es entsteht dadurch eine Blasennabelfistel, durch welche bei jeder Miktion ein Teil oder sogar die Gesamtmenge des Urins abfließt. Den Anstoß zu dieser Mißbildung scheint eine fetale Behinderung des Abflusses durch die Harnröhre zu geben. Solche Urachusfisteln müssen wegen der Gefahr der Infektion der Harnwege frühzeitig operativ geschlossen werden. Die Umschneidung der Fistel am Nabel und sorgfältige

Excision des Fistelganges bis zur Blase bringt sichere Heilung, wenn gleichzeitig für freien Urinabfluß durch die Harnröhre gesorgt wird.

Statt einer Urachus-Nabelfistel entsteht eine Urachuscyste zwischen Blase und Nabel, wenn der Urachus nicht in ganzer Ausdehnung, aber doch streckenweise offen bleibt. Diese Urachuscysten sind manchmal vollkommen abgeschlossen, andere Male aber zeigen sie einen feinen, für den Urin allerdings nicht durchgängigen Verbindungsgang nach dem Nabel oder nach der Blase. Sie sind oft jahrzehntelang sehr klein und bleiben unbeachtet, bis sie durch Infektion zu entzündlicher Infiltration längs des Urachus führen. Durch Excision sind diese Cysten leicht zu beseitigen.

E. Penis und Urethra

I. Anomalien des Lumens

1. Defekte und Obliterationen

Ein vollkommenes Fehlen des Penis oder eine nur rudimentäre Bildung in Form eines kleinen kavernösen Stummels unter der Haut des Scrotums oder der Schamgegend ist sehr selten. *Doppelbildungen* des Penis wurden ebenfalls nur wenig beobachtet. Sie kommen vor als wirklicher penis duplex, in der Regel begleitet von Doppelung der Harnröhre und des Scrotums (ohne Vermehrung der Zahl der Hoden), oder nur als Längsspaltung des Penis mit doppelter Eichelbildung (penis bifidus). Eine Querspaltung der Eichel wurde nur ein einziges Mal beobachtet. Solche Mißbildungen des Penis finden sich meist in Begleitung von andern Abnormitäten wie ectopia vesicae, atresia ani usw.

Da mit dem Penis auch das Scrotum aus dem Geschlechtshöcker gebildet wird, so sind Mißbildungen des Penis meist verbunden mit solchen des Scrotums. Hoden und hintere Harnröhre, die einen völlig anderen Ursprung haben, können daneben völlig normal sein.

Die Harnröhre fehlt vollständig, wenn die Entwicklung des Penis völlig unterbleibt. Selten hat ein vollkommen oder rudimentär angelegter Penis keine Harnröhre.

Teilweise Defekte entstehen durch limitierte Entwicklungshemmungen. Diese Teildefekte treffen am häufigsten die pars glandularis urethrae.

Angeborene *Fisteln* finden sich zwischen der hinteren Harnröhre und dem Mastdarm; der Anus ist dabei häufig geschlossen. Solche Fisteln sind die Folge einer Störung während der Entwicklung der Kloake. Die ganz seltenen Fisteln an der Dorsalwand der Urethra sind als eine teilweise Doppelung der Harnröhre zu deuten. Allen kongenitalen Fisteln ist gemeinsam, daß sie ausschließlich in der Medianlinie der Urethra liegen.

Obliterationen der Harnröhre können bei beiden Geschlechtern dadurch entstehen, daß die Wandung der normal angelegten Harnröhre, sei es in ganzer Ausdehnung oder nur teilweise, verklebt. Die Lichtung der Harnröhre kann auch an einzelnen Teilen fehlen infolge Ausbleibens der Vereinigung einzelner Harnröhrenteile unter sich. Alle derartigen Formen von Mißbildungen sind sehr selten. Häufiger ist die Verklebung der Harnröhre am äußeren Meatus oder ihre blinde Endigung in oder hinter der Eichel (atresia urethrae). Bei der Atresie kann der Meatus durch eine seichte Einsenkung angedeutet sein.

Sowohl bei den Defekten als auch bei totaler oder teilweiser Obliteration der Harnröhre ist der Harnabfluß auf natürlichem Wege unmöglich. Ist jeglicher Harnabfluß aus der Blase verhindert, so tötet eine solche Mißbildung den Fetus schon intrauterin oder bald nach der Geburt. Fließt aber der Blasenurin statt durch die Urethra durch den offen gebliebenen Urachus oder, was auch beobachtet wurde, durch einen ins Rectum mündenden Fistelgang ab, so bleiben die derart mißgebildeten Kinder wenigstens einige Zeit lebensfähig.

Die Mißbildung macht sich klinisch sogleich nach der Geburt durch ein vollständiges Fehlen der Harnentleerung oder durch ein Abgehen von Harn auf abnormem Wege bemerkbar.

Therapie. Ist beim Neugeborenen bloß der Meatus durch Verklebung verengt, so bläht sich bei jedem Versuch zur Miktion an der Harnröhrenmündung ein prall gespanntes, mehr oder weniger dünnes Häutchen vor, durch welches der gestaute Urin durchschimmert. Eine kleine Incision beseitigt das Hindernis des Harnstromes dauernd. Fehlt die Eichelharnröhre oder ist sie streckenweise obliteriert, so muß sofort nach der Geburt hinter der Eichel auf die dort prall gefüllte, blind endende Harnröhre eingeschnitten und dadurch der freie Harnabfluß gesichert werden. Später muß die Urethra mit einem der bei der Hypospadie verwendeten Verfahren vorgelagert werden.

Weiter hinten gelegene Obliterationen oder Defekte der Harnröhre lassen sich, wenn sie auf kleine Strecken begrenzt sind, durch Resektion der undurchgängigen Partie und Nahtvereinigung der beiden offenen Harnröhrenenden beheben. Tunnelierungsversuche mit Metallsonden sind ein blindes und gefährliches Vorgehen. Ist die Verschlußstelle oder der Defekt der Harnröhre lang, sind plastische Eingriffe notwendig.

2. Angeborene Verengerungen

Angeborene Verengerungen der Harnröhre kommen ausschließlich beim männlichen Geschlecht vor; sie sind ring- oder faltenförmig. Sie bilden sich vorzugsweise an 3 Stellen:

1. am Meatus,
2. am Übergang des Eichelteiles in den kavernösen Teil der Harnröhre,
3. in der hinteren Harnröhre im Gebiete des Samenhügels.

Die angeborene Verengerung der Harnröhrenmündung ist recht häufig; sie muß möglichst früh durch Meatotomie beseitigt werden, da sie den Harnabfluß stark hemmt.

Mit einem kleinen Messer wird die Öffnung gegen das Frenulum hin genau im Verlaufe der medianen Raphe geschlitzt. Die entstandene Wundfläche wird durch Vornähen der Urethralschleimhaut an den Eichelwundrand gedeckt.

Die seltenen angeborenen Strikturen der hinteren Harnröhre entstehen durch ungewöhnlich starke Ausbildung von Falten, die bei männlichen Säuglingen in der Harnröhre immer vorhanden sind (Abb. 113). Vor allem die beiden vom Vorderende des Samenhügels seitlich auslaufenden Schleimhautfalten entwickeln sich oft zu stark und werden durch den Harnstrom, dem sie entgegenstehen, allmählich immer tiefer ausgebuchtet, bis sie schließlich, in ihrer Form den Semilunarklappen des Herzens ähnlich, ventilartig den Durchstrom des Urins hochgradig behindern.

Die angeborenen Verengerungen machen dieselben klinischen Erscheinungen wie die erworbenen. Am auffälligsten sind die Störungen der Harnentleerung und die damit verbundenen Stauungserscheinungen in den oberen Harnwegen.

Die Unterscheidung einer angeborenen von einer erworbenen Striktur wird manchmal durch die Anamnese ermöglicht. Es ist aber zu beachten, daß die angeborenen Strikturen nicht selten während der Kinderjahre gar keine Beschwerden verursachen und erst beim Erwachsenen eine Behinderung der Urinentleerung bedingen. In solchen Fällen möchte die Anamnese das Leiden als frisch erscheinen lassen. Es wird aber die Faltenform der Striktur, die schon bei der Untersuchung

mit der geknöpften Sonde, mehr noch bei der endoskopischen Betrachtung auffällt, den kongenitalen Ursprung der Verengerung beweisen. Auch die Lokalisation der Verengerung macht oft auf deren kongenitalen Ursprung aufmerksam.
Strikturen im Gebiet des colliculus seminalis sind immer angeboren. Die angeborene Verengerung der Harnröhre führt viel rascher als die später erworbene
durch Harnstauung zu hydronephrotischen Schrumpfungsprozessen in den Nieren,
da die kindliche Blase mit ihrer schwachen Muskulatur nicht so lange wie die
kräftige Blase des Erwachsenen gegen das Harnröhrenhindernis anzukämpfen
vermag. Es muß deshalb die Behandlung angeborener Strikturen möglichst
frühzeitig einsetzen. Sie wird nach den gleichen Grundsätzen durchgeführt wie
die Therapie der erworbenen Strikturen. Fast immer wird durch eine allmähliche
Dilatation der Harnabfluß frei.
Sehr häufig hat aber die angeborene Harnröhrenverengerung
schon zur Zeit der Geburt
schwere hydronephrotische Veränderungen erzeugt, so daß
auch eine frühe Behandlung
deshalb zu spät kommt. Viele
der Säuglinge mit angeborener
Harnröhrenverengerung sterben
frühzeitig urämisch.

3. Divertikel

Sackförmige Ausbuchtungen
der Harnröhrenwand, die entweder nur durch einen dünnen
Hals oder aber breit mit der
Harnröhrenlichtung in Verbindung stehen, treten bei beiden
Geschlechtern als erworbenes
oder als angeborenes Leiden

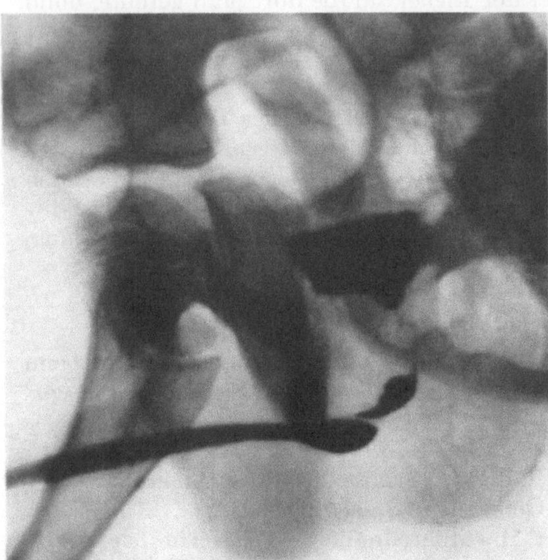

Abb. 113. Angeborene Striktur der hinteren Harnröhre

auf. Ob das Divertikel angeboren oder erworben ist, läßt sich im Einzelfalle klinisch nicht entscheiden. Auch anatomisch bestehen keine feststehenden
Merkmale zwischen den beiden Formen. Das zuverlässigste Unterscheidungs-
zeichen ist, daß in der Regel erworbene Divertikel mit einem mehrschichtigen
Epithel, dessen Bau der Epidermis entspricht, ausgekleidet sind, während die
angeborenen ein der Urethralschleimhaut entsprechendes Epithel haben. Charakteristisch für alle Divertikel der Harnröhre ist das Fehlen spongiösen Gewebes
in ihrer bindegewebigen Wand.

Die Entstehungsweise der angeborenen Divertikel ist noch unklar; sicher ist,
daß in der Fetalzeit gebildete, oft erst sehr kleine Divertikel durch den stets sich
wiederholenden Druck des Harnstromes gedehnt werden und an Größe beständig
zunehmen.

Die erworbenen Divertikel bilden sich nach engumschriebener traumatischer
oder entzündlicher Schädigung der Urethralwand. Die in ihrer Widerstandsfähigkeit verminderte Wandstelle dehnt sich unter dem Druck des Harnstrahles
allmählich sackförmig aus.

Der Sitz der Divertikel ist bei beiden Geschlechtern meist an der Unterseite
der Harnröhre, häufiger vorne als hinten. Die Säcke bilden an der Harnröhre
von außen sichtbare, mehr oder weniger stark vorragende, weiche Vorwölbungen,

die an Größe und Spannung bei der Miktion zu-, nach der Miktion wieder abnehmen. Ein Fingerdruck bringt sie fast ganz zum Verschwinden, während gleichzeitig Urin durch die Harnröhre abfließt. Die Divertikel belästigen den Patienten am meisten durch ein je nach ihrer Größe mehr oder weniger lange dauerndes Nachträufeln nach der Miktion. Der Urinstrahl ist meist schwach, besonders im Beginn der Miktion; erst nach praller Füllung des Divertikels wird der Strahl stärker. Die Stagnation von Urin im Divertikelsack gibt dort oft Anlaß zur Bildung von Harnröhrensteinen und zur Harninfektion mit phlegmonösen Prozessen in der Divertikelwand. Durch Harnstauung und durch Infektion gefährden die Harnröhrendivertikel das Leben der Kranken. Sie sollen möglichst frühzeitig durch Excision der Tasche oder durch Resektion der Urethra mit Naht von End zu End beseitigt werden. Eine Ableitung des Blasenharns durch den hohen Blasenschnitt oder durch eine perineale Urethrotomie sichert die glatte Heilung der Operationswunde.

4. Doppelbildungen der Harnröhre

Doppelbildungen der Harnröhre kommen fast ausschließlich beim männlichen Geschlechte vor, auch dort außerordentlich selten. Es kann die Harnröhre in ihrer ganzen Länge von der Eichel bis zur Blase gedoppelt sein mit oder ohne gleichzeitige Doppelbildung des Penis. In der Regel verläuft die überzählige Harnröhre von der Eichel nur bis zur Symphyse, endet dort blind oder mündet in die andere Harnröhre ein. Die akzessorische Harnröhre liegt meist dorsalwärts von der normalen, viel seltener seitlich oder unterhalb. Es entleert sich durch sie, je nach den anatomischen Verhältnissen, nur Schleim oder auch Urin. Oft ist der Abfluß aus ihr so gering, daß die Doppelbildung vom Kranken erst in vorgerückten Jahren, z.B. bei Anlaß einer gonorrhoischen Erkrankung beachtet wird. Bei genauer Untersuchung ist sie natürlich schon beim Kinde nachweisbar und leicht von den viel häufiger vorkommenden sog. paraurethralen Gängen zu unterscheiden. Die letzteren sind meist nur feine Gänge, welche im Gegensatz zu der von kavernösem Gewebe umgebenen gedoppelten Harnröhre keine eigene Spongiosa aufweisen.

Die Doppelung der Harnröhre macht in der Regel keine Behandlung nötig. Wenn nötig, kann die überzählige Harnröhre excidiert oder, wenn dies technisch zu schwierig ist, in ganzer Länge mit dem elektrischen Messer gespalten und danach ihre Schleimhaut zerstört werden.

II. Anomalien der Vorhaut

1. Phimose

Man spricht von Phimose, wenn die Vorhaut an ihrer Umschlagstelle vom vom äußeren auf das innere Blatt einen so engen Ring bildet, daß sie gar nicht oder nur mit Mühe hinter die glans penis zurückgeschoben werden kann. Die Phimose ist meist eine angeborene Mißbildung. Sie wird in einzelnen Familien mehrere Generationen hindurch bei fast allen männlichen Sprossen beobachtet. Sie kann auch durch Entzündung der Vorhaut in den Knabenjahren oder erst im Mannesalter entstehen.

Eine geringgradige Phimose ist bei Neugeborenen physiologisch. Die im Verhältnis zum kleinen Gliede immer lange Vorhaut läßt sich beim Säugling nur mit Mühe zurückstreifen, nicht nur wegen der Enge ihrer Umschlagstelle, sondern mehr noch wegen zarter, epithelialer Verwachsungen zwischen Eichel und innerem Präputialblatt. Vom 2. Lebensjahr ab wird unter normalen Verhältnissen das

Zurückziehen der Vorhaut leicht; es bestehen nur noch im Bereich der corona glandis Verklebungen zwischen Glans und Vorhaut.

Die Symptome der Phimose sind verschieden, je nach der Enge des Präputialringes. Leichte Grade des Leidens hindern nur bei erigiertem, nicht aber bei schlaffem Penis das Zurückgleiten der Vorhaut, machen sich deshalb erst beim Beginn der Geschlechtsfunktion störend geltend. Bei hochgradiger Enge des Präputialringes treten dagegen schon in frühester Kindheit Beschwerden auf. Bei jeder Miktion staut sich der Urin hinter der engen Vorhautöffnung; er treibt die Vorhaut ballonförmig auf und fließt nur tropfenweise nach außen ab. Die Urinstauung macht sich auch weiter rückwärts in den Harnwegen geltend in Überdehnung der Blase, Erweiterung der Ureteren und schließlich in Hydronephrosenbildung. Die wegen des erschwerten Harnabflusses bei jeder Harnentleerung notwendige Anspannung der Bauchpresse gibt Anlaß zum Austritt von Hernien und häufig auch zum Vorfall des Mastdarms. Die nie ausbleibende Zersetzung des im Vorhautsacke zurückbleibenden Urins führt zu öfter sich wiederholender Entzündung der Glans *(Balanitis)*, meist auch der Vorhaut *(Balano-Posthitis)*. Solche Entzündungen machen die Miktion schmerzhaft. Sie steigern zudem durch Schwellung des Präputiums die Abflußbehinderung des Harns und quälen den Kranken heftig. Ausnahmsweise werden einzelne Teile der Vorhaut gangränös. Nur selten greift die Entzündung über den Penis hinaus auf die Bauchdecken über. Die Balanitis führt bei häufiger Wiederholung zu breiten, schließlich recht derben und schwer zu lösenden Verwachsungen zwischen Präputium und Glans sowie zu ständigem Jucken und Brennen an der Eichel, das die Kranken zur Masturbation verleitet. In der Phimose ist manchmal die Ursache der enuresis nocturna zu sehen.

Eine nicht so sehr seltene, immerhin nur bei großer Unreinlichkeit auftretende Folge der Phimose sind Präputialsteine. Sie bilden sich durch Ablagerung von Kalksalzen in die aus Drüsensekret und abgestoßenen Epithelien geformten, weißlichgelben Smegmaballen.

Die angeborene Phimose hemmt durch Druck auf die Eichel deren Entwicklung. Sie schafft in späteren Lebensjahren auch eine Disposition zur Carcinombildung an der Eichel.

Prophylaxe und Therapie. Die Phimose ist jedenfalls nicht als ein ganz belangloses Leiden anzusehen. Ihre Bildung muß, wenn irgendwie möglich, vermieden werden. Es gelingt dies häufig durch peinliches Reinhalten des Präputiums bei Säuglingen, durch frühzeitige stumpfe Lösung der normalen, epithelialen Verklebung zwischen Eichel und innerem Vorhautblatt mit einer Knopfsonde oder durch allmählich immer weiteres Zurückschieben des Präputiums. Bleibt trotzdem das Präputium so eng, daß sein vollkommenes Zurückstreifen nicht gelingt, so ist bei kleinen Knaben der enge Präputialring mit einer Kornzange zu weiten. Ein dauernder Heilerfolg wird dadurch nur erzielt, wenn gleichzeitig mit der Dehnung des Vorhautringes auch die epithelialen Verwachsungen der Vorhaut und der Eichel bis hinter die corona glandis gelöst und ihre Neubildung durch Einstreichen einer nicht leicht resorbierbaren Metallsalbe wie Zink- oder Bismutvaseline verhindert wird.

Hochgradige Phimosen mit engem derbem Präputialring sind operativ zu beseitigen. Die Häufigkeit der Phimose und ihre gesundheitsschädigenden Folgen haben wohl den Anlaß zu den Vorschriften der rituellen Circumcision gegeben.

Verschiedene Operationsmethoden sind zur Beseitigung der Phimose im Gebrauch. Durch die rituelle Circumcision wird die ganze Vorhaut entfernt. Wenn rituelle Rücksichten außer Frage stehen, ist die totale Circumcision nur bei entzündlichen Phimosen anzuraten. Bei der angeborenen, nicht entzündlichen

Phimose, ist es sonst zweckmäßiger, nur eine partielle Resektion vorzunehmen, einen basalen Saum der Vorhaut zu erhalten, der den Eichelrand deckt und die dort liegenden Nervenendkörperchen vor Reibung mit den Kleidern schützt. Wird bei der Excision des Präputialringes darauf geachtet, mehr vom inneren als vom äußeren Präputialblatt zu entfernen, so gelingt es leicht, die Narbe auf die Innenseite der Vorhaut zu bringen, was sowohl für den Wundverlauf wie nachher für das kosmetische Resultat von Vorteil ist. Will man eine auch nur teilweise Resektion des verengten Präputiums vermeiden, so kann die Phimose durch eine Plastik der Vorhaut beseitigt werden. Auch eine einfache Dorsalincision des verengten Präputiums genügt, die funktionellen Störungen der Phimose zu beseitigen. Sie gibt aber der Vorhaut eine häßliche schürzenartige Form.

2. Paraphimose

Die Paraphimose entsteht aus der Phimose, wenn die verengte, nur knapp über die Eichel zurückgleitende Vorhaut einige Zeit hinter der Eichel zurückgestreift liegenbleibt. Durch die Schnürwirkung des engen, hinter der Eichel zurückgezogenen Präputialringes auf die Penisgefäße schwillt die Eichel an, und bald wird das Vorziehen der Vorhaut vor die Eichel schwer, schließlich ohne operative Nachhilfe unmöglich. Hinter der prall gespannten, durch die venöse Stauung dunkelblau verfärbten und stark angeschwollenen Eichel liegt quer gewulstet die ödematös gequollene Vorhaut. Es sind an ihr hauptsächlich 2 Querwülste zu unterscheiden: ein vor-

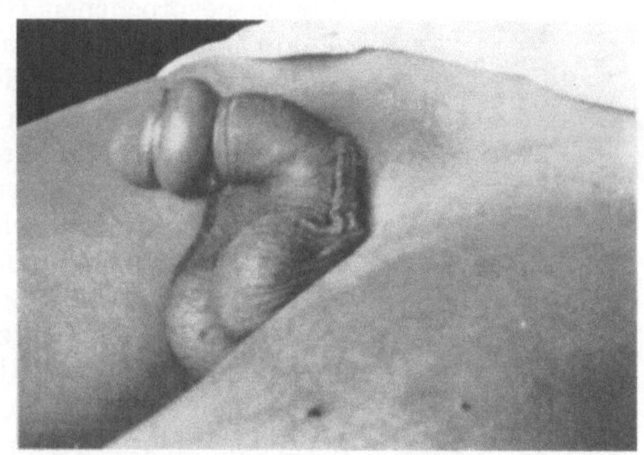

Abb. 114. Paraphimose

derer, glatter, dunkelrot oder blau verfärbter Wulst, gebildet aus dem inneren Vorhautblatt, ein hinterer gefältelter, weniger verfärbter, das äußere Vorhautblatt. Zwischen beiden in der Tiefe liegt der stark schnürende Präputialring, stellenweise blauschwarz verfärbt und nekrotisch (Abb. 114).

Die *Diagnose* ist bei diesem charakteristischen Bilde auf den ersten Blick gemacht. Ähnliche Erscheinungen wie die Paraphimose können nur schnürende Fremdkörper (Ringe, geknotete Bindfaden usw.) erzeugen. Auf der Unterseite des Penis sind solche Fremdkörper leicht sichtbar, auf der dorsalen Fläche aber bleiben sie oft unter den ödematösen Hautwülsten versteckt.

Therapie. Bei leichten Graden von Paraphimose gelingt es, den schnürenden Vorhautring über die Eichel vorzuziehen, wenn der Ring zu beiden Seiten des Penis zwischen Mittel- und Zeigefinger der rechten und der linken Hand festgehalten und die Eichel gleichzeitig mit beiden Daumen komprimiert, durch den Schnürring zurückgedrängt wird. Mißlingt dieser Versuch einer unblutigen Reposition, so muß der Schnürring hinter der Eichel durch einen tiefen Schnitt auf dem dorsum penis durchtrennt werden. Sorgfältig ist darauf zu achten, wirklich den tiefliegenden Schnürring, nicht nur die oberflächlichen, ödematösen Querfalten des äußeren und inneren Präpitualblattes zu durchtrennen. Nach Reposition der Paraphimose auf blutigem oder unblutigem Wege soll die Radikaloperation der Phimose vorgenommen werden, doch erst, wenn das nach der Paraphimose längere Zeit anhaltende Ödem des Präputiums geschwunden ist.

3. Kürze des Frenulums

Eine angeborene, abnorme Kürze des Frenulums ist eine häufige Mißbildung der Vorhaut. Sie verhindert auch bei normaler Weite der Vorhaut deren vollständiges Zurückgleiten; sie bedingt außerdem bei der Erektion eine Knickung der glans penis nach unten. Da das kurze Frenulum zudem beim Coitus oft einreißt und auch ohnedies den Träger vielfach schmerzt, so ist es anzuraten, das Frenulum in Lokalanaesthesie quer zu durchtrennen und die entstehende rhomboide Wundfläche in der Längsrichtung des Gliedes zu übernähen. Dadurch erhält das Frenulum eine normale Länge.

III. Anomalien der Mündung

1. Hypospadie

Als Hypospadie wird eine Mißbildung bezeichnet, bei der die Harnröhrenmündung statt an der Spitze der Eichel irgendwo an der ventralen Seite des Penis sitzt. Diese Mißbildung ist recht häufig. Auch wenn nur ihre ausgesprochenen Grade mitgezählt werden, so kommt sie auf ungefähr 350 männliche Individuen 1mal vor.

Es werden je nach der Lage der abnormen Harnröhrenmündung 4 Formen der Hypospadie unterschieden:

1. die hypospadia glandularis,
2. die hypospadia penis,
3. die hypospadia scrotalis,
4. die hypospadia perinealis.

Bei der *Eichelhypospadie* liegt die Ausmündung der Harnröhre statt an der Spitze unten an der Eichel oder hinten im sulcus coronarius (Abb. 115). Das Frenulum fehlt dabei meist mehr oder weniger vollständig. Die Andeutung eines normalen Meatus ist an der Spitze der Eichel oder wenig unter ihr in einer seichten, runden oder schlitzförmigen Einsenkung oder in einem ganz kurzen blind endenden Gang zu sehen. Die hypospadische Mündung ist meistr echt eng, nur selten abnorm weit. Sie ist von narbig glänzenden Haut-

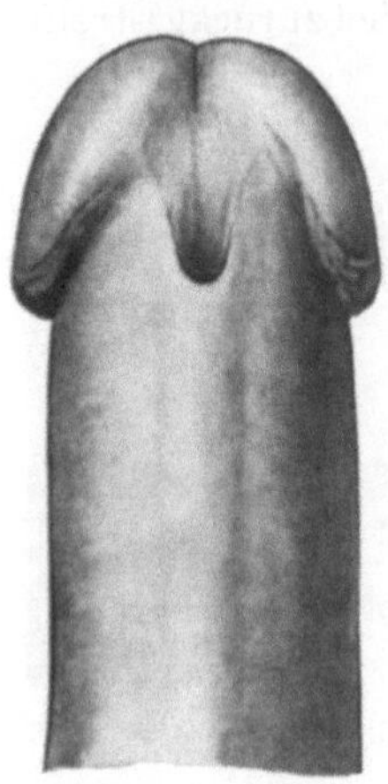

Abb. 115. Hypospadia glandularis

falten umgeben. In ihnen münden hinten geschlossene, kurze Kanälchen, die bei flüchtiger Betrachtung das Bestehen mehrerer Harnröhrenmündungen vortäuschen. Die Vorhaut, statt die Eichel zu umhüllen, fehlt auf deren Unterseite und bildet dorsal einen schürzenförmigen, etwas wulstigen Hautlappen. Die Eichel ist dabei oft nach unten geknickt, der Penisschaft durch Krümmungen oder Drehungen verformt und zudem etwas atrophisch. Eine Streckung der Eichel während der Erektion ist durch Hautverwachsungen zwischen der Unterseite des Penis und der Glans behindert. Diese Verwachsungen sind oft breit, andere Male bilden sie in der Raphe nur eine feine sagittale Falte.

Bei der *hypospadia penis*, die seltener als die Eichelhypospadie ist, liegt die Mündung der Harnröhre an der Unterseite des Penis zwischen Eichel und Scrotum. Es läuft von dieser Mündung nach der Eichel hin eine seichte, allmählich sich verlierende Rinne, auf welche die Urethralschleimhaut eine Strecke weit übergreift. Ab und zu läuft von der hypospadischen Öffnung aus nach vorne gegen die Eichel zu ein blind endender Kanal, die Fortsetzung der mißgebildeten Harnröhre. Die Spongiosa der Urethralwand fehlt in der Umgebung der abnormen Harnröhrenmündung; sie ist erst mehrere Millimeter weiter hinten in normaler Weise entwickelt. Die Mündungslippen der hypospadischen Harnröhre sind deshalb sehr dünn, nur aus Haut und Schleimhaut gebildet. Die Eichel ist ungefähr gleich mißgeformt, wie bei der Eichelhypospadie. Der Penis ist klein und durch straffe, nach dem Scrotum ziehende Hautfalten stark nach unten geknickt. Er verkümmert um so mehr, je länger die Mißbildung unkorrigiert fortbesteht; seine corpora cavernosa werden narbig, wenn die Fixationsstränge an seiner Unterseite nicht in früher Jugend durchtrennt werden (chorda penis).

Bei der *hypospadia scrotalis* sowie auch bei der *hypospadia perinealis*, den seltensten Formen der Mißbildung, ist der Scrotalsack breit gespalten. Die meist sehr weite, trichterförmige Harnröhrenmündung liegt in der Scrotalfurche oder am Damm. Der Penis ist dabei hochgradig rudimentär, nicht viel größer als eine Klitoris. Er sieht einer solchen um so ähnlicher, als ihn ein sehr schwach entwickeltes Präputium nur auf seiner oberen Seite umgibt. Dies und die Teilung des Scrotums, wodurch äußere Schamlippen vorgetäuscht werden, lassen das Geschlecht des mißgebildeten Kindes, ja selbst des Erwachsenen (Abb. 116 und 117) oft fraglich erscheinen (*Pseudohermaphroditismus*, s. S. 181).

Beim weiblichen Geschlecht ist die Hypospadie sehr selten. Die untere Wand der Harnröhre ist in wechselnder Ausdehnung gespalten, so daß die Urethra in ihrem vorderen Teile nur eine nach unten

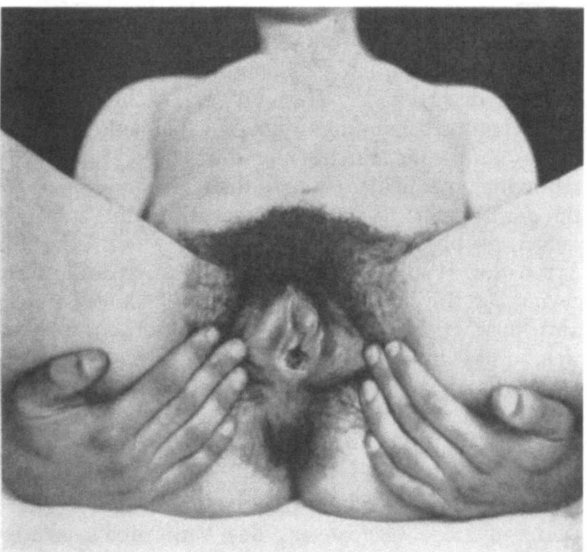

Abb. 116. Perineale Hypospadie bei männlichem Individuum

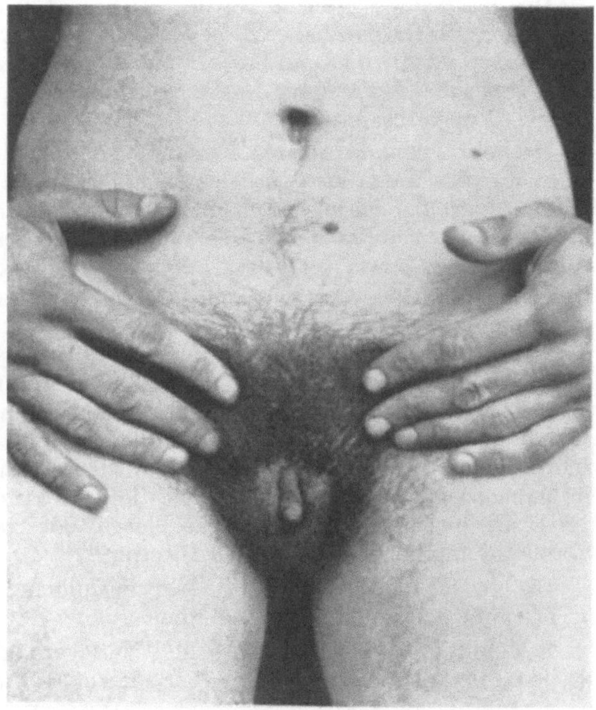

Abb. 117. Derselbe Patient ohne Spreizen des gespaltenen Scrotums

offene Hohlrinne bildet. Die Klitoris ist größer als normal, die Vaginalöffnung verlagert, das Hymen am oberen Rande eingekerbt und ganz gespalten.

Die *Symptome* der leichtesten Form der Hypospadie, der hypospadia glandularis, sind wenig auffällig und werden von den Kranken kaum beachtet. Sie treten nur stärker in Erscheinung, wenn der abnorm gelegene Meatus sehr eng ist und dadurch die Harnentleerung hemmt. Es stellen sich dann dieselben klinischen Erscheinungen ein wie bei jeder erheblichen Verengerung der Harnröhre; mühsame Entleerung des Urins, feiner Strahl, häufiges Harnbedürfnis, schließlich incontinentia paradoxa, anfallsweise auch vollständige Harnverhaltung. Bei der hypospadia penis oder scrotalis sind solche Hemmungen des Harnabflusses selten, da bei ihnen die Ausmündung der Harnröhre meist weit ist. Durch alle Arten der Hypospadie wird der Harnstrahl in seiner Richtung verändert, am geringsten durch die hypospadia glandularis. Bei ihr wird er so wenig nach unten und seitwärts abgebogen, daß die Kranken auch stehend urinieren können, ohne sich zu nässen. Bei der hypospadia peno-scrotalis, mehr noch bei der hypospadia perinealis sind die Kranken dagegen wegen der starken winkligen Abknickung des Harnstrahles genötigt, in hockender Stellung zu urinieren.

Die Kohabitation ist bei den leichtesten Formen der Mißbildung nicht behindert; bei schweren Formen wird sie häufig durch die mit der Mißbildung verbundenen Verkümmerung des Penis unmöglich oder durch die Knickung der Glans und die Verformung des Penis doch sehr erschwert. Die Zeugungsfähigkeit ist durch die veränderte Lage und Richtung der Urethralmündung oft beeinträchtigt, und zwar um so mehr, je weiter rückwärts am Penis die Urethralmündung liegt.

Die *Behandlung* braucht bei den leichten Graden der Hypospadie nur die Störungen des Harnabflusses zu beseitigen. Bei den schweren Formen der männlichen Hypospadie dagegen besteht außerdem die Aufgabe, dem Mißgebildeten seine durch die Verformung des Penis behinderte Kohabitations- und Zeugungsfähigkeit zu verbessern.

Die Beseitigung der volaren Krümmung des Gliedes ist die Voraussetzung jeder Korrektur der Harnröhre. In leichten Fällen, vor allem der hypospadia glandularis, genügt die quere Durchtrennung der Hautfalten an der Unterseite des Penis, gefolgt von ihrer Längsvereinigung. In den schweren Fällen muß die ganze fibröse Chorda sorgfältig präpariert und excidiert werden. Diese Aufrichtung des Gliedes muß sehr frühzeitig, in den ersten beiden Lebensjahren, vorgenommen werden.

Der zweite Akt der Verlagerung der Harnröhrenmündung an die normale Stelle erfolgt später. Auf alle Fälle muß die Korrektur vor der Pubertät beendet sein, da Erektionen das Resultat der Operation in Frage stellen können. Bei allzu kleinen Kindern macht die Wundbehandlung und Pflege Schwierigkeiten. Die meisten Autoren empfehlen deshalb den Eingriff im 5. Lebensjahr durchzuführen, so daß bei Beginn der Schule die Korrektur beendet ist. Eine Ableitung des Urins durch eine suprapubische Blasen- oder perineale Harnröhrenfistel ist Voraussetzung einer erfolgreichen Plastik.

Die vielen angegebenen, z.T. sehr ingeniösen Operationsverfahren können in 4 Gruppen zusammengefaßt werden:

1. Mobilisation der Harnröhre und Verlagerung der Mündung an normaler Stelle unter Ausnutzung der Dehnbarkeit der Harnröhre.

2. Aufbau des fehlenden peripheren Harnröhrenabschnittes durch gestielte Hautlappen aus dem Penis oder Scrotum.

3. Bildung eines subcutan verlaufenden Kanals von der ektopischen Harnröhrenmündung bis zur Eichel mittels Trokar und seine Auskleidung durch freie Transplantation.

4. Bildung der fehlenden Harnröhrenstrecke durch subcutane Verlagerung eines Hautstreifens auf der Beugeseite des Gliedes.

Die 1. Methode gestattet, die Harnröhre nur um etwa 2 cm nach vorn zu verlagern. Für schwere Fälle ist heute die 4. Methode nach DENIS BROWNE fast ausschließlich im Gebrauch. Bei ihr wird auf der volaren Seite des Penis ein Hautstreifen in der Länge der geplanten Harnröhre präpariert und über diesem Streifen die Haut wieder vernäht. Auf die Konstruktion einer Röhre wird bewußt verzichtet. Ein Entlastungsschnitt längs des Dorsums sorgt für spannungsfreie Naht. Aus diesem subcutan verlagerten Hautstück bildet sich in kurzen Wochen eine Röhre, die keinerlei Schrumpfungstendenz zeigt. Der einzige kleine Nachteil der Methode ist der, daß die Urethralmündung nicht an die normale Stelle, sondern nur an den sulcus coronarius gebracht werden kann, was für das funktionelle Resultat aber ohne jegliche Bedeutung ist.

2. Epispadie

Als Epispadie wird die Ausmündung der Harnröhre auf dem Dorsum des Penis bezeichnet. Es sind 3 Grade zu unterscheiden:

1. die epispadia glandis,
2. epispadia penis,
3. epispadia scrotalis.

Bei der *scrotalen Form* der Epispadie ist nicht nur die Harnröhre in ihrer ganzen Länge gespalten und liegt als offene Rinne auf dem Rücken des Penis, sondern fast immer ist gleichzeitig außer dem Beckenring auch die Blase vorne gespalten und drängt mit ihrer Hinterwand durch die Spalte vor (extrophia vesicae).

Bei der *epispadia penis* ist die Blase normal gebildet, aber an der Symphyse sind die Schambeinäste oft nicht vollständig vereinigt. Die Harnröhre mündet auf dem Dorsum des Penis, und zwar meist näher der Symphyse als der Eichel. Die Mündung ist häufig viel weiter als normal, trichterförmig und an ihrem hinteren Rande von einer Hautfalte überdeckt. Von ihr aus zieht eine flache, mit Schleimhaut ausgekleidete Rinne nach vorne gegen die Eichel hin. Diese Rinne vertieft sich manchmal bedeutend im Bereiche der Eichel und teilt diese bis zur Spitze in 2 Hälften, die nur an der Unterseite durch eine verhältnismäßig dünne Gewebebrücke verbunden sind. Andere Male bleibt die dorsale Rinne auch auf der Eichel flach und erreicht deren Spitze nicht. Die Eichel erscheint dann nicht gespalten, sondern nur leicht abgeflacht. Die Vorhaut ist dorsalwärts gespalten und hängt beiderseits der Eichel schürzenförmig auf das Scrotum hinab. Der Penis ist bei der Epispadie immer klein und verformt; seine Schwellkörper sind oft verkümmert. Das corpus cavernosum urethrae liegt bald auf, bald zwischen ihnen; es ist nur bis zur Mündung der Harnröhre entwickelt und fehlt peripheriewärts von dieser. Neben der Anomalie der Harnröhre besteht oft auch eine doppel-, seltener nur einseitige retentio testis, verbunden mit Atrophie der Testikel, nicht selten auch mit Atrophie der Prostata.

Die *epispadia glandis* ist im Gegensatz zu der entsprechenden Form der Hypospadie sehr selten. Bei ihr ist der Penis meist fast normal, nur etwas kurz geformt. Die Harnröhre mündet schlitzförmig auf dem Dorsum der Glans oder im sulcus coronarius, und von ihr verläuft eine Schleimhautrinne nach der Eichelspitze hin. Die Vorhaut umgibt die Glans in normaler Weise.

Bei der *Epispadie des Weibes* verläuft entweder die ganze Harnröhre oder doch ihr vorderer Teil als kranialwärts offene Rinne oberhalb der Klitoris. Die

Klitoris selbst ist gespalten; die obere Commissur der Labien fehlt. Je nach der Ausdehnung der Spaltbildung sind zu unterscheiden

1. die klitorische Epispadie, wobei nur der vorderste Teil der oberen Harnröhrenwand gespalten ist:

2. die symphysäre Epispadie, bei der die Spaltung bis unter die Symphyse reicht;

3. die totale Epispadie, bei der die Harnröhre bis in die Blase hinein eine nach oben offene Rinne bildet.

Symptome. Die leichteren Formen der Epispadie belästigen die Kranken nur durch die ungewöhnliche Richtung des Harnstrahles. Bei jeder Miktion werden die Genitalien und die Kleider benäßt. Viel beschwerlicher sind die hochgradigen Formen der Epispadie. Bei ihnen besteht infolge der Spaltung des Harnröhrenschließmuskelringes eine dauernde Inkontinenz. Bei hochgradiger Epispadie wird zudem beim Manne die Kohabitationsfähigkeit in Frage gestellt, jedenfalls die Zeugung meist verunmöglicht. Wie die Hypospadie, so führt auch die Epispadie bei männlichen Früchten zu Geschlechtsverwechslungen, besonders wenn sie von Kryptorchismus begleitet ist.

Behandlung. Bei den schweren Graden der Epispadie mit völliger Inkontinenz muß überlegt werden, ob plastische Eingriffe einen Sinn haben, oder ob nicht von Anfang an die Verpflanzung der Ureteren in den Darm vorgenommen werden muß.

Entschließt man sich zur plastischen Versorgung der Epispadie, erfolgt die Operation gleich wie bei der Hypospadie in 3 Tempi: Im 1. Akt muß die Verkrümmung des Penis nach oben durch die operative Loslösung von der Symphyse korrigiert werden. Dann folgt die suprapubische Blasenfistel, und erst am Schluß kann die eigentliche Harnröhrenplastik vorgenommen werden. Auch hier sind gleich wie bei der Hypospadie die früheren Methoden durch das Prinzip des versenkten Hautstreifens nach DENIS BROWNE verdrängt worden.

F. Prostata

Die Prostata kann bei einem Manne vollkommen fehlen. Dies trifft am ehesten zu, wenn beide Hoden schlecht entwickelt sind oder fehlen (doppelseitige Hodenatrophie, doppelseitiger Kryptorchismus, Anorchie).

Vereinzelte, verlagerte Prostatadrüsenläppchen finden sich manchmal am Blasenboden unter der Schleimhaut besonders im Trigonum.

Cysten der Prostata können entstehen durch Sekretverhaltung im sinus prostaticus, wenn dessen Mündung infolge angeborener Epithelverklebung verschlossen bleibt. Solche Retentionscysten erreichen manchmal eine sehr erhebliche Größe. Es werden in der Prostata außerdem Cysten beobachtet, die aus den Rudimenten embryonaler Gebilde, den Müllerschen oder Wolffschen Gängen entstanden sind, oder die sich nach Stenose der prostatischen Ausführungsgänge durch Erweiterung von Drüsenläppchen bilden. Solche Cysten können, auch wenn sie, was oft der Fall ist, multipel auftreten, symptomlos bleiben. Andere Male verursachen sie durch ihre Lage und Größe ziehende Schmerzen in Hoden und Damm, Druckgefühl, häufigen Harn- und Stuhldrang, ab und zu auch Harnverhaltung und in deren Folge Erweiterung der Ureteren und Hydronephrose. Bei so schweren Störungen ist die operative Eröffnung oder Excision der Cysten angezeigt. Symptomlose Cysten bedürfen keiner Therapie.

Neben diesen kongenitalen Cysten können sich auch parasitäre Cysten in und neben der Prostata finden, vor allem Echinococcuscysten.

G. Hoden

I. Anomalien der Struktur und Zahl

Ein angeborener, vollkommener Mangel beider Hoden, eine Aplasie oder *Anorchie* ist außerordentlich selten.

Wesentlich häufiger ist eine angeborene Hypoplasie beider Hoden. Bei dieser sind die Nebenhoden, die, wie das rete testis aus der Urniere und nicht aus der Keimdrüse entstehen, im Verhältnis zu den kleinen, hypoplastischen Hoden ungewöhnlich groß.

Eine doppelseitige Aplasie und Hypoplasie der Hoden, die sowohl die samenbereitenden Zellen des Hodens wie auch die interstitiellen Zellen betrifft, bewirkt eine starke Entwicklungshemmung der sekundären Geschlechtsmerkmale des Individuums. Solche Personen werden *Eunuchen* genannt. Penis und Scrotum, obschon gut geformt, bleiben ganz klein. Prostata und Samenblasen fehlen oder sind hochgradig atrophisch. Die Bildung von Schamhaaren fehlt vollkommen oder ist sehr spärlich. Der Bartwuchs bleibt aus oder stellt sich, ähnlich wie bei Frauen, erst im höheren Alter geringgradig an den Mundwinkeln und am Kinn ein. Das subcutane Fett ist reichlich. Ein Stimmbruch tritt nicht ein. Das Becken bewahrt eine kindliche Form. Die Epiphysenfugen bleiben ungewöhnlich lange offen, wodurch ein lang anhaltendes Wachstum der Röhrenknochen, meist weit über das 20. Lebensjahr hinaus, ermöglicht wird. Die Extremitäten erreichen eine im Verhältnis zum Rumpf ungewöhnliche Länge. Der Thymus bleibt lange erhalten. Die Hypophyse ist vergrößert, was sich durch eine Verbreiterung der sella turcica röntgenologisch erkennen läßt. Daneben besteht oft ein psychischer Infantilismus.

Nach Frühkastration oder nach einer vor der Pubertät aufgetretenen entzündlichen beidseitigen Hodenatrophie (z. B. nach Mumps) werden ähnliche, wenn auch weniger starke Veränderungen der Geschlechtsmerkmale und des Knochenwachstums beobachtet (Eunuchoide).

Alle die geschilderten Entwicklungshemmungen werden bedingt durch den Mangel der inneren Sekretion der Hoden. Diese ist in erster Linie an die samenbildenden Zellen gebunden.

Nur selten wurde eine Polyorchidie beobachtet, wobei es sich meist um eine Verdoppelung des rechten Hodens handelt.

Seltene und klinisch bedeutungslose Mißbildungen sind versprengte Milz- und Nebennierenkeime im Hoden sowie Anomalien von Epididymis, Samenblasen und vas deferens. Es sind meist operative oder autoptische Zufallsbefunde.

II. Anomalien der Lage

1. Ektopie und Retention

Bei der Verlagerung des Hodens wird unterschieden:

1. die ectopia cruralis, wenn der Hoden statt durch den Leisten- durch den Schenkelkanal austritt und in oder außer diesem steckenbleibt;

2. die ectopia scroto-femoralis, wenn der Hoden in der Hautfalte zwischen Oberschenkel und Scrotum zu liegen kommt, und

3. die ectopia perinealis, wenn der Hoden nach normalem Durchtritt durch den Leistenkanal statt in den Scrotalsack an den Damm hinabsteigt.

Eine ganz seltene 4. Form ist die ectopia transversa, wobei der eine Hoden nicht durch den gleichseitigen, sondern durch den anderseitigen Leistenkanal, gleichzeitig mit dem 2. Hoden austritt und sich mit diesem im selben Scrotalfach lagert.

Bei einem Steckenbleiben des Hodens auf seiner normalen Absteigbahn spricht man von

1. retentio abdominalis oder Bauchhoden, wenn der Hoden in der Bauchhöhle, meist unmittelbar hinter dem Leistenkanal stehenbleibt *(Kryptorchismus)*;

2. retentio inguinalis oder *Leistenhoden*, wenn der Hoden in oder unmittelbar außer dem Leistenkanal zurückgehalten wird (Abb. 118).

Diese Lageanomalien durch Entwicklungsstörungen sind vererblich. Oft zeigen mehrere Generationen derselben Familie Fälle von retentio oder ectopia testis. Als Ursache der Lageanomalie wurden außer der Heredität bezichtet: Kleinheit des Scrotalsackes, Kürze des Funiculus, Verwachsungen und Atrophie des Hodens. Alle diese Zustände können sowohl Folgen als Ursachen der Mißbildung sein.

Die Lageanomalien des Hodens sind meist schon bei der äußeren Besichtigung des Kranken zu erkennen. Besonders bei Erwachsenen, weniger bei Knaben, fällt die Leere der einen oder der anderen Scrotalhälfte auf. Ist der Hoden außerhalb des Leistenkanals gelagert, so ist er als kleiner, ovaler, meist leicht beweglicher Körper unter der Haut der Leistenbeuge oder der Dammgegend sichtbar. Nur bei kleinen Kindern bleibt er oft unter dem Fettpolster verborgen. Unsichtbar ist immer der Bauchhoden.

Der verlagerte Hoden hat die charakteristische Druckempfindlichkeit des normalen Organs. Er zeigt eine in der Regel

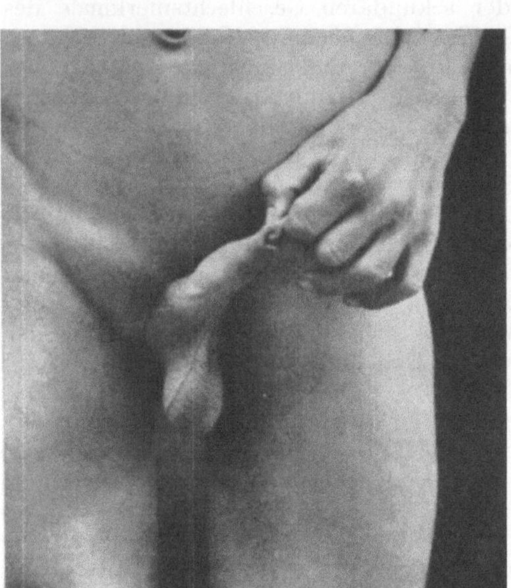

Abb. 118. Retentio testis inguinalis

recht hochgradige Atrophie und schlaffe Konsistenz. Der Nebenhoden liegt ihm nicht eng an wie gewöhnlich, sondern ist von ihm mehr oder weniger weit entfernt.

Ob die Atrophie des verlagerten Hodens eine kongenitale Begleiterscheinung oder eine Folge der Lageanomalie ist, lassen die histologischen Untersuchungen nicht sicher feststellen. Oft sind im kindlichen Leistenhoden histologisch deutliche Entwicklungsstörungen nachzuweisen. Die Samenkanälchen sind sehr spärlich und sehr wenig differenziert. Das Zwischengewebe dagegen ist ungewöhnlich mächtig und die tunica albuginea verdickt. Auch bei Erwachsenen lassen sich am retinierten Hoden manchmal noch deutlich Zeichen einer frühzeitigen Entwicklungsstörung des Hodens nachweisen. Neben gut entwickelten Samenkanälchen mit reicher Spermatogenese finden sich Hodenkanälchen mit fetalem Bau, zwischen denen große Mengen fetaler Zwischenzellen liegen. Andere Male aber zeigt die histologische Untersuchung in den retinierten Hoden beim Kind ganz normalen Gewebebau. Da beim Erwachsenen dies nie zu beobachten ist, bei ihm der retinierte Hoden immer atrophisch ist, muß angenommen werden, daß die Hodenatrophie bei retentio testis manchmal erst in den ersten Lebensjahren einsetzt. Neue Untersuchungen lassen uns annehmen, daß der Mangel einer bei normaler Hodenlage im Scrotum gesicherten Wärmeregelung beim Leisten- oder Bauchhoden die Entwicklung der Samenzellen stört. Das Hodengewebe muß vor starken Temperaturschwankungen, vor starker Erwärmung geschützt sein, wenn die Entwicklung und Funktion der Samenzellen in normaler Weise vor sich gehen soll. Selbst die normale menschliche Körperwärme ist dem Hoden nicht zuträglich; er beansprucht kühlere Temperatur, wie sie bei seiner Lage im Scrotum geboten wird.

Die ectopia oder retentio testis hindert die Inkretbildung offenbar nicht in hohem Maße; denn selbst bei Doppelseitigkeit der Lageanomalie ist die Entwicklung der sekundären Geschlechtsmerkmale des Individuums wenig gestört. Darin unterscheiden sich die Lageanomalien des Hodens von der sog. Anorchie, bei der stets eine mangelhafte Bildung der sekundären Geschlechtsmerkmale nach der Pubertät festzustellen ist. Bei der Hodenretention wird nach der Pubertät die potentia coeundi normal, nur die facultas generandi bleibt wegen Oligo- oder Azoospermie sehr oft aus.

Von allen Lageanomalien des Hodens ist der Leistenhoden, die retentio inguinalis, weitaus die häufigste und praktisch wichtigste. Bei Knaben liegt in den ersten Lebensjahren sehr oft der eine oder der andere der Hoden in der Leistengegend und tritt jeweilen nur bei Husten oder Pressen oder erst auf manuellen Druck oder Zug in das Scrotum hinab. Dies ist noch nicht als Lageanomalie zu erachten. Eine solche Verzögerung des Descensus ist noch physiologisch. Nur wenn der Hoden dauernd in der Leiste liegt und auch durch energischen Zug nicht in den Hodensack hinuntergebracht werden kann, nur dann ist er als Leistenhoden zu bezeichnen. Ein spontaner, aber verspäteter Abstieg solcher Leistenhoden wurde ausnahmsweise zwischen dem 10. und 16. Lebensjahr beobachtet, in ganz vereinzelten Fällen sogar noch nach der Pubertät. *In der Regel aber ist ein spontaner Abstieg des Leistenhodens nicht mehr zu erwarten, wenn er nicht schon vor dem 6. Lebensjahr erfolgte.* Nicht so gar selten kommt es vor, daß ein Hoden, der schon in den Hodensack hinabgestiegen war, später wieder allmählich in die Leiste zurückweicht und dauernd dort bleibt.

Ein Leistenhoden ist oft mit seiner Umgebung verwachsen; andere Male ist er, besonders bei jugendlichen Individuen, stark beweglich und gleitet oft durch den Leistenkanal in die Bauchhöhle, tritt aber bei Anstrengung der Bauchpresse wieder in die Leistenbeuge. Dem Leistenhoden anliegend ist manchmal der processus vaginalis als weicher Strang zu fühlen. Sehr oft liegt in diesem noch offenen Peritonealtrichter eine am Leistenhoden vorbeitretende kongenitale Leistenhernie. Der Leistenhoden ist häufig schmerzhaft, erstens weil er oft von außen gequetscht oder zwischen den Leistenkanalwänden geklemmt wird, dann aber auch, weil in ihm häufig eine schmerzhafte venöse Stauung entsteht, wozu der geschlängelte Verlauf der Samenstranggefäße disponiert. Besonders schmerzhaft wird der Leistenhoden bei seiner Drehung um die Längsachse, die infolge seines langen Mesorchiums leicht zustande kommt, und die zu einer Torsion des Samenstranges führen kann. Der Leistenhoden schwillt dabei stark an und wird sehr druckempfindlich. Da außerdem die den Hoden umgebenden Gewebe blutigserös infiltriert werden, so gibt die Drehung des Leistenhodens leicht Anlaß zu Verwechslung mit einer incarcerierten Leistenhernie. Der wahre Sachverhalt läßt sich aber an dem Fehlen des Hodens im Scrotalsack erkennen und am Ausbleiben von Symptomen eines Darmverschlusses.

Der Leistenhoden neigt mehr als der normal gelagerte Hoden zur Entzündung und zu maligner Entartung. Bei erwachsenen Trägern eines Leistenhodens erweckt das Bewußtsein, sexuell mißgebildet zu sein, oft mannigfaltige, neurasthenische Beschwerden.

Therapie. Dauernd in die Leiste und in die Schenkelbeuge verlagerte Hoden verursachen durch ihre abnorme Lage, die sie allerlei Traumen aussetzt und häufig zu Stieldrehungen Anlaß gibt, starke Beschwerden. Deshalb ist bei ihnen eine Lagekorrektur angezeigt. Bauch- und Dammhoden verursachen dagegen meist keine Beschwerden, und deshalb schien früher ihre Verlagerung in den Scrotalsack nicht erforderlich. Da aber der Hoden nur im Scrotalsack die zur guten Entwicklung seiner samenbildenden Zellen notwendige Regelung seiner Gewebewärme gewährleistet bekommt, ist auch bei ihnen eine Verlagerung in den Scrotalsack angezeigt. Bei den Bauchhoden, die von außen der Palpation entgehen, ist aber nur durch einen größeren operativen Eingriff, der oft mißlingt, ein Erfolg zu erhoffen.

Einen Leistenhoden durch physikalische Behandlungsmethoden, wie z. B. durch regelmäßiges Herabstreichen und Herabziehen des Hodens zum Scrotum, zum Abstieg in den Hodensack zu veranlassen, gelingt nur ausnahmsweise. Mehr Aussicht auf Erfolg hat die Hormonbehandlung, die schon im frühen Kindesalter einsetzen kann. Am wirksamsten ist die Behandlung mit gonadotropen Hormonen des Hypophysenvorderlappens (z. B. Pregnyl, 3mal wöchentlich 500 IE bis zu einer Maximaldosis von 20000 IE). Bei größeren Dosen kann vorzeitige Pubertät eintreten, die sich unter Umständen nach Aufhören der Medikation zurückbildet. Mit diesen Methoden kann ein bleibender Descensus der Hoden erzielt werden. Die Hormonbehandlung hat natürlich nur einen Sinn, wenn die Hoden beweglich und nicht durch narbiges Gewebe fixiert sind. Bei Bauchhoden ist kaum ein Erfolg zu erwarten. Bei Mißerfolg der Hormonbehandlung ist zur Behebung der Lageanomalie eine operative Verlagerung des Hodens in den Scrotalsack nötig. Diese wird erschwert durch die abnorme Kürze des Samenstranges und durch Verwachsungen des Leistenhodens. Bei der Operation des Leistenhodens muß deshalb in erster Linie immer auf Beseitigung dieser Repositionshindernisse Bedacht genommen werden.

Von einem schrägen Leistenschnitte aus werden erst die bindegewebigen Verwachsungen, welche den Leistenhoden meist nach oben außen vom äußeren Leistenring an der Bauchwand festhalten, scharf gelöst; darauf wird der geschlängelte Samenstrang durch quere Trennung aller seiner Bindegewebshüllen und seiner längsspannenden Bindegewebestränge, wenn nötig auch durch Durchtrennung einiger seiner Venen gestreckt und verlängert. Sehr wichtig zur Erzielung eines langen und dehnbaren Funiculus ist des weiteren, daß nach Spaltung des Leistenkanals der dem Funiculus angelagerte, meist noch offene processus vaginalis peritonei bis in die Abdominalhöhle vom Samenstrang abgelöst und nach möglichst hoher Umstechung an seiner Basis quer durchtrennt wird. Nach derartiger Mobilisation des Hodens und des Samenstranges wird es oft möglich sein, den Leistenhoden in den mit dem Finger stumpf erweiterten Scrotalsack zu versenken. Der Leistenkanal wird darauf nach BASSINI oder nur durch vordere Kanalnaht wieder verschlossen.

Nur selten genügt dies, um den Hoden dauernd in das Scrotum zu verlagern. Meist macht sich im Laufe der Vernarbung ein Zug des Funiculus am Hoden geltend, durch welchen dieser allmählich wieder nach dem Leistenkanal hinaufgezogen wird. Es wurde deshalb eine ganze Reihe von Methoden ersonnen, um den Hoden zuverlässiger im Scrotalsack zurückzubehalten: eine Tabaksbeutelnaht am Eingang zum Scrotalsack sollte dies erzielen oder eine Naht des Unterhautgewebes über dem Samenstrang vom äußeren Leistenring bis zum oberen Pol des Hodens, ein Annähen des Funiculus an das Periost des os pubis oder an die Fascie des obliquus externus. Mißerfolge sind dabei häufig. Sicherer ist es, den Hoden im Scrotum festzunähen (Orchidopexie). Die einfache Vernähung des Hodens mit der Haut des Scrotalsackes oder mit den Dammweichteilen gab ungenügende Heilerfolge. Deshalb wurde empfohlen, den in das Scrotum versenkten Hoden durch einen Schlitz des Scrotalseptums auf die Seite des gesunden Hodens zu bringen und an diesem letzteren festzuheften (Synorchidie) oder sein Zurückgleiten dadurch zu verhindern, daß der Scrotalschlitz hinter dem verlagerten Hoden so eng verschlossen wird, als ohne Schnürung und Stauung der Samenstranggefäße möglich ist. MIR hat sich am besten bewährt, den verlagerten Hoden durch einen Hautlappen an dem Oberschenkel zu befestigen oder durch eine versenkte Naht an die Fascie des Oberschenkels anzunähen.

Der Operierte wird durch die Befestigung des Hodens am Oberschenkel in seinen Bewegungen kaum gehemmt. Der dauernde Zug am Hoden und Funiculus ist nicht so stark, daß er zu Ernährungsstörungen und zu Atrophie des Hodens führte; er genügt anderseits doch, um den Samenstrang im Verlaufe von 6 bis 8 Wochen so stark zu dehnen, daß auch nach Durchtrennung der Gewebebrücke zwischen Hoden und Oberschenkel ein nachträgliches Zurückgleiten des Hodens in die Leiste nicht mehr zu befürchten ist.

Durch die Orchidopexie am Oberschenkel kann selbst bei Erwachsenen eine vollständige Lagekorrektur des Leistenhodens erzielt werden. Es ist aber immer besser, diese schon im jugendlichen Alter des Kranken vorzunehmen. Am besten geschieht dies zwischen dem 6. und 8. Lebensjahre, da einerseits in dieser Lebensperiode ein verspäteter Descensus kaum mehr zu erhoffen ist und anderseits die Lagekorrektur doch noch die in der Pubertätszeit sich steigernde Entwicklung des Hodens günstig beeinflussen kann.

2. Inversio testis

Unter normalen Verhältnissen liegt im Scrotum der Hoden mit seiner freien Fläche nach vorne außen gerichtet; hinten innen ist ihm der Nebenhoden angelagert. Recht oft sind nun aber Hoden und Nebenhoden 180° um ihre Längsachse gedreht, so daß die freie Fläche des Hodens nach hinten innen sieht und der Nebenhoden vorne außen dem Hoden aufliegt. In solchen Fällen zieht auch das vas deferens über die Vorderfläche des Hodens nach oben zur Leiste empor.

Statt dieser sog. inversio testis verticalis kommt sehr viel seltener eine inversio testis horizontalis vor, wobei der Hoden sich um seine Querachse dreht und sein sonst oberer Pol nach vorne oder gar nach unten sieht.

Die inversio testis wird auffällig und wird klinisch von Bedeutung bei Entzündungen des Nebenhodens oder der Schleimhäute des Hodens. Ihre Verkennung verleitet oft zu diagnostischen Irrtümern. Die inversio testis kann auch bei Punktion oder Incision einer Hydrocele oder bei Epididymitis zu ungewollten Verletzungen des Hodens Anlaß geben.

H. Hermaphroditismus

Echter Hermaphroditismus ist selten. Nur einige wenige Fälle der Weltliteratur halten einer strengen Kritik stand. Das Charakteristikum dieser Mißbildung ist das Vorhandensein von funktionstüchtigen männlichen und weiblichen Keimdrüsen. Allerdings entwickeln sich die Keimdrüsen nie zur völligen Reife, die Individuen sind steril. Im äußeren Habitus und in der Psyche kann sowohl die männliche als auch die weibliche Komponente vorherrschen.

Häufiger und klinisch von einer gewissen Bedeutung ist der *Pseudohermaphroditismus.* Hier sind nur die Keimdrüsen eines Geschlechtes vorhanden, aber die sekundären Geschlechtsorgane und Geschlechtsmerkmale sind im Sinne des anderen Geschlechts verändert. Hier gibt es alle Varianten von der hypospadia perinealis mit gespaltenem Scrotum bis zu einem männlichen Individuum mit Eileiter, Uterus und Vagina. Der Geburtshelfer ist meist der erste Arzt, der solche Pseudohermaphroditen zu Gesicht bekommt und ihr Geschlecht bestimmen soll. Von seiner Bestimmung hängt für die psychische Entwicklung des Neugeborenen sehr viel ab. Als Richtlinie möge ihm dienen, daß männlicher Pseudohermaphroditismus (Vorhandensein von Hoden bei weiblichem Äußeren) 10mal häufiger vorkommt wie das Gegenteil. Im Zweifel ist es besser, das Kind als Junge zu erziehen.

Verletzungen

A. Die Verletzungen der Niere

Die Nieren sind durch Wirbelsäule und Rippenbogen gegen äußere Gewalteinwirkungen ziemlich geschützt. Trotzdem werden sie keineswegs selten verletzt. Je nach der Art der Gewalteinwirkung auf den Körper entstehen

a) subcutane Nierenverletzungen (Quetschungen, Zerreißungen der Niere) oder

b) offene Nierenwunden (Stich-, Schnitt- und Schußwunden).

I. Subcutane Nierenverletzungen

Die subcutanen Nierenverletzungen sind immer die Folge stumpfer Gewalt, die entweder direkt durch die weichen Bauchdecken hindurch auf die Nieren einwirkt oder aber indirekt durch Vermittlung der Rippen an den Nieren zur Auswirkung kommt. Trifft z.B. eine stumpfe, äußere Gewalt das Abdomen von vorne unten her, wie z.B. ein Fußtritt, der Stoß einer Wagendeichsel od.dgl., so kann die Niere von der Gewalt direkt getroffen, an die Wirbelsäule angepreßt und zerrissen werden. Wirkt aber die äußere Gewalt nicht direkt auf die Nieren, sondern auf die sie schützende Wandung des Thorax ein, z.B. durch breites Aufschlagen des Körpers bei Sturz aus großer Höhe oder beim Zusammendrücken des Thorax durch zwei zusammenstoßende Wagen usw., so kann die Niere durch Anpressen der untersten Rippen gegen die Wirbelsäule zwischen Rippen und Wirbelsäule eingeklemmt und verletzt werden. Sogar eine Gewalt, die fernab von den Nieren den Körper trifft, kann die Niere verletzen, so z.B. ein Fall aus großer Höhe auf die Füße oder das Gesäß. Ob dabei die Verletzung dadurch entsteht, daß beim Aufschlagen des Körpers die an ihrem Stiele pendelnde Niere an die Wirbelsäule geschlenkert und zerrissen wird oder dadurch, daß die durch den Fall reflektorisch ausgelösten, heftigen Kontraktionen der Rumpf- und Zwerchfellmuskulatur die Niere zwischen Rippenbogen und Wirbelsäule quetschen, ist fraglich. Jedenfalls vermag die Kontraktion der Thoraxmuskulatur an sich allein zu Zerreißungen der Niere zu führen. Es wurden solche Verletzungen beobachtet, z.B. beim plötzlichen Zurückreißen einer fallenden Last, wobei keine andere Gewalt als die heftige, plötzliche Anspannung der Rumpf- und Zwerchfellmuskulatur für die Nierenverletzung verantwortlich gemacht werden konnte.

Die Risse, die bei subcutanen Verletzungen in der Niere entstehen, strahlen fast immer radiär vom Nierenhilus aus (Abb. 119). Dies weist darauf hin, daß die verletzende Gewalt in der Regel eine *hydraulische Sprengwirkung* in der Niere auslöst. Die prall mit Blut gefüllte, von einer fibrösen Kapsel umgebene Niere platzt unter der Einwirkung der stumpfen Gewalt.

Aber nicht alle subcutanen Verletzungen der Niere sind die Folge solcher hydraulischer Sprengwirkungen. Einzelne Verletzungsformen wie die Ablösung der Nierenkapsel durch einen subcapsulären Bluterguß ohne gleichzeitige Zerreißung des Nierenparenchyms oder ein Abriß der Niere am Hilus vom Harnleiter und den großen Gefäßen sowie auch ein querer Abriß des einen oder anderen Nierenpols entstehen sicherlich ohne Mitwirkung hydraulischer Pressung. Sie sind die Folge einer die Niere nur tangential treffenden Gewalt.

Pathologische Anatomie. Je nach der Lage und der Ausdehnung der subcutanen Nierenverletzung sind zu unterscheiden:

1. *Zerreißungen der Nierenhüllen allein* ohne Mitverletzung des Nierengewebes. Die Fettkapsel ist blutig durchtränkt, stellenweise durchrissen und in mehr oder weniger großer Ausdehnung von der fibrösen Nierenkapsel abgehoben. Zwischen der Fettkapsel und der fibrösen Hülle der Niere, seltener zwischen letzterer und der Nierenrinde, bildet sich ein Bluterguß. Ist dieser groß, so bleibt seine Resorption unvollkommen. Es entsteht an seiner Stelle eine cystenartige Höhle, gefüllt

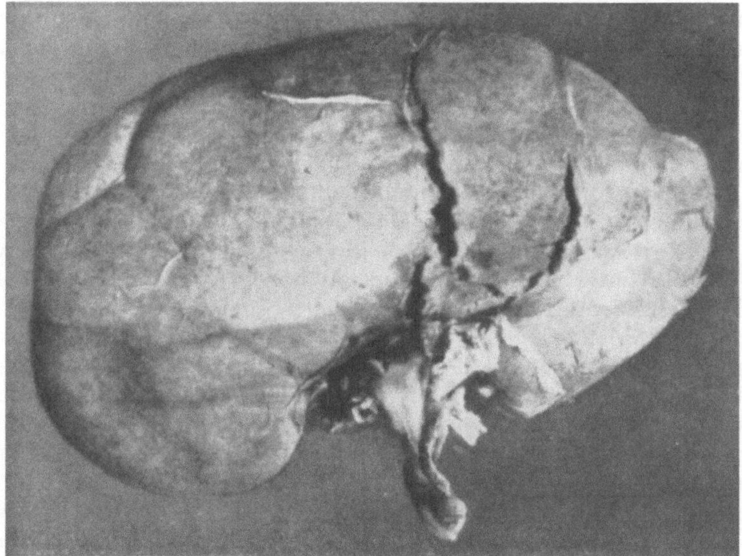

Abb. 119. Nierenruptur

mit allmählich klarer werdendem, flüssigem Inhalt. Einzelne braunschwarze, krümelige Blutgerinnsel, die in ihm herumschwimmen, weisen noch lange auf den traumatischen Ursprung der Höhle hin.

2. *Oberflächliche Nierenrisse.* Diese reichen durch die Nierenrinde bis in das Mark, eröffnen aber weder Nierenkelche noch Nierenbecken. Aus solchen nicht durchgehenden Parenchymwunden der Niere fließt kein Harn in die Nierenhüllen aus. Sie erzeugen meist auch nur geringe Blutungen, da sie abseits der großen Nierengefäße liegen. Dagegen hinterlassen sie doch immer mehr oder weniger ausgedehnte Nierenrindeninfarkte.

3. *Durchgehende Nierenrisse,* von der Nierenoberfläche bis in die Nierenkelche und das Nierenbecken reichend, verlaufen meist radiär zum Nierenbecken; sie sind oft multipel und zerstückeln die Niere in zahlreiche Teile. Nicht selten ist der obere und der untere Nierenpol von dem übrigen Nierengewebe völlig losgetrennt. Durchgehende Längsrisse, welche die Niere wie durch einen Sektionsschnitt aufklappen, sind viel seltener als quer oder radiär verlaufende.

Die Nierenblutung ist bei diesen durchgehenden Rissen immer stark; sie drängt die einzelnen, abgerissenen Nierenteile, wie z.B. den einen oder anderen Pol, von der Hauptmasse der verletzten Niere oft weit ab. Ein mächtiges, perirenales Hämatom infiltriert die Nierenhüllen und breitet sich gegen die Nachbarorgane aus. Oben eingedämmt durch das Zwerchfell, die Leber oder die Milz, hinten aufgehalten durch die Lendenmuskulatur, drängt der Bluterguß nach vorne und innen gegen das Peritoneum und Colon vor, wobei er das retroperitoneale Gewebe oft bis tief in den Mesenterialansatz hinein durchtränkt. Mehr noch dehnt sich das Hämatom in der Richtung des geringsten Widerstandes, vorzugsweise längs des Ureters nach unten gegen das Becken aus, senkt sich oft durch den Leistenkanal in das Scrotum bzw. die großen Labien hinab. Diese Ausbreitung des Hämatoms nach unten äußert sich klinisch in einer fühlbaren Resistenz der Nierengegend und in Blutunterlaufungen der Haut der Leisten- sowie der Scrotal- bzw. Labialgegend.

Da die durchgehenden Nierenrisse Nierenkelche und Nierenbecken eröffnen, dringt aus ihnen mit dem Blut auch Harn in das perirenale Gewebe ein. Ist die Niere stark zertrümmert, deshalb das Nierenparenchym nur noch wenig sekretionsfähig, so ist der Harnaustritt gering; bleiben aber neben den zerrissenen noch große Bezirke des Nierengewebes unverletzt, so ist das Harninfiltrat stark. Es sammeln sich dann manchmal recht erhebliche Harnmengen rings um die Niere an.

War die Niere zur Zeit des Traumas infiziert, so vereitert der perirenale Harn- und Bluterguß sehr rasch. Er kann auch vereitern, selbst wenn der Harn zur Zeit der Nierenverletzung aseptisch war; denn sowohl hämatogen wie aufsteigend aus den unteren Harnwegen oder lymphogen vom Darme her können nachträglich Infektionserreger in das perirenale Hämatom einwandern.

Der aus der verletzten Niere in die Blase abfließende Harn ist meist stark bluthaltig. Jeder Harn- und damit auch jeder Blutabfluß nach der Blase kann aber verhindert sein, wenn der Ureter durch die Verletzung quer durchrissen oder durch die starke Quetschung verengt, vielleicht auch zeitweilig durch ein Blutcoagulum verstopft ist. Deshalb kann trotz schwerer Nierenverletzungen eine Hämaturie vollkommen fehlen.

4. Ein vollständiger oder teilweiser *Abriß des Nierenstiels* ist bei schweren Nierenparenchymverletzungen keineswegs selten. Nur ganz ausnahmsweise entsteht er ohne Mitverletzung des Nierengewebes. Es kann die Niere vollständig von allen Gefäßen und dem Ureter abgetrennt werden. Ist der Abriß unvollständig, so bleiben einzelne der Gefäße oder der Ureter in Verbindung mit der Niere. Der Abriß des Ureters hindert, wie erwähnt, jeden Harnabgang in die Blase. Der Abriß der Gefäße hat Infarktbildung in der Niere und starke Verminderung der Sekretion der Niere zur Folge: das perirenale Harninfiltrat um die Niere wird gering bleiben, der perirenale Bluterguß aber groß sein.

Nebenverletzungen. Das Trauma, das die Niere zerreißt, verletzt nicht selten gleichzeitig auch andere, der Niere benachbarte Organe. Es sind die subcutanen Nierenrisse nicht selten begleitet von einem Peritonealriß, einem Darm-, Leber- oder Milzriß, oder verbunden mit Rippenbrüchen mit oder ohne Verletzung von Pleura und Lunge, gar mit Einrissen des Zwerchfells.

Heilungsvorgänge setzen selbst bei durchgehenden Nierenrissen rasch ein. Nierenrisse können deshalb in verhältnismäßig kurzer Zeit vernarben. In ihrer bindegewebigen Narbe finden sich zahlreiche neugebildete, feine Gefäße, nie aber neugebildete Glomeruli oder Harnkanälchen. Diese sind einer Regeneration nicht fähig. Es stellt sich dagegen nach traumatischer Zerstörung einzelner Parenchymbezirke oft eine deutliche Hypertrophie der unverletzt gebliebenen Nierengewebe ein. Der perirenale Blut- und Harnerguß resorbiert sich immer ziemlich langsam. Er hinterläßt nicht selten dauernd eine derbe Schwarte rings um die Niere (Sklerose des Nierenlagers). Bleibt die Resorption des Ergusses unvollkommen, so entsteht der Niere angelagert eine mit Harn und Blutresten gefüllte, durch bindegewebige Wände begrenzte Cyste, eine sog. *Pseudohydro-nephrose*.

Symptome. Die Folgen einer subcutanen Nierenverletzung machen sich nicht nur in lokalen, sondern auch in allgemeinen Symptomen geltend.

Die auffälligsten *Allgemeinsymptome* sind der *traumatische Schock* und die *Anämie*. Der Schock ist ungleich stark; manchmal ist er gering, andere Male ist er heftig, führt zu Bewußtlosigkeit des Verletzten, äußert sich auch durch fliegenden, schwachen Puls, kalten Schweiß, Blässe des Gesichts und Erbrechen. Im allgemeinen ist der Schock um so stärker und um so länger dauernd, je schwerer die Verletzung der Niere ist; doch wurde ausnahmsweise trotz schwerer Nierenverletzung, selbst trotz durchgehender Zerreißung einer oder gar beider Nieren, ein Fehlen des traumatischen Schocks beobachtet. Es konnten die Verletzten gleich nach dem Unfalle ohne erhebliche Beschwerden größere Strecken fahren oder sogar gehen.

Hat das Trauma eine starke Nierenblutung zur Folge, so macht sich diese recht bald nach der Verletzung in einer *Blässe* der *Schleimhäute* geltend. Die Blässe des Gesichts ist nicht immer Folge der Anämie; sie tritt zuweilen ohne starke Blutung lediglich als Folge des Schocks auf.

Die *lokalen* Symptome der Nierenverletzung sind *Hämaturie, Schmerz* und *Tumor* in der *Nierengegend*.

Die *Hämaturie* wird in der Regel sofort nach dem Unfall am entleerten Harn sichtbar; viel seltener ist die sog. Späthämaturie, ein Übertreten von Blut in den Harn erst ein oder mehrere Tage nach dem Unfall. Ab und zu ist die Hämaturie gleich nach dem Unfall recht erheblich, schwindet dann aber eine Weile fast vollkommen, kehrt jedoch nach mehreren Tagen, ganz ausnahmsweise sogar erst nach Wochen wieder zurück (remittierende Hämaturie). Ein völliges Fehlen der Hämaturie ist bei Nierenverletzungen selten; es wird nur beobachtet, wenn der Harnleiter der verletzten Niere quer durchrissen oder irgendwie verschlossen ist, oder wenn die Nierengefäße infolge des Traumas thrombosieren und jede Harnabsonderung aus der verletzten Niere dadurch versiegt.

Bei geringen Nierenverletzungen kann die Hämaturie so unbedeutend sein, daß sie nur bei mikroskopischer oder chemischer Untersuchung des Harns bemerkt wird. Bei irgendwie erheblicher Verletzung der Niere fällt sie aber sofort durch die hochrote Verfärbung des entleerten Urins auf. Nicht selten ist der Harn reinem Blute ähnlich und mit mehr oder weniger zahlreichen Blutgerinnseln vermischt. Große Blutklumpen können die Blasenentleerung hindern und ein Auspumpen des Blaseninhaltes mit der Blasenspritze nötig machen. Nicht nur während der Hämaturie besteht Albuminurie. Diese überdauert die Hämaturie häufig um Tage oder Wochen. Im Harn finden sich neben Eiweiß granulierte und mit roten Blutkörperchen besetzte Cylinder. Die Tagesmenge des Urins bleibt meist normal. Eine auffällige Oligurie, durch einen traumatischen, renorenalen Reflex erklärbar, ist selten, noch seltener eine reflektorische Anurie.

Schmerzen in der Nierengegend fehlen bei Zerreißung der Niere nie, selbst auch dann nicht, wenn das Trauma fernab von der Nierengegend den Körper traf (z. B. Nierenzerreißung durch Gegenstoß bei Sturz auf die Füße usw.). Ist durch die verletzende Gewalt die Nierengegend direkt betroffen, so ist der wirkliche Nierenschmerz gegenüber dem Quetschungsschmerz der die Niere umgebenden Weichteile gekennzeichnet durch seine tiefe Lage sowie durch sein Ausstrahlen längs des Harnleiters in die Blase, in die Hoden und den Oberschenkel. Nierenschmerzen haben oft auch ein Hochziehen des Hodens der verletzten Körperhälfte zur Folge. Die erst heftig schneidenden Schmerzen, durch welche die Atmung des Verletzten häufig gehemmt wird, lassen schon nach wenigen Stunden nach, werden dumpfer und schwächer. In geringem Grade halten sie aber doch tagelang an, allerdings schließlich nur noch als schmerzhaftes Druckgefühl. Eigentliche Nierenkoliken treten nur bei Verstopfung des Ureters durch Blutgerinnsel oder bei Ureterknickung, z. B. durch Narbenzug, auf. Bestanden Koliken, so ist später immer sorgfältig auf die Entwicklung einer traumatischen Hydronephrose zu achten.

Außer der Hämaturie weist am deutlichsten auf eine Nierenverletzung hin die nach dem Trauma einsetzende *Tumorbildung* im Bereiche der Niere. Eine solche wird manchmal vorgetäuscht durch eine heftige Spannung der Lenden- und Bauchdeckenmuskulatur. Der Irrtum wird aber bald offenkundig. Sowie die Muskelspannung nachläßt, wird das Fehlen einer Infiltration in der Nierenloge unverkennbar. Besteht ein Hämatom rings um die verletzte Niere, so wird es, sobald die Spannung der Bauchdecken nachläßt, ziemlich scharf begrenzt fühlbar. Besonders deutlich bemerkbar ist sein vorderer Rand; sein Tieferrücken nach unten bei starker Blutung ist deshalb leicht zu verfolgen. Die Schnelligkeit seines Vorrückens bietet besser als die Stärke der Hämaturie einen Maßstab für die Heftigkeit der Nierenblutung. Wird außer der Niere auch das Bauchfell zerrissen, so ist dem perirenalen Bluterguß ein Abfluß in die Bauchhöhle geöffnet. Das fühlbare Hämatom wird deshalb trotz erheblicher Nierenblutung nie sehr groß. Die Stärke der Blutung läßt sich in solchen Fällen trotzdem leicht ermessen am Wachsen des freien Flüssigkeitsergusses im Abdomen und an der Zunahme der allgemeinen Anämie.

Gleichgültig, ob nur Blut allein oder Blut mit Harn vermischt, immer ruft das Infiltrat Reizerscheinungen am Peritoneum hervor. Diese äußern sich an den Bauchdecken, besonders stark im Bereiche der verletzten Niere, in einer Druckempfindlichkeit, oft auch in einem deutlichen Entspannungsschmerz, ferner in einem erst nur auf die Umgebung der verletzten Niere beschränkten, bald aber auf das ganze Abdomen ausgedehnten Meteorismus, in Behinderung von Wind- und Stuhlabgang, ja oft in ausgesprochenen Zeichen eines Darmverschlusses. Es sind dies Erscheinungen, wie sie nach jeder Nierenoperation vorkommen können, Folgen einer Colonparese, erzeugt durch das im Mesocolon sich ausdehnende Blutinfiltrat.

Stärker sind diese Reizerscheinungen im Abdomen, wenn mit der Niere auch das Peritoneum zerrissen ist. Die Bauchdecken sind dann meist in ganzer Ausdehnung straff gespannt, auf Druck und auf Entspannung sehr empfindlich. Zudem bildet sich, weil durch den Peritonealriß das perirenale Hämatom mit der Bauchhöhle in offener Verbindung steht, ein freier Erguß im Abdomen. Er besteht aus Blut allein, wenn an den Nieren nur das Parenchym, keiner der Calyces verletzt ist; er besteht dagegen aus einem Gemisch von Blut und Harn, wenn auch das Nierenbecken und die Calyces eingerissen sind. Seltener ist der Erguß rein urinös, wenn Nierengefäße und Nierenparenchym nur leicht verletzt, das Nierenbecken aber breit eröffnet wurde.

Ob das perirenale Hämatom mit Harn vermischt ist oder nicht, ist sowohl bei extraperitonealer wie bei intraperitonealer Lage des Infiltrates ohne Einfluß auf den Verlauf des Krankheitsbildes, solange keine Infektion hinzutritt. Infiziert sich aber das Hämatom, sei es, daß die Verletzung eine infizierte Niere traf, oder sei es, daß nachträglich aus der Blutbahn oder aus dem Darme durch die Lymphbahnen oder aufsteigend aus der Blase, z. B. anschließend an einen unsauberen Katheterismus, Keime in das Hämatom eindringen, dann entwickelt sich bei Vermischung des Hämatoms mit Harn eine bösartig verlaufende, eitrige Epinephritis, die, wenn ein Peritonealriß besteht, bald zu ausgedehnter schwerer Peritonitis führt.

Wenn das Trauma, das die Niere zerriß, auch noch andere Organe des Abdomens verletzte, die Leber, die Milz, den Darm usw., so können diese Nebenverletzungen dem Krankheitsbilde ihr eigenes Gepräge geben.

Diagnose. Besteht nach einem Trauma Hämaturie, und läßt das Fehlen von Miktionsstörungen sowie das Ausbleiben von Druckempfindlichkeit und Infiltration der Harnröhren- und Blasenregion eine Verletzung der Blase oder Harnröhre ziemlich sicher ausschließen, so ist ein Nierenriß als Ursache der Blutung anzunehmen. Jeder Zweifel am Bestehen einer Nierenverletzung schwindet, wenn in der Nierengegend eine Druckempfindlichkeit und ein vom Rippenbogen rasch nach vorne unten vorstoßendes Infiltrat auftritt. Diese beiden letzten Symptome lassen selbst dann eine Nierenverletzung mit Sicherheit annehmen, wenn die Hämaturie wegen Abriß oder Verstopfung des Ureters der verletzten Niere ausblieb.

Ob die Verletzung der Niere momentan das Leben des Verletzten bedroht, ist nicht aus der Stärke der Hämaturie, sondern aus der Mächtigkeit des perirenalen Blutergusses sowie dem Grade der Anämie und der Qualität des Pulses des Kranken zu ermessen. Denn der Verletzte verblutet sich nie durch die Harnwege; es ist die Blutung in das perirenale Gewebe, die ihm die Gefahr der Verblutung bringt. Bei der Abschätzung der Mächtigkeit des perirenalen Hämatoms ist stets zu bedenken, daß vielleicht die verletzte Niere nicht nur in das perirenale Gewebe, sondern durch einen offenen Peritonealriß auch in die freie Bauchhöhle blutet, deshalb trotz starker Blutung das perirenale Hämatom klein bleiben kann.

Ob neben dem Nierenriß eine Peritonealverletzung besteht oder nicht, ist ohne operative Eröffnung der Bauchhöhle schwer oder gar nicht zu entscheiden. Dieselben Reizerscheinungen wie der Peritonealriß ruft im Abdomen auch eine Nierenruptur ohne Peritonealriß hervor. Und das andere wichtige Merkmal des Peritonealrisses bei Nierenruptur, die Bildung eines freien Ergusses im Abdomen, kann statt durch Blut aus der Niere durch Blutung eines anderen verletzten Abdominalorgans, der Milz, der Leber, des Darmes usw. entstehen. Aus dem Orte des ersten Auftretens dieses Ergusses läßt sich allerdings häufig dessen Ausgangspunkt bestimmen. Liegt die erste Dämpfungszone weitab von der verletzten Niere, so spricht dies gegen den Ausgang des Abdominalergusses von der Niere. Sammelt sich aber der Erguß zuerst vorwiegend im Bereiche der verletzten Niere, so spricht dies für seine Herkunft aus der blutenden Niere.

Therapie. Ist bei einem Kranken eine subcutane Nierenzerreißung festgestellt, so erhebt sich sofort die Frage: Soll zur Abwehr schlimmer Unfallfolgen das verletzte Organ operativ freigelegt werden oder nicht.

Die Hauptgefahren, die dem Kranken aus der Verletzung der Niere erwachsen, sind: Verblutungstod und Infektion; Urämie nur dann, wenn die zweite, vom Trauma verschonte Niere durch Erkrankung oder Mißbildung funktionsuntüchtig ist.

Zeigt der Verletzte eine beängstigende Anämie, und bildet sich im Bereiche der verletzten Niere ein großer und rasch zunehmender Tumor, so ist, gleichgültig, ob durch die Harnwege viel oder wenig Blut abgeht, sofortige operative Hilfe angezeigt. Trotz Fehlens einer starken Blutung ist die Freilegung der verletzten Niere ebenfalls dringlich, wenn sich Erscheinungen von Infektion des perirenalen Hämatoms einstellen; denn ohne dessen breite Drainage hat die Infektion immer schlimme Folgen (Peritonitis, allgemeine Sepsis).

Daß die Mitverletzung des Peritoneums nicht unbedingt ein operatives Vorgehen bei Nierenruptur verlangt, ist, im Gegensatz zu früheren Lehren, jetzt allgemein anerkannt. Es können die intraperitonealen Nierenverletzungen so gut wie die extraperitonealen unter konservativen Maßnahmen ausheilen, wenn die Infektion ausbleibt und der Blut- und Harnerguß aus der verletzten Niere nicht sehr groß ist. Denn nicht nur Blut, sondern auch Harn kann, wenn aseptisch und nicht in allzu großer Menge vorhanden, vom Peritoneum ohne andere Folgen als eine vorübergehende Reizung des Peritoneums aufgesogen werden. Ein großer Harnerguß in der Abdominalhöhle brächte allerdings, wenn resorbiert, die Gefahr der Urämie.

Ein operativer Eingriff ist unbedingt angezeigt bei Mitverletzung der Bauchorgane, besonders bei Verletzungen des Magen-Darmtractus. Selbst wenn solche nur zu vermuten, nicht ganz sicher nachweisbar sind, soll operiert werden. Es ist besser, unnötig als zu spät das Abdomen zu eröffnen.

Erlauben der geringe Grad der Blutung, das Fehlen von Infektion und von Nebenverletzungen, eine Operation zu unterlassen, so muß der Kranke doch unter sehr sorgsamer Beobachtung bleiben. Es muß alles getan werden, die Blutung aus der Niere zu stillen und das perirenale Hämatom vor Infektion zu schützen. Erstes Erfordernis ist vollkommene Ruhelage, um die Loslösung von Thromben aus den Nierengefäßen zu vermeiden. Ferner ist durch Auflegen einer Eisblase auf das Epigastrium der verletzten Seite, durch Injektion oder interne Medikation von Haemostyptica, durch eine Bluttransfusion die Blutung zu bekämpfen. Der Infektion wird vorgebeugt durch Verabreichen von Antibioticis, durch Sorge für regelmäßige Darmentleerung, Verordnung reizloser, leicht verdaulicher Nahrung bei mäßiger Flüssigkeitszufuhr. Auch bei günstigem Verlaufe der Heilung soll der Kranke das Bett nicht verlassen, bevor der Harn blut- und fast völlig eiweißfrei geworden und das perirenale Infiltrat geschwunden ist.

Dauert trotz dieser Maßnahmen die Hämaturie tagelang unvermindert an oder verstärkt sie sich wieder nach vorübergehendem Nachlassen, dann wird es notwendig, neuerdings die operative Freilegung der Niere in Erwägung zu ziehen. Der Rat, in diesen Fällen durch die Cystoskopie den Entscheid zu suchen, ob operiert werden soll oder nicht, scheint mir schlecht. Die Cystoskopie zeigt wohl, welche der Nieren blutet; darüber ließ aber meist schon die äußere Palpation keinen Zweifel. Über das, was unklar ist, die Ausdehnung der Verletzung, den Grad der Funktionseinbuße der verletzten Niere, darüber gibt die bloße Cystoskopie wenig Auskunft. Die Hämaturie macht die Farbstoffausscheidungsprobe mit Indigo unzuverlässig. Zur Kryoskopie der getrennten Nierensekrete oder zu ähnlichen Funktionsprüfungen durch die Separation der Nierenharne wird man sich bei einem Schwerverletzten ungern entschließen. Es würden die Ergebnisse dieser Untersuchung zudem sehr unsichere Schlüsse auf die Ausdehnung der Nierenverletzung erlauben; denn die Blutung wäre auch hier störend. Daß, wie behauptet wird, der Ureterenkatheterismus ersehen läßt, ob der Weg von der Blase zur Niere frei, ob das Nierenbecken verletzt ist oder nicht, ist unrichtig. Gleitet der Ureterkatheter weit in den Ureter hinauf, so beweist dies nicht, daß er wirklich ins Nierenbecken eindrang, der Ureter also unverletzt ist. Der Katheter kann sehr wohl durch einen Ureterriß ausgetreten und in die perirenale Wundhöhle geglitten sein. Auch wenn durch ihn blutiger Harn abfließt, bleibt unsicher, ob dieser direkt aus dem Nierenbecken oder durch einen Riß der Ureterwand aus einem perirenalen Harnerguß aufgefangen wurde. Bleibt der Katheter im Harnleiter stecken, so weist dies wieder nicht auf ein Zerreißen des Ureters hin; ein mit der Verletzung in keinem Zusammenhang stehendes Hindernis kann den Katheter aufgehalten haben. Neben diesem zweifelhaften Nutzen bringt der Ureterenkatheterismus der verletzten Niere sicher die Gefahr der Infektion, auch wenn sorgfältig alle aseptischen Maßnahmen getroffen werden. Man wird deshalb, wenn bei Nierenruptur die Hämaturie längere Zeit andauert, den Entscheid, ob operiert werden soll oder nicht, weniger von dem Ergebnis der Funktionsprüfungen der Nieren, als vielmehr von dem Allgemeinbefinden des Kranken abhängig machen, besonders von dem Grade der Anämie. Auch dabei gilt die Regel, lieber einmal unnötig die Niere freizulegen, als durch ein Versäumen des Eingriffs das Leben des Kranken zu gefährden. Die Röntgenuntersuchung hilft in frischen Fällen nur wenig zur Indikationsstellung. Die retrograde Füllung des Nierenbeckens vermag wohl unter Umständen ein klares Bild zu geben, die damit verbundene Infektionsgefahr ist aber so groß, daß von ihr in frischen Fällen abzuraten ist.

Eine intravenöse Kontrastdarstellung der verletzten Niere mißlingt meistens. Am meisten Aussicht bietet noch eine Ausscheidungsurographie in den ersten Stunden nach der Verletzung.

Hört die Hämaturie völlig auf, so darf, selbst wenn das perirenale Hämatom zurückgeht, die Frage einer Freilegung der verletzten Niere nicht ganz außer acht gelassen werden. Denn es kann das Ausbleiben der Blutung in das perirenale Gewebe und in die Harnwege statt durch Verklebung und Vernarbung der Wundränder durch eine ausgedehnte Nekrose der verletzten Niere bedingt sein. Eine derart ausgedehnte Nierennekrose würde immer über kurz oder lang den Kranken durch Infektion gefährden, zudem auch ohne Infektion schädigen durch die Resorption der durch die Nekrose entstehenden Eiweißzerfallsprodukte (Allgemeinintoxikation und besonders toxische Nephritis). Eine derart ausgedehnte, gefahrbringende Nekrose der Niere ist nach Aufhören der Blutung durch die vordem beim Verletzten gemiedene Chromocystoskopie oder das Urogramm zu erkennen. Scheiden beide Nieren das Indigo oder das Kontrastmittel gut aus, so ist eine erhebliche Gewebezerstörung ausgeschlossen, eine Operation ist nicht nötig. Zeigt aber die verletzte Niere, die jetzt nicht mehr blutet, keine Ausscheidung, so wird dadurch das Bestehen ausgedehnter Nekrosen der Niere wahrscheinlich und ein operativer Eingriff ratsam. Selbst wenn die Sekretionshemmung nicht durch eine Nekrose des Parenchyms bedingt wäre, sondern nur durch mechanische Verlegung der ableitenden Harnwege, so wäre der Eingriff trotzdem von Nutzen, da ohne ihn eine traumatische Hydronephrose entstehen möchte.

Ist die Frage, ob operiert werden soll, bejaht, so bleibt noch die zweite Frage, wie zu operieren ist.

Sicherlich ist es fast immer am besten, die Niere durch einen Lumbalschnitt extraperitoneal freizulegen. Erweist der Operationsbefund eine Eröffnung des Peritoneums als nötig, so ist der lumbale Schnitt leicht so weit nach vorne zu verlängern, als es nötig ist, um genügend freien Zugang zur Versorgung allfälliger Nebenverletzungen der Abdominalorgane zu erhalten. Ein besonderer Abdominalschnitt wird nur nötig werden, wenn Verdacht besteht auf Verletzung von Bauchorganen auf der der verletzten Niere entgegengesetzten Seite. Die verletzte Niere ist natürlich, wenn irgend möglich zu erhalten. Sind aber ihre großen Gefäße zerrissen oder ihr Parenchym sehr arg zerstückelt, so ist die Nephrektomie unbedingt angezeigt. Ist die Verletzung nicht so schlimm, so muß stets versucht werden, durch Umstechung der blutenden Nierengefäße und durch eine Tamponade rings um die Niere die Blutung zu stillen, gleichzeitig auch eine breite Drainage nach außen zu sichern. Wunden des Nierenbeckens und Ureters brauchen nicht dicht geschlossen zu werden; es genügt, ihre Ränder durch einige Knopfnähte, welche die Schleimhaut nicht mitfassen, zu vereinen. Bei schlechtem Allgemeinbefinden des Kranken, besonders bei großer Herzschwäche, ist kurze Dauer des Eingriffes Lebensfrage. Deshalb soll bei ausgebluteten Kranken nicht durch wiederherstellende Nähte und durch andere Maßnahmen Zeit verloren werden. Es ist besser, den Eingriff möglichst einfach zu gestalten: rasch zu tamponieren oder, wenn die Blutstillung unsicher scheint, die Niere zu entfernen. Es ist auch bei Notfallnephrektomien selbstverständliche Pflicht, sich zu vergewissern, daß eine zweite, funktionstüchtige Niere vorhanden ist, evt. durch Palpation intra operationem.

Vor der Entlassung des ohne Nephrektomie geheilten Kranken soll stets durch Chromocystoskopie oder Röntgen kontrolliert werden, ob die verletzte Niere wieder normal ausscheidet oder nicht. Ist die Ausscheidung verspätet, so muß der Kranke wiederholt zur Kontrolluntersuchung bestellt werden, um die Entwicklung einer traumatischen Hydronephrose nicht zu übersehen und zeitig genug die nötigen operativen Maßnahmen gegen diese treffen zu können.

II. Offene Nierenwunden

durch Stich-, Schnitt- oder Schußverletzungen sind in Friedenszeiten viel seltener als die subcutanen Nierenrisse. Sie sind diesen im klinischen Bilde und in ihrem Heilverlaufe so ähnlich, daß das, was über die subcutanen Nierenverletzungen gesagt wurde, auch für die offenen Nierenwunden gilt. Beizufügen ist nur, daß bei den offenen Nierenwunden die Infektionsgefahr ganz wesentlich größer ist als bei den subcutanen. Das die Niere verletzende Geschoß oder Instrument reißt häufig Infektionskeime mit sich in die Nierenwunde, und zudem dringen oft noch nach der Verletzung Keime von der Körperoberfläche in die Nierenwunde ein. Da sie dort im angesammelten Gemisch von Blut und Harn besonders günstige Wachstumsbedingungen finden, bleibt bei offener Nierenwunde eine Eiterung kaum je aus, wenn nicht zeitig genug dem Wundsekret ein völlig freier Abfluß nach außen geschaffen wird.

Eine frühzeitige operative Freilegung der verletzten Niere von einem extraperitonealen Lumbalschnitte aus ist deshalb erstes Erfordernis in der Behandlung offener Nierenverletzungen. Ob bloß eine Tamponade der verletzten Niere und breite Drainage der Wunde nach außen, oder ob die Exstirpation der verletzten Niere angezeigt ist, entscheidet der Operationsbefund. Ist die Wunde der Niere nicht tief, hat sie vielleicht nicht einmal das Nierenbecken oder die Calyces eröffnet, so wird häufig die Erhaltung des Organs gelingen. Hat aber ein Schuß durch seine hydraulische Sprengwirkung die Niere stark zerrissen, oder hat eine Stichverletzung die großen Nierengefäße durchtrennt, dann ist die Nephrektomie notwendig.

Jedes Trauma, ob Stich oder Schuß, das zu einer offenen Verletzung der Niere führt, verletzt häufig auch die Pleura oder eines der Bauchorgane. Auf solche Nebenverletzung ist natürlich bei der operativen Versorgung der offenen Nierenwunden stets genügende Rücksicht zu nehmen. Sie können eine primäre Laparotomie nötig machen.

Auf eine offene Verletzung der Niere weist hin, abgesehen von der Lage der Wunde, der Blutabgang im Harn und andererseits die Beimischung von Harn zum blutigen Wundsekret. Streifenwunden der Niere, die weder Nierenkelche noch Nierenbecken trafen, erzeugen allerdings nur Hämaturie, nicht aber Harnaustritt aus der Wunde. Bei den offenen Nierenverletzungen ist das perirenale Hämatom durchschnittlich viel geringer als bei den subcutanen Verletzungen. Zwar blutet die Nierenwunde stark; aber bei der offenen Verletzung fließt ein großer Teil des Blutes durch den Wundkanal nach außen ab.

Mit Verletzungen der Niere sind oft *Ureterverletzungen* verbunden.

B. Die Verletzungen des Harnleiters

Harnleiterverletzungen kommen häufig bei operativen Eingriffen vor. Besonders der unterste Teil des Ureters ist wegen seiner anatomischen Lage operativen Verletzungen stark ausgesetzt, so z. B. bei der Exstirpation der weiblichen Adnexe, seltener bei Mastdarmoperationen oder anderen Eingriffen im kleinen Becken.

Diagnostische Uretersondierungen führen sehr selten, nur unter ganz außerordentlichen Bedingungen zu ernstlichen Verletzungen des Harnleiters. Absichtlich wird der Ureter bei vielen operativen Eingriffen wegen Hydronephrose und Harnleitersteinen eingeschnitten. Die zunehmende Verwendung von cystoskopischen Harnleiterstein-Extraktionsinstrumenten hat eine Zunahme der Ureterverletzungen zur Folge gehabt.

Nichtoperative Ureterverletzungen sind ziemlich selten; nur oberflächliche Schleimhautrisse durch abgehende Harnleitersteine sind häufig. Äußeren Gewalteinwirkungen weicht der elastische und ziemlich dickwandige Harnleiter leicht aus. Stich- und Schußverletzungen werden selbst im Kriege auffallend selten beobachtet. Nicht viel häufiger sind subcutane Verletzungen durch stumpfe Gewalt, durch welche der Ureter überdehnt und zerrissen oder durch Anpressen gegen die Wirbelsäule oder das Becken gequetscht wird.

Ist durch eine Verletzung die Harnleiterlichtung eröffnet, so fließt Urin aus dem Ureter in den Retroperitonealraum. Dadurch droht die Entwicklung einer Harnphlegmone. Diese zu vermeiden, ist das erste und wichtigste Ziel der Behandlung einer Harnleiterverletzung. Erst in zweiter Linie stellt sich die Aufgabe, den Harnabfluß wieder in die natürlichen Bahnen zurückzulenken.

Eine penetrierende subcutane Ureterverletzung ist zu vermuten, wenn sich bald nach einem Trauma im Bereich des Ureterverlaufes eine druckempfindliche Schwellung bildet oder wenn infolge einer Harninfiltration längs der Gefäße ein beim Weibe an den Labien, beim Manne im Bereiche des Samenstranges und Scrotums sichtbares Ödem auftritt. Der Blasenharn ist nach einer Ureterverletzung häufig, doch nicht immer bluthaltig. Wegen des Fehlens einer Hämaturie darf das Bestehen einer Ureterverletzung nicht verneint werden. Ist eine Ureterverletzung festgestellt oder auch nur ernstlich zu vermuten, so muß der Ureter möglichst rasch extraperitoneal friegelegt, seine verletzte Stelle breit nach außen drainiert werden.

Ist die Kontinuität des Harnleiters durch die Verletzung nicht unterbrochen, so bestehen, wenn der Ureter unterhalb der verletzten Stelle bis zur Blase völlig frei durchgängig ist, gute Aussichten auf spontane Verheilung der Ureterwunde. Die Heilungsdauer wird durch eine Naht der Rißstelle verkürzt. Um die Gefahr einer Strikturbildung möglichst zu meiden, sollen die Nähte vereinzelt und oberflächlich angelegt werden, ohne die Ureterschleimhaut mitzufassen.

Die völlige Durchtrennung des Ureters stellt ein ziemlich schwieriges chirurgisches Problem. Es muß selbstverständlich unser Bemühen sein, eine Nephrektomie zu vermeiden. Am leichtesten ist die Heilung, wenn die Durchtrennung nahe an der Blase stattgefunden hat. Eine Neueinpflanzung des Ureters in die Blase gibt meist einen vollen Erfolg. Eventuell kann ein größerer Defekt mit einer Lappenplastik aus der Blase nach Boari-Küss überdeckt werden. Ebenfalls ist bei einer sehr hohen Durchtrennung die Einpflanzung des Ureters ins Nierenbecken meist erfolgreich. Schwierig ist die Wiedervereinigung der beiden Ureterenden im Mittelteil. Das Naheliegendste ist eine End-zu-End-Anastomose oder eine Intubation des oberen Ureterendes ins untere, unter gleichzeitiger Ableitung des Urins, am besten durch Nephro- oder Pyelostomie. Es entstehen aber dadurch häufig Strikturen, die trotz lange durchgeführter Ureterdilatationen schließlich doch zum Verlust der Niere führen. Auch wenn es gelingt, die Strikturbildung zu vermeiden, sind Störungen zu erwarten. An der Nahtstelle wird die Peristaltik des Ureters unterbrochen, und es kann so zu einer funktionellen Striktur kommen, wobei allerdings meist eine nützliche Funktion der darüberliegenden Niere erhalten bleibt. Man hat deshalb in einigen Fällen mit Erfolg versucht, den verletzten Ureter retroperitoneal mit dem gesunden Harnleiter zu anastomosieren. Prohibitiv wirkt meiner Ansicht nach die Überlegung, daß bei Mißlingen dieser Plastik beide Nieren darunter zu leiden haben und wir dadurch dem Patienten einen schlechten Dienst erweisen.

Alle diese Wiederherstellungsoperationen haben nur Aussicht auf einen guten Erfolg, wenn die Wundränder am Ureter scharf und gut ernährt sind. Bei stark zerfetzter und gequetschter Ureterwandung muß man sich damit begnügen, die Ureterwunde ungenäht nach außen zu drainieren. Erst nach Erholung der Gewebe kommt eine der angeführten Operationen in Frage. Viel besser sind die Aussichten einer operativen Wiederherstellung der Ureterfunktion, wenn die Durchtrennung nicht vollständig ist, sondern noch eine, wenn auch schmale longitudinale Gewebebrücke besteht. Nach Freilegung der Verletzungs- oder Strikturstelle wird mit Hilfe eines cystoskopischen Assistenten ein nicht allzu dicker Polyethylentubus ins Nierenbecken hochgeführt. Im Verlauf von 4—6 Wochen bildet sich, von der Gewebebrücke ausgehend, nicht nur die Mucosa, sondern auch die Muscularis des Ureters neu mit sehr befriedigendem funktionellem Erfolg. Um den Erfolg sicherzustellen, ist eine Nephro- oder Pyelostomie ratsam. Dies Verfahren ist dem Verwenden eines T-Rohres zur Schienung überlegen.

Mißlingt der plastische Eingriff oder scheint er von vornherein aussichtslos, dann ist die Nephrektomie angezeigt. Der Ausschluß der Niere durch operative Ureterknotung oder durch Röntgenbestrahlung ist der Nephrektomie unterlegen und findet nur ganz ausnahmsweise eine Indikation.

Besondere Vorsicht ist selbstverständlich bei Verletzung des Ureters einer Solitärniere oder bei Erkrankung der unverletzten Niere am Platz. Hier wird gelegentlich eine definitive Nephrostomie notwendig werden.

C. Verletzungen der Harnblase

Die Harnblase wird dank ihrer durch den Beckenring geschützten Lage im allgemeinen nur selten verletzt. Einzig im Kriege sind Blasenverletzungen ziemlich häufig. Es sind zu unterscheiden:

1. *Verletzungen* durch *äußere* Gewalt, 2. *Rupturen* der Blase durch ihren gesteigerten *Innendruck*.

I. Verletzungen durch äußere Gewalt

Verletzungen der Blase durch äußere Gewalt können *subcutan* oder *offen* sein. Die subcutanen sind seltener. Sie werden beobachtet als Folge schwerer Beckenzertrümmerung. Die Blase wird durch Knochenfragmente angerissen oder angespießt. Sie können auch entstehen unter der Geburt durch lange dauernden Druck des Kindsschädels gegen die Symphyse.

Häufiger als subcutane sind offene Verletzungen der Blase. Solche können bei *Operationen*, so bei einer Herniotomie, bei der Exstirpation von Uterus und Rectumtumoren, unabsichtlich zustande kommen. Sogleich erkannt und vernäht bleiben sie ohne schlimme Folgen. Fast gefährlicher, weil oft übersehen, sind das Blaseninnere nicht sofort eröffnende, operative Verletzungen der Blasenwand, z. B. bei der Lösung von Verwachsungen, der stumpfen Ablösung der Blase anliegender Tumoren wie Cervixcarcinome usw. Solche stumpfe Verletzungen disponieren durch Zirkulationsstörungen in der Blasenwand zur Blaseninfektion und werden außerdem wegen nachträglich weitergreifenden Gewebenekrosen in der Blasenwand oft zum Ausgangspunkt von Harninfiltrationen und Harnfisteln.

Schwer in ihren Folgen sind die *nichtoperativen Schuß-, Stich- und Schnittwunden* der Blase sowie die *Pfählungsverletzungen.* Die verletzende Gewalt trifft die Blase vom Damm, der Vagina oder vom Rectum her, seltener durch das foramen ischiadicum oder obturatorium, oder bei starker Blasenfüllung von oben her durch die Bauchdecken. Ein Geschoß oder ein anderer mit großer Gewalt gegen das Becken geschleuderter Fremdkörper kann auch durch den Beckengürtel hindurch, nach Zertrümmerung des Knochens, die Blase verletzen. Dabei zerreißt nicht immer der Fremdkörper selbst die Blase, sondern oft Knochensplitter, die vom Becken losgesprengt wurden. Die volle Blase wird natürlich leichter verletzt als die leere. Bei der vollen Blase sind größere Wandflächen extraperitoneal gelagert als beim leeren Organe.

Die Blasenwunde, gleichgültig ob extra- oder intraperitoneal gelegen, ist verschieden in ihrer Form je nach der Gestalt und der lebendigen Kraft des in die Blase eindringenden Fremdkörpers. Sie ist bald glattrandig und dabei lineär oder rund, bald sind die Wundränder gefetzt und der Verlauf der Wunde unregelmäßig zackig. Lineär können nicht nur Schnitt- oder Stichwunden sein, sondern auch Schußwunden, wenn ein glattes Geschoß, z. B. eine Gewehrkugel, mit großer Durchschlagskraft die Blase trifft. Die lineäre Wunde stellt sich mit ihrem größten Durchmesser, entsprechend der kräftigen Längsmuskulatur der Blasenwand, in die Längsrichtung der Blase. Ein Geschoß, das mit geringer Durchschlagskraft in die Blase eindringt, z. B. ein Querschläger, reißt eine unregelmäßig geformte Blasenwunde, deren Ränder gequetscht sind. Ganz unregelmäßige Riß- und Quetschwunden der Blase, oft verbunden mit großen Defekten der Blasenwand, erzeugen Granat- und Bombensplitter. Solchen unregelmäßig gerissenen und gequetschten Wunden fehlt die sonst große Heilungstendenz der Blasenwunden. Bei ihnen ist die Gefahr einer Blasenfistelbildung groß.

Ist die Blase im Momente der Schußverletzung stark gefüllt, so machen sich an ihr *Sprengwirkungen* geltend. Diese äußern sich in der Radiärstellung der mehr oder weniger zahlreichen Blasenrisse. Daß an unvollständig gefüllten Blasen solche Sprengwirkungen bei Schußverletzungen fehlen, erklärt sich daraus, daß bei unvollkommener Blasenfüllung die Blasenwand durch ihre natürliche Dehnbarkeit der plötzlichen Drucksteigerung im Blaseninnern beim Aufschlagen des Projektils Schritt zu halten vermag. Steckschüsse sind in der Blase verhältnismäßig selten, am ehesten bei kleinen Granatsplitterverletzungen. Meist durchdringt das Geschoß die Blase vollkommen (Durchschuß). Stich- und Schnittverletzungen dagegen durchbohren selten die ganze Blase; sie treffen meist nur die eine Wandseite.

Die *Symptome* der Blasenwunden sind ungleich, je nachdem es sich um *extraperitoneale* oder *intraperitoneale Wunden* der Blase handelt. Allen Wundarten gemeinsam ist der fast nie fehlende, der Verletzung sogleich folgende Schock des Kranken, sich äußernd in Blässe des Gesichtes, frequentem Puls, beschleunigter Atmung. Gemeinsam ist ihnen ferner als auffälligstes Lokalsymptom ein *schmerzhafter Urindrang,* wobei gar kein oder nur wenig Urin durch die Harnröhre abgeht. Der Urin ist meist mit etwas Blut vermischt. Nur wenn große Beckengefäße verletzt sind, wird viel Blut mit dem Harn entleert. Gleichzeitig blutet dann auch die äußere Wunde stark. Eine weitere Folge der offenen Blasenverletzung ist der *Abfluß* von Urin durch die *äußere Wunde*.

Unbedingt beweisend für eine Blasenverletzung ist aber dieser Urinabfluß durch die Wunde nicht. Er kann auch die Folge einer Harnleiterverletzung sein. Bei dieser fließt allerdings der Urin nicht wie bei der Blasenverletzung stoßweise, in größerer Menge aus der Wunde ab, sondern stetig aussickernd, es sei denn, der aus dem Harnleiter fließende Urin werde zeitweilig in einer größeren Bucht des Wundkanals gestaut und periodisch durch Kontraktionen der umgebenden Muskulatur ausgepreßt. Der durch die Harnröhre entleerte Urin ist bei Harnleiterverletzung meist blutfrei, bei Blasenverletzung blutig.

Die offene Blasenverletzung hat nicht immer Harnabfluß durch die äußere Wunde zur Folge. Die Blase wird ja wohl im Momente ihrer Verletzung mit der äußeren Wunde stets in direkte Verbindung gesetzt. Aber durch die Entleerung der Blase werden die Lagebeziehungen der Weichteile verschoben; dadurch kann der erst offene Blasenwundkanal geschlossen und für den Harnabfluß nach außen gesperrt werden. Eine Harninfiltration in der Tiefe ist die Folge.

In vielen Symptomen zeigen die extra- und intraperitonealen Verletzungen erhebliche Verschiedenheiten.

Bei einer *extraperitonealen* Blasenverletzung entsteht durch den in die perivesicalen Gewebe fließenden Harn über der Symphyse oder in der Leistengegend eine nicht den normalen Blasengrenzen folgende Dämpfung. Gleichzeitig entwickelt sich dort ein fühlbares Urininfiltrat, dem sich nicht selten nach wenigen Stunden ein Ödem des Scrotums beigesellt.

Ist die Blasenverletzung *intraperitoneal*, so fehlt, obschon der Kranke nicht urinieren kann, jede Dämpfung im Gebiete der Blase; der Urin fließt durch die Blasenwunde in die Peritonealhöhle. Es werden die Zeichen eines freien Peritonealergusses bemerkbar; es bildet sich eine durch Lagewechsel verschiebliche Dämpfung in den abhängigen Partien des Abdomens bei geringgradigem Meteorismus der Därme. Wird auf diese Symptome genau geachtet, so ist leicht zu entscheiden, ob eine Blasenverletzung extra- oder intraperitoneal ist. Die Einführung eines Katheters ist zur Lagebestimmung der Blasenwunde unnötig; sie soll sogar bei einer nachweisbaren Blasenverletzung unbedingt unterlassen werden, weil durch den Katheter leicht Entzündungskeime aus der Harnröhre in die verletzte Blase verschleppt werden, der Katheterismus zudem nur geringen Aufschluß über die Art der Verletzung gibt. Wohl beweist ein freier Durchgang des Katheters durch die Harnröhre, daß diese unverletzt ist, und daß das mit dem Urin abgehende Blut demnach aus einer höher, wohl in der Blase gelegenen Verletzung stammt. Findet sich zudem beim Katheterismus die Blase leer, obschon der Verletzte längere Zeit nicht uriniert hatte, so beweist dies ferner, daß sich die Blase durch einen Wandriß entleert hat. Ob dieser Blasenriß extra- oder intraperitoneal liegt, klärt der Katheterismus aber meist nicht auf. Nur wenn beim Austasten des Blaseninnern mit einem starren Katheter dieser plötzlich durch die Blasenwand in die Bauchhöhle eindringt und einer größeren Menge Urin Abfluß gibt, nur dann ist durch den Katheterismus die intraperitoneale Verletzung erwiesen. Eine extraperitoneale Lage der Blasenwunde ist andererseits sichergestellt, wenn der eingeführte Katheter durch die Bauchdecken durch oder vom Rectum her im paravesicalen Gewebe fühlbar wird und durch ihn reines oder nur mit wenigen Tropfen Urin vermischtes Blut abfließt.

Wie ein Katheterismus so ist bei der Untersuchung des vermutlich Blasenverletzten auch die Injektion antiseptischer Flüssigkeiten in die Blase zu widerraten. Wohl können solche Injektionen diagnostisch wertvoll werden, wenn ihnen ein rasch wachsendes Infiltrat im paravesicalen Gewebe folgt oder die Bildung eines freien Ergusses in der Peritonealhöhle; aber sie bergen andererseits die große Gefahr, die Blasenwunde zu vergrößern und zudem in die Blase eingedrungene Keime in das paravesicale Gewebe oder in die Peritonealhöhle zu verschleppen. Noch mehr zu widerraten ist die von verschiedenen Seiten zur Bestimmung des Sitzes der Blasenverletzung empfohlende Cystoskopie. Sie vermittelt noch leichter als der Blasenkatheterismus und die Blasenspülungen eine Infektion und erlaubt zudem in der blutenden Blase nur selten die verletzte Stelle deutlich zu sehen.

Erscheint eine Blasenverletzung wahrscheinlich, läßt sie sich aber trotz genauer Untersuchung nicht sicher nachweisen, oder bleibt es unsicher, ob sie intra- oder extraperitoneal gelegen ist, dann ist statt des Katheterismus oder der Cystoskopie der hohe Blasenschnitt anzuraten. Er beseitigt gefahrlos alle diagnostischen Zweifel und erlaubt gleichzeitig, die beim Blasenriß nötigen therapeutischen Maßnahmen erfolgreich durchzuführen.

Folgen der Blasenverletzungen. Nach *extraperitonealer* Blasenverletzung sammelt sich Urin im paravesicalen Gewebe, und zwar, je nach der Lage der Wunde, zuerst vor oder hinter der Blase. Ist der Urin aseptisch und die Blasenwunde so klein, daß nur wenig Urin in das paravesicale Gewebe ausfließt, so kann das paravesicale Urininfiltrat ohne starke Reizwirkung bleiben und spontan resorbiert werden, wenn ein weiterer Zufluß aus der Blase durch spontanes Verkleben der Blasenwundränder oder durch die sectio alta verhindert wird. Fließt aber eine größere Urinmenge in das paravesicale Gewebe, so wird dieses große Urininfiltrat, auch wenn der Blasenurin vorerst keimfrei war, immer von der äußeren Wunde her oder auf dem Blutwege infiziert. Es wird sich, wenn operative Vorkehren unterlassen werden, bald eine Harnphlegmone mit Gewebsgangrän und allgemeinen septischen Erscheinungen entwickeln. Trifft die Verletzung gar schon eine infizierte Blase, dringt also eitriger Harn in das paravesicale Gewebe ein, dann treten örtliche und allgemeine septische Erscheinungen oft fast blitzartig auf.

Bei *intraperitonealer* Blasenverletzung fließt Urin in die freie Bauchhöhle. Ist er *aseptisch*, so erzeugt er nicht immer eine Peritonitis, oft nur Hyperämie des Peritoneums und Meteorismus der Därme. Seine rasche Resorption durch das Peritoneum bringt aber dem Verletzten trotzdem eine Gefahr, die Gefahr der Harnvergiftung. Diese kündigt sich zuerst an durch Schlackenretention im Blut. Bald aber äußert sich die Vergiftung auch in klinischen Symptomen der Urämie: trockene, belegte Zunge, fahle, graue Gesichtsfarbe, Singultus, enge Pupillen, kleine Zuckungen in den Händen oder in den Gesichtsmuskeln, große Müdigkeit und Schläfrigkeit, schließlich Somnolenz.

Ist der in das Peritoneum ausfließende Urin *infektiös*, so erzeugt er rasch eine diffuse, eitrige Peritonitis. Eine solche kann selbst entstehen, wenn der Harn beim Einfließen in die Bauchhöhle aseptisch war. Denn der intraperitoneale angesammelte Harn wird oft nachträglich infiziert, sei es von außen durch die offene Blasenwunde oder durch die Harnröhre (Katheter!), sei es durch vom Darme her eindringende Keime. Die intraperitoneale Blasenverletzung bedroht deshalb den Verletzten immer durch Harnintoxikation und Infektion, wenn nicht ein operativer Eingriff frühzeitig Hilfe bringt.

Komplikationen der Blasenverletzung. Offene Verletzungen der Blase sind naturgemäß häufig mit Verletzungen des Darmes, des Beckengürtels, der großen Beckengefäße verbunden. Solche *Nebenverletzungen* steigern die an sich großen Gefahren der Blasenwunde. Ist neben der Blase der Darm verletzt, was sich oft durch Abfluß von Kot durch die Blasenwunde oder durch die Harnröhre äußert, so tritt rasch Verjauchung des Harns und der von ihm durchtränkten Gewebe ein und damit eine allgemeine, meist tödlich verlaufende Sepsis. Fast ebenso übel sind die Aussichten beim Zusammentreffen von Blasenverletzung und

Beckenbruch. Durch den früher oder später infizierenden Urin werden Entzündungskeime in das Knochenmark eingeschleppt, und der erst lokalen Osteomyelitis folgt fast ausnahmslos eine Pyämie.

Durch äußere Gewalt in die Blase getriebene oder nachträglich durch Wundeiterung in die Blase eingebrochene Fremdkörper wie Kleiderfetzen, Geschosse, Knochensplitter usw. können zum Kern von *Blasensteinen* werden. Nur selten werden diese Fremdkörper mit dem Harnstrahl durch die Harnröhre wieder ausgetrieben. Immerhin ist selbst der Abgang eines Infanteriegeschosses durch die Harnröhre wiederholt beobachtet worden.

Der zur Blase führende Wundkanal vernarbt nicht immer. Je nach seinem Verlaufe entwickelt sich aus ihm eine *Blasenfistel* (Abb. 120) oder auch eine Blasen-Darm- bzw. Blasen-Vaginalfistel. Solche Harnfisteln unterhalten dauernd eine Infektion der Blase und führen schließlich durch doppelseitige Pyelonephritis zur Urämie.

Diagnose. Die diagnostischen Merkmale der Blasenverletzung sind: ein der Verletzung sofort folgender, schwerer *Schock*, ein schmerzhafter *Urindrang* ohne oder mit nur ganz geringem Abgang von blutigem Urin, daneben trotz der scheinbaren Harnverhaltung *Fehlen* der charakteristischen *Blasendämpfung* über der Symphyse, aber baldiges Auftreten einer paravesicalen Infiltration eines freien intraperitonealen Ergusses. Differentialdiagnostisch wichtig ist, daß nach Zerreißung der Urethra, die ähnliche Erscheinungen machen kann wie die Blasenverletzung,

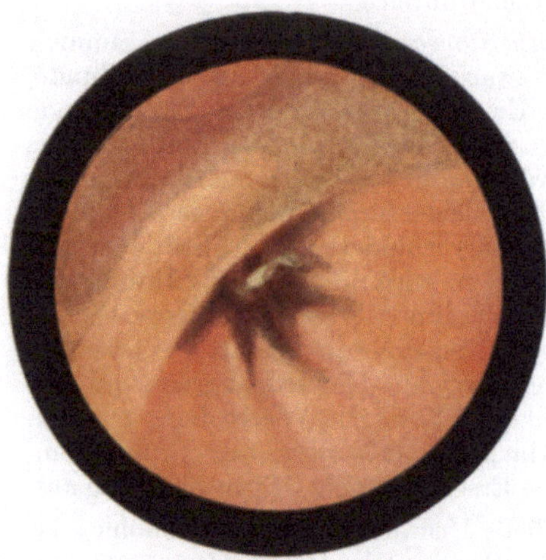

Abb. 120. Blasenfistel nach Verletzung durch Naht bei einer Herniotomie

sich infolge der Harnverhaltung über der Symphyse rasch eine deutliche Blasendämpfung ohne Druckempfindlichkeit ausbildet. Bei Verdacht auf Blasenverletzung ist ein diagnostischer Katheterismus der Infektionsgefahr wegen zu vermeiden. Bleibt die Diagnose trotz genauer äußerer Untersuchung unsicher, so soll frühzeitig die sectio alta gemacht werden. Diese sichert nicht nur die Diagnose, sie bringt auch, gleichgültig ob eine Blasen- oder eine Harnröhrenverletzung vorliegt, gleichzeitig therapeutischen Nutzen.

Die Behandlung der Blasenverletzung hat zur Hauptaufgabe, dem *Blasenurin freien Abfluß nach außen zu schaffen* und dadurch eine paravesicale Harninfiltration oder ein Einfließen des Harns in die Bauchhöhle zu verhindern.

Bei *extraperitonealer* Blasenverletzung mag unter Umständen ein breites Offenhalten des Wundkanals nach außen genügen, um jede Urininfiltration zu vermeiden. Ein Dauerkatheter ist gefährlich, da er durch die unvermeidliche Urethritis fast sicher zur Blaseninfektion führt. Es ist die sectio alta vorzuziehen, um den Harnabfluß genügend zu sichern. Entwickelt sich trotzdem eine Harnphlegmone im paravesicalen Gewebe, so muß der Entzündungsherd sofort breit eröffnet werden. Eine Ausnahme bilden die ganz kleinen Perforationen wie sie bei der transurethralen Prostataresektion gelegentlich entstehen. Hier ist abwartende Haltung bei eingelegtem Dauerkatheter unter Antibioticumschutz gerechtfertigt. Bei den *intraperitonealen* Blasenverletzungen ist operative Hilfe immer dringlich. Diese bietet nur in den ersten Tagen günstige Aussichten auf Erfolg; später vermag sie die Peritonitis nicht mehr zu verhüten. Sobald eine intraperitoneale Blasenverletzung festgestellt ist, muß die Blasenwunde durch Laparotomie sofort freigelegt und intraperitoneal vernäht werden. Der Urinabfluß aus der Blase nach außen ist durch eine suprapubische Blasendrainage oder durch einen Dauerkatheter in der Harnröhre zu sichern. Bei einer gleichzeitigen Beckenfraktur oder in der Nähe der Urethra ist unbedingt die suprabubische Fistel vorzuziehen.

In den nach einer Blasenverletzung sich bildenden *Blasensteinen* steckt als Kern fast immer ein Fremdkörper, ein Metallgeschoß, Knochensplitter usw. Läßt das Radiogramm einen solchen Kern nachweisen, so ist natürlich auf die Lithotripsie zu verzichten und der Stein durch sectio alta zu entfernen. Die nach einer Blasenverletzung zurückbleibenden *Harnfisteln* müssen nach allgemein chirurgischen Grundsätzen operiert werden. Wenn irgend möglich, soll die vesicale Fistelöffnung umschnitten und von außen vernäht, der Urin durch sectio alta oder durch einen in die Harnröhre eingelegten Dauerkatheter abgeleitet werden.

II. Rupturen der Harnblase

Eine Zersprengung (Ruptur) der Blase durch ihren Innendruck kann erfolgen a) durch ein Trauma, b) spontan.

Zu *traumatischen Rupturen* führen stumpfe, breit auf die Blase einwirkende Gewalten, so z. B. ein gewaltsames Zusammenpressen des Unterleibes beim Verschüttetwerden oder beim Sturz aus großer Höhe, ferner das Aufschlagen eines großen Körpers wie eines Ballens oder Balkens auf den Leib, ein Fußtritt, ein Hufschlag usw. gegen die Blase.

Eine vollkommen leere Blase wird durch eine stumpfe Gewalt nie zersprengt. Eine Ruptur kommt nur zustande, wenn in der Blase eine erhebliche Urinmenge vorhanden ist, durch deren plötzliche Kompression der Innendruck sehr stark gesteigert und dadurch eine hydraulische Druckwirkung auf die Blasenwand erzeugt wird. Solche Sprengwirkungen werden bei prall gefüllter Blase, deren Wand stark gedehnt ist, schon durch viel kleinere Gewalt ausgelöst als an schwach gefüllter Blase, bei der die natürliche Dehnbarkeit der Wand einen großen Teil des gesteigerten Innendruckes elastisch auffängt. Eine prall gefüllte Blase kann, besonders wenn die Blasenwand durch krankhafte Prozesse geschädigt ist, selbst schon durch gewaltsam ausgeführte Blasenspülungen, z. B. beim Auspumpen der Steintrümmer nach Lithotripsie oder durch eine ungewöhnlich heftige Anstrengung der Bauchpresse, z. B. beim Heben schwerer Lasten, beim Pressen unter der Geburt usw. zum Bersten kommen.

Traumatische Blasenrupturen werden verhältnismäßig häufig bei Betrunkenen beobachtet. Dies hat seinen Grund darin, daß im Alkoholrausche einerseits die Entleerung der gefüllten Blase oft lange unterlassen wird, die Blase also stark überfüllt ist, andererseits der Berauschte häufig stumpfe Traumen, Fußtritte, Sturz u. dgl. erleidet.

Spontane Rupturen werden bei gesunder Blasenwand nie beobachtet, selbst nicht bei hochgradigsten Harnverhaltungen. Wenn aber die Blasenwand in ihrer Widerstandsfähigkeit durch Entzündung, Divertikel- oder Tumorbildung usw. geschwächt ist, dann kann sogar ein starkes Pressen während der natürlichen Miktion zum Platzen der gefüllten Blase führen; ja es kann die Ruptur sogar ohne irgendwelche Mithilfe der Bauchpresse, lediglich infolge Überdehnung der Blasenwand durch zurückgehaltenen Urin eintreten. Die bei Paralytikern und anderen Geisteskranken sowie auch bei den durch Myelitis und sonstige Rückenmarksaffektionen Gelähmten beobachteten Blasenrupturen haben ihren Grund in einer Degeneration der Blasenmuskulatur. Auch die Altersblase ist durch Schwund der Muskelbündel, Ersatz durch Bindegewebe und elastische Fasern zur Ruptur disponiert.

Bei der Ruptur entstehen meist *Längsrisse* der Blasenwand, entsprechend der stärkeren Entwicklung des Detrusors in der Längsrichtung. Der Riß ist meist nur klein. Selten überschreitet seine Länge 3—4 cm. Die Wundränder sind in der Regel unregelmäßig fetzig und neigen zur Nekrose, wodurch ihre Vernarbung verzögert wird.

Ausnahmsweise werden *unvollständige Rupturen* der Blase beobachtet, wobei der in der Schleimhaut beginnende Riß die Blasenwand nirgends vollkommen durchdringt. Bei allen Arten von Rupturen sitzt der Blasenriß viel häufiger an der Rückwand als an der Vorderwand der Blase.

In ihren *Symptomen* und in ihrem *Verlaufe* ist die Blasenruptur den von außen beigebrachten Blasenverletzungen ähnlich. Die Ruptur bedingt außer dem ersten Wundschmerz fast immer einen Schock mit raschem Puls und oberflächlicher Atmung, Übelkeit, ferner einen heftigen Urindrang, ohne Abgang von Urin oder doch nur mit Abgang kleinster mit Blut vermischter Mengen. Liegt die Ruptur *intraperitoneal*, was bei 80% der Rupturen der Fall ist, so fehlt über der Symphyse jede Blasendämpfung und läßt sich in der Peritonealhöhle ein freier Erguß nachweisen, begleitet von Meteorismus der Därme. Bei aseptischem Harn fehlen zuerst Zeichen von Peritonitis. Ist die Rupturstelle *extraperitoneal*, so bildet sich über der Symphyse eine die normalen Blasengrenzen überschreitende Dämpfung und Infiltration, verbunden mit lokaler Druckempfindlichkeit. Häufiger als bei den offenen Verletzungen der Blase bleibt der Harnerguß aseptisch. Deshalb sind spontane Heilungen bei der Ruptur etwas häufiger als bei den äußeren Blasenverletzungen. Immerhin sind sie auch bei der Ruptur eine Ausnahme. Bleibt chirurgische Hilfe aus, so zieht eine die Wand ganz durchdringende Ruptur der Blase den Tod des Verletzten oft in wenigen Tagen nach sich, entweder durch Infektion oder durch Urinintoxikation.

Die *Diagnose* der Blasenruptur, die Feststellung, ob deren Sitz extra- oder intraperitoneal ist, stützt sich auf dieselben Überlegungen wie bei den Blasenwunden durch äußere Gewalt (S. 195).

Die *Therapie* richtet sich nach den gleichen Regeln wie bei den Blasenwunden. Bei extraperitonealer Ruptur: sectio alta und suprapubische Drainage der Blase, eventuell verbunden mit breiten Incisionen zur Entleerung des Harnergusses im paravesicalen Gewebe; bei intraperitonealer Ruptur: Laparotomie und intraperitoneale Naht der Rißstelle, gefolgt von Dauerdrainage der Blase durch einen in die Harnröhre eingelegten Katheter oder durch eine suprapubische Fistel.

D. Verletzungen der Prostata

Verletzungen der Prostata sind wegen der geschützten Lage des Organs ziemlich selten. Am ehesten werden sie beobachtet bei Pfählung und bei Schußverletzungen, ferner bei Beckenfrakturen, bei welchen durch Verschiebung der Knochenfragmente gleichzeitig mit der Urethra auch die Prostata zerrissen werden kann. Verhältnismäßig häufig wird die Drüse, besonders die hypertrophische, durch ungeschickten Katheterismus verletzt (falsche Wege).

Das *Hauptsymptom* der Prostataverletzung ist neben dem *Schmerz* die *Blutung*. Diese macht sich als anhaltendes Blutträufeln aus der Harnröhre oder als Blutharnen geltend, wenn nicht, wie z.B. bei Pfählung, das aus der Prostata fließende Blut durch eine äußere Wunde abfließt. Die Blutung kann an sich schon lebensgefährlich werden. Aber die Hauptgefahr der Prostataverletzung liegt in der

Entwicklung einer *Harninfiltration* in der verletzten Prostata und einer ihr folgenden lokalen oder allgemeinen Infektion.

Bei der *Behandlung* der Prostataverletzung ist deshalb in erster Linie zu erstreben, dem Urin freien Abfluß nach außen zu verschaffen. Ob dies am zweckmäßigsten durch die sectio alta oder durch eine perineale Prostatotomie geschieht oder lediglich durch Einlegen eines Dauerkatheters in die Urethra, muß in jedem Falle je nach den anatomischen Bedingungen der Verletzung entschieden werden.

E. Verletzungen der Harnröhre

Verletzungen der Harnröhre können von außen und von innen zustande kommen, von außen durch stumpfe oder durch scharfe Gewalt, von innen durch Katheter, Fremdkörper, Harnsteine usw. Die weibliche Harnröhre wird wegen ihrer anatomischen Beschaffenheit und ihrer geschützten Lage am ehesten durch Geburts- oder Operationstraumen verletzt.

I. Verletzungen von außen her

Es handelt sich entweder a) um *Schnitt-*, *Biß-*, *Stich-* oder *Schußwunden*, oder b) um die viel häufigeren Verletzungen durch *stumpfe Gewalt*.

a) Schußverletzungen können alle Teile der Harnröhre treffen; Stichwunden, gewöhnlich verursacht durch Fall auf spitze Gegenstände (Pfählungsverletzungen), werden am häufigsten an der pars fixa der Harnröhre beobachtet, Biß- und Schnittwunden fast ausschließlich an der pars pendula.

b) Durch stumpfe äußere Gewalt wird nur selten die pars pendula der Urethra zerrissen, am leichtesten bei erigiertem Penis, weil in diesem Zustande die Harnröhre der einwirkenden Gewalt weniger ausweicht als bei schlaffem Gliede. Der unbewegliche Teil der Harnröhre wird dagegen sehr häufig durch stumpfe Gewalt verletzt, durch direkten Schlag oder Tritt auf den Damm oder durch Fall rittlings auf einen schmalen, harten Gegenstand (Leitersprosse, Baumast usw.). Meistens ist die pars bulbosa oder membranacea der geschädigte Teil; der Harnröhrenriß entsteht dabei durch Anpressen der Harnröhrenwand gegen den einen oder anderen Schambeinast oder auch gegen den an der Durchtrittstelle der Urethra scharfen Rand des trigonum urogenitale. Auch die pars membranacea kann auf diese Weise zerrissen werden, besonders wenn die Gewalt von hinten unten einwirkt. Öfter wird dieser Teil der Harnröhre indirekt durch die äußere Gewalt verletzt; so z.B. wird, wenn durch äußere Gewalt das Becken bricht, die Harnröhre durch den gebrochenen Knochen zerrissen oder von ihm durchspießt. Selten führt die bloße Symphysenluxation ohne Knochenbruch zum Risse der Harnröhre. Je nach Art und Stärke der Gewalteinwirkung werden nur einzelne oder alle Schichten der Urethralwand durchtrennt, und zwar bald im ganzen, bald nur in beschränktem Umkreise der Röhre. Der zerreißlichste Teil der Urethralwand ist die Spongiosa. Bei geringer Gewalteinwirkung kann sie allein reißen. Dadurch entsteht eine sowohl gegen die Harnröhre wie nach außen abgeschlossene, mit Blut gefüllte Wundhöhle *(interstitielle Ruptur)*. Meist aber reißt mit der Spongiosa auch die wenig widerstandsfähige Mucosa. Die Wundhöhle wird dem Eindringen des Urins geöffnet. Bei noch stärkerer Gewalteinwirkung reißt auch die Albuginea, das zäheste Gewebe der Urethralwand.

Die Schuß- und Stichwunden sind fast immer mit einer mehr oder weniger klaffenden Hautwunde verbunden, durch welche Urin und Wundsekret abfließen. Bei den Harnröhrenverletzungen durch stumpfe Gewalt ist dagegen die überliegende Haut nur selten durchtrennt. Der in die Harnröhrenwunde eindringende

Urin findet deshalb bei ihnen keinen Abfluß nach außen. Wird die Harnröhre vollständig quer durchtrennt, so weichen die beiden Harnröhrenstümpfe weit auseinander. Glücklicherweise ist dies selten; meist werden durch eine an der oberen, seltener an der unteren Wand erhaltene Gewebebrücke die beiden Stümpfe zusammengehalten.

Die *Symptome* der Harnröhrenverletzungen sind *Schmerz*, *Blutung* aus der Harnröhre, *Behinderung der Harnentleerung*, *Weichteilschwellung* im Bereiche der Verletzung, oft rasch gefolgt von *Harninfiltration*. Je nach der Schwere und dem Orte der Verletzung treten die einzelnen dieser Symptome bald stärker, bald weniger stark in Erscheinung.

Die *Blutung* kann nach stumpfer, selbst starker Gewalteinwirkung und bei ausgedehnter Zerreißung der Harnröhre ganz fehlen oder doch erst nach dem Versuche zum Urinieren oder nach intrumenteller Untersuchung der Harnröhre auftreten. Nur bei Biß-, Schuß-, Stich- oder Schnittwunden fehlt sie nie; sie ist bei Schnittwunden, besonders den querverlaufenden, meist sogar recht stark. Sie erfolgt nicht nur durch die Harnröhrenmündung wie bei den Verletzungen durch stumpfe Gewalt, sondern natürlich auch durch die äußere Hautwunde. Schuß- verletzungen der Harnröhre erzeugen zudem oft einen erheblichen Substanz- verlust der Harnröhre, vorzugsweise an ihrer unteren Wand.

Die *Weichteilschwellung* im Bereiche der Verletzung ist bei den Biß-, Stich-, Schuß- und Schnittwunden gering, da das Blut und der in die Wunde dringende Urin ziemlich frei nach außen abfließen. Bei Zerreißung der Harnröhre durch stumpfe Gewalt, welche die Haut fast nie durchtrennt, wird die Weichteil- schwellung infolge des *periurethralen Hämatoms* und der bald nachfolgenden *Urininfiltration* erheblich.

Die nach den Verletzungen der Harnröhre selten fehlende *Behinderung der Miktion* dauert kurz, wenn die Schleimhaut der Harnröhre nicht auf große Strecken eingerissen ist. Der Urinabfluß wird wieder frei, sowie der Druck des periurethralen Hämatoms schwindet. Ist aber der Riß der Schleimhaut tief und ausgedehnt, oder ist gar die Harnröhrenwand im ganzen Umkreise quer durch- trennt, so bleibt dem Urin der natürliche Abflußweg dauernd verlegt, wenn er nicht operativ freigemacht wird. Bei jedem Miktionsversuche wird Urin durch den Harnröhrenriß in das periurethrale Gewebe gepreßt. Findet er dort nicht durch eine offene Wunde freien Ausfluß, so bildet sich eine rasch zunehmende Harninfiltration. Wenn auch der infiltrierende Urin erst keimfrei war, so wird er doch bald infiziert, entweder aus der nie keimfreien vorderen Harnröhre oder von außen her durch eine Hautwunde. Der Harninfiltration folgt deshalb fast immer eine *Harnphlegmone* mit Verjauchung des Blut- und Urinergusses, Gangrän der infiltrierten Gewebe, begleitet von schweren *septischen Allgemeinerscheinungen*. Nur wenn frühzeitig durch breit klaffende Einschnitte dem Urin und Wund- sekret Abfluß nach außen gesichert wird, ist eine Rettung des Kranken möglich. Selten bringt ein spontaner Durchbruch der Harnphlegmone nach außen Selbst- heilung, zudem nur mit Bildung einer Harnfistel.

Die *Prognose* jeder Harnröhrenverletzung ist ernst wegen der Gefahr der Harninfiltration. Die früher sehr große Sterblichkeit ist allerdings durch eine aktivere Behandlung der Verletzten vermindert worden; sie ist aber immer noch recht erheblich. Die Harnröhrenverletzung hinterläßt selbst bei günstigem Heilungsverlaufe fast immer eine derbe Striktur.

Diagnose. Eine Verletzung der Harnröhre wird kaum je übersehen. Sie wird zu offenkundig durch die Blutung aus der Harnröhre. Fehlt diese Blutung nach außen, wie z. B. bei Verletzungen der hinteren Harnröhre, so weist doch die dem Unfall folgende Behinderung der Harnentleerung deutlich genug auf eine

Verletzung der Harnröhre hin. Ihr Nachweis durch den Katheter ist nicht nötig. Der Ort der Verletzung ist bei offenen Verletzungen durch die äußere Wunde bestimmt, bei subcutanen Verletzungen durch das periurethrale Hämatom und die Harninfiltration, erkennbar an der blauroten Hautverfärbung und der Schwellung der Weichteile. Ist die pars pendula verletzt, so sind Verfärbung und Schwellung meist auf die Unterseite des Penis oder auf das Scrotum beschränkt. Bei Verletzungen der pars fixa sind sie auf den Damm ausgedehnt, sowie auch auf die angrenzenden Partien der Oberschenkel, wo sie sich oft schmetterlingsflügelartig ausdehnen. Nach hinten schneiden Schwellung und Verfärbung ziemlich scharf vor dem Anus ab. Eine weitere Ausdehnung der Blut- und Harninfiltrate ist dort durch das trigonum urogenitale verhindert. Die Verletzungen der hinteren Harnröhre bedingen außer einer vom Rectum aus fühlbaren Infiltration im Becken eine Hautverfärbung rings um den After.

Schwieriger zu beurteilen als die Lage ist die Ausdehnung der Verletzung. Fehlt trotz erheblicher periurethraler Schwellung eine Blutung aus der Harnröhre, und stellt sich nach wenigen Stunden die vordem behinderte spontane Urinentleerung wieder ein, so darf daraus auf eine rein interstitielle Ruptur der Urethra ohne Verletzung der Mucosa geschlossen werden. Entleert der Kranke den Urin nur mit Mühe und mit schlechtem Strahle, und zeigt der Harn in seiner ersten Portion eine blutige Verfärbung, so ist sicher die Mucosa verletzt, aber ihre Kontinuität, wenn auch vielleicht nur durch eine schmale Gewebebrücke, erhalten. Bleibt dagegen jeder Urinabfluß trotz heftigen Drängens der Verletzten vollkommen aus, quellen statt Urin nur wenige Tropfen Blut aus der Harnröhrenmündung, nimmt zudem nach jedem Miktionsversuch die Schwellung um die Harnröhre zu und steigt die Blasendämpfung über der Symphyse immer höher, so ist an der vollständigen Durchtrennung der Urethralwand nicht zu zweifeln. Es wird dann auch die Einführung eines Katheters in die Blase gar nicht oder nur nach längeren, mühsamen Versuchen möglich werden. Zu beachten ist, daß durch den eingeführten Katheter, auch wenn er nicht in die Blase gelangt ist, oft etwas blutiger Urin, der sich in der Wundhöhle des Urethralrisses angesammelt hat, abfließt. Deshalb darf nur der Abfluß größerer Urinmengen durch den Katheter als beweisend für den gelungenen Blasenkatheterismus gelten. Zu betonen ist, daß ein Katheterismus, nur wenn er zur Diagnose dringlich nötig ist, bei einer Verletzung der Harnröhre versucht werden darf. Denn er vermehrt häufig die Blutung und steigert die Gefahr der Wundinfektion gewaltig.

Der Katheterismus ist manchmal nötig, um zu entscheiden, ob ein Blasenoder ein Urethralriß vorliegt. Beim Blasenriß gelingt die Einführung des Katheters glatt; es fließt jedoch durch den Katheter aus der gerissenen Blase fast kein Urin ab. Bei dem Harnröhrenriß dagegen stößt der Katheter in der Harnröhre auf ein Hindernis. Wird dieses überwunden und der Katheter in die Blase eingeführt, so fließt Harn in kräftigem Strahle ab. Bei der Urethralverletzung ist vor dem Katheterismus die Blase als pralle, kugelige Masse über der Symphyse zu fühlen; beim Blasenriß dagegen findet sich über der Symphyse nur ein allerdings oft scharf umschriebenes Infiltrat, nie aber eine pralle Geschwulst.

Behandlung. Die Blutung aus der verletzten Harnröhre steht bei Ruhe des Kranken meist bald spontan nud bedarf keiner besonderen Maßnahmen. Schärfstes Augenmerk verlangt dagegen die *Sorge für freien Urinabfluß* aus der Blase und die *Vermeidung der Urininfiltration.*

Kann der Verletzte den Urin entleeren, wenn auch vorerst nur mit einiger Mühe, so soll besonders bei Hausbehandlung des Kranken nicht unnötig ein Katheterismus vorgenommen werden; denn jeder Katheterismus bei verletzter Harnröhre birgt eine große Infektionsgefahr.

Nur wenn trotz des spontanen Urinabflusses Zeichen beginnender Urininfiltration an der Rißstelle der Harnröhre auftreten, dann darf versucht werden, freien Harnabfluß aus der Blase durch Einlegen eines Katheters zu sichern und die Harninfiltration dadurch zu vermeiden. Dabei soll sich aber der Arzt stets vor Augen halten, daß von der richtigen Ausführung des Katheterismus Wohl und Wehe des Kranken abhängt. Peinlich müssen alle Maßnahmen zur Wahrung der Asepsis des Katheterismus getroffen werden; denn die Verschleppung pathogener Keime in die Urethralwunde führt zu lebensbedrohender Sepsis. Der Katheter muß ohne die geringste Anwendung von Gewalt eingeführt werden, um den Harnröhrenriß ja nicht zu erweitern. Ist der Katheterismus gelungen, so soll der Katheter in der Blase liegengelassen werden. Es müssen deshalb Gummi- oder halbstarre Katheter (evtl. mit Mandrin) benutzt werden, da nur diese als Dauerkatheter in der Blase liegengelassen werden dürfen, Metallkatheter nicht. Die Dauerdrainage soll auf wenige Tage beschränkt bleiben, da sie sonst unvermeidlich zu Urethritis und dadurch zur Infektion der Urethralwunde führt. *Bei Verletzungen der Harnröhre durch Beckenfraktur darf nie ein Dauerkatheter eingelegt werden, da dieser fast sicher eine Infektion des Knochenbruches zur Folge hat.* Prophylaxe der Wundinfektion durch Sulfonamide und Antibiotica ist dringend zu empfehlen.

Wenn ein Ausbleiben jeglichen Harnabganges durch die Harnröhre trotz häufigen Harndranges des Kranken für eine *vollständige Quertrennung der Harnröhre spricht, so soll jeder Versuch eines Katheterismus unterlassen werden.* Denn selbst wenn er gelänge, brächte er nur die Entleerung der Blase, nicht aber die Beseitigung des großen periurethralen Hämatoms, brächte auch nicht die Vereinigung der Harnröhrenstümpfe. Das Liegenlassen des Katheters würde zudem mit Sicherheit die Infektion der Wunde bringen.

Nur eine *operative Freilegung der verletzten Stelle* wird in diesen Fällen allen therapeutischen Indikationen gerecht. Ist die Operation aus äußeren Gründen nicht sofort möglich, so soll die volle Blase vorerst durch suprapubische Punktion entleert werden. Diesem Notbehelf hat aber möglichst bald die operative Freilegung der Urethralwunde zu folgen. Zu dieser ist ein Längsschnitt zu verwenden oder, wenn die Verletzung weit hinten in der Harnröhre liegt, ein querer Dammschnitt, wie er zur perinealen Prostatektomie benutzt wird.

Besteht im Bereiche der Harnröhrenwunde bereits eine *Harninfiltration* oder gar schon eine *Infektion,* so muß man sich mit der Freilegung des verletzten Harnröhrenteils und der Schaffung freien Abflusses für Urin und Wundsekret begnügen, auf eine Naht der Rißstelle verzichten. Ist der hintere Harnröhrenstumpf in der Wunde zu sehen, so ist eine perineale Blasendrainage durch die hintere Harnröhre zweckmäßig. Mißlingt die Einführung der Sonde von der Wunde in die Blase, so kann nach sectio alta der hintere Harnröhrenstumpf durch retrograden Katheterismus von der Blase her sichtbar gemacht und dann leicht von vorne nach hinten katheterisiert werden. Oft ist es aber besser, auf das Einlegen eines Katheters zu verzichten und den Patienten spontan durch die offen gehaltene Dammwunde oder eine Blasenfistel urinieren zu lassen.

Sobald die Wunde sich gereinigt hat, soll die Harnröhre jeden zweiten Tag vom Meatus her mit immer größeren Kathetern sondiert werden, um die Narbe an der Rißstelle zu weiten und zu glätten. Immer mehr und mehr wird der Kranke den Urin auf natürlichem Wege entleeren. Die Dammwunde schließt sich in der Regel ziemlich rasch. An der Rißstelle der Harnröhre bildet sich aber leider trotz der vorbeugenden Sondierungen häufig ein derber Narbencallus, der nach und nach die Harnröhre verengt *(traumatische Striktur).*

Kommt die *Harnröhrenverletzung* frühzeitig und *noch nicht infiziert* zur Operation, dann sollen die Wundränder des Urethralrisses durch Naht vereinigt werden. Die Heilungsdauer wird dadurch wesentlich verkürzt und die Gefahr einer Strikturbildung vermindert. Um eine reizlose Heilung der Naht zu sichern, muß der Urin durch die sectio alta der Blase oder durch eine hinter der Nahtstelle angelegte perineale Urethralfistel abgeleitet werden. Einen Dauerkatheter durch den genähten Urethralteil von vorne her einzuführen, ist zu widerraten. Die nie ausbleibende Katheterurethritis würde zum Durchschneiden der Nähte führen.

Um die nach Verletzung der Harnröhre immer, selbst nach Naht der Rißstelle drohende Strikturbildung zu vermeiden, soll möglichst frühzeitig nach der Wundheilung der Harnröhrennarbe mit Metallsonden steigender Dicke gedehnt werden. Auch wenn schließlich die dicksten Sonden leicht passieren, so muß doch die Harnröhre während der nächsten 3—4 Jahre in 6monatlichen Intervallen sondiert werden. Andernfalls wird sich trotz der erst sorgfältigen Nachbehandlung eine Striktur entwickeln.

II. Verletzungen von innen her

Von innen her wird die Harnröhre am häufigsten durch ungeschickt eingeführte Katheter und Sonden verletzt. Durch diese wird oft beim Versuche, ein Hindernis (Striktur, Prostatahypertrophie, Schleimhautfalte) zu überwinden, ein sog. falscher Weg in die Urethralwand gebohrt. Der Wundgang endet meist blind *(unvollständiger falscher Weg)*, oder er mündet, wenn eine stärkere Gewaltanwendung stattfand, entweder in einen benachbarten Hohlraum (Rectum, Blase) oder hinter dem Hindernis wieder in die Harnröhre *(vollständiger falscher Weg)*. So kann z. B. der Katheter einen medianen Prostatalappen von der Harnröhre bis in die Blase durchspießen oder vor einer Striktur in die Urethralwand eindringen und hinter der Striktur wieder in die Harnröhre hineingleiten. Die Verletzung liegt selten an der oberen, meist an der unteren oder einer seitlichen Wand der Harnröhre, und zwar vorzugsweise im bulbus urethrae oder im prostatischen Teile der Harnröhre.

Innere Verletzungen der Harnröhre können auch durch abgehende Harnsteine usw. bedingt werden. Es sind dies aber immer nur oberflächliche, auf die Mucosa beschränkte Verletzungen.

Die *Symptome* einer inneren Verletzung der Harnröhre sind denen einer äußeren Verletzung gleich, doch geringgradiger. Bemerkenswert ist, daß beim Anbohren der Harnröhrenwand durch einen Katheter der *Schmerz* meist nicht groß ist. Kennzeichnend für eine Verletzung ist die *Blutung* aus der Harnröhre nach dem Zurückziehen des Instrumentes. Sie ist immer stärker als die bei schwierigen Sondierungen fast unvermeidliche Blutung aus oberflächlichen Schleimhautschürfungen. Häufig tritt nach der Bohrung eines falschen Weges eine *Urinverhaltung* auf, die zum Teil durch das Grundleiden (Prostatahypertrophie oder Striktur) bedingt ist, manchmal aber durch die Verletzung allein (Verlegung des Lumens durch Blutgerinnsel und Spasmen). Das *periurethrale Hämatom* an der Läsionsstelle ist meist nicht sehr groß, deshalb auch die lokale Schwellung der verletzten Weichteile vorerst unbedeutend. Ob *Harninfiltration* im verletzten Gewebe entsteht, hängt von der Form der Verletzung ab. Bei einem unvollständigen falschen Wege ist sein einziger Eingang nach dem meatus urethrae zu gerichtet. Der Urin fließt deshalb in der Regel spitzwinklig über ihn hinweg und dringt nicht tief in ihn ein. In die vollständigen falschen Wege dagegen wird der Urin eingepreßt, da ihre hintere, blasenwärts vom Harnröhrenhindernis gelegene

Mündung gegen den Harnstrom blickt. Bei ihnen entsteht deshalb häufig eine Harninfiltration mit allen ihren schlimmen Folgen: Harnphlegmone, Gangrän, allgemeine Sepsis.

Behandlung. Ist die Verletzung der Harnröhrenschleimhaut nicht tiefgreifend und die spontane Entleerung des Urins unbehindert, so genügt zur Heilung, dem Kranken Ruhe und innere Harnantiseptica zu verordnen. Wenn aber nach der Verletzung eine Harnverhaltung auftritt oder sich Zeichen beginnender Harninfiltration im Gebiete der Harnröhrenwunde geltend machen, dann muß versucht werden, einen Dauerkatheter einzulegen. Am besten wird ein weicher oder halbstarrer Katheter mit Tiemann- oder Mercier-Krümmung benutzt, der vorsichtig der oberen, meist unverletzten Urethralwand entlang eingeführt wird, um ein Verfangen der Katheterspitze im falschen Wege zu vermeiden. Mißlingt der Katheterismus, so muß sofort operativ für freien Urinabfluß gesorgt werden. Als Notbehelf mag die Blasenpunktion dienen, da nach ihr die Kongestion der Urethralgewebe abnimmt und dadurch oft der Katheterismus erleichtert wird. In der Regel ist es aber besser, die Blase durch den hohen Blasenschnitt oder bei Striktur durch die urethrotomia externa zu entleeren und zu drainieren.

F. Verletzungen des Penis

Es sind offene und subcutane Verletzungen des Penis zu unterscheiden. Die offenen sind die weit häufigeren. Besonders zahlreich sind im Kriege *Schußverletzungen* zur Beobachtung gekommen, dann aber auch *Schnitt-* und *Stichverletzungen*. Allen diesen Wunden ist eigen die starke Blutung aus den corpora cavernosa, besonders, wenn die Verletzung den Penis in Erektion traf.

Zur Blutstillung sind oft Umstechungen nötig. Ein Nahtverschluß der Wunde ist nur erlaubt, wenn die Verletzung unter ziemlich aseptischen Verhältnissen geschah. Andernfalls ist offene Wundbehandlung dringlich anzuraten, obschon sie durch Narbenbildung die Erektionsfähigkeit für später gefährdet. Eine Naht der infizierten Wunde zieht leicht septische Cavernitis mit Embolie und Pyämie nach sich. Ist von der Penisverletzung die Harnröhre mitbetroffen, so ist es oft ratsam, vorübergehend durch eine perineale Urethrotomie oder durch die sectio alta den Urin von der Wunde abzuleiten. Denn ein vom Meatus her eingeführter, über die Wundstelle gelegter Dauerkatheter bringt immer Urethritis und Wundinfektion. Gegen eine bereits vorhandene Urininfiltration sind die bei Verletzung der Harnröhre beschriebenen Maßnahmen zu treffen.

Schwere *Rißwunden* des Penis, auch fast vollkommene *Schindungen* wurden bei Explosionsunglücken, bei Maschinenverletzungen, z.B. infolge Erfassens der Genitalien durch einen Treibriemen usw., beobachtet. Eine sog. *luxatio penis* entsteht, wenn infolge stumpfer Gewalteinwirkung die Hauthüllen des Penis hinter der Eichel rings abreißen und der Penis aus dem nun schlaffen Penishautsack in das Scrotum oder unter die Haut der Symphysengegend zurückschlüpft. Bei dieser Luxation ist eine rasche Reposition des Penisschaftes notwendig; andernfalls entsteht bei der ersten Miktion eine Harninfiltration.

Subcutane Zerreißungen des Penis, auch *fractura penis* genannt, kommen bei schlaffem Zustande des Organs sehr selten vor, am ehesten beim Überfahrenwerden. Am erigierten Gliede dagegen sind sie häufiger, weil der erigierte Penis den Einwirkungen stumpfer Gewalt weniger leicht ausweicht als der schlaffe, und weil seine Albuginea durch die starke Dehnung dünner und deshalb zerreißlicher wird. Der nach der Fraktur nie ausbleibende, starke Bluterguß in die Schwellkörper bewirkt ein sofortiges Abfallen der Erektion. Der Druck des Hämatoms auf die Harnröhre kann, auch wenn diese nicht verletzt ist, zu Urinverhaltung führen. Bei irgendwie erheblichem Hämatom ist es angezeigt, durch einen Schnitt die Rißstelle, freizulegen, die Blutcoagula auszuräumen, die Rißfläche zu vernähen und gleichzeitig die blutenden Gefäße zu umstechen. Mit unblutigen Heilverfahren wie kühlenden Kompressen usw. ist die Resorption des Blutergusses viel langsamer zu erzielen, zudem die Bildung großer, derber Narbenmassen, welche dauernd die Erektion hemmen, kaum zu verhindern. Ist bei der Fraktur auch die Harnröhre zerrissen, so wird zur Vermeidung eines Harninfiltrates die äußere Urethrotomie nötig. Das Einlegen eines Dauerkatheters ist bei subcutanen Zerreißungen mehr noch als bei den offenen Verletzungen zu widerraten. Die unausbleibliche Katheterurethritis bringt durch die Infektion der Rißstelle sehr große Gefahren.

Stumpfe Verletzungen des Penis werden am häufigsten durch *Umschnürungen* bedingt. Wird z.B. zur Bekämpfung der Enuresis oder in masturbatorischer Spielerei der Penis mit einer Schnur umbunden oder wird ein Ring um ihn gelegt, so schwillt der peripher vom Fremdkörper gelegene Penisteil infolge der venösen Stauung mehr und mehr an. Der Druck des schnürenden Fremdkörpers wird dadurch stetig gesteigert; es entsteht an der Schnürstelle eine Nekrose der Haut und bald auch des kavernösen Gewebes, schließlich, wenn der Fremdkörper nicht zeitig genug entfernt wird, eine Druckgangrän der Harnröhre mit Bildung von Harnfisteln. Die wahre Sachlage wird oft verkannt, die Schnürung als Folge einer Paraphimose gedeutet, weil der Kranke sich über die Ursache der Verletzung ausschweigt und zudem der Fremdkörper durch Schwellung der Penishaut wenigstens am Dorsum des Penis bald unsichtbar ist. Nach Entfernung des schnürenden Fremdkörpers geht die Schwellung unter der Einwirkung von Umschlägen rasch zurück, die Nekrosen stoßen sich ab; zurückbleibende Urinfisteln müssen operativ beseitigt werden.

G. Verletzungen des Scrotums und seines Inhaltes

Quetschungen des Scrotums haben des Reichtums an Blut- und Lymphgefäßen wegen leicht ausgedehnte Blutunterlaufungen und starkes Ödem zur Folge. Das reiche Gefäßnetz der Scrotalhaut erleichtert aber andererseits die Resorption des Extravasates. Der Bluterguß schwindet deshalb in der Regel rasch, ohne ein Infiltrat zu hinterlassen. Zur Behandlung des Hämatoms genügen feuchtwarme Umschläge und Hochlagerung des Scrotums. Selten macht ein umschriebener Bluterguß zwischen tunica Dartos und tunica communis eine Punktion nötig. Nach Auflegen einer Eisblase auf das Hämatom ist das Entstehen einer Hautgangrän beschrieben worden.

Offene Verletzungen des Scrotums haben wie die stumpfen eine große Heilungstendenz, Hautdefekte verheilen sehr rasch, wenn die Asepsis der Wunde gewahrt bleibt. Selbst wenn durch den Hautverlust ein Hoden vollkommen freigelegt wird, bleibt meist eine Transplantation unnötig, weil sich die Überhäutung in kurzem spontan vollzieht.

Hoden und Nebenhoden sind durch ihre Lage Verletzungen stark ausgesetzt. Besonders *Quetschungen* sind sehr häufig. Sie erzeugen beim Verletzten wegen der hochgradigen Druckempfindlichkeit der Hoden nicht selten einen schweren Kollaps mit ernsten Zirkulationsstörungen.

War die Quetschung irgendwie erheblich, so bleibt längere Zeit eine Schwellung von Hoden oder Nebenhoden zurück, als Folge kleinerer oder größerer Parenchymblutungen. Im Hoden führen diese Hämatome, wenn sie irgendwie erheblich sind, wegen der geringen Nachgiebigkeit der albuginea testis zu Drucknekrosen des Hodengewebes, wenn nicht bald nach der Verletzung das Gewebe durch

Spaltung des Hodens entspannt wird. Merkmale der in ihren Folgen so schlimmen Blutungen ins Hodengewebe sind: Schwellung und starke Druckempfindlichkeit von Hoden und Nebenhoden, dabei Fehlen eines Blutergusses in der überliegenden Scrotalhaut und Fehlen einer Infiltration des Samenstranges. Eine Blauverfärbung der Scrotalhaut spricht natürlich nicht gegen ein tiefes Hämatom; denn gleichzeitig mit dem Hoden kann auch die Scrotalhaut gequetscht werden. Vom intravaginalen Hämatom, dem Bluterguß in den Hüllen des Hodens, unterscheidet sich das haematoma testis durch Mangel an Fluktuation. (Allerdings kann nach einigen Tagen ein geringer seröser Erguß in die tunica vaginalis auch beim reinen haematoma testis auftreten und das Gefühl der Fluktuation geben.)

Behandlung. Nur bei ganz geringer Blutung und geringer Spannung in Hoden und Nebenhoden genügt zur Heilung Hochlagerung des Scrotums und Auflegen warmer Kompressen. Bei einem stärkeren Hämatom des Hodens ist dagegen wegen der Gefahr der Drucknekrose eine Spaltung des Hodens und Entleerung des Blutergusses notwendig.

Durch eine stumpfe Gewalteinwirkung kann der Hoden nicht nur gequetscht, sondern auch aus dem Scrotalsack hinausgedrängt, in die Leiste oder nach dem Perineum verlagert werden *(luxatio testis)*.

Gleich nach der Luxation gelingt die Reposition des Hodens unblutig, später ist sie nur operativ möglich.

Offene Wunden des Hodens und Nebenhodens sind viel seltener als Quetschungen. Nur in Kriegszeiten sind *Schußverletzungen* sehr häufig zu beobachten. Diese zertrümmern den Hoden meist so hochgradig, daß er nekrotisch wird. Bei *Schnitt- und Stichverletzungen* ist die Erhaltung des Hodens öfter möglich. Es muß nur darauf geachtet werden, dem Vorfallen des Hodengewebes durch eine Lücke der verletzten Albuginea vorzubeugen; denn vorquellendes Drüsengewebe wird rasch nekrotisch. Ein Nahtverschluß der Albugineawunde ist deshalb trotz der Infektionsgefahr angezeigt. Er ist nur zu widerraten bei starker Spannung des Hodens durch ein Hämatom; in solchen Fällen ist statt der Naht eine breite, entlastende Spaltung der Albuginea ratsam.

Bei den *Verletzungen* des Hodens ist auch noch die Hodenschädigung *durch Röntgenbestrahlung* zu erwähnen. Durch eine einmalige, hochdosierte Bestrahlung oder durch allzuhäufig wiederholte kleine Röntgendosen können die samenbildenden Zellen des Hodens zerstört werden. Am empfindlichsten sind die Spermatogonien, am widerstandsfähigsten die Spermatiden. Nach einer Röntgenschädigung des Hodens findet sich im mikroskopischen Bilde das Zwischengewebe mit den Leydigschen Zellen auffallend mächtig. Es ist dies aber nicht die Folge einer sehr starken Hypertrophie dieses Gewebes, sondern nur seiner im Verhältnis zu den Samenzellen stärkeren Raumfüllung.

Stumpfe Gewalten (Quetschung, Anstrengung der Bauchpresse) oder Verletzungen mit scharfen Instrumenten können erhebliche Blutungen in die Scheidehäute des Hodens und des Samenstranges erzeugen. Solche Blutungen sind meist venös, nur bei scharfer Verletzung auch arteriell. Sie erzeugen bald ein extravaginales, bald ein intravaginales Hämatom.

a) Extravaginales Hämatom. Ein Bluterguß zwischen die tunica vaginalis communis und die tunica propria (haematoma tunicae vaginalis communis) ist klinisch kaum von einem subcutanen Hämatom (haematoma scroti) zu unterscheiden. Ein derartiger Bluterguß bildet eine bald nur auf das Gebiet des Hodens beschränkte, bald auch längs des Samenstranges sich ausdehnende Geschwulst, über welcher sich die normal faltbare Haut nach kurzem dunkelblau bis schwarzrot verfärbt. Die Konsistenz der Schwellung ist teigig weich, selten deutlich fluktuierend. Der Hoden ist neben dem Hämatom immer scharf umgrenzt fühlbar, und zwar, wenn caudalwärts von ihm, dann meist quer stehend. Bei Blutung aus den Gefäßen des Samenstranges kann sich das Hämatom längs des Samenstranges auf das Zellgewebe der fossa iliaca ausdehnen und in der Beckengrube oberhalb dem Leistenband eine von außen fühlbare Geschwulst bilden.

Die blaue Verfärbung der Haut, das rasche Auftreten der Schwellung nach einem Trauma, die erst weich-elastische, später derber werdende Konsistenz der Geschwulst wird die *Diagnose* leicht stellen lassen. Nur bei großer Druckempfindlichkeit eines bis zum Leistenring oder gar bis in die Beckengrube reichenden Hämatoms des Samenstranges könnte eine Verwechslung mit incarcerierter Hernie möglich werden. Das Ausbleiben von Erscheinungen der Darmstenose hilft den Irrtum vermeiden.

Hochlagerung des Scrotums und leichter *Druckverband*, verbunden mit feuchtwarmen Umschlägen erzielen meist in wenigen Tagen eine Resorption des Blutergusses. Nur selten entsteht nach Bildung eines fibrösen Balges rings um das Hämatom ein abgekapselter, fluktuierender, cystenartiger Tumor, der sich spontan nicht mehr zurückbildet, sondern operativ ausgeräumt werden muß.

b) Intravaginales Hämatom. Eine Blutung zwischen die Blätter der tunica vaginalis propria testis, ein sog. intravaginales Hämatom, entsteht viel seltener als ein extravaginales, am ehesten, wenn ein Trauma eine bereits bestehende Hydrocele trifft. Zerreißt ein Trauma das äußere Blatt der tunica vaginalis propria, so kann ein erst rein äußeres Hämatom in die innere Scheidehaut eindringen und dadurch gleichzeitig ein extra- und intravaginales Hämatom bilden. Im Gegensatz zum extravaginalen Hämatom bleibt das intravaginale stets auf das Gebiet des Hodens beschränkt, dehnt sich nicht längs des Samenstranges nach oben aus. Der beim extravaginalen Hämatom stets leicht vom Hämatom abgrenzbare Hoden wird durch das intravaginale Hämatom vollkommen überdeckt, so daß es mit dem Hämatom eine einzige Masse bildet. Ein weiteres klinisches Unterscheidungsmerkmal des intravaginalen Hämatoms vom extravaginalen ist, daß das intravaginale Hämatom lange flüssig bleibt und nur selten durch spontane Resorption schwindet. Es hinterläßt in der Regel eine Hämatocele oder Hydrocele mit chronisch entzündlichen Veränderungen der tunica vaginalis propria *(Periorchitis)*.

Die Behandlung des intravaginalen Hämatoms darf sich nicht wie beim extravaginalen Bluterguß auf Hochlagerung des Hodens und warme Kompressen, bzw. Druckverband beschränken. Es ist dringlich angezeigt, frühzeitig den Bluterguß durch Punktion oder durch Incision zu entleeren, um eine Atrophie des Hodens oder die Entwicklung einer Hämatocele zu vermeiden.

Harninfektion

Einleitung

Die Behandlung der Harninfektionen nimmt in der täglichen Praxis, vor allem des Urologen, den breitesten Raum ein. In der urologischen Pathologie ist ihre Bedeutung nicht minder groß. Haben wir einen Patienten mit infiziertem Urin vor uns, wissen wir, daß dies das Zeichen der Erkrankung eines Organs, des ganzen Urogenitalsystems oder in schweren Fällen des gesamten Organismus ist. Die Behandlung der Harninfektion folgt am Anfang in allen Fällen gewissen, seit langem festgelegten Richtlinien, deren Logik uns vielleicht nicht immer gegenwärtig und deren Anwendung uns als Schema in Fleisch und Blut übergegangen sind: Steigerung der Diurese, Verminderung der Kongestion durch Bettruhe und diätetische Vorschriften und heute vor allem Chemotherapie. Die Chemotherapie nimmt in der Therapie der Harninfektion einen so überragenden Platz ein, daß ihr als Einleitung ein eigenes Kapitel gewidmet ist. Heilt die Harninfektion von selbst oder dank unserer Maßnahmen in kurzer Zeit aus, was gottlob die Regel ist, brauchen wir uns keinen weiteren differentialdiagnostischen Erwägungen mehr hinzugeben: der Patient ist geheilt, ohne daß wir genau wissen, was er eigentlich gehabt hat. Tritt diese erwünschte Heilung nicht ein, sind wir gezwungen, zu überlegen, was der Grund dieser verzögerten Heilung oder gar Verschlimmerung unter unseren Augen sein könne. Es beginnt, je nach Charakter und Ausbildung des behandelnden Arztes, früher oder später das Stadium der Differentialdiagnose und der differenzierten Behandlung.

Um das riesige Gebiet der Harninfektion dem Leser übersichtlich zu machen, ist eine Unterteilung des Stoffes eine unbedingte Notwendigkeit. Diese Unterteilung kann nach verschiedenen Gesichtspunkten vorgenommen werden.

1. Nach dem vorwiegend befallenen Organ.

2. Nach der Art der Entzündung.

Die Betrachtung nach den verschiedenen Organen, beginnend mit Niere und Nierenhüllen und absteigend bis zur Urethra, war die Grundlage der Betrachtung in den drei früheren Auflagen dieses Lehrbuches. Diese Art der Betrachtung entspricht nicht mehr unseren heutigen Anschauungen, die vielmehr das Gemeinsame des Systems, die Systemerkrankung betonen. Die frühere Art der Betrachtung hatte auch die unausweichliche unangenehme Folge vieler Wiederholungen in der Pathogenese und Therapie.

Nach der Art der Entzündung sind verschiedene Unterteilungen möglich. Wenn die causa in den Vordergrund gestellt wird, wie es unserer heutigen medizinischen Betrachtungsweise am ehesten entspricht, erfolgt die Einteilung nach dem infektiösen Mikroorganismus, nach dem Erreger der Harninfektion. Nach der Art des Verlaufes der Harninfektion ist eine Einteilung in akute und chronische, in primäre und sekundäre Infektionen möglich. Als sekundäre Infektionen bezeichnen wir die, die ein bereits geschädigtes Urogenitalsystem treffen und dadurch sich durch besondere Malignität auszeichnen. Im Bestreben weniger ein logisches System, als eine praktisch brauchbare Übersicht zu geben, habe ich die verschiedenen Einteilungsmöglichkeiten vermischt.

Die Haupteinteilung erfolgt nach dem Infektionserreger, und es werden die Hauptabschnitte

Eitrige, unspezifische Entzündungen,

Tuberkulose,

Syphilis,

Parasitäre Entzündungen,

aufgestellt.

In den beiden ersten großen Kapiteln ist eine weitere Unterteilung nötig, die in Form einer gesonderten Besprechung der Harnorgane und der männlichen Geschlechtsorgane erfolgt ist. Die beiden Systeme dienen verschiedenen Aufgaben, haben aber anatomisch und embryologisch so viel Gemeinsames, daß ihre Pathologie ein gemeinsames, unentwirrbares Ganzes bildet. Bei der Pyelonephritis ist eine weitere Unterteilung in akute und chronische Pyelonephritis erfolgt, was sich klinisch und didaktisch rechtfertigen läßt. Daß innerhalb dieser Einteilung die verschiedenen Organe zum Teil auch eine getrennte Besprechung erfahren, ist eine Selbstverständlichkeit.

Die Entzündung der Harnorgane, die nicht durch Eitererreger erfolgt, vor allem die doppelseitige, hämatogene Glomerulonephritis, gehört traditionsgemäß zur inneren Medizin. Zusammen mit den andern toxischen und allergischen Erkrankungen der Niere bilden sie dort das Objekt eines, vor allem in Frankreich sich ausbildenden Spezialstudiums, der Nephrologie.

Dies ist selbstverständlich, wenn man bedenkt, daß Urologie ursprünglich die Chirurgie der Urogenitalorgane bedeutete. Der Urologe hat aber alles Interesse, sich vermehrt der Nephrologie zuzuwenden, da er von dort viel Anregung und Förderung erhalten kann.

A. Die Chemotherapie

Am 15. Februar 1935 veröffentlichten DOMAGK und seine Mitarbeiter ihre erste Arbeit über das Prontosil rubrum und seine Anwendung bei Infektionen mit hämolytischen Streptokokken. Mit dieser Arbeit hat die Ära der Chemotherapie ihren Anfang genommen, die dank systematischer Arbeit von Tausenden von Forschern in allen Teilen der Welt, insbesonders aber auch durch die Arbeiten von FLOREY und seinen Mitarbeitern, die das Penicillin entdeckten und entwickelten, die Erfolge errungen hat, die wir heute als selbstverständlich hinnehmen. Es besteht kein Zweifel, daß die Menschen, die ihr heutiges Leben der Chemotherapie verdanken, nach Millionen zählen. In ihren Auswirkungen ist die Chemotherapie den größten Entdeckungen der Medizin wie der Impfung, der Asepsis, gleichzusetzen, und es ist kein Zufall, daß die Entdecker des Sulfonamids, des Penicillins, der Streptomycins mit der Verleihung des Nobelpreises geehrt wurden.

Je mehr sich das Feld der Aktivität der Chemotherapie ausdehnte von den grampositiven zu den gramnegativen Bakterien, zu den Tuberkelbacillen, den Spirochäten, Rickettsien, großen Viren und einigen Pilzen, desto mehr wurde man sich bewußt, daß auch diese Entdeckung, wie die meisten menschlichen Errungenschaften, ihre Begrenzungen und ihre Mißerfolge hatte.

Mit Überlegung angewendet, in Fällen, wo sie klar indiziert war, hat die Chemotherapie ihre schönsten Erfolge aufzuweisen. Unüberlegt, bei zweifelhafter oder fehlender Indikation, kannte sie ihre ersten Mißerfolge.

Durch ihre Erfolge und die Leichtigkeit der Anwendung verführt, im Bestreben modern zu scheinen, wurden die Chemotherapeutica und Antibiotica ohne jegliche Diskrimination angewendet, oft sogar nur, um sich diagnostische

Mühen zu ersparen. Durch wiederholte Kuren wurden die Patienten in einem erheblichen Prozentsatz sensibilisiert, es traten schwere, ja tödliche Zwischenfälle auf. Durch das Vernichten der empfindlichen Stämme überwucherten die resistenten Stämme und vermehrten sich, bis wir heute in Form von Staphylokokkenstämmen, die gegen alle Antibiotica resistent sind, eine neue Form des Hospitalbrandes herangezüchtet haben. Bei den Breitspektrumantibiotica traten durch Vernichtung der empfindlichen Bakterien im Darm schwere Infektionen auf. Wir sehen, daß es gefährlich ist, ohne Kenntnis und gegen die Gesetze der Natur zu handeln, und wenn der Segen der Chemotherapie nicht in sein Gegenteil umschlagen soll, müssen wir diese Gesetze kennenlernen und beachten.

Chemotherapeutica sind synthetisierte chemische Körper, die elektiv gewisse Stoffwechselfunktionen der Mikroorganismen zu blockieren vermögen. Die *Antibiotica* haben dieselbe Wirkung, sind aber nicht Produkte der Retorte, sondern Produkte von Lebewesen, vor allem von Pilzen, wie des Penicilliums und des Streptomyces. Daran ändert die Tatsache nichts, daß es heute der chemischen Industrie gelungen ist, einige Antibiotica, vor allem das Chloromycetin (Chloramphenicol) zu synthetisieren. An welchem Punkte des Stoffwechsels der Mikroorganismen die Chemotherapie angreift, ist nur in wenigen Fällen bekannt, z. B. in dem der Sulfonamide. *Die Sulfonamide* sind Chemotherapeutica, die eine schwefelhaltige Gruppe enthalten, und die imstande sind, die Paraaminobenzoesäure der Bakterien zu ersetzen. Diese Säure ist ein unentbehrlicher Bestandteil der Fermentreaktionen, die zum Bakterienwachstum führen. Ihr Fehlen verunmöglicht die Vermehrung der Bakterien. Dabei ist die Affinität der Bakterien zur p-Aminobenzoesäure viel größer als zum Sulfonamid. Vom letzteren muß deshalb je nach dem verwendeten Präparat eine zehn-, hundert- oder gar tausendmal größere Konzentration vorhanden sein, um die p-Aminobenzoesäure zu verdrängen.

Das neuartige Prinzip der Chemotherapie besteht also darin, daß in einer Zellengattung, den infektiösen Erregern, ein Stoffwechselvorgang blockiert wird, durch Ersatz eines dazu notwendigen Körpers durch das Chemotherapeuticum oder Antibioticum, das für diesen Stoffwechselvorgang indifferent und dadurch für die Zelle toxisch ist. Voraussetzung ist, daß der zu blockierende Stoffwechselvorgang in den normalen Körperzellen nicht vorkommt, oder daß die normale Zelle das Antibioticum nicht fixiert, daß also das Medikament für den Patienten nicht toxisch ist. Dieses Prinzip ist nicht auf die Infektionen beschränkt. Wir müssen z. B. postulieren, daß die Krebszelle sich in ihrem Stoffwechsel so stark von den normalen Körperzellen unterscheidet, daß auch hier eine Chemotherapie möglich ist. Nur hat hier leider der nötige Zufall die Sucher noch nicht begünstigt.

Die Niere ist hauptsächliches Ausscheidungsorgan. Die Konzentration der Wirkstoffe ist in ihr deshalb etwas höher wie im übrigen Organismus. Da dazu die Mikroorganismen nicht nur vom Blute, sondern auch vom Urin her mit ihnen in Kontakt kommen, sind die Vorbedingungen zur Chemotherapie bei der Harninfektion besonders günstig.

Aus der Erklärung der Wirkung geht zugleich ihre Begrenzung hervor. Man tut gut daran, sich diese Begrenzung ständig vor Augen zu halten.

Um wirksam zu sein, muß das Chemotherapeuticum oder Antibioticum den infektiösen Mikroorganismus in genügender Konzentration erreichen. Der infektiöse Herd muß deshalb gut vascularisiert sein. So gut eine Pneumonie auf die systematische Chemotherapie reagiert, so wenig reagiert das Empyem, dagegen gut, wenn Penicillin lokal in die Empyemhöhle eingespritzt wird. Sulfonamide sind auch bei lokaler Anwendung unwirksam, da sie durch im Eiter enthaltene Abbauprodukte inaktiviert werden.

Von wenigen Ausnahmen abgesehen werden nur extracellulär gelegene Mikroorganismen erreicht. Befindet und vermehrt sich der Mikroorganismus innerhalb der Körperzellen mit ihrer für das Medikament wenig permeablen Zellmembran, was für die Tuberkelbacillen oft zutrifft, ist die Wirksamkeit der Chemotherapie stark herabgesetzt.

Die Antibiotica wirken in verschiedenen Stadien der Entwicklung des Infektionserregers: das Penicillin z. B. wirkt nur auf den sich vermehrenden Mikroorganismus, währenddem das Streptomycin mehr in der statischen Phase wirksam ist.

Aus dem Wirkungsmechanismus ergibt sich ebenfalls die Spezifität der Chemotherapie; nur ein bestimmter Stoffwechselvorgang wird gehemmt, der nicht in allen Zellen vorkommt, so sind z. B. Colibacillen gegen Penicillin resistent. Es ergibt sich daraus das unbedingte Erfordernis, die Bakterien zu kennen, die man bekämpfen will, und das entsprechende Medikament zu wählen. Ebenfalls kann ein weiteres Erfordernis aus der Kenntnis des Wirkungsmechanismus abgelesen werden, ein Erfordernis, das in der täglichen Praxis sehr oft übersehen wird. Die Chemotherapie ist nicht ein Vorgang im Reagensglas, wo auf der einen Seite die Bakterien, auf der anderen das Medikament hereingegeben werden; es zischt, und der Patient ist gesund. Wir benötigen die natürlichen Abwehrreaktionen des Organismus. Das Bakterienwachstum, die Bakterienvermehrung wird gehemmt, aber der Körper tötet sie ab und schwemmt sie aus.

Wohin die Mißachtung dieser Forderung führt, sei an einem Beispiel gezeigt. Eine akute Pyelonephritis verschwindet prompt auf einen kurzen Antibioticumstoß, um aber ebenso prompt einige Tage später wieder zu erscheinen. Wird dieselbe Pyelonephritis ohne Medikament im Bett gehalten oder während längerer Zeit mit banalen Harndesinfizienzien behandelt, braucht die Ausheilung viel länger, aber sie ist definitiv.

Man kann leicht einsehen, daß ein Ablauf der natürlichen Abwehrreaktionen, wie sie die Phagocytose und die aktive Immunisierung darstellen, es dem Mikroorganismus erlaubt, wenn nicht im Blut, so doch in einigen schlecht durchbluteten Herden fast unbegrenzt weiterzuleben. Es sind vor allem diese Bakterien, von der Chemotherapie nur in ungenügender Konzentration erreicht, die sich an die neue Umgebung adaptieren und gegen das angewendete Medikament resistent werden. Die Chemotherapie bewirkt in diesen Fällen eine Beruhigung des akuten Anfangsstadiums, das sich später verschlimmert und in die Chronizität übergeht.

Damit kommen wir zu einem der betrüblichsten Kapitel der Chemotherapie, dem Auftreten der *erworbenen Resistenz*. Wir erinnern uns an die großartigen Erfolge der Therapie der Gonorrhoe im Höhepunkt der Sulfonamiderfolge ums Jahr 1940. Damals gelang es, mit einem einzigen Stoß von Sulfothiazol 90% der frischen Fälle zu heilen. Nach wenigen Jahren waren bereits 60% der Gonokokken sulfonamidresistent, und jetzt erreicht uns aus Korea die Nachricht von amerikanischen Armeeärzten, daß die dortige Gonorrhoe gegen alle Chemotherapie resistent geworden ist und wieder wie früher mit lokaler Silbertherapie behandelt werden muß. Wie ist das möglich? Zwei Wege führten zu diesem Resultat. In jeder Bakterienpopulation finden sich einige resistente Individuen, die die Chemotherapie überleben. Durch Verschwinden der sensiblen Stämme kommt ein Überwuchern der resistenten Stämme zustande, die für die neue Übertragung verantwortlich sind. Aber auch eine Adaption ist möglich; durch oft wiederholten Kontakt mit einem Chemotherapeuticum oder Antibioticum in ungenügender Konzentration können sich die Mikroorganismen an die veränderte Umgebung gewöhnen und zum Schluß in einer Konzentration des Medikamentes sich weiter vermehren und entwickeln, die am Anfang tödlich für den Mikroorganismus gewesen wäre. Ja das Medikament kann sogar zum Wuchsstoff werden, wie das für Tuberkelbacillen und Streptomycin nachgewiesen wurde. Glücklicherweise ist diese erworbene Resistenz reversibel, aber nicht regelmäßig und erst nach längerer Zeit. Dies hat zum ernst gemeinten Vorschlag geführt, in allen Spitälern den Gebrauch des Penicillins während einiger Jahre zu untersagen, um die Staphylokokkenstämme wieder penicillinempfindlich zu machen.

Aus der Erkenntnis der Begrenzung der Wirksamkeit der Chemotherapie erwachsen uns die Waffen, um diese Grenzen zugunsten des Patienten und zuungunsten der Krankheit zu verschieben.

Als erstes geben sich ganz natürliche, aber imperative drängende Forderungen. *Die Chemotherapie darf nur bei strenger Indikation angewendet werden; wenn sie angewendet wird, so muß ein geeignetes Präparat so lange und in solcher Dosis gegeben werden, daß eine Adaptation der Mikroorganismen verunmöglicht wird.*

Es ist mir in meiner Praxis vorgekommen, daß eine Patientin Terramycin, wegen des durch das Antibioticum ausgelösten Durchfalls und der schmerzlosen Wirkung in regelmäßigen Abständen als Abführmittel genommen hat.

Der Chef der wissenschaftlichen Abteilung einer großen amerikanischen Antibioticafabrik hat mir im Gespräch zugegeben, daß seiner Schätzung nach 90% der Antibiotica unnütz oder mit zweifelhafter Indikation verschrieben werden.

Würde dieser Forderung nachgelebt, würde das ganze, uns heute bedrängende Problem des Schadens, der durch die Antibiotica angerichtet wird, von selbst verschwinden.

Eines der beliebtesten Mittel, die Wirkung der Chemotherapie zu verbessern, ist die *Assoziation verschiedener Medikamente.*

Vor allem wenden wir diese Methode bei der Mischinfektion an oder postoperativ, wenn wir das Angehen einer Mischinfektion verhüten möchten. Die häufigsten Kombinationen sind Penicillin-Sulfonamide und Penicillin-Streptomycin.

Durch die Assoziation verschiedener Medikamente gelingt es, die Dosierung und damit die Toxicität entscheidend herabzusetzen. Das bekannteste Beispiel ist das Streptomycin bei der Behandlung der Tuberkulose. Als einziges Medikament in wirksamer Dosis verabreicht, ist irreversible Schädigung des nervus vestibularis oder acusticus die Folge. Wird es mit PAS oder Isoniazid kombiniert, kann die Dosierung so niedrig gehalten werden, daß das Streptomycin über Monate, ja Jahre ohne Schaden gegeben werden kann. Gleichzeitig behebt dieselbe Kombination einen weiteren großen Nachteil der lange dauernden Chemotherapie, wie sie bei chronischen Harninfektionen, insbesondere der Tuberkulose notwendig ist. Vor allem gegenüber dem Streptomycin, aber auch gegenüber den anderen Chemotherapeutica und Antibiotica, tritt eine bakterielle Resistenz durch Überleben und Vermehren von Anfang schon resistenten Bakterien auf. Da die Medikamente verschiedene Angriffspunkte haben, ist ein einzelner Mikroorganismus nur gegen ein einziges Medikament resistent. Die Assoziation von zwei oder mehr Medikamenten verunmöglicht deshalb mehr oder weniger das Auftreten von resistenten Stämmen.

Die Assoziation verschiedener chemotherapeutisch wirksamer Substanzen wirkt oft nicht nur additiv, sondern synergisch potenziert. So reagieren Enterokokkeninfektionen in den Harnwegen oder im Endokard meist weder auf Penicillin noch auf Streptomycin, dagegen günstig auf eine Kombination von beiden.

Es dürfen aber auch nicht die Nachteile der Assoziation verschiedener Medikamente verschwiegen werden. Ohne Kenntnis au petit bonheur verschrieben, gibt es Assoziationen, die sich in der Wirkung gegenseitig aufheben. Ein Beispiel dafür: Wird bei Vorhandensein von penicillinempfindlichen Keimen dem Penicillin Aureomycin zugesetzt, ist die Wirkung des Penicillins stark vermindert. Die Assoziation vermehrt auch die Gefahr allergischer Reaktionen und erschwert deren Interpretation, wenn sie aufgetreten sind. Also auch hier gilt, was für die Chemotherapie überhaupt gilt: strenge Indikationsstellung.

Eine weitere wirksamste Waffe zur Verstärkung der Wirkung der Chemotherapie ist die *Chirurgie.* Eine Besprechung erübrigt sich hier, wird ihre Wichtigkeit doch in jedem einzelnen Abschnitt hervorgehoben. „Ubi pus ibi evacua" gilt heute wie ehedem, wissen wir doch, daß in abgeschlossenen Eiter- und Käseherden die Wirkung der Chemotherapie minimal ist. Die Zahl der Operationen hat sich nicht vermindert, dagegen hat sich ihre Art und Indikationsstellung verändert.

Weitere Verstärkungsmaßnahmen der Chemotherapie, die besonders bei lange dauernden Infektionen angewendet werden müssen:

Durch die Infektion und die Chemotherapie werden gleichzeitig der *Vitaminverbrauch* erhöht und dank dem Verschwinden der normalen Darmflora die Vitaminsynthese gestört. Die Zufuhr von Polyvitaminpräparaten ist deshalb notwendig.

Aus der Zeit der Sulfonamidtherapie ist bekannt, daß erhöhte Körpertemperatur die Aktion der Chemotherapie steigert. *Fiebertherapie* kann heute noch angezeigt sein, vor allem, wenn eine Eiteransammlung sich nicht verflüssigen will und deshalb zum chirurgischen Eingriff noch nicht reif scheint.

Die *aktive Immunisierung*, durch die anfänglichen Erfolge der Chemotherapie fast in Vergessenheit geraten, verdient es, dieser Vergessenheit entrissen zu werden. Bei der Behandlung der chronischen Harninfektion mit Colibacillen kann die Autovaccine gute Dienste leisten.

Das *Cortison* ist imstande, die Mikroorganismen gegenüber dem Antibioticum zu sensibilisieren. Allein angewendet ist das Cortison unnütz, noch häufiger schädlich für die Behandlung der Infektionskrankheiten; mit dem geeigneten Antibioticum kombiniert, kann es Großes leisten. Es findet seine Indikation vor allem bei toxischen, hyperergischen Infektionen. Eine ähnliche Indikation wird den Ganglienblockern (Largactil) zugeschrieben. Da diese hyperergischen, schwer toxischen Formen bei den Harnwegsinfektionen nur ganz ausnahmsweise vorkommen, sind diese Hilfsmittel für die Urologie wenig wichtig.

Neben diesen Wirkungsbegrenzungen haben die einzelnen Chemotherapeutica und Antibiotica gelegentlich schädliche Wirkungen, die bereits da und dort angedeutet wurden. Eine etwas systematische Besprechung dieser schädlichen Nebenwirkungen scheint mir gerechtfertigt anläßlich der kurzen Besprechung der einzelnen Chemotherapeutica und Antibiotica.

I. Die Sulfonamide

Die Sulfonamide waren die ersten und sind auch heute noch die wichtigsten Chemotherapeutica der Harninfektion. Sie wirken vor allem auf die Gruppe der Colibacillen, dann auf Streptokokken, Gonokokken und andere bei der Harninfektion seltenere Mikroorganismen. Die ersten Präparate waren recht toxisch. Störungen entstanden vor allem durch Schädigung des Knochenmarkes und Ausfallen von Sulfonamidkristallen im sauren Urin. Durch Verstopfung der Tubuli, der Sammelröhrchen, des Nierenbeckens und des Ureters konnte es zu mechanischer Anurie kommen. Intravenöse Dauertropfinfusionen und Nierenbeckenspülungen mit Alkalien konnten meist diese Komplikationen beheben. Die neuen Sulfonamide weisen diese Nachteile nicht mehr auf, sie sind kaum mehr toxisch und sehr leicht löslich. Immerhin ist auch heute noch bei der Verordnung von

Sulfonamiden auf eine genügende Diurese zu achten. Bei Oligurie oder gar Anurie ist ihre Verordnung kontraindiziert. Zwischen den einzelnen Sulfonamiden bestehen Unterschiede in der Wirkung auf verschiedene Mikroorganismen. So wird dem Gantrisin eine besonders günstige Wirkung auf den hartnäckigen b. proteus nachgerühmt. Die Mischung mehrerer Sulfonamide in einem Präparat scheint sich nicht zu rechtfertigen. Die Zahl der erstklassigen, modernen Sulfonamide ist Legion. In der Schweiz werden Elkosin (Ciba), Gantrisin (Roche), Irgafen und Diazil (Cilag) am meisten verwendet. Die früher ausschließlich angewendete Stoßtherapie wird heute von der länger dauernden Verordnung gleichmäßiger Dosen konkurrenziert. Zu verwerfen ist die unkontrollierte, oft wiederholte Einnahme vereinzelter Tabletten, wie sie häufig von Patienten mit chronischer Harninfektion geübt wird, da dadurch unweigerlich eine Resistenz gezüchtet wird.

Toxische Manifestationen sind häufig, aber wenig schwerwiegend. Verdauungsbeschwerden, insbesondere Übelkeit, werden bekämpft durch Einnahme mit Milch, am besten am Ende der Mahlzeit. Durch parenterale Verabreichung sind diese Magenbeschwerden zu vermeiden. Weniger häufig sind Erscheinungen von Sensibilisierung wie fleckige Dermatitis, drug-fever. Dieses ist charakterisiert durch ein Ansteigen der Temperatur ohne paralleles Ansteigen des Pulses. Es genügt fast immer, das Medikament abzusetzen, damit die Erscheinungen verschwinden. Es besteht für mich kein Zweifel, daß die Entdeckung der Sulfonamide, wäre sie nach der Entdeckung der Antibiotica erfolgt, als ein großer Fortschritt in der Therapie der Harninfektion gefeiert worden wäre.

II. Die Antibiotica

Bei der Einführung des Penicillins schien das ideale Mittel zur Chemotherapie gewonnen. Seine Wirkung bei allen empfindlichen Erregern war prompt, es war nicht toxisch, auch bei massiver Überdosierung, und es zeigte keine unangenehmen Nebenerscheinungen, sobald es in Reinsubstanz hergestellt werden konnte. Kein Wunder, daß es bald beim Publikum und den Ärzten als Allheilmittel galt. So wie früher bei unserer Armee als Regel gelten konnte, daß in der Krankenstube alle Erkrankungen über dem Nabel mit Aspirin, alle Erkrankungen unterhalb des Nabels mit Jod behandelt wurden, wurde in der „modernen" Behandlung das Jod durch Penicillin ersetzt, ohne daß die Erfolge der Behandlung viel besser oder schlechter wie früher gewesen wären. Dabei haben die Antibiotica sehr präzise Indikationen und sind nur gegen bestimmte Infektionserreger wirksam.

Das Penicillin wird im Magen durch die Salzsäure, im Darm durch die Penicillase der Bakterien zerstört. Es wird fast ausschließlich subcutan oder intramuskulär gegeben. Es wirkt gegen grampositive Bakterien (Staphylo-Streptokokken) und auf die gramnegativen Gonokokken. Mit Ausnahme der Bekämpfung der gonorrhoischen Urethritis spielt das Penicillin deshalb eine geringe Rolle bei der Bekämpfung der Harninfektion, dafür eine um so größere in der urologischen Chirurgie, die ja oft eine Chirurgie im infizierten Gewebe ist. Bei 2—5% der Patienten kommen leichte allergische Reaktionen vor (Pruritus, Urticaria). Selten sind infolge früherer Sensibilisierung schwere allergische Reaktionen oder sogar anaphylaktischer Schock, der schon nach minimalen Gaben, wie Inhalation penicillinhaltiger Dämpfe, auftreten kann. Beim Pflegepersonal kann durch Hantieren mit Antibioticis eine Kontaktdermatitis auftreten, so daß das Tragen von Gummihandschuhen zweckmäßig ist.

Das Streptomycin ist das erste Antibioticum, das gegen den Tuberkelbacillus in vitro und in vivo wirksam war bei erträglicher Toxicität. Es ist auch heute

noch das wichtigste Tuberculostaticum. Daneben wirkt es auf fast alle gramnegativen Bakterien, die Haupterreger der banalen Harninfektion. Es spielt
deshalb in der Urologie eine viel wichtigere Rolle als das Penicillin. Wird es zur
Behandlung einer akuten, banalen Harninfektion gebraucht, empfehlen sich große
tägliche Dosen während kurzer Zeit (2 g täglich während 10 Tagen). Bei der
Tuberkulose wird es über lange Zeit in niederer Dosierung in Kombination mit
anderen Tuberculostaticis gegeben. Es wird vom Darm nicht resorbiert und wird
ausschließlich intramuskulär gegeben.

Die allergischen Reaktionen sind weniger häufig wie beim Penicillin, weil
das Streptomycin nicht kritiklos bei allen möglichen Unpäßlichkeiten angewendet
wird und deshalb weniger Personen sensibilisiert sind. Seine Hauptfehler sind
die Schädigungen des 8. Hirnnerven, des n. vestibularis beim Streptomycin,
des n. acusticus beim Dihydrostreptomycin. Ist eine Schädigung der Nierenfunktion vorhanden (Restnierentuberkulose!), wird das Streptomycin retiniert und
erreicht unerwartet hohe Blutwerte. Ich habe bereits nach Verabreichung von
8 g irreversible Vestibularisschädigungen auftreten sehen. Die Toxicität kann
durch hohe Gaben Vitamin A vermindert werden. Selten treten Veränderungen
des Blutbildes (Anämie, Agranulocytose, Panmyelophthise) vor allem nach
längerem Gebrauch auf, Veränderungen. die zum Tode führen können.

Die Breitspektrumantibiotica zeichnen sich, wie ihr Name es ausdrückt, durch
eine starke Wirkung auf sehr verschiedene Mikroorganismen aus.

Das Chloramphenicol (Chloromycetin) wirkt auf Actinomyces, Spirochäten,
grampositive und gramnegative Bakterien, Rickettsien und Viren; die Tetra-
cycline (Aureomycin, Terramycin, Tetracyclin) dazu noch auf Amöben und die
Tuberkelbacillen.

Neben den schon genannten Gefahren haben diese Breitspektrumantibiotica
eine ganz neue, furchtbare Gefahr heraufbeschworen. Durch die indifferente
Vernichtung aller möglichen pathogenen und apathogenen Keime, vor allem im
Darm, können resistente Mikroorganismen zu wuchern beginnen, die vorher als
physiologische Symbionten keinerlei pathologische Bedeutung hatten, nunmehr
aber als Krankheitserreger wirken. Besonders wird das Wachstum hefeartiger
Mikroorganismen gefördert. Im Mittelpunkt stehen dabei Moniliainfektionen.
Sie manifestieren sich gerne an der Schleimhaut des Rachens. des ganzen Magens,
Darmtractus und am Bronchialbaum, kommen aber auch an der Haut und in
inneren Organen vor. Ihre Entstehung dürfte nicht nur darauf beruhen, daß die
bakterielle Flora unterdrückt wird, wodurch den saprophytären Hefen günstige
Vermehrungsbedingungen geboten werden, sondern zugleich kommt es zu einer
Resistenzminderung des Organismus durch Eingriffe in den Vitamin B-Stoff-
wechsel. Verhältnismäßig oft kann man nämlich Vitamin B- und Vitamin K-
Mangelerscheinungen sehen, wenn der größte Teil der vitaminbildenden Darm-
bakterien durch Antibiotica vernichtet wurde. Je breiter das Wirkungsspektrum
eines Antibioticums, um so eher können solche „biologische" Nebenerscheinungen
auftreten.

Die Therapie dieser Komplikation ist naheliegend, Absetzen des Antibioticums
und Vitaminzufuhr ist das wichtigste. Ob Colieinläufe zum Wiederherstellen der
normalen Darmflora und das Verabreichen von Mycostatin, eines neuen gegen
die Moniliainfektion gerichteten Antibioticums, von Erfolg begleitet sind, kann
ich nur ungenügend beurteilen. Versuchen sollte man diese Therapie jedenfalls.

Unmittelbar lebensbedrohlich ist das Auftreten einer pseudomembranösen
Enterocolitis, die im Anschluß an die Verabreichung von Breitspektrumantibiotica, am häufigsten Terramycin, beobachtet wird. Es handelt sich um ein
choleraartiges Bild mit schweren Kollapszuständen und blutigen Durchfällen,

das durch das Überwuchern von resistenten, neurotoxischen Staphylokokken
bedingt ist. Es hat sich herausgestellt, daß in den Kliniken mit ihrer notgedrungen
ausgedehnten Antibioticatherapie diese resistenten Stämme ubiquitär als Haus-
keime vorhanden sind und Haut und Schleimhäute jedes neu eintretenden Patienten in wenigen Tagen besiedeln. Zwischenträger dieser resistenten Staphylokokken sind unter anderem Arzt und Pflegepersonal. Wir sind also in die Zeiten
SEMMELWEIS' zurückversetzt. Die einzige Chance für den Patient besteht in der
Verabreichung von Erythromycin (Ilotycin), gegen das diese Staphylokokken
einstweilen noch hochempfindlich sind. Neue Präparate mit der selben Indikation
sind das Oleandomycin und das Rovamycin.

Die übrigen Antibiotica, das Bacitracin, das Polymyxin, das Tyrothricin und
andere, sind nur lokal anwendbar und von geringer Bedeutung.

III. Die Tuberculostatica

Die Tuberculostatica sind Chemotherapeutica und Antibiotica, die im Kampf
gegen die Tuberkulose gebraucht werden. Zwei Probleme charakterisieren die
Chemotherapie der Tuberkulose überhaupt und der Nierentuberkulose im
speziellen. Um wirksam zu sein, muß die Chemotherapie sehr lange durchgeführt
werden. Dabei besteht die Gefahr der erworbenen Resistenz, deren Vermeidung
schon im Abschnitt über die Kombination verschiedener Medikamente beschrieben
worden ist. Bei der Nierentuberkulose im besonderen besteht die Gefahr der
Überdosierung durch verminderte Ausscheidungsfähigkeit, was besonders überlegte Verschreibung notwendig macht. Es darf heute als Regel gelten, daß
Tuberculostatica nur noch in Kombination verschrieben werden. Ich persönlich
bin der Meinung, daß eine Kombination von 2 Medikamenten genügt, und daß
nach 6 Monaten die Kombination gewechselt werden soll. Andere Urologen
ziehen es vor, 3 Medikamente gleichzeitig zu verschreiben und die Verordnung
während eines Jahres unverändert aufrechtzuerhalten; noch andere wechseln in
irgend einem Rhythmus mit willkürlichen Pausen. Eine Übereinstimmung der
Meinungen ist noch nicht erreicht.

Als Kombination mit sicherer synergistischer Wirkung dürfen gelten: Streptomycin-PAS, Isoniazid-PAS, Streptomycin-Isoniazid. Die bei mir momentan
gültigen Dosen sind: 1 g Streptomycin an je 2 Tagen der Woche, 6—8 g PAS oder
5 mg Isoniazid pro kg Körpergewicht täglich, wobei die Medikamente abwechselnd
gegeben werden; also 2 Tage Streptomycin, 5 Tage PAS oder Isoniazid oder
2 Tage Isoniazid und 5 Tage PAS. Bei Unverträglichkeit ist es auch gerechtfertigt, einen Tag pro Woche medikamentenfrei zu lassen.

Wie gesagt ist das *Streptomycin* noch heute das wichtigste Tuberculostaticum.
Es wird vor allem zu chemotherapeutischer Abschirmung von Eingriffen an tuber-
kulösen Organen mit Vorliebe verwendet, meist in der Dosis von 1 g täglich.
Bei eingetretener Streptomycinresistenz kann für kurze Zeit das stark toxische
Viomycin (Vionactan) verwendet werden.

Die PAS, die Paraminosalicylsäure, ist wohl das am meisten verwendete
Tuberculostaticum. Es verdankt diese Vorliebe seiner ausgezeichneten Verträglichkeit und der lange ausbleibenden Resistenzbildung, auch wenn es alleine verabreicht wird. Seine Nebenwirkungen sind Nausea und Appetitlosigkeit, die
übrigens durch Serpasil gut zu beeinflussen sind, und Hämaturie bei exsudativen
Prozessen. Seine Ausscheidungsfähigkeit ist enorm. Es wird durch die Nieren
vor allen Schlackensubstanzen ausgeschieden. Eine eigentliche Überdosierung
ist deshalb unmöglich. Dagegen wird durch die PAS bei gestörter Nierenfunktion

die Ausscheidung der Schlackensubstanzen blockiert, es entsteht eine (reversible) Urämie.

Das *Isoniazid* (Rimifon, Neoteben) soll bei der Tuberkulose bactericid, nicht nur bakteriostatisch wirken. Ich habe mich von der Richtigkeit dieser Behauptung bis heute nicht überzeugen können. Bei seiner alleinigen Verwendung tritt rasch eine Resistenz der Tuberkelbacillen ein. Bei Überschreiten der Dosis von 5 mg pro kg Körpergewicht (wir sind versuchsweise auf das Doppelte gegangen) vermehren sich die Nebenerscheinungen, ohne daß eine deutliche Besserung der Wirkung eintritt. Die Nebenerscheinungen sind gering: Erregung und Schlaflosigkeit, Schwindel, Sehstörungen, Leukopenie. Sie verschwinden nach Absetzen des Mittels.

Durch intravenöse Infusion von PAS und Isoniazidinjektionen (i. v.) kann eine Wirkungssteigerung erreicht werden.

Die Thiosemicarbazone (Conteben, Tebacyl Wander) sind in ihrer Wirkung den bisher genannten Tuberculostatica deutlich unterlegen. Ich verwende sie heute eigentlich nur als Ergänzungstherapie in Kombination mit Isoniazid oder allein als ambulante Nachbehandlung. Man gibt nicht mehr wie 100 mg täglich und schleicht mit der Dosis ein und wieder aus. Die von Conteben beschriebenen Komplikationen bei Dosen über 100 mg täglich, Störungen der Leberfunktion und der blutbildenden Organe, habe ich beim Tebacyl in der angegebenen Dosierung nie beobachten können.

Als Hilfsmittel zur Chemotherapie der Urogenitaltuberkulose dienen mir ferner Vitamin D_5 und das Chaulmoograöl. Das *Vitamin D* in der Form von ViDé Wander hochkonzentriert (600000 E) jede Woche 1mal injiziert, befördert deutlich die Verkalkung von tuberkulösen Herden in Nieren und Prostata. Bei Überdosierung kann eine Nephrocalcinose auftreten, die eventuell irreversibel ist und zur Urämie führt. Harnstoffkontrollen sind mindestens alle 6 Wochen nötig.

Das Chaulmoograöl (Hydrochaulmoophtiol Chambon) verzögert das Resistentwerden der Tuberkelbacillen gegen Streptomycin und scheint imstande zu sein, eingetretene Resistenz, allerdings erst nach dreimonatiger Behandlung, rückgängig zu machen. Es hebt den Allgemeinzustand des Kranken und vermindert die Virulenz der Tuberkelbacillen, ohne eigentlich bakteriostatisch zu wirken. Das Chaulmoograöl setzt sich an die Stelle der Lipoide des Tuberkelbacillus, die dadurch eine ähnliche Konstitution wie die BCG-Bacillen annehmen, die sich auch durch Lipoidarmut auszeichnen.

Der Leser, der meinen Ausführungen bis jetzt gefolgt ist, wird gleichzeitig mit mir eine Frage beantworten können, die sich aufdrängt: Sind durch die moderne Chemotherapie die alten, *banalen Harndesinfizienzien* überflüssig geworden? Die Antwort lautet ganz klar: nein!

Wir haben gesehen, daß für die Anwendung der Chemotherapie eine strenge Indikation notwendig ist, und daß sich ihrer prolongierten Anwendung Hindernisse in den Weg stellen. Diese Lücke füllen die banalen Harndesinfizienzien aus. Wenn es gilt, eine milde Prophylaxe zu treiben, wenn es gilt, das Aufflammen einer chronischen Infektion, die unserer energischen Therapie nicht weichen wollte, zu verhüten, leisten sie uns immer noch sehr erhebliche Dienste. Salol (3mal 1 g täglich), Hexamethylentetramin (Urotropin: 3mal 0,5 g nur in saurem Urin wirksam) und seine Kombinationspräparate. Pyridium (Pyridacil, Neotropin), das zum Teil direkt durch die Prostata ausgeschieden wird und bei Prostatitis deshalb recht gut wirkt, gehören bei mir immer noch zum täglichen Rüstzeug. Ich sehe immer wieder, daß eine Pyelonephritis, die einer Chemotherapie nicht wich, nach einer einmonatigen Säure-Alkalikur auf dasselbe Sulfonamid oder

Antibioticum, gegen das sie vorher resistent war, reagiert. Die Zeitdauer der Einwirkung spielt eine sichere Rolle, die Infektion wird dominiert, und die Abwehrkräfte des Organismus stärken sich.

B. Die eitrigen, nicht spezifischen Entzündungen der Harnorgane

Pathogenese. Auf drei verschiedenen Wegen können die einzelnen Harnorgane infiziert werden:
1. hämatogen,
2. urogen (canaliculär),
3. lymphogen.

Der hämatogene Infektionsweg spielt vor allem in der Infektion der Niere eine große Rolle. Diese Ausscheidungsinfektion ist in ihrer Entwicklung leicht zu überblicken. Bei jeder Infektionskrankheit des Körpers können zeitweilig Infektionserreger im Blute kreisen. Sie werden durch das Blut in die Niere verschleppt und können von dieser mit dem Harn ins Nierenbecken ausgeschieden werden. Wohl läßt ein anatomisch und funktionell vollständig normales Nierenparenchym die durch das Blut ihm zugeführten Bakterien nicht in den Urin übertreten. Aber es scheint nur sehr geringer funktioneller Schädigungen der Nierenzellen durch Bakterientoxine oder durch Störung der Blutzirkulation zu bedürfen, um den Bakterien den Durchtritt durch die Nieren ins Nierenbecken zu ermöglichen. Jedenfalls lassen sich in den Nieren, deren Urin Bakterien enthält, nicht immer anatomische Veränderungen des Gewebes nachweisen. Dagegen kann eingewendet werden, daß es nicht möglich ist, eine Niere restlos in Schnitten zu durchmustern, und daß bei der gewöhnlichen pathologisch-anatomischen Durchmusterung kleine Herde der Beobachtung entgehen können. Die Frage der Bakteriurie wird bei der Tuberkulose näher besprochen.

In der Regel aber verursachen die mit dem Blutstrom in die Nieren gebrachten und von dieser in das Nierenbecken ausgeschiedenen Bakterien während ihrer Durchwanderung deutliche Entzündungserscheinungen. Von Infektionskrankheiten, die besonders oft zu Pyelonephritis Anlaß geben, sind zu erwähnen Enteritiden aller Art und der Abdominaltyphus. Bei Dysenterie, bacillärer Ruhr, Cholera, bei Variola, bei Angina, Diphtherie, Erysipel, Scharlach, Masern, Influenza werden auch vereinzelte Fälle von Pyelonephritis beschrieben. Ebenfalls beobachtet man sie nach Furunkeln, Panaritien, Parotitis, Osteomyelitis, nach Kieferhöhlen- und Zahnwurzeleiterungen.

In der Blase ist eine hämatogene Entzündung selten, aber sicher nachgewiesen. Sie kommt vor bei der Miliartuberkulose und der Syphilis in Form von sog. Roseola der Blase. Embolisch-hämatogen ist wahrscheinlich auch die herdförmige, hämorrhagische Cystitis bei Otitis, Angina, Zahninfektion usw.

Die *urogene Infektion* spielt bei der Infektion der Blase die zahlenmäßig größte Rolle, kommt aber auch bei der Niere vor. Sie kann sowohl descendierend, dem Harnstrom folgend, als auch ascendierend, entgegen dem Harnstrom, erfolgen. Die descendierende Infektion ist natürlich und leicht verständlich. Die ascendierende Infektion, vor allem der Niere, ist im ersten Moment unbegreiflich. Die Eigenbewegung einiger Bakterien gibt kaum eine Erklärung dafür. Die urogene Infektion der Blase kommt oft durch kontinuierliches Weiterwuchern der Bakterien, vor allem auf der Schleimhaut der kurzen weiblichen Harnröhre, zustande. Bei der urogenen Infektion der Niere ist die *Stauung* die häufigste und wichtigste Ursache. Wenn die Peristaltik im Ureter so verlangsamt ist, daß eine kontinuierliche Harnsäule entsteht, die sich nur sehr langsam bewegt, wobei gleichzeitig oft der Ureterverschluß gestört ist, können sich die Bakterien fast per continuitatem von der Blase ins Nierenbecken und in die Niere verbreiten.

Ein Rückfluß des Blaseninhaltes nach oben ist aber auch ohne Stauung möglich. Plötzliche, heftige Kontraktionen der Blase, wie sie vor allem bei entzündeter Blase, bei willkürlichem Zurückhalten des Urins auftreten können, vermögen den Blaseninhalt stoßweise durch die Ureteren ins Nierenbecken hinauftreiben. Dies ist in Tierversuchen nachgewiesen worden, ist aber auch nicht so selten bei der Cystoskopie zu beobachten. Bei auftretendem Harndrang kann man plötzlich im Blasenmedium herumschwimmende Eiterfetzchen im Ureter verschwinden sehen. Am leichtesten ist dieses Aufsteigen möglich bei zerstörtem Sphinctermechanismus beim Einmünden des Ureters in die Blase (vesico-renaler Reflux s. Abb. 135, 136).

Durch die Harnröhre können Entzündungserreger mit dem Katheter oder auch ohne instrumentelle Mithilfe in die Blase gelangen. Die Katheterinfektion ist eine häufige Ursache der Cystitis. Oft trägt eine ungenügende Sterilisierung des Katheters die Schuld. Doch ebensooft kommt die Katheterinfektion trotz sorgfältigster Desinfektion der verwendeten Instrumente zustande. Es kann daran eine ungeschickte Manipulation schuld sein, vor allem aber die normale, saprophytische Bakterienflora der Harnröhre. Es finden sich auf der Harnröhrenschleimhaut, sowohl beim Manne wie bei der Frau Colibacillen, Staphylo- und Streptokokken usw. Am reichlichsten ist die Keimzahl in der Nähe der äußeren Harnröhrenöffnung. Nach der Tiefe des Kanals zu nimmt sie rasch ab; der hintere Teil der gesunden, männlichen Harnröhre ist keimfrei. In der weiblichen Harnröhre finden sich Keime bis an die Blasenmündung heran.

Jedes durch die Harnröhre eingeführte Instrument kann deshalb aus der Harnröhre Entzündungserreger in die Blase einschleppen, die um so leichter haften, wenn durch das Instrument eine Schleimhautläsion gesetzt wird oder Stauung in der Blase besteht.

Daß eine *lymphogene Infektion* möglich ist, steht fest. Ihre Rolle ist aber noch nicht abgeklärt.

Es ist unzweifelhaft, daß von einem retroperitonealen Prozeß die Infektion auf die Niere überwandern kann, daß der Ureter umschrieben infiziert und infiltriert wird, wo er eine infizierte Zone passiert, daß die Blase von einer benachbarten Appendicitis oder Salpingitis, von entzündeter Darmschleimhaut oder Hämorrhoidalknoten her lymphogen infiziert werden kann. Wahrscheinlich ist die Infektion der Niere durch die Lymphbahnen längs dem Ureter, der rechten Niere vom benachbarten Darm möglich. Bis vor kurzem wurde angenommen, daß das Nierenparenchym auf lymphogenem Wege vom Nierenbecken her infiziert werde. BABICS hat nachgewiesen, daß diese Annahme falsch ist und die aufsteigende Infektion im interstitiellen Gewebe perivasculär den Blut- und Lymphgefäßen nach erfolgt. Das gleiche gilt für die ascendierende Entzündung der Nierenhüllen; sie geschieht im interstitiellen Gewebe, die Lymphgefäße werden komprimiert, es entsteht eine Lymphstauung, ein Ödem mit nachheriger Schrumpfung.

Auf welchem Weg im vorliegenden Einzelfall die Infektion die Harnorgane erreicht hat, ist schwer zu sagen. Weder die Klinik noch die pathologische Anatomie geben darüber sicher Auskunft.

Wenn einem Katheterismus eine Cystitis und Pyelonephritis auf dem Fuße folgt, ist anzunehmen, daß die Infektion urogen erfolgt sei. Es lassen sich aber gelegentlich vor Auftreten der Pyelonephritis im Blute des Patienten dieselben Erreger nachweisen wie im Urin, so daß es ebenso möglich ist, daß einer urogenen Infektion der Blase eine hämatogene Infektion der Niere folgt.

Bakteriologie. Der oberflächliche Leser wird beim Durchblättern verschiedener Lehrbücher eigenartig verschiedene Ansichten über die Bakteriologie der Harninfektion lesen. In den früheren Auflagen dieses Lehrbuches wurde erwähnt. daß in 70—80% der Fälle Bakterien aus der Gruppe der Colibacillen die Infektionserreger seien, dann die verschiedenen Arten von Streptokokken, Staphylokokken. viel seltener der Proteus Hauser, die Typhus- oder Paratyphusbacillen, das Influenzavirus, der bacillus pyocyaneus, der Gono- und Pneumococcus, der micrococcus lanceolatus. Im großen Lehrbuch von CAMPBELL finden wir folgende Angaben: Escherischia coli ist bei weitem der häufigste Erreger der Harninfektion. Es folgen ihm mit 10—15% der bacillären Infektion Aerobacter aerogenes, dann Proteus, Pseudomonas, Salmonella, Shigella und Alkaligenes. Kokken sind für 25% aller Harninfektionen verantwortlich. Hier überwiegen die Mikrokokken, vor allem der micrococcus pyogenes. Streptokokken sind für weniger wie 5% aller Harninfektionen verantwortlich. Welcher Salat!

Dazu kommt noch, daß, je nachdem die bakteriologischen Arbeiten aus urologischen oder medizinischen Abteilungen stammen, die Prozentzahlen verschieden sind.

Die hauptsächliche Verwirrung kommt daher, daß wir seit dem Turmbau von Babel verschiedene Sprachen sprechen. Nicht selten wurden dieselben Bakterien von verschiedenen Forschern unter verschiedenen Namen beschrieben. In der medizinischen Bakteriologie bezeichnet man die pathogenen Keime häufig nach der Krankheit, welche sie verursachen. Die Krankheit besaß in den meisten Fällen schon längst einen Namen, bevor man ihren Erreger entdeckte. So erklärt es sich, daß man ihn, je nach seinem Verhalten, je nach dem Namen der Krankheit in der betreffenden Sprache von Land zu Land verschieden benannte. Erst im Jahre 1930, am ersten internationalen Mikrobiologenkongreß, einigte man sich auf eine einheitliche Systematik und *Nomenklatur der Mikroorganismen*, die im wesentlichen der botanischen und zoologischen Nomenklatur angepaßt wurde. Die alte Bezeichnungen sind aber so eingebürgert, daß wenigstens im deutschen Sprachgebiet diese noch weiter im Gebrauch sind und auch in diesem Lehrbuch Verwendung finden. Um hier Klarheit zu schaffen, folgt weiter unten ein Verzeichnis der Synonyma der für die Harninfektion wichtigen Mikroorganismen.

Weshalb aber der Unterschied in der Bakteriologie verschiedener Untersucher in ein und demselben Land? Der Urologe sieht eine negative Auslese der Patienten mit Harninfektion. Ihm werden zu einem großen Teil diejenigen Patienten zugeschickt, die auf die Chemotherapie nicht genügend reagieren. Er findet deshalb einen recht großen Prozentsatz resistenter Erreger, vor allem der Enterokokken und des Proteus, die beide in den letzten Jahren ganz erheblich an Wichtigkeit zugenommen haben.

Synonyma

(*Kursivdruck* = die korrekten, international anerkannten Bezeichnungen).

1. Brucella abortus. Bangbacillus, bacillus abortus. Br. melitensis, mikrococcus melitensis, alcaligenes melitensis.

2. Eberthella typhosa. Typhusbacillus, bacillus typhi abdominalis, bacterium typhi oder typhosus, salmonella typhosa, bacille d'Eberth.

3. Escherichia coli. Bacterium coli commune, Colibacillen. Aerobacter aerogenes ist ein Colistamm, der in den Vereinigten Staaten differenziert wird, in Europa meist nicht.

4. Klebsiella pneumoniae. Friedländerscher Pneumoniebacillus, bact. pneumoniae, bacillus Friedländer.

5. Mycobacterium tuberculosis. Bacillus oder bacterium tuberculosis, Tuberkel-bacillus, Kochscher Bacillus, bacille de Koch, acid-fast bacillus.

6. Neisseria gonorrhoeae. Gonococcus, diplococcus gonorrhoeae, mikrococcus gonorrhoeae.

7. Proteus vulgaris. Bacillus proteus vulgaris, Proteus Hauser.

8. Pseudomonas aeruginosa. Bacillus pyocyaneus, pseudomonas pyocyanea.

9. Salmonella cholerasuis. Bacillus suipestifer, bacillus paratyphosus B.

Salmonella schottmülleri. Bac. paratyphosus B., bac. alcaligenes Schottmüller, salmonella parathyphi B.

10. Shigella dysenteriae. Bacillus dysenteriae Shiga.

11. Staphylococcus aureus und *albus.* Staphylococcus pyogenes, mikrococcus pyogenes aureus und albus.

12. Streptococcus pyogenes. Streptococcus erysipelatos, streptococcus scarlatinae, streptococcus longus, streptococcus puerperalis, streptococcus longus haemolyticus.

Streptococcus salivarius. Streptococcus viridans, streptococcus mitis.

Streptococcus faecalis. Enterococcus.

Streptococcus pneumoniae. Diplococcus pneumoniae Weichselbaum, pneumococcus, diplococcus lanceolatus.

13. Treponema pallidum. Spirochaeta pallida. Die Spirochäten stehen zwischen den Bakterien und den Protozoen, sind aber auf Grund ihrer Eigenschaften den Bakterien näher verwandt. In der Urologie spielt nur der Erreger der Syphilis eine Rolle.

Zusammenfassend können wir bei der eitrigen, nichtspezifischen Entzündung der Harnorgane 2 Gruppen unterscheiden: Die Erreger der Infektion, die normalerweise auf die Urogenitalorgane beschränkt ist. Hier sind bei weitem die wichtigsten die Colibacillen. Staphylokokken und Streptokokken folgen in weitem Abstand, streptococcus faecalis und proteus vulgaris nehmen an Wichtigkeit stark zu.

Ferner gibt es eine ganze Reihe von Allgemeininfektionen, bei denen Bacillen im Urin ausgeschieden werden, die eine Entzündung verursachen können, vor allem Typhus, Paratyphus, Bang, Dysenterie.

Das Eindringen von Krankheitserregern in die Harnorgane bedingt an und für sich noch keine Entzündung. Sehr oft ist eine starke Ausscheidung von Colibacillen durch die Nieren oder eine Ausscheidung von Typhusbacillen bei Typhuskranken zu beobachten ohne eine Entzündung der Schleimhäute der Harnorgane.

Werden unter sorgfältigster Vermeidung einer Schleimhautläsion Reinkulturen vollvirulenter Bakterien in eine normale Blase injiziert, so entsteht keine Cystitis. Wohl finden sich im Urin der geimpften Versuchstiere tagelang die injizierten Bakterien, aber es fehlen die Reizerscheinungen der Cystitis, es fehlen vor allem die Leukocyten im Harn. Nach kurzem vermag die große Selbstreinigungskraft der Blase die Bakterien aus dem Urin zum Verschwinden zu bringen.

Wird aber die Einspritzung der Bakterien in die Blase begleitet von einer mechanischen Verletzung der Blasenwand oder wird nach der Bakterieninjektion eine mehrstündige Urinverhaltung durch Ligatur der Harnröhre erzwungen, so entwickelt sich sofort eine eitrige Blasenentzündung. Mit diesen experimentellen Erfahrungen stimmen die klinischen Beobachtungen überein. Der Blasenurin kann reichlich Bakterien enthalten, und doch fehlen alle Zeichen der Cystitis *(Bakteriurie).* Selbst nach Einbruch eines Abscesses in die Blase oder nach Bildung einer Darmblasenfistel wird oft nur in der Umgebung der Durchbruchstelle die

Blasenschleimhaut entzündet, das übrige Blaseninnere bleibt gesund. Bei der Tuberkulose ist oft nur die Umgebung des Ostiums der erkrankten Niere entzündet.

Die Schleimhäute werden also, das zeigt sich in allen diesen Beobachtungen, durch die in sie eingedrungenen Bakterien nur zur Entzündung gebracht, wenn sie durch irgendwelche Schädigung in ihrer natürlichen Widerstandskraft geschwächt sind,. Solche zur Infektion disponierenden Schädigungen sind:

1. Mechanische Schädigungen durch Katheterismus, durch Operationen, durch Steine oder Fremdkörper, Tumoren, Parasiteneier.

2. Harnverhaltung durch Prostatahypertrophie, Strikturen, bei Hydronephronephrosen, Blasendivertikel, durch Erkrankungen des Rückenmarks.

3. Venöse Hyperämie, infolge Erkältung, starker Obstipation, Schwangerschaft, Menses oder entzündlicher Prozesse in der Nähe des betroffenen Organs.

Die allgemein bei den Patienten verbreitete Ansicht, daß ein Blasenkatarrh die Folge einer Erkältung sei, findet in diesen Angaben seine teilweise Bestätigung.

Pathologische Anatomie. Die Reaktion des Nierenbeckens, des Ureters und der Blase auf die sie befallende Infektion ist dieselbe. Je nach der Heftigkeit der Gewebereaktion ergeben sich verschiedenartige anatomische Bilder. Manchmal zeigt die Schleimhaut Schwellung, Rötung und Abschilferung des Epithels (pyelitis, ureteritis, cystitis simplex catarrhalis), andere Male aber auch stark eitrige Sekretion (p. u. c. purulenta) und Bildung einzelner Geschwüre (p. u. c. ulcerosa). Durch Bildung oberflächlicher Nekrosen kommt es manchmal zur Bildung großer Membranen, durch Fibrin zu Pseudomembranen (p. c. membranacea). Nicht immer bleibt die Entzündung auf die Mucosa und Submucosa beschränkt, sondern sie greift auch auf die Muscularis über. Beim Nierenbecken und Ureter kann das zu schwerer Schädigung der harnaustreibenden Kräfte und dadurch zur Harnstauung führen.

Bei langem Bestande der Entzündung bilden sich in der Schleimhaut oft zahlreiche vorragende, grauweißliche Lymphknötchen (p. u. c. granularis oder nodularis) oder durch Wucherung und drüsenartige Verzweigung Brunnscher Epithelnester vorragende Zöttchen (p. u. c. polyposa). Durch Bildung kleiner Hohlräume in abgeschnürten Epithelnestern entstehen manchmal zahlreiche kleine Cystchen (p. u. c. cystica).

Sowohl die p. u. c. granularis wie cystica sind als Folge einer unspezifisch entzündlichen Gewebereaktion auf die verschiedenartigsten Infektionserreger aufzufassen. Bei schweren, septischen Blasenentzündungen, zum Teil durch anaerobe Bakterien erzeugt, stößt sich ab und zu die ganze Blasenschleimhaut aus *(exfoliatio vesicae)*. Es wurde dies besonders oft bei Frauen beobachtet, bei denen die Incarceration des retroflektierten, graviden Uterus eine besondere Disposition zu so schweren Formen der Cystitis bildet *(cystitis dissecans gangraenescens)*. Auch bei Blasentuberkulose habe ich diesen Vorgang wiederholt gesehen. Ist die Entzündung stark produktiv, kann durch Einklemmung polypöser Massen am Abgang des Ureters oder der Urethra eine Behinderung des Harnabganges eintreten.

Durch die lange dauernde entzündliche Reizung der Schleimhaut kann ausnahmsweise eine Metaplasie des Epithels in verhorntes Plattenepithel entstehen, eine *Leukoplakie*. Viel seltener entsteht eine solche Leukoplakie ohne vorhergehende Entzündung.

Die als „cystite en plaque" oder *malakoplakia vesicae* bezeichnete, chronischentzündliche Veränderung der Blasenschleimhaut ist in ihrer Pathogenese noch unklar. Es wurden einige Male bei Blasentuberkulose der Malakoplakie ähnliche anatomische Veränderungen gefunden; aber die wahre Malakoplakie scheint doch von der Tuberkulose unabhängig zu sein und durch banale Bakterien zu entstehen. Sie ist wahrscheinlich eine eigenartige Gewebereaktion auf eine Infektion, vor allem mit Colibacillen, die wieder verschwinden kann und z. B. durch eine cystitis nodularis ersetzt wird. Bei Autopsiebefunden findet man meist denselben Befund auch an Ureter und Nierenbeckenschleimhaut. Charakteristisch sind beetartige, über die Blasenschleimhaut erhabene, stecknadelkopf- bis rappenstückgroße, gelblichrote Infiltrate mit hyperämischem Saum, oft geschwürig zerfallen. Histologisch finden sich eigenartige große polygonale Zellen mit eisenhaltigen Einschlüssen.

Bei lange dauernder oder besonders heftiger Entzündung ergreift diese die tieferen Schichten, geht in die Muscularis über und ergreift die Umgebung, so eine Peripyelitis, eine Periureteritis, eine Pericystitis erzeugend. Dadurch wird das Hohlorgan starr, in seiner Peristaltik gestört, es entstehen Stase und Strikturen. Unter Umständen kann es zu eitriger Einschmelzung und Perforation kommen.

Noch mehr zu fürchten ist aber der Übergang der Infektion auf das Nierenparenchym. Die Entzündung bleibt nur sehr kurze Zeit auf das Nierenbecken beschränkt, die Pyelitis geht nach wenigen Tagen schon in die Pyelonephritis über.

WESSEL fand bei 8029 Sektionen 541 Fälle von nichttuberkulöser Infektion der Harnorgane. Darunter fanden sich 112 Pyelonephritiden und 120 Fälle sonstiger eitriger Infektion der Niere (Pyonephrose, Nierenabscesse, septische Infarkte). Dem gegenüber stehen nur 23 Pyelitiden In vier von diesen Pyelitiden fand sich in der andern Niere eine Pyelonephritis. Verglichen mit der Klinik stellt diese Statistik selbstverständlich eine negative Auslese schwerer Fälle dar.

I. Die akute Pyelonephritis

In dieses Kapitel fällt die Beschreibung derjenigen Krankheitsfälle, die üblicherweise unter der Überschrift *Pyelitis* beschrieben werden. Warum? Die akute Pyelitis dauert nur einige Tage, dann wird sie zur akuten Pyelonephritis. Sie ist infolgedessen keine Krankheit sui generis, sondern bloß ein Prodromalstadium einer viel wichtigeren und folgenschwereren Erkrankung des Nierenparenchyms. Dies ist pathogenetisch und histologisch festgelegt; klinisch aber nicht immer erkennbar. Die Nierenveränderungen mögen so gering sein, daß sie mit unseren klinischen Untersuchungsmethoden nicht erkennbar sind, sie sind aber trotzdem äußerst wichtig und folgenschwer. Erst wenn die akute Pyelonephritis vom erstbehandelnden Arzt mit derselben Sorgfalt verfolgt und nachkontrolliert wird wie die akute Glomerulonephritis, dürfen wir hoffen, daß die übergroße Anzahl von pyelonephritischen Schrumpfnieren zurückgeht. Vergessen wir nicht, daß die pyelonephritische Schrumpfniere bei weitem die häufigste Art der Schrumpfniere ist und wir sie dank der heute uns zur Verfügung stehenden Mittel viel leichter verhüten können wie die glomerulonephritische Schrumpfniere.

Zum Entstehen einer Pyelonephritis sind 2 Vorbedingungen notwendig: *Infektion und Überdruck im Nierenbecken.*

Hier wiederum werden wir auf die Wichtigkeit der Stase aufmerksam und haben eine Erklärung der besonderen Malignität der Infektion beim Vorliegen einer massiven Stauung wie z. B. bei Prostatahypertrophie nicht notwendig. Allein durch das entzündliche Ödem der Schleimhaut kann der Abfluß aus einem Kelch, aus dem Nierenbecken gehemmt sein. (Analogie: Verstopfung der Nase beim Schnupfen.) Daher werden Nieren, die ein rein intrarenal gelegenes Beckenkelchsystem mit feinen Kelchhälsen aufweisen, eher zur aufsteigenden Nephritis prädisponiert sein wie Nieren, deren Becken rein extrarenal gelegen und atonisch ist. Als erschwerend kommt dazu, daß Infektion zu Spasmus führt, was die Abflußschwierigkeiten vermehrt und den Überdruck fördert.

Die ersten Veränderungen finden wir an der Papille und in der Kelchnische, von hier geht die Infektion streifenförmig im Interstitium perivasculär nach oben ins Nierenparenchym. Diese radiär-streifige Infektion ist das eigentliche Charakteristikum der aufsteigenden Nephritis (Abb. 121). Je nach dem Gleichgewicht zwischen Abwehrkräften und Virulenz der Infektion können diese Veränderungen variieren; die Infektion bleibt lokalisiert, produktiv; sie breitet sich aus, ergreift das ganze Nierenparenchym, führt da und dort zu Einschmelzung, im Endstadium zur Pyonephrose.

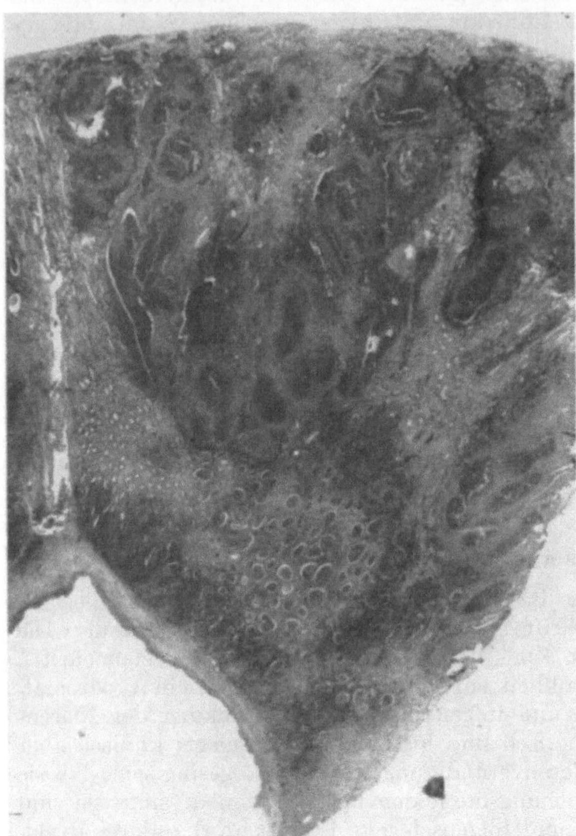

Am Beginn sind diese Veränderungen reversibel, die akute Pyelonephritis heilt aus. Bei wenig virulenter, aber persistierender Infektion werden diese entzündlichen Zonen sklerctisch und schrumpfen, es kommt zur Ausbildung einer chronischen Pyelonephritis.

Symptome. Die Krankheitserscheinungen der akuten Pyelonephritis finden sich zum Teil auch bei anderen entzündlichen Erkrankungen der Harnorgane. Sie sind zudem sehr

Abb. 121. Akute Pyelonephritis bei 4 Monate altem Kind

oft begleitet von infektiösen Vorgängen in den unteren Harnorganen und im männlichen Genitale, mit deren Symptomen sie sich mischen.

Drei Hauptsymptome sind für die akute Pyelonephritis besonders charakteristisch:

1. *Pyurie* mit Bakteriengehalt des Urins.

2. *Schmerzen in der Nierengegend.*

3. *Fieber* in unregelmäßig sich wiederholenden Anfällen.

Eiter und Bakterien fehlen nur bei einem momentanen Verschluß des zur erkrankten Niere gehörenden Harnleiters. Sie sind sonst immer so deutlich, daß sie den Harn trüben. Dieser setzt beim Stehen im Glas eitriges Sediment ab, das auch bei nur mäßiger Pyurie massiger und dichter ist als das Harnsediment bei Cystitis. Wie bei allen heftigen Entzündungen der Harnwege sind neben Eiter und Bakterien oft rote Blutkörperchen im Harn. Die früher allgemein gültige Meinung, der Pyelitisharn zeichne sich gegenüber dem Harn bei Cystitis durch die Beimengung geschwänzter, ziegelartig übereinandergeschichteter Epithelien aus,

hat sich schon lange als unrichtig erwiesen. Es gibt keine typischen Nierenbeckenepithelien. Ähnliche Epithelien finden sich auch in den tieferen Schichten
der Blasenschleimhaut. Für die Mitbeteiligung der Nieren am Entzündungsprozeß spricht cytologisch der Befund von kubischen Nierenzellen oder
Zylindern.

Der Eiweißgehalt des Harns ist in der Regel nicht hochgradig.

Die Urinmenge ist im Beginn vermindert; später wird sie vermehrt unter
gleichzeitigem Sinken des spezifischen Gewichtes. Die Funktionsprüfungen der
Niere geben nur bei schweren Fällen einen pathologischen Befund.

Über die Schmerzen in der Nierengegend klagt der Kranke fast immer, selten
verläuft die Krankheit völlig schmerzlos. Die Schmerzen sind verschiedener Art.
Meist beschränken sie sich auf ein lang dauerndes Druck- oder Spannungsgefühl
oder gar auf eine Druckempfindlichkeit im Gebiet der Niere. Andere Male aber
kann durch entzündliche Schwellung der Nierenbeckenschleimhaut und Spasmus
der Harnabfluß zeitweilig so gehemmt werden, daß dadurch Nierenkoliken ausgelöst werden, die ähnlich verlaufen wie Steinkoliken, ohne aber je deren Heftigkeit zu erlangen. Die Bauch- und Lendenmuskulatur ist auf der Seite der
erkrankten Niere immer stärker gespannt wie auf der gesunden. Eine Vergrößerung der erkrankten Niere ist gelegentlich wahrzunehmen. Da die Pyelonephritis oft mit einer Cystitis verbunden ist, klagen die Kranken außer über
Schmerzen in der Nierengegend auch über vermehrten und heftigen Harndrang.
Letzterer wird hin und wieder auch bei Fehlen der Cystitis beobachtet; er scheint
rein reflektorisch ausgelöst werden zu können.

Fieber fehlt im Verlauf des Leidens fast nie, wenn es auch bei wenig virulenter
Infektion und chronischem Verlauf manchmal nur kurz dauernd und geringgradig
ist. In der Regel setzt es mit Beginn der Pyelonephritis heftig, sogar unter
Schüttelfrost ein, hält sich einige Tage durch hoch, meist über 39°, und sinkt
plötzlich oder allmählich ab. Dieser, über mehrere Tage sich erstreckenden
Fieberpause folgt aber plötzlich wieder ein neuer, starker Anstieg der Temperatur,
der wie der erste wieder nach kurzem schwindet. Dadurch, daß solche Rückfälle
mehrere Male in unregelmäßigen Zwischenräumen sich wiederholen, erhält die
Fieberkurve der Pyelonephritis etwas Charakteristisches. Werden während
des Fieberanstieges Blutimpfungen vorgenommen, so sind nicht selten im Blut
Bakterien nachweisbar, und zwar solche gleicher Art wie im Harn. Die
Wiederkehr des Fiebers ist oft durch ein Aufflackern der Infektion bedingt, durch
eine vermehrte Bakterieninvasion oder durch Ausbreiten der Entzündung auf
bisher noch gesunde Gebiete der Niere oder die Niere der anderen Seite. Andere
Male aber sind die Schwankungen der Temperatur wahrscheinlich lediglich
bedingt durch Schwankungen des intrapelvinen Druckes. Fieber und Verhaltung
von Urin im Nierenbecken sind bei einseitiger Infektion mit klarem Blasenurin
verbunden; die erneute Trübung zeigt, daß der Abfluß aus dem Nierenbecken
wieder frei ist und das Fieber bald abfallen wird.

Hämatologisch findet sich eine Leukocytose und Linksverschiebung; die
Senkung ist oft auffallend hoch. Renale Ödeme und Hypertonie gehören nicht zum
Krankheitsbild.

In schweren Fällen von Pyelonephritis leidet der *Allgemeinzustand*. Dies kann
geschehen infolge Resorption von Bakterientoxinen oder Bakterieninvasion der
Blutbahn, aber auch durch Auftreten von urämischen Symptomen.

Es treten Zeichen von Endokarditis, von Myokarditis auf, der Kranke stirbt
unter den Zeichen einer Kreislaufinsuffizienz oder Sepsis. In anderen Fällen
treten die urämischen Symptome in den Vordergrund, und der Patient geht

unter den Zeichen der Urämie zugrunde. Häufiger als solche allgemeine Vergiftungen sind im Verlauf der Pyelonephritis lokale eitrige Komplikationen im Bereich der Nieren, der Nierenhüllen oder metastatische Abscesse.

Ein so bösartiger Verlauf der Pyelonephritis ist aber selten. Er findet sich vor allem bei Strepto- und Staphylokokkeninfektion. Bei allen milderen Infektionen bessert sich nach den ersten stürmischen Erscheinungen das Allgemeinbefinden des Kranken. Die Temperatur bleibt nach mehreren Fieberanfällen normal. Der Harn klärt sich. Vollkommen bakterienfrei wird er aber noch lange nicht, bei Coliinfektion oft überhaupt nicht mehr. Es bleiben bald nur vereinzelte, bald zahlreiche Colibacillen im Harn zurück, oft in Begleitung einer bescheidenen Pyurie, oft in Form einer reinen Bakteriurie. Die akute Pyelonephritis ist in das chronische Stadium übergegangen. Die Bakterien vegetieren oft wie bloße Saprophyten; ihre Angriffskraft und die Abwehr des Körpers halten sich die Waage, bis durch irgendwelche Schädigung der Harnorgane das Gleichgewicht gestört wird, die Bakterien wieder die Übermacht kriegen und ein neuer akuter Anfall von Pyelonephritis ausgelöst wird.

Die *Diagnose* geht aus der Schilderung der Symptome ohne weiteres hervor. Im akuten Stadium soll man sich vor eingreifenden diagnostischen Bemühungen hüten. Durch die Bestimmung der Blutschlackenwerte orientiere man sich vorläufig über die Nierenfunktion, durch mikroskopische und kulturelle Untersuchung des Urins lege man die Art der Infektionserreger fest, bei Verdacht auf eine sekundäre Infektion gibt eine Ausscheidungsurographie darüber Auskunft, ob Veränderungen der Harnorgane, die zur Infektion prädisponieren (Steine, Stauung), vorhanden sind. Es ist vielleicht nicht überflüssig, noch einmal darauf hinzuweisen, daß bei Frauen ausschließlich Katheterurin untersucht werden soll.

Schwierigkeiten entstehen erst, wenn die Symptome der Pyelonephritis nicht typisch ausgebildet sind, insbesondere wenn eine Trübung des Urins fehlt. Da können oft Zeichen der Pyelonephritis als Zeichen von Cholecystitis oder Appendicitis gedeutet werden.

Die Gefahr der Verwechslung einer Pyelonephritis mit einer Appendicitis ist besonders groß, wenn sie ohne auffällige Harnveränderung und ohne Blasenbeschwerden verläuft und infolgedessen eine Untersuchung des Urins unterbleibt. Bei jedem Appendicitisverdacht ist zu bedenken, daß die Pyelonephritis ähnliche Schmerzen und einen ähnlichen Fieberverlauf wie die beginnende Appendicitis auslösen kann und deshalb eine genaue Urinuntersuchung vorzunehmen ist. Der Druckschmerz bei Pyelonephritis, wenn er auch am MacBurneyschen Punkte auszulösen ist, wird im Gebiet der Niere immer stärker sein. Bei Cholecystitis fehlt Eiter im Harn und ist der Punkt der größten Druckempfindlichkeit nicht in der Nierengegend, sondern mehr median im Bereich der Gallenblase.

Therapie. Die Therapie der akuten, unkomplizierten Pyelonephritis ist die Domäne des Hausarztes. Er ist dazu voll befähigt, wenn er sich vor Augen hält, daß er eine Nephritis vor sich hat und es seine Verantwortung ist, daß daraus nicht eine irreversible, chronische Nephritis entsteht, die zu Siechtum und Tod führen kann.

Der fieberhafte Kranke gehört ins Bett; kein falsches Heldentum! Diese Bettruhe ist mehrere Tage über das Entfiebern heraus streng einzuhalten. Seine Nahrung sei mild und reizlos. Fleisch, Fleischbrühe, alkoholische Getränke, starke Gewürze, reine Eierspeisen sind vorerst zu vermeiden. Kochsalz ist gestattet. Die salzlose Diät ist einzig bei Nephritis indiziert, die mit Hypertonie einhergeht, was bei der akuten, unkomplizierten Pyelonephritis, wie gesagt, nie der Fall ist. Eine reichliche Diurese ist anzustreben, um eine mechanische Ausschwemmung der Infektionserreger zu erreichen. Am zweckmäßigsten ist es, die nötige Flüssigkeitsmenge (2—3 Liter täglich) in Form von Quellwasser oder besser noch in Form von Aufgüssen zu verabreichen. Am beliebtesten ist bei uns der Aufguß von Lindenblüten oder infolge seines Arbutingehaltes der entzündungshemmende Dekokt von folia uvae ursi (Bärentraubenblätter). Zur Bereitung des Dekoktes ist ein Kaffeelöffel Blätter pro Tasse 3—4 min kochen und weitere 5 min ziehen zu lassen. Ebenfalls als zweckmäßig und meist harmlos sind die 3000 mehr oder weniger obskuren oder mystischen, biologischen, homöopathischen Blasen- und Nierentees zu betrachten, deren Verordnung unsere Patienten sehr befriedigt.

Mit diesen Maßnahmen allein gelingt es meist, die Pyelonephritis zur Abheilung zu bringen.

Bei der Wichtigkeit, die das völlige und rasche Ausheilen der Pyelonephritis hat, wäre es aber falsch, wenn wir nicht auch auf die Infektion direkt einwirken würden. Wie wir gesehen haben, sind in 80% der Fälle Colibacillen die Erreger der Pyelonephritis. Ihre Behandlung ist die Domäne der Sulfonamide. Die Chemotherapie soll nicht nur bis zur Entfieberung und bis zum Verschwinden der subjektiven Beschwerden fortgesetzt werden, sondern so lange, bis der Urin klar und eiterfrei und in der Kultur steril geworden ist. Die Wirkung und Nachteile der Sulfonamide sind im Kapitel Chemotherapie geschildert. Sie haben bei den fieberhaften Kranken einen weiteren Nachteil, sie verstärken die depressive Stimmung. Um dies zu vermeiden und um dem Körper zur Vorbereitung seiner Abwehr genügend Zeit zu lassen, beginne ich die Behandlung meist mit einer Pyramidon-Urotropinmixtur (2 g Pyramidon und 3 g Hexamethylentetramin auf 200 cm³ Wasser mit Korrigens ev. Säure; 5mal täglich 20 g). Diese Mixtur wird von den Patienten gerne genommen, macht sie eher euphorisch und läßt die Fieberkurve rasch absinken. Die Sulfonamidbehandlung folgt dann am 3. oder 4. Tag.

Ist diese Medikation ohne Wirkung, handelt es sich am wahrscheinlichsten um Infektionserreger, die sulfonamidresistent sind. Eine genauere Bestimmung der Erreger und ihrer Resistenz gegenüber den verschiedenen Antibiotica ist dann am Platz. Entschließt man sich zur Verordnung von Antibiotica, sollen diese genügend lang (etwa 10 Tage) und in genügender Dosierung gegeben werden (Streptomycin 2 g, Breitspektrumantibiotica 1 g täglich). Die intravenöse Verabreichung von Urotropin und seinen Derivaten (Amphotropin, Zymarocan), gestattet die Verabreichung von 8 g Urotropin auf einmal. Diese Dosis kann zu Reizung der Schleimhäute und Hämaturie führen. Man wird sich bei Versagen der anderen Chemotherapie daran und an die Verabreichung von Mandelsäurepräparaten erinnern; bei Verabreichung von Mandelsäure muß der Urin stark angesäuert werden.

Lokale Behandlung (Nierenbeckenspülungen) sind zu vermeiden. Mit der geschilderten Behandlung soll in vier, spätestens 6 Wochen eine Heilung erzielt sein. Ist dies nicht der Fall, muß die Diagnose revidiert werden. Vielleicht ist eine primäre Erkrankung der Harnorgane übersehen worden, handelt es sich um eine Tuberkulose, einen Stein usw. Vielleicht handelt es sich bloß um die akute Phase einer chronischen Pyelonephritis, vielleicht hat eine lokale Einschmelzung stattgefunden, vielleicht besteht irgendwo außerhalb der Harnorgane ein entzündlicher Herd, der zu immer neuer Reinfektion Anlaß gibt. Der Hausarzt muß seinen Patienten abgeben, die ganze moderne Diagnostik tritt in ihr Recht.

Mit der Heilung der akuten Pyelonephritis ist die Aufgabe des Hausarztes nicht erschöpft. Er muß sich davon überzeugen, daß die Heilung definitiv ist. In regelmäßigen Kontrollen über mehrere Monate muß er den Patienten untersuchen. Bei einer Ausheilung der Pyelitis und einem Fortbestehen der Nephritis können vielleicht nur gelegentlich Eiter und Infektionserreger im Urin festzustellen sein, als Zeichen, daß die Erkrankung in das unter allen Umständen zu vermeidende chronische Stadium übergeht.

Zeigt auch das klinische Bild der akuten Pyelonephritis in seinen Grundzügen: Pyurie mit Bakteriurie, Fieber und Schmerzen in der Nierengegend eine gewisse Gleichmäßigkeit, so wechselt es in seinen Einzelheiten je nach den Begleitumständen so stark, daß die Beschreibung einiger typischer Einzelarten gerechtfertigt ist.

Die papillitis necroticans

Das Auftreten von Papillennekrosen im Ablauf akuter und chronischer Pyelonephritis ist pathologisch-anatomisch gut bekannt. Auffallend häufig fand sich diese Papillennekrose bei Diabetikern; GÜNTHER zum Beispiel fand in seinen 10 Fällen 8 Diabetiker.

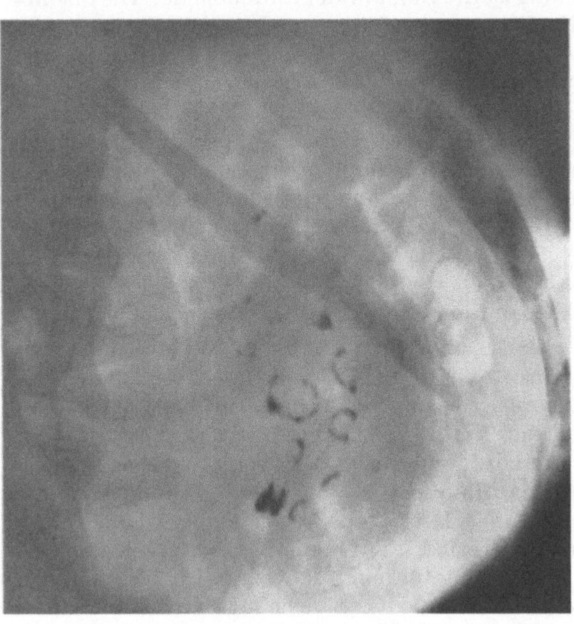

Abb. 122. Mit Verkalkung abgeheilte papillitis necroticans bei Urethrastriktur (Leeraufnahme)

Während bei Nichtdiabetikern die akute Papillennekrose vor allem bei schwerer, eitrig-nekrotisierender Pyelonephritis auf der Grundlage chronischer Harnstauung vorkommt, entsteht diese außergewöhnlich häufig bei Diabetikern ohne mechanisches harnstauendes Moment. Sie ist eine schwere Form der Pyelonephritis und kann an einer oder mehreren Papillen, ein- oder doppelseitig lokalisiert sein.

Die klinische Diagnose beim Diabetiker soll bei folgenden Symptomen in Erwägung gezogen werden (BERNING): 1. Akute Exacerbation einer chronischen, beim Diabetiker oft symptomlos verlaufenden Pyelonephritis.

2. Entwicklung eines diabetischen Komas ohne andersartige Ursachen.

3. Septisches Bild nach Ausschluß anderer Sepsisherde.

4. Auftreten einer Hämaturie oder einer Nieren- bzw. Ureterkolik (Abgang einer nekrotischen Papille).

5. Schlechte Erholung vom diabetischen Koma trotz Beherrschung der Acidose.

ALKEN beschrieb den typischen Röntgenbefund mit Destruktion der Papille an einer oder mehreren Stellen, was zu Verwechslungen mit Tuberkulose Anlaß geben kann.

Die Papillennekrose führt relativ oft zu schweren Komplikationen und Nephrektomie.

Die pyelonephritis infantum

Ein eigenes Bild bietet die *pyelonephritis infantum*. Sie ist besonders häufig im Säuglingsalter. Mehr als $^3/_4$ treten im 1. Lebensjahr auf. Die Pyelonephritis ist häufig unverkennbare Folge einer anderen Infektionskrankheit (Pneumonie, Masern, Angina usw.). Andere Male tritt sie als scheinbar primäres Leiden auf. Die Disposition des Säuglings beruht wohl auf dessen allgemein geringer Widerstandskraft gegen jede Infektion, zu einem guten Teil aber auch auf den anatomischen Verhältnissen des kindlichen Nierenbeckens. Beim Säugling ist die harnaustreibende Kraft der Nierenbeckenmuskulatur sehr gering. Bei geringster Abflußbehinderung stellt sich deshalb Harnstauung im Nierenbecken ein. Es geben schon die bei Säuglingen so oft beobachteten, aus dem Harnsäureinfarkt entstandenen kleinen Harnsäurekonkremente des Nierenbeckens Anlaß zu Harnstauung. Da sie zudem die Nierenbeckenschleimhaut mechanisch reizen, schaffen sie günstige Bedingungen zum Haften einer Infektion im Nierenbecken.

Nach dem 3. Lebensjahr befällt die Pyelonephritis fast ausschließlich Mädchen; nur im Säuglingsalter ist sie auch bei Knaben häufig. Dieser Umstand zeigt die Wichtigkeit der aufsteigenden Infektion. Beim männlichen Säugling ist die Harnröhre kurz; so kurz wie die erwachsene weibliche Harnröhre. Infektionsmöglichkeiten bietet vor allem der dünne Windelnstuhl; deshalb die Beobachtung, daß die Harninfektion bei unreinen, schlecht gepflegten Säuglingen häufiger ist.

Bei der Pyelonephritis der Kinder, besonders der Säuglinge, machen sich immer starke Allgemeinsymptome geltend. Eines der auffälligsten ist die wachsartige Blässe des Gesichtes. Dabei zeigt die Blutuntersuchung keine Anämie. Die Kinder sind oft apathisch und haben eine auffällige Steifigkeit des Rückens, des Nackens und der Extremitäten, wodurch leicht der Verdacht auf Meningitis erweckt wird. Erbrechen und Durchfälle sind häufig, seltener Konvulsionen mit Cyanose und Atmungsbehinderung. Bei besonders schweren Pyelonephritiden werden Hautblutungen und Ikterus beobachtet. Hohes Fieber im Beginne des Leidens ist die Regel. Charakteristisch ist wie bei der Pyelonephritis der Erwachsenen, daß das Fieber in unregelmäßigen Zwischenräumen lange Zeit immer wieder plötzlich heftig aufflackert (cyclisches Fieber).

Die Lokalsymptome der Pyelonephritis beschränken sich bei den Kindern auf eine nicht immer auffällige Trübung des Urins durch Eiter und Bakterien und eine meist nur bei sehr sorgfältiger Untersuchung erkennbare Druckempfindlichkeit im Gebiet der erkrankten Nieren. Wenn neben der Pyelonephritis auch eine Cystitis besteht, so weisen die häufigen Miktionen und die Schmerzäußerungen der Kleinen beim Harnen auf eine Erkrankung der Harnwege hin. Solche Blasensymptome fehlen aber häufig während der ganzen Dauer des Leidens. Deshalb wird dann auch die Pyelonephritis bei Kindern oft übersehen. Davor schützt nur die Regel, bei jedem unregelmäßigen Fieber kleiner Kinder den Urin nicht nur einmal, sondern mehrere Male genau auf seinen Eiter- und Bakteriengehalt zu prüfen. Auch bei unmerklicher Trübung des Urins ist dies nicht zu unterlassen.

Bei der pyelonephritis infantum werden fast ausschließlich Colibakterien als Entzündungserreger gefunden, nur äußerst selten Staphylokokken, Streptokokken oder andere Erreger.

Die Pyelonephritis ist bei Säuglingen ein sehr ernstes Leiden. Bei den Überlebenden heilt sie in der Regel vollständig aus, ohne wie so oft bei den älteren Kindern und Erwachsenen eine Bakteriurie und damit eine Disposition zu häufigen Rückfällen zu hinterlassen. Die chronische symptomenarme Pyurie der Mädchen im 5.—10. Lebensjahr gehört eher zur Colibacillose als zur Pyelonephritis.

Deflorationspyelonephritis

Eine weitere, besonders erwähnenswerte Art der Pyelonephritis ist die *Deflorationspyelonephritis*. Bei ihr geht die Infektion des Nierenbeckens von Hymenalrissen aus. Sie setzt bei frisch verheirateten Frauen meist mit sehr hohem Fieber und recht starken, an eine Peritonitis mahnenden Abdominalbeschwerden ein. Cystitissymptome sind manchmal nur angedeutet, andere Male stark ausgesprochen. Die vorgefaßte Meinung, es handle sich um eine gonorrhoische, ascendierende Infektion des Unterleibs, läßt den Arzt die Pyelonephritis oft verkennen. Die richtige Diagnose ist aber leicht. Eine Druckempfindlichkeit der Niere fehlt fast nie. Im Harn finden sich, statt der erwarteten Gonokokken, meist Colibakterien, selten andere banale Eitererreger. Auch Urethral- und Vaginalsekret wird gonokokkenfrei gefunden.

Die Deflorationspyelonephritis nimmt trotz der im Beginne oft schweren Erscheinungen fast stets einen günstigen Verlauf. Sie hinterläßt aber häufig latente Entzündungsherde in den Harnwegen und gibt dadurch später oft Anlaß zum Auftreten einer Schwangerschaftspyelonephritis.

Schwangerschaftspyelonephritis

Die *Schwangerschaftspyelonephritis* wird weitaus am häufigsten während der ersten Schwangerschaft beobachtet, und zwar in der Regel in deren zweiten Hälfte.

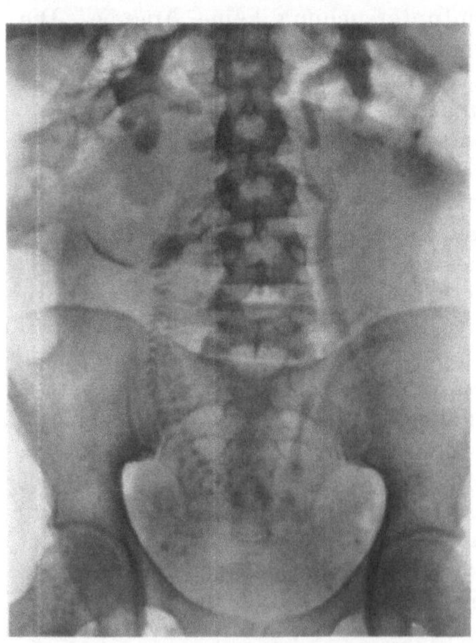

Abb. 123

Intravenöse Pyelogramme lassen keinen Zweifel, daß während der Schwangerschaft in beiden Nierenbecken und Ureteren häufig Harnstauung sich einstellt (Abb. 123). Als Ursache sind hormonale Veränderungen zu betrachten, die lähmend auf Nierenbecken- und Uretermuskulatur einwirken. Außerdem bedingt auch der Druck des graviden Uterus auf die Ureteren Störungen des Harnabflusses. Die Schwangerschaftspyelonephritis tritt weit häufiger rechts als links auf, wohl infolge der dextroversio uteri, dessen Druck sich mehr am rechten als am linken Ureter in Harnstauung auswirkt. Daß wirklich der Druck des graviden Uterus im Ureter den Harn staut, geht daraus hervor, daß der Ureter bei Schwangerschaftspyelonephritis immer erst oberhalb seiner Kreuzungsstelle mit der linea innominata, wo er dem Drucke des Uterus nicht mehr ausweichen kann, erweitert und mit Stauharn gefüllt gefunden wird. Daß diese Harnstauung neben der in der Schwangerschaft nie fehlenden Auflockerung und Kongestion der Schleimhäute die Disposition zur Pyelonephritis bedingt, ist unzweifelhaft.

Bei Sondierung des infizierten Nierenbeckens fließt der Urin nicht nur in rascher Tropfenfolge durch den Ureterkatheter aus, sondern oft im Strahle. Urinabgang unter Druck erfolgt meist schon, sobald der Katheter im Ureter die Höhe der linea innominata überschreitet.

Bei der Graviditätspyelonephritis wiegen wie bei der Kinderpyelonephritis die Allgemeinsymptome vor. Das Fieber ist meist hoch und anhaltend, die Atmung beschleunigt, die Zunge trocken, die Gesichtsfarbe leicht cyanotisch, der Puls rasch und häufig klein. Nach der Geburt, die nicht selten zu frühzeitig eintritt, schwindet die Harnstauung, und damit gehen alle heftigen Erscheinungen der Pyelonephritis zurück. Der Urin bleibt aber meist noch längere Zeit eiter- und bakterienhaltig. Zur Bekämpfung der Schwangerschaftspyelonephritis ist heute der Abort oder die künstliche Frühgeburt fast nie mehr nötig.

Wenn die modernen Harnantiseptica versagen, genügt meist ein einziger Katheterismus des Nierenbeckens, um durch Entleerung des im Ureter und im Nierenbecken unter hohem Druck stehenden Stauharns die heftigen Symptome wie Fieber, septisches Aussehen, Schmerzen usw. zu beseitigen. Andere Male sind mehrmalige Nierenbeckenspülungen dazu nötig.

II. Die chronische Pyelonephritis

Die Entwicklung der chronisch rezidivierenden Pyelonephritis mit akuten Schüben folgt meist einer ersten, nicht ausgeheilten akuten Pyelonephritis. Sie

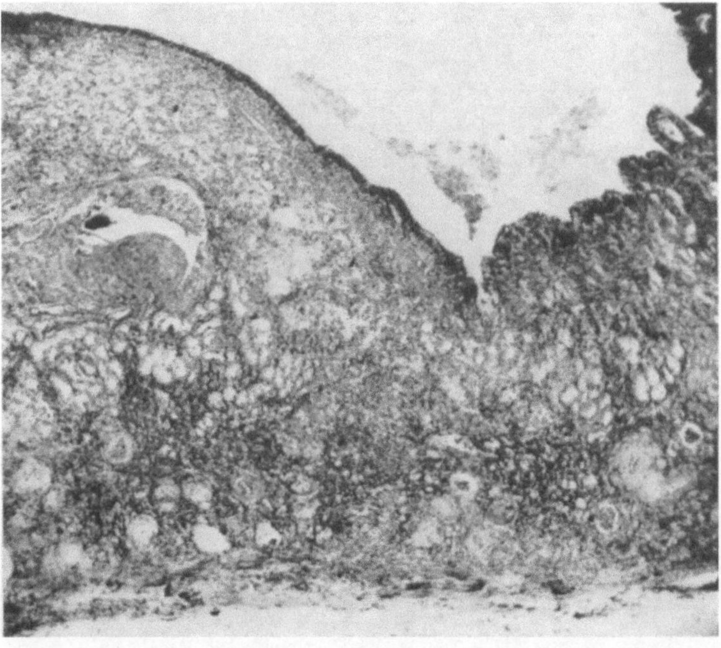

Abb. 124. Nierenrindennarbe mit hochgradig verschmälertem Parenchym

hat dieselbe Pathogenese. Daneben gibt es aber eine Form, die primär chronisch auftritt. Die erste Infektion erfolgt gelegentlich schon im Kindesalter ohne erhebliche Symptome unter den Zeichen einer leichten fieberhaften Allgemeinerkrankung, für die der Patient keine ärztliche Hilfe in Anspruch nimmt, und die auch die sorgfältige Anamnese nicht mehr eruieren kann.

Während die üblichen Formen der hämatogenen Glomerulonephritis beide Nieren gleichmäßig befallen, ist die ascendierende, pyelogene Nephritis durch den unregelmäßigen Befall beider Nieren und den unregelmäßigen Befall des Nierenparenchyms innerhalb der erkrankten Niere charakterisiert. Zwischen Herden und Streifen erkrankten Gewebes finden sich völlig normale Bezirke.

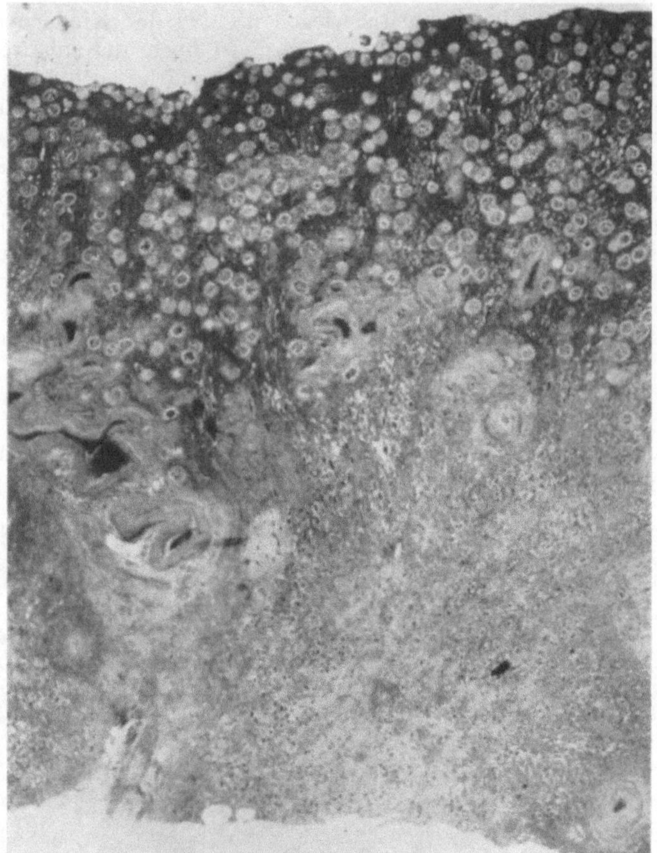

Abb. 125

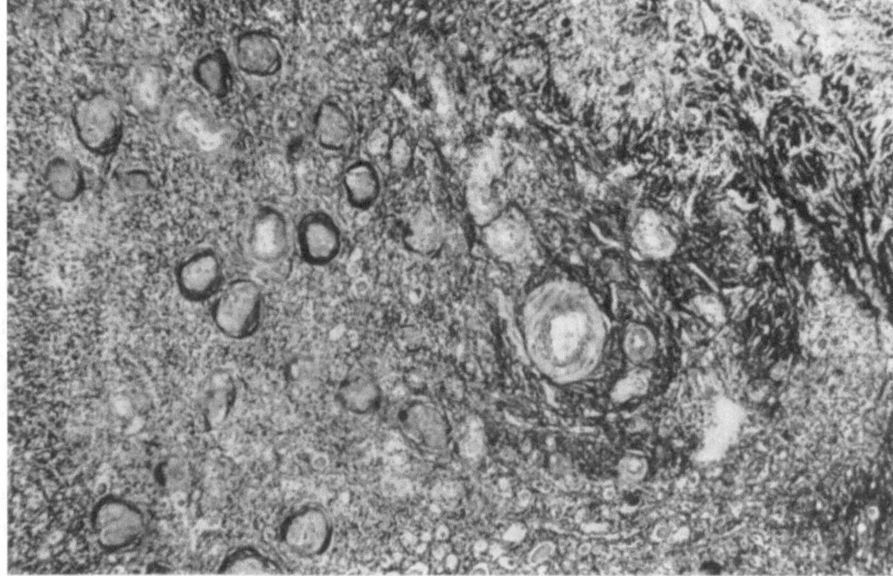

Abb. 126. Hyaline Glomeruli, fast völlig zerstörte Tubuli

Beim akuten Beginn war die Niere anfänglich Sitz entzündlicher, oft eitriger Herde, die vom Nierenbecken ausgingen und sich strahlenförmig ins Nierenparenchym ausbreiteten. Bei der Heilung lassen sie narbige Züge zurück, die eines der Hauptcharakteristika der chronischen Pyelonephritis darstellen. Es sind dies Bindegewebezonen, die vom Nierenbecken bis zur Nierenkapsel reichen und an der Nierenoberfläche narbige Einziehungen verursachen (Abb. 124*).

Beim primären Verlauf, ohne eitrige Einschmelzung, zeigen sich die Herde der Pyelonephritis unter der Form interstitieller, oft lymphocytärer Infiltrationen. Die Tubuli entdifferenzieren sich und kollabieren. Dadurch kommen die Glomeruli

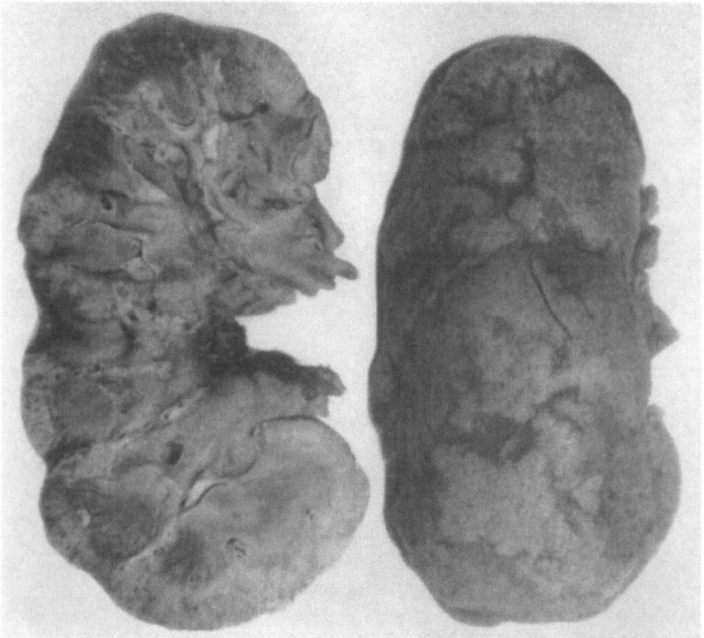

Abb. 127. Beginnende Schrumpfung der Niere

näher zusammen (Abb. 125) und können so längere Zeit völlig unverändert bestehenbleiben, bis auch sie durch sklerotische Veränderungen vernichtet werden (Abb. 126). Es entstehen sklerotische größere Herde, die die Nierenoberfläche einziehen, das erhaltene Parenchym ragt daneben bucklig vor. Die Niere bekommt dadurch nicht nur an der Oberfläche ein narbiges und großhöckeriges Aussehen, sondern sie wird auch ungleichmäßig verkleinert (Abb. 127).

Diese Schrumpfungstendenz ist bei der chronischen Pyelonephritis besonders ausgesprochen; die Niere hat gelegentlich nur noch Hühnereigröße und ist makroskopisch von einer hypoplastischen Niere kaum zu unterscheiden (Abb. 128).

Mit der Dauer der Erkrankung nimmt die Häufigkeit einer doppelseitigen Affektion zu. In der großen Serie BERNINGS waren nur 25% der pathologischanatomisch sichergestellten chronischen Pyelonephritiden einseitig (Abb. 129).

Das Nierenbecken ist an diesen Entzündungserscheinungen stark beteiligt. Es wird verdickt und gequollen, es entstehen auf der Schleimhaut die chronischen Veränderungen der pyelitis granularis und cystica. Durch Ödem, Zerstörung

---

* Abb. 124—129 verdanke ich der Freundlichkeit von Herrn Prof. ZOLLINGER, St. Gallen.

der Muskulatur und Neubildung von Bindegewebe wird die Peristaltik des Nierenbeckens gelähmt. Dazu kommen noch die peripelvinen chronischen Entzündungen. Ähnliche Veränderungen finden sich am Ureter. All dies stört den Harn-

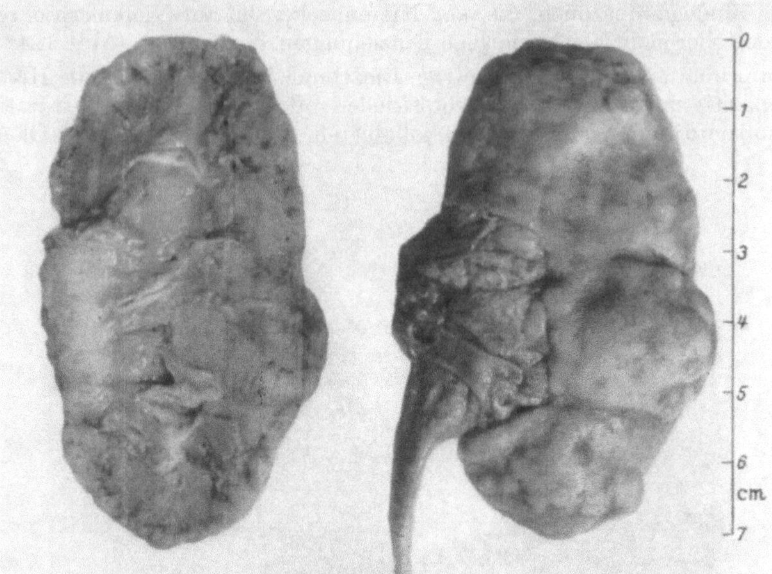

Abb. 128

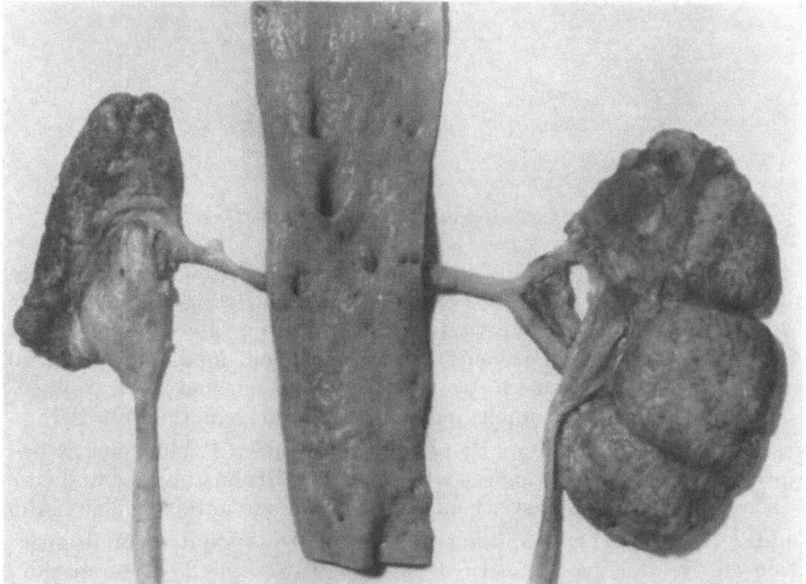

Abb. 129. Schwere pyelonephritische Schrumpfniere links; beginnende Schrumpfung rechts, vor allem am oberen Pol

transport, erzeugt Stase, die wiederum die Entzündungserscheinungen verschlimmert und aktiviert.

Auch die Nierenkapsel pflegt mit beteiligt zu sein. Sie ist mit der Nierenoberfläche verwachsen und stark verdickt. Nicht selten kommt es zu einer fibrösen

oder fibrolipomatösen Perinephritis, die zu einer bis mehrere Zentimeter dicken weißen Schwarte und damit zur Kompression der Niere führen kann.

Symptome und Verlauf. Die bei der akuten Pyelonephritis charakteristische Trias: Pyurie mit Bakteriurie, Schmerzen in der Nierengegend und Fieber ist bei der chronischen Pyelonephritis nur sehr bedingt verwendbar. Wir finden diese Symptome mehr oder weniger ausgesprochen bei einem akuten Schub. In der ruhigen Phase müssen die Symptome sorgfältig gesucht werden.

Ein pathologischer Urinbefund ist regelmäßig vorhanden. Ist die Pyelitis momentan abgeheilt und nur noch eine Nephritis vorhanden, kann einzig eine leichte Albuminurie zu finden sein. Daneben besteht oft eine Mikrohämaturie, seltener Cylinderurie. Häufiger sind aber die Zeichen der eitrigen Infektion unverkennbar, es besteht eine deutliche mikroskopische Pyurie und vor allem eine starke Bakteriurie. Dabei handelt es sich vor allem um Colibacillen. Der Befund von massenhaft Colibacillen im Urin bei fehlender oder fast fehlender Pyurie darf als charakteristisch gelten. Diese Befunde wechseln stark; bei wiederholter Untersuchung wird es fast immer gelingen, die Infektion nachzuweisen.

Subfebrile Temperaturen können vorkommen, abgelöst von febrilen Zacken bei einer momentanen Reaktivierung des Prozesses.

Noch auffallender wie bei der akuten Pyelonephritis ist oft die starke Erhöhung der Blutsenkungsgeschwindigkeit. Dies ist um so auffallender, als sie mit der sonstigen Symptomenarmut kontrastiert.

Als Symptomentrias für die chronische Pyelonephritis dürfen wir deshalb am ehesten folgende Symptome aufstellen:

Coliurie;

stark wechselnde Pyurie;

beschleunigte Blutsenkung.

Schmerzen kommen auch im Ruhestadium recht häufig vor; es sind uncharakteristische Rückenschmerzen; bei der Palpation der Niere oder beim Schlag auf die Niere mit der Schmalseite der Hand wird Empfindlichkeit angegeben.

Die chronische Pyelonephritis, ohne primäre Stauung, ist fast ausschließlich eine Erkrankung des weiblichen Geschlechtes, wohl entsprechend der Häufigkeit der urogenen, ascendierenden Infektion bei der Frau.

Am Anfang fehlen Störungen des Allgemeinbefindens. Diese treten erst auf, wenn sich die nephritische Komponente in ihren Rückwirkungen auf den Gesamtorganismus bemerkbar macht, was erst nach jahrzehntelangem Verlauf der Fall zu sein braucht.

Es treten Inappetenz und Abmagerung auf; die chronische Pyelonephritis fetter Frauen ist aber keine Seltenheit. Die Haut wird etwas gelblich, trocken, eine Anämie ist konstant. Begleitet werden diese Zeichen von Müdigkeit und häufigen Kopfschmerzen. Ödeme fehlen in der Regel, nur selten sind leichte Gesichtsödeme zu finden. Die Insuffizienzerscheinungen der Nieren nehmen zu, je mehr Gewebe durch den chronischen Infekt zerstört wird; es tritt der Tod an Urämie auf. Die langsam sich entwickelnde, larvierte, symptomenarme Urämie ist charakteristisch für die chronische Pyelonephritis.

Der klinische Verlauf hängt wesentlich davon ab, in welchem Umfang das Gefäßsystem durch die Erkrankung beteiligt wird. Bei voll ausgebildeten chronischen Pyelonephritiden ist in 50% der Fälle eine ausgesprochene *Hypertonie* zu finden. Die Sklerose hat nicht nur das Interstitium, die Tubuli erfaßt, sondern ist auf die Glomeruli, die Gefäße, übergegangen. Dabei werden die in den letzten Jahren so viel diskutierten Hochdruckmechanismen ausgelöst; die Hypertonie kann auch entstehen trotz völlig intakter zweiter Niere. Von jetzt an ist der

Verlauf der einer Hochdruckkrankheit, mit Augenhintergrundveränderungen und allen Komplikationen, die zum Hochdruck gehören.

REUBI beschrieb einige Fälle von Hepatosplenomegalie, die er als zur chronischen Pyelonephritis gehörig ansieht.

Die Diagnose der chronischen Pyelonephritis wird sehr häufig verfehlt. Sie segelt unter der falschen Flagge einer chronischen „Cystopyelitis". Es ist dies ein Kehrichtkübel, in den von unachtsamen Kollegen alles hineingeworfen wird, was einen infizierten Urin ohne heftige subjektive Symptome aufweist, von der Colibacillose zur destruierenden Nierentuberkulose und zum Korallenstein.

Die erste Aufgabe des Untersuchers ist negativ: Er muß zuerst alle anderen Diagnosen ausschließen. Besteht eine Stase bei Striktur der Urethra oder Prostatahypertrophie? Handelt es sich um eine Urogenitaltuberkulose mit eventueller sekundärer Mischinfektion? Verhindert das Vorhandensein einer Hydronephrose, eines Steines, eines Tumors das Ausheilen der Infektion? Eine ausführliche Besprechung der Differentialdiagnose ist unmöglich, sie würde eine Wiederholung des ganzen Buches bedeuten. Es gibt kaum eine Veränderung der Harnorgane, die nicht eine

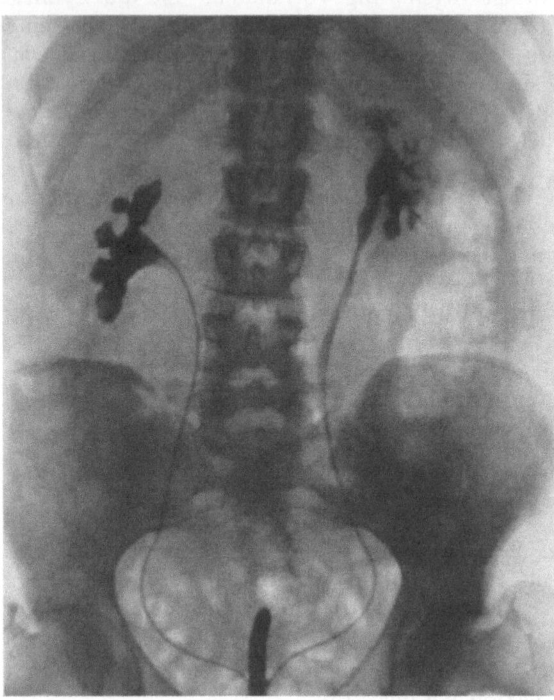

Abb. 130: Chronische Pyelonephritis

chronische Infektion unterhalten könnte. Man sieht, daß im Gegensatz zur akuten Pyelonephritis die chronische Pyelonephritis an die diagnostischen Fähigkeiten des Untersuchers die höchsten Ansprüche stellt und eine befriedigende Klarstellung des Falles, von der eine befriedigende Therapie abhängt, nur im Rahmen einer klinischen Untersuchung möglich ist. Dazu kommt, daß viele der zitierten Veränderungen sekundär eine chronische Pyelonephritis im Gefolge haben: Die chronische Pyelonephritis ist z.B. eine sehr gefürchtete Komplikation der Prostatahypertrophie.

Die positiven Symptome sind im vorigen Abschnitt besprochen worden. Sie sind aber oft nicht genügend.

Von großer Hilfe ist hier die *Röntgenuntersuchung*, vor allem das Urogramm. Es läßt nicht nur negativ andere Erkrankungen ausschließen, sondern gibt auch positive Hinweise auf das Vorliegen einer chronischen Pyelonephritis. In der Leeraufnahme fällt die Verkleinerung des Nierenschattens auf, Verkleinerung, die oft nur einseitig vorhanden ist. Im Beckenkelchsystem sind die Veränderungen charakteristisch. Die Kelchhälse werden eng, die dazugehörenden Kelche kugelig aufgetrieben, in Spätfällen das ganze System unregelmäßig plump (Abb. 130). Wie es zu diesen Veränderungen kommt, zeigt die schematische Abb. 131.

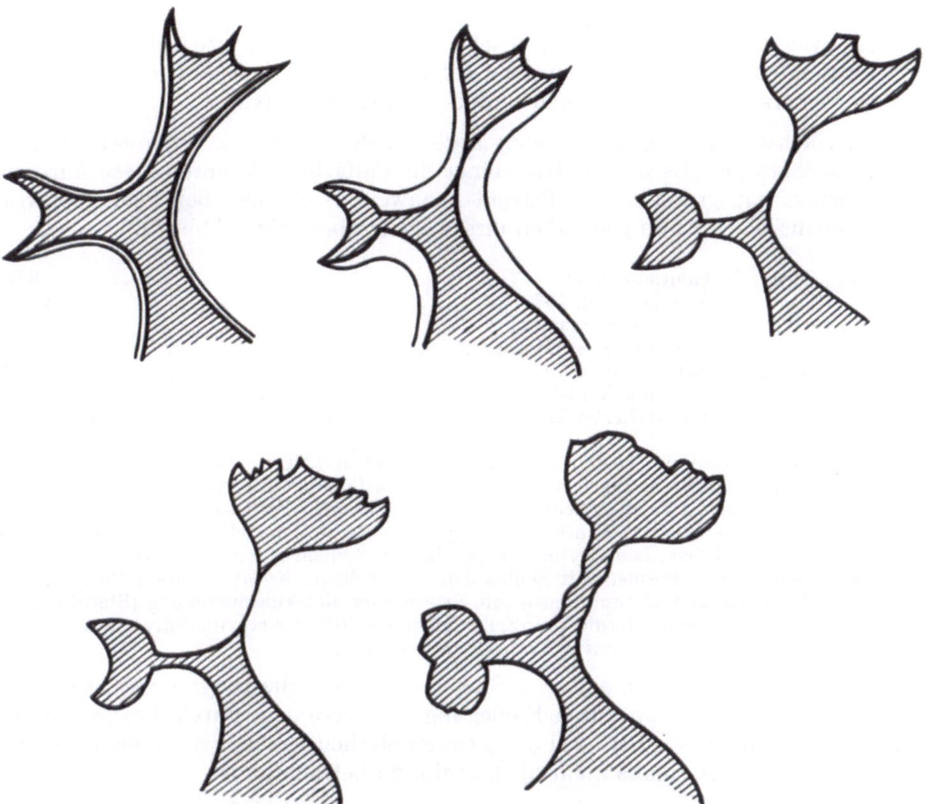

Abb. 131. Schematische Darstellung der Entstehung der röntgenologisch faßbaren Veränderungen der Nierenkelche bei der chronischen Pyelonephritis (nach BERNING und PRÉVÔT)

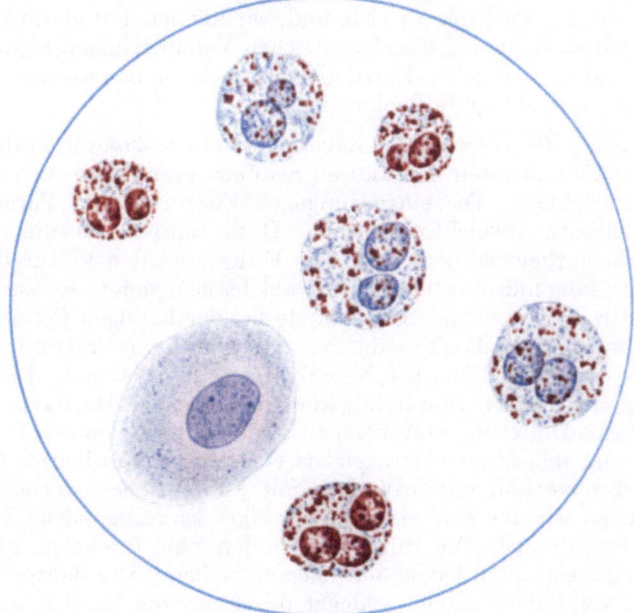

Abb. 132. Sternheimer-Malbin-Zellen

Die Cystoskopie kann eine chronische Cystitis zeigen. Cystitis nodularis oder cystica zeugten für die lange Dauer der Infektion. Die Urinseparation ist nützlich für die Sicherstellung der ein- oder doppelseitigen Infektion.

Der Nachweis der sog. *Sternheimer-Malbin-Zellen* ist für die chronische Pyelonephritis charakteristisch. Mit Hilfe einer Spezialfärbung konnten diese Autoren Riesenzellen mit granuliertem Plasma nachweisen, die nur bei Pyelonephritis vorkommen. Nachprüfungen haben ihre Angaben bestätigt (Abb. 132).

```
Technik.   Lösung I: Gentianaviolett . . . . . . . . . . . . . . . . . . . . . . . .    3,0
                     Äthylalkohol, 95%  . . . . . . . . . . . . . . . . . . . . . .   20,0
                     Ammoniumoxalat . . . . . . . . . . . . . . . . . . . . . . .     0,8
                     Bidestilliertes Wasser. . . . . . . . . . . . . . . . . . . .   80,0
          Lösung II: Safranin 0 . . . . . . . . . . . . . . . . . . . . . . . . . .    0,25
                     Äthylalkohol 95% . . . . . . . . . . . . . . . . . . . . . .    10,0
                     Bidestilliertes Wasser . . . . . . . . . . . . . . . . . .   ad 100,0
```

Vor Gebrauch sind die beiden Lösungen zu mischen (3 Teile Lösung I und 97 Teile Lösung II) und zu filtrieren. Nach dem üblichen Zentrifugieren des frischen Urins gibt man auf einen Objektträger 2 Tropfen Sediment und einen Tropfen Farbstoffgemisch. Mit Deckglas zudecken und nach einer Minute mikroskopieren. Es werden sich unter dem Mikroskop 2 Arten von polynucleären Leukocyten finden: die gewöhnlichen, mit dunkelviolettem Kern und die aufgequollenen Formen mit hellblauem oder hellrosa Kern; in ihrem Protoplasma finden sich Vacuolen und Granulationen mit Brownscher Molekularbewegung (Sternheimer-Zellen). Beträgt die Anzahl Sternheimer-Zellen mehr wie 10% der polynucleären Leukocyten, wird der Urin als für Pyelonephritis charakteristisch angesehen.

Unter Umständen kann erst eine Biopsie gestatten, die Diagnose zu erhärten. Material zur Biopsie kann durch Freilegung der Niere oder durch ihre percutane Punktion gewonnen werden. Bei der zweiten Methode haben wir einen Todesfall erlebt, so daß sie jedenfalls nicht als harmlos zu betrachten ist.

Therapie. Die einzig wirksame Therapie der chronischen Pyelonephritis ist das Ausheilen der akuten Pyelonephritis. Sind die akuten Veränderungen, die eitrigen Einschmelzungen, die lymphocytären Infiltrationen erst in Vernarbung übergegangen, kommt die Therapie zu spät und, wir können nur darauf hinwirken, daß die Infektion ausheilt und die sklerotischen Veränderungen nicht auf bisher intakte Nierenbezirke übergeht. Darin gleichen sich die hämatogene Glomerulonephritis und die ascendierende Pyelonephritis.

Die Bekämpfung der Infektion ist selbstverständlich außerordentlich wichtig. Wir müssen das Neuauftreten von akuten Schüben verhindern, von denen jeder neue Narben zurückläßt. Die eingedrungenen Eitererreger in Parenchym und Nierenbecken müssen vernichtet werden. Dazu werden wir uns des ganzen Arsenals der Chemotherapie bedienen. Die Erreger werden kulturell bestimmt, eine Resistenzprüfung hilft uns bei der Auswahl des geeigneten Agens. Im Vordergrund stehen Streptomycin und Sulfonamide bei der häufigen Coliinfektion, die Breitspektrumantibiotica, das Furadantin. Bei Staphylokokkeninfektion wirkt viel besser als das Penicillin, das Neosalvarsan (Syntharsan), das direkt als Specificum der chronischen Staphylokokkeninfektion der Harnwege betrachtet werden darf. Seine Dosierung muß vorsichtig sein, es wird von den Patienten mit Harninfektion viel schlechter vertragen als von den Syphilitikern. Es genügen als Maximum 2 g, verteilt auf 3 Wochen mit 3 Injektionen wöchentlich. Von vornherein müssen wir uns klar sein, *daß von einer kurz dauernden Chemotherapie kein Erfolg zu erwarten ist.* Wie dürfen wir hoffen, eine Infektion, die vielleicht schon 10 Jahre dauert, in 10 Tagen ausheilen zu wollen? Die Bakterien befinden sich im Innern von sklerotischen, schlecht durchbluteten Herden, sie sind dem Antibioticum kaum zugänglich. Von vornherein müssen wir mit einer Chemotherapie von 6 Wochen Dauer rechnen. Verabreichen wir über diese Zeit Antibiotica in genügender Konzentration, müssen wir mit erheblichen Kosten und wahrscheinlichen Komplikationen und Resistenzbildung rechnen. Ich ziehe deshalb am Beginn der Behandlung die altbewährte Säure-Alkalikur vor.

Während 10 Tagen wird der Urin des Patienten angesäuert und gleichzeitig Urotropin verordnet. Es eignen sich dazu Kombinationspräparate wie Amphotropin oder Zymarocan, 3mal 2 Tabletten täglich. In hartnäckigen Fällen muß gleichzeitig ansäuernde Diät verschrieben werden, reichlich Fleisch und Haferspeisen. In den nächsten 10 Tagen wird der Urin mit irgend einem Alkali alkalisiert, z.B. 8 g Kalium citricum täglich, in einem Liter Wasser gelöst, tagsüber trinken. Es folgt eine dritte Periode von 10 Tagen gleich wie die erste.

Erst auf diese Vorbereitung folgt die Verordnung des geeigneten Sulfonamids oder Antibioticums während 10—20 Tagen. Auch so sind Versager und Rezidive allzu häufig. Um deren Zahl zu vermindern, empfehle ich in den Monaten nachher eine prophylaktische Behandlung während 10 Tagen im Monat und ziehe dafür die altmodischen, banalen Harndesinfizienzien wie Salol, Urotropin, Pyridium vor.

Die Chemotherapie hat Ärzte und Patienten so in ihren Bann geschlagen, daß sie als ausschließliche Behandlung angewendet wird. Das ist falsch. Wir dürfen nicht bei einer so eminent chronischen und therapieresistenten Affektion uns auf die Behandlung nur eines Faktors, der Infektion, beschränken und die Behandlung des zweiten, ebenso wichtigen Faktors, *des Terrains*, vernachlässigen.

Wir sahen, was für eine wichtige Rolle die Stauung spielt, auch die Stauung, die entsteht durch die chronisch-entzündlichen Veränderungen der ableitenden Harnwege.

Nierenbeckenspülungen mit Sulfonamid- oder Antibioticalösungen, mit Silbersalzen oder indifferenten Lösungen, entleeren das Nierenbecken, bewirken eine mechanische Reinigung und fördern die Peristaltik des Nierenbeckens nachhaltig. Eine ähnliche, wenn auch viel schwächere Wirkung haben *Blasen*spülungen, die Nierenbecken und Ureter ausmelken durch Anregung der Peristaltik.

Die Richtigkeit dieser Ansicht wurde mir vor kurzem ad oculos demonstriert. Ein Patient mit einer massiven Nierenblutung mit Koliken wurde durch eine Blasenspülung regelmäßig schmerzfrei, da dadurch die Coagula in die Blase ausgestoßen wurden.

Die für die Ausheilung so wichtige Durchblutung der Niere kann durch Diathermie und Applikation feuchter Wärme, z. B. durch Torfmullwickel, gefördert werden.

Zur Desensibilisation des Patienten dient die *Autovaccinebehandlung*, die gelegentlich erfreuliche Erfolge zeigt. Aus dem Urin des Patienten wird sein Colistamm gezüchtet, abgetötet und in steigender Konzentration in Ampullen abgefüllt. Diese aktive Immunisierung ist recht anstrengend, da sie über Wochen weitergeführt wird und imstande ist, recht unangenehme Reaktionen zu erzeugen.

Ganz auffallend gute Erfolge sah ich von Trinkkuren in *La Preste* (Pyrénées orientales, Frankreich), Erfolge, die von keinem andern Badeort erreicht wurden. Die Wirkungsweise ist mir unklar. Sie beruht wahrscheinlich außer der Diureseanregung und einer gewissen desinfizierenden Wirkung auf einer Dekongestion der Schleimhäute und vielleicht auch der Nierenepithelien und des Interstitiums.

Die Chirurgie spielt in der Behandlung der chronischen Pyelonephritis nur eine ganz untergeordnete Rolle. Sie dient vor allem zur Beseitigung begünstigender Momente wie von Steinen, Stauung usw. Die Versuche LICHTENBERGs durch Enervation, Dekapsulation und lange dauernde Nephrostomie die Durchblutung zu verbessern und durch lokale Therapie die Infektion zu bekämpfen, haben fehlgeschlagen. Wichtig ist einzig die *Nephrektomie* bei einseitiger chronischer Pyelonephritis. Sind die chronisch-entzündlichen Veränderungen streng auf eine Seite lokalisiert, ist die Nephrektomie zu diskutieren. Sie ist formell indiziert, wenn bei einer gesunden Niere auf der anderen Seite eine Schrumpfniere mit Hypertonie besteht. Diese Fälle stellen die größte Gruppe von renal bedingten Hypertonien, die durch Nephrektomie geheilt werden. Leider bleibt oft auch nach der Nephrektomie die Hypertonie weiterbestehen, wenn trotz mangelnder Infektion von der erkrankten Seite her in der gesunden Niere sekundäre Gefäßveränderungen hervorgerufen wurden, die dann die Hypertonie auch nach der Nephrektomie unterhalten. Prognostisch kann hier die Bestimmung des Glomerulusfiltrates mit Hilfe der Clearancemethode einen Hinweis geben. Bei einseitiger Schrumpfniere und völliger kompensatorischer Hypertrophie der gesunden Niere ist ein fast normales Glomerulusfiltrat im Gesamturin zu erwarten. Weist die „gesunde" Niere sekundäre Veränderungen auf, ist das Glomerulusfiltrat vermindert.

III. Die eitrige Nephritis

Als eitrige Nephritis bezeichnen wir die hämatogene Ausscheidungsnephritis ohne Mitbeteiligung des Nierenbeckens, meist verursacht durch Staphylokokken, im Gegensatz zur Pyelonephritis, die ascendierend von einem infizierten Nierenbecken auf das Nierenparenchym übergeht und meist durch Colibacillen verursacht wird.

Obschon beide Bilder theoretisch scharf voneinander getrennt werden können, überdecken sie sich klinisch und anatomisch in vielen Fällen. Eine interstitielle Nephritis z. B. entsteht meist als anatomischer Ausdruck einer Pyelonephritis, kann aber auch durch hämatogene Infektion zustande gekommen sein. In vorgeschrittenen Fällen von eitriger Nephritis wird das Nierenbecken infiziert, während in chronischen Fällen von Pyelonephritis die Infektion im Nierenbecken ausheilen und nur im Nierenparenchym weiter sich halten kann.

Reine Fälle von eitriger Nephritis zeigen einen charakteristischen Verlauf; sie sind viel seltener wie die Pyelonephritis.

Ausgehend von einem Panaritium, einem Furunkel, einer Mastitis, einer Angina kommen Eitererreger in den Blutkreislauf, werden in die Nierenrinde verschleppt und bilden dort eine hämatogene Metastase. In dieser Metastase werden dieselben Erreger gefunden wie im Primärherd, also vor allem Staphylokokken und Streptokokken. Jeder Eiterherd im Körper ist zur Metastasierung befähigt, so daß auch Coli- und Typhusbacillen, Proteus usw. in Nierenabszessen gefunden wurden.

Diese Keime setzen sich vor allem in der Nierenrinde fest, dort zu eitriger Einschmelzung und Bildung von Abscessen führend. Durch Ausscheidung in die Harnkanälchen, durch perivasculäre Ausbreitung kommt es zur Entzündung des Interstitiums, zu Markabscessen. Die Nierenkapsel wird sehr früh beteiligt, vor allem per continuitatem von Rindenabscessen aus. Das Nierenbecken kann lange Zeit von der Entzündung verschont bleiben, so daß wir trotz einer heftigen Niereninfektion keinerlei Pyurie, sondern nur eine Bakteriurie nachweisen können.

Je nach der Virulenz der Infektion, je nach der Disposition der Nieren lassen sich 3 Verlaufsformen unterscheiden.

Die foudroyant verlaufende eitrige Nephritis beginnt mit hohem Fieber und Schüttelfrost als schweres Krankheitsbild. Zugleich setzen Schmerzen in der Nierengegend ein, häufiger nur auf einer Seite. Die Niere ist leicht vergrößert und exquisit druckempfindlich. Im Urin finden sich Albumen und Bakterien, gelegentlich wenige rote und weiße Blutkörperchen und Cylinder. Die Bakterien sind gelegentlich schon mikroskopisch nachzuweisen, häufiger erst kulturell. Die

Funktion der betroffenen Niere ist stark gestört. Es entwickelt sich ein septisches Krankheitsbild mit hoher Letalität, das differentialdiagnostisch schwer von andern akuten, fieberhaften Abdominalaffektionen abzugrenzen ist.

Die subakute oder chronisch verlaufende eitrige Nephritis zeigt dasselbe Krankheitsbild, nur abgeschwächt. Es entwickeln sich multiple Rindenabscesse (sog. surgical kidney; Abb. 133) oder eine mehr infiltrative, nicht abscedierende Entzündung des Nierenparenchyms. Daneben kommen auch größere, bald ins Paranephrium durchbrechende Rindenabscesse vor. Der Allgemeinzustand ist wenig gestört, es bestehen subfebrile Temperaturen.

Der *Nierenkarbunkel* zeigt ein so scharf umschriebenes prägnantes Krankheitsbild, daß seine Abgrenzung gegenüber der eitrigen Nephritis und den Abscessen der Niere, die in deren Folge auftreten, gerechtfertigt ist. Ätiologisch besteht kein Unterschied. Auch der Nierenkarbunkel ist die Metastase eines meist peripheren Eiterherdes im Körper. Jedoch ist anzunehmen, daß dabei ein einzelner großer Kokkenembolus zur Verschleppung kommt. Der in der Nierenrinde sich entwickelnde Entzündungsprozeß zeigt ebenso wie der Hautkarbunkel eine nur geringe Tendenz zur eitrigen Einschmelzung, mehr zur umschriebenen Nekrosebildung. Er bildet eine tumorartige umschriebene Vorwölbung von speckigem Aussehen, die sich keilförmig ins Nierenparenchym fortsetzt und zahlreiche miliare Abscesse aufweist. Auch vom Nierenkarbunkel aus kann ein paranephritischer Abszeß entstehen.

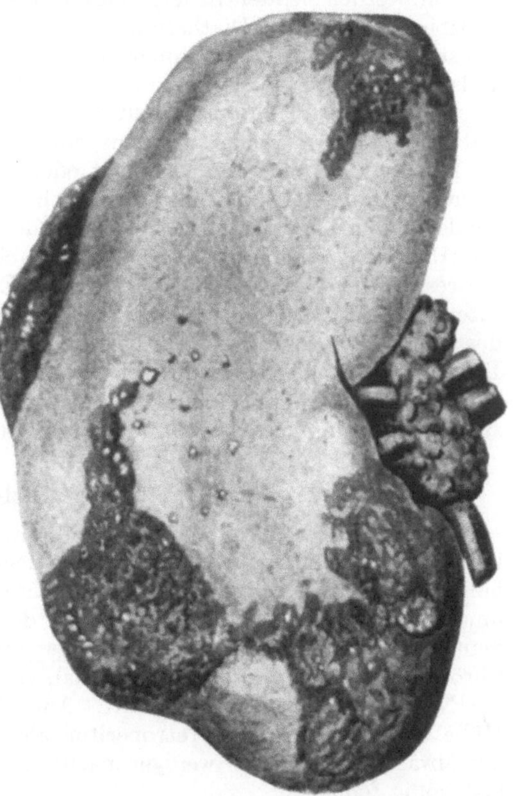

Abb. 133. Miliare Rindenabscesse der Niere bei Staphylokokkeninfektion

Die Diagnose der eitrigen Nephritis zu stellen ist nicht leicht, vor allem da in Abwesenheit von Pyurie eine Infektion der Niere gar nicht in den Bereich differentialdiagnostischer Erwägung gezogen wird. Die Niere ist vergrößert und druckempfindlich. Ihre Palpation wird durch die regelmäßig vorhandene Abwehrspannung erschwert oder verunmöglicht. Die Vergrößerung der Niere ist gelegentlich bei der Leeraufnahme zu sehen. Gleichzeitig kann dabei eine nach der erkrankten Seite konkave Skoliose der Lendenwirbelsäule festgestellt werden, die vom Kranken unbewußt eingehalten wird, um die Nierengegend zu entspannen. Die Urographie zeigt auf der erkrankten Seite eine flaue Ausscheidung ohne charakteristische Veränderung, das retrograde Pyelogramm ist negativ. Bei Nierenkarbunkel können wir eine Kelchverdrängung wie bei Tumor sehen. Bei der Allgemeinuntersuchung finden wir die Zeichen einer eitrigen Infektion: erhöhte Temperatur, beschleunigten Puls, beschleunigte Blutsenkungsgeschwindigkeit, eine Leukocytose mit Linksverschiebung. Am aufschlußreichsten ist die Urinuntersuchung. Im klaren Urin finden sich unter dem Mikroskop eine Reinkultur der Eitererreger, meist Kokken ohne Leukocyten. Häufig sind so wenig Erreger vorhanden, daß sie nur kulturell nachzuweisen sind, gelegentlich läßt uns sogar die Kultur im Stich. Erleichtert wird die Diagnose, wenn im Verlauf der Beobachtung die Zeichen eines paranephritischen Abscesses dazutreten.

Die Therapie ist zuerst abwartend konservativ. Die Antibiotica, vor allem das Penicillin, sind uns wertvollste Hilfe. Können die Erreger nachgewiesen werden, werden sie identifiziert und ihre Empfindlichkeit gegen die verschiedenen Antibiotica geprüft. Diathermie der Niere beschleunigt die Resorption, unter Umständen auch die Einschmelzung miliarer Herde in einen größeren Absceß. Puls- und Temperaturkurve, die Kontrolle der Senkung und der Leukocytose orientieren uns über den Verlauf der Infektion. Heute heilt die Mehrzahl der Fälle unter dieser Behandlung aus, und eine chirurgische Therapie ist unnötig.

Kommt die Behandlung zu spät oder ist sie unwirksam, muß die erkrankte Niere, bei doppelseitiger Infektion die schwerer erkrankte Niere, freigelegt werden. Finden wir einen oder wenige größere Rindenabscesse, wird die Niere dekapsuliert, die Abscesse gespalten und die Wunde nach außen drainiert. Ist die Niere mit Abscessen durchsetzt, ist bei einseitiger Erkrankung die Nephrektomie anzuraten. Bei doppelseitiger Infektion kann eine Nephrotomie, eine Längsspaltung des Organs, eine genügende Entlastung und einen genügenden Eiterabfluß geben. Dabei besteht allerdings die schwere Gefahr einer sekundären Blutung und Nephrektomie. Nierenkarbunkel sind gegen ihre Umgebung scharf abgegrenzt; sie können stumpf ausgelöst oder ausgelöffelt werden.

IV. Die Entzündung der Nierenhüllen

Die Niere ist von mehrern, teil fibrösen, teils adipösen Hüllen umgeben. Sie ist zunächst umhüllt von der ihr straff anliegenden dünnen capsula fibrosa, außerhalb dieser von der lockeren, aber viel dickeren capsula adiposa. Diese ist wiederum umschlossen von einer als Verdichtung des retroperitonealen Bindegewebes zu deutenden fascia renalis, die allerdings nur dorsalwärts der Niere ein derbes, fibröses Blatt bildet (fascia retrorenalis), ventralwärts nur in sehr dünner Schicht die Niere vom Peritoneum trennt. Außerhalb der fascia renalis als äußerste Hülle der Niere liegt das retroperitoneale Fett, das wie die fascia renalis nur dorsalwärts in mehr oder weniger mächtiger Schicht sich entwickelt, ventralwärts fast völlig fehlt.

Je nachdem sich nun eine Entzündung in dieser oder jener Schicht der Nierenhüllen entwickelt, spricht man von Para-, Epi- oder Perinephritis. Breitet sich ein entzündlicher Prozeß in der äußersten Schicht, im retroperitonealen Fett aus, so wird die Erkrankung als Paranephritis bezeichnet, als Epinephritis dagegen, wenn die Entzündung innerhalb der fascia renalis in der capsula adiposa sich ausbreitet. Ist die Entzündung auf die dünne capsula fibrosa beschränkt, was nur selten zutrifft, so ist dies als Perinephritis zu bezeichnen.

Die Unterscheidung dieser verschiedenen Lokalisationen ist wohl anatomisch oftmals möglich, klinisch aber nur äußerst selten.

Die *Perinephritis*, eine auf die capsula fibrosa beschränkte Entzündung, wird selten beobachtet. Wohl noch am häufigsten tritt sie als diffuse oder auf einzelne Teile der Kapsel beschränkte, durch Infektion oder manchmal vielleicht auch als Folge eines stumpfen Nierentraumas entstandene Sklerose der capsula fibrosa auf. Sie führt durch den Verlust der Kapseldehnbarkeit zu Schnürung des Nierenparenchyms, oft wohl zu venöser Stauung in der Niere. Sie bedingt dadurch häufig lange dauernde dumpfe, drückende Schmerzen, andere Male kolikartige, kurz dauernde Schmerzanfälle, meist begleitet von Albuminurie und Beimischung roter Blutkörperchen zum Harn. Nur selten hat die Perinephritis eine seröse oder eitrige Ausschwitzung zwischen die einzelnen Lamellenschichten der capsula fibrosa oder zwischen fibröser Kapsel und Nierenrinde zur Folge. Es entsteht eine Geschwulst im Bereich der Niere, die sich von der Anschwellung durch eine Epi- oder Paranephritis durch scharfe Begrenzung und eine gute respiratorische Verschieblichkeit unterscheidet. Charakteristisch ist für diese perinephritis serosa oder purulenta ein öfters auftretender Größenwechsel der Geschwulst infolge Resorption und erneuter Bildung des Exsudates. Eine spontane Ausheilung ist kaum zu erwarten. Punktion oder Incision genügt nicht; nur breite Eröffnung und Drainage des Entzündungsherdes bringen Heilung.

Viel häufiger als eine Perinephritis ist die Epi- oder *Paranephritis*, eine Entzündung innerhalb oder außerhalb der fascia renalis. Die Unterscheidung dieser beiden ist klinisch schwierig, meist unmöglich: sie zeigen die gleichen klinischen Krankheitserscheinungen.

Praktisch wichtiger als die Trennung zwischen Epi- und Paranephritis ist die Scheidung *nichteitriger* und *eitriger* Entzündung der Nierenhüllen. Bei der nichteitrigen Form entsteht in den Nierenhüllen ein Leuko- und Lymphocyten-infiltrat und eine allmähliche Neubildung von Bindegewebe (Sklerose der Nierenhülle), oft auch eine Wucherung von derbem Fettgewebe, wodurch die Nierenhüllen wesentlich verdickt und derb werden (fibro-lipomatöse Schwartenbildung). Oftmals setzt sich diese Entzündung der Nierenhüllen über größere Strecken der Ureterhüllen fort (ureteritis fibro-lipomatosa). Bei der eitrigen Entzündung dagegen schmilzt das infiltrierte Gewebe stellenweise unter der Toxinwirkung der Infektionserreger ein; es bilden sich epi- und pararenale Abscesse. Diese liegen vorzugsweise dorsalwärts der Niere, seltener am oberen oder unteren Pole des Organs, nur ausnahmsweise an der ventralen Nierenfläche. Bald sind diese Abscesse klein und treten einzeln oder multipel auf, bald bilden sie gewaltige Eiteransammlungen in unregelmäßig gebuchteten, oft weitverzweigten Höhlen.

Alle diese Entzündungsformen der Nierenhüllen entwickeln sich entweder:

a) anschließend an entzündliche Erkrankung der Niere (Nierenabscesse, infizierte Nierensteine, Pyonephrose, Nierentuberkulose usw.) oder aber

b) ohne Miterkrankung der Niere als Folge einer retroperitoneal sich ausbreitenden Entzündung, ausgehend von der Appendix, dem Pankreas, den weiblichen Geschlechtsorganen usw. oder am häufigsten

c) als scheinbar selbständiges Leiden durch eine hämatogene (metastatische) Infektion der Nierenhüllen.

Daß eine Entzündung der Nierenhüllen durch infektiöse Erkrankung der Niere zustande kommen kann, ist bei den zahlreichen Verbindungen zwischen renalem und epirenalem Lymphgefäßnetz leicht erklärlich. Zur Ausbreitung der Infektion von der Niere auf die Nierenhüllen ist nicht einmal der Durchbruch eines in der Nierenrinde liegenden Eiterherdes durch die capsula fibrosa renis nötig; die Infektionserreger können ohne einen solchen Durchbruch entweder in den Lymphbahnen direkt durch die Nierenkapsel hindurch oder aber längs den Gefäßen zum Hilus und von dort in die Nierenhüllen überwandern.

Klar liegt auch die Entstehungsweise para- und epirenaler Entzündungen im Anschluß an eine Appendicitis, Parametritis usw. Das retroperitoneale Fett der Nierengegend ist durch die Lymphbahnen eng mit dem retroperitonealen Gewebe der Bauch- und Beckenorgane verbunden. Das perirenale Fett kann deshalb leicht durch eine im Bereiche der Appendix oder Beckenorgane entstandene retroperitoneale Entzündung in Mitleidenschaft gezogen werden. Dabei entsteht vorerst lediglich eine Entzündung des Paranephriums, des besonders dorsalwärts der Niere reichlich entwickelten retroperitonealen Fettgewebes. Durch einen nachträglichen Einbruch der pararenalen Eiterung durch die fascia renalis in die wahre capsula adiposa renis kann sich aber zu der erst reinen Paranephritis eine Epinephritis zugesellen.

Die klinisch wichtigste Form der Entzündung der Nierenhüllen ist die meist als scheinbar selbständiges Leiden auftretende *hämatogene Epi- oder Paranephritis*. Klinisch scheint ihr keine Infektion der Niere, keine entzündliche Erkrankung benachbarter Organe vorauszugehen. Diese Art der Para- oder Epinephritis führt fast immer zur Abszeßbildung und zu schweren Allgemeinerscheinungen. Sie entwickelt sich ab und zu im Anschluß an eine Infektionskrankheit wie Angina, Scharlach, Influenza, Typhus usw., viel häufiger aber anschließend an eine scheinbar unbedeutende, umschriebene Infektion, wie ein Panaritium, einen Furunkel, eine eiternde Hautwunde usw. Nicht immer ist ein solcher Infektionsherd nachweisbar; die Para- oder Epinephritis erscheint als primäres Leiden. Aber es ist in allen diesen Fällen die Entzündung der Nierenhüllen trotzdem als metastatischen Ursprungs zu deuten, entstanden durch Verschleppung von Eitererregern durch die Blutbahn aus irgendeinem Infektionsherd. Ein stumpfes Trauma der Lendengegend, ein pararenales Hämatom oder dgl. mag dem Haften von im Blut kreisenden Bakterien Vorschub leisten. Eine wirklich primäre Infektion der Nierenhüllen entsteht nur in den seltenen Fällen, in denen durch eine offene Verletzung (Schuß- oder Stichwunden) Infektionskeime von außen direkt in die Nierenhüllen gebracht werden.

Die Zahl der hämatogen-metastatischen Eiterungen der Nierenhüllen mag bei rein klinischer Untersuchung größer erscheinen, als sie in Wirklichkeit ist. Wahrscheinlich ist oftmals ein kleiner, unerkannt bleibender metastatischer Nierenrindenabsceß der unmittelbare Ausgangspunkt der Nierenhüllenentzündung, die also nicht direkt hämatogen entstanden ist, sondern lymphogen, von einem allerdings metastatisch-hämatogenen Nierenabsceß aus.

Jedenfalls ist bei eitriger Epinephritis, auch wenn die Niere intakt erscheint, immer an die Möglichkeit zu denken, daß ein kleiner, unerkannt gebliebener, metastatischer Nierenrindenabsceß der Ausgangspunkt des Leidens sein könnte.

Als Erreger der eitrigen Entzündung der Nierenhüllen wurden am häufigsten Staphylokokken gefunden, seltener Streptokokken und Colibakterien. Die bei Nierentuberkulose auftretenden epirenalen Abscesse sind meist durch Tuberkelbacillen, selten durch banale Eitererreger erzeugt. Nur ausnahmsweise wurden in epinephritischen Abscessen Pneumokokken, Actinomycespilze und andere Infektionserreger gefunden.

Das *klinische Bild* der Entzündung der Nierenhüllen läßt wiederum verschiedene Verlaufsformen erkennen.

Die perakute Form der Epi- und Paranephritis setzt mit heftigen Krankheitserscheinungen ein. Der Kranke, von einer Infektionskrankheit eben genesen und scheinbar wieder in voller Gesundheit, wird plötzlich von hohem Fieber, von großer Müdigkeit und Schwäche befallen. Lokalsymptome fehlen zuerst oft vollständig, so daß der Gedanke an Typhus, Miliartuberkulose oder allgemeine Sepsis naheliegt. In der Regel aber machen sich schon im Beginne des Leidens oder doch kurz danach Schmerzen in der Lendengegend geltend. Ihre Deutung fällt aber oft schwer. Bevor noch andere Symptome auf eine Erkrankung der Nieren oder deren Hüllen hinweisen, tritt manchmal als Folge der Paranephritis ein pleuritisches Reiben oder ein pleuritisches Exsudat auf. Dadurch wird die Diagnose leicht irregeleitet. Die unverkennbare Pleuritis wird als Grundleiden und als Ursache der Lendenschmerzen gedeutet, die Paranephritis übersehen. Es bleibt allerdings der Widerspruch zwischen der schweren Störung des Allgemeinbefindens und den verhältnismäßig geringgradigen Veränderungen der Pleura oder der Lunge auffällig. Häufig läßt eine Druckempfindlichkeit in der Nierengegend und eine Resistenzvermehrung unter dem Rippenbogen erkennen, daß nicht in der Pleura, sondern im Bereiche der Niere der Hauptsitz des Leidens zu suchen ist. Bildet sich gar im Bereiche der Niere eine unscharf begrenzte Anschwellung, werden die untersten Intercostalräume verstrichen oder etwas vorgewölbt, zeigt sich in der Lende ein leichtes Ödem der Weichteile, so ist das Bild des epinephritischen Abscesses nicht mehr zu mißdeuten. Die Ausscheidung eines klaren und eiweißfreien Urins darf an der Diagnose nicht zweifeln lassen. Es darf das normale Aussehen des Urins auch nicht verleiten, eine genaue Harnuntersuchung zu unterlassen. Denn in dem scheinbar normalen Urin werden sich bei genauer mikroskopischer Untersuchung meist wertvolle Anhaltspunkte für die Diagnose einer Erkrankung der Nieren oder deren Hüllen finden lassen. Im zentrifugierten Harnsediment finden sich bei der Epinephritis fast immer vereinzelte Cylinder, einige rote und weiße Blutkörperchen. Im frischen Urinsediment finden sich wieder wie bei der eitrigen Nepritis nebst einzelnen roten und weißen Blutkörperchen und gelegentlichen Cylindern oft reichlich, oft nur spärlich Bakterien derselben Art, wie sie später im Absceßeiter zu isolieren sind. Diese Bacteriurie, meist Staphylokokkurie, wurde wiederholt als Frühsymptom schon in den ersten Tagen beobachtet.

Die *subakute* Form weist im Prinzip denselben Verlauf auf wie die perakute, nur verlangsamt und gemildert. Der Krankheitsbeginn ist dem Patienten unbewußt; er verspürt eine vermehrte Ermüdbarkeit, Steifigkeit und Schmerzen im Rücken, gelegentliche Fieberschauer. Das erste Alarmzeichen ist meist eine stark erhöhte Senkung, für die der untersuchende Arzt keine Erklärung findet. Die charakteristische Anschwellung unter dem Rippenbogen, verursacht durch den sich vergrößernden Absceß, kommt erst sehr spät oder bleibt völlig aus. Man findet vielleicht nur eine etwas vermehrte Muskelspannung in der betroffenen Lende. Der Urin ist meist völlig normal, die charakteristische Bakteriurie fehlt. Im Blutbild finden sich Zeichen eitriger Infektion.

Und doch sind diese Fälle leicht zu diagnostizieren, wenn man nur an die Diagnose denkt. Durch die Entzündung der Nierenhüllen wird die Niere in ihrer Lage fixiert, die respiratorische Verschieblichkeit geht verloren. Um den Druck auf den entzündlichen Tumor zu vermindern, hält der Patient seine Lendenwirbelsäule unwillkürlich in einer gegen den Tumor konkaven Skoliose. Es entsteht dadurch ein sehr charakteristisches Veratmungspyelogramm (Abb. 134). Als weiteres Zeichen im Röntgenbild findet man ein Verschwinden des Psoasschattens auf der kranken Seite.

Die *chronische Form*, die öfters zu fibromatöser Verdickung der Nierenhüllen als zu Absceßbildung führt, findet sich besonders als Begleiterscheinung chronischer, eitriger Nierenerkrankungen: der Nierentuberkulose, der banalen Pyonephrose, der infizierten Steinniere usw. Die Entzündung der Nierenhüllen tritt neben den Erscheinungen des Nierenparenchymleidens wenig vor. Sie wird klinisch bemerkbar durch die Behinderung der respiratorischen Verschieblichkeit der Niere und durch die Zunahme und unscharfe Begrenzung des im Gebiet der kranken Niere fühlbaren Tumors. Sie verursacht durch Druck auf die Niere häufig Schmerzen und Zirkulationsstörungen in der Niere, dadurch Albuminurie und allerdings oft nur mikroskopisch wahrnehmbare Hämaturie.

Verlauf. Para- und epinephritische Abscesse können, wenn sie nur klein sind, spontan resorbiert werden. Meist aber suchen sie, wenn nicht operativ eröffnet, spontan ihren Durchbruch nach außen. Entsprechend ihrem häufigen Sitze dorsalwärts der Niere brechen sie am häufigsten durch die Lendenmuskulatur in das lumbale Unterhautgewebe durch, vorzugsweise an den muskelschwachen Stellen unter der 12. Rippe, im spatium tendineum lumbale (rhombus Leshaftii) oder über dem Darmbeinkamm im trigonum Petiti. Andere Male senkt sich der epinephritische Absceß retroperitoneal ins Becken hinab. Er erzeugt dadurch eine Flexionskontraktur des Oberschenkels, die zu Verwechslungen des Leidens mit Coxitis oder spondylitischem Sekungsabsceß Anlaß geben kann. Vom Becken aus drängt sich der epi- oder paranephritische Senkungsabsceß schließlich hinter dem ligamentum Pouparti ins Schenkeldreieck und unter die Haut vor; seltener

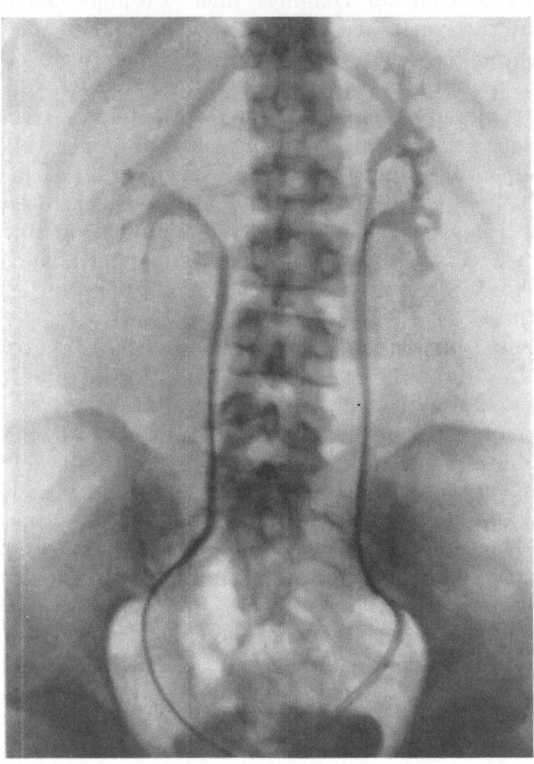

Abb. 134. Veratmungspyelogramm bei perinephritischem Absceß.
(Das Bild ist von mir mit Absicht schon einmal verwendet worden im allgemeinen Teil)

bricht er in die Harnblase, die Vagina oder das Rectum durch.

Epinephritische Abscesse über dem oberen Nierenpole haben die Neigung, durch das im Bereiche der Niere oft sehr dünne Zwerchfell in Pleura und Lunge einzubrechen und sich durch einen Bronchus zu entleeren. Abscesse, die ventralwärts der Niere in der dort dünnen Kapsel sich entwickeln, entleeren sich nicht selten in den Dickdarm, ausnahmsweise in die Peritonealhöhle.

Hat sich der Absceß irgendwo Durchbruch nach außen verschafft, so kann er spontan ausheilen. Aber das Durcharbeiten des Abscesses nach außen vollzieht sich manchmal langsam. Der Kranke kann durch die Toxinwirkung des lange verhaltenen Eiters kachektisch werden oder einer allgemeinen Sepsis erliegen, bevor der Spontandurchbruch des Abscesses erfolgt ist.

Therapie. Die chronische, fibröse Form der Peri- und Paranephritis wird meist nicht diagnostiziert. Ihre Erscheinung, ihre Therapie deckt sich mit der Therapie des Grundleidens der Niere. Bei den gelegentlichen selbständigen Formen, die z.B. nach einem subcapsulären Hämatom entstehen, wird man versuchen, durch lokale Wärmeapplikationen die Resorption zu fördern. Ist dies nutzlos, muß die Entkapselung der Niere verbunden mit der Resektion der Schwarten in Betracht gezogen werden.

Gegenüber den eitrigen, hämatogenen Formen muß unsere Therapie aktiver sein. Große Eiteransammlungen werden sofort chirurgisch eröffnet. Kleine Herde können durch Chemotherapie zur Resorption gebracht werden. Intensive Diathermie unterstützt die Wirkung der Antibiotica. Findet die Resorption nicht statt, verursacht die Diathermie eine Einschmelzung des infizierten Gewebes. Multiple kleine Herde konfluieren zu einem großen Absceß. Anstatt Diathermie kann auch eine Fiebertherapie dieselbe Wirkung haben. Die Einschmelzung vieler kleiner Abscesse zu einem großen ist für die operative Therapie günstig. Es genügt, die Lendenmuskulatur zu durchtrennen, um den Absceßeiter im Strahl abfließen zu sehen. Die Ausheilung und Erholung des Patienten erfolgt daraufhin rasch. Wird zu früh operativ eingegangen, solange die Nierenhüllen noch der Sitz multipler kleiner und kleinster Abscesse sind, ist der postoperative Verlauf viel langwieriger. Bei der Operation sind nicht alle Absceßchen eröffnet worden, trotzdem der Eingriff viel größer gehalten wurde. Abfluß nach außen und Neubildung von Eiterherden halten sich die Waage. Bei jeder Operation ist daran zu denken, daß ein Rindenabsceß der Niere die Ursache des paranephritischen Abscesses sein könnte. Anderseits ist vor einer zu weitgehenden Mobilisation der Niere in dem infizierten Wundgebiet zu warnen.

V. Die Colibacillose

Mit der Besprechung der Colibacillose betreten wir ein heiß umstrittenes Kampffeld. Auf der einen Seite wird diese Erkrankung als eine der häufigsten und wichtigsten, vor allem der modernen weiblichen Stadtbevölkerung geschildert, auf der anderen Seite wird die Existenz des Krankheitsbildes rundweg geleugnet. Seine erste Beschreibung stammt von HEITZ-BOYER, der das Krankheitsbild syndrome entéro-rénal nannte. Die französische Literatur ist sehr reichhaltig; im deutschen Sprachgebiet wird kaum darüber gesprochen; die englische Literatur ist stumm, trotzdem die Colibacillose 1930 eines der Hauptthemen des internationalen Urologenkongresses bildete. Die Ablehnung kommt vor allem von den Übertreibungen der Anhänger der Colibacillose her, die mit diesem Namen jede Krankheit bezeichneten, bei der Colibacillen im Urin gefunden wurden. Dies ist natürlich lächerlich; die Colibacillose ist ein umschriebenes Krankheitsbild, das auch bei uns häufig ist und fast immer verkannt wird.

Die Colibacillose ist eine Erkrankung des Dickdarmes, deren auffälligste Erscheinungen in den Harnwegen auftreten.

Escherichia coli ist der am meisten verbreitete Bacillus in der Natur und im menschlichen Organismus. Nirgends ist er aber reichlicher vorhanden als im Dickdarm des Menschen und der meisten Tiere. Pro Kubikzentimeter Dickdarminhalt müssen wir 1—2 Milliarden Colibacillen rechnen, von denen wir im Tag 10—15 Milliarden mit den Faeces ausscheiden. Escherichia coli ist nicht ein Bakterienstamm, sondern eine Bakterienfamilie mit Hunderten von Stämmen, die sich durch kleine Unterschiede bakteriologisch differenzieren lassen. Die Aggressivität dieser Bakterien ist schwankend; das Verhalten in vitro und in vivo geht nicht immer parallel. Eines haben alle Coli gemeinsam: *die Bildung von Toxinen.*

Diese Toxine sind schon seit dem Ende des letzten Jahrhunders bekannt und genau untersucht worden. GILBERT fand im Jahre 1893 die Prädilektion dieser Toxine für das Nervensystem (Muskelermattung, Schläfrigkeit, Koma mit Konvulsionen) und den Verdauungstractus (Kongestion der Darmmucusa, mit Ulcera).

Das Endotoxin ist vor allem enterotrop und zeigt seine Wirkung durch diarrhoische Reizung; das Exotoxin ist neurotrop und macht beim Versuchstier nervöse Störungen, vor allem Lähmungen und Stupor. Die beiden Toxine sind voneinander völlig unabhängig; das Exotoxin findet sich schon in jungen Kulturen, das Endotoxin erst in den alten.

Die Rolle des Colibacillus in unserem Darm ist noch nicht genügend abgeklärt. Seine Wichtigkeit ist uns bei den Komplikationen der modernen Chemotherapie erneut zum Bewußtsein gekommen; sein Verschwinden bedingt ein Überwuchern stark pathogener, toxischer Staphylokokken. Gegen die Aggressivität des

Colibacillus, gegen seine Toxine ist der Körper gut geschützt: Die Wand des Dickdarmes hält dicht, die Colibacillen befinden sich quasi außerhalb des Organismus;
im Blut finden sich Abwehrstoffe, die die Bacillen und ihre Toxine in kurzer
Zeit vernichten können, sollte ihr Durchbruch durch die Darmwand ausnahmsweise
gelingen.

Bei der Colibacillose wird die Abdichtung der Darmwand defekt, *die Darmwand
wird für die Mikroorganismen permeabel*. Das ist die Grundstörung der Colibacillose. Alles andere ist nur die Folge dieser Grundstörung: der Übergang der
Colibacillen in die Blutzirkulation, ihre Ausscheidung durch die Harn- und Gallenwege, ihre pathogene Wirkung in den verschiedenen Organen. Dabei wird die
Darmwand nicht nur für die Colibacillen permeabel, sondern auch für andere
Mikroorganismen (in 20% werden Enterokokken gefunden) und eine Menge
toxischer Substanzen. Der Ausdruck Colibacillose gilt nur pars pro toto, hat
sich aber eingebürgert. Der Einbruch der Colibacillen kann Metastasen setzen
in den Ausscheidungsorganen, in der Haut, im weiblichen Genitale und kann sich
in seltenen Fällen steigern zu einer echten Colisepsis. Blutkulturen sind nur in
diesen Fällen positiv. Anderseits können die Symptome der Colibacillose erzeugt
werden ohne Durchbruch von Bacillen durch die Darmwand, bloß durch die
Resorption toxischer Substanzen.

Vier Störungen können die notwendigen Alterationen der Darmwand erzeugen:

1. Eine Virulenzsteigerung der Bakterien erzeugt akute Enterocolitiden.

2. Der Colibacillus, durch Einwuchern in die Ausführungsgänge der Drüsen
der Darmwand, erzeugt lokalisierte Entzündungen und Eiterungen.

3. Der Colibacillus kann infolge einmaliger oder wiederholter Ruptur der
Darmepithelbarriere in die Zirkulation eindringen.

4. Der Colibacillus, ohne selbst in die Zirkulation einzudringen, schüttet in sie
toxische Produkte aus.

Die ersten beiden Störungen kommen nur in vereinzelten Fällen vor, die beiden
letzten Störungen bedingen die eigentliche Colibacillose.

Wie kommt eine Darmepithelruptur zustande? Sie ist nur möglich, wenn die
Darmschleimhaut durch entzündliche, traumatische oder mechanische Faktoren
geschädigt worden ist. Obenan steht der mechanische Faktor, die Stase der
Fäkalien, die Obstipation. Die Wichtigkeit der Stase, damals der Harnorgane,
haben wir schon bei der Besprechung der Pyelonephritis betonen müssen; wir
finden hier eine Parallele in einem anderen Hohlorgan. Diese Stase ist vor allem
verderblich im Gebiet des colon ascendens. Die Bakterien sind dort besonders
zahlreich; durch die Stase werden sie ins Ileum hinaufgedrängt, das schon normalerweise für die Colibacillen permeabel ist, was experimentell bewiesen werden
kann.

Die Colibacillose ist eine Erkrankung des weiblichen Geschlechtes.

Symptome. Die Darmveränderungen, die, wie wir gesehen haben, an der Basis
der Erkrankung stehen, machen nur sehr wenig und uncharakteristische Symptome. Die Kranke macht selten von sich aus darauf aufmerksam, sie müssen
gesucht werden: leichte Verstopfung oder unregelmäßige Entleerung, dyspep-
tische Erscheinungen wie belegte Zunge, Appetitlosigkeit, übelriechender Atem.
Sind sie stärker, fühlt sich die Patientin unwohl, wenn sie verstopft ist. Sie wird
„stuhlbewußt“, treibt einen Mißbrauch mit drastischen Laxantien, so das Übel
noch verschlimmernd. Die Verstopfung kann mit Diarrhoen abwechseln, bei
denen der flüssige Stuhl mehr Ausdruck einer Hypersekretion der gereizten
Mucosa bedeutet als einen raschen Transport durch das Colon. Diese Beschwerden
sind gelegentlich zu objektivieren durch den Befund eines geblähten, druckempfindlichen colon ascendens.

Symptome von seiten der *Galle* fehlen selten; Unverträglichkeit von Speisen, Schmerzen in der Gallenblasengegend. Diese Symptome können so in den Vordergrund treten, daß nur die Gallenblasenaffektion beachtet und operiert wird, ohne daß dadurch das Grundleiden beeinflußt wird.

Die Zeichen von seiten der *Harnwege* führen die Patienten meistens zu uns. Sie sind uncharakteristisch. Die Patientin konsultiert wegen rezidivierenden Cystitiden oder Pyelitiden. Durch die übliche Therapie sind diese akuten Symptome leicht zu beeinflussen, es tritt aber sehr rasch wiederum eine konstante oder intermittierende Bakteriurie auf, für die keine lokale Ursache zu finden ist. Bei irgendeiner kleinen Gelegenheit, Sitzen im Gras, leichtem Diätfehler, tritt ein neues akutes Rezidiv auf. Die intermittierende Bakteriurie, die ganz unregelmäßig auftritt, aber auch einen ganz bestimmten Rhythmus zeigen kann, ist sehr charakteristisch. BARON beschreibt einen Fall, wo die Bakteriurie nur morgens 2 Uhr. 6 Stunden nach dem Essen und nur bei Bettruhe, nachzuweisen war.

Die Störungen des Allgemeinzustandes sind interessant und wichtig, weil sie absolut konstant sind. Das hervorstechendste Symptom ist die *Asthenie*. Die Patientinnen klagen über Unfähigkeit, auch die gewohnten leichten Hausarbeiten auszuführen. Sie haben ein starkes Schlafbedürfnis, schlafen aber schlecht, dazu tritt Depression und Ängstlichkeit. Beim Fehlen der Bakteriurie ist es leicht, diese Patientinnen mit Neuropathen zu verwechseln. Diese Störungen können so ausgesprochen sein, daß die Colibacillose als eine der möglichen Ursachen der Schizophrenie ernsthaft diskutiert wurde. Kopfschmerzen, leichte Hyperthermie, Störungen der endokrinen Drüsen, die sich vor allem in Dysmenorrhoe äußern, vervollständigen das Krankheitsbild gelegentlich.

Die *Diagnose* ist leicht zu stellen, wenn das Krankheitsbild bekannt ist. Ich möchte fast sagen, sie ist zu leicht zu stellen, was zu häufigen Verwechslungen mit der chronischen Pyelonephritis führt. Die Colibacillose kann zu einer chronischen Pyelonephritis führen, ist aber nicht damit identisch. Die Harnwege sind bei der Colibacillose außerhalb einer akuten Verschlimmerung normal. Die Bakterien lassen sich nicht nur im Blasenurin, sondern auch im direkt entnommenen Nierenurin, gelegentlich nur einseitig, nachweisen. Die Nierenfunktion ist nicht gestört. Die Untersuchung der Verdauungsorgane ergibt keine grobmorphologischen Veränderungen. Als charakteristisch für die Colibacillose halte ich die folgende Trias, wenn sie bei normalen Harnorganen gefunden wird:

Bakteriurie:

Asthenie:

normale Blutsenkungsgeschwindigkeit.

Die Therapie ist eine Crux für Patienten und behandelnden Arzt. Heute werden die Patienten beharrlich mit Antibioticis überschwemmt, was für den akuten Schub überflüssig und für das Grundübel, die Darmläsion, völlig unnütz ist.

Das Wichtigste ist die Behandlung des Darmes: Regulieren der Darmtätigkeit mit milden Laxantien, Vermeiden von schlackenreicher Kost, Verminderung der Fermentation. Diese Kost wird also aus grilliertem Fleisch, mageren Fischen und Käsen, Teigwaren und Kartoffeln, passiertem Gemüse und Früchten bestehen. Unter den Patientinnen finden sich auffällig viele, die auf eine modischschlanke Linie Wert legen und deshalb eine vorwiegende Früchte- und Gemüsekost während Jahren zu sich genommen haben. Daneben lokale Behandlung der Komplikationen von seiten der Galle, der Harnwege. Die Behandlung muß jahrelang fortgeführt werden. Autovaccine können als Hilfsmittel nützlich sein, ebenso die Verabreichung von Joghurt.

Ganz auffallend gute Erfolge habe ich von *Kuren in La Preste* (Pyrénées orientales, Frankreich) gesehen. Bei Kindern kann nach einer dreiwöchigen Kur eine Bakteriurie, die jahrelang therapieresistent war, verschwinden. Bei Erwachsenen ist auf einen solchen Erfolg erst nach 3—4 Kuren zu rechnen. Schon nach der ersten Kur geben die Patientinnen aber eine sehr deutliche Verminderung der Asthenie an, verbunden mit einer Reduktion der Anzahl der akuten Schübe. Die Kur scheint erfolgreich durch eine Kombination von Wirkungen: Behebung der Verstopfung, Dekongestion der Schleimhäute, Diurese und Entgiftung. Die genaue Wirkungsweise ist mir unklar; eine Klarstellung würde uns wahrscheinlich eine zweckmäßige Therapie zu Hause oder in der Klinik ermöglichen, eine Therapie, die uns heute noch bitter fehlt.

VI. Die renale aseptische Pyurie

Die aseptische Pyurie ist ein scharf umrissenes Krankheitsbild, das sporadisch gehäuft vorkommt. Es ist relativ häufig in Skandinavien und der Schweiz, wo ich während des zweiten Weltkrieges zahlreiche Fälle beobachten konnte. Seither ist es fast verschwunden.

Es handelt sich dabei um ein sehr hartnäckiges, therapieresistentes Leiden von gutartigem Verlauf, das nach einigen Jahren zur Spontanheilung neigt. Es ist charakterisiert durch eine starke Pyurie im Harn einer oder beider Nieren und der Blase; dabei scheinen die Lymphocyten vorzuwiegen. Im Vordergrund der Beschwerden steht eine heftige Cystitis; cystoskopisch findet man große entzündliche, zum Teil hämorrhagische Infiltrate der Blasenschleimhaut. Pathologisch-anatomisch zeigen sich in der Niere bloß Veränderungen der Nierenbecken-schleimhaut, ohne die geringste Mitbeteiligung des Nierenparenchyms. Es hat gelegentlich früher durch Verwechslung mit Tuberkulose zu einer Nephrektomie geführt.

Im Sediment sind weder färberisch, noch kulturell, noch im Tierversuch Eitererreger nachzuweisen. Der Befund SCHAFFHAUSERs, der eine spezifische Staphylokokkenart fand, konnte nicht bestätigt werden.

Auf eine einzige Injektion von 0,15 g Neosalvarsan (Syntharsan) verschwinden alle Beschwerden und der objektive Befund im Sediment und Blasenschleimhaut. Nach 3 Injektionen ist der Heilungsprozeß sicher abgeschlossen, Rezidive sind nicht bekannt. Der Erfolg der Therapie ist so sicher, daß er zur Differentialdiagnose gebraucht werden kann. Verwechslungen mit Tuberkulose sollten nicht vorkommen, dagegen sind Verwechslungen mit einer akuten Pyelonephritis in Abheilung möglich; auch hier sind die Bakterien verschwunden, höchstens noch kulturell nachzuweisen, und die Pyurie besteht noch einige Zeit. Insbesondere leicht zu verwechseln ist die aseptische Pyurie mit einer Staphylokokken-pyelonephritis in Ausheilung, da bei beiden alle Symptome durch die Verabreichung von Neosalvarsan verschwinden. Neuerdings sind auch Heilungen durch Breitspektrumantibiotica gemeldet worden.

Nebst dieser scharf charakteristischen renalen aseptischen Pyurie kommen auch aseptische Cystitiden und Urethritiden vor, die ebenfalls gut auf Neosalvarsan reagieren.

VII. Die Ureteritis und Periureteritis

Die Ureteritis ist fast nie eine selbständige Krankheit; sie ist beinahe immer nur eine Begleitkrankheit einer sie an Bedeutung übertreffenden Erkrankung der Niere und des Nierenbeckens oder der Harnblase und der Adnexe. Die

Infektion erfolgt urogen oder lymphogen. Eine hämatogene Metastasierung ist selten.

Die Entzündung bleibt selten auf die Schleimhaut beschränkt; sie erzeugt auch in der Muskelschicht des Ureters entzündliche Infiltrate oder gar kleine Abscesse, im weiteren Verlauf auch ausgedehnte periureterale Entzündungsprozesse.

Die Periureteritis gibt Anlaß zu starker Bindegewebsneubildung und zu Wucherungen des retroperitonealen Fettgewebes (periureteritis fibrolipomatosa). Durch diese Wucherungen wird der Ureter sehr eng mit seinen Nachbarorganen verbunden. Der Ureter wird so zu einem starren, derben Rohr, das oft einen Durchmesser von mehreren Zentimetern erreichen kann. Diese Vorgänge entwickeln sich in der Regel rascher bei absteigender Infektion des Ureters als bei aufsteigender. Besonders die Ureteritis bei eitriger Steinniere und bei Tuberkulose zeigt frühzeitig periureterale Bindegewebswucherungen. Diese können den Ureter in seiner ganzen Ausdehnung starr machen, an einzelnen Stellen durch Schnürung verengen, schließlich gar auf kürzere oder längere Strecken völlig schließen.

Die aufsteigende Infektion tritt häufig bei Harnstauung auf; sie trifft deshalb einen schon erweiterten Ureter. Stenose und Verschluß fehlen. Aber die bei Ureteritis beobachtete Erweiterung kann auch primär durch die Infektion verursacht sein. Die Entzündung schwächt die Muskulatur des Ureters und lähmt die Peristaltik (entzündliche Atonie des Ureters). Daher bietet die Harnleitermündung bei Ureteritis dem Eindringen von Blaseninhalt nur wenig Widerstand; es kommt bei Blasenkontraktionen häufig ein vesico-ureteraler Reflux zustande, der seinerseits die Dilatation des Ureters steigert (Abb. 135, 136).

Die klinischen *Symptome* der Ureteritis sind wenig charakteristisch; sie sind zudem meistens von den Erscheinungen der das Ureterleiden begleitenden Nieren- oder Blasenerkrankung überdeckt. Die Störung der Ureterperistaltik führt zu Stauung in den oberen Harnwegen, begleitet von Schmerzen, die längs des Ureters ausstrahlen. Der Ureter wird in seinen entzündeten Partien druckempfindlich. Nur selten wird er bei massiver Wucherung und bei mageren Patienten durch die Bauchdecken durch fühlbar; dagegen wird die starre Infiltration des Ureters bei weiblichen Patienten sehr oft von der Scheide aus palpabel, bei Männern nur selten rectal. Die entzündliche Erkrankung des Harnleiters ist am ehesten im Urogramm an der fehlenden Peristaltik zu diagnostizieren, in ausgesprochenen Fällen an fixierten Krümmungen und Windungen. Doch ist hier die Häufigkeit von Artefakten (Kompression, retrograde Füllung) nicht zu vergessen. Cystoskopisch finden wir Starre der Uretermündung, Quellung und Rötung der Lippe (s. Abb. 171), verminderte Kraft der Urinejaculation, wurmförmiger Abgang von Eiter (s. Abb. 259).

Eine eigene Bedeutung haben Entzündungen des Ureterstumpfes nach Nephrektomie. Für sie beweisend sind Druckempfindlichkeit des Stumpfes sowie Abgang eitrigen Sekretes durch den Ureterstumpf in die Blase oder durch eine Fistel in der Nephrektomienarbe nach außen. Es kann im Unterstumpf durch Verschluß oben und unten eine Eiterverhaltung, ein *Ureterempyem*, entstehen. Häufiger müssen wir uns mit der Verdachtsdiagnose einer Entzündung im Ureterstumpf begnügen, wenn wir bei eitrigem Blasenurin einen normalen Urin der Restniere und cystoskopisch eine normale Blasenschleimhaut finden. Die sekundäre Excision des Ureterstumpfes ist die logische Behandlung dieser Erkrankung.

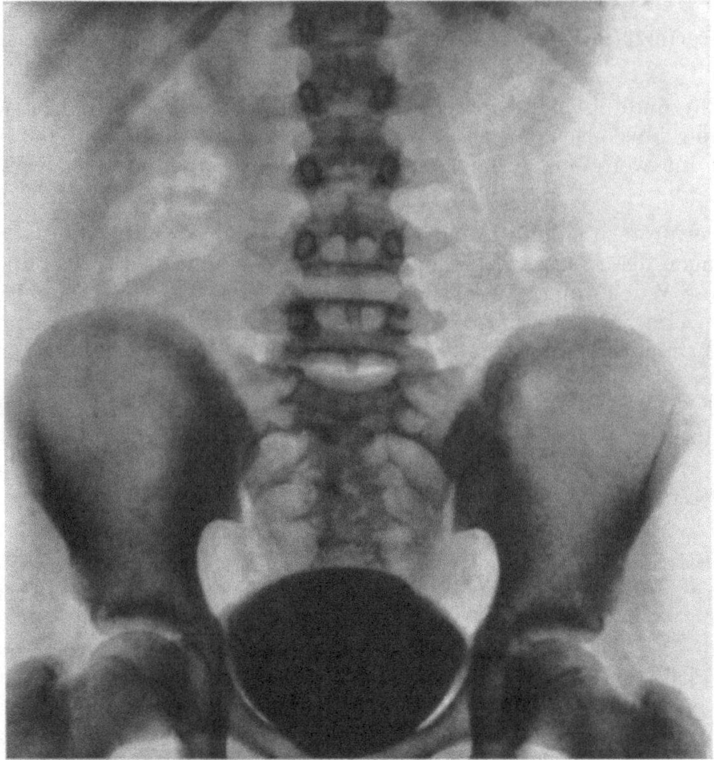

Abb. 135. Kontrastbild der langsam ohne Auslösung von Detrusorkontraktionen gefüllten Harnblase

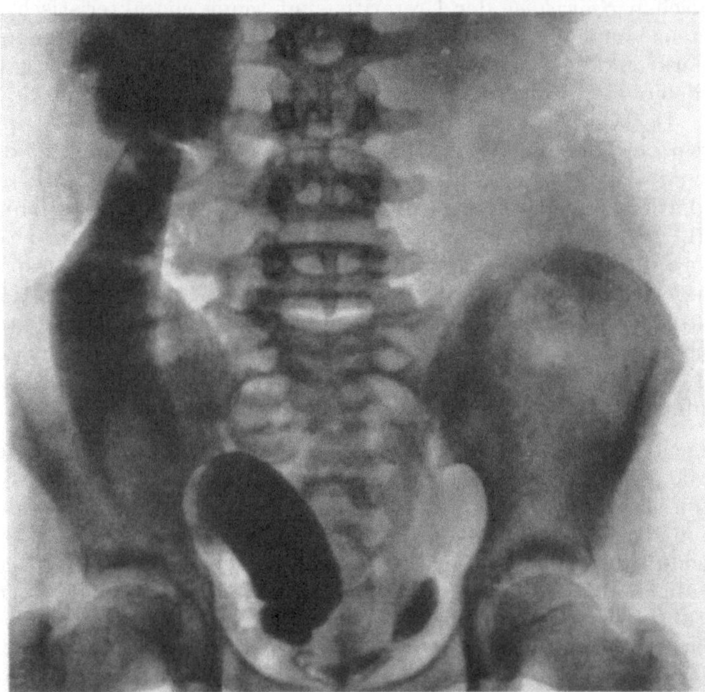

Abb. 136. Kontrastbild, unmittelbar nach spontaner Miktion der Kranken anschließend an Aufnahme Abb. 135. Rechts starker vesico-ureteraler Reflux, links kleiner Divertikel neben Ureter

VIII. Die Cystitis

Bei der Besprechung der Pathogenese und pathologischen Anatomie der Harninfektion haben wir die Bekanntschaft verschiedener Arten von Cystitis gemacht. Eine scharfe Trennung der erwähnten Cystitisarten ist aber klinisch unmöglich. Man wird wohl aus praktischen Gründen eine Colicystitis von einer Staphylokokken- oder Streptokokkencystitis unterscheiden, andere Male von einer cystitis haemorrhagica oder ulcerosa sprechen oder von einer diffusen Cystitis im Gegensatz zu einer cystitis colli, aber im großen ganzen ist es besser, auf eine klinische Einteilung der Cystitisarten zu verzichten. Die Trennung in akute und chronische Cystitiden kann sich bloß auf die Dauer der Krankheit stützen, anatomisch und klinisch sind keine scharfen Grenzen zwischen diesen beiden Formen zu ziehen. Es wird deshalb in der nachfolgenden Schilderung der Symptome auf eine gesonderte Besprechung der akuten und chronischen Formen verzichtet.

Symptome. Die hauptsächlichen Symptome der Cystitis sind *Schmerzen bei der Miktion, häufiger Harndrang* und *eitrige Trübung des Urins.*

Schmerzen machen sich bei der Cystitis im Bereiche der Blase und Harnröhre geltend, und zwar in der Regel einzig während der Miktion. Seltener halten sie dauernd an, dabei ausstrahlend nach der Leiste und dem Damme. Jede Kontraktion des Blasendetrusors steigert den Schmerz; dies veranlaßt den Kranken die Harnentleerung öfters zu unterbrechen, gleichsam schubweise zu vollenden. Statt des Gefühls der Erleichterung folgt der Entleerung der entzündeten Blase ein schmerzhafter, krampfartiger Blasendrang (Blasentenesmus), der erst nachläßt, wenn sich im Blaseninnern wieder einige Tropfen Urin angesammelt haben. Aus Furcht vor dem heftigen Schmerz am Ende der Miktion brechen die Kranken den Harnabfluß immer vorzeitig, vor vollständiger Entleerung der Harnblase ab. Es bleiben dann dauernd kleine Mengen Restharn in der Blase zurück.

Die entzündete Blasenwand ist auf jeden Druck empfindlich. Sowohl die äußere, wie die rectale oder vaginale Palpation der Blase ist schmerzhaft, besonders schmerzhaft die Berührung der Blasenschleimhaut durch Katheter usw. Der Urindrang stellt sich besonders tags häufig ein. Die Bettruhe mildert den Blasenreiz, doch ist der Cystitiskranke, im Gegensatz zum Kranken mit nervöser Pollakiurie, auch nachts durch Häufigkeit des Harndranges geplagt.

Der Urindrang ist bei Cystitis nicht nur häufig; er ist, sobald er sich einstellt, auch immer sofort heftig. Er erlaubt dem Kranken kein Zögern mit der Harnentleerung; wird ein solches versucht, so geht der Urin oft wider Willen ab. Diese Harninkontinenz tritt am ehesten nachts ein, wenn der Kranke nicht rasch genug aus seinem Schlafe aufwacht, um dem Harnbedürfnis nachzukommen.

Die Dehnbarkeit der Blasenwand ist bei heftiger, frischer Cystitis stark vermindert. Daher werden bei jeder einzelnen Miktion nur kleine Urinmengen entleert. Auffällig wird die Verminderung der Blasenkapazität bei Blasenspülungen. Diese lösen selbst bei vorsichtigster Ausführung einen heftigen Blasendrang aus; nicht selten wird schon während des Einlaufens Spülflüssigkeit gleich wieder neben dem Katheter ausgepreßt.

Eine eitrige Trübung des Urins fehlt bei Cystitis nie. Sie trifft alle Teile des entleerten Urins, am stärksten aber ist sie in den letzten, am Ende der Miktion ausgepreßten Tropfen. Auch Blut ist dem Harn häufig beigemischt. Eine dem bloßen Auge sichtbare blutige Verfärbung des Urinstrahles tritt allerdings meist nur am Ende der Miktion auf. Diese *terminale Hämaturie* ist besonders charakteristisch für Cystitis. Doch ist bei starker Cystitis der Urinstrahl manchmal auch von Beginn bis zu Ende der Miktion blutig-rot. Größere Blutgerinnsel gehen bei der sog. hämorrhagischen Cystitis selten ab, meist nur, wenn die Cystitis mit anderen, zu Hämaturie führenden Erkrankungen der Harnorgane z. B. mit Blasentumor, Prostatahypertrophie usw. verbunden ist.

Der aufgefangene Cystitisharn setzt nach kurzem Stehen am Boden des Gefäßes ein eitriges oder ein blutig-eitriges Sediment ab, während seine obersten Schichten sich klären. Beim sauren Harn ist das Sediment flockig-fetzig, beim alkalischen Harn mehr schleimig. Selten wird der ganze Urin sirupös-fadenziehend (S. 8). Ein rahmig-eitriges Sediment macht eine Mitbeteiligung des Nierenbeckens am Entzündungsprozeß wahrscheinlich.

Mikroskopisch besteht das Sediment des Cystitisharns zur Hauptsache aus polynucleären Leuko- und mononucleären Lymphocyten, aus roten Blutkörperchen, aus Epithelien und Detritus. Bakterien sind manchmal nur spärlich, meist aber in großer Zahl zu finden. Sie sind teils intracellulär, in der Mehrheit extracellulär gelagert. Im aufbewahrten Urin mehrt sich die Zahl der Bakterien sehr rasch, da ihnen der Harn einen guten Nährboden bietet. Kristalle finden sich im sauren Cystitisharn selten in erheblicher Menge; im alkalischen Harn aber setzen sich massenhaft amorphe Phosphate oder sargdeckelförmige Tripelphosphate (s. Abb. 7) im schleimigen Sediment ab. Sehr oft sind neben Kristallen und großen Mengen von Bakterien im Sediment auffallend wenig Leukocyten und Epithelien zu finden, da diese im alkalischen Harn unter Quellung und Schleimbildung rasch zugrunde gehen.

Albuminurie fehlt bei Cystitis nie. Der Eiweißgehalt des Urins ist aber nur gering; er entspricht lediglich der dem Harn beigemischten Blut- und Eitermengen, wenn nicht durch eine Schädigung der Nieren, sei es durch deren Mitbeteiligung an der Infektion, sei es nur durch eine die Cystitis begleitende, reflektorische Hyperämie der Nieren, die Albuminurie gesteigert wird. Die Tagesmenge des Urins ist bei akuter Cystitis immer etwas größer als in der Norm. Eine starke Polyurie (über 2 Liter) findet sich aber nur bei Miterkrankung der Nieren.

Das Allgemeinbefinden der Kranken wird durch die Cystitis nur wenig gestört. Fieber tritt meistens nur im Beginne der Erkrankung auf. Lange andauernde oder oft sich wiederholende Fieberperioden weisen auf eine die Cystitis begleitende Pyelonephritis, Prostatitis, Epididymitis usw. hin.

Der *Verlauf* der Cystitis ist verschieden, je nachdem sich die Entzündung in einer vorderen gesunden oder bereits krankhaft veränderten, durch Harnverhaltung, durch Stein- oder Tumorbildung usw. in ihrer Widerstandskraft gegen Bakterien geschädigten Harnblase entwickelt.

Infiziert sich eine bis dahin normale Harnblase, so kann die Entzündung wohl sehr heftig einsetzen; sie wird aber unter geeigneter Behandlung oder sogar spontan meist in kurzer Zeit völlig ausheilen.

Entwickelt sich die Infektion in einer krankhaft veränderten Blase, dann bleibt die spontane Heilung fast immer aus, und es wird auch bei richtigem therapeutischem Vorgehen der Verlauf zum mindesten langwierig, oft recht bösartig. Ganz besonders verhängnisvoll ist die Infektion einer durch Harnverhaltung dauernd gedehnten Blase, z. B. bei Prostatikern, bei Strikturkranken usw. Da kann die akut einsetzende Harninfektion äußerst rasch von der Blase auf die durch Harnstauung erweiterten oberen Harnwege übergreifen und dadurch zu allgemeiner, oft tödlich endender Sepsis oder Urämie führen. Ein so bösartiger Verlauf der Cystitis ist immerhin die Ausnahme. Selbst in der durch Harnverhaltung oder andere krankhafte Veränderungen geschädigten Blase lassen in der Regel die ersten heftigen Reizerscheinungen bald nach; es werden der Harndrang und der Miktionsschmerz geringer, der Harn klarer. Eine vollständige Heilung wird aber nur möglich, wenn das schon vor der Cystitis bestehende Blasenleiden, ein Tumor oder eine Harnverhaltung usw. vollkommen beseitigt werden kann. Andernfalls verschwindet die Cystitis nie völlig. Es werden Zeiten geringer mit Zeiten starker Reizung der Blase abwechseln, der Urin wird bald mehr, bald weniger stark eitrig bleiben.

Bei langer Dauer einer Cystitis entsteht die Gefahr der sekundären Steinbildung im Blaseninnern, besonders bei alkalischem Urin, ferner die Gefahr der Geschwürbildung in der Blasenwand, der Entwicklung paravesicaler Phlegmonen oder Abscesse; es wächst auch die vom Beginne an bestehende Gefahr der aufsteigenden Infektion mit allmählich verhängnisvoll werdender Funktionsschädigung der Nieren, die schließlich zum Tode an Urämie führen kann.

Die Diagnose der Cystitis ergibt sich aus der Symptomentrias:

> vermehrter Urindrang *(Pollakiurie)*,
> schmerzhafte Miktion *(Algurie)*,
> Eiterharn *(Pyurie)*.

Der schmerzhafte, häufige Harndrang läßt die Cystitis kaum je übersehen. Bei flüchtiger Untersuchung besteht vielmehr die Gefahr, aus diesen Beschwerden des Kranken voreilig auf eine Entzündung der Harnblase zu schließen, wo keine besteht. Die beiden Symptome, Pollakiurie und Algurie haben viele Erkrankungen mit der Cystitis gemein. Außer bei Cystitis finden sie sich 1. bei Blasensteinen, Blasentumoren; 2. bei Harnverhaltung wegen Verengerung der Harnröhre oder Hypertrophie der Prostata; 3. bei in der Nähe der Blase sich abspielenden Entzündungsprozessen wie Salpingitis, Appendicitis; 4. bei Phosphaturie; 5. bei Blasenreizung durch Druck von außen her, so durch den graviden oder myomatösen Uterus usw.; 6. bei nervöser Reizung der Blase infolge Neurasthenie oder organischer Nervenleiden (Tabes, multiple Sklerose). Alle diese zur Dysurie und Pollakiurie führenden Leiden sind von der Cystitis leicht zu unterscheiden. Denn ihnen fehlt das wichtigste Symptom der Cystitis, die Pyurie. Die Differentialdiagnose ist also leicht. *Ohne Pyurie keine Cystitis!* Und doch werden Kranke mit Pollakiurie und Dysurie oft monatelang unter der Diagnose Cystitis mit Harnantiseptica behandelt, obschon ihr Harn keinen Eiter enthält, die Blasenreizungen nicht durch Entzündung der Blase, sondern durch mechanische Behinderung des Urinabflusses oder durch eine der anderen obenerwähnten Ursachen ausgelöst wurden.

Die Pyurie ist bei der Cystitis leicht zu erkennen. Die Trübung, die sie im Harn erzeugt, ist allerdings manchmal so gering, daß sie von bloßem Auge nur bei Betrachtung des Harns im durchfallenden Lichte (im Glas) bemerkt werden kann. Natürlich ist nicht jede makroskopisch erkennbare Trübung des Harns beweisend für Pyurie. Eine Phosphaturie kann makroskopisch einer Pyurie sehr ähnlich sein und einen Katarrh der Harnwege vortäuschen. Das Beimengen weniger Tropfen 10%iger Essigsäure zum trüben Harn schützt vor Verwechslung von Pyurie mit Phosphaturie. Bei Eiterharn bleibt die Trübung trotz Essigsäurezusatz bestehen, bei Phosphaturie schwindet sie vollkommen, und zwar unter leichtem Aufbrausen, wenn neben den Phosphaten auch Carbonate im Urin sind. Auch durch Ausfallen von Uratkristallen kann der Harn getrübt sein. Eine solche Trübung schwindet beim Erwärmen des Harns, schwindet auch bei Kälte bei Zusatz von Natronlauge. Ist die Harntrübung durch Eiter bedingt, so hellt sie sich auch auf, wenn dem Harn Lauge zugesetzt und gar wenn er danach noch erhitzt wird. In dem sich klärenden Harn fallen schleimige Ballen und Fadenfetzen aus, entstanden aus den durch die Lauge aufgelösten Eiterkörperchen. Den untrüglichen Nachweis der Pyurie bringt die mikroskopische Untersuchung des Harnsedimentes.

Bei weiblichen Kranken wird eine Pyurie häufig vorgetäuscht durch Beimengung von eitrigem Vaginalsekret zum Harn. *Es soll deshalb bei weiblichen Kranken nie eine Cystitis diagnostiziert werden, bevor nicht der mit dem Katheter der Blase entnommene Urin mikroskopisch untersucht wurde.*

Ist bei einem Kranken neben Pollakiurie und Dysurie auch eine Pyurie vorhanden, so wird das Bestehen einer Cystitis wahrscheinlich, ist aber immerhin noch nicht sicher erwiesen. Es kann dieselbe Symptomentrias durch eine urethritis posterior, eine Prostatitis oder eine Pyelonephritis ausgelöst sein, auch ohne Mitbeteiligung der Blase am Entzündungsprozeß.

Zur Unterscheidung der Urethritis und Prostatitis von der Cystitis hilft die *Dreigläserprobe*. Wird der Kranke angehalten, vorerst ungefähr $^1/_2$ dl Urin in ein erstes Glas, die Hauptmenge des Urins in ein zweites Glas und den Rest des Blaseninhaltes in ein drittes Glas zu entleeren, dann werden bei Cystitis alle 3 Urinproben ziemlich gleichmäßig eitrig getrübt sein. Durch eine Urethritis wird dagegen nur die erste Harnportion eitrig getrübt, durch Prostatitis vorzugsweise die erste und die dritte, die Mittelportion nicht oder nur wenig. Neben der Dreigläserprobe verhilft auch die Palpation der Prostata, die Untersuchung des ausmassierten Prostatasekretes und des ausgetrichenen Urethralsekretes zur Feststellung der Diagnose Prostatitis oder Urethritis. Diese beiden Leiden sind allerdings sehr häufig mit einer Entzündung des Blasenhalses (cystitis colli) verbunden.

Die Unterscheidung zwischen Cystitis und Pyelonephritis ist oft recht schwer. Ein starker Albumengehalt des Urins, eine rahmig-eitrige Beschaffenheit des Harnsedimentes, der Befund von Nierencylindern oder von kubischen Nierenepithelien beweisen eine Mitbeteiligung der Niere an dem Entzündungsprozeß. Aber diese charakteristischen Merkmale fehlen bei Pyelitis und Pyelonephritis häufig. Es besteht bei der Pyelonephritis auch nicht immer eine Druckempfindlichkeit der Nierengegend, die, wenn vorhanden, auf eine Mitbeteiligung der Nieren am Entzündungsprozeß hinweist.

Andererseits erzeugt die Cystitis, außer der bei ihr keineswegs konstanten terminalen Hämaturie, kein Symptom, das nicht auch durch Pyelonephritis erzeugt werden könnte. So kann die Pollakiurie und Algurie sowohl durch eine Entzündung der Blase wie auch reflektorisch durch eine Entzündung der Niere hervorgerufen sein, und das eitrige Harnsediment kann bei Pyelitis genau die gleiche Beschaffenheit wie bei Cystitis haben. Es wird deshalb die Differentialdiagnose zwischen den beiden Leiden häufig schwierig. Wesentlich gefördert wird sie durch die Vornahme von Blasenspülungen. Es zeigt sich bei dieser, wenn eine Cystitis besteht, die Blasenkapazität stark vermindert, die Dehnung der Blasenwand durch die Spülflüssigkeit schmerzhaft, beides Symptome, die bei Pyelitis fehlen. Ferner ist bei Cystitis das Reinspülen der Blase nur langsam zu erzielen, weil auf der entzündeten Blasenschleimhaut die eitrigen Beläge festhaften. Bei Pyelitis und Pyelonephritis dagegen ist die Blasenspülung nicht nur schmerzlos, sondern die Spülflüssigkeit wird auch sehr bald klar aus der Blase abfließen, da das aus dem entzündeten Nierenbecken in die gesunde Blase geflossene eitrige Harnsediment der nicht entzündeten Blasenschleimhaut nur leicht anhaftet. Einen vollkommenen, sicheren Entscheid, ob Pyelitis ob Cystitis, kann klinisch aber nur die Cystoskopie, manchmal sogar nur der Ureterenkatheterismus bringen.

Trotzdem soll die Cystoskopie nicht gleich bei den ersten Erscheinungen einer akuten Cystitis ausgeführt werden. Die bei ihr notwendige Blasendehnung könnte die Entzündung der Blasenwand verschlimmern; die Einführung des starren Cystoskops kann bei männlichen Patienten nicht selten eine Prostatitis oder Epididymitis erzeugen infolge retroperistaltischer Verschleppung der Urethral- und Blasenkeime durch die ductus ejaculatorii und das vas deferens.

Bei längerer Fortdauer einer Pyurie ist aber die Cystoskopie unbedingt angezeigt.

Bei Cystitis erscheint die Blasenschleimhaut im cystoskopischen Bilde gerötet, ihre Gefäßzeichnung verwischt, der Schleimhautglanz durch Lockerung des Epithelbelages und durch die Auflagerung eitriger Fetzen vermindert (Abb. 137).

Zeigt die Blasenschleimhaut einen normalen cystoskopischen Befund, so ist eine Cystitis auszuschließen; ein Eitergehalt des Blasenharns muß dann als Folge einer Pyelonephritis gedeutet werden.

Ist eine Cystitis festgestellt, dann muß auch in jedem Falle erforscht werden, welches die Erreger dieser Cystitis sind, und woher diese in die Blase eindrangen, durch welche krankhaften Veränderungen der Harnwege eine Disposition der Blase zur Infektion geschaffen wurde.

Es muß aus der Anamnese und aus dem objektiven Befunde zu folgern gesucht werden, ob es sich um eine Ausscheidungsinfektion der Blase durch bakterienhaltiges Nierensekret oder um eine Infektion von außen durch die Harnröhre (Urethritis, unsauberer Katheterismus) handelt, oder ob ein der Blase benachbarter Entzündungsherd (Prostatitis, Adnexerkrankungen und besonders auch Darmleiden wie Enteritis, Obstipation) die Infektion der Blasenschleimhaut verschuldet. Es muß auch nachgeforscht werden, warum die Blasenschleimhaut die unter normalen Bedingungen so widerstandsfähig gegen Infektion ist, im vorliegenden Falle der Infektion erlag.

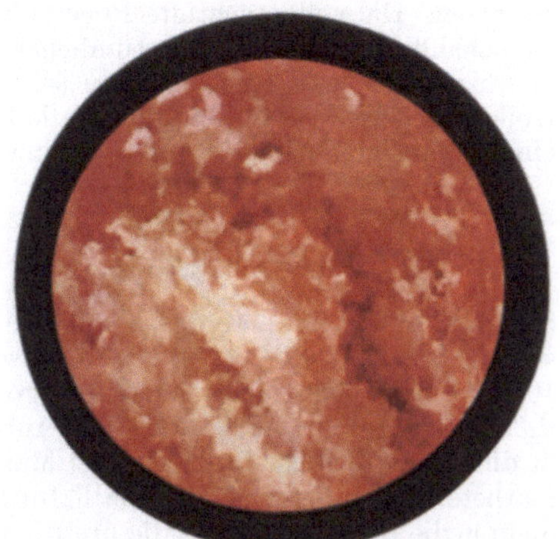

Abb. 137. Massig und klumpig angehäufte Eiterbröckel bei Cystitis

Nicht oft genug ist die Forderung zu wiederholen, bei jeder lange dauernden Cystitis immer und immer wieder den Harn auf Tuberkelbacillen zu untersuchen. Viele chronische Cystitiden erweisen sich schließlich doch als tuberkulöser Natur.

Prognose. Die Heilungsaussichten einer Cystitis sind verschieden, je nach der Art der Infektion und dem anatomischen Zustand der Harnblase. Colicystitiden sind in der Regel schwerer heilbar als Staphylo- und Streptokokkencystitiden. Die Entzündung einer glattwandigen, bei jeder Miktion vollständig entleerten Blase wird viel leichter zu heilen sein als der Katarrh einer vielbuchtigen Balkenblase, in welcher wegen Striktur oder Prostatahypertrophie dauernd Restharn zurückbleibt. Bei richtiger, auf genauer Diagnose beruhender Therapie ist jedoch über kurz oder lang die Mehrzahl der Cystitiden zu heilen, es sei denn, das zur Cystitis disponierende Grundleiden wie Prostatahypertrophie, Striktur, Blasendivertikel, Niereninfektion sei unheilbar.

Therapie. Die Behandlung der Cystitis ist eine der dankbarsten Aufgaben des Arztes. Die oft qualvollen Beschwerden der Kranken sind bei richtiger Wahl der Heilmittel oft rasch zu beheben.

Bei akuter Cystitis beschränkt sich die Behandlung vorerst darauf, durch körperliche Ruhe, durch Vermeidung stark gesalzener und gewürzter Speisen, von Alkohol, durch Regelung der Darmtätigkeit eine Kongestion der Blasenschleimhaut zu vermeiden, ferner durch Verabreichung banaler Harnantiseptica die Vermehrung der in die Blase eingedrungenen Keime zu hemmen. Eine Anregung der Diurese durch Lindenblütentee, durch den schmerzstillenden Leinsamen- oder den leicht antiseptisch wirkenden Bärentraubentee wirkt meist günstig. Wohl mehrt die gesteigerte Diurese die Zahl der Miktionen, aber sie bringt trotzdem eine Erleichterung, da die Entleerung des verdünnten Harns weniger schmerzt als die des konzentrierten.

Gleich von Anfang an in allen Fällen von Cystitis Sulfonamide zu verordnen, halte ich für verfehlt. Die Rezidive werden häufig, wenn der Organisierung der natürlichen Abwehr nicht einige Zeit gelassen wird. Sulfonamide sind angezeigt, wenn unsere Verordnungen den Patienten nicht in ganz wenigen Tagen erheblich bessern, oder wenn der Patient aus äußeren Gründen nicht imstande ist, seine Arbeit für einige Tage zu unterbrechen. Antibiotica sind bei akuter Cystitis überflüssig.

Schmerzstillend wirken warme Sitzbäder, lokale Dampfbäder, warme Umschläge auf die Blase, Opium-Belladonna-Suppositorien, Mikroklysmen von Antipyrin oder Opiatlösungen und die Alkalisierung eines stark sauren Urins.

Bringt diese Behandlung die Erscheinungen einer akuten Cystitis nicht in 10—14 Tagen zum Verschwinden, so soll eine *lokale Behandlung* des Blasenleidens einsetzen. Die vollberechtigte Regel, akute Cystitiden vorerst immer rein intern zu behandeln, hat zu der irrtümlichen Meinung geführt, daß akute Cystitiden überhaupt nie lokal zu behandeln seien. Dies beraubt den Praktiker manchen Heilerfolges und verlängert unnötig die Beschwerden der Kranken. Oft schwindet eine wochenlang erfolglos intern behandelte Cystitis schon nach wenigen Lokalbehandlungen. Die lokalen antiseptischen Maßnahmen müssen allerdings mit der nötigen

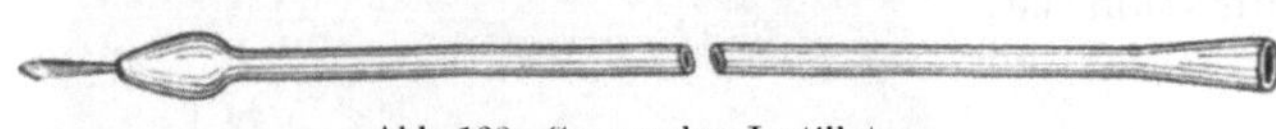

Abb. 138. Guyonscher Instillator

Sorgfalt ausgeführt werden. Solange Pollakiurie und Blasentenesmen bestehen, sind Instillationen den Blasenspülungen vorzuziehen. Es werden 10 cm³ einer Silbersalzlösung (Protargol 2%, Collargol 3%, argentum nitricum $^{1}/_{2}$%) eines Sulfonamids oder eines Antibioticums mit einem weichen Katheter in die entleerte Blase injiziert. Bei Männern ist es oft vorteilhaft, anstatt eines Katheters einen Guyonschen Instillator (Abb. 138) zu verwenden, und die Lösung nicht in die Blase, sondern in die urethra posterior zwischen die beiden Sphincteren zu injizieren, damit auch die bei Cystitis meist keimhaltige hintere Harnröhre berieselt wird. Um die Wirkung der Instillationen zu verlängern, können die Medikamente auch in Öl gelöst und mit einem Lokalanaestheticum kombiniert werden. Das Öl schwimmt dem Urin auf und benetzt bei jeder Entleerung und Füllung der Blase deren ganze Schleimhaut während mehrerer Stunden. Bewährte Präparate sind ölige Aufschwemmungen von Collargol, Gomenolöl 5—10%, Guajacolöl 5%, Eucupinöl 1%, eventuell kombiniert mit Anaesthesin 2%. In ihrer antiseptischen Wirkung stehen diese öligen Lösungen den wäßrigen weit nach, sind ihnen aber in der Schmerzstillung überlegen.

Nimmt die Blasenreizung ab, so sind neben den Instillationen auch Blasenspülungen angezeigt, bei denen neben ihrer chemischen auch die mechanische Wirkung stark ins Gewicht fällt. Als Spülflüssigkeit sind zu empfehlen: hydragyrum ocycyanatum: $^{1}/_{10}$—$^{1}/_{5}$ $^{0}/_{00}$ (da giftig auf sorgfältige Entleerung achten!), Rivanol $^{1}/_{2}$ $^{0}/_{00}$, Chloramin $^{1}/_{2}$—1 $^{0}/_{00}$, argentum nitricum 1 $^{0}/_{00}$, Protargol 1 $^{0}/_{00}$, essigsaure Tonerde $^{1}/_{2}$—1%, Borsäure 2%.

Kleine Spülungen von 50—60 cm³ pro Mal, die gleich wieder ausfließen gelassen werden, reinigen die Blase viel rascher und reizen sie weniger als die vielfach gebräuchlichen großen Spülungen mit dem Irrigator. Blasenspülungen können leicht von einer der oben angegebenen Instillationen gefolgt werden.

Die Behandlung der *chronischen Cystitis* bedient sich derselben Hilfsmittel, wie sie bei der Behandlung der akuten Cystitis geschildert sind: Chemotherapie und Lokalbehandlung. Schuld an dem schleppenden Verlauf des Leidens trägt fast nie die Virulenz der Infektion, sondern fast immer eine die Blase zur Infektion disponierende, ihre natürlichen Abwehrkräfte hemmende Begleiterkrankung.

Die Resistenz der Infektionserreger gegenüber dem verwendeten Chemotherapeuticum spielt nur eine geringe Rolle. Es ist deshalb bei Beginn der Behandlung einer chronischen Cystitis Pflicht des Arztes, durch eine genaue Untersuchung des Kranken die zur Infektion disponierende und die Infektion unterhaltende Erkrankung festzustellen und nicht planlos Sulfonamide, Antibiotica, Spülungen und Instillationen anzuwenden. Oft wird schon eine genaue äußere und rectale Untersuchung der Harnorgane, verbunden mit einer Sondierung der Harnröhre, den Grund der Hartnäckigkeit der Cystitis finden lassen, z.B. eine Prostatahypertrophie oder Prostatitis, eine Striktur der Harnröhre beim Mann, eine Vaginitis oder einen starken Fluor bei der Frau. In vielen Fällen ist aber eine genaue klinische Untersuchung mit Röntgen und Cystoskopie, mit Untersuchungen des Darmes notwendig, um die Therapie rationell zu gestalten.

Eine gründliche Untersuchung wird am raschesten den Weg zur Behandlung einer chronischen Cystitis aufzeigen.

Bei der aseptischen Cystitis, Symptom oder Teilbild der echten aseptischen Pyurie (S. 250) wirkt oft die Injektion kleiner Dosen von Neosalvarsan zauberhaft.

Besonders hartnäckige Entzündungen der Blase sind manchmal nur wirksam zu bekämpfen durch das Einlegen eines Dauerkatheters, der die Blase ruhigstellt und trockenlegt. Diese Dauerdrainage ist besonders angezeigt, wenn Harnfieber auftritt oder der notwendige Katheterismus mit Schwierigkeiten verbunden ist. Die Drainage der Blase durch eine suprapubische Fistel ist heute nur noch selten notwendig, am ehesten bei Vorliegen von pericystitischen Infiltraten oder Abscessen.

1. Die interstitielle Cystitis

Dieses scharf charakterisierte Krankheitsbild weist, ähnlich wie die renale aseptische Pyurie, eine eigenartige geographische Verbreitung auf. In den Vereinigten Staaten gilt sie als eine häufige Sprechstundenerkrankung, und es sind größere Statistiken publiziert worden. In unseren Gegenden kommt sie recht selten vor; ihr Verlauf scheint eher benigner zu sein als in den USA. Sie betrifft in 95% Frauen, vor allem nervöser Konstitution.

Zuerst von HUNNER beschrieben und von ihm als „elusive ulcer" bezeichnet, wird sie auch Hunnersches Ulcus oder ulcus simplex genannt. Die Pathogenese ist völlig unbekannt; eine bakterielle Infektion ist ausgeschlossen.

Anatomisch stellt die Läsion eine entzündliche Verdickung der ganzen Blasenwand dar, mit Infiltration von Lymphocyten, Plasmazellen und Leukocyten, Ödem und Muskelhypertrophie. Die Blasenschleimhaut ist meist ulceriert in einer geringeren Ausdehnung als die tiefen Läsionen, bei partieller Heilung wird das Ulcus mit kubischen Zellen überwachsen. Die Läsion findet sich meist am Blasenscheitel, der Peritonealüberzug ist verdickt.

Die oberen Harnwege sind völlig unverändert, der Urin klar. Nach langem Verlauf kann eine sekundäre Infektion eintreten.

Die Symptome sind die einer heftigen Cystalgie: gehäufte, sehr schmerzhafte Miktionen, die eine ganz vorübergehende Erleichterung bringen.

Verdacht auf interstitielle Cystitis muß entstehen, wenn bei einer nervösen Frau heftigste cystitische Beschwerden bei klarem Urin seit Monaten oder Jahren bestehen, die völlig therapieresistent sind und keine sekundären Veränderungen der oberen Harnwege verursacht haben.

Die Diagnose wird durch den cystoskopischen Befund gesichert. In einer Blase von sehr geringer Kapazität, deren Auffüllen schmerzhaft ist, finden sich bei völlig normaler Schleimhaut radiäre, weiße, oberflächliche Narbenzüge.

Bei sekundärer Infektion findet sich in der Umgebung gerötete Schleimhaut (Abb. 139). Bei stärkerer Dilatation der Blase fängt dieses Ulcus an, etwas zu bluten, was ein besonders charakteristisches Bild ergibt. Wird die Blase aus Rücksicht auf den Patienten nur wenig gefüllt, wird das Ulcus übersehen (elusive ulcer); es ist deshalb zur Diagnose meist Cystoskopie in Narkose oder Epiduralanaesthesie nötig.

Die Therapie ist beim Fehlen einer bekannten Pathogenese nur symptomatisch, aber nicht undankbar. Zwei Maßnahmen stehen im Vordergrund: eine forcierte Dilatation der Blase in Narkose und ausgedehnte Elektrokoagulation. In Narkose läßt man die Blase aus einem 2 m hoch gestellten Irrigator vollaufen; mit einer Blasenspritze werden von Hand, je nach dem empfundenen Widerstand, noch

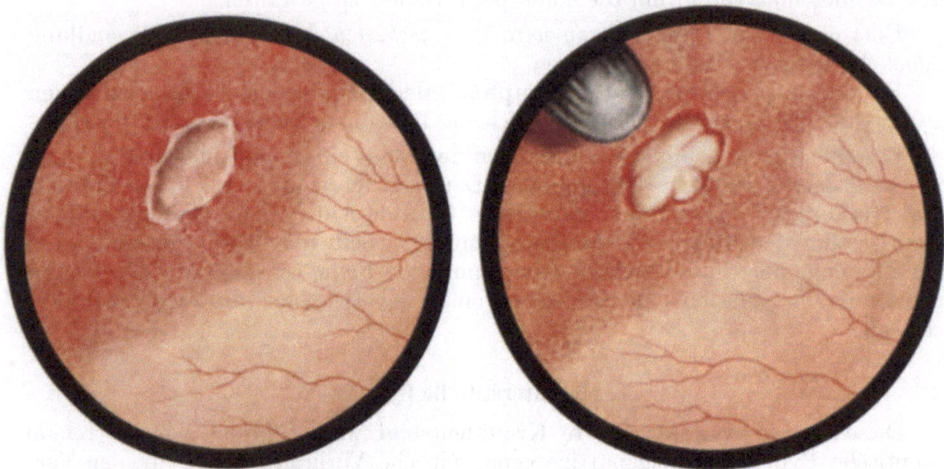

Abb. 139. Ulcus simplex der Blase   Abb. 140

150—300 cm³ Flüssigkeit nachgefüllt und dann der Inhalt abgelassen: ein Dauerkatheter bleibt bis zum Ende der meist sehr deutlichen Hämaturie liegen. Bei der Elektrokoagulation, die meist auch in Narkose ausgeführt werden muß, genügt es nicht, das Ulcus zu coagulieren, sondern es muß das ganze Gebiet der unterhalb der Schleimhaut liegenden Veränderungen coaguliert werden. Dies ist daran zu erkennen, daß solange die Koagulation in pathologischem Gewebe gemacht wird, neben der weißen, durch die Elektrode verursachten Nekrose ein roter, blutender Rand erscheint (Abb. 140).

Beide Behandlungsmethoden sind imstande, eine sofortige Besserung der Beschwerden zu erzielen; leider ist die Besserung nicht definitiv und die Behandlung muß in einigen Monaten wiederholt werden. In ganz schweren und hartnäckigen Fällen kann eine operative Ausschaltung der Blase notwendig werden. Partielle Cystektomie ist nur ausnahmweise von Erfolg gekrönt, da die Läsion neben der Narbe wieder erscheint.

2. Die Purpura der Blase

Da die seltene Purpura der Blase leicht zu Verwechslungen mit hämorrhagischer Cystitis führt, sei dieses Krankheitsbild an dieser Stelle kurz beschrieben.

Die Purpura der Blase kann als Teilerscheinung einer allgemeinen Thrombopenie, des morbus maculosus Werlhofii, auftreten oder als lokale Manifestation einer toxischen oder rheumatischen Schädigung der Capillaren. Im ersten Fall wird sie eher in den Hintergrund des klinischen Bildes treten, neben den Haut- und den anderen Schleimhautblutungen. Ihre Diagnose kann durch die Blutuntersuchung mit ihrer niederen Blutplättchenzahl leicht gestellt werden.

Die Erscheinungen der lokalisierten Purpura beginnen meist plötzlich, und die Kranken suchen ärztlichen Rat wegen einer terminalen oder totalen Harnblutung. Diese kann ziemlich heftig sein, führt aber nie zur Gerinnselbildung. Daneben bestehen leichte cystitische Erscheinungen, leichte Störungen des Allgemeinzustandes wie Mattigkeit, Schmerzen im Kreuz, leicht erhöhte Temperatur. Im Urin finden sich nur Erythrocyten, weder Leukocyten noch Bakterien.

Die Diagnose läßt sich aus dem cystoskopischen Bilde stellen (Abb. 141). Je nach dem Zeitpunkt, in dem die Untersuchung vorgenommen wird, sieht man die frischen oder bereits abblassenden hämorrhagischen Flecken, die entweder über die ganze Schleimhaut verstreut oder an einzelnen Stellen gehäuft sind. Das Wesentliche ist, daß die Schleimhaut zwischen den einzelnen Blutungsstellen vollständig normal ist, sie behält ihren normalen Glanz, ihre Farbe und Gefäßzeichnung.

Die Blasenbeschwerden können eine lokale Behandlung erfordern wie Verordnen von Methylenblau oder Ölinstillationen. Die Blutung wird mit Calcium, Vitamin K, in schweren Fällen und bei der allgemeinen Purpura mit Bluttransfusionen bekämpft.

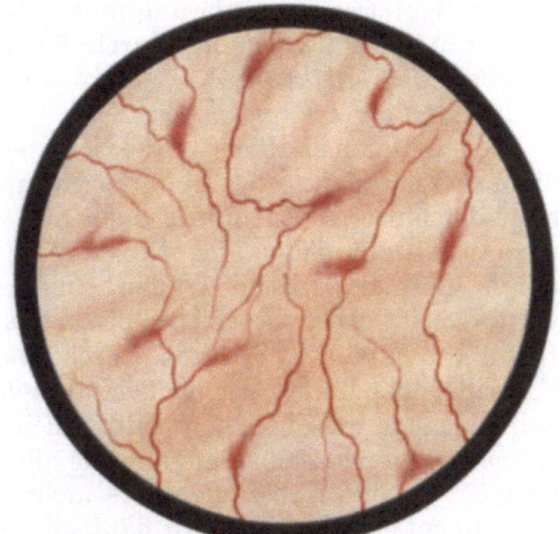

Abb. 141. Purpura der Blase

C. Die unspezifische Infektion der männlichen Geschlechtsorgane

Aus anatomischen und klinischen Gründen ist es gut, bei den unspezifischen Entzündungen der Geschlechtsorgane 3 Gruppen zu unterscheiden und getrennt zu besprechen:

Die Prostatitis und vesiculitis seminalis (Prostatovesiculitis), von LICHTENBERG und seinen Schülern als männliche Adnexitis bezeichnet.

Die Orchitis und Epididymitis (Orchiepididymitis).

Die Urethritis und Entzündungen des Penis.

Ein Großteil der Urethritiden wird durch Geschlechtsverkehr übertragen; sie gehören deshalb zum Gebiet der Venereologie und werden in den Lehrbüchern der Haut- und Geschlechtskrankheiten in extenso abgehandelt. Ein Lehrbuch der Urologie wäre aber unvollständig, wenn diese Gruppe von Erkrankungen nicht wenigstens kurz erwähnt würde. Dieser Infektionsmodus ist auch der Grund, daß die Urethra in diesem Kapitel zu den Geschlechtsorganen, im Kapitel der Tuberkulose aber zu den Harnorganen gerechnet wird, da dort die Infektion nur descendierend erfolgt.

I. Die männliche Adnexitis
1. Die Prostatitis

Pathogenese. Die Entzündung der Vorsteherdrüse, die Prostatitis, ist immer bedingt durch die Einwanderung von Bakterien in die Drüse. Ohne Bakterien, lediglich bedingt durch eine Kongestion der Prostata, können aber der Prostatitis sehr ähnliche Erscheinungen entstehen: Schwellung, Druckempfindlichkeit und vermehrte Sekretion der Vorsteherdrüse *(Prostatakongestion)*. Anlaß zu einer solchen Kongestion der Prostata ohne Entzündung geben am häufigsten sexuelle Mißbräuche, vor allem Masturbation und coitus interruptus, dann aber auch übermäßiges Velofahren und Reiten, langdauernde Stuhl- und Urinverhaltung usw. Rein kongestive Reizzustände der Prostata unterscheiden sich klinisch von der wahren Prostatitis vor allem durch die Beschaffenheit des Prostatasekretes. Dieses enthält bei der Prostatitis immer ungewöhnlich viele Leukocyten, daneben auffällig spärliche Lecithinkörnchen. Bei der Prostatakongestion ist das Drüsensekret höchstens mit vereinzelten Leukocyten untermischt und zeigt normalen Gehalt an Lecithinkörperchen (s. Abb. 4).

Die Bakterieneinwanderung in die Prostata kann auf 3 Wegen erfolgen:

1. von der *Harnröhre* her durch die Ausführungsgänge der Drüsen,
2. auf dem *Blutwege*,
3. durch die *Lymphbahnen*.

Der weitaus häufigste Infektionsweg ist der *urethrale*. Pathogene Keime, die eine Entzündung der hinteren Harnröhre verursachen oder auf der Schleimhaut der hinteren Harnröhre auch nur vorübergehend verweilen, können durch die Ausführungsgänge der Prostata in die Drüsenläppchen einwuchern oder durch antiperistaltische Wellen eingeschleppt werden und dort Entzündung verursachen. Dies geschieht besonders leicht nach Reizungen der hinteren Harnröhre und der Prostata durch unzweckmäßig ausgeführte instrumentelle Eingriffe, oder infolge der obenerwähnten, zur Kongestion der Prostata führenden Schädigungen durch sexuelle Mißbräuche usw. Bei vielen urogenen Prostatitiden ist eine gonorrhoische Entzündung der Harnröhre die Ursache des Prostataleidens. Es sind dabei allerdings nicht immer die Gonokokken die Erreger der Prostataentzündung, sondern häufiger die neben den Gonokokken auf der Harnröhrenschleimhaut wuchernden Staphylokokken, Streptokokken oder Colibakterien. Diese banalen Eitererreger können auch ohne vorausgehende oder begleitende Gonorrhoe aus der Harnröhre in die Prostata eindringen und zu deren Entzündung führen. Es kann jede banale Urethritis oder Cystitis zum Ausgangspunkt einer Prostatitis werden.

Längst nicht so häufig wie von der Harnröhre her, aber immerhin recht oft, wird die Prostata *auf dem Blutwege* infiziert. Die Vorsteherdrüse scheint im Blute kreisenden Keimen sehr günstige Verhältnisse zur Ansiedlung zu bieten. *Jeder irgendwo im Körper gelegene Infektionsherd kann zum Ausgangspunkt einer hämatogenen Prostatitis werden.* Derartige metastatische Entzündungen der Vorsteherdrüse werden besonders oft beobachtet nach Influenza, nach Angina und Furunkel, ferner nach Pyämie jeder Art, nach Typhus, Variola, nach Enteritis, Parotitis und Pneumonie. Im eitrigen Sekret der metastatisch entzündeten Prostata finden sich in der Regel die gleichen Keime wie im primären Infektionsherd. So wurden in Prostataabscessen nach Pneumonie Pneumokokken gefunden, bei Eiterung der Prostata nach Furunkeln Staphylokokken, nach Angina Streptokokken usw. Bei der recht häufigen Influenzaprostatitis wurde dagegen noch nie sicheres Influenzavirus im eitrigen Prostatasekret nachgewiesen, sondern meist Staphylokokken, seltener Colibakterien.

Es mag dies seinen Grund in der Schwierigkeit des Nachweises des Influenzavirus haben sowie in der Häufigkeit der Mischinfektion bei der Influenza.

Das zur metastatischen Prostatitis führende primäre Leiden (Influenza, Angina, Enteritis usw.) verläuft manchmal so milde, daß es übersehen wird. Die von ihm ausgehende metastatische Prostatitis erscheint dann fälschlich als primäres, idiopathisches Leiden. In Wahrheit kommt eine primäre Prostatitis kaum je vor.

Eine *lymphogene* Infektion der Prostata ist sehr selten. Sie wird nur beobachtet nach Zellgewebsentzündungen in unmittelbarer Nachbarschaft der Prostata, so z. B. nach perirectalen Eiterungen infolge Analfissuren, Hämorrhoiden, Proctitis usw.

Pathologische Anatomie. Ob die Prostatitis hämatogen oder urogen entsteht, immer setzen die ersten Entzündungserscheinungen am Epithel der Drüsenläppchen und der Ausführungsgänge ein, nie im interstitiellen Gewebe. Die Bakterien liegen bei der hämatogenen wie bei der urogenen Prostatitis im Beginne des Leidens vorwiegend in den Drüsenlumina und in dem sie umgebenden Epithelsaum. Die hämatogene Infektion der Prostata verläuft wie eine sog. Ausscheidungsinfektion. Die auf dem Blutwege zur Drüse verschleppten Keime werden erst in die Drüsenlumina ausgeschieden, bevor sie eine Entzündung des Gewebes erzeugen.

Je nachdem die Entzündungserscheinungen auf die Drüsenepithelien beschränkt bleiben oder auch das übrige Gewebe der Prostata mehr oder weniger stark in Mitleidenschaft ziehen, entwickeln sich drei anatomisch verschiedene Formen der Prostatitis.

1. Die *prostatitis catarrhalis* oder *glandularis*. Bei dieser beschränkt sich der entzündliche Prozeß auf eine Proliferation und Desquamation des Epithels, verbunden mit dessen Durchwanderung durch wenig zahlreiche Leukocyten, die mitsamt den abgestoßenen Epithelien durch die Drüsengänge nach der Urethra abgeschoben werden. Diese katarrhalischen Veränderungen bleiben in ganz leichten Fällen auf die Ausführungsgänge der Drüse beschränkt.

2. Die *follikuläre Prostatitis.* Diese geht aus der vorhergehenden Form hervor durch Verhaltung katarrhalischen Sekretes in einem oder mehreren Drüsenläppchen. Es sammeln sich in den Drüsenlumina immer größere Mengen eines mit Epithelien und spärlichen Lecithinkörnchen, vorwiegend aber mit Eiterkörperchen untermischten, zähen Sekretes. Das Epithel der umgebenden Drüsenwand wird auf weite Strecken abgehoben; es bleibt immerhin in seiner Kontinuität erhalten, wird jedoch von Leukocyten stark durchwandert. Eine solche Eiteransammlung in einem präformierten, mit Epithel ausgekleideten Drüsenlumen wird als *Pseudoabsceß* bezeichnet, im Gegensatz zu den wahren Abscessen der Prostata, bei denen Drüsenwandung und interstitielles Gewebe durch Eiterung einschmelzen.

3. Bei der dritten, der *parenchymatösen* Form der Prostatitis, bleibt die Entzündung nicht auf den drüsigen Teil der Prostata beschränkt, sie greift auf das fibromuskuläre Stroma der Drüse über. Das erst nur serös durchtränkte Stroma wird kleinzellig infiltriert und schmilzt bei Steigerung der Entzündung mitsamt den Drüsenläppchen ein. Es bildet sich ein *Absceß der Prostata.*

Die Entzündung ist manchmal auf einzelne Drüsenläppchen oder doch nur auf eine Drüsenhälfte beschränkt; andere Male erstreckt sie sich über die ganze Drüse. Es können dabei die verschiedenen anatomischen Formen der Entzündung gleichzeitig nebeneinander bestehen.

Die *Heilung* der katarrhalischen und follikulären Form von Prostatitis endet meist mit der anatomischen restitutio ad integrum der entzündeten Drüse. Die prostatitis parenchymatosa hinterläßt fast immer dauernde Veränderungen. Nach der Entleerung des Prostataabscesses bleibt in der Drüse längere Zeit eine Höhle mit fibröser Wand und eitrigem Inhalt zurück. Die Höhlenwand kann sich langsam unter Schrumpfung des ganzen betroffenen Drüsenlappens zusammenziehen; dabei wird an der Oberfläche der Drüse eine narbige Einziehung fühlbar. Andere Male unterbleibt die Vernarbung der Absceßhöhle. Diese wird mit ihrem jauchig-eitrigen Inhalt zur Quelle stets sich wiederholender Infektionen der

Nachbarorgane (Blase, Harnröhre, Nebenhoden) oder weitab von ihr liegender Organe (Polyarthritis, Lungenabscesse, allgemeine Sepsis usw.). Je nach der Durchbruchsrichtung des Prostataabscesses bleiben manchmal perineale, anale oder recto-urethrale Fisteln zurück. Eine lange dauernde, parenchymatöse Entzündung der Prostata vermag selbst ohne Absceßbildung eine Atrophie der Drüsenelemente zu bewirken. Das interstitielle Gewebe wird narbig-schwielig und schnürt die Acini oder deren Ausführungsgänge an einzelnen Stellen ab. Es entstehen dadurch zahlreiche kleine Retentionscysten, die unter sich in Verbindung treten können.

Symptome. Die Prostatitis ist nie ein primäres Leiden. Wie erwähnt, schließt sie sich meist einer Entzündung anderer Urogenitalorgane an, einer Urethritis, einer Cystitis usw., oder sie tritt als metastatische Form im Anschluß an eine Allgemeininfektion auf, so als Folge einer Influenza, eines Typhus oder einer scheinbar lokal beschränkten Infektion, eines Furunkels, einer Angina, einer Enteritis. Die Symptome der Prostatitis sind deshalb fast immer untermischt mit den Erscheinungen des primären Leidens. Sie werden von diesen, z. B. den Lokalsymptomen einer vorausgehenden Cystitis oder Urethritis, häufig fast vollkommen überdeckt oder bleiben neben den schweren Allgemeinerscheinungen des primären Leidens, einer Influenza oder eines Typhus, lange unbeachtet.

Die Symptome der Prostatitis sind, gleichgültig ob sich die Entzündung der Vorsteherdrüse an diese oder an jene Erkrankung anschließt, stets die gleichen. Erst stellen sich, sobald die Prostata entzündet wird, Schmerzen am Damm und im Mastdarme ein, ferner, begleitet von einer Schwellung und Druckempfindlichkeit der Prostata, Störungen der Urinentleerung wie Pollakiurie, Blasentenesmen, leichte terminale Hämaturie, schließlich oft auch völlige Urinverhaltung. Das Prostatasekret wird frühzeitig eitrig. Der Harn ist bei der urethrogen, von einer Infektion der Harnwege aus entstandenen Prostatitis naturgemäß vom Beginne ab eitrig; bei der metastatischen Entzündung der Drüse kann er lange eiterfrei bleiben.

Bei der metastatischen Prostatitis treten die klinischen Symptome der Prostatitis am reinsten zutage. Sie mag deshalb als Paradigma in der Schilderung des klinischen Bildes der Prostatitis dienen.

Bei der *katarrhalischen* Form einer metastatischen Prostatitis stellen sich bei vollkommen klarem und normalem Harn mehr oder weniger heftig brennende Schmerzen bei der Miktion ein, besonders in der Tiefe der Urethra. Das Urinbedürfnis wird häufig. Zwischen den Miktionen hat der Kranke ein Gefühl von Druck und Spannung am Damme und im Rectum. Die Stuhlentleerung ist schmerzhaft. Die Prostata ist nur wenig vergrößert, auf rectalen Druck aber deutlich empfindlich. Das durch leises Ausstreichen der Drüse gewonnene spärliche Sekret enthält in der Regel reichlich Epithelien und eine deutlich vermehrte Zahl von Leukocyten. Auffällig ist sein verminderter Gehalt an Lecithinkörnchen.

Steigert sich der Entzündungsprozeß in der Prostata zu der *follikulären* Form, so verstärken sich die Symptome. Das Allgemeinbefinden des Kranken wird gestört, die Körpertemperatur steigt, es können kleine *Schüttelfröste* auftreten. Die drückenden und spannenden Schmerzen am Damme und im Rectum werden außerordentlich heftig und sind verbunden mit fast beständigem Stuhl- und Harndrang. Die Schmerzen strahlen nicht selten gegen das Kreuz und in die Rückseite der Oberschenkel aus und geben Anlaß zu Verwechslung des Prostataleidens mit Ischias. Der Urin geht unter brennenden Schmerzen in schwachem, stockendem Strahle ab. Die entzündliche Schwellung der Prostata führt durch mechanische Verstopfung des Blasenausganges oder durch Auslösen eines reflektorischen Schließmuskelkrampfes zu vollständiger *Harnverhaltung*, so daß wiederholter Katheterismus nötig wird. Der *Urin bleibt* trotz der Anstauung eitrigen Sekretes in der Prostata *vorerst ganz klar*, ohne Eiter, ohne Albumen. Es mischt sich ihm aber am Ende der Miktion aus der stark kongestionierten Schleimhaut der Blase oder Harnröhre häufig etwas reines Blut bei *(terminale Hämaturie)*. Die follikulär entzündete Prostata zeigt sich bei der rectalen Palpation stärker vergrößert als bei rein katarrhalischer Prostatitis. Sie ist bald in beiden, bald nur in einem Lappen prall gespannt; sie hat eine glatte Oberfläche und ist auf Druck sehr empfindlich. Sekret ist aus ihr nicht auszustreichen. *Nach wenigen Tagen wird der Urin eiterhaltig.* Ursache davon ist selten ein Übergreifen der Infektion von der Prostata auf die Blase und auf die hintere Harnröhre. Meist wird der Harn eitrig durch Ausfließen des in den Prostatagängen und -läppchen gestauten, eitrigen Sekretes. Die Eiterbeimischung zu dem bis dahin klaren Urin erfolgt schubweise; besonders reichlich wird sie jedesmal, wenn die eiterhaltige Prostata bei Kontraktionen der Beckenbodenmuskulatur, z.B. am Ende der Miktion, ausgepreßt wird. Selten fließt Eiter ohne gleichzeitige Harnentleerung durch die Harnröhre nach außen ab.

Nach solchen Eiterentleerungen durch den Harn lassen die Beschwerden des Kranken nach. Die Rectalpalpation zeigt jetzt eine auf Druck wohl noch empfindliche, in beiden oder doch in einem Lappen vergrößerte, jedoch nicht mehr prall gespannte, sondern weiche, median etwas eingesunkene Prostata. Schon bei leichtem Fingerdrucke auf die Drüse fließt aus der Harnröhre dickeitriges Prostatasekret ab, in dem neben Eiterkörperchen, Bakterien, Epithelien und Detritus fast keine Lecithinkörnchen zu sehen sind. Jedes Ausstreichen, selbst jedes Palpieren einer entzündeten Prostata verlangt äußerste Vorsicht. Denn oft nehmen, palpatorisch unvermerkt, an der Entzündung der Prostata Venen des prostatischen Plexus in Form einer Thrombophlebitis teil. Aus diesen entzündeten Venen können bei *brüsker rectaler Untersuchung entzündliche Thromben losgelöst und in die Blutbahnen verschleppt werden.* Die nach der rectalen Palpation einer akut entzündeten Prostata beim Kranken nicht so gar selten beobachteten Fieberanstiege mögen oft die Folge derlei septisch-embolischer Vorgänge sein.

Erhält das infizierte Prostatasekret freien Abfluß nach der Harnröhre, so bilden sich die follikulären wie die katarrhalischen Prostatitiden oft in kurzem bis auf belanglose Reste zurück. Andernfalls dauern die Entzündungsprozesse jahrelang an.

Viel heftiger ist der Verlauf der *parenchymatösen* Prostatitis, besonders des *Prostataabscesses*. Neben den lokalen Beschwerden in Blase, Harnröhre und Mastdarm machen sich *septische Allgemeinerscheinungen* geltend: hohes Fieber, rascher Puls, trockene, belegte *Zunge*, beschleunigte Atmung, fahles, leicht cyanotisches Aussehen, Verfall der Kräfte. Oftmals überschatten die Allgemeinerscheinungen derart die lokalen Krankheitssymptome, daß der Kernpunkt des Leidens, die Prostatitis, übersehen wird, die Krankheit als allgemeine Sepsis unerkannten Ursprunges imponiert. Dies ist um so eher möglich, als auch bei dieser schweren Form der Prostatitis der Urin oft vollkommen klar und eiweißfrei bleibt. In der Regel machen aber doch die Schmerzen im Damme und im Mastdarm, der schmerzhafte und häufige Harndrang oder eine vollständige Harnverhaltung frühzeitig auf den Sitz des Leidens aufmerksam. Oft weist auch der nach einigen Tagen auffällig werdende und allmählich zunehmende Eitergehalt des Harns auf die Möglichkeit einer Infektion der Prostata hin. Die rectale Untersuchung läßt dann an der stark *vergrößerten, gespannten, druckempfindlichen Prostata* im einen oder anderen Lappen eine deutliche *Fluktuation* als Zeichen eitriger Einschmelzung des Drüsengewebes erkennen. Eine Teilnahme des periprostatischen Gewebes an der Entzündung äußert sich an dessen teigiger Infiltration, die sich bald mehr nach dem Rectum zu, bald mehr längs der Harnröhre gegen den Damm hin ausdehnt. Wenn nicht nach kurzem eine spontane oder operative Entleerung des Prostataabscesses erfolgt, so entstehen in der Umgebung der Drüse schwere phlegmonöse Prozesse (periprostatische Phlegmone), die in den umliegenden Venengeflechten eitrige Phlebitis erzeugen und durch Verfall septischer Venenthromben zu Pyämie und zu septischen, multiplen Embolien führen können.

Der Prostataabsceß bahnt sich, wenn mit seiner operativen Eröffnung unerlaubt lange gezögert wird, einen spontanen Abfluß. Er bricht nach der Harnröhre, nach dem Mastdarm oder nach dem Damme durch, selten, dann aber immer mit tödlichem Ausgange, nach der Peritonealhöhle. Am günstigsten ist der Durchbruch des Abscesses in die Harnröhre. Nach Entleerung reicher Eitermengen mit dem Harn schwinden häufig nach wenigen Tagen die schweren Symptome. Weniger rasche Besserung bringt der Absceßdurchbruch in das Rectum. Der Eiterabfluß nach dem Darm ist meist ungenügend; zudem werden die Entzündungsprozesse in und um die Prostata durch eine Bakterieneinwanderung vom Darme her unterhalten. Handelt es sich um eine gonorrhoische Prostatitis, so kann der Absceßdurchbruch zu einer Rectalgonorrhoe führen. Oft bleibt eine Rectourethralfistel mit allen ihren Gefahren und Unannehmlichkeiten zurück (Infektion der Harnwege, Urinabgang in den Darm, Flatus durch die Urethra). Durch den Damm bricht der Prostataabsceß sehr selten und stets nur sehr langsam durch. Das Durcharbeiten des Abscesses durch die Muskeln und Fascien des Dammes stößt auf viele Widerstände, und meist tritt die Allgemeininfektion auf, bevor der spontane Eiterdruchbruch nach außen gelungen ist.

Diagnose. Die Prostatitis ist leicht zu erkennen, wenn der Untersucher das Augenmerk auf sie richtet. Die Anamnese (vorausgehende Infektion der Harnorgane oder infektiöse Prozesse außerhalb des Urogenitalsystems), verbunden mit den vom Kranken geklagten Beschwerden (Druck und Schmerzen am Damm, in der Tiefe der Harnröhre oder im Rectum, häufige, dabei mühsame und schmerzhafte Miktionen) machen das Bestehen einer akuten Prostatitis wahrscheinlich. Sichergestellt wird die Diagnose sofort durch den Rectalbefund (vergrößerte, druckempfindliche, in ihrer Konsistenz veränderte Prostata) und die mikroskopische Untersuchung des Prostatasekretes (Eitergehalt, Verminderung der Zahl seiner Lecithinkörner).

Am ehesten übersehen und in ihren Krankheitserscheinungen falsch gedeutet wird, wenigstens während ihrer Anfangsstadien, die metastatische Prostatitis. Da bei ihr der Harn im Beginne des Leidens keine entzündlichen Beimischungen wie Eiter oder Bakterien aufweist, so ist es erklärlich, daß ein unerfahrener Untersucher nicht an eine eitrige Erkrankung der Harnorgane oder ihrer Adnexe denkt, auch dann nicht, wenn ein vermehrter Harndrang, ein Brennen bei der Miktion, ein Druck am Damme auf eine solche hindeutet. Fehlen gar, was bei der metastatischen Prostatitis im Beginne vorkommen kann, alle lokalen Reizerscheinungen, bestehen nur Fieber und Störungen des Allgemeinbefindens als einzige Symptome des Leidens, dann wird die Prostatitis häufig verkannt. *Dies ist zu vermeiden, wenn bei jedem septischen Allgemeinzustand unklaren Ursprungs auch die Prostata regelmäßig untersucht wird.*

Differentialdiagnose. Die Prostatitis ist in ihren Symptomen manchmal einer urethritis posterior und Cystitis, einem Neoplasma oder einer Hypertrophie der Prostata ähnlich, so daß Verwechslungen mit diesen Leiden möglich werden. Solche Irrtümer sind aber bei sorgfältiger Untersuchung leicht zu vermeiden.

Urethritis und *Cystitis* erzeugen keine palpablen Veränderungen der Prostata. Der Druck des vom Rectum aus palpierenden Fingers mag allerdings auch bei Fehlen einer Prostatitis in den medialen Teilen der Drüse schmerzen, da er dort gleichzeitig mit dem Prostatagewebe auch die entzündete Urethra gegen die Symphyse anpreßt. Die seitlichen Teile der Drüse werden aber keine Druckempfindlichkeit zeigen.

Ein *Neoplasma* der Prostata kann durch eine Prostatitis vorgetäuscht werden, wenn die Drüse durch die entzündliche Schwellung stark vergrößert und dabei wenig druckempfindlich ist, der Urin zudem, abgesehen von terminaler Hämaturie, keine Veränderungen aufweist. Die richtige Diagnose wird sich leicht ergeben, wenn im weiteren Verlaufe in der vordem derb-elastischen Drüse ein Erweichungsherd sich bildet, die äußere Form der Drüse rasch wechselt und sich bald, unter Abnahme der Drüsenschwellung, Eiter mit dem Harn entleert.

Wie mit einem Neoplasma so kann die akute Prostatitis auch mit *Prostatahypertrophie* verwechselt werden, besonders wenn die Entzündung der Prostata bei einem alten Manne auftritt und Urinverhaltung bedingt. Auch hier wird aber der Verlauf (die Erweichung der entzündeten Drüse und baldige Verminderung ihrer Größe nach plötzlichem Eiterabgang mit dem Urin) in kurzem die richtige Diagnose erlauben.

Therapie. Bei dem oft schweren Verlauf der akuten Prostatitis darf keine Zeit mit ungenügenden Maßnahmen verloren werden.

Überragend wirken bei ihr die Antibiotica und Sulfonamide. Es ist zweckmäßig, möglichst rasch durch Kultur die Art der Erreger feststellen zu lassen, was auch bei klarem Urin leicht gelingt. Das Medikament ist je nach der Art der gefundenen Erreger zu wählen und zu dosieren. Bis zu diesem Moment wirkt am sichersten die Kombination von Penicillin (300000 E täglich) und Elkosin 3mal täglich 1 g.

Zur Linderung der starken Beschwerden sind am Anfang Narcotica notwendig (subcutan oder rectal). Schmerzstillend und entzündungsbekämpfend zugleich wirken heiße Sitzbäder (38—40° bei 10—15 min Dauer), und heiße, stundenlang fortgesetzte Kataplasmen auf dem Damm.

Die heftigen Blasentenesmen, die meist durch teilweise Urinverhaltung in der Blase bedingt sind, werden am raschesten durch regelmäßigen Katheterismus beseitigt. Natürlich wird der Katheterismus unumgänglich bei vollständiger Harnverhaltung. Er gelingt mit Tiemann-Katheter oder Seidenkathetern mit Mercier-Krümmung in der Regel leicht, trotz der starken Vergrößerung der entzündeten Prostata. Eine vorsichtige Massage der Prostata zur Entleerung des in ihr gestauten, eitrigen Sekretes darf erst vorgenommen werden, wenn durch spontan einsetzenden Ausfluß von Prostatasekret eine offene Verbindung der Prostata nach der Harnröhre erwiesen ist und zudem die heftigen Entzündungserscheinungen nachgelassen haben. Die Massage der Prostata könnte sonst zum Aufflackern und zur Ausbreitung der Entzündung beitragen. Zur Anregung der Resorption der Entzündungsreste in der Prostata werden Ichthyol- oder Jodkalisuppositorien zu 0,2—0,3 g verordnet.

Ist ein Absceß in der Prostata nachzuweisen, so soll er möglichst rasch operativ eröffnet werden. Wohl kann er ja auch spontan in die Harnröhre durchbrechen und zur Ausheilung kommen. Aber der spontane Durchbruch erfolgt oft nach einer ungünstigen Richtung hin, gegen das Rectum oder das Peritoneum, oder er erfolgt zu spät, um die Allgemeininfektion zu verhindern. Deshalb muß unbedingt als Regel gelten, jeden nachweisbaren Absceß der Prostata in kürzester Frist operativ zu eröffnen. Die früher viel empfohlene Incision vom Rectum aus ist zu widerraten, da sie ohne Leitung oder nur unter unvollkommener Leitung des Auges gemacht werden muß, und da sie zudem zu einer Sekundärinfektion der Prostata vom Rectum her, bei gonorrhoischer Prostatitis auch zur Gonokokkeninfektion des Rectums führt, schließlich oft eine Rectourethralfistel hinterläßt. Viel besser ist es, den Prostataabsceß vom Damme aus zu eröffnen. Der Eingriff ist technisch leicht und kann in Sacral- und Lokalanaesthesie ausgeführt werden. Er bietet günstigen Abfluß für den Eiter und schließt die Gefahr einer dauernden Urinfistel vollkommen aus. Die Heilung erfolgt häufig sehr rasch. Nicht selten aber erliegt der Kranke trotz der Eröffnung des Prostataabscesses einer von diesem ausgehenden Pyämie. Mit oder ohne operative Behandlung hinterläßt der Prostataabsceß nicht selten auf längere Zeit eine Schwächung der sexualen Potenz. Der Prostataabsceß ist immer als ein ernstes, lebensbedrohendes Leiden zu betrachten.

2. Die Spermatocystitis (Vesiculitis seminalis)

Entzündungen der Samenblasen entstehen vorwiegend durch Ausbreitung eines entzündlichen Prozesses der Harnröhre oder der Blase, der Prostata oder der Nebenhoden. Die Infektionserreger dringen von diesen Organen her, entweder intracanaliculär durch die ductus ejaculatorii und das vas deferens oder durch die Lymphbahnen in die Samenblasen ein. Seltener gelangen Bakterien auf dem Blutwege von einem außerhalb der Urogenitalorgane gelegenen Infektionsherd in die Samenblasen (metastatische Spermatocystitis).

Wie bei den Entzündungen der Prostata, so ist auch bei der Spermatocystitis der anatomische Befund der gleiche, auf welchem Wege auch immer die Infektion der Samenblase zustande kommt. Im Frühstadium des Leidens bestehen bloßer Katarrh, eine Schwellung und Rundzelleninfiltration der Schleimhaut, eine Wucherung und Abschilferung ihres Epithels. Die tieferen Schichten der Samenblasenwand sind unverändert. Erst nach längerem Fortbestehen der Infektion wird die ganze Samenblasenwandung infiltriert und schwielig verdickt. Das Infiltrat greift dann oft auch auf die Umgebung der Samenblase über. Es verbackt Samenblase, Prostata, hintere Blasenwand in eine gemeinsame, unscharf begrenzte entzündliche Masse.

Unter den Entzündungen der Samenblasen war früher die gonorrhoische weitaus die häufigste.

Aber auch nichtspezifische, akute Entzündungen der Samenblasen sind keineswegs selten. Alle Infektionserreger, die bei Entzündung der Harnblase und der Harnröhre zu finden sind, werden auch als Erreger einer Spermatocystitis gefunden, sehr häufig Staphylokokken, auffällig selten Colibacillen. Manchmal entwickelt sich die Spermatocystitis während oder nach einer Gonorrhoe durch die als Mischinfektion neben den Gonokokken in der Harnröhre wuchernden nichtspezifischen Bakterien. Die Spermatocystitis entsteht aber auch oft ohne vorausgehende Gonorrhoe, besonders häufig als Folge einer banalen Prostatitis, Cystitis oder Urethritis oder, wie bereits erwähnt, als Metastase eines außerhalb der Urogenitalorgane liegenden Infektionsherdes. Die Spermatocystitis kann rein einseitig auftreten, ist aber viel häufiger beidseits.

Symptome. Die akute Entzündung der Samenblasen ruft beim Kranken in der Tiefe des Dammes und hinten in der Harnröhre einen drückenden Schmerz hervor, der sich bei der Miktion, besonders an ihrem Schlusse, sowie während des Stuhlganges erheblich steigert, und der oft nach dem Rücken und nach den Hoden hin ausstrahlt. Selten wird der Schmerz deutlich kolikartig, wobei er immer längs des vas deferens nach dem Hoden zieht (Samenblasenkolik). Oftmals löst ein Coitus den Kolikschmerz aus. Eine Behinderung des Samenabflusses scheint die

Ursache der Kolik zu sein. Da die Samenblase in ihrem oberen Teile dem Ureter eng anliegt, zieht ihre Entzündung häufig den Ureter in Mitleidenschaft. Durch Übergreifen der Entzündung von der Samenblase auf die Ureterwand oder durch Druck der prall gefüllten Samenblase auf den Ureter kann eine Nierenkolik ausgelöst werden, wohl mehr infolge von Spasmen als infolge rein mechanischer Verengerung des Ureters. Das Peritoneum kann am Entzündungsprozeß der Samenblase mit beteiligt werden. Druckschmerz und Entspannungsschmerz in der Blasen- und Iliacalgegend weisen darauf hin.

Dem Harn werden durch die Spermatocystitis nur zeitweilig größere Mengen eitrigen Sekretes der Samenblase beigemischt, meist nur eitrige Filamente. Er kann trotz schwerer Entzündung der Samenblasen ziemlich klar bleiben; häufiger ist er bei Spermatocystitis trübe, weil neben der Spermatocystitis oft eine Entzündung der Blase oder der Harnröhre besteht.

Das auffälligste Merkmal der Samenblasenentzündung zeigt sich bei der Rectalpalpation. Die Samenblase ist im Normalzustand rectal nicht zu begrenzen. Ist sie dagegen durch Stauung ihres Sekretes abnorm prall gefüllt, dann wird sie rectal als scharf umschriebenes cylindrisches, weich-elastisches Gebilde mit dünner, glatter Wandung fühlbar. Ist die Samenblase entzündet, dann wird ihre Wandung derb; sie bildet einen bleistift- bis fingerdicken, walzenförmigen, vom oberen Rande der Prostata nach oben-außen ziehenden, ziemlich derb-elastischen Körper, der druckempfindlich ist. Die Grenzlinien sind scharf, solange die Entzündung auf die Samenblase beschränkt ist; sie werden verwischt, wenn die Entzündung über die Wandung des Organs hinaus das die Samenblase umhüllende Bindegewebe oder gar den plexus venosus vesiculo-prostaticus mit ergreift. Bei der Mehrzahl der Kranken mit akuter Spermatocystitis ist auch die Prostata entzündet und deshalb druckempfindlich, vergrößert und prall gespannt. Das Sekret der akut entzündeten Samenblase soll man nicht durch rectales Ausstreichen der Samenblase zur mikroskopischen Untersuchung zu gewinnen versuchen. Es ist ein solches Ausmassieren einer akut entzündeten Samenblase nicht nur sehr schmerzhaft, es ist auch gefährlich, weil es leicht durch Einpressen von Bakterien in die Lymphbahnen eine rasche Ausbreitung der Entzündung in das perivesiculäre Gewebe zu erzeugen vermag und den Anstoß zu Venenthrombosen mit Embolie und Pyämie geben könnte.

Es besteht bei der eitrigen Spermatocystitis sowieso immer die Gefahr des Übergreifens der Entzündung auf den plexus vesiculo-prostaticus, der Bildung septischer Embolien oder der Entwicklung einer Pyämie.

Sowohl bei den gonorrhoischen wie bei banalen, akuten Spermatocystitiden kann ein Durchbruch des Samenblasenabscesses nach der Harnblase oder dem Rectum, selten nach der Peritonealhöhle, stattfinden.

Bei der *Behandlung* der akuten Spermatocystitis ist erstes Erfordernis, das entzündete Organ vor jeder Reizung zu bewahren. Bettruhe, leichte milde Nahrung, Sorge für regelmäßigen mühelosen Stuhl vermindern die Blutstauung in den Beckenorganen. Heiße Sitzbäder (36—38° C), heiße Kompressen auf die Harnblase und auf den Damm wirken schmerzlindernd und dekongestionieren die entzündete Samenblase. 1—2mal täglich sind Ichthyol-Suppositorien (0,1 bis 0,2) mit extractum belladonnae und Opium (āā 0,02—0,03) in den Mastdarm einzuführen. Antibiotica und Sulfonamide wirken günstig. Bei den rectalen Kontrolluntersuchungen sind die Samenblasen nur mit großer Vorsicht abzutasten. Erst wenn die akute Entzündung vollkommen abgeklungen, das Leiden in ein chronisches Stadium übergetreten ist, darf die Massage der Samenblase in der Therapie verwendet werden. Ein operativer Eingriff wie die Spaltung der Samenblase von einem perinealen oder ischiorectalen Schnitte aus wird bei der akuten Spermatocystitis sehr selten nötig. Er kann aber lebensrettend wirken, wenn die Entzündung der Samenblase heftig verläuft und droht, über die Samenblasenwand hinaus auf den Venenplexus überzugreifen.

3. Die chronische männliche Adnexitis

Bei der engen anatomischen und funktionellen Nachbarschaft bleibt die Entzündung, wenn sie heftig ist oder lange andauert, selten auf die Prostata oder auf die Samenblasen beschränkt. Beide Organe werden gleichzeitig ergriffen. Es pfropfen sich auf die Zeichen der lokalen Entzündung, die in den vorigen Abschnitten abgehandelt sind, organische und funktionelle Fernstörungen auf, die aus der chronischen männlichen Adnexitis ein eigenes Krankheitsbild machen.

Die Pathogenese ist dieselbe wie die der akuten Verlaufsform, die Infektion erfolgt von der Urethra her oder metastatisch auf dem Blutweg. Die akute Erkrankung heilt nicht aus; oder aber schon der Beginn der Erkrankung ist schleichend und bleibt unbemerkt.

Die lokalen *Symptome* der akuten und chronischen Prostatitis sind einander wesensgleich, sie variieren nur in der Intensität. Sie äußern sich in Druck- oder Schmerzgefühl, oft nur in Kitzeln am Damm oder im Mastdarm, in Störungen der Miktion, in vermehrtem, oft sehr plötzlichem Harndrang, verminderter Kraft des Urinstrahls.

Ähnliche Erscheinungen können auch durch die *Hypotonie des inneren Genitale* entstehen. Die glatte Muskulatur ist hypotonisch, die Drüsenläppchen der Prostata, die Samenblasen leeren sich unvollständig, das Sekret wird retiniert. Oft ist eine Hypotonie oder Atonie der Blase damit verbunden. Diese Hypotonie kann als Folge einer chronischen Infektion zurück bleiben, sie kann aber auch primär sein und das Auftreten einer späteren Infektion begünstigen. Bei der reinen Hypotonie ist das Sekret, das in reichlicher Menge durch Massage gewonnen werden kann, völlig normal und eiterfrei. Die Ätiologie dieser Hypotonie der Prostata und Samenblasen ähnlich wie die Blasenatonie ist unklar. Sie ist möglicherweise in einer Erkrankung der spinalen Nervenwurzeln zu suchen.

Treten Infektion und Hypotonie gemeinsam auf, entsteht eine Gruppe von mehr oder weniger charakteristischen, neurologischen Symptomen. Die Schmerzen strahlen aus ins Scrotum, den Penis, die Leistengegend, aber auch in weiter entfernte Körpergegenden, den Rücken, die Glutäalgegend, die Beine. Man tut gut daran, bei solchen Patienten nach dem Vorhandensein einer Blasenatonie zu forschen. Es ist auffallend, wie oft bei der transurethralen Resektion des Blasenhalses bei Blasenatonie der Pathologe im excidierten Gewebe entzündliche Veränderungen findet.

Aber auch ohne Hypotonie können organische Fernwirkungen auftreten: Die chronisch entzündete Prostata wirkt genau wie eine chronische Tonsillitis oder ein Zahngranulom als ein entzündlicher Focus mit deletären toxischen Symptomen. Zugegeben, es kommt dies nicht sehr oft vor; aber doch oft genug, daß man bei jeder Fahndung nach einem entzündlichen Focus an die Prostata denken sollte. Die unerkannten Fälle übersteigen an Zahl sicher die diagnostizierten und behandelten. Die rheumatischen Schmerzen sind dann ganz unregelmäßig, können ähnlich auftreten wie eine Polyarthritis oder einzelne fernliegende Gelenke, Schultern, Ellbogen, Finger, befallen. Auch das Auftreten von Zirkulationsstörungen, einer echten schweren Glomerulonephritis kommt vor.

Ich habe während mehrerer Jahre einen jungen Patienten beobachtet, bei dem Albuminurie und Hochdruck regelmäßig mit der Akuität der Prostatainfektion parallel gingen.

Prostataneurose

Bei vielen Patienten werden alle organischen Symptome aber überwuchert und zugedeckt von einer Neurose. Gerade bei innerlich unsicheren Männern steht das Genitale oft im Vordergrund der Aufmerksamkeit. Es repräsentiert die Männlichkeit, das Erwachsensein, die Kraft; seine auch nur vorübergehende Schädigung weckt weitgehende Befürchtungen, Verlust der Männlichkeit, Impotenz. Trotz Ausheilen der Infektion bleiben die lokalen Symptome bestehen. Sie werden undeutlich, verwischt. Die Erscheinungen der allgemeinen *Psychoneurose* überwiegen die Lokalsymptome, wenn auch die Prostata im Mittelpunkt der Klagen des Patienten steht. Gleich bei der ersten Untersuchung des Kranken fällt dessen psychische Störung auf. Sie äußert sich in ausgesprochen depressiver Stimmung, in völliger Energielosigkeit, Unlust oder gar Unfähigkeit zur Arbeit, ferner in den widersprechenden und stark wechselnden Klagen des Patienten. Der Kranke scheint sich aber meist dieser psychischen Störung nicht bewußt zu sein. Selten beschwert er sich über diese Allgemeinstörungen; ihn beschäftigen fast ausschließlich seine in den Harn- und Sexualorganen auftretenden Beschwerden, als deren Ausgangspunkt er die Prostata bezeichnet. Neben außerordentlich wechselnden Störungen der Geschlechtsfunktion (übertriebene Libido, häufige Pollutionen, ejaculatio praecox, Impotenz usw.) machen sich Störungen in der Harnentleerung geltend, denen allen eine Überempfindlichkeit des prostatischen Nervengeflechtes zugrunde zu liegen scheint. Diese Überempfindlichkeit trifft bald mehr die sensiblen, bald mehr die motorischen oder sekretorischen Nervenfasern. Eine strenge Trennung in eine hyperästhetische, eine motorisch-spastische und eine hypersekretorische Form der Prostataneurose, wie sie vorgeschlagen wurde, kann aber praktisch kaum durchgeführt werden; meist sind alle 3 Formen miteinander verbunden.

Die Überempfindlichkeit der sensiblen Prostatanerven äußert sich bei vielen Kranken durch das Auftreten von Schmerz und Druckgefühl in der Prostata nach längerem Sitzen oder Stehen. Schmerzen, die oft nach dem Hoden, dem After, dem Perineum ausstrahlen. Außerdem macht sich die Überempfindlichkeit bei jeder Berührung der Prostata geltend. Sowohl das Einführen eines Katheters als auch jede, selbst nur leise rectale Betastung der Prostata ruft eine Schmerzempfindung hervor. Diese Überempfindlichkeit der sensiblen Nerven, verbunden mit Reizerscheinungen motorischer Art, führt zu wechselnden Spasmen der Prostata- und Sphinctermuskulatur. Die Einführung eines Katheters in die Harnröhre schmerzt nicht nur, sie erzeugt auch gleichzeitig einen Schließkrampf des sphincter externus und internus, wodurch die Passage des Instrumentes oft verunmöglicht oder doch außerordentlich erschwert wird. Ein ähnlicher Schließreflex wird auch ausgelöst durch die spontane Harnentleerung. Sowie der Urin aus der Blase in die Harnröhre eintritt, verschließt ein unwillkürlicher Krampf der Sphincteren die Harnröhre. Es geht entweder kein Tropfen Urin ab, oder der Urin fließt doch erst nach langem Warten in dünnem mattem Strahle, der häufig völlig unterbrochen oder doch in seiner Kraft und seinem Kaliber ruckweise vermindert wird (stotternde Miktion). Der Einfluß psychischer Momente auf die Miktionsstörungen ist deutlich zu erkennen. Wird der Patient in seinen Gedanken von der Miktion abgelenkt, so gelingt die Urinentleerung gut. Es kann das Geräusch des fließenden Wasserstrahles nach Öffnen eines im Zimmer befindlichen Wasserhahnes den Spasmus lösen. Andererseits macht die Anwesenheit von Drittpersonen diesen nervösen Kranken die Miktion vollkommen unmöglich; ja schon der Gedanke, es könnte während der Miktion ein Mensch in den Raum eintreten, verhindert die Harnentleerung. Es gibt sogar Patienten, welche trotz aller

Qualen der totalen Harnverhaltung nicht imstande sind, einen Tropfen zu urinieren, wenn sie eine fremde Person auch nur in der Nähe, z. B. in derselben Wohnung, im selben Hause wissen. Das Leben solcher Neurotiker, die fortwährend einem Anfall von Urinverhaltung ausgesetzt sind, ist ein recht qualvolles.

Statt der Sphincterspasmen können auch krankhafte Reizzustände des detrusor vesicae bei der Prostataneurose auftreten. Der Kranke leidet dabei tagsüber an sehr häufigem $^1/_2$—1stündlichem Urindrang, der aber im Gegensatz zum entzündlichen Harndrang oder zur Pollakiurie infolge Harnverhaltung nachts vollkommen schwindet. Der nervöse Harndrang tritt tags oft so plötzlich, so heftig auf, daß der Kranke ihm keinen Augenblick widerstehen kann, deshalb den Urin in seine Kleider abgehen läßt (nervöser Durchbruch der Blase). Diese nervöse Pollakiurie wird in erster Linie stark beeinflußt durch psychische Momente, aber auch durch Kältereize (kalte Füße usw.) und Diätfehler.

Die Reizung der sekretorischen Nervenfasern des prostatischen Geflechtes hat eine Hypersekretion und eine damit einsetzende *Prostatorrhoe* zur Folge. Es tritt am Ende jeder Miktion oder nach jeder Stuhlentleerung aus der Harnröhre ein schleimiges Sekret aus, das durch seinen Geruch und seine milchige Farbe leicht als Prostatasekret zu erkennen ist (Miktions- und Defäkationsprostatorrhoe). Die gegen Ende der Miktion oder Defäkation nie ausbleibende Kontraktion der die Prostata umgebenden Beckenmuskulatur genügt schon, das in die Alveolen der Prostata allzu reichlich abgesonderte Drüsensekret in die Harnröhre auszupressen. Oft wird der Abfluß des Sekretes erleichtert durch eine entzündliche oder rein funktionelle Parese der Schließmuskeln der ductus ejaculatorii. Das mit der Prostatorrhoe entleerte Prostatasekret ist chemisch und morphologisch oft ganz normal; es ist schwach alkalisch, enthält reichlich Lecithinkörnchen, keine oder nur sehr wenig Leukocyten, spärlich Stärkekörner und Epithelien. Sind ihm in größerer Menge Spermatozoen beigemischt, so wird statt von Prostatorrhoe von *Spermatorrhoe* gesprochen (Defäkations- und Miktionsspermatorrhoe).

Die gleichen Erscheinungen können auch ohne vorhergehende Infektion auftreten. Übertriebene Masturbation oder gelegentliche Masturbation, wenn sie mit Schuldgefühlen verbunden ist, ein außerehelicher Geschlechtsverkehr mit Furcht vor venerischer Infektion kann besonders bei gehemmten, introvertierten Männern zum Bild der Prostataneurose führen.

Es sei aber auch die iatrogene Neurose nicht vergessen. Übertriebene Geschäftigkeit in der Lokalbehandlung der chronischen Prostatitis, vor allem urethroskopische Manipulationen und häufige Prostatamassagen, die homosexuellen Neigungen entgegenkommen, das Überwerten von kleinen persistierenden Symptomen wie von Filamenten im klaren Urin von seiten des Arztes können eine Neurose züchten.

Die Diagnose der chronischen Adnexitis muß sich auf den lokalen Befund, nicht auf die vom Kranken geklagten Beschwerden stützen. Vor allem ist die Beschaffenheit des Prostatasekretes maßgebend. Finden sich in ihm nur wenige Leukocyten, so beweist das noch nicht das Bestehen einer Prostatitis. Nur wenn im Prostatasekret ziemlich zahlreiche Eiterkörperchen, daneben verhältnismäßig spärlich Lecithinkörner zu finden sind, die Prostata zudem bei der Palpation Zeichen entzündlicher Infiltration zeigt, darf eine Prostatitis diagnostiziert werden.

Das Prostatasekret wird am besten mit Hilfe der *Dreigläserprobe* gewonnen. In das erste Spitzglas uriniert der Patient nur einige wenige Kubikzentimeter. Mit dieser ersten Urinportion wird die Urethra ausgewaschen, sie dient vor allem zur Untersuchung eines spärlichen Urethralsekretes. Eine leichte chronische Urethritis fehlt bei einer chronischen Prostatitis selten. Die zweite, die Hauptportion, enthält den Urin aus der Blase. Anschließend an die Miktion wird die Prostata ausmassiert (am besten in rechter Seitenlage des Patienten mit stark angezogenen Knien). Oft gelingt es, anschließend an die Massage einen Tropfen Prostatasekret am meatus externus urethrae auf einen Objektträger aufzufangen und in frischem Zustand und getrocknet und gefärbt zu untersuchen. Die Lecithinkörner sind nur im Nativpräparat sichtbar. Ist nach der Massage kein Sekret erhältlich, uriniert der Patient in ein drittes Glas, das dann Urin mit Prostatasekret gemischt enthält.

Die Endoskopie der hinteren Harnröhre ist zur Diagnosestellung nicht notwendig, dagegen kann ein Katheterismus oder eine Sondierung der Harnröhre mit einer Knopfsonde nötig sein, wenn Verdacht auf eine Striktur der Harnröhre oder eine Blasenatonie besteht.

Bei schweren eitrigen Adnexitiden können durch eine Urethrographie Erweiterungen der Ausführgänge der Prostata oder Höhlenbildungen im Gewebe röntgenologisch nachgewiesen werden (Abb. 142).

Die Blutsenkungsgeschwindigkeit ist meist normal.

Besteht eine starke Diskrepanz zwischen den Klagen des Patienten und dem objektiven Befund, macht sein ganzes Wesen, die Art, wie er seine Klagen vorbringt, eine psychische Komponente wahrscheinlich, werden wir eine Prostataneurose diagnostizieren müssen.

Die *Therapie* ist langwierig, verlangt von seiten des Arztes viel Fingerspitzengefühl und von seiten des Patienten viel Geduld. Ist der objektive Befund deutlich

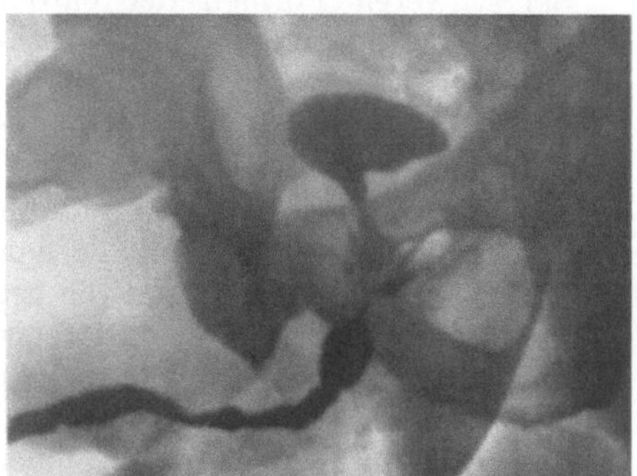

Abb. 142. Zerfallshöhlen in der Prostata

ausgesprochen, wird es zweckmäßig sein, die Therapie ähnlich zu beginnen wie bei einer akuten Prostatitis, nämlich mit Sulfonamiden, Antibioticis und resorbierenden Maßnahmen, wie Sitzbäder und Ichthyol- und Kalijodatsuppositorien. Diese Therapie genügt aber nicht, um einen langsam weiterschwelenden Infekt, der sich in einigen der vielen hundert Drüsenläppchen festgesetzt hat, zur Resorption und Ausheilung zu bringen. Am besten bewährt hat sich mir dafür die Diathermie mit einer rectalen Elektrode (3 Sitzungen wöchentlich von maximal 30 min Dauer während 2 Monaten). Ist eine rectale Elektrode nicht verfügbar, so ist Kurzwellendiathermie von außen mit einer suprapubischen Elektrode oder Ultraschallbehandlung zu empfehlen. Bei Sekretverhaltung sollte die Prostata einmal wöchentlich ausmassiert werden. Diese Massage bewirkt durch die Entleerung des in den Drüsenläppchen und Drüsengängen gestauten Sekretes eine Besserung der Durchblutung der Drüse und dadurch Steigerung der Resorption entzündlicher Infiltrate. An die Massage wird zweckmäßig die Instillation von Protargol 2% in die hintere Harnröhre angeschlossen. Durchblutungs- und infolgedessen resorptionsfördernd wirken ebenfalls Androgene.

Da infolge der vermehrten Resorption die Möglichkeit besteht, daß Toxine und lebende Bakterien in die Blutbahn gelangen, ist eine gleichzeitige, milde Desinfektion während der ganzen Dauer der Behandlung ratsam. Am zweckmäßigsten scheint mir dazu die Verordnung von Pyridium (Pyridacil, Neotropin), das zum Teil durch die Prostata ausgeschieden wird.

Kongestion der Prostata ist während der ganzen Dauer der Behandlung zu vermeiden; große Mäßigkeit in Baccho et Venere ist zu verlangen. (Alkohol, in größeren Mengen genossen, wird nicht nur durch die Nieren, sondern auch direkt durch die Prostata ausgeschieden.) Leichte sportliche Betätigung wie Spazieren,

Golf, Tennis, Reiten wirkt durchblutungs- und damit resorptionsfördernd und lenkt den Patienten von seinem Leiden ab. Motorrad- und Radfahren, lange Autotouren dagegen begünstigen die Kongestion.

Handelt es sich um eine reine Prostataneurose, ist jede Lokalbehandlung zu widerraten; sie würde den Patienten in seiner Ansicht, daß er an einer schweren Infektion leide, nur bestärken. Gelegentlich mögen die Psychologie des Alltages, Erklärung, Beruhigung genügen, um den Patienten beschwerdefrei zu machen. Meist ist aber eine Überweisung an den Psychiater nötig, um den Patienten von seiner Neurose zu befreien.

Delikat ist die Situation, wenn wir einen Neurotiker vor uns haben, der noch objektive Symptome einer vorangegangenen Infektion aufweist. Hier wird nur der Takt des Arztes den richtigen Weg für jeden Fall finden.

Bei schweren Formen der chronischen männlichen Adnextitis, die durch eitrige Verhaltung zu Toxinresorptionen, zu rezidivierenden Infektionen der unteren Harnwege oder durch Vernarbung zu Harnretention führen, ist operative Behandlung angezeigt. Durch transurethrale Elektroresektion der Prostata wird der Abfluß des Sekretes gegen die Blase zu geöffnet und die oben beschriebene resorptionsfördernde Behandlung, die bisher versagte, kann wirksam werden. Durch eine kleine Resektion der narbigen Prostata wird der meatus internus urethrae klaffend geöffnet und die gestörte Miktion wird wieder frei. Der Preis dafür ist eine gestörte Ejaculation, da das Ejaculat nach der Resektion in die Blase und nicht mehr nach außen abfließt. Leider tritt anschließend an die Resektion wieder eine Narbe auf, die, da nicht viel Prostatagewebe entfernt wurde, bald wieder zum Rezidiv und zu einer neuen Resektion führen kann. In Fällen schwerer Toxinwirkung, bei älteren Männern kann eine radikale Prostatektomie, wie für Carcinom, zur Heilung notwendig werden.

II. Die Orchiepididymitis

1. Die akute Epididymitis

Bei der akuten Entzündung des Nebenhodens werden je nach ihrer Entstehungsweise 2 Formen unterschieden:

1. Die *urethrogene Epididymitis*, bei der die Entzündungserreger aus der Harnröhre in den Nebenhoden eindringen, und zwar entweder intracaniculär durch das vas deferens oder wohl seltener extracaniculär durch die Lymphbahnen des Samenstranges.

2. Die *metastatische Epididymitis*, wobei die Infektion des Nebenhodens durch die Blutbahn von irgendeinem meist außerhalb der Urogenitalorgane gelegenen Entzündungsherd aus vermittelt wird.

Die *urethrogene Epididymitis* kann durch alle pathogenen Bakterien, die in den Harn- und Geschlechtsorganen wuchern, erzeugt werden. Ihr häufigster Erreger war der Gonococcus. Ungefähr 15—20% aller unbehandelten Gonorrhoiker mit urethritis post. erkranken an ein- oder doppelseitiger Epididymitis. Aber wie die Gonorrhoe, so kann auch jede andersartige Infektion der Harnröhre, der Blase, der Prostata, auch jede Infektion der oberen Harnwege zu einer Epididymitis führen. Es finden sich dann meist Staphylokokken, Streptokokken oder Colibakterien als Erreger; doch können auch andere pathogene Bakterien wie Typhusbacillen usw. eine Nebenhodenentzündung hervorrufen. Nie ist zu vergessen, daß auch Tuberkelbacillen eine ganz akut einsetzende, schmerzhafte Nebenhodenentzündung mit raschem Anschwellen des erkrankten Organs erzeugen können. Eine Epididymitis wird oft ausgelöst durch sexuelle Reizungen oder aber durch traumatische Schädigungen der Genitalorgane, wie durch einen stumpfen

Schlag gegen den Hoden, ein Anschlagen an den Sattel beim Reiten oder Velofahren usw., ferner durch instrumentelle Eingriffe in der Harnröhre wie Katheterismus usw. Der Grund davon liegt wohl darin, daß solchen Reizungen eine antiperistaltische Welle des vas deferens folgt, welche die Entzündungskeime aus der Urethra oder Prostata durch das Vas in den Nebenhoden verschleppt.

Daß die Infektionskeime von der Harnröhre oder Prostata her im vas deferens zum Nebenhoden gelangen, ist u.a. auch dadurch erwiesen, daß die Vornahme einer prophylaktischen Vasektomie die Entstehung von Nebenhodenentzündungen nach Prostatektomie oder während einer Behandlung mit Dauerkatheter verhindert, während ohne Vasektomie diesen Behandlungsverfahren sehr oft eine Epididymitis folgt. Es ist palpatorisch manchmal deutlich zu erkennen, daß das Vas von der Leiste bis zur Resektionsstelle entzündlich sich verdickt, die Entzündung aber nicht auf den Nebenhoden übergreift. Hin und wieder ist auch zu beobachten, daß ohne prophylaktische Ligatur des vas deferens erst dessen oberer, inguinaler Teil entzündlich erkrankt, bevor die Epididymitis auftritt.

Bei der Begutachtung von Unfallversicherten ist stets zu beachten, daß bei infizierten Harnwegen jede, selbst eine geringe stumpfe Verletzung des Nebenhodens durch Schlag oder Fall schon nach wenigen Stunden von einer Epididymitis gefolgt sein kann. Daß die wahre Ursache dieser letzteren in solchen Fällen nicht in dem Unfalle, sondern in der vordem bestehenden Infektionskrankheit des Urogenitale liegt, muß dem Versicherten immer sofort klargemacht werden.

Die *metastatische akute Epididymitis*, bedingt durch die Einschleppung von Entzündungserregern in den Nebenhoden durch die Blutbahn, ist die Folge von Allgemeininfektionen des Organismus wie Typhus, Pocken, Strepto- oder Staphylokokkensepsis, Bangsche Krankheit usw., nicht so gar selten auch von Tuberkulose oder aber Folge des Einbruches von Keimen in die Blutbahn aus irgendeinem lokalen Infektionsherd des Körpers, aus einem Furunkel, einer Angina, einer Enteritis usw. Die Harnorgane mögen dabei vollkommen frei von jeglicher Infektion sein.

Ob es sich bei diesen metastatischen Epididymitiden gleich wie bei der metastatischen Prostatitis um sog. *Ausscheidungsinfektion* handelt, ist noch umstritten. Die durch die Blutbahn eingeschleppten Keime erzeugen jedenfalls oft zuerst in den Drüsenschläuchen mikroskopisch nachweisbare Entzündungserscheinungen. Diese bestehen in Desquamation und Degeneration der Epithelien, Durchwanderung des Epithels durch Leukocyten, subepithelialer Rundzelleneinlagerung, Ansammlung von Eiter und Detritus im Lumen der Drüsenschläuche. Erst sekundär bilden sich auch im interstitiellen Bindegewebe des Nebenhodens Infiltrate und Abscesse mit Zerstörung der Samenkanälchenwand.

Symptome. Die akute Epididymitis beginnt mit Fieber und heftigen, vom Hoden in die Leiste, oft auch in die Lende ausstrahlenden Schmerzen und mit einer rasch zunehmenden Anschwellung des Nebenhodens. Diese Schwellung ist häufig vorerst auf einen Teil des Nebenhodens, vorzugsweise auf die Cauda beschränkt; nach kurzem aber dehnt sie sich über die ganze Epididymis aus.

Die Epididymitis hat auch bald eine akute Hydrocele zur Folge, die mit dem entzündeten Nebenhoden einen ei- bis faustgroßen Tumor bildet, der sowohl spontan wie besonders auf jeden Druck außerordentlich schmerzt. Die Scrotalhaut wird ödematös und gerötet. Der geschwollene Nebenhoden ist vom Hoden nur so lange deutlich abzugrenzen, als die ihm anliegende Hydrocele keine erhebliche Größe und Spannung hat. Er sitzt dem Hoden halbmondförmig hinten auf, liegt nur bei der nicht so seltenen inversio testis vorne am Hoden. Allmählich werden die Grenzen zwischen Hoden und Nebenhoden durch die größer und gespannter werdende entzündliche Hydrocele sowie durch die über die Albuginea des Nebenhodens hinausreichende Infiltration verwischt. Nebenhoden und Hoden scheinen schließlich wie verschmolzen. In der Regel ist dann auch der

Funiculus infiltriert, das vas deferens verdickt und derb. Sehr häufig läßt sich bei der rectalen Palpation eine entzündliche Schwellung und Infiltration von Prostata und Samenblasen nachweisen, bald doppel — bald nur einseitig.

Verlauf. Fieber und Schmerzen lassen bei der akuten Epididymitis oft rasch nach, und auch die Schwellung kann schon nach wenigen Tagen auf ein kleines, allerdings noch lange andauerndes, derbes Infiltrat des Nebenhodens zurückgehen. Andere Male ist der Verlauf heftiger. Es bildet sich in dem Infiltrat des Nebenhodens unter starken Schmerzen, hohem Fieber, schlechtem Allgemeinbefinden ein größerer Absceß, der sich durch Rötung, Infiltration und starke Spannung der überliegenden Scrotalhaut und deren Verwachsung mit dem Nebenhoden, bald auch durch deutliche Fluktuation kundgibt. Eine solche Absceßbildung im Nebenhoden, eine eitrige Einschmelzung der Gewebe ist bei der banalen Infektion der Epididymis viel häufiger als bei der gonorrhoischen. Nach Abklingen der Entzündung des einen Nebenhodens erkrankt nicht so selten wenige Tage oder Wochen später auch der zweite Nebenhoden an derselben Infektion. Diese doppelseitige Epididymitis führt trotz der großen Regenerationskraft der Nebenhodenepithelien meist zu Azoospermie und impotentia generandi, weil nach Absceßbildung oder auch schon nach bloßer Infiltration des Nebenhodens die Samenkanälchen infolge von Narbenbildung dauernd undurchgängig werden. Die potentia coeundi bleibt unvermindert erhalten; die innere Sekretion des Hodens wird durch das narbige Hindernis in den Samenabflußwegen nicht beeinträchtigt.

Die *Diagnose* der Epididymitis ist bei sorgfältiger Palpation leicht. Eine Verwechslung mit Orchitis droht nur, wenn der entzündete und geschwollene Nebenhoden nicht mehr deutlich vom Hoden abzugrenzen ist. Dabei ist zu bedenken, daß eine lokale primäre Orchitis selten ist, fast nur im Gefolge allgemeiner Infektionskrankheiten wie Variola, Syphilis, Parotitis epidemica usw. auftritt. Besteht beim Kranken keine solche Allgemeinerkrankung, so ist der Hauptherd des entzündlichen Scrotaltumors im Nebenhoden zu vermuten.

Gegenüber einem Hämatom des Nebenhodens charakterisiert sich die akute Epididymitis durch das bei ihr fast nie fehlende Fieber und die ausgesprochenen entzündlichen Reizerscheinungen der dem Nebenhoden benachbarten Organe (akute Hydrocele, entzündliches Infiltrat des Samenstranges, Ödem und Rötung der Scrotalhaut, begleitende Prostatitis, Vesiculitis usw.).

Mit der Feststellung einer Entzündung des Nebenhodens ist es aber nicht getan. Es muß jeweilen auch die *Art der Epididymitis* klargelegt werden. Eine gewisse Zahl aller akuten Epididymitiden ist gonorrhoischer Natur. Die gonorrhoische Epididymitis tritt in der Regel in der 2.—4. Woche einer akuten Gonorrhoe auf. Trotzdem ist neben ihr nicht immer eine starke Urethralsekretion zu erwarten. Erstens mindert das mit der Epididymitis auftretende Fieber den Harnröhrenausfluß merklich, macht ihn gar bis auf geringe Spuren schwinden, und zweitens tritt die gonorrhoische Epididymitis doch nicht immer, wenn auch in der Regel, in der Frühperiode der Gonorrhoe auf, sondern hin und wieder erst in deren Spätstadien, wenn die krankhafte Urethralsekretion sich nicht mehr in Ausfluß, sondern nur noch in der Beimischung eitriger Filamente zum Harn kundgibt. Selbst bei geringer Urethralsekretion läßt sich aber der gonorrhoische Ursprung der Epididymitis durch den mikroskopischen oder kulturellen Gonokokkenbefund im Urethralsekret erkennen.

Sind in der Harnröhre keine Gonokokken zu finden, so darf die Epididymitis nicht als gonorrhoisch betrachtet werden. Man darf nicht annehmen, die Gonokokken seien nur ihrer spärlichen Zahl wegen übersehen worden. Es sind vielmehr beim Fehlen von Gonokokken im Urethralsekret andere Bakterien als Erreger der Epididymitis zu vermuten. Finden sich im Urethralausfluß oder im eitrigen Harnsediment zahlreiche, nichtspezifische Bakterien der einen oder anderen Art, so wird es wahrscheinlich, daß diese, aus der Harnröhre in den Nebenhoden verschleppt, dort die Entzündung verursachten. Besteht kein Ausfluß aus der Harnröhre, und ist der Harn eiter- und bakterienfrei, so ist die Epididymitis als metastatischen Ursprungs aufzufassen, entstanden direkt auf dem Blutwege oder aber als Folge einer metastatischen Prostatitis oder Vesiculitis, von der aus die Bakterien durch das vas deferens in den Nebenhoden gelangten.

Es ist auch stets zu bedenken, daß die Tuberkulose des Nebenhodens mit ganz akuten Symptomen, genau gleich wie eine gonorrhoische oder eine banale akute Epididymitis ihren Beginn nehmen kann. Auf die tuberkulöse Natur einer akuten Epididymitis weist der Befund knotiger, derber, auf Druck wenig empfindlicher Infiltrate in Prostata oder Samenblasen oder der Nachweis von Tuberkelbacillen im Harnsediment hin. Fehlen solche Hinweise, so ist aus dem unverminderten Fortbestehen der Nebenhodeninfiltrate nach dem Schwinden der akuten Entzündungserscheinungen auf Tuberkulose zu schließen.

Zur *Verhütung* der Epididymitis ist Kranken mit infizierten Harn- oder Geschlechtsorganen anzuraten, sexuelle Aufregungen und körperliche Anstrengungen zu vermeiden und zum Schutze des Nebenhodens vor Traumen ein Suspensorium zu tragen. Die zuverlässigste Prophylaxe der Epididymitis ist die Bekämpfung der Harn- oder Urethralinfektion.

Therapie. Als erstes ist bei akuter Epididymitis zu verordnen: *Bettruhe, Hochlagerung des Scrotums* durch Kissen oder durch eine über die Oberschenkel gelegte Blechschiene, feuchte, 1—2stündlich zu wechselnde *Kompressen* um das entzündete Organ. Ob diese Kompressen kalt oder heiß zu wählen sind, hängt von den Verhältnissen des Einzelfalles ab. Im allgemeinen stillen kalte Umschläge die heftigen Schmerzen der ersten Tage besser als warme; sie hindern aber, besonders die Eisumschläge, die Resorption der entzündlichen Infiltrate und hinterlassen deshalb im entzündeten Nebenhoden derbe, fibröse Einlagerungen, welche den Samendurchtritt erschweren. Die warmen Kompressen dagegen sind weniger schmerzstillend, fördern aber die Resorption oder, wenn diese nicht mehr möglich ist, die Einschmelzung der Infiltrate. Es ist deshalb zu empfehlen, bei der akuten Epididymitis in den ersten Tagen, bis zum Schwunde der heftigsten Schmerzen, kalte, nachher warme Umschläge zu machen.

Sehr rasch und zuverlässig wirken die Sulfonamide und Antibiotica, die je nach der Art des Erregers gewählt werden. Sie kürzen das akute Stadium ab und wirken meist in 1—2 Tagen schmerzstillend. Wo das nicht der Fall ist, können die Schmerzen durch Injektionen von 1%igem Novocain in den funiculus spermaticus bekämpft werden. Diese Injektionen können 2mal täglich wiederholt werden. Ganz am Beginne der Epididymitis verwendet, sind sie imstande, die Entwicklung der Entzündung zu unterbrechen und eine Heilung in wenigen Tagen zu erzielen.

Steht der Patient wieder auf, ist das Tragen eines Suspensoriums nötig, das eventuell gepolstert wird, um mechanische Traumata des Nebenhodens zu vermeiden. Das Aufstreichen von Kalijodat- oder Ichthyolsalbe scheint die Resorption der entzündlichen Infiltrate zu beschleunigen. Endourethrale Eingriffe sollen während der Dauer der Epididymitis nur, wenn unbedingt indiziert, und sehr schonend ausgeführt werden. Incisionen sind nur nötig, wenn sich Abscesse gebildet haben.

2. Die chronische Epididymitis

Eine banale chronische Epididymitis ist oft die Folge einer akuten Entzündung. Andere Male entwickelt sie sich ohne akuten, entzündlichen Schub,
nimmt vom Beginne ab einen ganz langsamen Verlauf mit dem einzigen Symptom
einer allmählich zunehmenden, wenig schmerzhaften Schwellung des Nebenhodens. Diese Form der chronischen banalen Epididymitis sieht klinisch einer
Tuberkulose des Nebenhodens so ähnlich, daß sie von dieser schwer zu unterscheiden ist, besonders wenn sie, was häufig der Fall ist, durch hämatogene
Infektion entstand (metastatische Epididymitis) oder intracanaliculär von einer
metastatisch infizierten Prostata oder Samenblase ausging, wobei der Harn des
Kranken vollkommen frei von Eiter oder Bakterien sein kann.

Solche chronische, metastatische Epididymitiden bei normalem Harn schließen sich oft einer akuten Infektionskrankheit des Körpers an (Angina, Enteritis
usw.), andere Male entwickeln sie sich, ohne daß der Kranke vordem irgendwelche
Zeichen einer Infektion dargeboten hätte. Die Entzündungserreger sind Staphylokokken oder Colibakterien, seltener Streptokokken oder andere Bakterien.

Ein lokaler Anlaß zum Auftreten der chronischen Epididymitis ist meist nicht
erkennbar; manchmal aber scheint ein stumpfes Trauma des Nebenhodens einen
solchen gegeben zu haben. Sehr selten sind *rein traumatische, chronische Epididymitiden*, bei denen das entzündliche Infiltrat im Nebenhoden nicht durch Bakterien,
sondern wahrscheinlich lediglich durch die aus zerrissenen Samenkanälchen in
das Zwischengewebe ausgetretenen Spermatozoen und durch Blutextravasate
erzeugt wird.

Symptome. Unter meist nur leichten lokalen Schmerzen entwickelt sich
innerhalb weniger Tage oder Wochen ein derbes, knolliges, auf Druck nur wenig
empfindliches Infiltrat im Nebenhoden, das bald nur dessen Kopf oder Schwanz,
bald seinen ganzen Körper einnimmt. Der Hoden selbst und seine Hüllen zeigen
keine Veränderungen. Auch das vas deferens ist nur wenig oder gar nicht verdickt, nie knotig wie bei Tuberkulose. Prostata und Samenblasen sind oft
ohne palpable Veränderungen, andere Male finden sich in ihnen Zeichen einer
überstandenen oder noch bestehenden Entzündung. Bei der metastatischen
chronischen Epididymitis sowie bei der seltenen traumatischen Epididymitis
ist der Urin in der Regel vollkommen klar, eiter- und bakterienfrei.

Im Gegensatz zur tuberkulösen Epididymitis kommt es bei der banalen,
chronischen Epididymitis selten zu Absceß- und Fistelbildung. Die Entzündung
scheint auch fast nie auf den Hoden überzugreifen. Nach wochen- oder monate-
langem Bestand bildet sich das entzündliche Infiltrat des Nebenhodens allmählich
auf kleine, derbe Narbenschwielen zurück.

Diagnose. Die weitgehende Rückbildung des Nebenhodeninfiltrates ohne
Absceßbildung unterscheidet die banale, chronische Epididymitis deutlich von
der tuberkulösen Epididymitis. In ihrer Anfangsperiode aber sind sich die beiden
Leiden im klinischen Bilde ganz gleich. Das Fehlen palpabler Tuberkuloseherde
in- oder außerhalb des Urogenitalsystems, besonders das Fehlen von umschriebenen Infiltraten in Prostata und Samenblasen, das Fehlen von Infiltraten im
vas deferens läßt bei einer chronischen Epididymitis einen nichttuberkulösen
Ursprung vermuten. Zum klinischen Entscheid, ob das Leiden tuberkulös ist oder
nicht, hilft oft die genaue bakteriologische Untersuchung des Harns. Eine sichere
Differentialdiagnose ist aber nicht immer möglich.

Selbst die histologische Untersuchung läßt nicht immer sicher erkennen, ob die chronische
Entzündung des Nebenhodens tuberkulöser oder nichttuberkulöser Art ist; denn es gibt
tuberkulöse Epididymitiden, bei denen die mikroskopische Gewebeuntersuchung nur Zeichen

chronischer Entzündung, keine Tuberkel oder Tuberkelbacillen erkennen läßt, einzig die Impfung des Gewebes auf Tiere oder künstliche Nährböden den spezifisch bacillären Ursprung der Entzündung beweist.

Um einen syphilitischen Ursprung der chronischen Epididymitis nicht zu übersehen, ist es angezeigt, bei chronischer Epididymitis zweifelhafter Ätiologie stets die Wa.R. vorzunehmen.

Therapie. Die banale chronische Epididymitis heilt unter lokaler Anwendung von Jod- und Ichthyolsalben, von warmen Umschlägen und von Sitzbädern allmählich aus, allerdings erst nach Monaten. Ein operativer Eingriff, als welcher einzig die Epididymektomie in Frage kommt, ist bei ihr nur angezeigt, wenn das Ausbleiben der Resorption den Verdacht auf Tuberkulose unterhält. Es ist wohl besser, einmal unnötigerweise einen banal entzündeten Nebenhoden, der durch Narbenbildung den Samendurchtritt verunmöglicht, zu entfernen, statt wegen unsicherer Diagnose eine tuberkulöse Epididymitis und damit eine Quelle weiterer tuberkulöser Infektion sich fortentwickeln zu lassen.

Ein Versuch mit Sulfonamiden soll am Anfang der Behandlung gemacht werden.

3. Die Orchitis

Eine akute Orchitis entsteht entweder durch Übergreifen eines Entzündungsherdes des Nebenhodens auf das Hodengewebe durch die Lymphwege oder durch die Einschleppung von Entzündungskeimen in den Hoden auf dem Blutwege (metastatische Orchitis).

Die *in der Folge einer Nebenhodenentzündung entstandene Orchitis* zeigt ungefähr die gleichen Symptome wie die sie begleitende Epididymitis. Sie ändert im Krankheitsbilde der letzteren wenig und bleibt klinisch neben ihr oft unbeachtet. Bildet sich im entzündeten Hoden ein Absceß, so bricht dieser, der Lage des Organs entsprechend, in der Regel vorne am Scrotum durch die Haut durch, während die Durchbruchstelle eines Nebenhodenabscesses meist an der Seiten- oder Rückfläche des Hodensackes liegt.

Die *metastatische Orchitis*, in der Regel von keiner Epididymitis begleitet und deshalb deutlich als eigenes Krankheitsbild auftretend, kommt am häufigsten bei Parotitis epidemica (Mumps) vor, besonders bei geschlechtsreifen Individuen, seltener bei Kindern. Zur Zeit von Mumpsepidemien wurden wiederholt Fälle offenkundig metastatischer Orchitis beobachtet, bei denen weder vor noch nach der Hodenerkrankung die Parotis eine Schwellung oder Empfindlichkeit zeigte. Wie beim Mumps so kann auch bei jeder anderen Infektionskrankheit eine metastatische Orchitis auftreten, so vor allem bei Variola, dann bei Typhus, Influenza, Polyarthritis, croupöser Pneumonie, Malaria, allgemeiner Sepsis usw. Nur selten, am ehesten noch bei typhöser Orchitis, schmilzt das Hodengewebe durch Absceßbildung eitrig ein. Aber immer, gleichgültig ob Absceßbildung auftritt oder nicht, atrophiert der Hoden nach der Entzündung. Die doppelseitige Orchitis hat deshalb nicht nur Azoospermie und impotentia generandi zur Folge, sondern oft auch, im Gegensatz zur doppelseitigen Epididymitis, eine impotentia coeundi, weil durch die doppelseitige Hodenatrophie die innere Sekretion der Keimdrüsen leidet, nicht nur wie bei der Epididymitis, der Samenabfluß verhindert wird. Wiederholt wurde am metastatisch entzündeten Hoden eine Gangrän ohne Absceßbildung beobachtet; Ursache dieser Gangrän ist die Drucksteigerung, welche das entzündliche Exsudat in dem von der wenig dehnbaren Albuginea umschlossenen Hodengewebe hervorruft. Einer solchen infektiösen Gangrän des Hodens ähnliche Symptome ruft der sog. *Hodeninfarkt* hervor, bei dem infolge Verstopfung der zuleitenden Blutbahnen ein Absterben des Hodengewebes ohne Entzündung erfolgt.

Die *Symptome* der metastatischen Orchitis bestehen in Hodenschmerz und Hodenschwellung, in Fieber und in Störungen des Allgemeinbefindens. Meist ist der Nebenhoden, dem Hoden hinten aufliegend, in normaler Form zu fühlen. Durch ein frühzeitiges Auftreten einer akuten Hydrocele wird aber die Grenzlinie zwischen Hoden und Nebenhoden oft rasch verwischt und dadurch die Differentialdiagnose zwischen Orchitis und Epididymitis erschwert. Sie trotzdem richtig zu stellen, hilft manchmal eine sorgfältige Palpation des vas deferens. Dieses ist bei Epididymitis meist entzündlich verdickt, wenigstens in seinem untersten Teile, bei der reinen Orchitis nicht. Die übrigen Gebilde des Samenstranges können bei beiden Leiden infiltriert sein.

Zur *Behandlung* der Orchitis sind die gleichen Maßnahmen zu empfehlen wie bei der Epididymitis (Bettruhe, Hochlagerung des Scrotums, Kompressen, Antibiotica und Sulfonamide usw.). Ein Entspannungsschnitt durch das entzündete Organ zum Schutze vor Atrophie und Gangrän des Hodens ist bei der Orchitis häufiger angezeigt als bei der Epididymitis. Die Spaltung des Hodens bringt durch Entleerung des entzündlichen Exsudates sehr rasch eine Herabsetzung des Druckes im Drüsengewebe. Aber die Albuginea soll gleich nach dem Schnitt wieder durch einige Knopfnähte vereinigt werden, da ein Prolaps des Drüsengewebes seinerseits Nekrosegefahr bringt.

Eine besondere Besprechung rechtfertigt sich ihrer Häufigkeit wegen für die *Mumpsorchitis*. Kinder werden selten von dieser Komplikation betroffen, Jünglinge und junge Erwachsene dagegen sehr häufig; je nach der Epidemie muß man eine Orchitis mit ihrer nachfolgenden Hodenatrophie erwarten in 20—60% der Erkrankten. Chemotherapie mit Aureomycin und Chloromycetin ist im Erfolg außerordentlich unsicher. Als prophylaktische Maßnahme hat sich die Ruhigstellung des Hodens mit 5 mg Stilboestrol täglich während der Dauer der Parotitis bewährt. Tritt trotz dieser Prophylaxe die Orchitis auf, so ist neben den im vorigen Abschnitt besprochenen allgemeinen Maßnahmen die Injektion von Rekonvaleszentenserum zu empfehlen. 100—150 cm³ Blut werden einem Individuum entnommen, dessen Parotitisinfektion nicht länger wie 2 Jahre zurückliegt. Nach Citrierung des Blutes wird es in gleichen Teilen in beide Gesäßbacken injiziert. Der zu erwartende Erfolg richtet sich nach dem Antikörpertiter des Rekonvaleszentenblutes, der heute noch nicht bestimmt werden kann. Eine Verbesserung der Resultate wäre zu erwarten durch die Herstellung eines Plasmagemisches von verschiedenen Rekonvaleszenten, das intravenös injiziert werden könnte (PERRENOUD).

Die tuberkulöse und syphilitische chronische Orchitis ist in den entsprechenden Kapiteln abgehandelt. Hier sei nur eine Form der chronischen Orchitis erwähnt, die der fibrösen Form der Hodensyphilis anatomisch sehr ähnlich ist, die *fibrosis testis*. Bei dieser fibrösen Orchitis verbreitet sich über den ganzen Hoden eine von Stroma und von der Albuginea ausgehende entzündliche Bindegewebswucherung, welche die Samenkanälchen unter Verdickung ihrer membrana propria allmählich zur Verödung bringt. Der ganze Hoden wird derb, behält aber die normale Form. Das Leiden ist oft doppelseitig, gelegentlich sind die Veränderungen auf einzelne, meist in der Richtung der Septula angeordnete Streifen des Hodens beschränkt (Hodenschwielen). Bei schwacher Bindegewebswucherung kann der Hoden normale Größe und weiche Konsistenz bewahren, man spricht dann von zarter fibrosis testis.

Diese Veränderungen können entzündlichen oder nichtentzündlichen Ursprungs sein. Es können gonorrhoische oder banale, lepröse oder tuberkulöse Entzündungen zur Verödung der Samenkanälchen und Wucherung des Zwischengewebes führen oder nichtentzündliche Ernährungs- und Zirkulationsstörungen im Hodengewebe infolge Arteriosklerose oder Unwegsamkeit der Abflußwege, außerdem bei dystopen Hoden vielleicht auch bloß epithelschädigende Temperatureinwirkungen (s. Leistenhoden S. 178, Abb. 118).

III. Die Entzündungen der Harnröhre und des Penis

1. Die Gonorrhoe

Die Gonorrhoe ist eine Infektion der Schleimhäute des Urogenitaltraktes beider Geschlechter durch den Gonococcus (Neisseria gonorrhoeae), die vorzugsweise durch Geschlechtsverkehr übertragen wird. Vor allem bei Kindern kann sie auch ohne geschlechtlichen Kontakt entstehen durch beschmutzte Wäsche, beschmutzte Finger oder auf ähnliche Weise. Es entstehen dann ophthalmische, vulvovaginale, auch anale und urethrale Formen. Die Infektion kann auf dem Blutweg verbreitet werden und Sepsis, Arthritis, Iritis und Endokarditis verursachen. Es gibt keine Immunität des Menschen gegen die gonorrhoische Infektion, wiederholte Reinfektionen sind häufig.

Der Gonococcus ist ein gramnegativer Diplococcus, der in akuten Erkrankungen meist intracellulär, in den chronischen Formen mehr extracellulär gefunden wird. Er läßt sich auf Nährböden züchten, die reichlich tierisches Eiweiß enthalten, und ist dadurch charakterisiert, daß er Dextrose, aber nicht Lävulose oder Maltose vergärt.

2—10 Tage nach dem Verkehr mit einem infizierten Partner, meist 4—5 Tage, entstehen rasch fortschreitende entzündliche Veränderungen in der Schleimhaut der vorderen Harnröhre. Die Gonokokken dringen von der Oberfläche der Schleimhaut in die Tiefe der Lacunen der Littréschen Drüsen und anderer Taschenbildungen. Die Bakterien produzieren ein Toxin, das einen reichlichen eitrigen Ausfluß erzeugt. Bei schwacher Abwehr des Organismus dringen sie in die stark vascularisierte Submucosa und überschwemmen von dort auf dem Blutwege den ganzen Körper.

Ist die Abwehrlage gut, bleiben die Schleimhautveränderungen oberflächlich, es erfolgt eine restitutio ad integrum. Dabei können in den Taschen der neuen Mucosa virulente Bakterien lange persistieren und noch nach langer Zeit Rezidive verursachen. Der Ausfluß verschwindet innert 2—3 Wochen, die neue Schleimhautauskleidung der Urethra ist in 4—6 Wochen vollständig.

Ist die Infektion virulent und geht sie mehr in die Tiefe, entstehen weiche Infiltrate, die auf das Bindegewebe übergehen, narbige Veränderungen, die zum Schluß Strikturen der Harnröhre zur Folge haben. Periurethritis mit Abszeßbildung ist nicht selten.

Lange Zeit bildet der sphincter externus urethrae eine Barriere gegen die Ausbreitung der akuten Entzündung der vorderen Harnröhre. Wird diese Barriere durchbrochen, entsteht eine Entzündung der hinteren Harnröhre mit Übergang in Blase, Prostata, Samenblasen, vas deferens und Epididymis.

Die Symptome der vorderen Urethritis sind Jucken am Meatus, mit Rötung desselben, das Auftreten eines anfänglich dünnen, wäßrigen Ausflusses, der im Verlauf von 3 Tagen in den typischen rahmig-eitrigen Ausfluß übergeht. Die Miktionsfrequenz ist normal; die Miktion erzeugt einen brennenden Schmerz (chaude-pisse), der Allgemeinzustand ist leicht gestört. Durch Übergehen der Infektion auf die hintere Harnröhre werden die Krankheitserscheinungen viel intensiver, es tritt Pollakiurie dazu, bei Ausbreitung in das innere Genitale die Erscheinungen, wie sie im entsprechenden Kapitel (S. 261) beschrieben sind.

Die Diagnose stützt sich auf die Anamnese, die typischen Symptome und den Nachweis der Gonokokken. In akuten Fällen gelingt der Bakteriennachweis ohne Schwierigkeit im reichlichen Exsudat, bei chronischen Fällen ist er schwieriger, gelingt gelegentlich nur in Kultur oder nach Provokation durch Prostatamassage, Sondieren der Urethra mit dicken Beniqués oder Silbernitratinstillationen ($^1/_2$%). Die Komplementbindungsreaktion ist in ihren Resultaten unzuverlässig.

Die moderne *Therapie* der Gonorrhoe hat das ganze Krankheitsbild tiefgehend verändert. Was früher eine Volksseuche war, verantwortlich für einen großen Teil der männlichen Sterilität, was trotz intensiver Behandlung wochenlang zur Ausheilung brauchte und schwerwiegende Folgen wie Strikturen und chronische Prostatitis zurückließ, ist jetzt zu einer einfachen Sprechstundenerkrankung geworden, zu deren Ausheilung keinerlei Spezialkenntnisse mehr notwendig sind. Aber schon droht am Horizont das Gespenst der Wiederkehr der Gonorrhoe in ihrer früheren Form. Die Gonokokken adaptieren sich leicht an die neuen Lebensbedingungen, sie wurden zuerst gegen die Sulfonamide, sie werden jetzt gegen die Antibiotica resistent, und die amerikanischen Armeeärzte berichten aus Korea, daß die dortigen Gonokokkenstämme gegen alle Antibiotica resistent geworden sind, und daß sie wieder Zuflucht zu der alten Lokal- und Fiebertherapie nehmen müssen.

In Westeuropa ist dies noch nicht der Fall. Die Therapie der Wahl ist Penicillin. Meist genügt eine einzige Injektion von 300 000 E eines Depotpenicillins, um die Infektion auszuheilen und alle Komplikationen zu vermeiden. Es ist immerhin ratsam, diese Therapie einige Tage fortzusetzen. Die Gonokokken sind ebenfalls gegen Streptomycin und die Breitspektrumantibiotica empfindlich. Die Penicillinbehandlung hat den Nachteil, daß eine gleichzeitig akquirierte Syphilis maskiert, aber nicht geheilt wird. In verdächtigen Fällen ist deshalb die Streptomycinbehandlung der Gonorrhoe vorzuziehen.

Trotz der ausgezeichneten Resultate ist eine Nachkontrolle des so behandelten Kranken unbedingt angezeigt. Man wird ihn nach 1—2 Wochen nachkontrollieren und untersuchen, ob noch Ausfluß vorhanden ist, ob der Urin klar ist, und versuchen, einen Abstrich zu machen und mikroskopisch zu kontrollieren. Gelegentlich kann auch eine Provokation nötig sein.

2. Nichtgonorrhoische, venerische Urethritiden

In der Gruppe der nichtgonorrhoischen, venerischen Urethritiden stehen an Zahl die *postgonorrhoischen* Urethritiden obenan. Auch sie sind durch die rasche Heilung der akuten Gonorrhoe sehr viel seltener geworden. Gelegentlich bleiben nach einer Gonorrhoe monate- selbst jahrelang nach dem Schwinden der Gonokokken entzündliche Erscheinungen der Harnröhre zurück, die durch Bakterien, welche auch in ganz gesunden Harnröhren gefunden werden, wie Colibacillen, Staphylokokken, Diplokokken, Pseudo-Diphtheriebacillen, unterhalten zu werden scheinen.

Die Kranken empfinden ein leichtes Brennen oder Stechen in der Harnröhre. Andere Male werden sie auf die Urethritis aufmerksam gemacht durch im Harn sichtbare, schleimige oder schleimig-eitrige Fäden und Flocken oder durch eine leicht diffuse Trübung der ersten Harnportion. Seltener macht sich die postgonorrhoische Urethritis durch einen schleimig-eitrigen oder rein schleimigen, besonders morgens vor der ersten Harnentleerung reichlichen Ausfluß bemerkbar.

Wirkliche Beschwerden irgendwelcher Art bedingen diese postgonorrhoischen Urethritiden nie; sie erwecken aber in den Kranken häufig die Furcht, stets noch an Gonorrhoe zu leiden, stets noch ansteckungsfähig zu sein. Diese Urethritiden werden dadurch oftmals zur Ursache sexual-neurasthenischer Zustände gleich wie die prostatitis chronica.

Ab und zu zeigt die postgonorrhoische Urethritis nach einem Coitus ein erhebliches Aufflackern mit Vermehrung der nichtspezifischen Bakterien im Sekret. Es scheint, als ob eine kongestive oder traumatische Schädigung der Harnröhrenschleimhaut oder das Eindringen einer neuen, nichtspezifischen Bakterienflora die Steigerung der Entzündungserscheinungen bedingt hätte.

Ausnahmsweise scheint ein Coitus bei Männern, die vordem nie an Gonorrhoe gelitten hatten oder bei denen eine gonorrhoische Erkrankung doch viele Jahre zurückliegt, eine *akute, nichtgonorrhoische* Urethritis auszulösen. Diese Kranken klagen über ziemlich heftiges Brennen bei der Miktion und reichlich Urethralausfluß, in dem sich neben vielen Leukocyten ziemlich zahlreiche Staphylokokken, Streptokokken oder Colibakterien finden. Bei ihnen scheint die Schleimhaut der Harnröhre ungewöhnlich reizbar zu sein; ihre Urethritis wird durch Injektion mit den mildesten Adstringentien gesteigert, statt gemildert.

Bei anderen Kranken schwinden die akuten, banalen Urethritiden in der Regel rasch nach Urethralspülung mit hydrargyrum oxycyanatum (1 : 5000).

Die Trichomonasurethritis (S. 345) wird im größeren Zusammenhang im Kapitel parasitäre Infektionen der Urogenitalorgane besprochen.

Von den infektiösen Urethritiden sind durch die Anamnese leicht zu unterscheiden die kurz nach einem Geschlechtsverkehr auftretenden *chemischen* Urethritiden, verursacht durch den prophylaktischen Gebrauch chemisch reizender Harnröhreninjektionen.

Relativ selten, aber von recht großem wissenschaftlichem Interesse ist die Gruppe von Urethritiden, bei denen keine Krankheitserreger zu finden sind, und die eine starke Ähnlichkeit mit der früher beschriebenen, renalen, aseptischen Pyurie und der aseptischen Cystitis aufweisen. Die Wahrscheinlichkeit ist groß, daß all diesen entzündlichen Manifestationen eine gemeinsame Ätiologie, nämlich eine Virusinfektion, zugrunde liegt. Dementsprechend ist auch die Therapie bei all diesen Manifestationen dieselbe.

Drei Gruppen von aseptischen Urethritiden sind klar herausgearbeitet worden:

1. Die *akute aseptische Urethritis* unterscheidet sich von der akuten gonorrhoischen Urethritis nur durch das Fehlen von Gonokokken und das mangelnde Ansprechen auf Penicillin.

2. *Die subakute aseptische Urethritis* (WAELSCH) hat eine längere Inkubationszeit bis zu einem Monat. Der Ausfluß ist wäßrig, die Symptome sind milder. Diese Form kann primär auftreten oder einer akuten Urethritis folgen. Komplikationen, insbesondere Übergreifen auf die hintere Harnröhre und das innere Genitale sind möglich, aber selten.

3. *Das Reiter-Syndrom* wird von den Dermatologen zum erythema multiforme exsudativum gerechnet. Es ist durch folgende Symptomentrias gekennzeichnet: aseptische Urethritis, Conjunctivitis, Polyarthritis. Die Symptome treten in der genannten Reihenfolge auf, haben eine starke Tendenz zur spontanen Remission und zum spontanen Rezidiv. Verschiedene sekundäre Symptome sind beschrieben worden: Rötung und Ulceration an praeputium und glans penis, rotviolette Verfärbung der hinteren Harnröhre und des Trigonums mit Ödem und Infiltration der Ureterostien mit begleitender Hydronephrose, ähnliche Herde im Gaumen, an Hornhaut und Iris, auch psoriasisartige, generalisierte Hautveränderungen. Vergrößerte Leistendrüsen, später eine generalisierte Lymphadenitis kommen vor;

auch Diarrhoe ist beschrieben worden. In schweren Fällen ist der Allgemeinzustand stark gestört.

Die reinen Fälle sind selten; je mehr sekundäre Symptome beschrieben werden,
desto mehr verwischt sich das Krankheitsbild, desto unsicherer wird es, ob es sich
wirklich um einen Fall aseptischer Urethritis handelt.

Gemeinsam ist all diesen Urethritiden die *Therapie*. Lokale Maßnahmen
sind ohne Erfolg, verschlimmern sogar die Beschwerden. Die zuverlässigsten
Resultate gibt eine Neosalvarsantherapie mit irgendeinem modernen Präparat.
Während bei der akuten oder subakuten Waelsch-Urethritis ähnlich wie bei der
renalen aseptischen Pyurie minimale Dosen zum Erfolg genügen und Rezidive
selten sind, muß beim Reiter-Syndrom die Behandlung länger fortgesetzt werden,
trotzdem sind Rezidive zu befürchten. Nur beim Mißlingen der Arsentherapie
sind Antibiotica zu versuchen, die gelegentlich, neben vielen Mißerfolgen, auch
einen sporadischen eklatanten Erfolg aufweisen können.

3. Nichtvenerische Urethritiden

An allen Entzündungen der Harnorgane kann die Harnröhre durch Verschleppen der Infektionserreger mit dem Harnstrom mit beteiligt werden. Hefti-
gere Entzündungserscheinungen treten dabei außer bei Tuberkulose selten auf.
Nur wenn die Harnröhre in außergewöhnlicher Weise zur Infektion disponiert ist
wie durch eine mechanische Verletzung, durch Bestehen eines Tumors, eines
Divertikels usw., nur dann vermag durch Einschleppen von Infektionskeimen aus
den oberen Harnwegen in die Harnröhre eine starke, eitrige Entzündung zu entstehen. Heftige Urethritiden werden sonst nur bei Eindringen der Keime von
außen her beobachtet.

Vom Geschlechtsverkehr vollkommen unabhängige Urethritiden, diffuse und
circumscripte, können entstehen:

1. durch allgemeine Infektionskrankheiten wie Influenza, Pyämie, Masern,
Bang, Typhus usw.;

2. durch Übergreifen einer Entzündung der oberen Harnwege, der Blase oder
der hämatogen infizierten Prostata auf die Harnröhre;

3. durch mechanische, wenn auch nur ganz oberflächliche Schädigung des
Harnröhrenepithels, wie z.B. durch häufigen Katheterismus, durch den andauern-
den Druck eines Dauerkatheters, ferner durch das häufige Abgehen kleiner Steine
oder auch nur feinsten Kristallsandes wie bei Phosphaturie und Oxalurie.

Die chemische Reizung des ausfließenden Harns nach Einnahme bestimmter
Medikamente wie Jod-, Arsen- oder Terpentinpräparaten oder nach Genuß
jungen Bieres oder unvollständig vergorenen Weines, von Sellerie, Meerrettich
kann eine Hyperämie der Urethralschleimhaut, ein Brennen bei der Miktion erzeugen, aber nie eine wirkliche Urethritis mit eitrigem Ausfluß.

Umschriebene, selten diffuse, unspezifische Entzündungsherde treten in der
Harnröhre auf bei Herpeseruptionen, die manchmal zuvorderst in der Harn-
röhre einen Herpes der Glans begleiten; sie treten auch auf bei Divertikeln, bei
Strikturen, bei Urethralcarcinomen usw.

Die Richtlinien zur Behandlung solcher nichtvenerischer Urethritiden ergeben
sich aus der Berücksichtigung der jeweiligen Ursache der Entzündung.

4. Periurethrale Harninfiltration und periurethrale Harnabscesse

Periurethrale Harninfiltrationen und Harnabscesse entstehen keineswegs, wie
ihre Bezeichnung vermuten ließe, vorwiegend unter dem Einflusse des Eindringens
von Harn in das periurethrale Gewebe. Ihr Beginn beruht vielmehr ausschließlich

auf dem Eindringen von in der Harnröhre wuchernden Bakterien in die Spongiosa der Urethralwand, sei es, daß diese auf dem Lymphwege dahin verschleppt werden oder durch ein kontinuierliches Umsichgreifen des Schleimhautinfiltrates in die Spongiosa hineinzuwuchern vermögen. Erst wenn die periurethralen Entzündungsherde durch eitrige Einschmelzung des Gewebes wenigstens an einzelnen Stellen mit der Harnröhre in offene Verbindung treten, sickert Harn in ihr Gebiet ein. Dadurch wird der Entzündungsprozeß sofort außergewöhnlich bösartig; nicht nur breitet sich die Entzündung explosionsartig aus, sie führt auch ungewöhnlich rasch, im Verlaufe weniger Stunden, zu ausgedehnter Nekrose und Gangrän der Gewebe. Der Grund davon ist nicht, wie früher geglaubt wurde, darin zu suchen, daß der Harn als besonders starkes Gewebegift wirkt; denn aseptischer Harn, ins Gewebe eingedrungen, erzeugt nur Ödem und wird rasch, ohne stärkere entzündliche Reaktion resorbiert, ohne eine dauernde Schädigung des Gewebes zu hinterlassen. Der Grund, warum bei der periurethralen Infiltration die Durchtränkung der Gewebe mit Harn zu einem so schlimmen Verlauf der Entzündung führt, liegt erstens darin, daß der Harn den ins Gewebe eingedrungenen Bakterien einen äußerst günstigen, ihre Virulenz steigernden Nährboden schafft. Dann aber wird die Entzündung auch deshalb so heftig, weil bei jeder Miktion der durch die Harnröhre gepreßte Harnstrahl den Bakterien an der Einbruchstelle in der Urethralwand neue Gewebespalten öffnet und ihnen dadurch ihre Ausbreitung erleichtert. Der Harn spielt also bei der periurethralen Harninfiltration eine wohl sehr wichtige, aber immerhin sekundäre Rolle; die erste und wichtigste kommt den Bakterien zu.

Alle pathogenen Bakterienarten, die in der Harnröhre wuchern, können periurethrale Infiltrate erzeugen; es wurden im Eiter solcher Entzündungsherde Staphylokokken, Streptokokken, Colibakterien und andere aerobe Bakterien gefunden. Es spielen aber, wie zahlreiche Untersuchungen bestätigen, bei diesen periurethralen Harninfiltrationen vor allem auch anaerobe Bakterien eine sehr bedeutende Rolle. Diese anaeroben Bakterien sind keineswegs leicht aus dem Eiter auf künstlichen Nährboden zu züchten und sind auch nicht immer mit den üblichen Färbemethoden im Eiterausstrichpräparat mikroskopisch nachzuweisen, weshalb oft der außerordentlich übelriechende Eiter der periurethralen Harnabscesse bei der alltäglichen Methode mikroskopischer und kultureller Untersuchung fälschlich als steril erscheint. Die bei der Harninfiltration so oft beobachtete, rasch um sich greifende Gangrän der Gewebe ist selten das Werk der aeroben, pyogenen Bakterien, meist die Folge einer Infektion mit Anaeroben.

Da jede Harnröhre, auch die gesunde, in ihrem vordersten Teile bis in die pars scrotalis hinein pathogene Keime auf ihrer Schleimhaut trägt, können periurethrale Infiltrate selbst bei gesunden Harnwegen entstehen, sobald die Harnröhrenschleimhaut von außen oder von innen her verletzt und dadurch der Epithelschutz der Harnröhrenwand gegen die Urethralbakterien lückenhaft wird.

Die überwiegende Mehrzahl der periurethralen Harninfiltrationen nimmt aber von einer *Urethritis* ihren Ausgang.

Ganz besonders häufig entwickelt sich die periurethrale Entzündung bei *Urethritiden mit Striktur* der Harnröhre. Warum die Striktur bei infizierter Harnröhre so häufig zu periurethraler Harninfiltration Anlaß gibt, läßt sich leicht erklären. Hinter der verengten Harnröhrenstelle stagnieren ständig kleine Mengen von Schleimhautsekreten und von infiziertem Harn. Dort ist den Urethralbakterien ein ausgezeichneter Nährboden geboten, in dem sie üppig wuchern und ihre Virulenz steigern können. Gleichzeitig schädigt das stagnierende Sekret das Schleimhautepithel und lockert dessen Gefüge. Tiefgreifende Abschilferungen des Epithels oder gar eine unter der Mitwirkung der Bakterien auftretende Geschwürbildung in der Mucosa der Urethra erlauben den in ihrer Zahl angereicherten und in ihrer Virulenz gesteigerten Bakterien, die Urethralwand zu durchwandern und periurethrale Infiltrationen und Abscesse zu bilden.

Doch auch *Urethritiden ohne Striktur* können periurethrale Entzündungen nach sich ziehen. Dies kann vor allem geschehen, wenn die infizierte Urethralschleimhaut durch Sonden, allfällig auch durch den Druck eines Dauerkatheters usw., durch zu stark reizende therapeutische Injektionen oder durch Einrisse beim Coitus verletzt und dadurch den Bakterien die unter ihr liegende Spongiosa zugänglich wird.

Bei Urethritis werden aber auch ohne Verletzung der Harnröhrenschleimhaut periurethrale Infiltrate möglich. Wenn die bis in die Spongiosa reichenden Littréschen Drüsen an der Entzündung mitbeteiligt sind, kann infolge Verhaltung infizierten Sekretes die Entzündung vom Drüsenkörper auf das ihn umgebende periurethrale Gewebe übergreifen. Eine periurethrale Harninfiltration entsteht öfters auch durch Zerfall einer Neubildung der Harnröhre, ausnahmsweise auch durch Bilharziose.

Die auf die eine oder andere Weise entstandene Periurethritis führt manchmal nur zu *umschriebenen* Infiltraten mit oder ohne Abscedierung, häufiger zu *diffuser*, rasch sich ausbreitender, periurethraler Entzündung, beide Formen mit oder ohne gleichzeitige *Harninfiltration*.

Die Weitmaschigkeit der spongiosa urethrae und ihre offene Verbindung mit dem allgemeinen Blutkreislauf sind der Grund, warum die periurethrale Entzündung häufiger diffus als umschrieben auftritt und oft rasch zu allgemeiner Pyämie führt.

Wenn die periurethrale Infektion von der vorderen Harnröhre ausgeht, breitet sich die dem periurethralen Infiltrat folgende, diffuse Zellgewebsentzündung mit oder ohne Harninfiltration im Bereiche des Dammes, des Scrotums, der Leisten und der Bauchdecken aus; liegt der Ursprungsherd in der hinteren Harnröhre, so umfaßt die Phlegmone die hintere Harnröhre und das Rectum, senkt sich dann zum After. Daß die Harnphlegmone je nach ihrem Ausgangspunkt durch die Becken- und Dammfascien auf bestimmte Logen beschränkt bleibt, wie früher gelehrt wurde, ist nicht ganz richtig. Wohl bieten die Fascien dem Vordringen des Infiltrates einen gewissen Widerstand und lenken es vorerst nach bestimmten Richtungen. Aber die Fascien des Dammes sind so vielfach von Blut- und Lymphgefäßen durchbrochen, daß die Entzündung verhältnismäßig leicht von einer Loge in die andere übergreift. Aus dem Ausbreitungsgebiet der Phlegmone ist deshalb nie sicher auf deren Ausgangspunkt zu schließen.

Symptome. Bei der periurethralen Harninfiltration sind klinisch 2 Formen zu unterscheiden, die akute und die chronische, bei beiden als Unterart die umschriebene und die diffuse Entzündung.

Die *akute, umschriebene, periurethrale Infiltration* beginnt mit Fieber, mit Schmerzen und ziemlich scharf umschriebener Schwellung der Weichteile an der Stelle der Entzündung. Manchmal tritt das Fieber durch seine Heftigkeit vor den geringen lokalen Urethralerscheinungen im Krankheitsbilde so stark in den Vordergrund, daß eine allgemeine Infektionskrankheit, nicht eine lokalisierte, periurethrale Entzündung der Erkrankung zugrunde zu liegen scheint. Deshalb ist bei Ausbruch heftiger Fieber, deren Ursprung nicht gleich zu erkennen ist, nie zu unterlassen, wie die Prostata so auch das periurethrale Gewebe stets auf Druckempfindlichkeit und Infiltration zu untersuchen.

Bald nach dem Einsetzen einer akuten, periurethralen Infiltration wird in deren Bereich das subcutane Gewebe ödematös und teigig, die darüberliegende Haut gespannt und glänzend. Die tiefen Teile der Infiltration schmelzen ein, zeigen Fluktuation. Wird der Entzündungsherd nicht rasch eröffnet oder durch spontanen Durchbruch entlastet, so entwickelt sich aus der akuten, umschriebenen Infiltration eine *akute, diffuse, periurethrale Phlegmone*, die mit unheimlicher

Schnelligkeit in der fossa ischio-rectalis oder, wenn der Ausgangspunkt der Entzündung in einer vorderen Loge lag, im Bereiche des Dammes, des Scrotums und des Penis sich ausbreitet, auf die Leisten und die untere Bauchgegend übergreift, gefolgt von oft über kopfgroßer, ödematöser Anschwellung des Scrotums, starker Spannung der glänzenden, oft grünlich-blau schimmernden Scrotalhaut. In *wenigen Stunden* kann sich die erst nur hasel- bis baumnußgroße Infiltration zu einer gewaltig ausgedehnten Harninfiltration mit rasch um sich greifender *Gangrän*, erst des subcutanen Bindegewebes, dann aber auch der Haut und der tiefer im Bereiche der Entzündung liegenden Weichteile ausbilden. Gleichzeitig bestehen schwere Allgemeinstörungen, zerfallenes Aussehen, hohes Fieber, trockene Zunge, rascher Puls, beschleunigte Atmung. Ist die chirurgische Hilfe nicht zeitig und ausgiebig genug, so stirbt der Kranke sehr rasch unter den Erscheinungen allgemeiner Sepsis. Selbst nach einem durch breite Eröffnung der entzündeten Gewebe erzielten momentanen Rückgang der Entzündung kann das Leiden noch tödlich enden durch septische Embolien, ausgehend von zerfallenden Thromben in den dem Entzündungsherd benachbarten Venen des plexus prostaticus, der corpora cavernosa usw.

Eine *chronische periurethrale Infiltration* bleibt oft als Folgezustand einer akuten Infiltration zurück, wenn das Ausgangsleiden (Urethritis, Striktur, Neubildung) nach der Eröffnung der akuten, periurethralen Entzündungsherde nicht zur Ausheilung kommt. Es kann aber die periurethrale Entzündung auch von Anbeginn milde sein und einen schleppenden, chronischen Verlauf nehmen. *Bleibt die chronische periurethrale Entzündung umschrieben*, so bildet sie einen gar nicht oder langsam zunehmenden, derben Knoten oder einen umschriebenen Absceß mit nur wenig Fieber und geringen lokalen Reizerscheinungen. Wird dieser chronische Absceß nicht eröffnet, so bricht er schließlich spontan, und zwar meist nach außen durch und hinterläßt eine eitrig oder urinös-eitrig sezernierende Fistel. Die chronische, periurethrale Entzündung kann monate-, ja selbst jahrelang eng umschrieben bleiben. Aber in der Regel breitet sie sich schubweise allmählich über weite Strecken aus. Es formen sich längs der spongiosa urethrae und am Damme ausgedehnte, derbe Schwielen, hier und dort auch Abscesse oder ausgedehnte Gewebsnekrosen, deren Sekretdurchbruch zu Fisteln führt. Abflußstockungen des infektiösen Sekretes in diesen oft gewundenen Fistelgängen lösen immer wieder neue Schübe akuter Entzündung aus. Die Scrotal- und Penishaut schwillt durch langdauernde Lymphangitis elephantiastisch an. In Damm- und Analgegend mehren sich die Fistelöffnungen, zwischen denen zahlreiche Narben und knorpelharte Infiltrate liegen.

Diese chronischen Entzündungsprozesse werden vom Organismus häufig lange Zeit erstaunlich gut, ohne Zeichen stärkerer Schädigung der Allgemeingesundheit ertragen. Schließlich geht der Kranke aber doch an ihren Folgen, an einer nie ausbleibenden Infektion der oberen Harnwege mit entzündlichen Zerstörungen des Nierenparenchyms, urämisch zugrunde, oder er erliegt während eines akuten Fieberschubes einer Allgemeininfektion.

Die *Diagnose* der periurethralen Harninfiltration wird durch die geschilderten Symptome leicht.

Ob in das periurethrale Entzündungsgebiet bereits Harn einsickert, ob also schon eine wirkliche Harninfiltration mit ihrem gefahrdrohenden raschen Verlauf eingesetzt hat, oder ob erst eine rein bakterielle Entzündung besteht, das ist im Beginne nie zuverlässig zu entscheiden. Teigige Konsistenz des Infiltrates, Ödem des subcutanen Gewebes, rasche Zunahme der Schwellung sprechen für Mitwirkung des Harns an der Entzündung. Aber selbst wenn diese Zeichen fehlen, kann doch schon Harn in den Entzündungsherd eingedrungen sein oder nach wenigen

Stunden eindringen. Deshalb ist es ratsam, jedes akute periurethrale Infiltrat als Harninfiltrat einzuschätzen und zu behandeln.

Differentialdiagnostisch kommt bei umschriebener, chronischer, auf die Urethralspongiosa beschränkter Absceßbildung nur ein gefülltes Harnröhren*divertikel* in Frage. Wie der periurethrale Absceß macht sich auch dieses durch eine lokale Vorwölbung und Fluktuation bemerkbar. Im Gegensatz zum periurethralen Absceß schwindet aber beim Divertikel die Vorwölbung auf leichten Fingerdruck unter Ausfließen von Urin oder von eitrig-urinösem Sekret aus der Harnröhrenmündung.

Ob am Damme oder in der Analgegend sich öffnende Fisteln ihren Ausgang in einer Entzündung der Harnröhre oder ihrer Adnexe (Cowpersche Drüse, Prostata) nehmen oder in einer Erkrankung des Rectums oder der perirectalen Drüsen, ist nicht immer leicht zu entscheiden. Das Fehlen von Harnabgang durch diese Fisteln darf nie ohne weiteres gegen die Annahme ihres urethralen Ursprungs gedeutet werden. Erst nach sorgfältiger rectaler Palpation bei gleichzeitiger Sondierung der Fistel und nach genauer Untersuchung der Harnröhre ist ein Urteil über den Ausgangspunkt der Entzündung erlaubt.

Bei der chronischen, fistulösen, periurethralen Infiltration fällt oft der Entscheid nicht leicht, ob es sich um eine *banale Entzündung*, um eine *Tuberkulose* oder gar um eine *carcinomatöse Entartung* der Gewebe handelt. Manchmal lassen tuberkulöse Herde in der Prostata, den Samenblasen oder in den Nebenhoden, der Gehalt des Urins an Tuberkelbacillen die tuberkulöse Natur der periurethralen Entzündung erkennen. Aber andere Male gibt doch erst die Probeexcision eines Gewebestückes aus dem Bereiche der einen oder anderen Fistel sicheren Aufschluß, ob Tuberkulose oder gar Carcinom vorliegt.

Therapie. Sobald ein, wenn auch nur eben erst beginnendes, kleines Harninfiltrat im Bereiche der Harnröhre beobachtet wird, muß dieses sofort breit, bis nahe an oder gar in die Urethra hinein gespalten werden. Selbst nur wenige Stunden Zögerns können dem Kranken das Leben kosten oder ihm doch ausgedehnte, besonders an der Harnröhre schwer zu ersetzende Gewebedefekte durch die rasch um sich greifende Gangrän bringen.

Man soll sich beim akuten Harninfiltrat nicht allzu genau über seinen Ursprung aufklären wollen, bevor man zum Messer greift. Eine Sondierung der Harnröhre ist unbedingt zu unterlassen, sie kann in der entzündeten Urethra kleine Verletzungen mit explosiv verlaufender Sepsis erzeugen. Schon die beim Einführen eines Instrumentes unvermeidliche Zerrung des infiltrierten Penis kann septische Thromben der Schwellkörper loslösen.

Ob bei der Incision des Harninfiltrates gleich auch die Harnröhre eröffnet werden soll, muß in jedem Einzelfalle den Verhältnissen entsprechend entschieden werden. In der Regel ist es angezeigt, vorerst die Gefahr einer Ausbreitung der Harnphlegmone und der Gangrän durch breite Spaltung der entzündeten Gewebe zu beheben, dann erst, wenn die Wunden sich gereinigt haben, die zur Heilung des Grundleidens nötigen Eingriffe an der Harnröhre vorzunehmen. Wer gleich mit dem ersten Eingriff das Grundleiden, z. B. eine Striktur der Harnröhre, beseitigen will, läuft bei der Unübersichtlichkeit des ödematösen und infiltrierten Operationsfeldes Gefahr, gesunde Teile des Urethralschwellkörpers breit zu eröffnen und in ihren durch keine reaktive Infiltration geschützten Gewebespalten die Infektion zu verbreiten, Bakterien in den allgemeinen Kreislauf zu bringen. Auch erhebliche Blutungen drohen bei Durchtrennung der gesunden Spongiosa.

Es ist deshalb empfehlenswert, nach Incision von Harninfiltraten, die einen bösartigen Verlauf befürchten lassen, den Harn durch eine suprapubische Blasenfistel von der phlegmonösen Urethralwand abzuleiten.

Bei chronischer periurethraler Harninfiltration ist, sei sie von Fisteln begleitet oder nicht, die breite Excision der tumorartig die Harnröhre umfassenden derben Narbenmasse zur Heilung notwendig. Sie gelingt nicht immer ohne breite Resektion der Harnröhre selbst. Der allfällige Defekt der Harnröhre muß, wenn möglich, durch Mobilisation der Harnröhrenstümpfe oder durch eine Plastik nach JOHANSON gedeckt werden. Gelingt das nicht, ist eine perineale Urethrostomie anzulegen.

5. Entzündungen des Penis

Akute Entzündungen finden sich im Bereiche des Penis weitaus am häufigsten an der Eichel (Balanitis) oder an der Vorhaut (Posthitis) oder an diesen beiden gleichzeitig (*Balanoposthitis*). Schuld an dieser häufigen Lokalisation der Entzündung trägt die bei ungenügender Reinlichkeit unausbleibliche Ansammlung von Smegma unter der Vorhaut, tragen die bei Coitus und Onanie, wohl auch beim Scheuern an allzu engen Beinkleidern entstandenen mechanischen Läsionen der immer Entzündungskeime tragenden Vorhaut und Eichel. Eine besonders hochgradige Disposition zur Balanoposthitis bildet die Phimose, da diese nicht nur Smegma, sondern auch Urin im Präputialsacke zurückhält und zudem eine Reinigung außerordentlich erschwert. Als eine weitere Ursache der Balanitis ist zu nennen: die fortlaufende Benetzung der Vorhaut und Eichel mit Urin bei incontinentia vesicae. Auch der Diabetes disponiert zur Balanoposthitis. Nie soll versäumt werden, bei Balanoposthitis den Urin des Kranken auf Zucker zu untersuchen. Ferner ist zu bedenken, daß hinter einer scheinbar banalen Balanoposthitis mit entzündlicher Phimose Gonorrhoe oder ein syphilitischer Primärinfekt verborgen sein können, welche die Hauptursache der Balanitis bilden.

Die Balanoposthitis erreicht bei reinlichen Kranken selten hohe Grade. Das Ödem der Vorhaut, das Jucken und Brennen an der Eichel, die vermehrte Sekretion aus dem Präputialsacke machen frühzeitig auf das Leiden aufmerksam. Reinigung des Praeputiums durch warme Kamillenwaschungen, Bepudern der Eichel und des inneren Vorhautblattes mit Vioform, Dermatol, Bismut u.dgl. oder bei Phimose regelmäßige Ausspritzungen des Präputialsackes mit einer antiseptischen Lösung (essigsaure Tonerde, hydrargyrum oxycyanatum 1:10000, 2%ige Borlösung) bringen rasche Heilung. Wird jedoch die Reinigung des Präputialsackes bei beginnender Entzündung vernachlässigt, so entsteht ein viel schwereres Krankheitsbild. Die geschwollene Vorhaut wird derb infiltriert, hochrot und zeigt an einzelnen Stellen Pusteln, Geschwüre oder Abscesse. Der Präputialring wird durch die Infiltration stark verengt und läßt das stinkend-eitrig werdende Präputialsekret nur ungenügend abfließen. Längs des Penis ziehen gerötete infiltrierte Lymphstränge zu den Leisten. Die Inguinaldrüsen schwellen an und können vereitern. Wird nicht bald (bei Phimose durch Dorsalincision des Praeputiums) die Eichel freigelegt und mitsamt dem Präputialsack fleißig gereinigt und desinfiziert, so können ausgedehnte Ulcerationen auf der Eichel und auch am Praeputium mit nachfolgender breiter Verwachsung entstehen, seltener umschriebene oder ausgedehnte Gangrän der Penishaut.

Als eigenes Krankheitsbild gilt die *balanoposthitis erosiva circinosa*, deren Ursache in einer spezifischen Infektion durch Spirillen liegen soll. Es treten dabei an der Eichel ganz oberflächliche Erosionen auf, die zentral ausheilen, sich aber peripher ausdehnen und durch Zusammentreffen polycyclische Figuren bilden.

Ein *Erysipel* des Penis ist nicht sehr selten. Es geht allerdings meist nicht vom Gliede aus, sondern vom Scrotum. Es führt leicht zu Nekrose großer Teile der Penishaut. Diese sog. *spontane Gangrän*, welche nicht nur zu ausgedehntem Zerfall der Penishaut, sondern auch oft zu starker Zerstörung der corpora cavernosa führt, ist ebenfalls als erysipelatöse Erkrankung aufzufassen. Sie bringt die Gefahr der allgemeinen Sepsis. Diese Gangrän entwickelt sich besonders leicht bei durch Typhus, Influenza, Diabetes usw. geschwächten Individuen. Die scheinbar spontane Gangrän erweist sich manchmal bei genauem

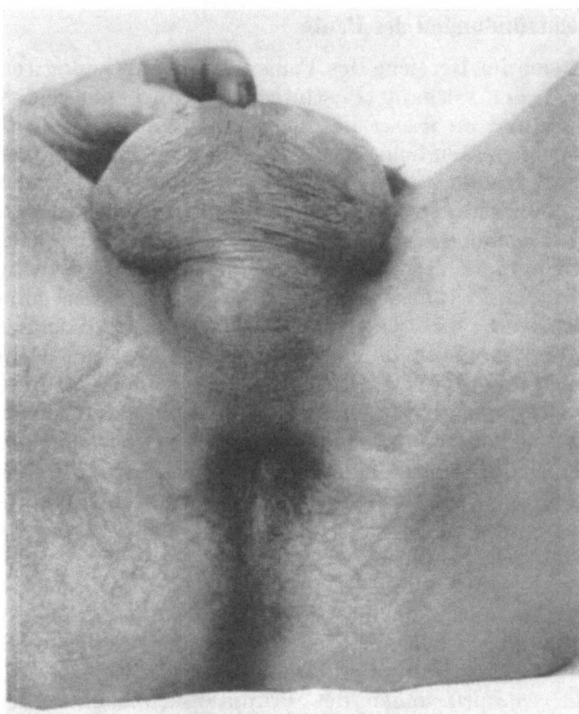

Abb. 143. Cavernitis mit Absceß

Zusehen als die Folge einer Urininfiltration infolge Striktur usw. Breite Incisionen und antiseptische Umschläge hemmen die Ausbreitung der Gangrän. Auch von Behandlung mit polyvalentem Antigangränserum wurden Erfolge gemeldet. Die abgestoßene Haut muß später manchmal durch Transplantation ersetzt werden.

Die *elephantiasis penis*, die sich zur Hauptsache in einer serösen Durchtränkung und enormen Hyperplasie von Haut und Unterhaut kundgibt, schließt sich oft an häufig sich wiederholende, akute Entzündungen der Penishaut an. Andere Male entsteht sie nach Vereiterung oder operativer Entfernung der Leistendrüsen. Die lange dauernde Lymphstauung in der Penishaut gibt den Anstoß zu den hyperplastischen Prozessen. Bei der Elephantiasis wird der Kranke außer durch die gewaltige Vergrößerung des Gliedes und des Scrotums durch die infolge der Lymphstauung entstehende Blasenbildung und Infektion in der Haut geplagt. Der Abfluß von Serum durch die geplatzten Hautblasen ist manchmal enorm. Die Behandlung des Leidens muß vor allem eine Verbesserung der Zirkulation erstreben, z.B. durch Heißlufttherapie, durch Einpflanzung von Venen. Daneben kommt Excision der hyperplastischen Gewebe in Betracht. Die häufigste Ursache ist die Infektion mit filaria sanguinis (S. 352).

Viel seltener als in den Hüllen des Penis spielen sich in seinen Schwellkörpern Entzündungsprozesse ab. Eine *Cavernitis* kann sich sowohl in den Schwellkörpern des Penis als im corpus cavernosum urethrae entwickeln. Sie entsteht ab und zu als Metastase aus ferner gelegenen Entzündungsherden; häufiger aber entwickelt sie sich durch Überwandern von Infektionserregern aus der entzündeten Urethra. Es kann jede Urethritis, sowohl eine gonorrhoische wie eine banale, zur Entzündung der Schwellkörper der Harnröhre und des Penis führen. Am häufigsten wird dies beobachtet bei schwerer Gonorrhoe und bei Urethritis mit Strikturen oder nach Verletzungen. Nicht so selten führt ein Dauerkatheterismus der Blase durch die in seiner Folge fast unvermeidliche Urethritis zu einer Entzündung des corpus cavernosum urethrae. Die Druckschädigung der Harnröhrenwand durch den Katheter mag hier Miturschache der Cavernitis sein. Die Cavernitis beginnt meist im hinteren Teile der Schwellkörper, nur beim Dauerkatheter häufiger im angulus peno-scrotalis. Es bildet sich dort ein umschriebener, druckempfindlicher, erst derber, durch eitrige Einschmelzung aber bald erweichter Knoten. Bald wird dieser Absceß so groß, daß er die Albuginea der Schwellkörper prall spannt und eine deutlich sichtbare Vergrößerung bildet, welche vorerst die Grenzen der Schwellkörper nirgendwo überschreitet (Abb. 143). Wird der Absceß nicht frühzeitig eröffnet, so breitet sich die Eiterung leicht auf die ganze Länge des Schwellkörpers aus. Dabei besteht die Gefahr, daß die Infektionserreger aus dem blutreichen Schwammgewebe in den kreisenden Blutstrom übertreten und zur Pyämie führen. Jede Cavernitis ist deshalb als eine ernste Erkrankung anzusehen. Einen relativ milden, schleppenden Verlauf nimmt nur die gonorrhoische Cavernitis. Bei dieser zeigt sich hin und wieder ein allmähliches Wandern des Infiltrates ohne dessen Einschmelzung (cavernitis migrans). Durchbruch eines Abscesses der cavernitis urethrae kann zu Dauerfisteln, auch zu großen Defekten der Harnröhrenwandung führen. Da nach Ausheilung der Entzündung häufig dauernd narbige Schwielen mit teilweiser Verödung der Bluträume in den Schwellkörpern zurückbleiben, führt die Cavernitis oft zu einer sog. *chorda venerea*. Am schlaffen Penis sind diese Narben der Schwellkörper kaum zu fühlen. Sie machen sich aber bei der Erektion des Penis durch dessen Verbiegung oder gar Knickung an der Narbenstelle deutlich bemerkbar. Impotentia coeundi kann die Folge solcher entzündlicher Narben der Schwellkörper sein. Durch lokale Injektion von Cortison, durch Solebäder, mechanische Dehnung der Narben der Harnröhre mit Metallsonden können die Narben, besonders solche der corpora cavernosa urethrae, allmählich erweicht oder gar zum Schwinden gebracht werden. Andernfalls sind sie zu excidieren.

D. Die spezifischen Infektionen der Harn- und Geschlechtsorgane

I. Die Urogenitaltuberkulose

Am Beispiel der Tuberkulose läßt sich die Entwicklung der Urologie der letzten Jahrzehnte, die Entwicklung der modernen Medizin überhaupt ablesen und verfolgen. Der modernen Spezialisierung wird vorgeworfen, daß sie zu einer Aufteilung des Menschen führe in verschiedene künstliche Organsysteme, die mechanisch-technisch immer raffinierter behandelt werden unter Vernachlässigung des ganzen Organismus, des ganzen Menschen und seiner Seele. Dies mag vielleicht zutreffen für den rationalisierten Gesundheitsbeamten, wie ihn die Auswüchse der Sozialversicherung in vielen Ländern züchten, niemals aber für den spezialisierten Arzt.

Früher wie heute führt meist die Cystitis den Patienten zum Arzt. Erst die Entdeckung KOCHs, die Erfindung des Blasenspiegels durch NITZE machten die Zusammenhänge mit einer Erkrankung der Nieren klar, die erst als eine sekundäre Manifestation der Blasentuberkulose betrachtet wurde. Es war das Zeitalter der „ascendierenden" Urologie, deren Reste erst vor 20 Jahren überwunden wurden. An die Stelle der Behandlung der Symptome trat die Betrachtung und

Behandlung des Harnapparates. Entsprechend den uns zur Verfügung stehenden Mitteln trat die chirurgische Behandlung der Nierentuberkulose in den Vordergrund, es bestand die Gefahr, die Tuberkulose als eine Organerkrankung zu behandeln. Erst jetzt, durch Einführen der Chemotherapie ist die Tatsache, daß die Urogenitaltuberkulose eine örtliche Manifestation einer Allgemeinerkrankung sei, zum Allgemeingut geworden, und wendet sich die Therapie an den kranken Menschen als solchen. Dem Urologen, der den Patienten zum ersten Mal in der Sprechstunde sieht und die Tuberkulose vermutet, ist nun die Aufgabe zuteil geworden, den Patienten durch klinische Untersuchung, die vorbereitende Allgemeinbehandlung, die Operation, die lange Nachbehandlung und die Jahre der Nachkontrolle zu begleiten, zu beraten. Es treten dabei schwere wirtschaftliche und persönliche Probleme auf, die seine freundschaftliche Anteilnahme erfordern, er ist im besten Sinn wieder Hausarzt und Berater des Patienten geworden.

Trotz dieser Ganzheitsbetrachtung ist es aus didaktischen Gründen auch heute notwendig, die Tuberkulose der Harnorgane und der männlichen Geschlechtsorgane, die einen innigen Zusammenhang haben, getrennt zu besprechen.

1. Tuberkulose der Harnorgane

Eine Besprechung der Tuberkulose der Harnorgane ist vor allem eine Besprechung der Nierentuberkulose. Die Niere ist der primäre Herd; die Tuberkulose des Ureters, der Blase und der Harnröhre sind, von ganz seltenen Ausnahmen abgesehen, nur Folgezustände der Nierentuberkulose.

Die Nierentuberkulose ist ein sehr häufiges Leiden. Trotz der allgemeinen Abnahme der Tuberkulose ist klinisch eine Abnahme der Nierentuberkulose in der Schweiz nicht festzustellen. Es gehen jährlich immer noch über 100 Fälle von Urogenitaltuberkulose durch meine Abteilung.

Es sind 2 Hauptarten des Leidens zu unterscheiden:

1. Die akute oder subakute Miliartuberkulose der Nieren, die nie als selbständiges Leiden, sondern stets nur als Begleiterscheinung auftritt. Sie ist deshalb klinisch von geringer Bedeutung.

2. Die chronische Nierentuberkulose, deren Hauptform die käsig-ulceröse oder kavernöse Nierentuberkulose, gelegentlich auch Nierenphthise genannt, ist.

Nur die chronische Nierentuberkulose bedingt ein eigenes Krankheitsbild. Sie befällt beide Geschlechter ungefähr gleich häufig. Sie entwickelt sich vorzugsweise zwischen der Pubertät und den Vierzigerjahren, verschont aber auch Kinder und höhere Lebensalter nicht. Die rechte Niere scheint etwas häufiger zu erkranken wie die linke, doch ist der Zahlenunterschied gering.

a) Pathogenese

Die miliare Nierentuberkulose ließ frühzeitig erkennen, daß die Infektion des Nierengewebes auf dem Blutweg erfolgt. Ihr anatomisches Bild, ihr klinischer Verlauf ließ keine andere Deutung zu. Nicht so bei der chronischen Nierentuberkulose. Hier standen verschiedene klinische Tatsachen der Deutung der Nierentuberkulose als hämatogene Metastase gegenüber. Klinisch tritt uns die Nierentuberkulose oft als eine primäre Affektion gegenüber. Die sorgfältigste Anamnese, die sorgfältigste Untersuchung des Patienten läßt keinen anderen tuberkulösen Herd erkennen. Die Röntgenuntersuchung allerdings zeigt sehr oft einen verkalkten Primärkomplex in den Lungen, im Hilusgebiet, seltener im Darm. Die Autopsie, wenn sie genügend sorgfältig ausgeführt wird, läßt fast ausnahmslos diesen Primärkomplex finden. Die ersten subjektiven Symptome fühlt der Patient in der Blase. Es lag deshalb nahe, die Blasentuberkulose als primären Herd anzusehen, von dem aus ascendierend die eine oder beide Nieren infiziert werden können. Diese Ansicht wurde unterstützt von der Tatsache, daß die ersten Herde der Niere im Mark, in der Papillennische, und nicht in der Rinde gefunden werden, wie wir es bei einer hämatogenen Infektion annehmen müßten. Am schwersten zu vereinbaren war die Theorie der hämatogenen Infektion mit der Tatsache, daß die Nierentuberkulose vorwiegend, in unserem Material in 85%, einseitig beginnt, recht oft allerdings später auch in der zweiten Niere in Erscheinung tritt.

Die moderne Theorie der Pathogenese der Nierentuberkulose, für die eine überwältigende Fülle von experimentellen und klinischen Tatsachen spricht, vermag alle diese Widersprüche in befriedigender Weise zu erklären. Nie ist etwas in der Medizin hundertprozentig. Wir müssen deshalb auch heute, wo diese Theorie allgemeine Zustimmung gefunden hat, Ausnahmen von der Regel annehmen und zugeben und nicht den klinischen Tatsachen eine theoretische Zwangsjacke anlegen wollen.

Bevor wir uns den Vorgängen in der Niere selbst zuwenden, wird es empfehlenswert sein, den Platz der Nierentuberkulose im ganzen tuberkulösen Geschehen zu fixieren.

Nach RANKE läuft die Tuberkulose in vier deutlich von einander zu unterscheidenden Stadien ab.

1. Stadium der Inkubation. Latent und unbemerkt dauert dieses Stadium vom Moment des Eintritts der Tuberkelbacillen in den Organismus bis zum Auftreten der ersten allergischen Symptome, die sich durch Auftreten einer Hautreaktion auf Tuberkulin manifestieren.

2. Primärstadium oder Stadium der tuberkulösen Invasion. Dieses Stadium ist anatomisch durch den hilären oder intestinalen Primärkomplex charakterisiert. Der Primärkomplex kapselt sich meist in den nächsten Monaten ab und verkalkt.

Klinisch ist diese Phase meist stumm oder uncharakteristisch. Eine Röntgenuntersuchung oder die Tuberkulinprobe verraten sie zufällig. Es können unklare febrile Zustände entstehen, die so oder so gedeutet werden.

3. Sekundärstadium. Dieses Stadium dauert von der Invasion bis zum Entstehen der eigentlichen Phtise. Es kann stumm sein. Der Organismus kämpft meist erfolgreich gegen die tuberkulöse Invasion, und die primären Läsionen verkalken. Es kann auch durch heilbare pneumonische Prozesse charakterisiert sein. Das hervorstechendste Merkmal des Sekundärstadiums ist aber die tuberkulöse *Streuung.* Die regionären Lymphdrüsen sind für die Tuberkelbacillen kein unüberwindliches Hindernis. Entsprechend der vorwiegend pulmonalen Lokalisation des Primärkomplexes geraten sie zuerst in den Lungen-, dann in den großen Kreislauf. Diese hämatogenen Metastasen in den Lungen bilden meist kleine Knötchen, vorwiegend in der Spitze lokalisiert. Die in diesem Stadium so häufige exsudative Pleuritis scheint die Reaktion der Pleura auf die Bacillenmikroembolien zu sein.

Die Bacillen, die in den großen Kreislauf gelangen, siedeln sich in verschiedenen Organen an, ohne daß bei dieser Besiedlung irgendeine Gesetzmäßigkeit festzustellen wäre. Sie bilden so die extrapulmonalen Herde. Diese treten nicht sofort in Erscheinung. Es braucht eine, gelegentlich jahrzehntelange, Latenzperiode, die je nach der Virulenz der Infektion, je nach der Lokalisation in den verschiedenen Organen in weiten Grenzen schwankt. So treten die Lungenmetastasen zuerst in Erscheinung. Dann kommen die Knochenherde; unter diesen braucht die spina ventosa, die Spondylitis, weniger Zeit zur Entwicklung wie eine Coxitis. Am spätesten tritt die Urogenitaltuberkulose auf.

Je weiter man sich zeitlich von der Primoinfektion entfernt, desto seltener werden Streuungen, die Infektion neuer Organe. Die Lymphdrüsen sklerosieren und mauern die Bacillen ein. In der Tertiärphase, der Phase der chronischen Phthise, ist deshalb die Periode der Streuungen meist abgeschlossen.

4. Tertiärstadium. Es ist das Stadium der Lungenphthise, charakterisiert durch ausgedehnte Käseherde, verbunden mit fibrösen und ulcerösen Prozessen. Diese Herde sind reich an infektiösem Material, das aber wenig Tendenz zeigt, hämatogene Metastasen zu setzen. Wenn in diesem Stadium neue extrapulmonale Herde auftreten, handelt es sich meist um Aufflammen früher gesetzter Metastasen.

Wo ist nun in diesem Schema der Platz der Urogenitaltuberkulose? Die klinische Erfahrung zeigt, daß sie vorwiegend am Ende der Sekundärperiode auftritt. Im Zeitpunkt der Pleuritis ist sie selten, die Pleuritis geht der Urogenitaltuberlulose voraus. Ebenfalls treten die Knochen- und Gelenkherde vor der Tuberkulose der Harn- und Geschlechtsorgane in Erscheinung. Beim chronischen Verlauf dieser beiden Erkrankungen ist es selbstverständlich, daß wir an einem konkreten Fall beide Lokalisationen gleichzeitig finden können. Das gleiche gilt für die kavernöse Lungentuberkulose, die Phthise. Obschon sie später auftritt, finden wir sie doch recht oft klinisch mit der Urogenitaltuberkulose kombiniert.

Nicht in allen Fällen ist diese schematische Entwicklung der Tuberkulose festzustellen, obwohl wir sie theoretisch postulieren müssen und oft auch aus kleinen Zeichen rekonstruieren können. Oft tritt uns die Nierentuberkulose als primärer, einziger Herd entgegen; weder vorher noch nachher ist je ein anderer tuberkulöser Prozess zu diagnostizieren. Andere Male werden die Stadien bei starker Virulenz der Infektion oder völliger Anergie des betroffenen Menschen nahe zusammengerückt, die Nierentuberkulose ist manifest schon zur Zeit der Pleuritis. Dies fand sich im letzten Krieg bei erschöpften und unterernährten Kriegsgefangenen und Konzentrationslagerinsassen, nach CIBERT auch bei den senegalesischen Truppen, deren Heimat bis vor kurzem tuberkulosefrei war.

Wie müssen wir uns nun die hämatogene Invasion der Nieren vorstellen, wie kommt es vor allem dazu, daß die Tuberkulose vorwiegend nur auf einer Seite manifest wird?

Nach der Ansicht von EKEHORN und den Experimenten von PELS-LEUSDEN stellte man sich den Vorgang so vor, daß die Tuberkelbacillen durch die reich vascularisierte Niere mit ihrer massiven Blutdruchströmung durchgeschwemmt werden, ohne sich festzusetzen, und daß zur Festsetzung der Bacillen das Mitführen eines kleinen Gewebeembolus nötig sei, der eine lokale Ischämie verursacht. Diese Theorie wurde durch die Befunde von MEDLAR erschüttert. MEDLAR stellte fest, daß in den Nieren von an Lungentuberkulosen Verstorbenen sich in der Rinde beidseits kleine Entzündungsherde und Narben finden, die er als tuberkulös ansah und als Beweise, daß die Niere von Anfang an beidseitig erkranke und ausheilen könne. Diese Arbeit wurde von meinem Vater kritisiert, wobei er vor allem darauf hinwies, daß keinerlei klinische Daten vorliegen, und daß es sich eher um eine terminale miliare Aussaat als um den Beginn einer chronischen, käsig-kavernösen Tuberkulose, die uns klinisch fast als einzige Verlaufsform interessiert, handle.

MEDLARs Ansicht wurde aber 10 Jahre später von außerordentlich exakten, zeitraubenden und genauen experimentellen Untersuchungen COULAUDs unterstützt. COULAUD gelang es, beim Kaninchen die menschliche Nierentuberkulose weitgehend nachzuahmen und ihren Verlauf zu studieren. Durch intravenöse Injektion geringer Mengen von bovinen Tuberkelbacillen, die für das Kaninchen stark pathogen sind, oder größerer Mengen humaner Bacillen, die für das Kaninchen wenig pathogen sind, gelang es, chronische Nierentuberkulosen zu erzeugen. Die interessantesten Resultate erzielte COULAUD bei Verwendung von $^1/_{10\,000}$ bis

$^1/_{100\,000}$ mg (400—4000 Bacillen). Regelmäßig wurden zuerst die Lungen infiziert, dann beide Nieren. Durch vorgängige Impfung der Lungen (Erzielen einer heilbaren käsigen Pneumonie durch intravenöse Injektion abgetöteter Tuberkelbacillen in Öl) erschien die Nierentuberkulose als anscheinend primäre Manifestation. Die Nierentuberkulose begann meist beidseitig in der Nierenrinde. Nur bei ganz schwacher Virulenz oder geringer Zahl der Erreger war gelegentlich eine einseitige Nierentuberkulose festzustellen. Die Herde in der Nierenrinde heilten meist aus. War dies nicht der Fall, entstanden Herde im Nierenmark, und zwar in der Pyramide, submukös in der Papillennische, wo wir sie auch zuerst in der menschlichen Pathologie finden. Diese Herde weisen kaum Zeichen von Spontanheilung auf, sondern neigen stark zur Verkäsung. Einzelne Versuchstiere beobachtete COULAUD bis zu 7 Jahre.

Klinische Befunde und Eindrücke der letzten Jahre sowie Parallelen in Leber und Augenhintergrund bestätigen die vom Pathologen MEDLAR und dem Bakteriologen COULAUD aufgestellte Theorie, die heute als gültig angesehen werden darf: Anläßlich einer hämatogenen Streuung gelangen die Tuberkelbacillen in die Rinde beider Nieren. Die Durchblutung dieses Gewebes und seine Abwehrkraft sind groß; es besteht eine starke Tendenz zur Spontanheilung. Ist die lokale Resistenz oder die Resistenz des ganzen Organismus mangelhaft, kommt diese Spontanheilung nicht zustande, der mikroskopisch kleine Herd bricht in ein Harnkanälchen durch, und es kann zum Entstehen einer kleinen ulcerierenden Läsion an einer Papillennische kommen, wie wir sie als Frühform der käsigkavernösen Nierentuberkulose seit den Arbeiten meines Vaters und WEGELINs kennen. Dieser Durchbruch eines tuberkulösen Herdes in die Medulla der Niere kommt viel öfter nur auf einer Seite vor. Er kann zu verschiedenen Zeiten erfolgen, was die Erkrankung der Restniere nach Entfernung einer anscheinend einseitigen Nierentuberkulose erklärt.

Die weitere Ausbreitung der Nierentuberkulose ist einfach zu erklären. Mit dem Harnstrom werden Tuberkelbacillen ins Nierenbecken, in den Ureter, die Blase und die Harnröhre befördert, können sich dort ansiedeln und ausbreiten. Nur ausnahmsweise liegt der primäre Herd innerhalb der Harnorgane nicht in den Nieren.

Ob die Nieren anders als auf hämatogenem Weg infiziert werden können, ist heute noch umstritten. In Frage kommt die ascendierende und lymphogene Infektion. Zwei Tatsachen stehen fest und geben zu denken: Sehr oft ist festzustellen, daß alle tuberkulösen Herde, Lunge, Pleura, Senkungsabscesse von einer Spondylitis und Nierentuberkulose auf derselben Seite des Patienten lokalisiert sind. Es kann eine konstitutionelle Minderwertigkeit dieser Seite angenommen werden, aber auch eine lymphogene Ausbreitung der Tuberkulose. Anatomische Beweise dafür sind meines Wissens noch nicht erbracht worden.

Mein Vater und ich haben mehrere Fälle beobachtet, wo bei einer Nierentuberkulose und schwerer Blasentuberkulose der untere Ureter der andern Seite tuberkulös erkrankt war, während der obere Ureter und die zugehörige Niere völlig gesund waren. Es ist hier eine aufsteigende Infektion längs der Lymphbahnen der Ureterwand oder per continuitatem unbedingt anzunehmen.

Für unser therapeutisches Handeln aber wollen wir festhalten, daß die Nieren hämatogen und zwar beidseitig infiziert werden.

b) Pathologische Anatomie

Die *Miliartuberkulose* der Nieren ist immer beidseitig. Bei ihr sind die Tuberkel in der Nierenrinde zahlreicher als im Mark. Die Rindentuberkel sind bald gleichmäßig zerstreut, bald auf das Ausbreitungsgebiet einzelner Arterien beschränkt,

wobei sich typische Infarkte bilden, an deren Spitze ein tuberkulös erkranktes
Gefäß zu finden ist. Im Mark entwickeln sich die Tuberkel gleich zahlreich im
Bereich der Grenzschicht wie in den Papillen und den Calyxnischen.

Die miliaren Nierentuberkel haben in ihrem Zentrum nekrotisches Gewebe,
Riesenzellen und epitheloide Zellen, an ihrer Peripherie einen Saum von Lymphocyten. Sie liegen nicht selten rings um tuberkelbacillenhaltige Glomeruli oder
rings um kleine Blutgefäße, deren Wandung tuberkulös ist. Gefäßwandtuberkel
sind besonders in den Venen häufig. Zu ausgedehnter Einschmelzung des Nierengewebes kommt es nicht, trotz der großen Zahl der Tuberkel.

Klinisch interessiert uns einzig die *chronische Nierentuberkulose*.

Die histologischen Veränderungen des Initialstadiums sind naturgemäß
weniger bekannt als die der späteren Stadien, von denen täglich Präparate zur
Untersuchung anfallen. Im *Initialstadium*, von den Franzosen parenchymatöse
Nierentuberkulose, von meinem Vater tuberkulöse Nephritis genannt, sind die
klinischen Erscheinungen so gering, daß es nur unter außerordentlichen Umständen zur Nephrektomie und zur Untersuchung der Niere kommt. Makroskopisch
sind diese Nieren meist normal, eine histologische Untersuchung an einzelnen, dem
Zufall überlassenen Stellen zeigt ebenfalls normales Gewebe; es sind dies die Fälle,
die als tuberkulöse Bacillurie in der Literatur aufgeführt sind. Wird die Niere aber
in Serienschnitte zerlegt und systematisch durchgemustert, lassen sich meist
charakteristische Herde finden. Es ist allerdings berechnet worden, daß zur
restlosen Durchmusterung der Niere diese in 50000 Schnitte zerlegt werden müßte,
eine Arbeit, der sich wohl kaum jemand unterziehen wird.

Es ist namentlich hervorzuheben, daß die meisten bisher untersuchten Nieren
mit geringgradiger tuberkulöser Veränderung und corticalem Sitz der Tuberkel
bei Individuen gefunden wurden, die an schwerer Phthise litten. Dies gilt vor
allem für die grundlegenden Untersuchungen MEDLARs. Diese Fälle sind nun für
die Beurteilung der Histogene einer extrapulmonalen Organtuberkulose denkbar
ungeeignet, da bei schwerer Lungentuberkulose häufig eine miliare Aussaat in die
Organe entsteht. Ein bekanntes, stets wiederkehrendes Bild bei Autopsien von
Phthisikern sind die miliaren Tuberkel in der Milz, Leber und Nieren, Veränderungen, die nicht als Anfangsstadien einer extrapulmonalen Organtuberkulose
gewertet werden können. So verlieren diese Untersuchungen für die Genese des
Leidens der chronischen Nierentuberkulose an Wert. Nur extrapulmonale In-
fekte bei fehlender Phthise können, falls sie ihren Sitz in den Nieren haben und
frühzeitig zur Beobachtung kommen, für die Beurteilung des primären Sitzes
der Nierentuberkulose verwertet werden.

Im Gegensatz zu MEDLARs Befunden gaben die mustergültigen Untersuchungen
von DIMTZA und SCHAFFHAUSER stets eine medulläre Lagerung der ersten Herde
bei initialer Nierentuberkulose. Sie fanden immer in den Papillen den ersten
Krankheitsherd, trotzdem sie in ihrer Reihe 2 Fälle eines so frühen Stadiums der
Nierentuberkulose beobachteten, daß die gefundenen Tuberkuloseherde noch
keine Verkäsung aufwiesen. Sie fanden bei ihren gründlichen und genauen
Untersuchungen keinerlei Veränderungen, die als Vorläufer des Papillenherdes
hätten gedeutet werden können. Analoge Fälle veröffentlichten SCHÜPBACH
und BLATT.

Es ist auch eine ganze Reihe von Fällen veröffentlicht, wo im Mark nichts,
in der Nierenrinde aber typische tuberkulöse neben unspezifischen Veränderungen
zu finden waren. Einen solchen gut durchuntersuchten Fall publizierte mein
Vater. Klinisch bestand nur eine Tuberkelbacillurie, die ständig mit Hilfe des
Tierversuchs nachgewiesen werden konnte. Histologisch fanden sich in der Rinde
einige wenige Herde von typischen, nichtverkästen Tuberkeln; in Rinde und

Mark wie im Nierenbecken unspezifische, entzündliche Infiltrate. Kürzlich hatte ich Gelegenheit, eine infizierte Steinniere operativ zu entfernen. Bei der histologischen Untersuchung fanden sich neben der chronischen unspezifischen Pyelonephritis spärlich nichtverkäste Tuberkel in der Nierenrinde. Weder vorher noch nachher waren irgendwelche klinischen Symptome da, die auf Tuberkulose hinwiesen. Vor der Operation wurde kein Tierversuch angelegt.

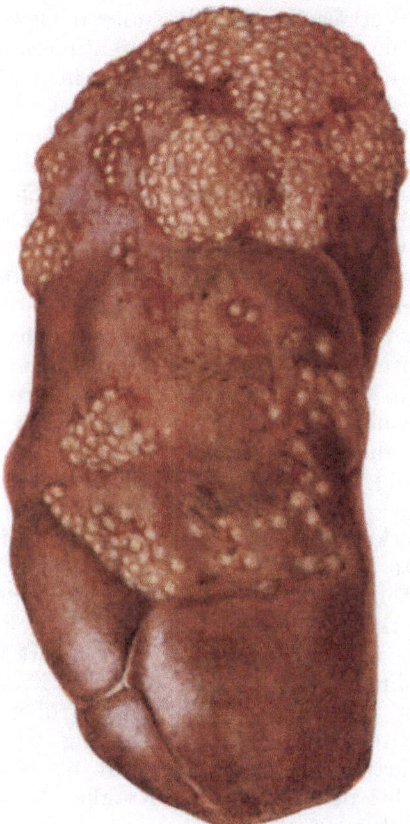 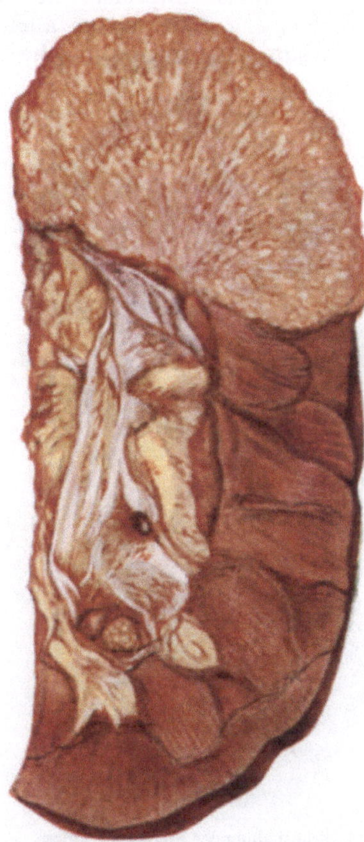

Abb. 144. Knotenform der Nierentuberkulose
Abb. 145. Knotenform der Nierentuberkulose. (Durchschnitt der Niere von Abb. 144)

Wir sehen also, daß pathologisch-anatomisch die heute herrschende Theorie der Pathogenese nicht unbedingt gestützt wird. Histologisch läßt sich ihr Allgemeingültigkeitsanspruch nicht untermauern, so daß Änderungen unserer Ansichten für die Zukunft nicht ausgeschlossen sind; in der Medizin sind 100% eben selten!

Der Vollständigkeit halber sei erwähnt, daß bei extrarenalen tuberkulösen Herden hin und wieder banale, toxische Nephritiden anzutreffen sind, die mit Nierentuberkulose weder klinisch noch histologisch etwas zu zun haben.

Klarheit herrscht über die *späteren Stadien*, die klinisch fest umrissene Symptome machen: Tuberkelbacillenausscheidung, Pyurie und gestörte Funktion der betroffenen Niere. Diese ersten klinisch sicher feststellbaren Herde sitzen immer in der Grenzschicht oder im Mark, dort vorzugsweise nahe den Calices oder in den Papillen.

Im Gegensatz zu der rasch tödlich endenden Miliartuberkulose führt die langsam verlaufende, chronische Nierentuberkulose zu ausgedehnter Verkäsung des Nierenparenchyms mit Höhlenbildung und Sklerosierung des die Höhle begrenzenden Gewebes. Dieser Verkäsung und Höhlenbildung wegen wird die chronische Nierentuberkulose auch als käsig-kavernöse Form der Nierentuberkulose bezeichnet.

Ausnahmsweise unterbleibt bei der chronischen Nierentuberkulose der kavernöse Zerfall, sogar ab und zu auch die Verkäsung des tuberkulösen Gewebes. Dadurch entstehen ungewöhnliche Formen der chronischen Nierentuberkulose, die als disseminierte Knotenform und als fibröse, indurative Form bezeichnet werden.

Die sog. *disseminierte Knotenform* der chronischen Nierentuberkulose (Abb. 144 und 145) ist gekennzeichnet durch das Fehlen entzündlicher Höhlenbildung trotz Entwicklung zahlreicher Konglomerattuberkel in Mark und Rinde der tuberkulösen Niere. Diese Konglomerattuberkel bilden von bloßem Auge sichtbare gelblichweiße Knoten, die in großer Zahl bald nur auf einen umschriebenen Teil der Niere beschränkt, bald über das ganze Organ ausgestreut sind. Die Knoten bleiben dauernd massig, schmelzen nicht ein; nirgendwo zeigen sich ausgedehnte Verkäsungen des tuberkulösen Gewebes, die Verkäsung fehlt sogar ausnahmsweise vollkommen. Diese anatomische Form der chronischen Nierentuberkulose ist selten, sie findet sich auf 1000 wegen chronischer Nierentuberkulose Nephrektomierte nur 6—7mal. Die Knotenform verläuft keineswegs, wie früher befürchtet wurde, immer bösartig wie die Miliartuberkulose, sie verläuft im Gegenteil bei der Mehrheit der Kranken langsam und eher gutartig.

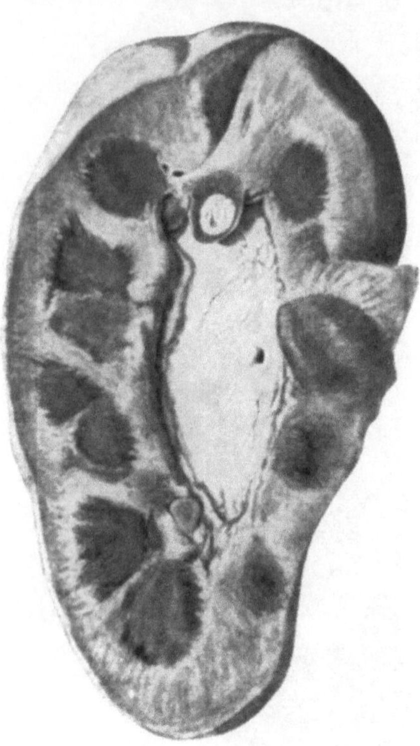

Abb. 146. Frühstadium der Nierentuberkulose. Käseherd in einer Papille

Einen noch milderen Verlauf als die disseminierte Knotenform nimmt die sog. *fibröse oder indurative Form* der chronischen Nierentuberkulose. Das Merkmal dieser Form von chronischer Nierentuberkulose ist, daß alle ihre Tuberkuloseherde nicht nur keinen kavernösen Gewebezerfall zeigen, sondern auch eine Verkäsung vermissen lassen. Auffällig bei dieser indurativen Form der Nierentuberkulose ist, daß nicht nur in der Umgebung der meist spärlichen Tuberkel eine ungewöhnlich reiche Bindegewebswucherung auftritt, sondern auch rings um scheinbar unspezifische Entzündungsherde, die keine Tuberkel, keine Riesenzellen enthalten. Der Bindegewebswucherung folgt vielenorts Schrumpfung, durch welche an zahlreichen Stellen des Organs die epithelialen Gebilde des Parenchyms zugrunde gehen und sich ausgedehnte, fibröse Narbenherde bilden. Es entsteht dadurch das Bild der Schrumpfniere.

Im anatomischen Verlauf der praktisch fast ausschließlich in Betracht fallenden Form der *käsig-kavernösen Nierentuberkulose* kann man 3 Stadien unterscheiden:

1. das Frühstadium,
2. das Stadium der vollen Entwicklung und
3. das Schlußstadium.

Im *Frühstadium* ist die tuberkulöse Niere äußerlich vollständig normal. Nur auf dem Durchschnitt läßt sie tuberkulöse Veränderungen erkennen, und zwar

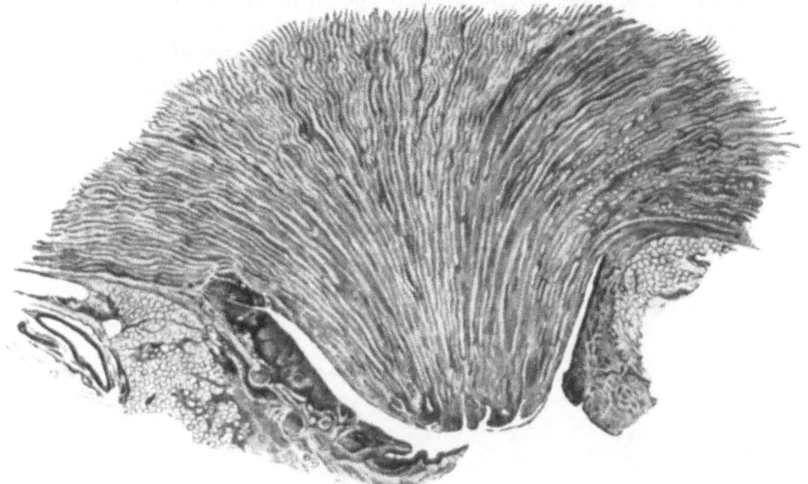

Abb. 147. Nur in der Calyxnische Tuberkel, besonders an der Oberfläche der Nierenbeckenschleimhaut. Papille normal (Lupenvergrößerung)

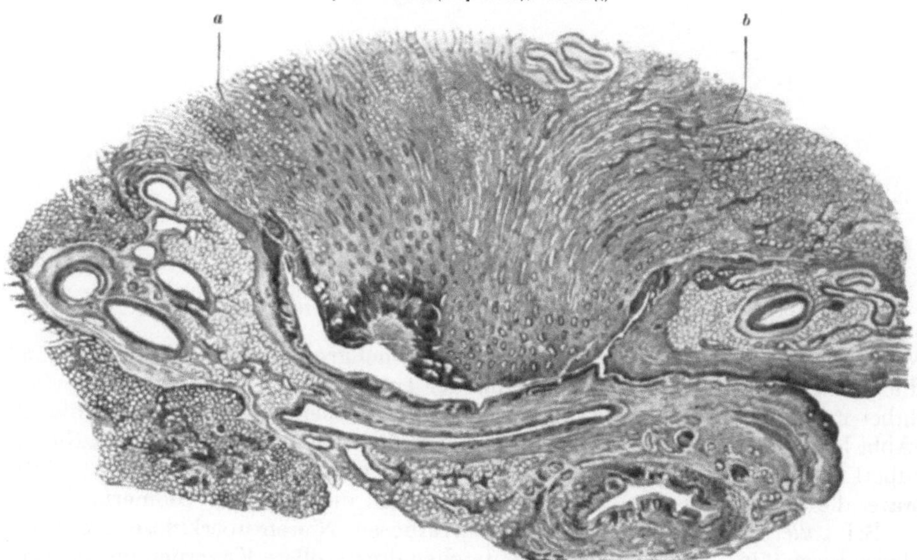

Abb. 148. Schnitt durch eine Papille und des zugehörigen Calyx. Beginnende Tuberkulose der Papille. Kleine Ulceration mit käsigem Grund und Tuberkeln. In den Calyxnischen bei *a* und *b* vereinzelte Tuberkel (Lupenvergrößerung)

fast ausschließlich im Bereich der Papillen. Eine oder mehrere Papillen haben ein glasiges Aussehen und eine plumpere Form als die anderen. Oft enthalten sie mit bloßem Auge sichtbare, gelbliche Knötchen, oder sie zeigen gar schon einen geschwürigen Zerfall. Nur selten ist der Tuberkuloseherd in der Papille durch gesundes Gewebe vom Nierenbecken abgeschlossen (Abb. 146), meist reicht die

Papillentuberkulose bis an das Nierenbecken hinan. Statt in der Papille liegen die ersten Tuberkel manchmal in der Nische eines Nierenkelches und ergreifen unter geschwürigem Zerfall teils die Papille (Abb. 147), teils die Calyxwand (Abb. 148). Die vom Urin bespülte Oberfläche der Papillar- oder Kelchnischen-Geschwüre enthält in ihrer nekrotischen Schicht häufig wahre Rasen von Tuberkel-bacillen (Abb. 149). Nach der Tiefe des Gewebes mindert die Zahl der Tuberkel-bacillen rasch.

Diese Papillentuberkulose ist die typische Frühform der chronischen Nieren-tuberkulose. Zu den Papillenherden gesellen sich allmählich in den zugehörigen

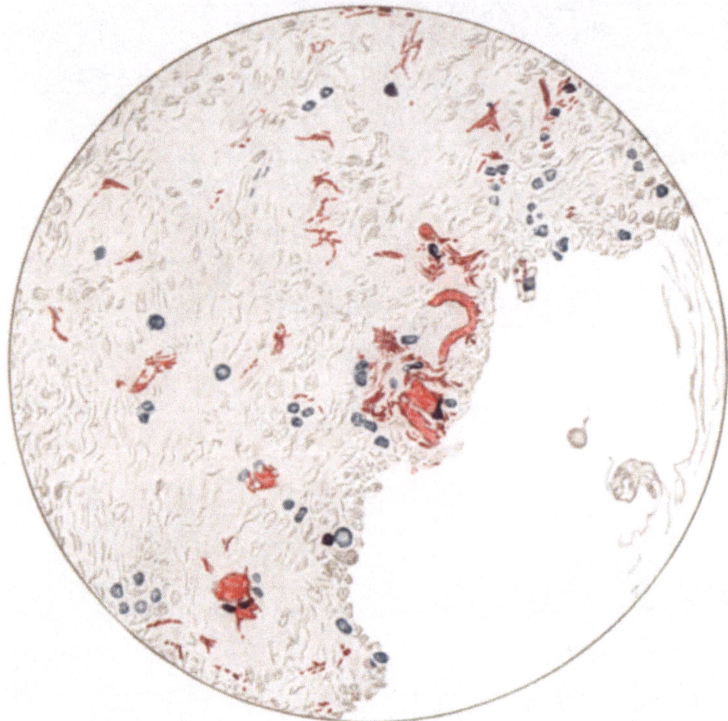

Abb. 149. Nekrose einer Papille mit sehr zahlreich eingelagerten Tuberkelbacillen

Markkegeln strahlenförmig angeordnete Knötchengruppen. Nur selten wird auch die Rinde schon im Frühstadium von der tuberkulösen Erkrankung ergriffen, dabei meist in Form kleiner, keilförmiger, von Tuberkeln durchsetzter Infarkte (Abb. 150). Meist aber bleibt die Rinde im Frühstadium der chronischen Nieren-tuberkulose vollständig gesund oder zeigt nur einzelne kleine Leukocyteninfil-trate, die vorzugsweise in der Umgebung hyalin degenerierter Glomeruli liegen.

Bei *voller Entwicklung* der käsig-kavernösen Nierentuberkulose greift der Gewebezerfall im Mark um sich. Es entstehen dort größere Kavernen mit unregel-mäßiger, zerfressener, käsig-eitrig belegter Wandung. Zwischen ihnen liegen kleinere oder größere Käseherde, oft radiär zum Nierenbecken angeordnet.

Die meisten Kavernen stehen in offener Verbindung mit dem Nierenbecken; nur wenige sind von ihm vollkommen getrennt.

Die Wandung der Kavernen besteht aus 2 Schichten, einer inneren, nekro-tisch-käsigen Schicht und einer äußeren, gebildet aus einem dichten Granu-lationsgewebe mit mehr oder weniger starker Bindegewebsbildung. Das an die Höhlenwand angrenzende Gewebe ist von Tuberkeln dicht durchsetzt.

Breitet sich der tuberkulöse Prozeß auch auf die Nierenrinde aus, so zeigen sich in dieser immer in den über den erkrankten Markkegeln liegenden Bezirken die stärksten tuberkulösen Veränderungen. An einzelnen Stellen greift die Höhlenbildung vom Mark direkt auf die Rinde über; an anderen Stellen entwickeln sich vorerst in der Rinde peripher vom erkrankten Markkegel miliar dicht zusammen stehende Tuberkel, die häufig deutlich auf das Verbreitungsgebiet einer Arterie beschränkt sind (tuberkulöser Infarkt). Infolge der Miterkrankung der Rindenschicht zeigt die Niere jetzt, im Gegensatz zu den Frühstadien der Nierentuberkulose, äußerlich erkennbare Veränderungen. Es liegen an ihrer Oberfläche gelbliche Tuberkel, zerstreut oder eng zusammenstehend (Abb. 151). An einzelnen Stellen ist die Nierenrinde durch prall gefüllte Kavernen bucklig vorgewölbt, an anderen Stellen infolge der Bildung tuberkulöser Infarkte in breiten Streifen oder in ganz unregelmäßigen, aber scharf umschriebenen Bezirken eingezogen. Unter den tuberkulös erkrankten Rindenteilen finden sich im Mark immer viel vorgeschrittenere Gewebeveränderungn. Es weist dies darauf hin, daß die Markpartie früher als der zugehörige Rindenbezirk von der Tuberkulose befallen wurde (Abb. 152).

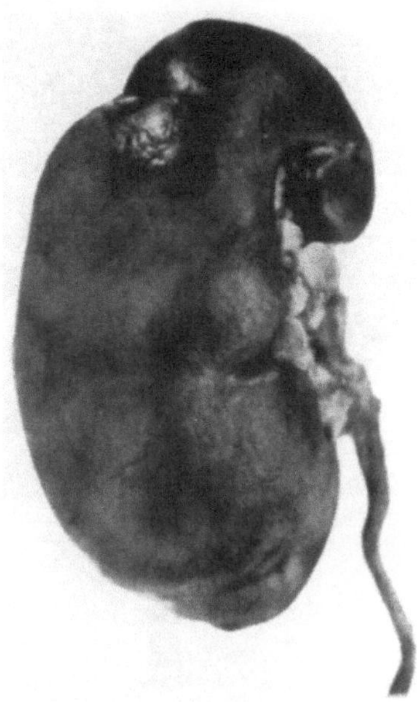

Abb. 150. Niere mit tuberkulösem Infarkt im oberen Drittel

Die Ausbreitung des tuberkulösen Prozesses von den ersten Herden in den Papillen und Calices bis zu den geschilderten ausgedehnten Zerstörungen erfolgt teils durch Verschleppung der Bacillen in den Harnkanälchen, teils durch Aus-

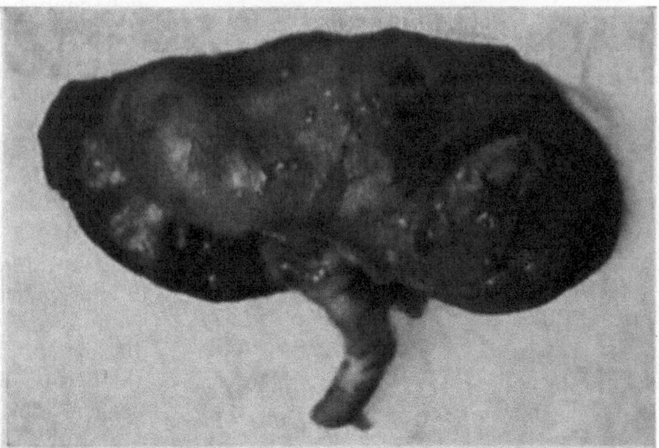

Abb. 151. Nierentuberkulose mit zahlreichen Rindentuberkeln

breitung der Bacillen durch die Blut- und Lymphbahnen. Das von Tuberkeln frei gebliebene Nierengewebe weist nur in unmittelbarer Umgebung der Tuberkuloseherde erhebliche Infiltrationsherde auf. Im weiter abgelegenen Nierenparenchym finden sich meist keine solchen mehr, nur noch hier und dort hyaline Glomeruli und hyaline Cylinder.

Im *Schlußstadium* der chronischen Tuberkulose verliert die Niere ihre charakteristische zierliche Form; sie wird massig und breit. Sie kann durch Stauung von Harn und Eiter im Nierenbecken und in den Kavernen das 4—5fache ihrer normalen Größe erreichen. Bleibt aber der Abfluß der Sekrete frei, so nimmt ihre Größe nicht zu, die Niere schrumpft sogar eher zusammen. Ihre Oberfläche wird durch die Bildung der Kavernen unregelmäßig bucklig. Ihre Farbe wird blaß, an einzelnen Stellen schimmert der eitrig-käsige Kaverneninhalt durch die verdünnte, prall gespannte Rindenschicht durch (Abb. 153). Tuberkel sind an der Oberfläche der kavernösen Niere nur noch an wenigen Stellen zu erkennen, nur dort, wo die Rinde in erheblicher Schichtdicke erhalten blieb. Die mit eitrigem Urin oder käsig-rahmiger, oft sogar kittartiger Detritusmasse gefüllten Kavernen sind durch bindegewebige Scheidewände voneinander getrennt (*Kittniere* Abb. 154). Parenchym ist nur noch in kleinen Bezirken erhalten und zudem von Tuberkeln stark durchsetzt. In den Wänden der Kavernen lagert sich Kalk in Krümeln oder Platten ab. Im Nierenbecken bilden sich manchmal Nierensteine oder flächenhafte Inkrustationen, die zur Hauptsache aus kohlensaurem und phosphorsaurem Kalk bestehen.

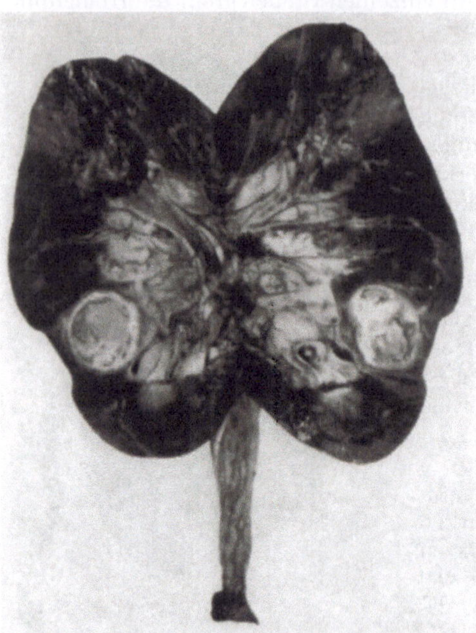

Abb. 152. Alter tuberkulöser Käseherd im unteren Drittel der Niere mit Einziehung der Rinde, frischer tuberkulöser Infarkt im oberen Drittel

Nierensteine kommen auch in früheren Stadien der Nierentuberkulose vor. Meist handelt es sich deutlich um sog. sekundäre Nierensteine, die sich durch Kristallablagerungen in nekrotischen Gewebeteilen der tuberkulösen Niere gebildet haben. Andere Male aber scheint es sich um primäre Steine zu

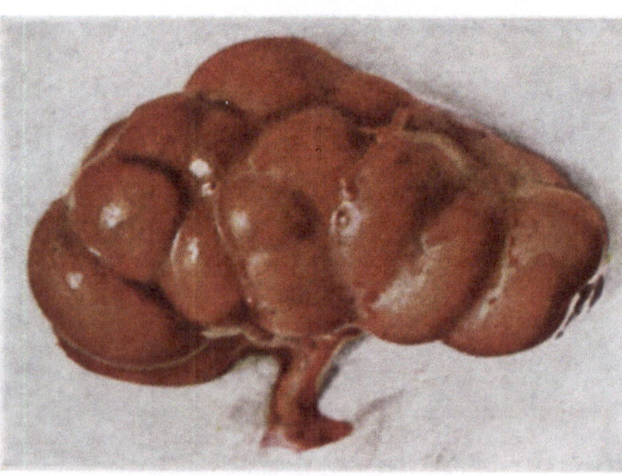

Abb. 153. Schlußstadium der Nierentuberkulose

handeln, die sich vielleicht schon vor der Tuberkulose der Niere entwickelten und durch mechanische lokale Schädigungen des Nierengewebes zum Festhaften der Tuberberkelbacillen Anlaß gaben. Für die letztere Möglichkeit spricht die Tatsache, daß wiederholt die ersten tuberkulösen Veränderungen der Niere rings um einen Nierenstein gefunden wurden.

Nicht selten finden sich neben den käsig-eitrigen Kavernen auch Höhlen mit klarem wäßrigem Inhalt und glatter glänzender Wand. Solche Höhlen entstehen nicht durch Gewebezerfall wie die andern, sondern durch Urinstauung in einer ableitenden Sammelröhre. Sie unterscheiden sich von den durch Gewebezerfall entstandenen Kavernen durch ihre guterhaltene Epithelauskleidung.

Sobald die Tuberkulose auf die Nierenrinde übergreift, werden auch die *Hüllen der Niere* in den entzündlichen Prozeß einbezogen. Erst wird die capsula propria entzündlich verdickt und der Nierenrinde fest anhaftend. Bald aber wird auch die Fettkapsel entzündlich infiltriert. Sie verschmilzt mit der capsula propria in eine einzige, mehrere Zentimeter dicke, bindegewebige Schwarte, in der das Fett bis auf wenige fibröse Lappen zugrunde geht. Einzig im Gebiet des Hilus bleibt das Fettgewebe in größerer Menge erhalten und dringt von dort, den Nierengefäßen folgend, in knolligen Strängen in die Zwischenwände der Kavernen ein. Durch die Bildung der peripheren Schwarte verliert die Niere ihre respiratorische Verschieblichkeit.

In den perirenalen Hüllen sind histologisch nicht immer spezifisch tuberkulöse Gewebeveränderungen zu finden, sehr oft nur Zeichen banaler, chronischer Entzündung. Andere Male aber entwikkeln sich in ihnen zahlreiche Tuberkel, auch Käseherde oder tuberkulöse Abscesse, ausnahmsweise sogar ein tuberkulöser Fungus, der sich flächenhaft

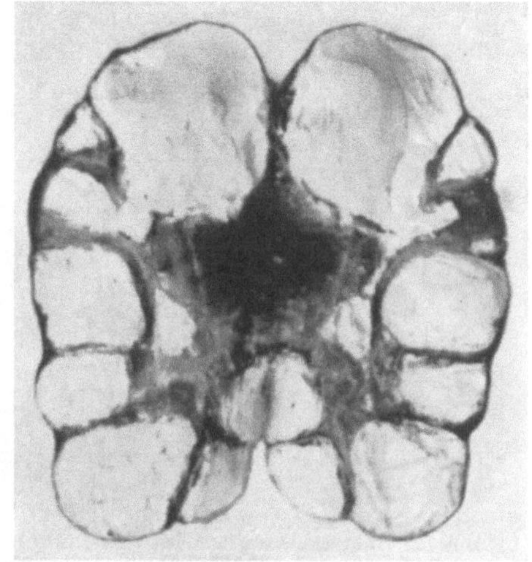

Abb. 154. Tuberkulöse Kittniere

zwischen den Schichten der perirenalen Schwarte ausbreitet (fungöse Perinephritis). Einige Male sind sogar in der makroskopisch noch normal erscheinenden Fettkapsel einer tuberkulösen Niere mikroskopisch typische Tuberkel gefunden worden.

Nierenbecken und Harnleiter beteiligen sich an der tuberkulösen Erkrankung der Niere früher als die Nierenhüllen. Im *Nierenbecken* entwickeln sich meist bald nach der Infektion der Niere kleine subepitheliale Knötchen. Sie liegen zunächst in der nächsten Umgebung einer erkrankten Markpapille und breiten sich, dem Urinstrom folgend, streifenförmig bis zum Ureter aus. Allmählich wird das ganze Nierenbecken von Tuberkeln übersät. Einzelne Gruppen der Tuberkel zerfallen geschwürig. Diese tuberkulösen Geschwüre des Nierenbeckens reichen meist nur bis in die Muscularis; nur sehr selten durchbrechen sie die Nierenbeckenwand. Sie werden oft mit Kalkplättchen belegt (Abb. 155).

Wie im Nierenbecken so treten im *Ureter* frühzeitig nach der tuberkulösen Erkrankung der Niere subepitheliale Tuberkel in der Schleimhaut auf. Sie sind bald unregelmäßig zerstreut, bald in Gruppen oder Streifen geordnet. Sie sind mit bloßem Auge als durchscheinend graue, später weißgelb werdende feine Knötchen unter dem unverletzten Epithel zu erkennen. Auch sie zerfallen teilweise geschwürig. Durch Zusammenfließen kleiner Geschwürchen bilden sich ausgedehnte Geschwürflächen von unregelmäßiger Form. Allmählich dringt der tuberkulöse Prozeß in die Tiefe der Harnleiterwand. Erst wird die Submucosa, dann aber auch die Muskelschicht von tuberkulösen Infiltraten durchdrungen und allmählich durch ein Granulationsgewebe ersetzt. Früher als in der Muskel-

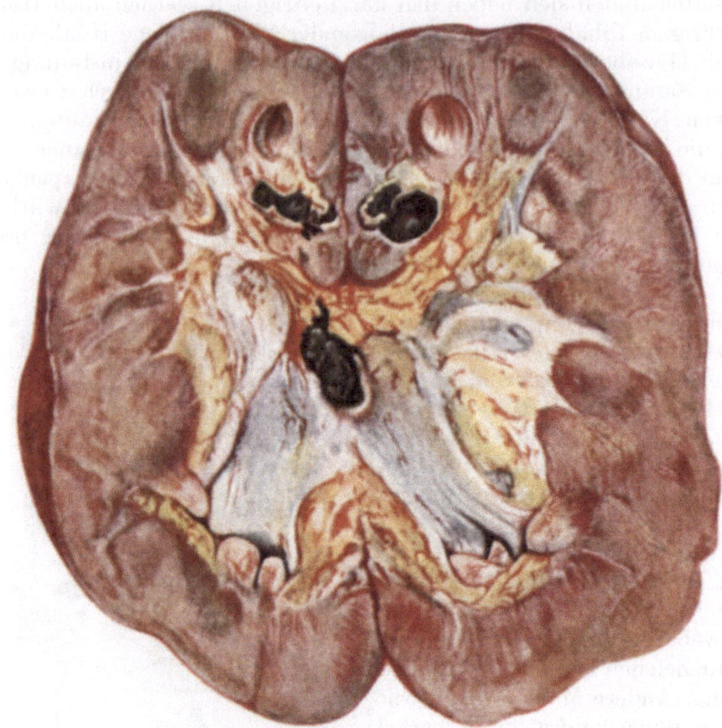

Abb. 155. Inkrustiertes Nierenbeckengeschwür neben kleiner Markkaverne mit ähnlichen Kalkbelägen. Verhältnismäßig frühes Stadium der Nierentuberkulose

schicht entwickelt sich in der Bindegewebescheide des Ureters eine Infiltration mit Neubildung von Bindegewebe. Der Harnleiter wird dadurch verdickt und derb (Abb. 156). Er wird auch durch narbige Schrumpfung des in der adventitiellen Scheide neugebildeten Bindegewebes verkürzt und deshalb zwischen Niere und Blase straff gespannt. Er vermag häufig die Blase an seiner Einmündungsstelle zipfelförmig auszuziehen und die Niere aus ihrer Nische herabzuziehen. Durch die tuberkulöse Veränderung seiner Wand wird der Harnleiter seiner peristaltischen Kraft beraubt und in seiner Lichtung stellenweise verengt. Der Urinabfluß aus dem Nierenbecken wird infolgedessen gehemmt und Anlaß zur Bildung einer Hydronephrose gegeben. Geht die Niere durch tuberkulösen Gewebezerfall ihrer Fähigkeit, Harn abzusondern, verlustig, so verliert der funktionslos gewordene Harnleiter seine Durchgängigkeit.

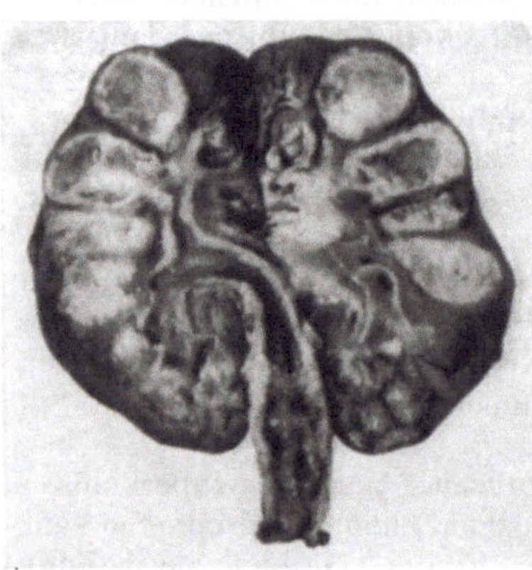

Abb. 156. Kavernöse Nierentuberkulose mit ausgedehnter Harnleitertuberkulose bei einem Knaben von 13 Jahren

Dabei schwindet seine Lichtung selten in ganzer Ausdehnung, sie bleibt vielmehr zwischen einzelnen Verschlußstellen erhalten, erweitert sich dort sackartig und füllt sich mit käsigem, oft verkalktem Detritus. (Empyem des Ureters.)

Die tuberkulösen Veränderungen der *Blase* sind prinzipiell gleich wie die anderer Schleimhäute der Harnorgane. Zuerst entsteht eine diffuse Entzündung mit Ödem und Hyperämie. Das Erscheinen von typischen weißen Tuberkeln mit einem schmalen roten, scharf abgesetzten Saum ist charakteristisch für die tuberkulöse Infektion. Oft sind die entzündlichen Veränderungen und die Tuberkelbildung um das Ureterostium der erkrankten Niere am stärksten ausgesprochen.

Mit dem Fortschreiten der Erkrankung fließen die einzelnen Tuberkel zusammen, verkäsen, werden abgestoßen, und es entstehen zackige Ulcera mit unterminierten Rändern, von der Umgebung scharf abgesetzt. Ihr Grund ist mit nekrotischem Material bedeckt. Bei langer Dauer der Erkrankung gehen die entzündlichen Erscheinungen immer tiefer in die Muscularis der Blase hinein. Der Muskel wird durch fibrotisches Bindegewebe ersetzt, die Blase verliert ihre Elastizität, schrumpft; es entsteht die tuberkulöse Schrumpfblase mit verdickter Wand, ein irreversibles Schlußstadium. Von diesen Schrumpfungsvorgängen bleibt das Trigonum verschont, was für die operative Wiederherstellung der Blase von erheblicher Bedeutung sein kann.

Selten kommen Tuberkulome in der Blase vor. Diese soliden Tumoren können zu Verwechslung mit Neoplasmen führen.

Bei der tuberkulösen *Urethritis* lassen sich anatomisch 3 Formen unterscheiden: die granulöse, die ulceröse und die käsig-infiltrierende Form. Bei der granulösen Form liegen in der geröteten und infiltrierten Schleimhaut feine, graue oder gelbe Knötchen, bald unregelmäßig zerstreut, bald beetförmig angeordnet. Ab und zu ragen auch an einzelnen Stellen polypöse Gebilde in die Harnröhrenlichtung vor. Im weiteren Verlauf der Entzündung zerfallen die Knötchen, und es bilden sich an ihrer Stelle kleine, allmählich in die Tiefe und in die Breite sich ausdehnende graugelb belegte Geschwürchen mit roten wulstigen Rändern, erst von rundlicher, später von unregelmäßiger Form. Diese fließen allmählich zu einer größeren Geschwürfläche zusammen. Sie greifen vielenorts tief in die Urethralwand hinein und bilden verbuchtete, mit eitrigem Sekret gefüllte Taschen. Zwischen den einzelnen Geschwüren und Höhlen erhalten sich oft lange Zeit normale Schleimhautreste (ulcerös-kavernöse Form der Harnröhrentuberkulose). Sehr selten hat die Tuberkulose in der Urethralschleimhaut nur massig-käsige Infiltrate ohne Bildung von Knötchen oder Geschwüren zur Folge. Bei Vernarbung dieser Herde entsteht die schwer zu behandelnde tuberkulöse Striktur.

c) Symptomatologie

Die *Nierentuberkulose* macht in ihren Anfangsstadien geringe klinische Symptome. Diese sind zudem so unbestimmter Art, daß sie, wenn überhaupt beachtet, selten als Merkmal eines Nierenleidens gedeutet werden. Sie bestehen in beständiger Müdigkeit des Kranken, in verminderter Arbeitslust und Arbeitskraft, manchmal auch in leichter Abmagerung. Nichts weist auf ein Harnleiden hin. Eine Harnuntersuchung wird deshalb oft unterlassen, und so entgeht nicht selten die auch in Frühstadien der Nierentuberkulose nachweisbare Pyurie und die fast nie fehlende geringe Albuminurie der Beobachtung. Ausnahmsweise erzeugt die Nierentuberkulose frühzeitig starke Nierenblutungen (initiale Hämaturie) oder Nierenkoliken. Diese Koliken, bedingt durch eine momentane Harnstauung infolge Verlegung des Harnleiters durch Blut- oder Eitergerinnsel, gleichen in ihrem Verlaufe, in der Art des schneidenden, längs des Harnleiters in die Blase und oft auch in die Geschlechtsteile ausstrahlenden Schmerzes einer

Nierensteinkolik. *Aber bei ungefähr 90% der Kranken wird die Nierentuberkulose nicht durch Blutungen oder Koliken, sondern durch die sekundäre Cystitis und die damit verbundenen Störungen der Harnentleerung klinisch auffällig.*

In der Regel fehlen selbst subfebrile Temperatursteigerungen bei der reinen Tuberkulose der Harnorgane. Höheres Fieber ist fast stets Folge einer Mischinfektion, selten ist es durch Verhaltung rein tuberkulösen Eiters bedingt.

An der Niere selbst verursacht die Tuberkulose im Beginn keine von außen fühlbaren Veränderungen. Das Organ wird erst merklich vergrößert, wenn sein Sekret im Nierenbecken oder in Nierenkavernen sich staut, oder wenn sich rings um die Niere entzündliche, derbe Schwarten bilden. Dann kann die tuberkulöse Niere zu einem großen, bis zum Becken hinabreichenden Tumor anwachsen. Ihre respiratorische Verschieblichkeit und ihr Ballotieren bei bimanueller Untersuchung kann selbst bei starker Vergrößerung des Organs erhalten bleiben. Aber sie schwinden, sobald sich entzündliche perirenale Bindegewebswucherungen einstellen. Selbst wenn die Niere noch keine Formveränderungen zeigt, macht sich ihre Erkrankung bei der Palpation bemerkbar, und zwar durch eine Abwehrspannung der die Niere umgebenden Bauchwandmuskulatur, oft auch dadurch, daß bei Druck auf die Niere reflektorisch Harndrang in der Blase auftritt. Bei der Deutung des Palpationsbefundes an der Niere ist stets zu berücksichtigen, daß die gesunde Niere infolge ihrer kompensatorischen Hypertrophie vergrößert und druckempfindlich sein kann, während vielleicht gleichzeitig die kranke, kavernöse Niere nicht fühlbar und nicht schmerzhaft ist.

Die Tuberkulose der Niere wird nicht selten in Verbindung mit anderen Nierenkrankheiten gefunden. Eine Tuberkulose kann sich in einer Wanderniere, in einer hydronephrotischen Niere oder neben Tumoren der Niere entwickeln. Auffällig oft wurden in tuberkulösen Nieren Nieensteine gefunden. Es sind häufig nach Entzündung und Gewebenekrose sekundär entstandene Phosphat- und Carbonatsteine, seltener primäre, mit oder vor der Tuberkulose gebildete oxalsaure und harnsaure Steine.

Bemerkenswert ist, daß nicht selten im Verlauf einer Nieren- und Blasentuberkulose die zweite, nichttuberkulöse Niere hydronephrotisch wird. Die Ursache der Harnstauung in der nichttuberkulösen Niere liegt meist, wie Ausscheidungspyelogramme zeigen, in einer Stenose ihres Harnleiters an der Blasenmündung. Geringgradige Veränderungen können dynamisch durch die heftigen Blasenkrämpfe bedingt sein, höhere Grade von Hydronephrose sind immer mechanisch durch tuberkulöse Infiltrate oder Strikturen des Harnleiters, vor allem an seinem Ostium, verursacht.

Eine häufiger befürchtete als wirklich eintretende Begleiterkrankung der Nierentuberkulose ist die Nephritis. Bei längerer Dauer einer einseitigen Nierentuberkulose sondert häufig die zweite Niere, auch wenn sie von Tuberkulose verschont bleibt, einen eiweißhaltigen Harn ab. Daß die Albuminurie der zweiten, von Tuberkuloseinfektion verschonten Niere nicht gleich als Zeichen einer Nephritis aufzufassen ist, sondern als Erscheinung einer leichten toxischen Nephrose, ergibt sich aus dem Fehlen von roten Blutkörperchen im eiweißhaltigen Harn und aus der Beobachtung, daß trotz langer Fortdauer der Albuminurie keine Veränderungen des Gefäßsystems, keine Niereninsuffizienzerscheinungen und Ödeme sich einstellen, und daß nach Entfernung der tuberkulös erkrankten Niere die Albuminurie nach verhältnismäßig kurzer Zeit schwindet.

Nur bei 2—3% der Fälle verbindet sich die einseitige Nierentuberkulose mit einer ernsten Nephritis. Es finden sich dann im Sekret beider Nieren Cylinder, im Urin der nichttuberkulösen Niere sogar reichlicher als im Urin der tuberkulösen. Der Blutdruck wird allmählich gesteigert, der zweite Aortenton verstärkt, das Herz erweitert. Die Nephritis bedingt im Gegensatz zu der toxischen Nephrose erhebliche Funktionsstörungen auch der zweiten, nichttuberkulösen Niere. Nach Exstirpation der tuberkulösen Niere schwindet die Albuminurie nicht oder doch nur langsam.

Es kann sich infolge einer käsig-eitrigen, einseitigen Nierentuberkulose allmählich ein Amyloid der anderen Niere, sogar eine allgemeine Amyloidose entwickeln.

Das Übergreifen der Nierentuberkulose auf den Ureter macht sich klinisch manchmal durch das Aufteten von Ureter- oder Nierenkoliken geltend. Die Uretertuberkulose hemmt den Abfluß des Urins durch Bildung entzündlicher und narbiger Verengerungen der Harnleiterlichtung oder aber durch den Wegfall jeglicher Ureterperistaltik infolge derber Infiltration der Ureterwandung.

Palpatorisch deutlich nachweisbar wird die Uretertuberkulose nur bei Frauen. Der tuberkulöse Ureter ist im vorderen Scheidengewölbe als derber, oft etwas druckempfindlicher Strang zu fühlen. Bei den männlichen Kranken läßt die rectale Untersuchung tuberkulöse Veränderungen des Ureters fast nie erkennen.

Bei der abdominalen Palpation der Kranken ist der Ureter kaum je zu fühlen, doch äußert sich seine tuberkulöse Erkrankung manchmal in seiner ausgesprochenen Druckempfindlichkeit besonders an seiner Abgangsstelle aus dem Nierenbecken und an seiner Kreuzungsstelle mit der arteria iliaca.

Am deutlichsten läßt sich die Uretertuberkulose durch die cystoskopische Untersuchung feststellen. Darüber wird im Kapitel „Diagnose" (S. 319) berichtet werden.

Blasenbeschwerden fehlen bei Nierentuberkulose selten dauernd: Schmerzhafte, ungewöhnlich häufige Harnentleerungen sind meist die ersten auffälligen Krankheitserscheinungen. Sie werden durch Ruhe und Bewegung wenig beeinflußt; sie sind deshalb nachts ebenso stark wie tags. Zeitweilig stellt sich ein fast anhaltender, krampfhafter Urindrang ein, der den Kranken am Gehen und am Stehen hindert. Diese Blasenbeschwerden lassen sowohl am Beginne wie im späteren Verlaufe des Leidens oft längere Zeit ohne erkennbare Ursache hochgradig nach. Dadurch wird oft die Hoffnung auf eine beginnende Ausheilung des Leidens erweckt. Leider sind die Perioden der Besserung meist kurz, sie werden bald von Rückfällen unterbrochen.

Nicht immer entspricht der Heftigkeit der Blasenbeschwerden der anatomische Blasenbefund. Trotz starker und sehr schmerzhafter Pollakiurie finden sich manchmal nur wenige, eng umschriebene tuberkulöse Infiltrate in der Blasenschleimhaut, und andere Male besteht bei geringen Blasenbeschwerden eine sehr ausgedehnte Blasentuberkulose.

Ein auffälliges Symptom der tuberkulösen Blase ist ihre Empfindlichkeit auf Druck und Dehnung. Schon die Palpation der Blase durch die Bauchdecken ist oft schmerzhaft, noch mehr die rectale oder vaginale Untersuchung. Am deutlichsten aber tritt die Empfindlichkeit der tuberkulösen Blase bei der Sondenuntersuchung in Erscheinung. Jede Berührung des Blaseninnern löst Schmerzen aus, und die geringste Dehnung der Wandung durch Einspritzen einer, wenn auch körperwarmen, chemisch reizlosen Flüssigkeit ruft heftigen Urindrang hervor. Die Kapazität der Blase ist immer vermindert, oft bis auf 100 cm³, ja bis auf 50.cm³ und weniger. Bei vorgeschrittener Blasentuberkulose fließt beim Versuch der Spülung jeder Tropfen der in die Blase eingespritzten Flüssigkeit neben dem Katheter sofort wieder aus. Auch auf chemische Einwirkung ist die Blase sehr empfindlich. Die in der Lokalbehandlung der banalen Cystitis gern und mit Erfolg verwandten Silbersalze, besonders das argentum nitricum, rufen schon in geringer Konzentration in der tuberkulösen Blase sehr heftige Schmerzen hervor. Diese

Empfindlichkeit der Blase gegen Silbersalze ist so charakteristisch, daß sie als diagnostisches Merkmal zu verwenden ist. Eine ähnliche Empfindlichkeit besteht gegen urotropinhaltige Medikamente.

Nicht allzu selten finden sich in der tuberkulösen Blase kleine Mengen Restharn. Ursache dieser Retention kann eine narbige Schrumpfung des Blasenhalses, eine tuberkulöse Verengerung der Harnröhre sein oder eine Schwächung der Blasenmuskulatur durch tiefgreifende Entzündungsprozesse. Oft aber muß der Grund der Urinverhaltung in dem unwillkürlichen Bestreben des Kranken gesucht werden, seine Blase nicht vollkommen zu entleeren, um die mit dem Auspressen der letzten Harntropfen verbundenen Blasenschmerzen zu vermeiden.

Bei Männern ist die Nierentuberkulose außerordentlich häufig mit einer Tuberkulose der Geschlechtsorgane verbunden. Diese bildet das Thema eines eigenen Kapitels.

Bei an Nierentuberkulose leidenden Frauen erkrankt, wie die anatomischen Untersuchungen zeigen, die Uterusschleimhaut wahrscheinlich häufiger an Tuberkulose, als nach den klinischen Untersuchungen zu vermuten wäre. Bei beiden Geschlechtern erkrankt manchmal auch die Harnröhre nach längerem Bestehen einer Nierentuberkulose, bei weiblichen Kranken viel seltener wie bei männlichen.

Die Tuberkulose der *Harnröhre* tritt unter 3 Formen in Erscheinung:
1. als reine Urethritis,
2. als tuberkulöse Striktur,
3. als Urethritis, verbunden mit Periurethritis, Absceß- und Fistelbildung.

Die tuberkulöse Urethritis bedingt brennende Schmerzen in der Harnröhre während der Miktion, außerdem einen geringen, meist serös-eitrigen, seltener rein eitrigen Ausfluß, in dem manchmal mikroskopisch Tuberkelbacillen nachweisbar sind. Bei jeder Miktion finden sich in der erst entleerten Harnportion eitrige Filamente; wie stark eiterhaltig der übrige Harn ist, hängt von der neben der Urethritis bestehenden Tuberkulose der oberen Harnwege ab. Bei der Untersuchung mit der Knopfsonde sind in der tuberkulösen Urethra unregelmäßige oder röhrenförmige Infiltrate zu fühlen, die bei Berührung schmerzhaft sind und leicht bluten. Da jede endourethrale Untersuchung selbst bei vorsichtigster Ausführung durch Verletzung der entzündeten Schleimhaut den Anstoß zu miliarer Aussaat geben kann, so ist die Einführung von Instrumenten in die tuberkulös erkrankte Harnröhre auf das Allernotwendigste zu beschränken.

d) Diagnose

Die Diagnose der Harnwegstuberkulose stellt an den Arzt recht erhebliche Anforderungen. Es genügt nicht, lediglich die tuberkulöse Infektion der Harnorgane zu erkennen. Es muß auch immer zuverlässig klargelegt werden, wieweit jede einzelne der beiden Nieren an dem Krankheitsprozesse mit beteiligt ist.

Die *allgemeine Diagnose* zeitig zu stellen und damit den wichtigsten Teil der diagnostischen Aufgabe zu lösen, ist jedem praktischen Arzte ohne Mithilfe spezialistischer Technik möglich. Die Harntuberkulose würde nicht so oft übersehen werden, wenn immer sorgfältig nach ihr gesucht würde, sobald ein Katarrh der Harnorgane einer sachgemäßen Therapie nicht innerhalb weniger Wochen weicht. Nie sollte sich der Arzt mit der nichtssagenden Diagnose „chronische Cystopyelitis" begnügen oder gar mit der Feststellung zeitweilig auftretender Nierenkoliken. Stets muß die Ursache der Pyurie, der Kolik genau erforscht werden. Dann wird sich oft als Grund der Nierenkolik statt des vermuteten Nierensteins eine Nierentuberkulose finden und werden sich als Urheber des chronischen Nierenbecken- und Blasenkatarrhs Tuberkelbacillen nachweisen lassen.

Diese Untersuchungen auf Tuberkulose müssen planmäßig durchgeführt werden, wenn sie ein zuverlässiges Ergebnis bringen sollen.

Der Allgemeinzustand des Kranken bietet nicht immer Anhaltspunkte für die Diagnose einer Tuberkulose der Harnorgane. Das schwere Harnleiden verbirgt sich oft lange hinter einem guten Allgemeinbefinden. Wenn aber ein Kranker mit chronischer Infektion der Harnwege außerhalb der Urogenitalorgane Tuberkuloseherde aufweist, oder wenn seine Anamnese auf eine Belastung mit Tuberkulose hinweist, dann muß dies den Verdacht erwecken, sein hartnäckiges Harnleiden sei tuberkulöser Natur.

Die *Palpation* der Urogenitaltuberkulose klärt die Diagnose oft wesentlich. Eine Vergrößerung und Druckempfindlichkeit der Niere weist auf einen renalen Ursprung des Harnleidens hin. Einen Beweis für eine tuberkulöse Infektion bildet sie nicht. Sie kann auch bloß Folge einer banalen Entzündung sein. Das gleiche gilt für die bei Tuberkulose häufige Empfindlichkeit der Blase auf äußeren Druck oder Berührung ihrer Schleimhaut mit Kathetern, auf Dehnung ihrer Wand bei Blasenspülungen.

Viel beweisender für Tuberkulose ist bei weiblichen Kranken eine im vorderen Scheidengewölbe fühlbare, derbe *Infiltration des Ureters.* Fast nie finden sich ähnliche Veränderungen des Ureters bei banaler Infektion. Ein von der Vagina aus fühlbar verdickter, derber Ureter ist stets als Zeichen einer tuberkulösen Niereninfektion zu deuten. Bei männlichen Kranken ist die tuberkulöse Erkrankung des Harnleiters durch Rectaluntersuchung nicht nachweisbar. Dagegen weist die Untersuchung der Geschlechtsorgane bei ihnen den Weg zur richtigen Diagnose. Finden sich in der Prostata, den Samenblasen oder Nebenhoden derbe knotige Infiltrate, die als tuberkulös aufzufassen sind, dann ist es naheliegend, daß eine daneben bestehende eitrige Entzündung der Harnorgane auch tuberkulöser Natur ist.

Mehr als eine Wahrscheinlichkeitsdiagnose ermöglicht die Palpation der Urogenitalorgane aber nie. Erst die genaue Untersuchung des Harns läßt sicher erkennen, ob eine Tuberkulose der Harnorgane vorliegt oder nicht.

Bei der Untersuchung des Harns ist vor allem festzustellen, ob dieser Eiweiß und Eiter enthält; fehlen beide, dann darf eine Tuberkulose der Harnwege ausgeschlossen werden.

Bei vollständigem Verschluß des Harnleiters einer durch Tuberkulose stark zerstörten Niere kann der Urin ausnahmsweise trotz einer bestehenden Nierentuberkulose normal sein. In einzelnen Fällen kann sogar trotz offener Verbindung einer tuberkulösen Niere mit der Blase der Harn eiter- und eiweißfrei gefunden werden, wenn der Tuberkuloseherd des Nierengewebes vom Nierenbecken völlig abgeschlossen ist. Aber derartige Beobachtungen sind bei unbehandelten Fällen so selten, daß sie an der Gültigkeit der Regel, ohne Pyurie und Albuminurie keine käsig-kavernöse Nierentuberkulose, nichts ändern.

Urinbefund. Schon ganz im Beginn des tuberkulösen Nierenleidens tritt Albuminurie auf. Bei Kindern wurde wiederholt monatelang, bevor die Nierentuberkulose klinisch erkennbar wurde, eine leichte Albuminurie ohne Pyurie beobachtet. Ob diese sog. prämonitorische Albuminurie durch kleine Tuberkuloseherde der Niere bedingt wurde oder nur durch Toxinwirkung außerhalb der Harnorgane liegender Tuberkuloseherde, sie vielleicht sogar vollkommen unabhängig von der Tuberkulose war, ließ sich jeweilen natürlich nicht entscheiden.

Der Grad der Albuminurie ist in der Regel sowohl im Beginn der Nierentuberkulose wie im späteren Verlaufe nur gering. Der Eiweißgehalt schwankt zwischen eben kaum nachweisbaren Spuren bis zu $^{1}/_{4}{}^{0}/_{00}$, selten steigt er bis $^{1}/_{2}{}^{0}/_{00}$. Eine starke Albuminurie bei Nierentuberkulose, ein Eiweißgehalt des Harns von $1—2^{0}/_{00}$ muß immer den Verdacht erwecken, daß neben der Tuberkulose noch eine

Nephritis besteht. Dasselbe gilt vom Befunde gekörnter und epithelialer Harncylinder. Bei reiner Nierentuberkulose werden im Urin keine Cylinder im Harnsediment gefunden oder doch, wenn sie ausnahmsweise vorkommen, nur hyaline in geringer Zahl.

Die Tagesmenge des Urins ist bei Nierentuberkulose in der Regel normal. Nur in den Anfangsstadien des Leidens ist sie oft bis über 2 Liter vermehrt. Diese wegen der geringen Eiterbeimischung sog. „klare" Polyurie ist manchmal mit Schmerzen in der Niere oder in der Blase verbunden. Bei ihr ist das spezifische Gewicht des Urins gering; dieses bleibt während des weiteren Verlaufes der Nierentuberkulose normal, wird erst, wenn die Tuberkulose beidseitig das Nierenparenchym in großer Ausdehnung geschädigt hat, dauernd niedrig. Die Reaktion des tuberkulösen Urins ist sauer; sie bleibt dies auch auffällig lange, selbst beim Stehen des entleerten Harns. Nur selten vermag eine Mischinfektion mit harnstoffzerlegenden Bakterien den tuberkulösen Harn zu zersetzen und alkalisch zu machen.

In den Frühstadien des Leidens ist die Eiterbeimischung gering. Sie trübt den Urin kaum merklich und bildet auch bei längerem Stehen des Urins nur ein spärliches, wolkiges Sediment. Der Eiter wird deshalb vom Kranken oft lange übersehen. Mit der Zunahme des tuberkulösen Prozesses in der Niere steigert sich die Pyurie. Durch Kavernenbildung in der Niere wird das Eitersediment rahmigeitrig. Charakteristisch für den tuberkulösen Harn ist seine auffallend graugrünliche Tönung, der zeitweilig durch eine leichte Blutung ein rosaroter Ton beigemischt wird. Nur selten behält der Harn das normale strohgelbe oder dunkelgelbe Kolorit.

Ausschlaggebend für die Diagnose einer Tuberkulose der Harnorgane ist die bakteriologische Untersuchung des Urins. Ein Ausstrich einiger Tropfen des frischen Harnsedimentes auf den Objektträger, Lufttrocknen und Fixation über der Flamme, Übergießen mit wäßriger Methylenblaulösung, Abspülen mit Wasser erlauben schon in wenigen Minuten diagnostisch äußerst wichtige Feststellungen zu machen. Finden sich im Sediment des frisch entleerten Harns sehr zahlreiche banale Eitererreger, so wird, wenn das Harnleiden erst von kurzer Dauer ist, eine Harnwegstuberkulose unwahrscheinlich. Spärliche banale Eitererreger sprechen nicht für, nicht gegen Tuberkulose.

Sind dagegen im Harnsediment durch Färben mit Methylenblau keine Bakterien nachweisbar, so wird dadurch eine Tuberkulose der Harnorgane wahrscheinlich. Ein geringer Leukycytengehalt eines bakterienfreien Harns findet sich allerdings recht oft, z.B. bei nichtinfizierten Nierensteinen, hier offenbar als Folge mechanischer Reizung der Harnwege. Aseptische Pyurien mit reichlichem, eitrigem Sediment sind aber in ihrer überwiegenden Mehrzahl tuberkulösen Ursprungs. Wohl kommen auch ab und zu aseptische Pyurien zur Beobachtung, die wahrscheinlich durch färberisch und kulturell nicht nachweisbare Eitererreger bedingt sind (s. S. 250). Aber sie stehen an Zahl hinter den tuberkulösen aseptischen Pyurien so weit zurück, daß jede Pyurie, bei der durch Methylenblaufärbung keine Bakterien zu finden sind, in erster Linie der Tuberkulose verdächtig erscheinen muß.

Weitgehend gesichert wird die Diagnose einer Tuberkulose der Harnorgane durch den Nachweis von Tuberkelbacillen im eitrigen Harnsediment.

Dazu genügt eine einfache und wenig zeitraubende Technik (Färbung nach ZIEHL-NEELSEN). Das zentrifugierte Urinsediment, besonders seine sichtbaren Eiterbröckel werden auf einem Objektträger dünn ausgestrichen, an der Luft getrocknet, in der Flamme fixiert, mit Carbolfuchsin übergossen und während 2—3 min über einer kleinen Flamme erwärmt. Darauf wird das Präparat mit 3%igem Salzsäurealkohol entfärbt, nach dem Abspülen mit Wasser kurz mit Methylenblaulösung überfärbt und, nach einem letzten Abspülen mit Wasser, getrocknet. Die ganze Färbung kostet 4—5 min Zeit, und meist gelingt es, in dem gefärbten Präparat schon nach wenigen Minuten eine oder mehrere Gruppen rotgefärbter Tuberkelbacillen zu finden.

Sind im ersten Präparat keine Tuberkelbacillen zu finden, so ist es ziemlich zwecklos, vom selben Urinsediment weitere Präparate zu machen; viel besser ist es, das Sediment einer anderen Urinportion zu untersuchen. Denn der Bacillengehalt der einzelnen Urinportionen ist außerordentlich verschieden. Während der eine Harn Bacillen in großer Menge enthält, hat der andere, bald darauf entleerte, derer nur ganz wenige. Es ist deshalb viel zweckmäßiger, von mehreren Urinportionen je ein Präparat zu färben, statt mehrere vom gleichen Harnsediment.

Das zum Untersuchen von Sputum und Gewebe so wertvoll gewordene Antiforminverfahren ist beim Suchen der Tuberkelbacillen im Urinsediment entbehrlich. Auch die Färbung der Muchschen Granula hat bei der bakteriologischen Untersuchung des Urinsedimentes keine praktische Bedeutung erlangt.

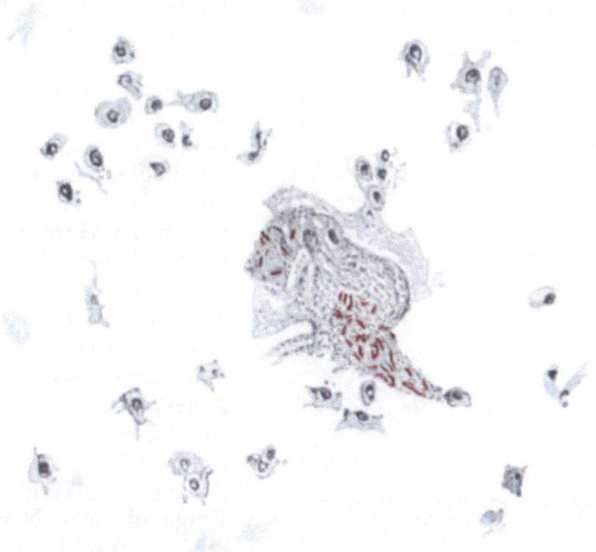
Abb. 157. Smegmabacillen im Harnsediment

Sind im eitrigen Harn Tuberkelbacillen mikroskopisch sichtbar, so ist eine Kontrolle des Bacillenbefundes durch den Tierversuch oder die Kultur auf künstlichen Nährböden nur nötig, wenn das klinische Bild nicht zur Diagnose paßt. Denn eine Verwechslung von Smegmabacillen mit Tuberkelbacillen ist meist zu vermeiden, wenn auch deren Form und färberisches Verhalten ähnlich sind. Es muß die Lagerung der Bacillen beachtet werden. Die Smegmabacillen liegen im Präparat nur vereinzelt oder doch nur in losen Verbänden wie durcheinandergeworfene Streichhölzer (Abb. 157). Die Tuberkelbacillen dagegen liegen aneinandergeklebt in dichten Gruppen oder Zöpfen geordnet (Abb. 158). Unmöglich wird die Unterscheidung, wenn nur einige wenige säurefeste Stäbchen vorhanden sind.

Eine Tierimpfung mit Harnsediment oder dessen Kultur wird aber unbedingt notwendig, wenn klinische Zeichen einer Harnwegstuberkulose bestehen, sich aber mikroskopisch keine Tuberkelbacillen nachweisen lassen.

Fallen Kultur und Tierversuch negativ aus, so wird das Bestehen einer Harntuberkulose unwahrscheinlich. Doch ist stets zu bedenken, daß trotz eines virulenten Tuberkuloseherdes in den Nieren der Harn zeitweilig bacillenfrei sein kann. Die Impfversuche mit dem Harnsediment sind deshalb zu wiederholen, wenn klinische Symptome den Verdacht auf das Bestehen einer Harntuberkulose wach halten.

Der Befund von Tuberkelbacillen im Urin beweist an sich allein noch nicht eine tuberkulöse Erkrankung der Harnorgane. Der Harn kann ohne Tuberkulose der Harnorgane Tuberkelbacillen enthalten, die ihm aus einer tuberkulösen Prostata oder einer tuberkulösen Samenblase beigemischt werden.

Die biologischen Tuberkulosereaktionen (allergische Tuberkulinreaktion, Komplementbindungserscheinungen am Blutserum) fördern die Diagnose der Harnwegstuberkulose nur wenig. Ihr positiver Ausfall kann ebensowohl durch einen außerhalb als einen innerhalb der Harnorgane liegenden Tuberkuloseherd bedingt sein. Durch Injektion relativ hoher Tuberkulindosen eine Herdreaktion innerhalb der tuberkulösen Harnorgane hervorzurufen und dadurch die Diagnose zu festigen, ist verwerflich. Diese Reaktion kann den Kranken stark schädigen, und zudem ist ihr Ausfall nur selten diagnostisch zuverlässig.

α) Spezielle Diagnose der Nierentuberkulose. Ist eine tuberkulöse Erkrankung der Harnorgane festgestellt, so ist damit erst der leichtere Teil der diagnostischen Aufgabe erfüllt. Um zweckmäßige therapeutische Maßnahmen gegen das Leiden zu treffen, müssen auch Sitz und Ausdehnung der in den Harnorganen gelegenen Tuberkuloseherde bestimmt werden. *Einen Kranken mit Tuberkulose der Harnorgane irgendwelcher Kur zu unterwerfen, bevor eine in die Einzelheiten gehende Diagnose zu stellen versucht wurde, ist unverzeihlich.*

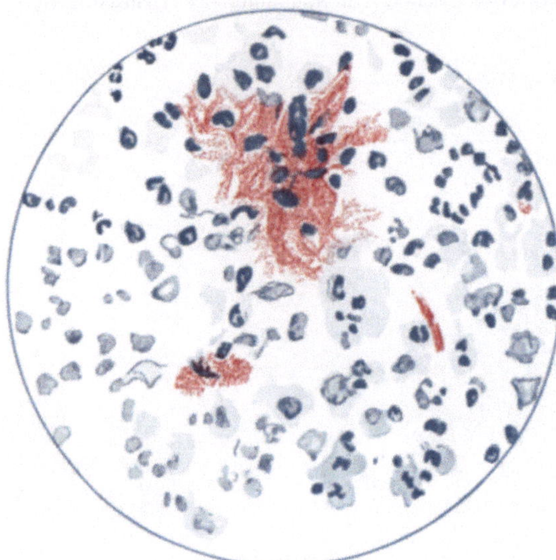

Abb. 158. Tuberkelbacillen im Ausstrich des Harnsedimentes nach Ziehl-Neelsen gefärbt

Die erste und wichtigste Frage, ob beide Nieren tuberkulös erkrankt sind oder ob nur eine und welche der beiden, ist durch die äußere Untersuchung des Kranken nie aufzuklären. Die fühlbare Vergrößerung einer Niere oder eine Schmerzhaftigkeit derselben, die, wenn gering, sich manchmal nur durch eine vermehrte Spannung der Bauchdeckenmuskulatur im Gebiet der Niere geltend macht, erweckt wohl den Verdacht auf eine Erkrankung dieser Niere. Aber es ist nicht zu vergessen, daß gar nicht selten die gesunde Niere infolge kompensatorischer Hypertrophie und Hyperämie vergrößert und schmerzhaft und die tuberkulöse, zerstörte Niere daneben klein und schmerzlos ist. Einzig wenn bei der Palpation die vergrößerte und schmerzhafte Niere sich mit der Atmung nicht mehr verschiebt, sie von perirenalen Schwarten umgeben erscheint, dann läßt sich an ihrer Erkrankung nicht mehr zweifeln. Ob aber nur die fühlbar veränderte Niere, nicht auch die andere tuberkulös erkrankt sei, das läßt die Palpation nie ermessen.

Die beste und den Patienten am wenigsten belastende Übersicht gibt die Röntgenuntersuchung, und zwar die *Urographie.*

Die einzige Gegenanzeige gegen die Urographie ist eine bestehende oder drohende Urämie. Bei mangelnder Konzentrationsfähigkeit der Nieren erhalten wir keine brauchbare Zeichnung der Nierenbecken und setzen den Patienten der Gefahr aus, daß seine Urämie manifest oder verschlimmert wird. Wir haben einen jungen Soldaten mit doppelseitiger Nierentuberkulose an den Folgen einer Urographie, die keinerlei allergische Reaktion verursachte, verloren.

Die Urographie erlaubt uns nicht die Frühdiagnose. Obschon viele charakteristische Symptome beschrieben sind und immer wieder gefunden werden, gibt

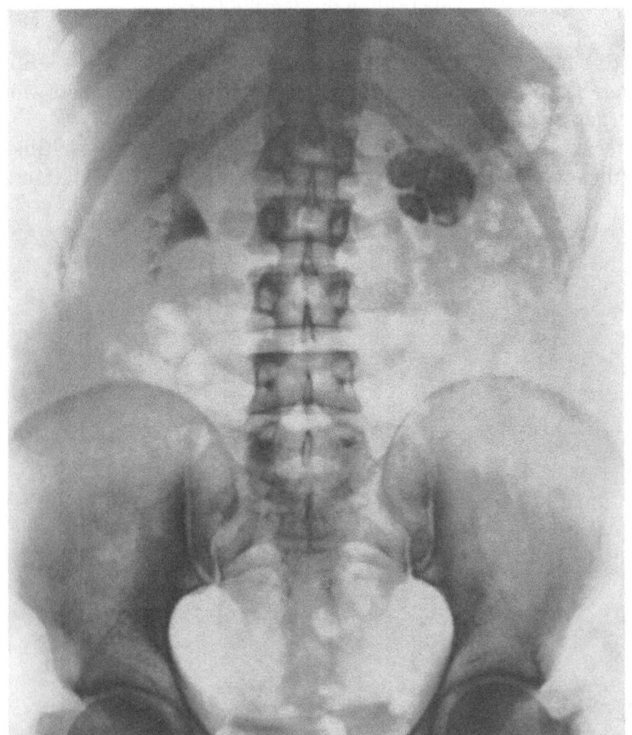

Abb. 159. Tuberkulöse Kittniere links

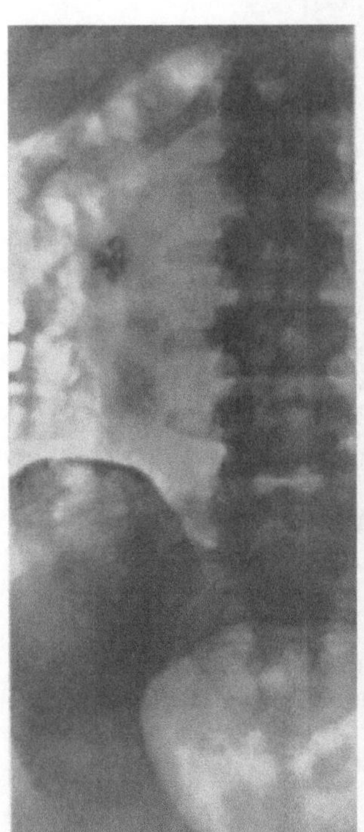

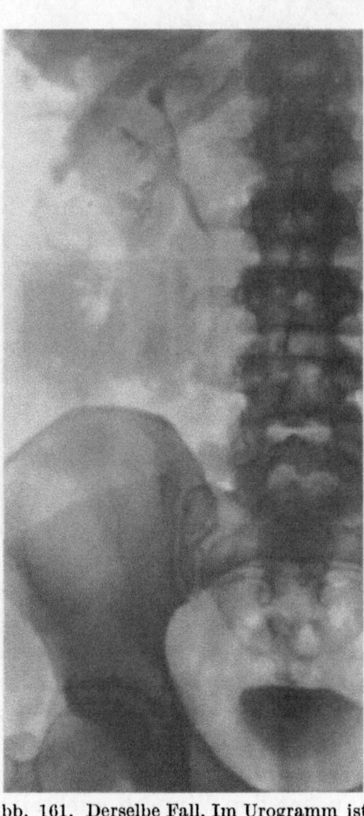

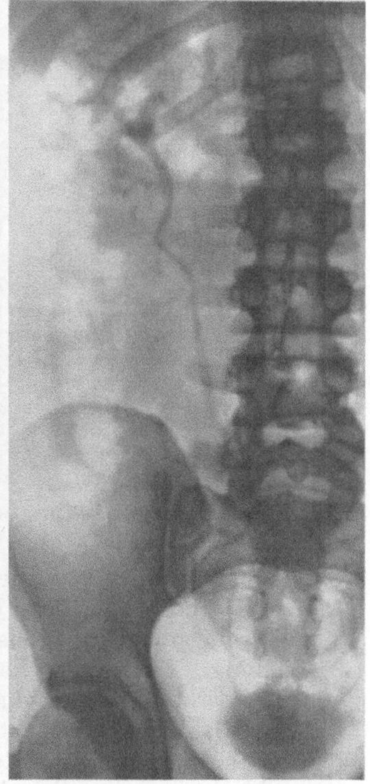

Abb. 160. Verkalkter tuberkulöser Herd; seine Form schützt vor Verwechslung mit Stein

Abb. 161. Derselbe Fall. Im Urogramm ist die Lokalisation im unteren Pol gut zu erkennen; der Pol ist deutlich geschrumpft

Abb. 162. Derselbe Fall nach partieller Nephrektomie

es kein Röntgenzeichen, das für eine beginnende Tuberkulose pathognomonisch ist. Zur Diagnose gehört, wenn schwerwiegende Irrtümer vermieden werden sollen, neben dem Röntgenbild immer noch der Bacillennachweis.

Schon aus der Leeraufnahme können wir gelegentlich Aufschlüsse erhalten, wenn die tuberkulösen Herde alt sind und ihre Verkalkung als Schatten erkennbar.

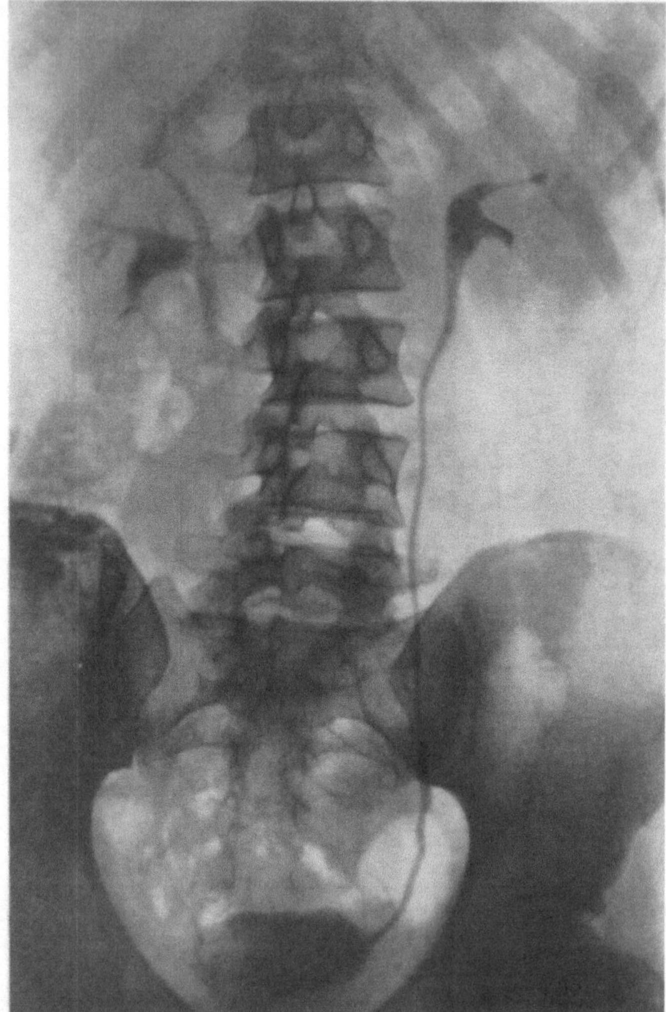

Abb. 163. Infiltrierter Ureter als röntgenologisches Frühsymptom einer Nierentuberkulose

Als charakteristisch zu erwähnen ist als Frühsymptom der in seiner ganzen Länge sichtbare, atonische Ureter, später treten Veränderungen an den Calices auf (Margueritenform), isolierte, stark erweiterte plumpe Calices, isolierte Kavernenbildung, Striktur im Nierenbecken; im Spätstadium ist die ganze Niere verändert, kavernös zerstört und pyonephrotisch. Diese Spätstadien zeichnen meist im Ausscheidungsbild nicht mehr (Abb. 159—167).

Leider sind gerade auf der erkrankten Seite die Ausscheidungsbilder oft flau und schlecht zu beurteilen. Man hat den Wunsch nach einer klareren Aufnahme.

Dies führt zur Anfertigung von retrograden Pyelographien, die vielenorts routinemäßig angefertigt werden. Ich halte dies Verfahren für einen Mißbrauch und lehne ihn strikte ab; allerdings ist mir bewußt, daß die Mehrheit der Urologen anderer Meinung ist. Zur retrograden Pyelographie sind eine Cystoskopie und Ureterkatheterismus nötig. Wenn wir diese ausführen und korrekt auswerten, wird der Röntgenbefund weniger wichtig.

Das retrograde Pyelogramm der erkrankten Seite hat in drei mir bekannten Fällen eine sichere Miliartuberkulose ausgelöst; bei Füllung der gesunden Seite besteht die Gefahr der Infektion einer vordem gesunden Niere. Die einzige Ausnahme, die ich an meiner Abteilung und in dem von mir geführten Sanatorium gestatte, ist die retrograde Pyelographie chemotherapeutisch vorbehandelter Nieren, vor allem, wenn eine partielle Nephrektomie diskutiert wird. Es gelingt damit gelegentlich, eine vorher unbekannte und in der Urographie nicht sichtbare Kaverne zur Darstellung zu bringen (Abb. 168).

Unseren Wunsch, tuberkulös veränderte Nierenbecken im Urogramm klar darzustellen, erfüllt die Kompression (s. Abb. 64, 65). Hier fallen die Gefahren der retrograden Füllung zum großen Teil weg. Es bleibt einzig die recht seltene Möglichkeit eines pyelo-tubulären Rückflusses. Verloren gehen bei dieser Methode die diagnostischen Hinweise, die uns der Ureter liefern kann. Beide Methoden sind deshalb zu kombinieren. Der Untersuchungsgang ist heute bei uns folgender: Leeraufnahme. 8 min nach Beendigung der Injektion des Kontrastmittels Aufnahme ohne Kompression. Nach Anlegen des Kompressoriums, 18 min nach Injektion gezielte Aufnahme beider Nierenbecken

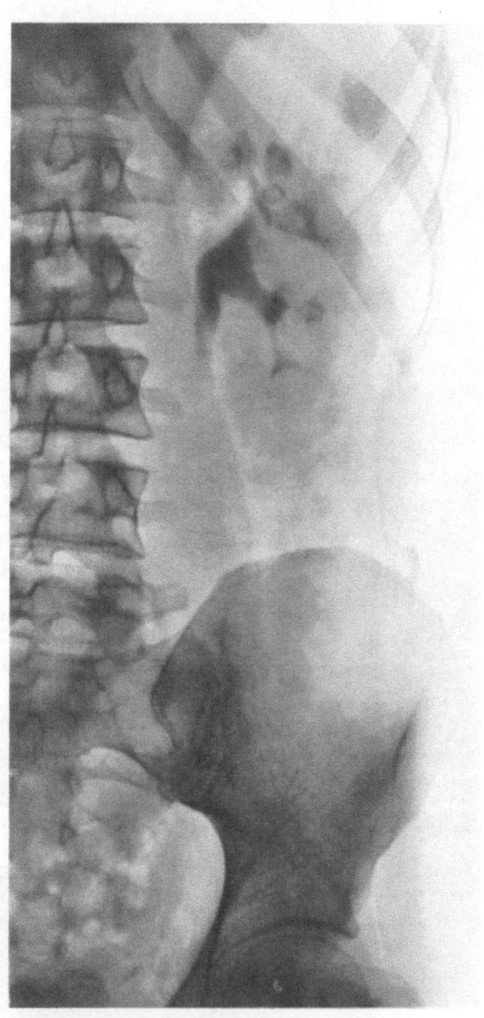

Abb. 164. Derselbe Fall 3 Jahre später. Kavernös veränderte Calyces am oberen Pol (Margueritenform)

unter Vernachlässigung der unteren Harnwege; Wegnahme der Kompression und Übersicht 25 min nach Injektion. Bei Bedarf, wenn Stauung oder Kavernen zu beurteilen sind, werden noch spätere Aufnahmen angefertigt. Die Zeiten können bei verschiedenen Kontrastmitteln variieren.

Durch den Ausbau der Urographie hat die *Cystoskopie* verbunden mit beidseitigem Ureterenkatheterismus, wohl an Dringlichkeit, keineswegs aber an Wichtigkeit eingebüßt. Wenn der positive Bacillenbefund, die typischen tuberkulösen Infiltrate in Nebenhoden, Prostata und Samenblasen die Natur der Er-

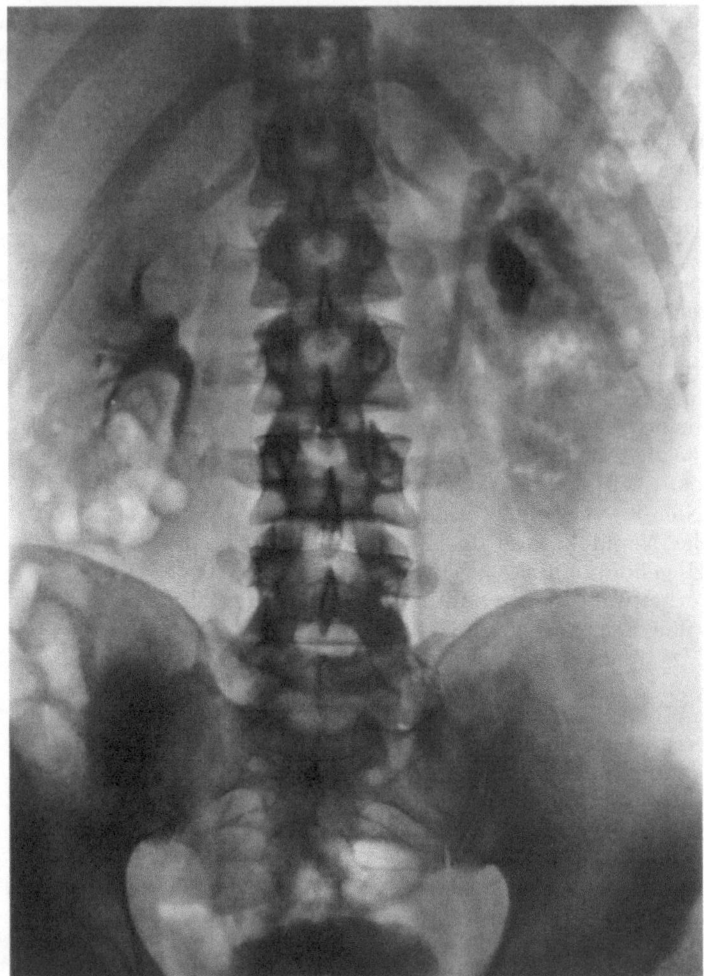

Abb. 165. Gestaute und tuberkulös zerfallende Calyces am unteren Pol; die obere Nierenhälfte ist ausgeschlossen

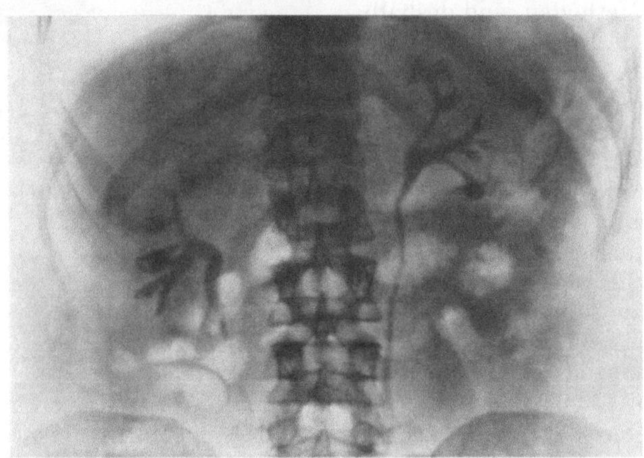

Abb. 166. Zerfallshöhle am Parenchym des rechten Oberpols. Die flaue Zeichnung zeigt, daß es sich um einen frischen Herd handelt

krankung der Harnorgane mit Sicherheit feststellen haben lassen, wenn die Urographie uns über die Ausdehnung der Tuberkulose orientiert hat, können wir
meist zielbewußt die Behandlung beginnen, ohne eine Cystoskopie gemacht zu
haben. Die Cystoskopie darf in diesem Moment ausgeführt werden, muß es aber
nicht, wenn eine Gegenindikation vorliegt.

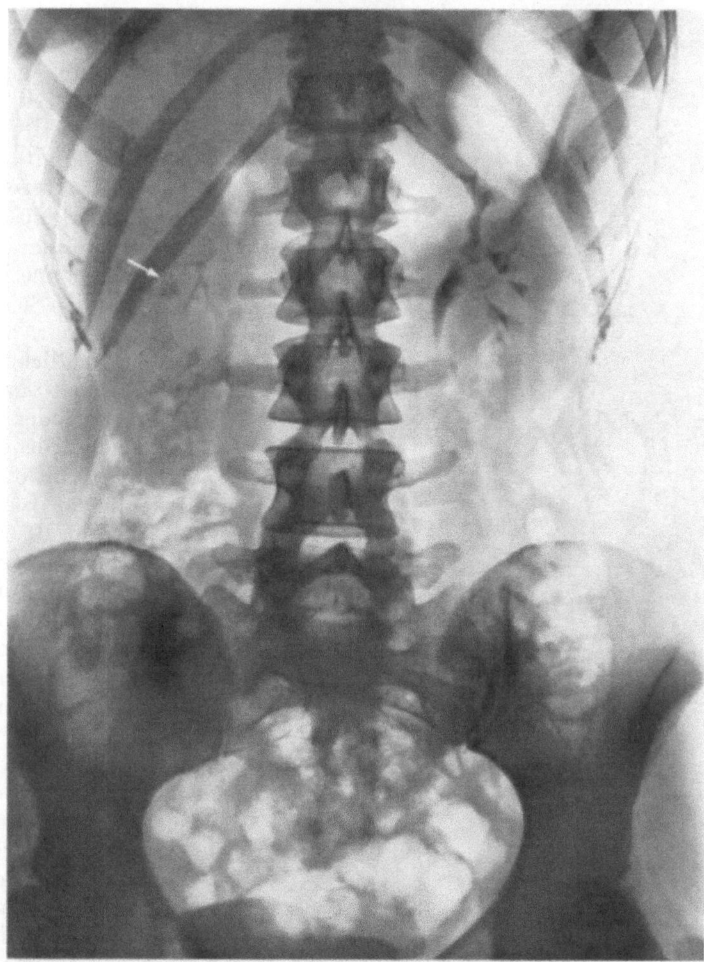

Abb. 167. Gut organisierte. ältere Kaverne bei normalem Nierenbecken. Im Urin dieser Niere sind Eiter und
Tuberkelbacillen vorhanden

Dieser Gegenindikationen sind viele. Besteht eine floride Tuberkulose der Harnröhre oder
viel häufiger des inneren Genitale, kann die Cystoskopie durch das mechanische Trauma die
Genitaltuberkulose stark verschlimmern oder sogar zu einer Aussaat führen.

Besteht eine floride Blasentuberkulose mit stark reduzierter Kapazität, ist die Cystoskopie sehr schmerzhaft, gelegentlich nicht ausführbar. Nach einigen Wochen oder
Monaten der Chemotherapie ist die Blasentuberkulose stark gebessert und eine Cystoskopie
ohne Belästigung des Patienten möglich. Ist die Indikation zur Cystoskopie dringend,
kann trotz der floriden Blasentuberkulose diese in Sacral-, tiefer Peridural- oder Lumbalanaesthesie durchgeführt werden. Dabei wird durch die Anaesthesie die Blasenkapazität vorübergehend um 50 cm³ erhöht, so ein leichtes Manipulieren des Instrumentes
ermöglichend. Eine vorübergehende Besserung der Blasentuberkulose kann auch durch
Röntgenbestrahlung der Blase in entzündungshemmenden Dosen erreicht werden.

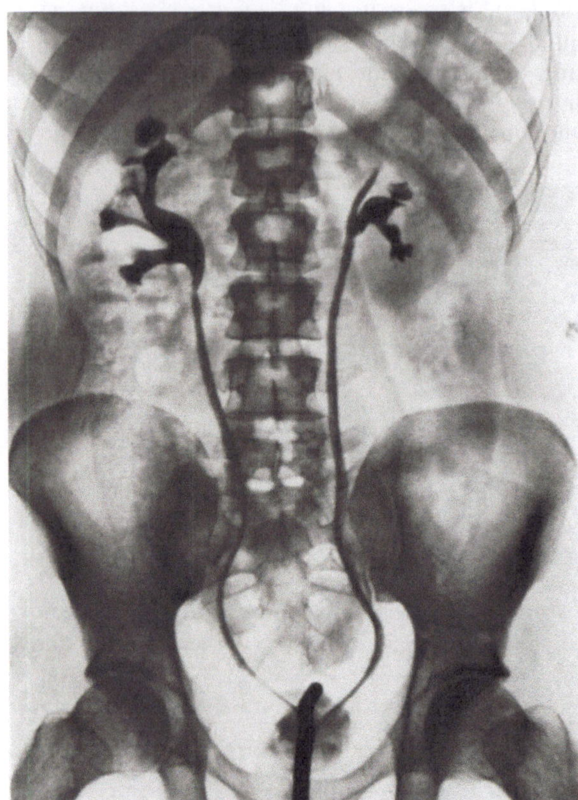

Abb. 168. Retrogrades Pyelogramm. Im rechten Oberpol stellt sich eine Kaverne dar, die im Urogramm nicht sichtbar war; links ist der Oberpol abgeschlossen

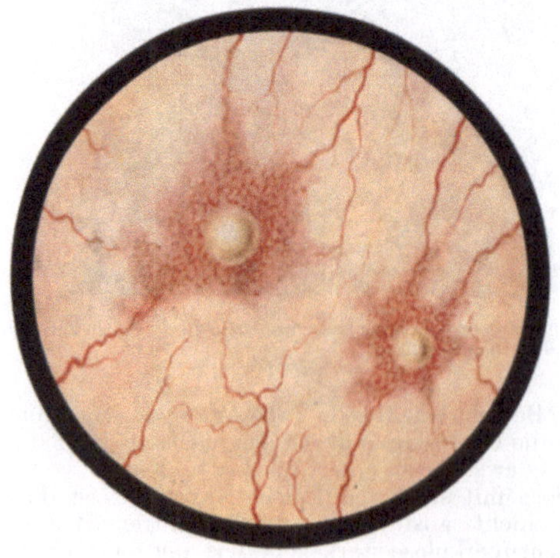

Abb. 169. Einzelstehende Tuberkel in der Blasenschleimhaut

In Zweifelsfällen wird allerdings oft erst durch den charakteristischen *cystoskopischen Blasenbefund* die Diagnose ermöglicht. Nicht selten werden auf der Blasenschleimhaut Gruppen typischer Schleimhauttuberkel mit gelblichweißem, verkästem Zentrum und rotem Hof sichtbar (Abb. 169, 170). Andere Male charakterisiert sich die Tuberkuloseinfektion der Blase nur durch das Auftreten umschriebener, von gesunden Schleimhautbezirken scharf abgegrenzter, entzündlicher, oft granulös-ödematöser Infiltrationen mit oder ohne Ulcerationen. Die ersten tuberkulösen Entzündungsherde in der Blase finden sich oft im Blasenscheitel und in der Umgebung der Harnleitermündungen (Abbildung 171). Die Cystoskopie läßt an den krankhaften Veränderungen der Harnleitermündungen und aus dem Sitz der tuberkulösen Herde in der Blasenschleimhaut oft erkennen, von welcher Niere die tuberkulöse Infektion in die Blase abgestiegen ist.

Nur ausnahmsweise bleibt die vesicale Uretermündung einer an Tuberkulose erkrankten Niere lange normal. Meist entwickeln sich an ihr verhältnismäßig frühzeitig nach tuberkulöser Infektion der Niere entzündliche Veränderungen. Sie beschränken sich zuerst auf eine leichte Rötung und ödematöse Quellung der Mündungslippen; allmählich wird die Infiltration stärker, die Lippen verlieren ihre Schmiegsamkeit, sie werden unregelmäßig wulstig und bleiben dauernd geöffnet. Schließlich wird die Harnleitermündung kraterförmig (Abb. 172, 173). Finden sich solche Veränderungen der Harnleitermündung nur einseitig, sind zudem nur in der entsprechenden Blasenhälfte tuberkulöse Schleimhautinfiltrate, so ist eine einseitige Nierentuberkulose wahrscheinlich, aber in keiner Weise sichergestellt.

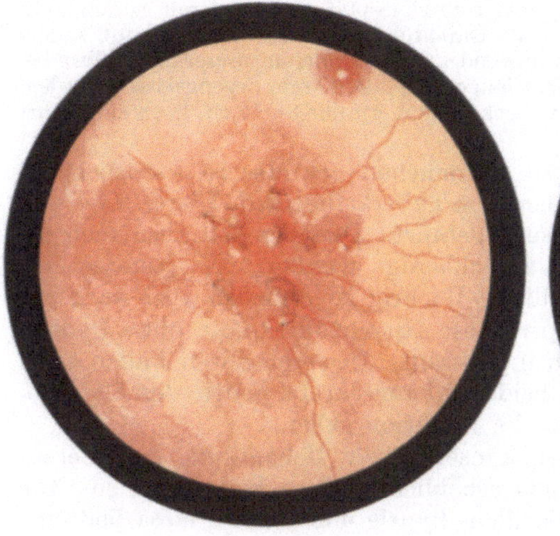

Abb. 170. Tuberkel in herdförmigem Infiltrat

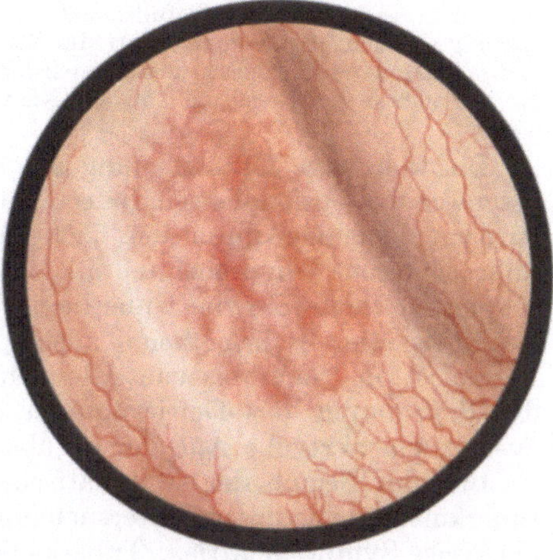

Abb. 171. Scharf abgegrenzte Infiltration der Umgebung der rechten Uretermündung

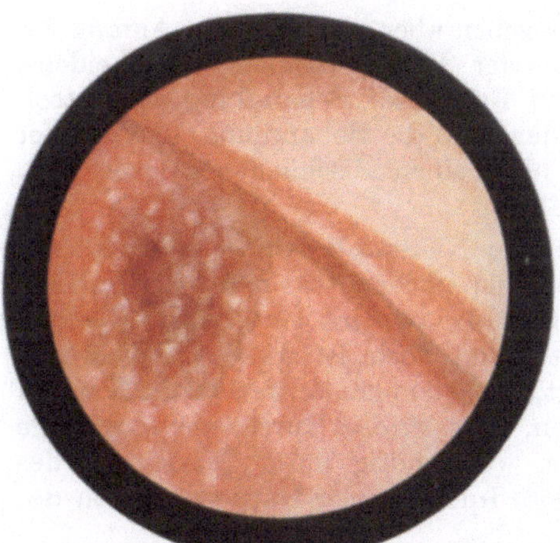

Abb. 172. Lochartig klaffender Ureter mit Tuberkelaussaat

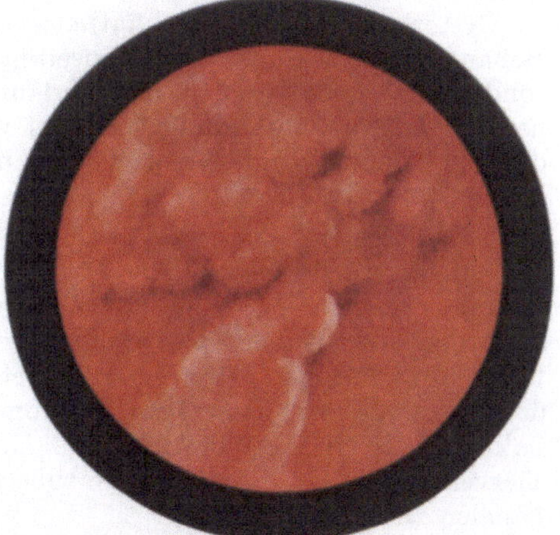

Abb. 173. Tuberkulöse Granulome der Blase

Ergänzt wird die Cystoskopie durch die Ausscheidungsprüfung mit Indigocarmin (s. S. 43), die Chromocystoskopie. Entspricht dem normalen Ostium eine normale Blauausscheidung, dem veränderten dagegen eine stark verspätete, wird eine einseitige Nierentuberkulose noch wahrscheinlicher.

Völlige Sicherheit gibt aber erst die *Separation der beiden Nierensekrete*. Nur der unter allen Kautelen ausgeführte Ureterenkatheterismus läßt sicher erkennen, ob eine beginnende käsig-kavernöse Nierentuberkulose vorliegt. Daran hat auch der Ausbau der Röntgenuntersuchung nicht das Geringste geändert. Das Wichtige ist dabei die Untersuchung der gesunden, nicht der sicher tuberkulösen Seite.

Diese ist übrigens recht oft nicht zu sondieren, da die tuberkulösen Veränderungen der Uretermündung das Einschieben des Ureterkatheters verunmöglichen.

Die Sondierung des vermutlich gesunden Ureters von der tuberkulös erkrankten Blase aus birgt natürlich immer die Gefahr einer aufsteigenden Infektion in sich. Große Vorsicht bei der Sondierung ist deshalb notwendig. Der Ureterkatheter soll, bis er in den Harnleiter eintritt, immer mit einer antiseptischen Flüssigkeit durchgespült werden, damit er sich nicht mit infektiösem Blaseninhalt füllen kann. Seine Durchführung durch die Blase muß zudem rasch geschehen. Seine Spitze darf die Blasenwand nur am orificium uretericum selbst berühren. Der Ureterkatheter darf danach nicht länger wie 30—40 min liegengelassen werden. Er soll auch in der Regel nicht bis ins Nierenbecken, sondern nur 8—12 cm hoch eingeführt werden.

Die wichtigste Untersuchung des so gewonnenen Sekretes ist natürlich der Nachweis des Vorhandenseins oder Fehlens von Tuberkelbacillen. Dieser Nachweis wird am sichersten durch den Tierversuch geführt. Daneben soll aber auch die mikroskopische Untersuchung nicht vernachlässigt werden. Sie gestattet oft schon den Nachweis von Tuberkelbacillen. Wichtig ist daneben aber auch der Nachweis einer Pyurie: keine käsig-kavernöse Nierentuberkulose ohne Pyurie! Ferner ist der Nachweis von Albumen interessant. In vereinzelten Fällen kann die Bestimmung des Gefrierpunktes beider Nierensekrete neben der Chromocystoskopie wertvolle Aufschlüsse über die Funktion geben.

Bis zum Beginn der systematischen konservativen Behandlung der Nierentuberkulose kam diesen Untersuchungen erheblich größere Bedeutung zu. Die klassische Symptomentrias: Tuberkelbacillen, Pyurie und functio laesa ließ eine käsig-kavernöse Nierentuberkulose diagnostizieren und gab die Indikation zur Nephrektomie. An ihrem diagnostischen Wert hat diese Symptomentrias auch heute noch nichts eingebüßt.

Cystoskopie und Ureterenkatheterismus geben aber nicht nur am Anfang der Behandlung Auskunft über Einseitigkeit oder Doppelseitigkeit des Leidens, sondern sie gestatten auch, den Verlauf und Erfolg der Behandlung zu kontrollieren. Dabei muß allerdings verlangt werden, daß die Behandlung 10 Tage vor der Untersuchung unterbrochen wird, um nicht einen fälschlich negativen Tierversuch zu bekommen.

β) Differentialdiagnose. Verwechslungen der Nierentuberkulose mit anderen Krankheiten sind nicht selten. Beginnt das Nierenleiden, was meist der Fall ist, mit den Symptomen einer hartnäckigen Cystitis, so wird eine banale Cystitis, statt der Nierentuberkulose diagnostiziert. Und doch ist diese Verwechslung leicht zu vermeiden. Wird die Regel befolgt, bei jedem länger dauernden Katarrh der Harnwege nach Tuberkulose zu forschen, dann wird es durch eine sorgfältige bakteriologische Untersuchung des Harns, wenn nötig unter Beiziehung des Tierversuches, leicht gelingen, die tuberkulöse Infektion der Harnorgane von der banalen zu unterscheiden.

Schwierig ist es, die tuberkulöse Natur des Nierenleidens zu erkennen, wenn die Nierentuberkulose mit einer initialen Nierenblutung in Erscheinung tritt und eine erhebliche Bakterien- und Eiterbeimischung zum Harn vorerst noch fehlt. Der Entscheid, ob es sich in einem solchen Falle um eine Nierenblutung infolge Tuberkulose oder um eine Blutung infolge Nephritis, Nierenstein oder Nierentumor handelt, wird oft nur möglich unter Beiziehung aller diagnostischen Hilfsmittel: die Impfung des Urins, Cystoskopie und Radiographie. Ist auf dem Radiogramm ein Nierenstein sichtbar, so ist nicht zu vergessen, daß Nierensteine ab und zu mit Nierentuberkulose vergesellschaftet vorkommen. Auch Geschwülste wurden wiederholt gleichzeitig mit Tuberkulose in einer Niere beobachtet.

Sind die ersten auffälligen Symptome der Nierentuberkulose Ureterkoliken, dann führen sie leicht zur Fehldiagnose Nierenstein oder, wenn die Kolik rechtsseitig ist, zur Verwechslung mit Appendicitis. Die vorstechendsten Symptome sind bei diesem Leiden gleich: heftiger Schmerz in der Nieren- oder Ileocöcalgegend, Auftreiben des Abdomens, Behinderung des Windabganges, Erbrechen, rascher Puls.

Es fehlt aber bei der Ureterkolik wegen Tuberkulose oder wegen Stein das allerdings auch bei Appendicitis nicht ständige Rovsingsche Symptom (Schmerzsteigerung bei Füllung des Coecums durch Rückstreichen des Darminhaltes). Dagegen zeigt sich bei Ureterkolik im Gegensatz zur Appendicitis immer eine Druckempfindlichkeit der Niere, und es sind die peritonealen Reizerscheinungen bei Ureterkolik geringer als bei Appendicitis. Der Entspannungsschmerz am Peritoneum fehlt bei Ureterkolik oder ist doch nur gering. Am deutlichsten unterscheidet sich die Ureterkolik von der Appendicitis durch den Harnbefund. Bei Ureterkolik wegen Tuberkulose oder Stein enthält der Harn Eiweiß, Blut oder Eiter, während bei Appendicitis der Harn meist normal ist oder doch nur geringste Spuren Eiweiß enthält. Schwierig wird die Differentialdiagnose, wenn ausnahmsweise die Appendicitis durch Hyperämie des Ureters oder durch eine auf diesen übergreifende Infektion zu Hämaturie und leichter Pyurie führt. Ob die Ureterkolik durch Stein oder Tuberkulose bedingt ist, lassen das Radiogramm und die genaue bakteriologische Untersuchung des Urins entscheiden.

e) Verlauf

Der Verlauf der unbehandelten Nierentuberkulose gestaltet sich im ganzen immer recht gleichartig. Er erstreckt sich meist über mehrere Jahre. Die Krankheitssymptome zeigen, selbst wenn sie erst heftig einsetzen, einige Wochen oder Monate nach Beginn fast regelmäßig, auch ohne therapeutische Beeinflussung, eine deutliche Milderung. Selbst eine sehr akut beginnende tuberkulöse Cystitis kann nach wenigen Wochen spontan abklingen. Diese Besserung hält aber meist nicht lange an. Nach wenigen Monaten mehren und steigern sich die Beschwerden. und wenn auch Perioden auffälliger Besserung sich wiederholen, so nehmen die Krankheitserscheinungen doch im ganzen von Jahr zu Jahr zu. Das Allgemeinbefinden des Kranken leidet immer stärker. Der Urindrang wird häufiger und schmerzhaft; schließlich stellt sich infolge tuberkulöser Zerstörung der Blasenschließmuskeln und infolge Schrumpfung der Blase eine Harninkontinenz ein. Das Tragen eines Urinals wird nötig.

Nur ausnahmsweise tritt im Verlaufe des Leidens eine scheinbare Spontanheilung ein. Es wird nach jahrelanger Krankheitsdauer der vordem eitrige Harn allmählich eiweiß- und eiterfrei; es schwinden alle Nieren- und Blasenbeschwerden. Die genaue Untersuchung des scheinbar geheilten Kranken läßt aber erkennen, daß keine wirkliche Heilung eingetreten ist. Die Krankheitsherde in der Niere sind nicht vernarbt; sie treten einzig deshalb nicht mehr so stark in Erscheinung, weil die verkäste und kavernöse Niere durch narbigen Verschluß ihres Harnleiters oder ihres Nierenbeckens von der Blase vollständig abgetrennt ist und nur noch der Urin der gesunden Niere in die Blase fließt. Diese spontane Ausschaltung der kranken Niere (Autonephrektomie) hat, gleich wie die operative Entfernung der tuberkulösen Niere, eine Ausheilung der Blasentuberkulose zur Folge. Eine wirkliche Heilung des Nierenleidens ist in ihr aber nicht zu sehen. In der aus dem Harnstrom ausgeschalteten Niere bleiben virulente Tuberkuloseherde fortbestehen. Sie schädigen durch ihre Toxine den Organismus und können auch stets wieder zum Ausgangspunkt eines frischen Schubes von Tuberkulose werden. Bei wenigen Kranken bleibt die tuberkulöse Infektion immer, vom Beginn bis zur käsig-kavernösen Zerstörung der Niere, auf dieses Organ beschränkt und verschont die unteren Harnorgane vollkommen. Bei solchen Kranken können selbst ohne Verschluß des Ureters und ohne Obliteration des Nierenbeckens der kranken Niere die Symptome des Leidens dauernd äußerst gering bleiben; es kann die Erkrankung lange trotz der ausgedehnten tuberkulösen Zerstörung der einen Niere vollständig übersehen werden, bis schließlich die kavernöse Niere zufällig bei einer wegen eines anderen Leidens nötig gewordenen Untersuchung des Kranken entdeckt wird.

Bei den meisten als Spontanheilung der Nierentuberkulose mitgeteilten Fällen handelt es sich um eine bloße Scheinheilung, um eine Ausschaltung der kavernösen Niere. Ausnahmsweise wird nicht die ganze Niere ausgeschaltet, sondern es schließt sich nur der tuberkulöse Nierenbezirk ab (partielle Nierenausschaltung; Abb. 174).

Die Lebensdauer der an Nierentuberkulose Erkrankten ist in der Regel ohne Therapie eng beschränkt. Wohl sterben einzelne Kranke erst 10 oder gar 20 und

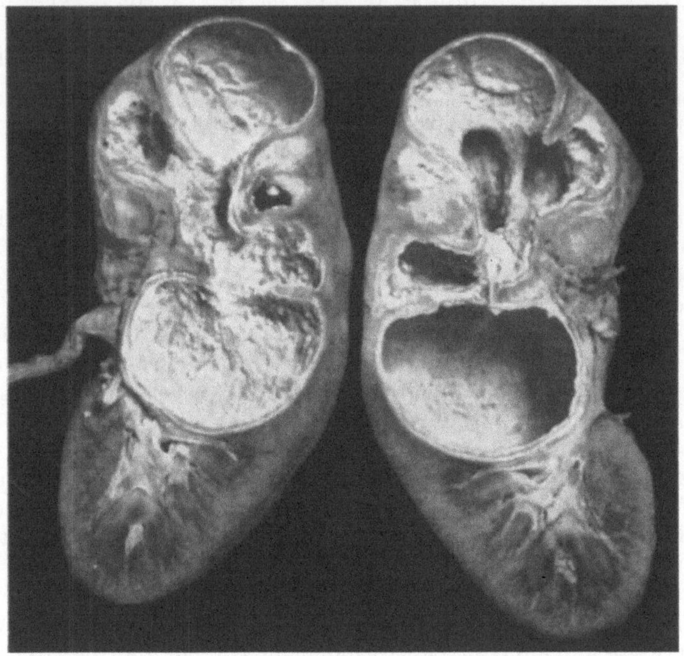

Abb. 174. Partielle Autonephrektomie. Vollständiger Abschluß der oberen tuberkulösen Nierenhälfte vom Nierenbecken. Harn dieser Niere klar, mit nur vereinzelten Leukocyten

mehr Jahre nach den ersten sicheren Zeichen einer Nierentuberkulose. Die Mehrzahl aber, ungefähr 60%, erliegen ihrem Leiden schon innerhalb 5 Jahren.

Zur unmittelbaren Todesursache wird meist die Urämie oder eine allgemeine Kachexie mit Amyloid; andere Male führt eine außerhalb der Harnorgane sich entwickelnde Tuberkulose, vor allem die Lungentuberkulose, zum Tode; auffällig oft erliegen die Kranken mit Urogenitaltuberkulose einer tuberkulösen Meningitis.

Die Chemotherapie hat den Verlauf der Tuberkulose der Harnorgane grundlegend beeinflußt. Es gelingt uns, durch sie nicht nur kleine Infiltrate und oberflächliche Schleimhautläsionen, sondern auch tiefergreifende Ulcerationen und kavernöse Zerfallsherde zu heilen, zur Vernarbung zu bringen. Tritt diese erwünschte Vernarbung an einem unerwünschten Ort auf, so entstehen ganz neue Krankheitsbilder von allergrößter Wichtigkeit.

Am raschesten reagieren auf unsere Therapie die oberflächlichen Schleimhautläsionen, die pyelitis und cystitis tuberculosa. Ulcera sind schwerer zu behandeln, ihre Heilung dauert länger und erfolgt mit Defekt, d.h. es tritt eine Narbe auf. An vielen Stellen ist dies vollständig ohne Bedeutung, an engen Kanälen verursacht es eine Striktur. Diese Striktur kann eine heilende Wirkung haben:

Wird ein Kelchhals undurchgängig, wird die dahinter liegende Kaverne abgeschlossen, die descendierende Streuung mit dem Urinstrom hört auf, der Urin wird eiter- und bacillenfrei, der Patient asymptomatisch (s. Abb. 168. linke Niere). Tritt die Striktur in einem engen Nierenbecken auf, werden nicht nur ein erkrankter Kelch oder eine erkrankte Nierenpartie abgeschlossen, sondern ebensosehr die gesunden Nierenpartien. In ihnen entsteht eine Stauung, die nicht nur allfällig vorhandene Herde an der Ausheilung hindert, sondern auch die Propagation der Infektion begünstigt. Diese Kombination von Tuberkulose und Hydronephrose durch intrapelvine Striktur besiegelt das Schicksal der Niere (s. Abb. 175).

Am bedeutungsvollsten ist aber das Auftreten von Strikturen im Ureter. Dabei sind auseinanderzuhalten die Strikturen, entstanden durch eine tuberkulöse Infiltration der Wand, und die Stenose, verursacht durch Vernarbung eines ulcerösen Prozesses. Im ersten Fall ist eine Heilung durch Chemotherapie möglich (Abb. 176. 177), im zweiten Fall kann nur ein operativer Eingriff Rettung bringen. Am längsten und am schwierigsten zu erreichen ist die Ausheilung von Kavernen. Als ausgeheilt können wir klinisch nur eine Kaverne bezeichnen, die im Röntgenbild darstellbar ist, eine Verbindung mit dem übrigen Nierenbecken hat und deren Verkleinerung und Reinigung wir fortlaufend durch Röntgendarstellung und Urinuntersuchungen (einschließlich Tierversuch) kontrollieren können. Ist die Kaverne durch eine Stenose am Kelchhals von der übrigen Niere abgeschlossen, wissen wir nicht, ob sie abgeheilt ist oder nicht. Eine Abheilung einer abgeschlossenen

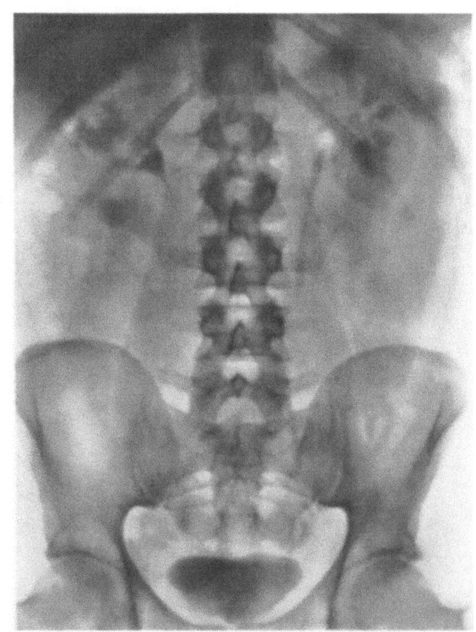

Abb. 175. Tuberkulöse Striktur des Nierenbeckens

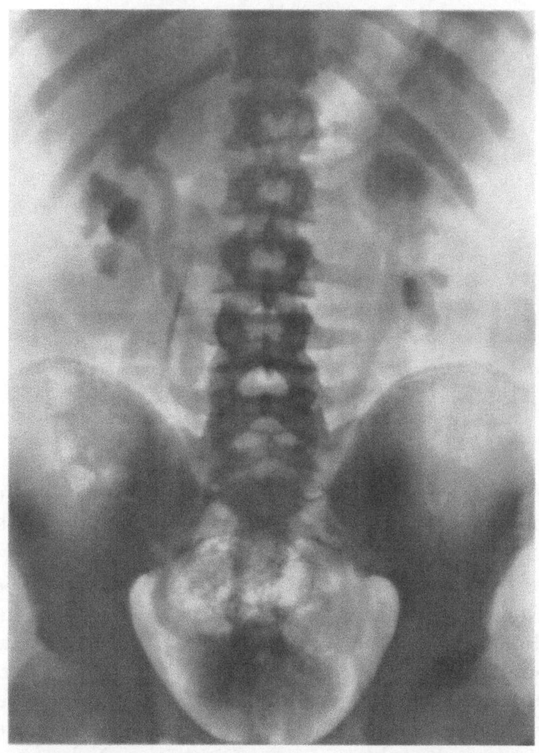

Abb. 176. Schwere Nierentuberkulose links, schwere Stauung rechts, die Doppelseitigkeit des Leidens vortäuscht

Kaverne scheint vorzukommen; viel häufiger bleibt sie aber ein aktiver Herd, der jederzeit descendierend oder hämatogen streuen kann.

f) Therapie

α) Einleitung, Die moderne Chemotherapie hat die Behandlung der Tuberkulose der Harnorgane völlig revolutioniert. Was in den früheren Auflagen dieses Lehrbuchs darüber gesagt wurde, hat nur noch historischen Wert.

Es besteht sogar die Aussicht, daß die gesamte Erscheinungsform der Tuberkulose durch die moderne Behandlung geändert wird. Deutliche Anhaltspunkte dafür sind bereits vorhanden. Die modernen Tuberculo statica greifen ausschließlich den Tuberkelbacillus an. Es entsteht dadurch eine geänderte Wechselwirkung zwischen Bacillus und Organismus. Die exsudativen Prozesse kommen zum Stillstehen, produktive Reaktionen verlaufen verkürzt und verstärkt. Exsudative Herde werden abgekapselt, und wenn sie groß sind, oft in kugelige Rundherde umgewandelt; begleitende serös-zellige Reaktionen verschwinden. In der produktiven Reaktion stehen die reticuläre Umwandlung der spezifischen Granulationen durch Übergang der Epitheloidzellen in den Histiocytentypus sowie die Vermehrung der Langhansschen Riesenzellen mit ihrer Abwandlung zu Fremdkörperriesenzellen im Vordergrund.

Bei der Kaverne tritt zu der bisher beobachteten Abschließung der Kaverne die Umwandlung der Höhle in einen durch unspezifisches Granulationsgewebe oder kollagenes Fasergewebe begrenzten Hohlraum, der epithelialisiert werden kann.

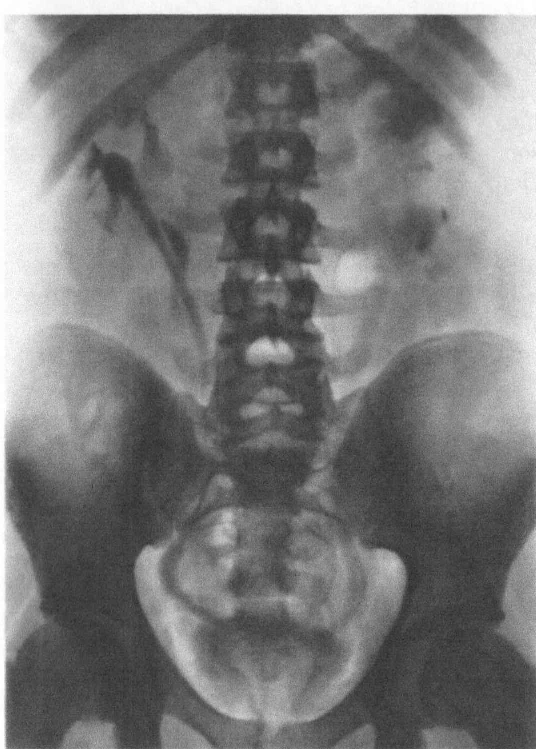

Abb. 177. Derselbe Fall nach 6 Monaten Chemotherapie im Sanatorium; Tierversuch rechts negativ, Stauung stark zurückgegangen, Zustand der linken Niere verschlimmert. Völlige Heilung nach Nephrektomie links und weiteren 6 Monaten Chemotherapie

Selbstverständliche Grundbedingung ist, daß das Chemotherapeuticum in genügender Konzentration und genügend lange an den Krankheitsherd herangebracht wird.

Im cyclischen Ablauf der Tuberkulose haben die Begriffe Primärinfektion, Generalisierung und Organmanifestation auch unter der Chemotherapie ihre Bedeutung behalten, und ein grundsätzlicher Wandel im Krankheitsablauf ist nicht eingetreten. Dagegen werden die in diesen einzelnen Stadien des Tuberkuloseablaufs entstehenden Streuherde in ihrer Weiterentwicklung aufgehalten. Daraus entstehen rudimentäre Formen der Tuberkulose und narbige Restzustände von eigenem Krankheitswert. Die käsige Nekrose mit ihrem Reservoir an vermehrungsfähigen, von chemischen Stoffen nicht erreichbaren Tuberkelbacillen bleibt die Quelle von Rezidiven und der käsige Lymphknotenherd des Primärkomplexes auch weiterhin die Wurzel vielen Übels. Aber es steht zu hoffen, daß wir in

Zukunft mit einer starken Verminderung vor allem der Spätmorbidität der Tuberkulose, wie sie die Urogenitaltuberkulose darstellt, rechnen dürfen. Der Wert der Chemotherapie darf aber nicht zu ihrer Überschätzung führen. Die Tuberculostatica heilen nicht die Tuberkulose, sondern sie hindern bloß die Tuberkelbacillen in ihrer Vermehrung. Nicht einmal das Abtöten der Tuberkelbacillen gelingt ihnen. Um sie richtig einsetzen zu können, muß man zuerst ihre Wirkung verstehen. Es ist sinnlos, sie zu verabreichen und gleichzeitig den geschwächten Organismus weiterhin der täglichen Belastung oder Überlastung auszusetzen. Der menschliche Organismus heilt selbst die Tuberkulose, unter Mithilfe der Chemotherapie. Es sind seine Abwehrkräfte, die die Tuberkelbacillen abtöten und eliminieren, es sind seine Abwehrkräfte, die die tuberkulösen Herde zur Abheilung und Vernarbung bringen. Der heutige Mißbrauch, die Urogenitaltuberkulose als Sprechstundenerkrankung zu betrachten, den Patienten nach seiner Arbeit zu einer Streptomycinspritze zu bestellen oder ihm ein PAS-Rezept auszustellen, kann nicht genug gegeißelt werden. Er führt nicht zur Abheilung, sondern bloß zur Resistenzbildung der Tuberkelbacillen. Die allgemein anerkannte Ansicht, daß die Nierentuberkulose bloß eine örtliche Manifestation einer allgemeinen Erkrankung sei, dürfen wir nicht nur als Theorie anerkennen, sondern sie muß uns das Leitmotiv unseres therapeutischen Handelns sein.

Die Grundlage jeder Therapie ist die Diagnose. Es muß nicht nur der Tuberkelbacillennachweis im Urin geleistet sein, sondern, wie vorher erwähnt, müssen die Ausdehnung der Erkrankung und wenn möglich ihr Entwicklungsstadium festgestellt werden. Auf Grund der genauen Kenntnis aller Faktoren kann erst der Therapieplan festgestellt werden. Dieser Therapieplan wird selbstverständlich zuerst von medizinischen Erwägungen beeinflußt. Unser Kranke lebt aber nicht in einem luftleeren Raum. Sein Alter und seine Lebenserwartung, seine familiären und wirtschaftlichen Verhältnisse müssen berücksichtigt werden.

Die Wichtigkeit des Entwicklungsstadiums der Tuberkulose wird meist unterschätzt. Es ist etwas ganz anderes, ob wir einen Kranken vor uns haben, der in voller Streuung steht, der einen Herd nach dem anderen bildet und ihrer Ausdehnung nur sehr wenig Widerstand leisten kann, oder einen Patienten, der mit seiner Tuberkulose fertig geworden ist, die Infektion niedergekämpft und als Restzustand eine schwer zerstörte Niere behalten hat, die nur wenige subjektive Symptome macht. Laboratoriumsmäßig können wir diesen Zustand einstweilen noch nicht sicher charakterisieren; möglicherweise wird die Elektrophorese bei zunehmender Erfahrung in der Lage sein, die exsudative Streuungsphase von der produktiven Endphase zu unterscheiden. Heute haben wir als zuverlässigstes Merkmal der beiden Phasen die Anamnese und die klinische Untersuchung.

In der Endphase tritt die Nierentuberkulose auch heute gleichsam als Organtuberkulose auf. Die Tuberkulose wird mehr oder weniger zufällig entdeckt; der Patient befindet sich in ausgezeichnetem Allgemeinzustand. Die eine Niere weist schwere Zerstörungen auf, ist mit dicken, zum Teil verkalkten Käsemassen angefüllt. Die andere Niere ist absolut einwandfrei. Wenn sie je tuberkulös angesteckt war, was wir heute theoretisch annehmen, so ist die Tuberkulose ausgeheilt. Die Blase ist ganz frei, das Genitale kann derbe, knotige Veränderungen aufweisen. Charakteristisch ist die Anamnese: der Patient hat vor 15 Jahren eine exsudative Pleuritis durchgemacht, die nach 3 Monaten ausgeheilt war. Seither war er immer gesund, nur gelegentlich wurde er in der Arbeit von leichter Ermüdbarkeit oder ähnlichen uncharakteristischen Symptomen geplagt. Für diesen Patienten ist jegliche Chemotherapie unnütz, er ist mit seiner Tuberkulose spontan fertig geworden. Was uns einzig übrigbleibt, ist die operative Sanierung der

Restherde, die Nephrektomie, eventuell die Semikastration oder Epididymektomie. Diese Patienten operiere ich auch heute „von der Straße weg", ohne jegliche Vorkur oder präoperative Chemotherapie. Eine dreimonatige Nachkur in einem Sanatorium, mit oder ohne Chemotherapie, halte ich für außerordentlich nützlich, ja eigentlich unumgänglich, um das vorübergehend durch die Operation gestörte Gleichgewicht wiederherzustellen. Die durch jahrzehntelange klinische Erfahrung nachgewiesene Notwendigkeit der Nachkur findet heute eine Bestätigung in der Elektrophorese, die erst etwa 3 Monate nach der Nephrektomie die präoperativen normalen Werte wieder erreicht. Für diese kleine Minderheit der Nierentuberkulösen hat also die Chemotherapie keine Änderung der Behandlung gebracht.

Ganz anders für die große Mehrheit. Hier zeigt die kurze Anamnese, das Aufeinanderfolgen verschiedener Herde, die Ausbreitung innerhalb der Harnorgane auf die Ureteren und die Blase, der reduzierte Allgemeinzustand, daß wir ein tuberkulöses Individuum vor uns haben, das mit seiner Infektion, mit seiner Allgemeinerkrankung noch keineswegs fertig geworden ist. Hier kann ein unbedachter operativer Eingriff, unter Umständen sogar eine unbedacht und schematisch zu weit getriebene Diagnostik, das mühsam aufrechterhaltene Gleichgewicht zuungunsten des Patienten und zugunsten seiner Tuberkulose stören.

β) Chemotherapie. Bei dieser überwiegenden Mehrheit der an Urogenitaltuberkulose Erkrankten hat die Chemotherapie eine völlige Umwälzung unserer Behandlung gebracht. Dank ihr sind wir in der Lage, die vorgefundene Situation in günstiger Weise zu beeinflussen, den Moment für allfällige operative Interventionen auszuwählen, uns vor Komplikationen zu schützen und der weiteren Streuung ein Ende zu bereiten.

Die Chemotherapie ist noch in voller Entwicklung. Es sind neue, noch wirksamere Präparate, es ist eine Annäherung der heute noch stark divergierenden Ansicht über die Art und Dauer der Verordnungen zu erwarten.

Zwei wichtige Faustregeln dürfen heute als gesichert gelten:

1. Die Chemotherapie muß über außerordentlich lange Zeit angewendet werden.

2. In der Regel sollen 2 Tuberculostatica kombiniert werden, um die Bildung von resistenten Tuberkelbacillenstämmen zu verhüten.

Am Beginn der Chemotherapie, etwa 1947, galt eine 3 Monate dauernde Streptomycinmedikation als eine lange Kur, für die man einen schweren Preis in Form von irreversiblen Störungen des nervus vestibularis zu zahlen bereit war. Heute ist man sich einig, daß in der Regel die Chemotherapie eines Nierenherdes mindestens ein Jahr, meiner persönlichen Ansicht nach mindestens 18 Monate dauern muß. Drei Jahre und mehr weitergeführte Chemotherapie ist keineswegs eine Seltenheit.

Größere tuberkulöse Herde in der Niere zeigen eine sehr geringe Tendenz zur Spontanheilung. SINGER hat nachgewiesen, daß erst 8 Monate nach Beginn einer systematischen Chemotherapie in der Niere die ersten histologischen Heilungsvorgänge zu beobachten sind. In der Bemessung der Dauer der Chemotherapie sind wir nicht nur auf theoretische Überlegungen angewiesen. Der klinische Verlauf gibt uns dazu ebenfalls sehr wichtige Anhaltspunkte. Zuerst verschwinden die Tuberkelbacillen aus dem mikroskopischen Bild des Urins, dann wird der (selbstverständlich nach mehrtägiger Unterbrechung der Chemotherapie) angelegte Tierversuch negativ. Diese Besserung bedeutet noch nicht Heilung. Viel wichtiger und schwieriger zu erreichen ist das Verschwinden der Pyurie. Erst wenn im Urinsediment keine Leukocyten mehr zu finden sind, darf auf eine Heilung gehofft werden. Von diesem Zeitpunkt an ist die systematische, intensive Chemotherapie noch mindestens 3 Monate weiterzuführen. Das Röntgenbild wird uns in diesem Moment Auskunft geben, ob es sich um eine echte Heilung oder nur um eine Abschnürung eines noch aktiven Herdes vom Nierenbecken handelt. In diesem Falle müssen wir uns überlegen, ob nicht die Chemotherapie trotz des völlig negativen Befundes noch weiterzuführen sei. Über Jahre fortgeführte Kontrollen, wenn möglich mit regelmäßigen Tierversuchen, bestätigen die Heilung oder zeigen ein Rezidiv an, dessen Behandlung erneut Gegenstand unserer Überlegungen sein muß.

Grundlage unserer Chemotherapie bildet die Kombination Streptomycin-PAS (an 2 Tagen der Woche je 1 g Streptomycin, an 4 Tagen der Woche je 6—8 g PAS; der Sonntag ist eventuell medikamentenfrei) und Rimifon (INH)-PAS. Das Rimifon wird ähnlich wie das Streptomycin an 2 Tagen der Woche gegeben, und zwar in der Dosis von 5 mg pro kg Körpergewicht. Die Grundlagen der Chemotherapie und die Charakterisierung der einzelnen Wirkstoffe sind in der Einleitung des Abschnittes (S. 209) zusammengefaßt.

Wir pflegen nie mehr als 2 Medikamente gleichzeitig zu verabreichen und die gleiche Verordnung während 6 Monate aufrechtzuerhalten. GLOOR verabreicht 3 Tuberculostatica gleichzeitig und wechselt in raschem Rhythmus ab. Erst zunehmende Erfahrung wird entscheiden, welches die zweckmäßigste Form der Chemotherapie der Tuberkulose ist.

γ) Allgemeine Therapie. Unendlich wichtig ist, wie ich schon angedeutet habe, die allgemeine Therapie der Urogenitaltuberkulose. Unter vielen Hunderten von an Urogenitaltuberkulose Erkrankten habe ich noch keinen einzigen gesehen, der nur durch die Chemotherapie geheilt wurde. Seele und Körper sollten möglichst wenig Belastungen ausgesetzt sein. Der Patient muß aus dem Arbeitsprozeß ausgeschaltet werden, er muß möglichste Ruhe, viel frische Luft und gute, vitaminreiche Kost haben. Strenge Diätvorschriften sind unnötig; der Verbrauch von Fleisch und Gewürzen ist niedrig zu halten. An dieser Unterbrechung der Arbeit muß festgehalten werden, auch wenn durch den Ausfall des Verdienstes des Mannes, durch den Ausfall der Fürsorge der Frau und Mutter schwere Probleme entstehen. Die soziale Fürsorgerin und die finanzielle Unterstützung durch öffentliche und halböffentliche Institutionen finden hier ein dankbares Betätigungsfeld, das bei den wirtschaftlich Schwachen erst die Durchführung einer korrekten Kur gestattet. Wird die Arbeit schon unterbrochen, ist es zweckmäßig, der Ruhekur auch die *Klimakur* beizufügen. Die Entfernung der Kranken von Zuhause vermindert die Ansteckungsgefahr, der vor allem die Kinder ausgesetzt sind. Die Ansicht, daß die Tuberkelbacillen im Urin nicht infektiös seien, ist ein Märchen aus Tausendundeiner Nacht. Bei der Klimakur ist die Kur im Schonklima prinzipiell von der Kur im Reizklima zu unterscheiden. Das Schonklima, z. B. am Mittelmeer, eignet sich vor allem für rasch ablaufende, exsudative Prozesse, während das Reizklima (Hochgebirge, Atlantikküste, Ostsee, Wüste) dem leidenden Organismus einen Peitschenhieb versetzt, der vor allem chronischen Prozessen heilsam ist. Die Unterscheidung beider Klimaarten ist heute nicht mehr so wichtig, da es uns dank der Chemotherapie rasch gelingt, ein exsudatives Stadium in ein produktives zu überführen. Es werden deshalb heute in der Wahl des Sanatoriums vor allem praktische Gründe, wie Nähe vom Wohnort, Wahl des Arztes usw. eine Rolle spielen. Es ist zweckmäßig, die Kranken in speziellen Sanatorien für Urogenitaltuberkulose zu vereinen, wo sie von einem Urologen betreut oder wenigstens in regelmäßigen Abständen kontrolliert werden. Die Dosierung der Tuberculostatica muß einer reduzierten Nierenfunktion angepaßt werden; in regelmäßigen Abständen ist zu erwägen, ob mit der Chemotherapie weitergefahren werden soll, oder ob eine operative Behandlung am Platze ist. Diese Idee einer Vernunftheirat von Phthisiologie und Urologie bricht sich langsam Bahn. Das erste Sanatorium für Urogentialtuberkulose entstand in Rövlanda bei Göteborg, kurz nachher gefolgt vom Centre d'urologie in Leysin (Schweiz). Jetzt gibt es bereits weitere solche Institutionen in Heiligenschwendi bei Bern, am Meer bei Montpellier und an der italienischen Riviera und in Kürze soll in jedem Departement Frankreichs eine solche Spezialabteilung entstehen. Es kann heute schon gesagt werden, daß die in diesen Spezialsanatorien erreichten Erfolge ihre Errichtung voll rechtfertigen.

Die vor der Ära der Chemotherapie gelegentlich noch verwendete Tuberkulinkur findet nur noch ganz selten Anwendung.

δ) Die operative Therapie. Die operative Therapie ist von der Chemotherapie sowohl in ihrer Indikation wie auch in ihrer Technik beeinflußt worden.

Die Nephrektomie bleibt die am häufigsten ausgeführte Operation bei der Nierentuberkulose. Unser Bestreben geht nicht mehr dahin, sie möglichst frühzeitig, sondern möglichst selten und in einem möglichst günstigen Augenblick auszuführen. Tritt die Nierentuberkulose uns als Organtuberkulose gegenüber (s. S. 325), bildet sie den ersten Akt der Behandlung. Es ist allgemein üblich geworden, den operativen Eingriff durch Streptomycin abzuschützen. Für die Wundheilung bei der Nephrektomie ist dies unnötig, dagegen leistet die Chemotherapie uns große Dienste bei den später zu beschreibenden konservativen Eingriffen, ja sie macht zum Teil diese erst möglich.

Normalerweise wird die Nephrektomie erst nach einer dreimonatigen Kur ausgeführt, wenn die zweite Niere sich als intakt erwiesen hat und der Verlauf erweist, daß die schweren Ver-

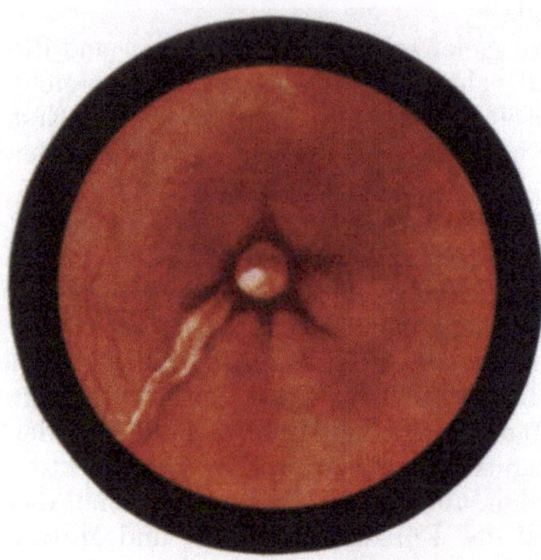

Abb. 178. Tuberkulöses Ureterstumpfempyem und Eiterabfluß in die Blase

änderungen der erkrankten Niere durch konservative Behandlung nicht mehr zur Heilung zu bringen sind. Gelegentlich wird die Ungeduld des Patienten uns zwingen, eine Niere zu opfern, die an und für sich noch zur Heilung zu bringen wäre. Bei doppelseitiger Nierentuberkulose ist größere Vorsicht am Platze. Da muß die Vorkur nicht nur die Entwicklung der tuberkulösen Allgemeinerkrankung zum Stillstand zwingen und den Patienten in ein zur Operation günstiges Stadium bringen, sondern eine der beiden Nieren muß eine zunehmende Besserung zeigen, die auf eine Heilung hoffen läßt. Durch die Entfernung einer schwer veränderten Eiterniere mit ihrer schädlichen Toxinproduktion kann eine starke Beschleunigung des Heilungsprozesses in der anderen Niere erreicht werden. Die Entfernung einer tuberkulösen Pyonephrose mit septischen Allgemeinerscheinungen ist in jedem Stadium ein dringendes Gebot. Extrarenale, insbesonders pulmonale, aktive Herde bilden dafür keine Gegenindikation.

Die Nephrektomie wird von einer dreimonatigen Nachkur, im Falle einer Erkrankung der Restniere mindestens von einer sechsmonatigen Sanatoriumskur gefolgt. Der auf der Seite der Nephrektomie zurückgebliebene Ureterstumpf vernarbt meistens in den ersten Monaten nach der Operation. Gelegentlich gibt er aber Anlaß zur Bildung einer tuberkulösen Fistel in der Operationsnarbe, ausnahmsweise sogar zur Bildung eines Ureterstumpfempyems, das sich zeitweilig nach der Blase zu entleert. Cystoskopisch ist dies am Austritt dicken Eiters aus dem Ureterstumpf zu erkennen (Abb. 178). Wegen dieser, durch die Chemotherapie stark verminderten Gefahren den Ureter im Moment der Nephrektomie bis zur Blase zu entfernen, halte ich nicht für gerechtfertigt. Ich tue dies nur bei stark infiltriertem und dilatiertem Ureter mit Striktur vor der Einmündung in die Blase. Die Nephro-Ureterektomie ist für den Patienten deutlich belastender als die einfache Nephrektomie.

Die Widerstandsfähigkeit der Nephrektomierten. Durch den Wegfall noch funktionierenden Nierengewebes durch die Nephrektomie wird die Restniere stärker belastet. Sie reagiert darauf mit *kompensatorischer Hypertrophie.* Diese äußert sich oft durch einen im 2. und 3. Monat nach der Operation auftretenden dumpfen Schmerz. Es ist gut, die Patienten darauf aufmerksam zu machen und ihnen diese Beschwerden vorauszusagen und ihre Harmlosigkeit zu erklären; andernfalls sehen die Kranken im Auftreten des Schmerzes ein Zeichen der Erkrankung ihrer Restniere und werden dadurch unnötig geängstigt.

Heilt bei dem Nephrektomierten sein Grundleiden, die Tuberkulose aus, so kann er trotz des Verlustes einer Niere körperlich sehr leistungsfähig werden. Selbst schwere Berufe wie Landwirt, Schmied, Metallarbeiter usw. kann er wieder aufnehmen. Wegen Tuberkulose nephrektomierte Frauen können nach der Operation ohne Schaden für sich oder ihren Nachwuchs wieder gebären.

Eine Schwangerschaft bleibt aber bei einer Tuberkulösen immer gefährlich, solange nicht alle Zeichen der Tuberkulose geschwunden sind. Der kleinste Tuberkuloseherd der Harnorgane kann in der Schwangerschaft zu einem schweren Rückfall des Leidens führen. Eine Gravidität soll deshalb erst 3—5 Jahre nach anscheinender Heilung der Nierentuberkulose gestattet werden.

Durch ihre Vergrößerung und vermehrte Spannung ist die Restniere Verletzungen stärker ausgesetzt, Verletzungen, die katastrophale Folgen haben können. Sportarten, bei denen ein Sturz riskiert werden muß, wie Skilaufen, Reiten usw., sind deshalb zu unterlassen.

Als Neuling in unserem operativen Armamentarium hat die *Polresektion* der Niere in den letzten Jahren viel zu reden und schreiben gegeben (s. Abb. 160—162). Diese Operation ist seit Jahren bei bestimmten Fällen von Nierenerkrankung mit gutem Erfolg angewendet worden, ihre Technik ist ausgebaut; neu ist ihre Anwendung bei Nierentuberkulose. Soll sie gelingen, muß alles tuberkulöse Gewebe in dem entfernten Nierenkeil enthalten sein. Bleibt tuberkulöses Gewebe in der operierten Niere zurück, ist mit einem Aufflackern der Infektion, mit Wundstörungen und vermehrtem Auftreten der gefürchteten Spätblutung zu rechnen. Es wird deshalb auch von einem Prozentsatz von 35% sekundären Nephrektomien berichtet. Bei einer tuberkulösen Restniere darf dieses Operationsverfahren deshalb nur bei ganz besonderer Indikation geübt werden.

Diese Operation eignet sich niemals als Frühoperation bei Nierentuberkulose. Ich sehe ihre Indikation in den Fällen, wo nach langer Behandlung in einer Niere eine einzelne polständige Kaverne oder Kavernengruppe zurückbleibt, die ständig Bacillen streut. Ohne Polresektion besteht die Gefahr, daß nach Aufhören der Behandlung eine neue Aussaat in die unteren Harnwege erfolgt. Enttäuschend oft zeigt sich bei der Operation, daß neben der diagnostizierten Kaverne noch eine zweite vorhanden ist, die den Nutzen der Polresektion illusorisch macht. Das mittlere Drittel der Niere ist in wenigen Fällen auch schon mit Erfolg reseziert worden. Es ist heute noch strittig, ob völlig abgeschlossene, polständige Herde, über deren Aktivität wir nichts aussagen können, reseziert werden sollen oder nicht. Ich habe einige solcher abgeschlossener Kavernen mit Erfolg einige Zeit nach außen drainiert *(Speleotomie).*

Eine notwendige Ergänzung der neuzeitlichen Chemotherapie bilden die konservativen Eingriffe am Ureter. Bis vor einigen Jahren war der einzige Eingriff der bei Tuberkulose am Ureter durchgeführt wurde, seine gelegentliche Exstirpation. Dies ist völlig anders geworden; wie wir auf S. 322 gesehen haben, spielt die „erwünschte Vernarbung am unerwünschten Ort" (ALKEN) heute eine große Rolle. Was nützt es, die Tuberkulose in einer Niere auszuheilen, wenn sie nachher an Stauung zugrunde geht? Diese Strikturen können im Prinzip überall auftreten. Am häufigsten finden wir sie im untersten Ureter der erkrankten Seite, gelegentlich wird aber auch eine gesunde Restniere in ihrer Funktion bedroht durch Vernarbung spezifischer Herde am Ostium. Was für extreme Erweiterungen dabei auftreten können, zeigt Abb. 179. Diese Strikturen können ringförmig und kurz, aber auch röhrenförmig mehrere Zentimeter lang sein. Um das bestmögliche Resultat zu erzielen, muß die operative Indikation und die Operationsmethode für jeden Fall genau überlegt werden, irgendein Schematismus ist unmöglich. Selbstverständlich ist die Indikation zur operativen Behandlung bei Strikturen, die die Funktion einer gesunden Restniere oder einer ausgeheilten Nierentuberkulose schwer bedrohen. Unbedingt zu diskutieren ist sie aber auch, wenn man den Eindruck bekommt, daß die Ausheilung einer Nierentuberkulose durch Stauung verunmöglicht wird. Sehr schwer zu beurteilen ist in einem solchen Fall die Ausdehnung der Tuberkulose in der Niere, da die spezifischen Herde im Röntgenbild durch die Stauung weitgehend zugedeckt werden. Der Patient

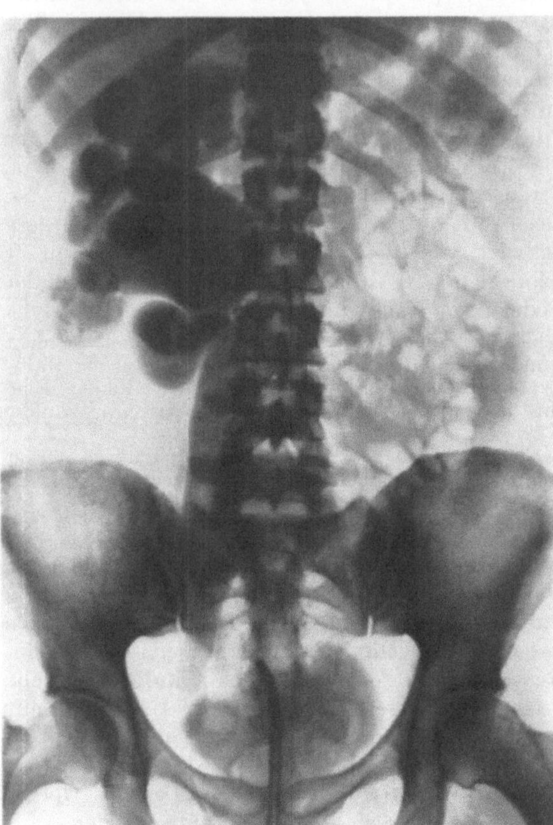

Abb. 179. Reflexcystogramm

ist darauf aufmerksam zu machen, daß eventuell, trotz des operativen Eingriffes am Ureter für später mit dem Verlust der Niere gerechnet werden muß. Es ist immerhin in der Literatur schon eine ganze Reihe von Fällen publiziert, wo die Heilung der Nierentuberkulose nach Beseitigung der Stauung im Ureter gelungen ist. Nach Feststellung einer Striktur ist unbedingt zuerst ein Versuch mit 3monatiger Chemotherapie zu machen. Handelt es sich nur um eine spezifische Infiltration der Ureterwand, wird nach dieser Zeit die Stauung gebessert oder verschwunden sein (s. Abb. 176 und 177). Die vorausgeschickte Chemotherapie wird ebenfalls die Gefahr der tuberkulösen Wundinfektion verringern, sollte ein operativer Eingriff notwendig werden.

Ein unblutiges Verfahren ist die cystoskopische *Dilatation* der Striktur, von der VAN DE VUURST DE VRIES und VLIETSTRA gute Resultate melden.

Gebräuchlicher sind die operativen Eingriffe, die in zwei prinzipiell voneinander zu unterscheidende Gruppen zerfallen.

1. Die Ableitung des Urins oberhalb der Striktur.

2. Die Resektion der Striktur mit nachheriger Wiederherstellung der Kontinuität des Ureters.

Bei schwer geschädigter Restniere, wenn neben der Ureterstriktur eine Schrumpfblase besteht, ist die Ableitung des Urins die logische Operation. Am

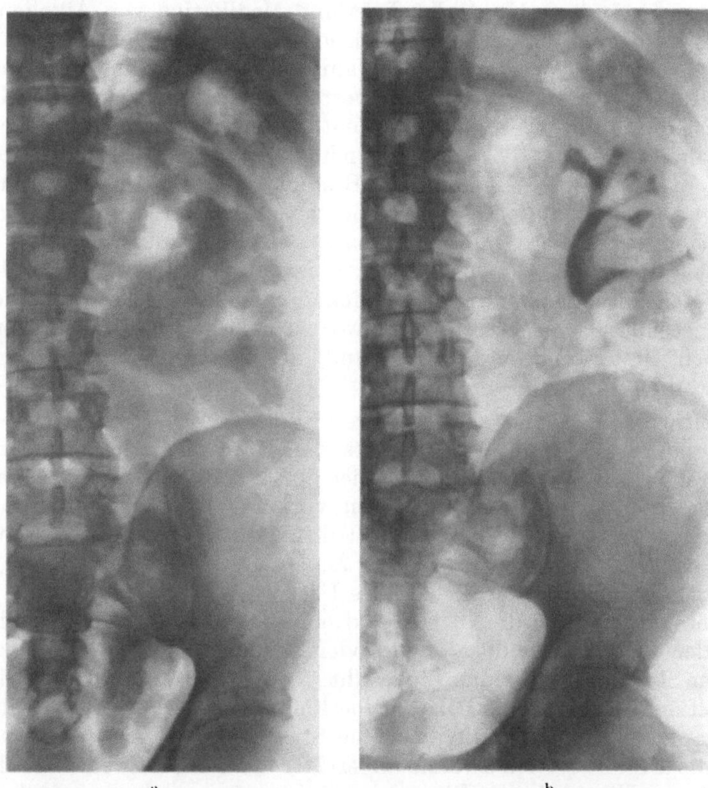

a   b

Abb. 180a u. b. a Tuberkulöse Striktur am unteren Ureterende. b Derselbe Fall, 10 Jahre nach cutaner Ureterostomie

häufigsten wird die *cutane Ureterostomie*, die Einpflanzung des Ureters in die Haut angewendet. Es ist dies ein operativer Eingriff, der auch von einem Schwerkranken, von einem Urämiker ohne weiteres ertragen wird (Abb. 180a und b). Sein Nachteil ist die Notwendigkeit des Tragens eines Urinals und das Weiterschreiten der Infektion, wenn es uns nicht gelingt, ohne Nierendauerkatheter eine wasserdichte Verbindung zwischen Ureterstumpf und Urinal zu erhalten. Es muß deshalb unser Bestreben sein, mit oder ohne Hautplastik einen genügend betonten extraabdominalen Ureterstumpf zu erhalten, von dem der Urin mit Hilfe einer Plexiglaskapsel abgeleitet werden kann. Liegt die Striktur sehr hoch, in der Nähe des Nierenbeckens, kann nur die permanente *Nephrostomie* Besserung des Zustandes bringen.

Etwas an Gunst eingebüßt hat die Einpflanzung des Ureters in den Dickdarm, die *Ureterosigmoidostomie*. Die Einpflanzung wird meist nach der Methode von

Coffey oder einer ihrer vielen Modifikationen vorgenommen. Ihr großer Vorteil liegt darin, daß der Patient durch keinen Apparat belastet, sozial ein völlig ungestörtes Leben führen kann. Er muß einzig beim Urinieren absitzen, was von männlichen Patienten gelegentlich als unangenehm empfunden wird, vor allem, wenn er und der Chirurg das weibliche Geschlecht als minderwertig ansehen. Der große Nachteil liegt in der aus dem Darm in die Niere aufsteigenden Infektionen, was zu chronischer Pyelonephritis und zum schließlichen Verlust der Niere führen kann und in der infolge Resorption aus dem Darm entstehenden Acidose, die zu ständiger Kontrolle, Diät und Medikation von Alkalien nötigen kann. Vereinigen sich aufsteigende Infektion und Acidose, so geht der Patient trotz gut gelungener Operation einige Jahre später an Urämie zugrunde. Das Entstehen einer Hydronephrose durch postoperative Striktur an der Darmeinmündung ist durch gute Technik, gute anatomische Bedingungen vorausgesetzt, fast sicher zu vermeiden. Bis heute habe ich nur Ureteren von nichttuberkulösen Restnieren in den Darm eingepflanzt. Besteht schon eine Hydronephrose mit erweitertem Ureter, halte ich es für vorsichtig, die Ureterosigmoidostomie unter dem Schutz einer temporären Nephrostomie vorzunehmen. Dies hat 2 Vorteile: Wir sind vor infektiösen Zwischenfällen, die vor allem in der allerersten postoperativen Zeit durch Ödem an der Einpflanzungsstelle des Ureters in den Darm auftreten, geschützt; der erweiterte, schwer zu handhabende Ureter verwandelt sich in einen Ureter mit verdickter Wand, der besonders leicht und gut eingepflanzt werden kann.

Viel befriedigender sind die Dauerresultate, wenn wir die Ureterstriktur resezieren und die Kontinuität der ableitenden Harnwege erhalten können. Bei gutem operativem Resultat dürfen wir hier auf eine Dauerheilung rechnen. Am besten ausgearbeitet, weil am häufigsten vorkommend, ist die Operation der Striktur am untersten Ureter. Ist die Striktur rein intramural oder nur wenig länger, ist die *Operation nach* Puigvert angezeigt. Sie besteht darin, daß bei geöffneter Blase der intramurale Teil des Ureters ringsum freipräpariert und in die Blase hereingezogen wird. Nach Resektion des untersten strikturierten Ureterteils wird der darüberliegende normale oder erweiterte Ureter aufgeklappt und an der alten Stelle des Orificiums eingenäht. Diese Operation darf in dringenden Fällen auch bei noch florider Blasentuberkulose unter dem Schutz intensiver Chemotherapie ausgeführt werden. Ist die Striktur höher oder länger wie angegeben, ist die Ureterocystoneostomie angezeigt. Es kann entweder das Ende des abgeschnittenen Ureters in die Blasenkuppe eingepflanzt oder bei stark erweitertem Ureter eine Seit-zu-Seit-Anastomose gemacht werden. Der Nachteil dieser Methode liegt im unvermeidlichen Reflux aus der Blase bei jeder Miktion; sie wird gute Resultate deshalb nur bei sterilem Blaseninhalt geben (Abb. 181).

Irgendeine Striktur der untersten 10 cm des Ureters kann bei gesunder, nichtgeschrumpfter Blase am elegantesten durch eine *Lappenplastik nach* Boari-Küss operiert werden. Aus der Blasenwand wird ein Lappen präpariert, der nach oben umgeschlagen und zu einem Rohr geschlossen wird. In das obere Ende dieses Rohres wird das untere Ende des Ureters eingenäht.

Die Versuche Couvelaires, den ganzen Ureter und wenn nötig auch die ganze geschrumpfte Blase durch ein ausgeschaltetes Stück Dickdarm zu ersetzen, haben in seinen Händen sehr interessante Resultate ergeben. Es ist noch zu früh zu einem endgültigen Urteil.

Tuberkulöse Strikturen in der Mitte des Ureters zu operieren, ist schwierig. Die Operation erfolgt in derselben Weise wie bei Ureterverletzungen beschrieben, durch Resektion oder Schienung.

Leichter zu behandeln sind die selten vorkommenden tuberkulösen Strikturen am obersten Ureter. Ihre Resektion mit nachfolgender Neueinpflanzung des Ureters ins Nierenbecken gibt gute Resultate.

Ähnliche Probleme wie beim Ureter beschäftigen uns bei der Chirurgie der tuberkulösen Blase. Es handelt sich auch hier nicht um die Chirurgie der aktiven Tuberkulose, sondern um die Chirurgie der unerwünschten Narbenzustände, um die *Chirurgie der Schrumpfblase*. Die Blase hat nicht nur die Funktion der Ableitung des Urins wie der Ureter, sondern sie soll auch als Reservoir dienen. Versagt sie in dieser Funktion, tritt jeder Tropfen Urin, der von den Nieren durch den

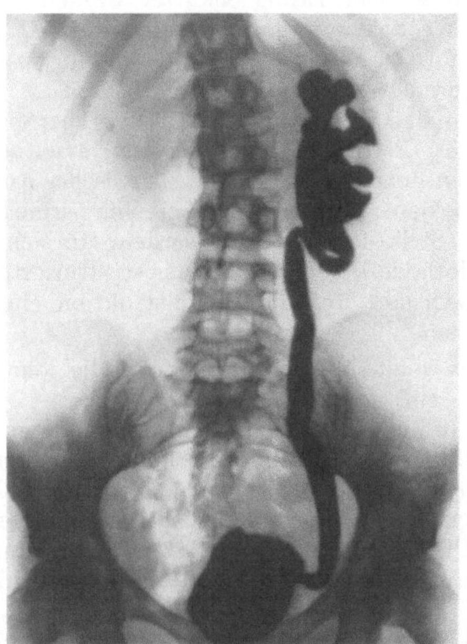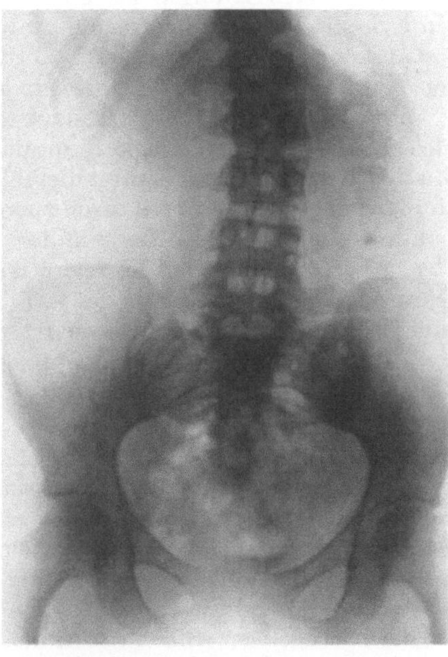

Abb. 181a u. b. Status nach Neueinpflanzung des Ureters in die Blasenkuppe. Bei Füllung der Blase vollständiger Reflux (a), nach einzeitiger Miction (b) sind die Harnwege ganz entleert

Ureter nach unten transportiert wird, nach außen aus, so entsteht eine völlige Inkontinenz, ein für den Patienten kaum erträglicher Zustand. Er sucht durch Kontraktion des Sphinkters den Urin zurückzuhalten, die Blase hat kein Fassungsvermögen, der Ureter und das Nierenbecken treten vicariierend als Reservoir ein, es entsteht ein Hydroureter und eine Hydronephrose mit ihren Schädigungen für das Nierenparenchym. Rückstauung und Verlust des Fassungsvermögens gehen deshalb bei der ausgesprochenen Schrumpfblase meist parallel.

Es stehen uns bei der Chirurgie der Schrumpfblase wie beim Ureter zwei prinzipiell verschiedene Operationsverfahren zur Verfügung: die Ableitung und die Vergrößerung der Blase. Was bei der Chirurgie des Ureters über die Ableitung gesagt wurde, gilt auch sinngemäß für die Blase.

Für die Vergrößerung der Kapazität der Blase wird am häufigsten die *Ileocystoplastie* angewendet. Ein Stück Ileum wird aus der Darmkontinuität ausgeschaltet, zu einem Ring geschlossen und Seit zu Seit mit der Blasenkuppe vereinigt. Das Darmstück kann auch in anderer Weise mit der Blase vereinigt werden. Wichtig ist die Resektion eines Teiles der Blasenkuppe, um eine Striktur zwischen beiden Hohlräumen zu vermeiden. Mit der Vergrößerung der Blase verschwindet die Gefahr der Rückstauung durch Reflux. Die *Colocystoplastie*, bei der anstatt des Ileum ein Stück Sigmoid ausgeschaltet wird, scheint eher günstigere Resultate zu geben.

Versuche, die ganze Blase zu ersetzen durch Verwenden eines Stückes Dickdarm, der gleichzeitig als Ureter dient oder durch Aussprossen von Muskulatur aus dem gesunden Trigonum (das Trigonum hat genetisch einen anderen Ursprung als die übrige Blase und bleibt von der Schrumpfung verschont) um eine Plastikprothese, befinden sich noch im experimentellen Stadium.

Bei einer Blase, die zum Teil entzündlich, zum Teil narbig geschrumpft ist, kann von der Enervation der Blase (präsacrale Sympathektomie nach COTTE oder Operation nach RICHER) gelegentlich ein schöner Erfolg erwartet werden. Es wird dadurch der funktionelle Anteil der Schrumpfung ausgeschaltet. COUVELAIRE meldet Gutes von der Decortication der Blase (Excision der geschrumpften Wandteile bis auf die Mucosa) in ausgesuchten Fällen.

Die tuberkulöse Harnröhre bildet selten den Gegenstand operativer Therapie. Meist genügt kontinuierliches, sorgfältiges Dilatieren der Strikturen, eventuell durch den Patienten selbst, um die üblichen Folgen der als Folge spezifischer Entzündung entstandener Strikturen zu vermeiden. Gelegentlich kann eine perineale Urethrostomie zur Ableitung hinter der Striktur notwendig werden. In sicher abgeheilten Fällen kann die operative Methode des Ersatzes einer strikturierten Harnröhre nach der Methode von JOHANSSON auf die Rekonstruktion einer tuberkulösen Harnröhre angewendet werden.

ε) Die Lokaltherapie. Neben der bis jetzt besprochenen spielt die lokale Behandlung der Harnwegstuberkulose nur eine ganz untergeordnete Rolle.

Treten nach einer Nephrektomie Fisteln im Gebiet der Operationswunde auf, die sich nicht unter der Allgemeinbehandlung rasch abschließen, können Instillationen mit *Villatescher Lösung* (cuprum sulfuricum 6,0; zincum sulfuricum 6,0; liquor plumbi acetici 12,0; acidum aceticum 2%, 80,0), zweimal pro Monat verabreicht, raschen Fistelschluß bringen. Die Reaktion auf die Fistelfüllung kann sehr heftig sein, und es ist vorsichtig bei der ersten Instillation die Lösung mit Wasser zu gleichen Teilen zu verdünnen.

Bei hartnäckiger Blasentuberkulose können zur Ergänzung der allgemeinen Chemotherapie Instillationen von Tuberculostaticis in die Blase die Heilung beschleunigen. Ebenso leisten sie gute Dienste bei einer mischinfizierten Blasentuberkulose. Schmerzlindernd und gleichzeitig heilend wirken folgende Instillationen: Percain 0,5; bismutum carbonicum 4,0; oleum jecoris 100,0. (Im Wasserbad bei geschlossenem Gefäß sterilisieren). Ähnlich wirkt acidum carbolicum 1,0; oleum chaulmoograe 33,0; oleum amygdalae 66,0. Diese Lösungen werden alle durch einen Katheter in die entleerte Blase eingebracht. Vorhergehende Blasenspülungen sind besser zu vermeiden. Bei sehr schmerzhaftem Katheterismus kann auch versucht werden, das Öl mit einer auf die äußere Harnröhrenmündung aufgesetzten Tripperspritze in die Blase zu bringen.

Zur lokalen Therapie gehört ebenfalls das perorale oder mit dem Katheter verabreichte Methylenblau (3mal 0,1 g täglich per os). Das Methylenblau schlägt sich in der Blase elektiv auf diese Stellen der Blasenschleimhaut nieder, die keinen Epithelbelag mehr aufweisen. Es bildet so einen Film zwischen der schmerzhaften Blasenwand und dem reizenden Urin. Die Heilung torpider Blasenulcera wird gelegentlich durch eine oberflächliche transurethrale Elektrokoagulation aktiviert und beschleunigt.

2. Die Tuberkulose der männlichen Geschlechtsorgane

Harnorgane und Geschlechtsorgane benützen beim männlichen Geschlecht denselben Ausführungsgang; am colliculus seminalis münden sie zusammen. Diese

anatomische Anordnung begünstigt das Überwandern der Infektion von einem
Organsystem zum anderen; Tuberkulose der Harnorgane, Tuberkulose der männlichen Geschlechtsorgane; banale Pyelonephritis, Cystitis und banale Entzündungen der männlichen Adnexe treten sehr oft gemeinsam auf. Beim weiblichen
Geschlecht werden die Ausführungsgänge getrennt bis an die Körperoberfläche
geführt; ein canaliculäres Überwandern der Infektion von einem System zum
andern ist viel seltener; Entzündungen der Harn- und Geschlechtsorgane treten
unabhängig voneinander auf; die Tuberkulose der weiblichen Geschlechtsorgane
wird deshalb vom Gynäkologen behandelt und in gynäkologischen Lehrbüchern
beschrieben, sie gehört nicht ins Arbeitsgebiet des Urologen. Neuere Untersuchungen lassen allerdings vermuten, daß bedeutend öfter wie heute angenommen. die Nierentuberkulose der Frau von einer Tuberkulose der Uterusschleimhaut
begleitet ist.

a) Pathogenese

Genital- und Nierentuberkulose finden sich so häufig und regelmäßig im
männlichen Kranken vereint, daß eine gemeinsame Infektion angenommen werden muß. MAYOR fand bei der Nachuntersuchung von 133 Fällen tuberkulöser
Epididymitis aus unserer Abteilung, daß 50% der Patienten entweder vor oder
nach dem Erscheinen der Epididymitis eine manifeste Nierentuberkulose durchgemacht hatten. 40% waren im Zeitpunkt der Untersuchung geheilt und hatten
nie Zeichen einer Nierentuberkulose aufgewiesen. VEST findet in 73% seiner Fälle
von Genitaltuberkulose einen tuberkulösen Herd in der Niere. Noch größer werden
die Prozentzahlen, wenn Autopsiematerial zur Untersuchung herangezogen wird.
MEDLAR fand bei der Autopsie von 172 Urigenitaltuberkulosen bei Männern nur
in 19 Fällen keine Nierenbeteiligung (11%).

Innerhalb des männlichen Genitalsystems finden wir meist eine ziemlich ausgedehnte Tuberkulose; Prostata, Samenblasen und Epididymis sind meist gleichzeitig infiziert. Kleine Herde in Prostata und Samenblase können allerdings dem
palpierenden Finger entgehen. Im Autopsiematerial fand MEDLAR in der schon
zitierten Arbeit 103 Leichen, die nur eine Nierentuberkulose ohne Genitalbetei-
ligung aufwiesen, 9 hatten nur eine Prostatatuberkulose als einzigen Herd im
Urogenitale, keiner hatte eine isolierte Samenblasen- oder Nebenhodentuberkulose.
Von den 69 Fällen von Genitaltuberkulose wiesen 43 eine gleichzeitige Infektion
von Prostata, Samenblasen und Epididymis auf, 5 eine Prostata-Samenblasen-
tuberkulose, einer eine gleichzeitige Erkrankung von Prostata und Epididymis,
20 eine isolierte Prostatatuberkulose.

MAYOR fand bei unseren Fällen 43% mit extragenitalen tuberkulösen Komplikationen, MEDLAR aus einem Autopsiematerial, das zu einem großen Teil aus einer
Abteilung für Lungentuberkulose stammte, 78% die außer ihrer Urogenitaltuberkulose eine chronische Lungentuberkulose aufwiesen.

Was geht aus diesen Zahlen hervor?

Die tuberkulöse Primärinfektion trifft nicht das Genitale, sondern folgt den
gleichen Gesetzen, wie sie bei der Pathogenese der Nierentuberkulose besprochen
wurden.

Ein Primärinfekt in der Vagina nach Geschlechtsverkehr mit einem Partner. der eine
floride Prostata- und Samenblasentuberkulose hatte. ist beschrieben worden. hat aber einzig
Seltenheitswert.

Die Streuung tritt gelegentlich gleichzeitig in Nieren und Genitale, am häufigsten zuerst in der Niere, dann erst im Genitale, in einer Minderheit der Fälle nur
im Genitale auf.

Wir müssen zwei verschiedene Infektionswege des männlichen Genitale annehmen:

1. Hämatogene Streuung;
2. canaliculäre Infektion.

Die lymphogene Infektion spielt eine nicht abgeklärte Rolle, sie ist von der
canaliculären nicht abzutrennen.

Die hämatogene Streuung. Anläßlich einer Streuung in der Sekundärperiode,
die meist auch beide Nieren überschwemmt, wird das Genitale infiziert. Dabei
sind 2 Tatsachen auffällig: Der Hoden bleibt anfänglich frei von Tuberkulose,
seine hämatogene Ansteckung wird höchstens bei einer schweren Miliartuberkulose
gefunden; die Ansteckung des Nebenhodens erfolgt immer in der Cauda. Nur in
einem Bruchteil eines Prozentes ist der erste Herd im Nebenhoden am Caput
zu finden. Diese Tatsachen wurden als Beweise dafür angeführt, daß eine hämatogene Aussaat im Genitale nicht stattfinde, sondern nur eine canaliculäre. Was für
die Nieren allgemein anerkannt wurde, nämlich die hämatogene Infektion, soll
im Genitale unmöglich sein. Dabei spricht die unvoreingenommene klinische
Beobachtung unbedingt für das Vorhandensein einer hämatogenen Infektion,
wie auch die zitierten Zahlen von MEDLAR. Es ist nicht selten, daß man bei einem
Frühfall von epididymitis tuberculosa in den ersten Tagen nur diesen Herd
palpatorisch feststellen kann; die Schwellung der Samenblase der entsprechenden
Seite kommt immer, aber oft einige Tage später, währenddem die Prostata oft
wochen-, ja monatelang palpatorisch völlig normal bleibt oder nach Epididymektomie definitiv normal bleiben kann. Selbstverständlich ist zuzugeben, daß
der groben Palpation feine Veränderungen in den Organen entgehen können.

Die Anatomie der Gefäßversorgung des Genitale kann uns erklären, warum
immer zuerst der Schwanz des Nebenhodens angesteckt wird. Im Gebiet des
Hodens finden wir Anastomosen zwischen Aorta (arteria spermatica interna), Hypo-
gastrica (arteria spermatica externa) und Iliaca externa (arteria vesicalis inferior).
GOLDER aus unserer Abteilung wies nach, daß die Verbindung dieser 3 Arterien
im Schwanzgebiet des Nebenhodens stattfindet. Die örtliche Fixation am Schwanz
könnte auf Grund dieser anatomischen Verhältnisse erklärt werden durch sehr
dichte Gefäßverzweigungen, Schlingenbildung oder Verlangsamung des Kreislaufes. Die arteria vesicalis inferior versorgt gleichzeitig Prostata, Samenblasen
und ein kleines Gebiet der cauda epididymidis.

MACMILLAN bestätigt diese anatomischen Verhältnisse und macht ferner
geltend, daß der Spermafluß im Nebenhoden stark verlangsamt werde und der
Samen dort längere Zeit stagniere. Bei einer hämatogenen Aussaat in den Hoden,
gegen die dies Organ widersteht, könnten so Tuberkelbacillen mit den Spermien
ausgeschwemmt werden und im Nebenhodenschwanz angehen. Er kommt zum
Schluß: "It may be that the anatomical and physiological conditions which exist
in the tail may be factors, which predispose to the occasional occurrence of a blood-
borne disease." Daß die Prostata allein hämatogen infiziert werden kann,
braucht keine lange Begründung. Sie ist ein Organ, das sehr leicht hämatogen-
metastatisch erkrankt in allen möglichen Infektionskrankheiten; die hämatogene,
banale Prostatitis ist allgemein bekannt und anerkannt.

Die canaliculäre Infektion. Daß diese Infektionsart sehr häufig vorkommt,
ist unbestritten. Auch hier haben wir eine Parallele in der unspezifischen Infektion
des Nebenhodens und des inneren Genitale bei Dauerkatheterträger. Ich bekämpfe
einzig den Anspruch auf Ausschließlichkeit dieses Infektionsmodus. Wir sollen
der Annahme Glauben schenken, daß aus theoretisch beidseitig hämatogen infizierten Nieren, hypothetische Tuberkelbacillen in so geringer Zahl, daß sie nie im
Tierversuch nachweisbar werden, in einen anatomisch völlig normalen, nicht

kongestionierten Samenhügel eindringen und so die Prostata infizieren? Leicht zu begreifen ist dieser Infektionsmodus bei florider Tuberkulose der Harnwege. Bei jeder Miktion gehen Tausende von Tuberkelbacillen über den Samenhügel und können testipetal in die Prostata, die Samenblasen, das vas deferens und die cauda epididymidis eindringen. Wieweit eine lymphogene Ausbreitung in und außerhalb der Wand der Samenwege daran beteiligt ist, läßt sich schwer beurteilen. Dieser canaliculäre Infektionsweg ist ebenfalls vorwiegend oder sogar ausschließlich verantwortlich für die Ausbreitung innerhalb des Genitale auf die andere Seite. Auch wenn diese Ausbreitung erst Jahre nach einer einseitigen Epididymitis auf die andere Seite erfolgt, können wir zwanglos als Ursache der Streuung das Persistieren eines aktiven, eventuell der Palpation nicht zugänglichen Herdes innerhalb der Prostata annehmen.

b) Pathologische Anatomie

Die histologischen Veränderungen sind bei Prostata, Samenblasen und Nebenhodentuberkulose im Prinzip die gleichen.

Das erste Stadium kann als das Stadium des bacillären Katarrhs bezeichnet werden. Im Lumen der Prostatadrüse, der Samenblase, der Nebenhodenkanälchen findet sich Eiter mit Tuberkelbacillen. Die Wand zeigt desquamierte, abgeschilferte Epithelien, subepithelial finden sich epitheloide Zellen und Rundzelleninfiltrate. In einem späteren Stadium finden wir typische Tuberkel, die verkäsen, einschmelzen und zerfallen.

Die einzelnen Tuberkuloseherde der *Prostata* verkäsen in der Regel ziemlich rasch. Durch ihre Ausdehnung und ihre allmähliche Vereinigung unter sich entstehen immer größere, bald auf einzelne Teile beschränkte, bald über die ganze Drüse ausgedehnte Käseherde. Oft verharrt die Tuberkulose in diesem Stadium der Verkäsung; andere Male aber schmilzt das tuberkulöse Gewebe ein; es bildet sich ein tuberkulöser Absceß. Die ganze Drüse kann zur Einschmelzung kommen. Dann entsteht manchmal an ihrer Stelle eine große tuberkulöse Kaverne, eine Art Vorblase, oder die zerstörte Prostata schrumpft nach Entleerung ihrer Eitermassen auf kleine Reste zusammen ohne Bildung einer Kaverne. Diesen schweren Graden von Prostatatuberkulose geht die *Samenblasentuberkulose* parallel. Durch immer weiteres Umsichgreifen der Verkäsung der Samenblasenwand kann es schließlich zum Durchbruch in benachbarte Körperhöhlen, Rectum, Harnblase kommen. Nicht selten breitet sich die Tuberkulose des inneren Genitale längs den Lymphbahnen in den Bindegewebsschichten aus und führt zu ausgedehnten, die Organe des kleinen Beckens umhüllenden Infiltrationsmassen, zu tuberkulöser Periprostatitis und Perivesiculitis, zur Bildung von Abscessen mit nach dem Damm und der Ischiorectalgegend sich öffnenden Fistelgängen. Heilungsvorgänge setzen in Form einer fibrösen Abkapselung und Bildung schwieliger Narben rings um die Tuberkuloseherde, sowie teilweiser Verkalkung des verkästen Gewebes ein. Zu einer wirklichen Ausheilung kommt es selten. Meist finden sich im Innern selbst von Herden, die mit einer dicken narbigen Schwiele umgeben sind, noch Tuberkel oder käsige Herde mit Tuberkelbacillen. Diese Herde können Ausgangspunkt einer Miliartuberkulose werden.

Im *Nebenhoden* entstehen durch Verkäsung und Einschmelzung allmählich zusammenfließender Tuberkel Abscesse, welche die Samenkanälchen im weiten Umkreis zerstören und den Durchtritt der im Hoden produzierten Spermatozoen verunmöglichen.

Gegen den Hoden zu breitet sich der tuberkulöse Prozeß langsam aus. Es findet sich häufig neben weitgehender Zerstörung des Nebenhodens noch gar keine

Tuberkel im Hodengewebe. Erkrankt der Hoden, werden radiär ausstrahlende, perlschnurartig aneinandergereihte Tuberkuloseherde makroskopisch sichtbar (Abb. 182 und 183).

Rascher als nach dem Hoden zu dehnt sich die Tuberkulose des Nebenhodens, der Richtung des Samenflusses folgend, auf das *vas deferens* aus. Dort bilden sich diffuse oder knotige Infiltrate in der Mucosa und Muscularis mit stellenweiser Verkäsung und Abszeßbildung. Nahe dem Nebenhoden sind diese Veränderungen am stärksten; sie reichen aber oft bis zum Leistenkanal hinauf und über diesen hinaus bis zu den Samenblasen. Ausnahmsweise nur findet man eine Erkrankung des vas deferens auf Leistenhöhe ohne Erkrankung des Nebenhodens.

Schließlich werden auch die Scheidehäute des Hodens sowie das den Nebenhoden umgebende Bindegewebe des Scrotums am tuberkulösen Prozeß mit be-

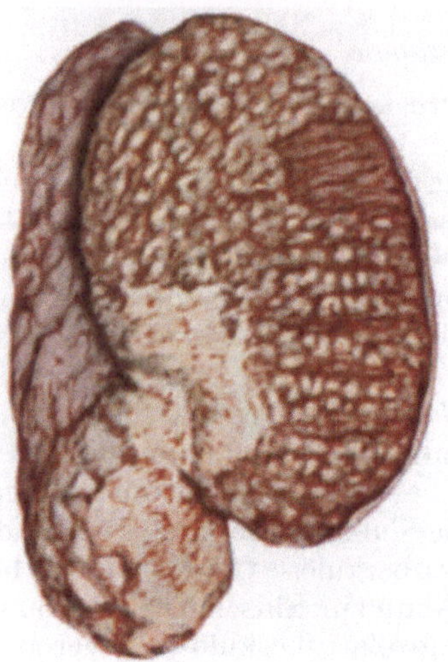

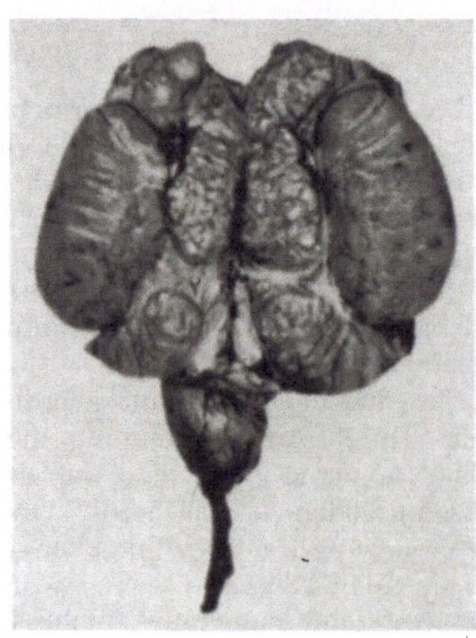

Abb. 182. Hoden- und Nebenhodentuberkulose

Abb. 183. Ausgedehnte käsige Tuberkulose des Nebenhodens mit frischer, kaum sichtbarer Tuberkuloseaussaat im Hodengewebe

teiligt. Es entstehen subcutane Abscesse, die an einer oder mehreren Stellen die Scrotalhaut durchbrechen und stark sezernierende Fisteln bilden, durch welche nicht selten der nach und nach eitrig einschmelzende Nebenhoden ausgestoßen wird.

c) Symptome

Prostata- und Samenblasentuberkulose machen sehr oft anfänglich oder dauernd gar keine Symptome und werden erst anläßlich der rectalen Palpation entdeckt. Andere Male äußern sie sich nur durch allgemeine unspezifische Symptome wie Müdigkeit, Appetitlosigkeit, nächtliches Schwitzen, leichte Temperatursteigerung; sie lösen aber keine lokalen Reizerscheinungen aus. Eine plötzlich ausbrechende Miliar- oder Meningealtuberkulose, eine scheinbar primär, z. B. nach Unfall enstandene epididymitis tuberculosa kann die erste merkbar werdende Folge einer Tuberkulose des inneren Genitale sein.

Aber recht oft erzeugt die Tuberkulose der Prostata und Samenblasen doch frühzeitig lokale Reizsymptome und zwar dieselben wie eine banale, unspezifische Entzündung. Der Kranke wird belästigt durch das Gefühl von Druck und Schwere im Damm, durch vermehrten Harn- und Stuhldrang, durch brennende, nach der Eichel ausstrahlende Schmerzen am Ende der Miktion, durch Rectaltenesmen am Ende der Defäkation. Manchmal ist das erste Krankheitszeichen der Abgang einiger Tropfen Blut am Ende der Miktion oder der Abgang blutigen Spermas *(Hämospermie)*. Der Urin kann, wenn die Harnorgane von der Tuberkulose verschont sind, normal bleiben. Meist sind ihm aber durch Abfluß eitrigen Sekretes Tuberkelbacillen in sehr geringer Zahl und etwas Eiweiß und Eiterfäden oder -klümpchen beigemischt. Der Tuberkelbacillennachweis kann meist nur kulturell oder im Tierversuch nachgewiesen werden. Bei negativem Tierversuch aus dem Urin kann der Tierversuch aus Ejaculat positiv sein. Ein starker Urethralausfluß ist sehr selten und tritt nur bei Durchbruch eines tuberkulösen Prostataabscesses in die Harnröhre oder Miterkrankung dieses Organs auf.

Sehr frühzeitig gibt die *Rectalpalpation* einen charakteristischen Befund. Bei jeder entzündlichen Erkrankung der Harnorgane des Mannes muß sie deshalb unbedingt gefordert werden. Durch die tuberkulöse Infektion entstehen sehr frühzeitig derbe knotige, gelegentlich flache, wenig druckempfindliche Infiltrate in der Prostata. Sie sind bald nur in einer, bald in beiden Drüsenhälften fühlbar und können der Drüse eine unregelmäßige Form geben. Diese Infiltrate bedingen selten eine starke Vergrößerung der Drüse. Erst wenn ein tuberkulöser Prozeß über die Prostatakapsel hinaus starke periprostatische Infiltrate macht, entsteht ein großer, unregelmäßiger, nicht gut abzugrenzender Tumor.

Ähnlich ist der Befund an der Samenblase: Die tuberkulös erkrankten Stellen werden derb infiltriert und knotig verdickt. Dieses Infiltrat kann die ganze Samenblase befallen, sie wird bleistiftdick oder sogar fingerbeergroß palpabel, das Infiltrat ist auf Druck unempfindlich. Gelegentlich beschränkt sich das Infiltrat auf einen Teil der Samenblase, man fühlt nur diesen kleinen Knoten, der Rest des Organs ist nicht zu palpieren.

Die *Tuberkulose des Nebenhodens* setzt manchmal mit so wenig Beschwerden ein, daß der Kranke längere Zeit ihrer nicht gewahr wird, bis er zufällig oder durch einen leichten Schmerz aufmerksam gemacht, im Nebenhoden einen derben, auf Druck nur wenig empfindlichen, aber bereits recht großen Knoten entdeckt. Andere Male tritt die Nebenhodentuberkulose sehr stürmisch als akute Epididymitis in Erscheinung, mit Fieber, Störung des Allgemeinbefindens und heftigen Schmerzen in Samenstrang und Hoden. Nach wenigen Stunden schon bildet der entzündete Nebenhoden mit der ihn begleitenden akuten Hydrocele eine apfelgroße Geschwulst. Die Scrotalhaut rötet sich, und längs des Samenstranges breitet sich ein Infiltrat aus.

Diese akuten Erscheinungen klingen in der Regel rasch ab. Schmerzen und Druckempfindlichkeit schwinden, die Scrotalhaut blaßt ab, nur die Anschwellung des Nebenhodens bleibt fast unvermindert weiterbestehen. Meistens ist nur sein Schwanzteil, gelegentlich auch der Kopf und Körper knollig verdickt und infiltriert. Eine isolierte Infiltration des Kopfes ist ganz selten.

Der Hoden zeigt bei der Palpation keine Veränderungen. Er läßt sich nach Schwund des ersten akuten Schubes und nach Schwinden der entzündlichen Hydrocele überall scharf gegen den erkrankten Nebenhoden abgrenzen. Erst wenn die Tuberkulose des Nebenhodens auf den Hoden übergreift, wird ein allmählich breiter werdendes Infiltrat fühlbar, das den Nebenhoden mit dem Hoden verbindet. Schließlich verschmelzen Nebenhoden und Hoden in eine einzige unzertrennbare, entzündliche Geschwulst; die vordem scharfen Grenzen zwischen Hoden und Nebenhoden sind verwischt. Rascher als nach dem Hoden zu bereitet sich die Nebenhodentuberkulose auf das *vas deferens* aus. Dieses wird frühzeitig, besonders in seinem unteren, dem Nebenhoden nächstgelegenen Teile diffus verdickt, oder es bilden sich in ihm manchmal rosenkranzartig aneinandergereihte Knoten bis zum Leistenkanal hinauf.

d) Diagnose

Die Diagnose ergibt sich schon großenteils aus den geschilderten Symptomen. Die Prostatatuberkulose klinisch mit Sicherheit zu erkennen, ist einzig durch die Rectaluntersuchung möglich. Nur ausnahmsweise wird trotz Tuberkulose der Prostata der Rectalbefund normal bleiben. Gegenüber den Infiltraten bei banaler, chronischer Prostatitis unterscheiden sich die tuberkulösen durch ihre derbere Konsistenz und die Beständigkeit ihrer Form. Bei banaler Prostatitis erweichen die Knoten bald und wechseln durch zeitweilige Entleerung und teilweise Resorption entzündlichen Sekretes rasch ihre Form. Bedeutsam für die Diagnose der Prostatatuberkulose ist auch, daß neben der infiltrierten Vorsteherdrüse häufig die eine oder andere der Samenblasen als derber, knotiger Strang zu fühlen ist, oder daß eine Tuberkulose anderswo im Urogenitalsystem nachzuweisen ist.

Der Nachweis der Tuberkelbacillen in dem mit dem Urin in Form von Filamenten ausgeschiedenen Prostatasekret gelingt mikroskopisch schwer, leicht mit Kultur und Tierversuch aus dem Urin, eventuell dem Ejaculat, dies besonders, wenn eine Samenblasentuberkulose vorhanden ist. Das Gewinnen von Prostatasekret durch Massage ist bei Tuberkulose zu widerraten. Durch die mechanische Läsion könnte einer Ausbreitung der Tuberkulose Vorschub geleistet werden.

Die Cystoskopie, noch weniger die Urethroskopie, bringt nur geringen Aufschluß bei der Genitaltuberkulose. Höchstens kann durch den Nachweis von spezifischen Herden in der Blasenschleimhaut ein unklares klinisches Bild seine Deutung erfahren.

Von den Neubildungen der Prostata ist die Tuberkulose meist leicht zu unterscheiden.

Das Carcinom ist nur in den Anfangsstadien im klinischen Bild etwas ähnlich. Es bildet wie die Tuberkulose derbe Infiltrate in der Drüse. Diese sind beim Carcinom meist härter als bei der Tuberkulose, der Carcinomträger ist meist älter als der Tuberkulöse. Beim Weiterschreiten der Affektion wuchert das Carcinom bald, ohne Absceßbildung, über die Grenzen der Drüse hinaus; seine Unterscheidung gegenüber der Tuberkulose macht dann keine Schwierigkeiten mehr.

Das Sarkom, das ungefähr dasselbe Lebensalter wie die Tuberkulose trifft, erzeugt rasch eine gewaltige Vergrößerung der Drüse, sich so von der Tuberkulose unterscheidend.

Die Hypertrophie der Prostata ist selten mit Tuberkulose zu verwechseln. Die Oberfläche der hypertrophen Drüse ist meist glatt, nie so unregelmäßig höckerig wie bei der Tuberkulose. Selten können beide Affektionen nebeneinander bestehen; die tuberkulösen Herde finden sich dann nicht in den hypertrophen Knollen der Prostata, sondern in den komprimierten Drüsenteilen.

Bei der Prostatatuberkulose fehlt selten eine geringe aseptische Pyurie. Ist bei den Neubildungen der Prostata eine Pyurie vorhanden, handelt es sich um eine sekundäre Infektion mit reichlich banalen Eitererregern.

Schwierig kann die Unterscheidung von Prostatasteinen werden. Das Knirschen der Steine ist bei der Rectalpalpation nur nachzuweisen, wenn kein Ödem besteht. Eine Röntgenaufnahme läßt die Prostatasteine deutlich erkennen; sie sind von allfälligen Verkalkungen in einer tuberkulösen Drüse leicht zu unterscheiden durch ihre bestimmte, gut abgegrenzte uniforme Dichte (Abb. 184).

Dank dem charakteristischen Palpationsbefund ist die Diagnose der Tuberkulose des inneren Genitale meist leicht zu stellen. Das ist bei der tuberkulösen Epididymitis nicht der Fall. Verwechslungen der tuberkulösen Nebenhodenentzündung im Frühstadium mit einer nichttuberkulösen Epididymitis sind häufig.

Die ganz akuten tuberkulösen Nebenhodenentzündungen, die in wenigen Stunden zu einer starken Hoden- und Nebenhodenschwellung und entzündlichen Hydrocele führen können, werden sehr oft ihrer Akuität wegen zu Unrecht als nichttuberkulös gedeutet. Wie bei jeder chronischen muß auch bei jeder akuten Epididymitis die Möglichkeit eines tuberkulösen Ursprungs berücksichtigt werden. Die scrotale Palpation allein erlaubt fast nie eine sichere Unterscheidung. Bei beiden Arten kann das entzündliche Infiltrat auf den ganzen Nebenhoden oder nur auf einen Teil desselben, vorzugsweise die Cauda, ausgebreitet sein. Das vas deferens ist in beiden Formen bald in ganzer Ausdehnung, bald nur streckenweise verdickt und durch Infiltration verhärtet. Immerhin bestehen in einigen Fällen charakteristische Unterschiede: Für Tuberkulose spricht der langsame, schmerzlose Beginn, die Beschränkung der Infiltrate auf die Cauda, eine rosenkranzartige Infiltration des vas deferens, eine derb-knotige Infiltration des ganzen Nebenhodens, das Vorhandensein von Fisteln oder Fistelnarben. Gegen Tuberkulose spricht die Beschränkung der Infiltration auf das caput epididymidis.

Eine sichere Unterscheidung wird nur möglich bei Mitberücksichtigung des Rectalbefundes und der Ergebnisse einer genauen Harnuntersuchung und Anamnese.

Läßt die Rectaluntersuchung auf das Vorhandensein einer Tu

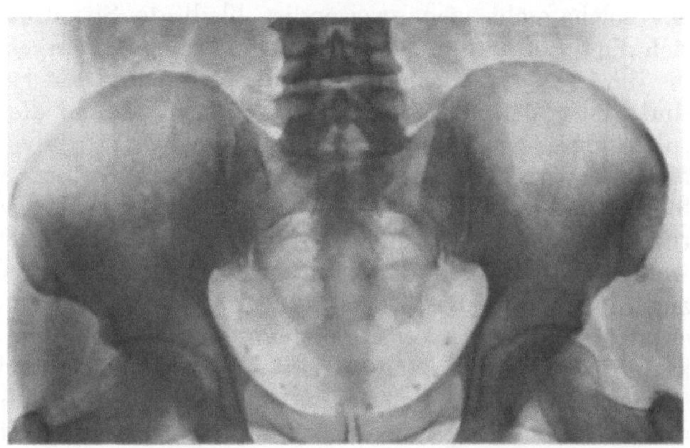

Abb. 184. Verkalkte tuberkulöse Prostata

berkulose des inneren Genitale schließen, darf auch ein tuberkulöser Prozeß im Nebenhoden angenommen werden.

Lassen sich im eitrigen Harn des Patienten Tuberkelbacillen nachweisen, so ist trotz normalem Rectalbefund die tuberkulöse Natur der Nebenhodenentzündung nicht mehr zu bezweifeln. Sind im eitrigen Harn keine Tuberkelbacillen, aber zahlreiche unspezifische Eitererreger oder Gonokokken vorhanden, dann ist die Epididymitis als unspezifisch zu betrachten.

Tritt die Epididymitis bei einem tuberkulösen Individuum auf, auch wenn die letzte klinische Manifestation der Tuberkulose schon lange zurückliegt, wird man eher an eine Tuberkulose denken, als wenn einer akuten Epididymitis ein Katheterismus oder eine akute Infektionskrankheit der Harnorgane oder sonstwo im Organismus (Angina, Enteritis) vorangegangen ist.

Am sichersten ist in zweifelhaften Fällen die Diagnose ex juvantibus. Auf einen Sulfonamidstoß, eine Antibioticakur wird eine akute banale Epididymitis rasch zurückgehen; Kompressen, resorbierende Salben (Ichthyol- oder Kalijodatsalbe) werden bald eine völlige Resorption der banalen entzündlichen Infiltrate herbeiführen. Bestehen nach 6 Wochen Behandlung noch knotige Infiltrate, oder hat sich die Infektion weiterentwickelt, bestehen gar im Nebenhodenschwanz Fisteln, wird eine Tuberkulose sehr wahrscheinlich.

Gelegentlich wird erst die histologische Untersuchung des Nebenhodens eine Abklärung bringen. Bildet sich das Infiltrat nicht zurück, ist die Epididymektomie angezeigt. Liegt eine Tuberkulose vor, bringt der operative Eingriff den Patienten der Heilung näher, liegt keine Tuberkulose vor, geschieht dem Patienten kein Schaden, denn ein solcher chronisch-entzündlich veränderter Nebenhoden kann seine Funktion des Spermatransportes nicht mehr erfüllen. Bei der histologischen Untersuchung eines solchen verdächtigen Nebenhodens ist an die Existenz einer Tuberkulose ohne Tuberkel zu denken, die von meinem Vater nachgewiesen worden ist. Es wird deshalb zweckmäßig sein, die Schnitte auf Tuberkelbacillen zu färben und eventuell einen Tierversuch mit einem kleinen Stück Nebenhoden anzulegen.

e) Verlauf

Die Genitaltuberkulose ist immer ein ernstes Leiden; auch für sie gilt das von der Nierentuberkulose Gesagte: Sie ist eine lokale Manifestation einer Allgemeinerkrankung. Sehr oft ist sie mit einer Nierentuberkulose verbunden. Auch wenn eine solche nicht nachzuweisen ist, bleibt die Situation ernst. Selten beschränken sich die tuberkulösen Veränderungen auf ein Organ, es ist nur eine Frage der Zeit, bis die Prostata, die beiden Samenblasen und die beiden Nebenhoden ergriffen sind. Ist gleichzeitig auch die Blase erkrankt, ist dies ein Zeichen einer Nierentuberkulose; nur ganz selten greift die Prostatatuberkulose auf die Blase über. Meist verläuft die Erkrankung chronisch in Schüben. Sie kann jahrelang stationär bleiben und mit einem normalen Leben vereinbar sein, so daß die Patienten unseren therapeutischen Ratschlägen nur schwer zugänglich sind. Wenn sie auch nur wenig Tendenz zur Verschlimmerung zeigt, so zeigt sie doch noch weniger Tendenz zur Ausheilung. Die Erkrankung greift auf die benachbarten Organe über, es entstehen kalte Abscesse, die sich durch Fisteln nach außen entleeren. Dadurch kann nach Jahren eine scheinbare Heilung zustande kommen. Aber immer sind neben fibrösen Schwarten noch aktive tuberkulöse Herde nachweisbar, die nur auf eine Gelegenheit zur Streuung warten. Auffällig oft gibt die Genitaltuberkulose Anlaß zu einer Miliar- oder Meningealtuberkulose. Bei ungefähr einem Drittel der erkrankten Männer ist die Meningitis oder eine Miliartuberkulose die unmittelbare Todesursache.

f) Therapie

Was über die Behandlung der Tuberkulose der Harnorgane gesagt wurde, gilt grosso modo auch für die Behandlung der Genitaltuberkulose. Es gibt immerhin charakteristische Unterschiede, die eine separate Besprechung rechtfertigen. Es hat keinen Sinn, eine Klimakur so lange fortzusetzen wie bei der Nierentuberkulose. Zur Behandlung der sehr chronisch und über viele Jahre verlaufenden Prostatatuberkulose haben sich mir wiederholte kurze Kuren bewährt. Der Klimawechsel scheint mehr zu wirken wie der lange fortgesetzte Aufenthalt in einem Reizklima. Als Ideal sehe ich eine Sommer- und eine Winterhöhenkur von je 6 Wochen an.

Die Chemotherapie hat in der Behandlung der Genitaltuberkulose mehr oder weniger versagt. Wohl gelingt es, einen Genitalherd günstig zu beeinflussen, wohl werden die Ausbreitungen in die benachbarten Organe, die Ausbildung von kalten Abscessen in Prostata und Nebenhoden mit sekundärer Fistelbildung seltener, aber eine Ausheilung der Genitaltuberkulose durch Chemotherapie ist unsicher. Nicht allzu selten tritt während einer Klimakur mit korrekter Chemotherapie ohne jede äußere Ursache eine tuberkulöse Nebenhodenentzündung auf.

Als Spezificum für die Behandlung der Prostatatuberkulose schaue ich die mehrere Monate dauernde Behandlung mit Vitamin D_2 an (600 000 E pro Woche), die deutlich die Vernarbung und Verkalkung der Tuberkuloseherde zu begünstigen scheint.

Kein Wunder deshalb, daß sich die Behandlung der Genitaltuberkulose in den letzten Jahren nur wenig geändert hat.

Bei der Nebenhodentuberkulose ist in jedem Stadium die *Epididymektomie* indiziert. Eine Ausnahme macht einzig das ganz akute erste Stadium mit Schwellung des Hodens und schlechter Abgrenzung. Hier muß das Abschwellen und die gute Abgrenzung von Hoden und Nebenhoden abgewartet werden. Eine schematische Chemotherapie schaue ich als Zeitverlust an. Allerdings ist bei alten chronischen Fällen die Operation nicht dringend. Die Herde sind momentan zur Ruhe gekommen und bieten nur eine Gefahr der späteren Streuung. Die Operation kann als letzte Herdsanierung auf einen dem Patienten angenehmen Zeitpunkt verschoben werden. Die *Semicastratio* darf nur bei Mitbefallensein des Hodens angewendet werden und nie aus operativer Bequemlichkeit. Eine Castratio ist bei Jugendlichen zu verwerfen. Die Störung des hormonalen Gleichgewichts ist ein zu hoher Preis für eine Streuungsprophylaxe. Findet man bei einer einseitigen Epididymitis beide Samenblasen befallen, ist eine Infektion des zweiten, im Moment der Untersuchung noch gesunden Nebenhodens auf canaliculärem Weg zu befürchten. Diese Infektion kann durch eine prophylaktische *Vasektomie* verhindert werden. Der Patient wird dadurch definitiv sterilisiert. Ich mache diesen Eingriff deshalb nur bei Patienten, die auf Nachkommenschaft gar keinen Wert legen und warte bei den anderen das allfällige Auftreten der Epididymitis ab. Die frühzeitige Epididymektomie fügt diesen Patienten kaum mehr Schaden zu als die Vasektomie.

Die operative Behandlung der Prostata- und Samenblasentuberkulose hat sich trotz der verbesserten Aussichten durch Chemotherapie nicht einbürgern können. YOUNG hat 1922 die perineale, radikale Entfernung von Prostata und Samenblasen ohne Eröffnung der Harnröhre vorgeschlagen. Es ist nicht nachgewiesen, daß seine erheblich eingreifendere Operation ein besseres Dauerresultat aufweist wie die einfache Epididymektomie. Es ist auffallend, wie regelmäßig nach Entfernen des Nebenhodens die entsprechende Samenblasen- und Prostatatuberkulose zurück geht. Anscheinend findet durch den Samenstrang ein kontinuierlicher Austausch von Tuberkelbacillen zwischen den beiden Organen statt.

Lokalbehandlung in Form von Instillationen von Antibioticis wird gelegentlich bei Vorhandensein von Prostatakavernen notwendig. Tuberkulöse Harnröhrenstrikturen müssen regelmäßig und vorsichtig dilatiert werden.

II. Syphilis

In einem Lehrbuch der Urologie braucht die Syphilis nur noch in äußerster Kürze, quasi pro memoria, abgehandelt zu werden. Die Komplikationen der Syphilis sind heute dank der stark verminderten Morbidität und der fast totalen ärztlichen Erfassung der Neuinfektionen so selten geworden, daß sie in Westeuropa differentialdiagnostisch kaum mehr in Frage kommen. Ich selbst erinnere mich an einen einzigen Fall syphilitischer Orchitis aus meiner Assistentenzeit, und ein befreundeter Ordinarius für Dermatologie und Venerologie kann sich ebenfalls aus seiner Praxis nur an einen einzigen Fall in den letzten 10 Jahren erinnern. Etwas anderes ist es für Kollegen, die in hygienisch rückständigen Ländern arbeiten; da gehören, wie ich aus eigener Erfahrung weiß, die Syphilis und ihre Komplikationen zur täglichen Praxis.

Die häufigste und wichtigste syphilitische Manifestation im Bereich der Urogenitalorgane ist der syphilitische *Primäraffekt* am Penis, der harte Schanker.

Er findet sich am häufigsten an der Glans oder am Präputium, andere Lokalisationen kommen vor am Meatus, innerhalb der Urethra oder am Penisschaft. Der Primärinfekt beginnt 10—21 Tage nach dem Coitus als umschriebene Rötung, die sich innerhalb einer Woche zu dem charakteristischen Ulcus mit Induration der Umgebung, seltener zu einer harten Papel entwickelt. Die Läsion ist schmerzlos. Differentialdiagnostisch kommen andere venerische Infektionen, Hautaffektionen, aber auch Carcinom in Frage. Ausschlaggebend ist der mikroskopische Nachweis der Spirochäten im Dunkelfeld.

Die wichtigste Veränderung an den Nieren ist die *Nephrose.* Sie kann schon im 2.—3. Monat nach dem Primäraffekt akut einsetzen. Andere Male besonders, im 3. Stadium der Syphilis, beginnt sie schleichend und verläuft chronisch, verbindet sich ab und zu schließlich mit einer Amyloidose. Die charakteristischen Erscheinungen der Nephrose sind ungewöhnlich hochgradige Albuminurie ohne Blutdrucksteigerung, starke Ödeme; das Harnsediment enthält zahlreiche verfettete Epithelien und Leukocyten sowie Zylinder, aber keine oder nur sehr spärliche rote Blutkörperchen.

In der *Prostata* kommen im Sekundärstadium Entzündungserscheinungen vor, die sich nur mit Hilfe der positiven Wassermann-Reaktion und des Erfolges der antisyphilitischen Therapie von den unspezifischen Entzündungen unterscheiden lassen. Die Blase kann in der Sekundärperiode roseoleartige Flecken mit dem Bild einer Cystitis aufweisen.

Gummata können an allen Organen des Urogenitaltraktes auftreten; in der Niere können sie differentialdiagnostische Schwierigkeiten machen und für maligne Nierentumoren gehalten werden.

Eine gewisse praktische Bedeutung hat die syphilitische *Orchitis*, die im Sekundär- und Tertiärstadium vorkommen kann und in Form einer fibrösen interstitiellen und einer granulösen gummösen Entzündung auftritt. Die fibröse Orchitis verläuft genau wie die unspezifische fibrosis testis (S. 280).

Die granulöse orchitis syphilitica ist gekennzeichnet durch umschriebene, kleine oder größere, solitäre oder multiple Granulationsherde im Hoden, die gummata testis, an denen die Samenkanälchen stark beteiligt sind. Diese Knoten bestehen aus Lymphocytenhaufen mit vereinzelten Epitheloidzellen, selten auch mit Riesenzellen. Zwischen ihnen erhalten sich längere Zeit Bezirke normalen Bindegewebes, in denen sich aber auch allmählich Bindegewebswucherungen entwickeln. Die Gummaknoten können in scharf umschriebenen Bezirken der Nekrose verfallen, vereitern und nach außen fungöse Fisteln unterhalten. Infolge dieses Durchbruches von Gummaknoten und durch Ausstoßen nekrotischer Teile oder lediglich durch Schrumpfung und Atrophie des entzündeten Organs folgt der im Beginne der Gummabildung merklichen Größenzunahme des Hodens später eine Atrophie, wobei die Oberfläche des Hodens durch unregelmäßige narbige Einziehungen kleinhöckerig wird.

Die syphilitische Orchitis wird leicht mit der Tuberkulose verwechselt, und doch gibt es sehr charakteristische Unterschiede. Die Tuberkulose beginnt im Nebenhoden, greift erst viel später auf den Hoden über, das vas deferens ist infiltriert. Die Syphilis beginnt im Hoden, greift nur selten und spät auf den Nebenhoden über, das vas deferens ist fast immer frei. Treten Fisteln auf, stammen diese bei der Tuberkulose fast immer aus dem Nebenhoden und entleeren sich auf die Hinterseite des Scrotums, wenn nicht zufälligerweise eine inversio testis vorhanden ist. Die syphilitischen Fisteln stammen aus dem Hoden und entleeren sich auf die Vorderseite des Scrotums. Bei Orchitiden, die auf die Vorderseite des Scrotums fisteln, ist die Vornahme einer Wa.R. zu empfehlen.

Verwechslungen von nichtfistelnden Hodengummata mit malignen Hodentumoren sind möglich.

Die Beschwerden für den Patienten sind gering, sein Allgemeinzustand wenig gestört. Die Behandlung ist eine antisyphilitische, nur bei multiplen Fisteln muß eventuell die Semicastratio ausgeführt werden. Eine schwere Atrophie ist die Folge der Ausheilung der syphilitischen Orchitis; nur ganz im Anfangsstadium gelingt es, durch korrekte Behandlung die Atrophie zu vermeiden.

III. Parasitäre Infektionen

Im Gegensatz zur Syphilis haben die parasitären Infektionen der Harn- und Geschlechtsorgane in den letzten Jahren stark an Interesse und Häufigkeit in Westeuropa zugenommen.

Jeden Tag werden Tausende von Menschen von Parasiten infiziert oder reinfiziert. Nur wenige dieser Parasiten befallen aber die Urogenitalorgane. Haben diese eine natürliche Immunität? Oder würden genauere Untersuchungen ein vermehrtes Befallensein ergeben?

Die Verbreitung der meisten dieser Parasiten ist auf bestimmte Länder, meist der Subtropen und Tropen beschränkt; diese Beschränkung ist verursacht durch den Umstand, daß die notwendigen Zwischenwirte nur in diesen Ländern günstige Lebensbedingungen finden. Die Gewohnheiten der Bevölkerung und die vorherrschenden hygienischen Verhältnisse sind andere Faktoren, die die Verbreitung der parasitären Infektionen beeinflussen.

In unserem Zeitalter des Weltverkehrs, des weltweiten Tourismus, der unfreiwilligen Massenbewegungen der Bevölkerung treten diese Infektionen nun auch in Gegenden auf, die früher von ihnen verschont waren. Es handelt sich dabei vorerst nicht um das Auftreten von Epidemien, sondern nur von Einzelfällen, da der Parasit selbst meist in unseren Ländern die Bedingungen zu seiner Übertragung nicht findet.

1. Trichomonas vaginalis

Trichomonas vaginalis ist ein Protozoon, das in unseren und tropischen Ländern weit verbreitet ist. Es hat die Größe eines Leukocyten und ist durch 4—5 Geißeln charakterisiert. Im frischen, ungefärbten Urinsediment ist es leicht, durch seine Bewegung an Ort zu erkennen (Abb. 185).

Der Parasit wird durch Geschlechtsverkehr übertragen. Übertragung ist aber auch durch beschmutzte Gegenstände möglich. A. DE LA PEÑA konnte im Seewasser einen ähnlichen Parasiten identifizieren und äußert die Meinung, daß Infektion auch durch Baden im Meer auftreten könne; er erklärt so das häufigere Auftreten der Trichomonasinfektion in der warmen Jahreszeit.

Das Hauptreservoir der Trichomonaden ist die weibliche Vagina, wo sie leicht chronische Entzündungen verursachen. Verschiedene Autoren äußern die Ansicht, daß die Trichomonaden nur in Gegenwart von Bakterien pathogen seien. Dies würde die Häufigkeit der vorderen Urethritis beim Manne und die Seltenheit der Infektion der oberen Harnwege erklären.

Symptome. Bei der Frau ist die Verbindung von Vaginitis, Urethritis und Cystitis, alles verursacht durch Trichomonadeninfektion, sehr häufig. Beim Mann treten die Symptome der Urethritis einen bis mehrere Tage nach der Infektion auf. Die Infektion der männlichen Adnexe ist eine Komplikation der Urethritis, die der Arzt meist erst im subakuten oder chronischen Stadium zu Gesicht bekommt. In diesen Fällen ist oft auch eine Begleitcystitis vorhanden.

Eine Trichomonadeninfektion der Niere kommt vor. Es sind gewichtige Gründe zur Annahme vorhanden, daß die Nieren häufiger auf dem Blutwege als aufsteigend infiziert werden.

Behandlung. Damit ein Dauererfolg erzielt werden kann, ist es notwendig, beide Geschlechtspartner zu untersuchen und zu behandeln. Die Trichomonaden sind sehr chemotherapieresistent. Am ehesten ist ein Erfolg zu erwarten von einer energischen Aureomycinkur (2—2,5 g täglich für 8—10 Tage). Die Urethritis wird am besten lokal behandelt mit täglichen Instillationen von Silbernitrat in steigender Konzentration (1:5000 bis 1:500). Auch von Kalipermanganat- oder Quecksilberoxycyanatspülungen wird Gutes berichtet. Die männliche Adnexitis wird außerdem nach den dort beschriebenen Prinzipien behandelt (S. 267 u. f.).

2. Schistosoma haematobium (Bilharzia)

Die Bilharzia ist im Niltal ein uraltes endemisches Leiden. In ägyptischen Mumien aus dem Jahre 3000 v. Chr. fanden sich verkalkte Bilharziaeier, in Papyri ist die charakteristische Hämaturie beschrieben und in Zeichnungen findet man Penisfutterale, die im Glauben getragen wurden, daß beim Baden im Nil die Infektion durch ein in die Harnröhre eindringendes Lebewesen verursacht würde. Noch heute hal-

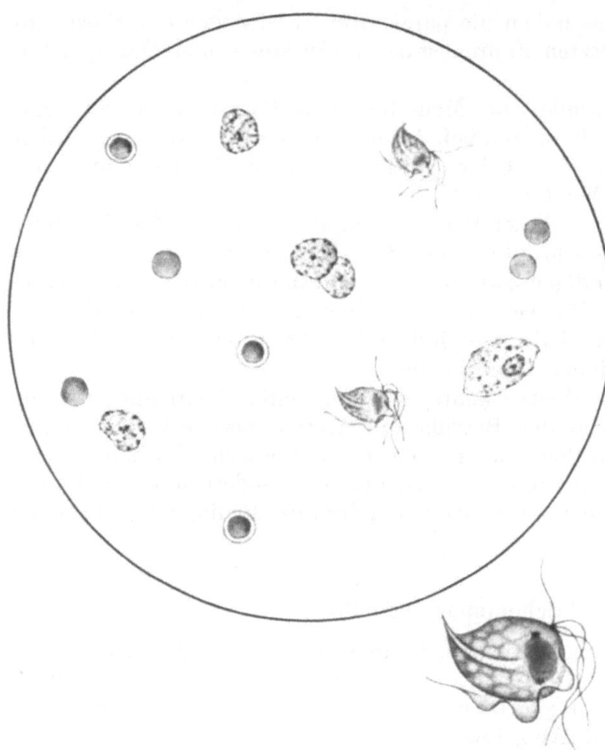

Abb. 185. Trichomonas vaginalis

ten Tod und Krankheit an Bilharzia eine reiche Ernte im Niltal. Vor allem in ländlichen Gegenden ist die Endemie und damit die Hämaturie so allgemein, daß eine besorgte Mutter mit ihrem 15jährigen Knaben den Arzt konsultierte, weil der Knabe trotz seines Alters noch nicht menstruierte.

In der Neuzeit mit ihrem Verkehr hat sich die Endemie vom Niltal aus weit verbreitet in Gegenden, die durch Klima und das Vorhandensein des Zwischenwirtes dazu prädestiniert waren: Sudan, Zentralafrika, Südafrika; naher Osten (Syrien, Palästina, Zypern usw.), aber auch Europa weist schon endemische Herde auf in Griechenland und Südportugal.

Der Erreger, Schistosoma, gelegentlich auch Distoma haematobium genannt, wurde im Jahre 1852 von BILHARZ gefunden. Daneben sind noch zwei weitere Varietäten bekannt geworden: Schistosoma Mansoni, das außer in Afrika auch in Brasilien, Venezuela und Westindien vorkommt, und Schistosoma japonicum, das im fernen Osten heimisch ist. Die beiden letzten Formen unterscheiden sich vom Schistosoma haematobium leicht durch die Anordnung des Eierstachels. Ihre Würmer legen die Eier in die submukösen Venen des Darmes und sind die Erreger der hepato-intestinalen Form der Schistosomiasis (Abb. 186).

Das Schistosoma ist ein getrenntgeschlechtlicher Trematodenwurm von 1—1,5 cm Länge. Das Weibchen ist zylindrisch und etwas kleiner, das Männchen längsgespalten durch die gynäkophore Rinne, in die das Weibchen bei der Kopulation sich hineinlegt. Die Eier werden durch den Urin (die Faeces) ausgeschieden und müssen Süßwasser erreichen, um das Embryo auszubrüten und zu überleben. Die Miracidien verlassen die Eihülle und schwimmen auf der Suche nach einem Zwischenwirt, einer Süßwasserschnecke, umher, dringen in ihn ein und vermehren sich auf seine Kosten. Nach der Reifung verlassen Tausende von Cercarien die Schnecke und schwimmen frei im Wasser, bis sie ein entsprechendes Säugetier, in unserem Falle den Mensch, finden. Sie können durch die intakte Haut (ein Händewaschen in infiziertem Wasser genügt) oder durch die Schleimhäute in den menschlichen Organismus eindringen. Eine Infektion durch die Mucosa des Magens nach Trinken ist auch möglich, trotzdem die Cercarien auf Salzsäure sehr empfindlich sind. Durch die Lymphgefäße und Venen der Haut werden sie in Herz und Lungen transportiert, von dort in alle Organe und Gewebe ausgesät. Nur diejenigen Parasiten, die das Pfortadersystem erreichen, überleben und erreichen Geschlechtsreife. Nach der Kopulation verlassen die eiertragenden Weibchen die Pfortaderregion und wandern gegen den Strom in den mesenterischen und hämorrhoidalen Venenplexus bei den intestinalen Formen, in den Venenplexus des inneren Genitale, der Blase und des unteren Ureters beim S. haematobium. Die Eier werden in den feinen Venen in großer Menge abgelegt und können diese vollständig verstopfen. Andere Eier werden durch den venösen Blut-

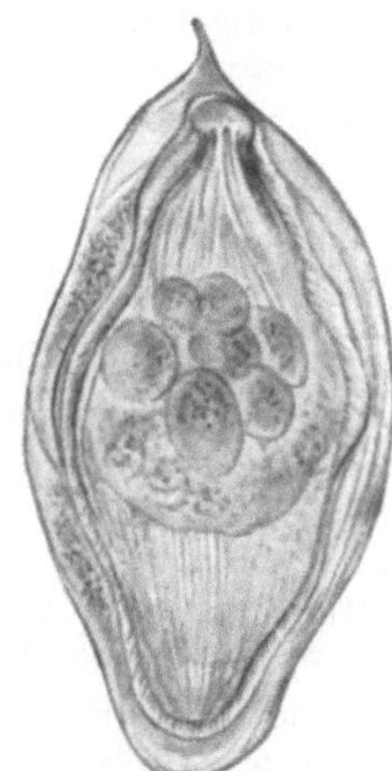

Abb. 186. Bilharziaei

strom ins Pfortadersystem zurückgebracht. Nur in 4% der klinischen Bilharziafälle ist S. Mansoni für die Erscheinungen in den Urogenitalorganen verantwortlich.

Pathologie und Symptome. Im Laufe dieser verschiedenen Stadien üben die Würmer und ihre Eier verschiedene Wirkungen auf den menschlichen Organismus aus.

Toxische Wirkung. Der Eintritt der Cercarien in den Organismus erzeugt allergische Symptome, vor allem Jucken. Bei schwerer Invasion können Allgemeinstörungen wie subfebrile Temperaturen und Kopfschmerzen vorkommen. Die Allergie drückt sich im Blutbild durch eine deutliche Eosinophilie aus (bis 40%). In Spätstadien können toxische Veränderungen von Leber und Milz vorkommen.

Mechanische Wirkungen, bei denen selbstverständlich eine lokale toxische Wirkung dazukommt, entstehen durch den Fremdkörperreiz im Gewebe. Dieser Reiz verursacht eine Rundzelleninfiltration und Bindegewebsbildung, die sekundär zur Fibrose und Schrumpfung (Striktur des Ureters und der Urethra) oder zur Proliferation (Blasentumorbildung) führen kann. Das reaktionelle Ödem vermehrt diese Tendenz.

Die alten Eier verkalken und geben den Ausgangspunkt für die Bildung von Blasensteinen. Nach den Beobachtungen MAKARs kommen in der Nähe von Bilharziaeiern keine Tuberkuloseherde vor. Ihre bindegewebsfördernde Wirkung läßt Tuberkulose abkapseln und ausheilen. Auf die typische Pathologie pfropft sich sehr oft eine Sekundärinfektion auf.

Im Vordergrund stehen die Erscheinungen von seiten der *Blase*. In der Blasenschleimhaut, besonders der Submucosa, wo besonders reichlich Eier abgesetzt werden, entstehen Infiltrationen mit ödematöser Schwellung und Blutextravasate. Brechen die Eier in das Innere der Blase durch, entstehen Geschwüre mit aufgeworfenem Rand, um das Ulcus können sich die Eier cystoskopisch wie Sandkörner weiß-blitzend sehen lassen; oft sind sie allerdings von Blutung und Nekrosen überdeckt. Daneben finden sich entzündliche Neubildungen, die bald einzeln, bald multipel, bald breitbasig, bald dünnstielig ins Blaseninnere vorragen. An der Basis dieser Neubildungen findet sich meist eine größere Gruppe von Eiern. Diese entzündlichen Neubildungen entarten sehr oft maligne, gelegentlich in Sarkome, viel häufiger in Carcinome. *Die Carcinome* zeichnen sich durch eine besondere Malignität aus (Frühinfiltration und Frühmetastasen). Da die Bilharziainfektion in den Endemiegebieten meist im Kindesalter erworben wird, treten die Carcinome in relativ jugendlichem Alter auf. Das Durchschnittsalter der Blasencarcinome in Ägypten ist 42 Jahre, verglichen mit 62 Jahren in der Schweiz und in USA. 4—8% der Bilharziakranken leiden an Blasencarcinomen. In Bilharziagegenden sind Blasensteine endemisch. Hin und wieder gelingt es, auf dem Steinschliff im Zentrum Bilharziaeier nachzuweisen.

Für den Patienten machen sich diese Erscheinungen vor allem als Hämaturie, bald total, bald terminal, bemerkbar. Bald treten aber auch die Zeichen einer intensiven Cystitis auf, bei der eine sehr quälende Pollakiurie im Vordergrund steht. Dies ist besonders stark bei Mischinfektionen und bei Infiltrationen der urethra posterior. Ist die Urethra allein befallen, kann auch eine Pollakiurie bei klarem Urin zustande kommen.

Eine andere Prädilektionsstelle der Infestation ist der *untere Ureter*. Die Infiltration der Ureterwand, das reaktive Ödem und die Fibrose stören sehr bald die Peristaltik, es entstehen darüber Hydroureter und Hydronephrose. Unter Umständen können diese Veränderungen ohne Begleiterscheinungen von seiten der Blase vorkommen.

Neben diesen beiden Prädilektionsstellen sind Lokalisationen in allen Gebieten der Urogenitalorgane beschrieben worden, wobei die Infektion der hinteren Harnröhre die häufigste ist.

Diagnose. Die Diagnose ist schon halb gestellt, wenn überhaupt an sie gedacht wird. Eine Hämaturie bei einem Individuum, das sich, wenn auch nur vorübergehend, in einem Land aufhielt, in dem Bilharzia endemisch ist, muß den Verdacht auf diese Erkrankung erwecken. In frischen Fällen ist der Nachweis der charakteristischen Eier im frischen Urin leicht, wenn auch gelegentlich mehrere Untersuchungen nötig sind. Es wird auch angegeben, den verdächtigen Urin stark mit Wasser zu verdünnen. Enthält der Urin Schistosomaeier, so schlüpfen diese aus, und die bewimperten, bewegliche Miracidien sind mit der Lupe leicht zu erkennen. Provokation oder Biopsie verdächtiger Blasenherde kann auch den Eiernachweis erbringen.

Für den Erfahrenen kann auch die cystoskopische Untersuchung mit der Vielfalt ihrer Erscheinungen die Diagnose stellen lassen. Besonders das Vorhandensein glänzender „Sandkörner" im Zentrum entzündlicher Veränderungen ist pathognomonisch (Abb. 187). Eine Urographie ist nie zu unterlassen, um das Befallensein des unteren Ureters nicht zu übersehen.

Die Komplementbindungsreaktion nach FAIRLEY ist, wenn positiv, das sichere Zeichen, daß eine der 3 Schisostomaarten im Organismus vorhanden ist.

Differentialdiagnostisch muß man sich allerdings vor der Verwechslung mit Urogenitaltuberkulose hüten: Aseptische Hämaturie und Pyurie, fleckige Cystitis, Ulcera mit normalen Blasenpartien, Stauung im unteren Ureter gehören beiden Erkrankungen an.

Die Prognose des Leidens ist ernst, wenn der Patient nicht frühzeitig behandelt und vor Reinfektion geschützt werden kann.

Behandlung. Die Bekämpfung der Bilharzia zerfällt in 3 Teile:

1. Prophylaxe. Am hoffnungsvollsten scheint die Bekämpfung der Molluske, die als Zwischenwirt dient. Sie läßt sich relativ leicht abtöten, nur scheint das Wasser dadurch für die Bewässerung der Felder, wenigstens in Ägypten, unbrauchbar zu werden. Es müßte also pro Dorf mindestens eine bilharziafreie Quelle zum Trinken und Waschen vorhanden sein. Dazu braucht es aber noch eine Erziehung der Bevölkerung, die entweder an die Infektiosität nicht glaubt oder sich mit ihr abgefunden hat. Eine Massenbehandlung aller Streuer, Millionen von Leuten, scheint nicht durchführbar.

2. Interne Behandlung. Seit der Einführung des Antimons in die Therapie der Bilharzia 1911, ist die Prognose besser geworden. Die Antimonpräparate wirken nur auf den lebenden Wurm, nicht auf die Eier.

Das erste, heute noch gebrauchte Präparat ist der tartarus stibiatus. Er wird in Dosen von 0,09 g alle 2 Tage i.v. injiziert, nachdem vorher die Verträglichkeit mit kleineren Dosen geprüft wurde; Gesamtdosis 2 g. Wiederholung der Kur nach einem oder 2 Monaten Intervall. Nebenerscheinungen sind häufig, plötzliche Todesfälle kommen vor. Der Patient muß nach der Injektion 4 Std liegen. In Ägypten sterben jährlich 2000 Leute an einer iatrogenen Antimonvergiftung (SALEM).

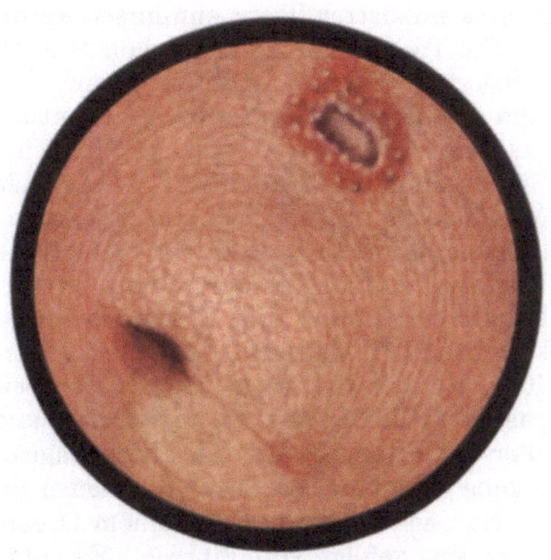

Abb. 187

Ein Fortschritt war das Fuadin (Bayer), ebenfalls ein Antimonpräparat. Es wird intramuskulär oder intravenös alle 2 Tage injiziert. Der normalen Einzeldosis von 5 cm³ gehen auch hier Versuchsinjektionen voraus. Die Kur braucht 9—15 Injektionen.

Das neueste Antimonpräparat ist das Anthiomalin, dessen Einzeldosis 3 cm³ beträgt. Auch hier 9—15 Injektionen. Toxische Erscheinungen sind insbesondere beim letzten Präparat gering, kommen aber vor und machen ebenfalls eine längere Bettruhe nach der Injektion nötig. Kontraindikationen sind erheblicher Nieren- und Leberschaden.

Neue Präparate, die noch nicht fest eingeführt sind, sind das Miracil oder Nilodin. Es wird per os genommen in der Tagesdosis von 20 mg pro kg Körpergewicht während 5 Tagen, im ganzen 3 Kuren mit einem Monat Intervall. Es soll nicht toxisch sein.

Das Aureomycin in der üblichen Dosierung soll allen anderen Mitteln überlegen sein. Es ist noch nicht sicher, ob es nur auf die Mischinfektion oder wirklich auf die Parasiten wirkt. Um eine Heilung anzunehmen, ist es notwendig, das Fehlen von Eiern im Urin während 6 Monate nachzuweisen.

3. Chirurgische Behandlung. Da die Antimonpräparate nicht auf die Eier wirken, ist eine zusätzliche Lokalbehandlung der Blasenherde mit Silbernitrat (0,5—1:1000) oder mit der Koagulationssonde notwendig.

Blasensteine müssen chirurgisch entfernt werden; zur Erhaltung der Niere sind Resektionen des unteren Ureters und Reimplantationen in der Art wie bei der Tuberkulose beschrieben nötig. Die Chirurgie muß auf alle Fälle möglichst konservativ sein. Carcinome werden wie andere Blasencarcinome behandelt.

3. Echinococcus

Die taenia echinococcus ist ein 3—5 mm langer Hülsenwurm. Er besteht aus einem Kopf oder Scolex, einem Hals und 3 Segmenten oder Proglottiden. Im hintersten Segment finden sich bei Geschlechtsreife etwa 500 Eier, die mit den Faeces infizierter Tiere eliminiert werden.

Die Taenia lebt im Darm von Hunden, aber auch anderer Tiere, die mit Aas infizierter Tiere in Kontakt kommen, wie Wölfe und Katzen. Zwischenwirt sind Rinder, Schafe, Schweine, eventuell auch der Mensch. Die Echinococcuskrankheit ist vorherrschend in Viehzuchtgebieten von Island bis Neuseeland, von Südamerika bis Nordchina. Unsere nächsten Endemiegebiete sind Pommern, Mecklenburg und der Balkan. Es werden selbstverständlich am ehesten Menschen infiziert, die mit Hunden in engem Kontakt sind.

Verschluckte Eier der Taenia werden zum großen Teil durch die Säure des Magens vernichtet. Die Überlebenden lassen durch Zerfall ihre Embryonen frei, kommen ins Duodenum, dessen feine Venen und gelangen so ins Pfortadergebiet. 70% der Erkrankungen an Echinococcus betreffen deshalb die Leber. Einige passieren die Leber und kommen in andere Eingeweideorgane. Nur in 2—4% aller Infektionen wird die Niere angegriffen. Befallensein anderer Urogenitalorgane gehört zu den ausgesprochenen Seltenheiten.

Hat sich das Embryo in einem Organ fixiert, verursacht es eine entzündliche Reaktion, gefolgt von Fibrose. Es entsteht die Echinococcuscyste *(Hydatide)*, an der 3 Schichten zu unterscheiden sind. Aus der innersten Schicht entstehen die Ableger, die Tochtercysten.

In der *Niere* entwickelt sich die Echinococcuscyste meist im Innern des Parenchyms, vorzugsweise in einem der Pole. Das Nierengewebe neben der Cyste bleibt anfänglich gut erhalten, verfällt erst nach und nach der Druckatrophie. Zum Schluß ist das Nierenparenchym an der Oberfläche der Cyste nur noch papierdünn, der Cysteninhalt scheint durch. Bei mehr als der Hälfte der Kranken bricht die Cyste früher oder später ins Nierenbecken durch, und die Cyste entleert sich in die abführenden Harnwege. Viel seltener erfolgt der Durchbruch in die Peritonealhöhle und den Darm oder Lunge und Bronchien. Der Cysteninhalt kann vereitern.

Der Cysteninhalt ist farblos oder leicht gelblich. Er enthält Kochsalz, etwas Traubenzucker, oft auch geringe Mengen Harnstoff und, was diagnostisch von Bedeutung sein kann, Spuren von Bernsteinsäure. An der Innenwand der Cyste, der germinativen Schicht, entwickeln sich zahlreiche Brutkapseln mit Scolices, die, wenn sie eine gewisse Größe erreicht haben, sich von der Unterlage lösen und frei in der Cyste herumschwimmen *(Tochterblasen)*. Selten stülpen sich diese Brutkapseln nach außen und bilden außerhalb der Cyste Tochtercysten. Durch reichliche Bildung von Brutkapseln kann der dünnflüssige Cysteninhalt eine gallertartige Konsistenz annehmen.

Das auffälligste Symptom des Nierenechinococcus ist die Tumorbildung, das charakteristischste der Abgang von Scolices oder deren Bestandteilen mit dem

Harn. Die Cystenbildung in der Niere erfolgt häufig so symptomlos, daß die Nierengeschwulst ganz zufällig entdeckt wird. Merkliche Krankheitserscheinungen macht sie erst, wenn sie durch ihre Größe und ihren Druck auf die Nachbarorgane den Kranken belästigt, wenn sie vereitert oder nach außen durchbricht. Ein Durchbruch ins Nierenbecken macht nur eine vorübergehende Störung des Allgemeinbefindens, eventuell allergische Erscheinungen, vor allem Urticaria. Der Abgang von Scolices im Harn ist von Nierenkoliken gefolgt, die der Kleinheit des Fremdkörpers entsprechend nicht so intensiv sind wie bei Nephrolithiasis, aber rasch aufeinanderfolgen. Ein Durchbruch der Cyste in die Nachbarorgane ist von Schockerscheinungen begleitet.

Die *Diagnose* ist leicht, wenn im Urin Scolices oder ihre Bruchstücke wie Häkchen oder geschichtete Membranfetzen herumschwimmen (Abb. 188). Bei geschlossener Cyste ist die Diagnose viel schwerer. Es müssen differentialdiagnostisch alle gut- und bösartigen Nierentumoren erwogen werden. Gelegentlich hilft zur Diagnose eine Verkalkung der Cystenwand oder das Auftreten von Kontrastmittel beim Pyelogramm, becherartig entlang der Cystenwand. Hilfreich, aber vieldeutig ist die bei Echinococcus selten fehlende Eosinophilie. Die Komplementbindungsreaktion nach WEINBERG gibt in etwa 80% ein positives Resultat, der intradermale Test nach CASONI in 90—95%. Für diesen ist frische Hydatidenflüssigkeit notwendig, die nicht immer leicht zu beschaffen ist. Eine negative Weinberg- oder Casoni-Reaktion schließt also eine Echinococcuserkrankung nicht aus, während eine positive beweisend ist.

Die Prognose des Leidens quoad vitam ist in der Regel nicht schlecht. Nur bei Vereiterung oder Durchbruch

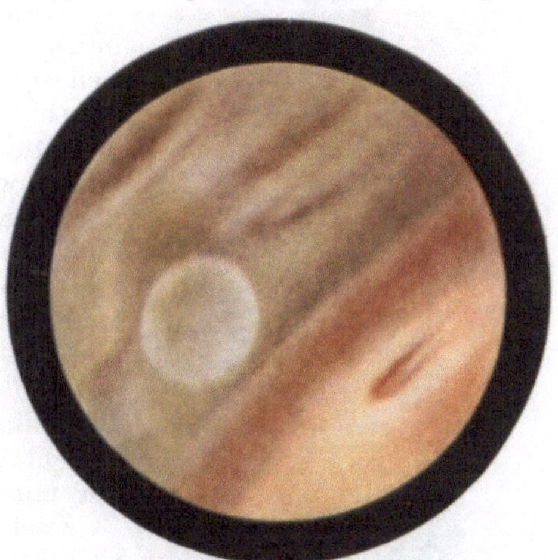

Abb. 188. Echinococcusblase

können schwere Erscheinungen auftreten. Eine spontane Heilung erfolgt nie. Das Allgemeinbefinden des Kranken wird durch die zunehmende Größe der Cyste gestört und bei Durchbruch ins Nierenbecken durch die ständigen Nierenkoliken.

Eine aussichtsreiche *Therapie* bieten nur operative Eingriffe. Ist die Niere stark beschädigt, ist es am besten, sie mitsamt dem Echinococcussack zu exstirpieren. Sind die anatomischen Verhältnisse günstig, ist eine partielle Nephrektomie zu empfehlen. Ein Ausschälen der Cyste aus dem Nierengewebe gelingt nicht, die äußerste Schicht der Cyste ist zu fest mit dem Nierenparenchym verbunden. In Ausnahmefällen kann die Cyste eröffnet, ihr Grund zerstört, dann in die Wunde eingenäht und ihr Inhalt nach außen drainiert werden (Marsupialisation).

Bei allen Operationen ist darauf zu achten, daß kein Hydatideninhalt die Wunde beschmutzt. Dies könnte zu unmittelbaren, eventuell schweren allergischen Erscheinungen führen und zu Reinfektion, die das Resultat der Operation in Frage stellen würde. Die Wunde muß deshalb sorgfältig abgedeckt, der Cysteninhalt aspiriert werden. Vor Eröffnung der Cyste wird diese durch die Aspirationsnadel vorsichtshalber mit einigen Kubikzentimetern 10%iger Formaldehydlösung oder 1%iger Sublimatlösung gefüllt, um die in der Cyste herumschwimmenden Tochterblasen abzutöten; diese Lösungen werden nach einigen Minuten wieder aspiriert.

Ist ein chirurgisches Vorgehen nicht möglich, sollte man nach Angaben von HANSTEIN eine Behandlung mit Thymol durchführen: intramuskuläre Injektion von Palmitinsäure-Thymolester, jeden 2. Tag 1 cm³, entsprechend 0,37 g Thymol. Nach jeweils 5 Injektionen Pausen von 6—14 Tagen. Insgesamt 5 Behandlungsserien zu 5 Injektionen. Die Injektionen werden gut vertragen, Nebenerscheinungen sind nicht zu beobachten.

4. Wuchereria Bancrofti (Die Filariasis)

Die Filariasis ist eine der häufigsten Erkrankungen in vielen subtropischen und tropischen Regionen. Der Parasit ist ein dünner, fadenförmiger Wurm, ein Nematode, wobei das Männchen etwa 45 mm lang und 0,1 mm dick wird, das Weibchen etwa die doppelte Größe hat. Es legt Eier und lebende Larven (Mikrofilarien).

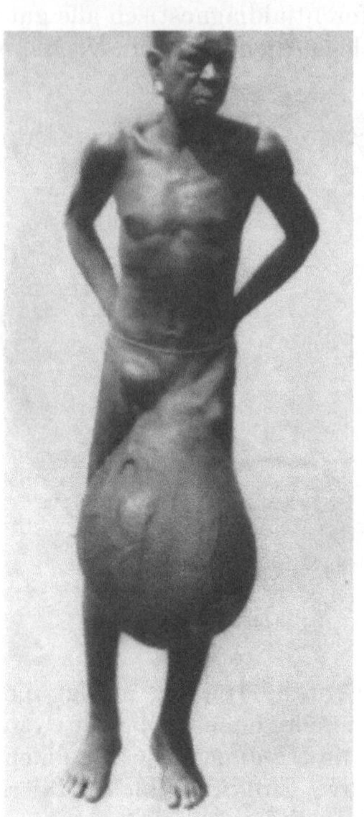

Moskitos infizieren sich, wenn sie beim Beißen infizierter Menschen Blut saugen, das Mikrofilarien enthält. Nach Passage durch und Entwicklung in dem Insekt können die Mikrofilarien durch den Mückenbiß wieder auf den Menschen übertragen werden. Nachdem die Larven die Haut durchdrungen haben, kommen sie in die oberflächlichen Lymphgefäße und werden von dort in die tieferen Lymphgefäße und Lymphknoten transportiert, die ihr natürliches Habitat bedeuten. Die Larven brauchen ein Jahr, um die Reife zu erhalten. Sie finden sich am häufigsten in den Lymphkanälen des funiculus spermaticus, des Nebenhodens, Hodens und Scrotums, der oberen und unteren Extremitäten und der Mammae.

Zwei verschiedene *pathologische Reaktionen* charakterisieren das Eindringen der erwachsenen Würmer in Lymphkanäle und Lymphdrüsen: partielle Obstruktion und eine proliferative entzündliche Reaktion in der Wand des Lymphgefäßes und seiner Umgebung. Es entsteht zuerst eine akute Lymphangitis im befallenen Gebiet. Nach jeder solchen Episode bleiben etwas chronisches Ödem und Fibrose zurück, die ein langsames Größerwerden des betroffenen Organes (Scrotum, Vulva, Extremitäten) und zum Schluß eine *Elephantiasis* zur Folge haben (Abb. 189).

Abb. 189. Elephantiasis scroti links, Leistenhernie rechts

Die *Symptome* der akuten Lymphangitis ähneln sehr den Symptomen einer banalen akuten Entzündung, während die Elephantiasis vor allem durch ihre Größe störend wird. Die Reaktion auf die Filariainfektion ist von Land zu Land, sogar von Stadt zu Stadt verschieden. Die Elephantiasis wird in Puerto Rico z. B. selten störend und geht nicht über die Produktion von Hydrocelen hinaus (SANJURJO), während ich im oberen belgischen Kongo einen alten Neger sah, der, auf jeder Seite gestützt von einem Sohn, sein Scrotum auf einem Schubkarren vor sich hinschob.

Eine eigenartige Erscheinung der Filariainfektion ist die *Chylurie* (S. 116). Eine zunehmende Obstruktion der retroperitonealen Lymphgefäße führt zu der Bildung von Lymphvaricen, die dann in die ableitenden Harnwege durchbrechen.

Dieser Durchbruch kann an irgendeiner Stelle stattfinden. Der chylöse Urin setzt beim Stehen 3 Schichten ab: die oberste enthält Fett, die mittlere Fibrin und Eiweiß, die unterste Erythrocyten und Leukocyten. Die Störungen, die durch die Chylurie verursacht werden, sind gering; ist sie sehr reichlich, kann sie Gerinnsel bilden, die die Harnwege verstopfen und zu Retention führen; dauert sie sehr lange, und ist der Fett- und Eiweißverlust groß, kann sie Kachexie zur Folge haben.

Die *Diagnose* beruht auf der Anamnese und dem physikalischen Untersuchungsbefund. Der Nachweis der Erreger gelingt fast nie.

Die *Behandlung* ist erst in den allerletzten Jahren durch die Entdeckung des *Hetrazan* (HEWITT) befriedigend geworden. Dieses Medikament hat eine geringe Toxicität, eine starke Aktivität auf die Mikrofilarien und eine unsichere Wirkung auf den erwachsenen Wurm. Es wird in Tablettenform, in Dosen von 0,5—2 mg per kg Körpergewicht, 3mal täglich für 3 Wochen verabreicht.

Hydrocelen und Elephantiasis des Scrotums werden excidiert. Da der Lymphabfluß auch nach der Operation gestört bleibt, sind Rezidive häufig.

5. Seltene parasitäre und Pilzinfektionen

a) Endamoeba histolytica (Amoebiasis)

Die Amoebiasis ist eine Erkrankung vorwiegend des Dickdarmes und erzeugt das Krankheitsbild der Amöbenruhr. Der Parasit ist in temperierten und tropischen Zonen heimisch, in den Tropen pflegt die Erkrankung besonders heftig zu verlaufen. Amöben finden sich in der cystischen oder vegetativen Form im Stuhl infizierter Individuen. Die Übertragung erfolgt durch die Einnahme infizierten Wassers oder Nahrung, insbesonders Salat oder Früchte. Erzeugen die Amöben tiefergreifende Ulcera im Darm, gelangen sie in den Pfortaderkreislauf und von dort in die Urogenitalorgane. Hierbei können alle Urogenitalorgane betroffen werden; am häufigsten entsteht ein paranephritischer Absceß durch indirekte Übertragung von einem Leberabsceß her. Die klinischen Erscheinungen sind uncharakteristisch, wenn man von einer Neigung zu spontanen Remissionen und Rezidiven absieht. Die Diagnose stützt sich auf das Vorkommen einer Amöbenruhr in der Anamnese und den Nachweis der Amöben im Urin.

Für die Behandlung der Amoebiasis gilt das Emetin, ein Ipecacuanha-Alkaloid, als spezifisch. Man injiziert täglich subcutan 1 mg pro kg Körpergewicht während 10 Tage. Die Kur kann nach einigen Tagen Unterbruch wiederholt werden. Die Gesamtdosis kann auch über längere Zeit verzettelt werden.

b) Aktinomykose

Eine Aktinomykose der Niere wurde bis jetzt nur ganz vereinzelt beobachtet. Der Strahlenpilz kann z. B. aus cariösen Zähnen durch kleine Verletzungen der Mundschleimhaut auf dem Blutwege in die Nieren gelangen oder aus einem der Niere benachbarten, an Aktinomykose erkrankten Organ auf sie übergreifen. Irgendwie charakteristische Symptome verursacht die Aktinomykose nicht; sie bedingt eine schmerzhafte Schwellung in der Nierengegend und eine Pyurie, ganz ähnlich wie eine Pyelonephritis. Nur wenn im Urin Mycelfäden abgehen oder ein perinephritischer Absceß fistelt und in seinem Eiter Drusen abgehen, wird die Diagnose möglich. Der Verlauf ist immer bösartig. Nur die frühzeitige Nephrektomie allfällig in Verbindung mit hohen Jodkalidosen und Antibioticis und Tiefenbestrahlung der Lendengegend kann den Kranken heilen.

Eine Aktinomykose der Blase wurde selten beobachtet, meist als Durchbruch eines Herdes des Colons in die Blase. Die Infektion des inneren Genitale ist selten. Verwechslungen mit Tuberkulose sind vorgekommen.

Die Chemotherapie der Aktinomykose ist nicht aussichtslos und es wird empfohlen, vor deren Beginn eine Resistenzprüfung zu machen; Penicillin, 1 Million Einheiten täglich, in Verbindung mit 5 g Sulfonamiden sollte nach längerer Zeit wirksam sein. ALYEA empfiehlt die Jodkalitherapie wie folgt durchzuführen: 3mal 5 Tropfen einer gesättigten Jodkalilösung nach dem Essen; diese Einzeldosis wird jeden Tag um einen Tropfen vermehrt, bis 3mal 20 Tropfen gegeben

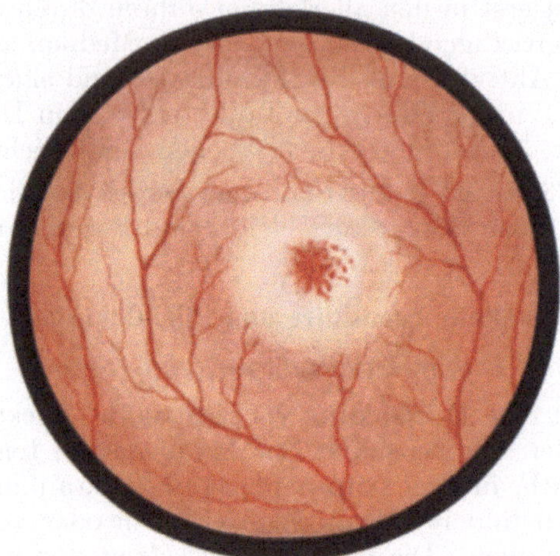

Abb. 190. Pilzinfektion der Blase

werden. In diesem Moment wird die Behandlung abgebrochen und am nächsten Tag wieder von vorne angefangen. Die Jodkalitherapie kann mit der Chemotherapie kombiniert werden.

c) Blastomyces

eine Hefeart, kann Allgemeininfektionen mit Vorzugslokalisation in Haut, Lungen und Knochen machen. Bei der Sektion dieser Fälle findet man oft eine entzündete Prostata mit vielen kleinen Abscessen. Blastomyces ist außerordentlich infektiös, und von chirurgischer Therapie ist möglichst abzuraten. Behandlung mit hohen Jodkalidosen wie bei Aktinomyces.

d) Candida albicans

wird relativ oft im Urin gesunder Individuen gefunden, so daß apathogene Stämme anzunehmen sind. Noch häufiger sind diese Befunde in Hals, Haut, Vagina und Stuhl gesunder Träger. Gelegentlich kann der Pilz eine Prostatitis verursachen. In der letzten Zeit haben die Moniliasefälle als Folge der Chemotherapie (S. 215) enorm zugenommen, so daß Fälle von Urogenitalinfektion mit Candida albicans häufiger beschrieben werden. Gegen die übliche Chemotherapie sind die Pilze völlig unempfindlich. Diese ist sogar formell kontraindiziert. Als wirksam wird das Fungostaticum Mycostatin beschrieben. Es handelt sich um ein aus einer Streptomycesart gewonnenes Antibioticum, das auf peroralem Weg rasch wirksam ist. Rückfälle nach Absetzen der Medikation sind häufig, sie reagieren aber erneut auf Mycostatin (Abb. 190).

e) *Eustrongylus gigas (Dioctophyma renale)*

ist ein Riesennematode von 14—20 cm Länge beim Männchen, das Doppelte beim Weibchen. Er kann überall auf der Erde gefunden werden. Wahrscheinlich wird die menschliche Infektion durch Fisch übertragen. Einer oder mehrere Würmer erreichen das Nierenbecken, das erheblich erweitert wird. Der Parasit zerstört allmählich das ganze Nierenparenchym, und es bleibt nur noch ein Sack mit derben perinephritischen Verwachsungen. Symptome sind uncharakteristisch; die Diagnose kann nur gestellt werden, wenn Wurmeier im Urin zu finden sind. Wird der Wurm frühzeitig entdeckt, kann er chirurgisch entfernt werden; in späteren Stadien kommt nur noch die Nephrektomie in Frage. Bis heute sind 10 Fälle beschrieben.

Der *Candiru* (Vandellia cirrhosa) ist ein Fisch, der in den Flüssen des Amazonasbeckens heimisch ist. Er ist etwa 7 cm lang und hat 3—4 mm Durchmesser. Er dringt beim Baden mit großer Heftigkeit in die Urethra ein und beißt sich in der Schleimhaut der Urethra und der Blase fest und findet da seine Nahrung. Wenn er abstirbt, kann sein Skelet den Kern zu Steinbildung geben. Die Amazonasindianer brauen ein Getränk aus einer einheimischen Frucht, das imstande ist, das Skelet des Fisches aufzulösen.

Steinerkrankungen

Die Steinerkrankung der Harnorgane, die Lithiasis, war schon im Altertum den Ärzten bekannt. Bei einer ägyptischen Mumie, deren Alter auf 7000 Jahre geschätzt wird, wurde ein Harnstein gefunden. Jahrhunderte durch mühten sich immer und immer wieder ärztliche Forscher, ihre Entstehung zu ergründen und suchten klarzulegen, was zur Steinbildung Anlaß gibt, und wie die Steine im Harn sich weiterbilden. Dazu war auch aller Anlaß vorhanden. Das Steinleiden, vor allem das Blasensteinleiden war bis in das 18. Jahrhundert in ganz Europa stark verbreitet. Vielenorts wurden, um der großen Plage zu steuern, besondere Spitäler für Steinkranke eingerichtet. Daran erinnert noch heute der Name eines großen Londoner Spitals: St. Peter's Hospital for stone. Zudem zogen Bruch- und Steinschneider, die zum Teil wie FRÈRE JACQUES europäischen Ruf genossen, von Ort zu Ort, die zahlreichen Steinkranken von ihrem Leiden zu befreien. Allmählich nahm das Leiden an Häufigkeit ab, und heute tritt es nur noch in wenigen Gegenden Europas in so starkem Maße auf, daß ihm ein endemischer Charakter beizumessen ist. Die Blasensteine sind bei uns spärlich, bei unseren Kindern direkt selten geworden. Trotz unablässig fortgesetzter Forscherarbeit sind die Fragen über die eigentliche Steinentstehung bis heute noch nicht befriedigend gelöst, obschon gerade in den allerletzten Jahren solche Fortschritte gemacht worden sind, daß möglicherweise die heute aufgestellten Theorien uns die definitive Antwort zu bringen imstande sind.

A. Pathogenese

Um die Jahrhundertwende wurden die Steine und die menschliche Nahrung chemisch untersucht, um einen Zusammenhang zwischen Nahrungsaufnahme und Steinbildung aufzudecken, in der Annahme, daß die Steine durch übertriebene *exogene* Zufuhr ihrer Bestandteile zustande kämen. Das Überbleibsel dieser Ansicht findet sich noch heute in den Diätvorschriften zur Steinprophylaxe. Das Endresultat dieser Bemühungen war die Erkenntnis, daß die Steine in ihrer überwiegenden Mehrzahl nicht eine exo, sondern eine endogene Ursache hätten. Es fand sich, daß die Nahrung der Steinkranken die mineralischen Steinbestandteile nur sehr spärlich enthielt.

Im 2. und 3. Jahrzehnt unseres Jahrhunderts stand die Theorie im Vordergrund, daß *Mangel an Vitamin A* an der Steinbildung die Schuld trüge. Dies konnte im Tierversuch nachgewiesen werden. Bei Vitamin A-Mangelratten findet sich regelmäßig im Trigonum und in der hinteren Harnröhre eine Hyperkeratose des Epithels, die zur chronischen Entzündung, Stase und am Schluß zur Bildung von Blasensteinen führt (I. HEDENBERG). Möglicherweise bildet die Masse abgeschilferter Epithelien den Steinkern. Die Gruppe der Steine, die durch Mangelernährung zustande kommen, treten klinisch vor allem als Blasensteine bei Kindern in Erscheinung. In den letzten Jahrhunderten stellten sie die große Menge aller Steine dar, trotzdem auch damals die Steine der oberen Harnwege und die Blasensteine bei Prostatikern vorkamen. Langsam verschwanden sie, wie unsere Ära heraufkam. Heute kommen sie in unseren Ländern kaum mehr vor, sind aber in großen Teilen des Orients noch endemisch, wo dieselben diätetischen Fehler gemacht werden wie früher bei uns. Es handelt sich vor allem um das Fehlen von Milch und Milchprodukten, die die Hauptträger in der Nahrung von Vitamin A und Calcium in seiner am leichtesten zu absorbierenden Form sind. Bei diesen Mangelzuständen spielt die exogene Zufuhr von mineralischen Steinbestandteilen eine nicht unerhebliche Rolle.

Die letzten 20 Jahre war das Calcium in all seinen Beziehungen im Vordergrund des Interesses der Steinforscher. Es ist nicht nur dies Mineral der gewöhnlichste aller Steinbestandteile, sondern es stellt auch das Material der Primärläsion an der Nierenpapille dar.

Ein Überangebot von Calcium an die Nieren führt bei deren intakter Funktion zur *Hypercalciurie*. Diese Erscheinung spielt für die Entstehung der primären Calciumsteine eine hervorragende Rolle. Das p_H des Urins bestimmt die Art des Säureradikals, mit dem sich das Calcium verbindet. Eine Hypercalciurie kann durch die Diät bedingt sein, wenn auch Calciumaufnahme durch die Nahrung und Calciumausscheidung im Urin nicht parallel zu laufen brauchen. Wichtig ist die Tatsache, die schon oben angedeutet wurde, daß auch eine verminderte Calciumaufnahme eine vermehrte Calciumausscheidung aus dem Reservoir des Skelettes nach sich ziehen kann, nämlich dann, wenn gleichzeitig ein Mangel an Vitaminen, besonders A-Vitamin, und ein Mangel an Magnesium in der Nahrung bestehen. Eine Hypercalciurie kann durch zahlreiche weitere Faktoren bedingt sein und u. a. bei verschiedenen Krankheiten als Symptom vorkommen.

Nach Sommer kann eine gelegentliche und meist nur vorübergehende Vermehrung der Calciumausscheidung auftreten bei

1. Infektion der Harnwege,
2. Osteoporosen
   Immobilisationsosteoporose,
   postklimakterische Osteoporose,
   Altersosteoporose,
   Morbus Cushing,
   Akromegalie,
   idiopathische Osteoporose,
3. Überdosierung von Vitamin D_2 und AT 10,
4. Morbus Boeck,
5. Knochenmetastasen und multiplen Myelomen, Frakturen,
6. Morbus Paget.

Regelmäßig und als Zeichen einer tiefgreifenden Störung des Calciumstoffwechsels findet sich eine Hypercalciurie bei

1. primärem Hyperparathyreoidismus,
   primärem Adenom der Nebenschilddrüse,
2. sekundärem Hyperparathyreoidismus,
   Osteomalacie,
   chronischer Nephritis.
3. renaler Acidose oder Nephrocalcinose,
4. Fanconi-Syndrom,
5. idiopathischer Hypercalciurie.

Bei jedem Nierensteinkranken ist der Morgenurin oder besser gleich der 24 Std-Urin auf das Vorhandensein einer Hypercalciurie hin zu prüfen. Der Calciumgehalt wird mit Hilfe der überaus einfach auszuführenden *Sulkowitch-Probe* abgeschätzt. Ist das Resultat suspekt, was bei einem Sulkowitch Grad 3 oder 4 der Fall ist, dann wird der 24 Std-Urin nach 5 Tagen calciumarmer Diät, die in Weglassen des Käses und der Milch aus der Nahrung besteht, quantitativ auf Calcium untersucht. Der Gesunde scheidet bei calciumarmer Diät in 24 Std 150—200, höchstens 250 mg Calcium aus; Werte über 250 mg sind pathologisch. Bei hypercalciurischen Nierensteinträgern finden sich Werte der Calciumausscheidung von 250—600 mg in 24 Std. Man beachte, daß die Werte der Calciurie

nach extrem calciumarmer Diät, wie sie für klinische Verhältnisse von BAUER,
SNAPPER oder ALBRIGHT ausgearbeitet worden ist, niedriger liegen als die hier
angegebenen.

Ausführung der Sulkowitch-Probe: Zu 5 cm³ Harn werden 2 cm³ Sulkowitch-Reagens
(Oxalsäure 2,5, Ammoniumoxalat 2,5, Eisessig 5,0, Aqua dest ad. 150,0) tropfenweise hinzu-
gefügt. Eine Fällung tritt sofort nach Zufügen der ersten Tropfen Reagens auf oder erst verspätet nach 2 min.

<pre>
        Fällung sofort und kompakt . . . . Grad 4
        Fällung sofort und wolkig . . . . Grad 3
        Fällung nach 2 min deutlich . . . . Grad 2
        Fällung nach 2 min schwach . . . . Grad 1
        Keine Fällung. negativ.
</pre>

Die bisher aufgeführten Gruppen von Steinursachen erklären in keiner Weise
den Ursprung des großen Haufens unserer Steinkranken. Die Vitamin A-Mangelsteine sind in unserem Material fast völlig geschwunden, die Hyperparathyreoidis-
musfälle machen nach einer Zusammenstellung der Mayo-Klinik nur 1,65% aller
Fälle aus, die übrigen Ursachen von Hypercalciurie sind häufiger, aber trotzdem
nur eine kleine Minderzahl der Fälle. Prinzipiell kann die Steinbildung drei verschiedene Ursachen haben.

1. Veränderung des Urins,
2. Veränderungen in der Niere,
3. Beeinflussung der Harnorgane von außen.

Eine ausgezeichnete Zusammenstellung mit vielen Literaturangaben gab
H. HEUSSER in seinem Referat vor dem internationalen Urologenkongreß 1955.

a) Eigenschaften des Urins

Der Urin ist ein disperses System. Die kontinuierliche Phase wird gebildet
von Wasser mit echt gelösten Molekülen, während die disperse Phase aus hoch-
molekulären Substanzen besteht, die zur Hauptsache hydratisiert sind. Sie finden
sich in einer Konzentration von etwa 0,1% oder einer Tagesmenge von 1—1,5 g.
Dabei handelt es sich vornehmlich um Nucleinsäuren, Chondroitinschwefelsäure,
Mucoide und Proteine.

In Bezug auf die steinbildenden Salze ist der Urin eine übersättigte Lösung;
diese Übersättigung ist die allgemeine Voraussetzung der Entstehung der Harnsteine.
Auf welche Weise wird die Übersättigung aufrechterhalten, und welche Ursachen
führen beim Kranken dazu, daß die Salze ausfallen und zur Sedimentierung und
zur Steinbildung führen?

Vier verschiedene Systeme stehen zum Erhalten der Übersättigung zur Verfügung:

α) Der neutrale Salzeffekt. Die Anwesenheit anderer Salze im Urin erhöht
die Löslichkeit jedes einzelnen Salzes über seine Sättigungsgrenze hinaus.
Dieser Effekt genügt, um beim Gesunden die Stabilität zu garantieren.

β) Die hydrotropen Stoffe. Gewisse Substanzen, wie z.B. der Harnstoff,
haben die Fähigkeit, im Wasser wenig oder gar nicht lösliche Körper wasserlöslich
zu machen.

γ) Die Schutzkolloide. Sie sind eingehend bearbeitet worden und man hat
ihnen eine wichtige Rolle im Mechanismus der Steinbildung zugeschrieben. Ganz
anerkannt sind sie aber heute noch nicht.

BUTT u. Mitarb. untersuchten den Urin von Menschen mit Ultramikroskopie, Elektrophorese und Oberflächenbestimmungsmessungen und stellten den Begriff der „colloidal
activity" auf. Es ergaben sich folgende bemerkenswerte physiologische Tatsachen: Die Neger,
die weniger von Nierensteinen heimgesucht werden, weisen durchgängig einen höheren
Kolloidschutz auf als die Angehörigen der weißen Rasse. Frauen haben bei beiden Rassen

eine höhere Kolloidaktivität als Männer, was die Bevorzugung des männlichen Geschlechts für die Steinanfälligkeit erklären kann. Schwangere Frauen sind stärker kolloidgeschützt als nichtschwangere; es findet sich darin eine Begründung dafür, daß während der Gravidität trotz sonst begünstigender Umstände wie Atonie der Ureteren, Stauung und Infektion des Urins sich nur selten Nierensteine ansetzen und bereits vorhandene Konkremente kaum an Größe zunehmen. Bei Nierensteinkranken ist die Kolloidaktivität deutlich geringer, wie überhaupt diese Aktivität umgekehrt proportional mit der Steinanfälligkeit verläuft.

δ) Die Unbenetzbarkeit der Schleimhautauskleidung. Die normale Mucosa hat gegenüber dem Harn keine oder nur eine unwesentliche Grenzflächenspannung. Sobald sich hier aber krankhafte Veränderungen ergeben, entsteht eine harnfremde Oberfläche, die auf diese oder jene Weise die Stabilität der anliegenden Harnschichten gefährdet.

b) Ursachen der Salzausfällung

α) Verminderung der Schutzmaßnahmen. Ob eine Veränderung des neutralen Salzeffektes, ob eine Veränderung der hydrotropen Stoffe klinisch eine Rolle spielt, ist heute nicht bekannt.

Dagegen ist mit Sicherheit eine Veränderung der *Schutzkolloide* für die Steinbildung mit verantwortlich. Ihre absolute Verminderung scheint dabei weniger eine Rolle zu spielen als ihre Zusammensetzung. Im Urin finden sich nicht nur stabilisierende Kolloide, besonders die Nucleinsäuren und die Chondroitinschwefelsäure, sondern auch entstabilisierende, labile, wie Mucine und Proteine. Dieses Verhältnis ist variabel und steht unter der Kontrolle des vegetativen Nervensystems. Bei Störungen im vegetativen Nervensystem kann die Störung des Gleichgewichtes der Kolloide sehr zuungunsten der Schutzkolloide ausfallen, es entsteht die sog. Dyskolloidurie. Die Wirkung des veränderten Kolloidverhältnisses soll nach BOSHAMER je nach dem Überwiegen der einzelnen Komponenten verschieden ausfallen. Eine einfache Verminderung der Schutzkolloide soll eine Ausfällung der Salze ohne Zusammenballung, d.h. eine Sedimenturie bewirken, während erst die Vermehrung der fällenden Kolloide eine Konkrementbildung verursache. BOSHAMER und KOCH weisen ferner darauf hin, daß durch zahlreiche Ursachen humoraler und nervaler Art noch andere, normalerweise nicht vorkommende entstabilisierende Kolloide im Urin zur Ausscheidung kommen. Die Tatsache, daß sie auch im Gerüst von Harnsteinen aufgedeckt werden können, spricht doch sehr für ihren konkrementbegünstigenden Einfluß.

Eine krankhaft veränderte Schleimhaut der Harnwege ist nicht mehr unbenetzbar und kann den Kern zur Steinbildung abgeben. Die Hyperkeratose, vor allem der Blasenhalsschleimhaut, ist schon beim Vitamin A-Mangel beschrieben worden.

Akute Traumen, wie sie z.B. bei der instrumentellen Untersuchung der Harnorgane vorkommen können, scheinen keinen Einfluß auf die Steinbildung zu haben, chronische Traumen dagegen wohl. Bei lange dauernder Steinkrankheit kann die Schleimhaut an der Berührungsstelle ulcerieren und nach operativer Entfernung des Steines Rezidive verursachen. Die wichtigste Veränderung der Schleimhaut wird aber sicher durch die Infektion verursacht. Die mit der Infektion einhergehende Entzündung verursacht Schwellung, Bildung von Schleim und Fibrin, Blutaustritt, alles Veränderungen, die zur Bildung organischer Steinkerne Veranlassung geben können. Auch Parasiten und agglutinierte Bakterien wirken ähnlich. Besonders verheerend ist die Wirkung harnstoffzersetzender Bakterien. Der Harnstoff wird unter ihrem Einfluß in Ammoniak und Kohlensäure gespalten. Das sich bildende Ammoniumcarbonat kann sich mit Phosphaten und Magnesiumsalzen verbinden und Steine bilden. Die Rolle der Infektion darf andererseits nicht überschätzt werden. Es gibt wohl Millionen von Fällen von Harninfektionen, vor allem akuter, die keine Steine bilden. Es scheinen, damit in einer infizierten

Niere ein Stein auftreten kann, tiefergreifende Veränderungen im Nierenparenchym notwendig zu sein. Um so größer ist die Rolle der Infektion für das Steinrezidiv.

β) Reaktion des Urins. Calciumphosphat ist im sauren Urin gut, im alkalischen Urin schlecht löslich. Umgekehrt verhält sich das Calciumurat. Das Calciumoxalat wird durch Veränderung der Reaktion in seiner Löslichkeit wenig beeinflußt. Eine Veränderung des p_H des Urins kann also für sich allein zum Ausfällen der Salze führen.

γ) Überangebot der steinbildenden Salze. Die Hypercalciurie ist in der Einleitung zu diesem Kapitel bereits beschrieben, die Oxalurie und Phosphaturie auf S. 103—105.

Während bei den primären Calciumsteinen die Konkrementbildung in erster Linie durch das Ausmaß der Calciumausscheidung bestimmt wird und den Oxalaten und Phosphaten anscheinend nur sekundäre Wichtigkeit zukommt, ist die Sachlage umgekehrt bei den Urat- und Cystinsteinen. Hier ist das Urat und das Cystin maßgebend, so sehr, daß ihm alle Bedeutung zukommt, während das Suchen nach einer Hypercalciurie überflüssig ist.

Cystin und Harnsäure sind Produkte des Eiweißstoffwechsels. Die *Cystinurie* ist eine familiäre Erkrankung des intermediären Eiweißstoffwechsels; normalerweise wird im Urin kein Cystin gefunden. *Die Harnsäure* ist beim Menschen das Stoffwechselprodukt des Abbaus der Nucleoproteide. Die im Urin ausgeschiedene Harnsäure besteht aus einem endogenen und aus einem aus den Nucleoproteiden der Nahrung stammenden exogenen Anteil. Die Tagesmenge der endogenen Harnsäure wird auf 0,25—0,3 g geschätzt, während die exogene wesentlich von der Nahrungszufuhr abhängt und zwischen 0,4 und 2,0 g betragen kann. Die Wichtigkeit der diätetischen Regelung der Harnsäureausscheidung wird durch diese Daten klar.

Das Überangebot an Salzen braucht aber nicht absolut, es kann auch relativ sein. Von einem relativen Überangebot kann man sprechen, wenn sich die Menge der auszuscheidenden Salze zwar in normalen Bahnen hält, aber bei Fehlen von genügend Lösungswasser, bei der *Oligurie*, zu einer erhöhten Konzentration des Harns führt. Daß eine Oligurie mit hochgestelltem Urin leichter zur Sediment- und Konkrementbildung Anlaß gibt, ist schon immer angenommen worden. Diese Annahme hat auch der letzte Weltkrieg wieder bestätigt. Sowohl bei den englischen wie auch bei den deutschen Truppen in Afrika und im Nahen Osten sind Nierensteine viel häufiger aufgetreten wie bei denselben Truppen zu Hause und auf kalten Kriegsschauplätzen. Die Sonnenbestrahlung, eventuell auch die Diät mögen allerdings dabei mitgespielt haben.

δ) Stase. Wird der Urin rasch abtransportiert, ist die Gefahr einer Sediment- und Konkrementbildung sicher geringer als bei Stauung. Daß die Stase allein keine allzugroße Rolle spielen kann, zeigt die relative Seltenheit von Steinen bei nichtinfizierten Hydronephrosen.

Bei der Betrachtung der Salzausfällung im Urin sind wir darauf aufmerksam gemacht worden, daß gestörte Ausscheidung der Nieren, z.B. bei den Kolloiden, daß ein gestörter Stoffwechsel, eine Störung des vegetativen Nervensystems eine Rolle spielt, daß die Störungen, die zur Nierensteinbildung führen, nicht nur in den Veränderungen des Urins, sondern auch in Veränderungen der Niere und deren Beeinflussung von außen gesucht werden müssen. Ist es möglich, eine Anzahl so heterogener Faktoren auf einen gemeinsamen Nenner zurückzuführen, eine gemeinsame Ursache für die Entstehung aller Nieren-, Ureter- und Blasensteine zu finden? Heute ist das noch nicht der Fall, doch läßt die vergleichende Betrachtung der heute im Vordergrund stehenden 3 Theorien zur Entstehung der Nierensteine uns eine gemeinsame Ursache erahnen.

c) Theorie von RANDALL (1939)

RANDALL ging aus von der Überzeugung, daß bei der Nierensteinkrankheit eine bestimmte initiale Schädigung vorhanden und daß sie in der Nierenpapille zu finden sein müsse. Er traf denn auch bei der autoptischen Untersuchung von Hunderten von unverdächtig scheinenden Nieren in einem auffallend hohen Prozentsatz solitäre oder multiple Platten dicht unter dem Epithel der Nierenpapille an, die sich mikroskopisch als Kalkablagerungen in der Basalmembran und im benachbarten subepithelialen Bindegewebe erwiesen. Damit war tatsächlich eine Initialläsion gefunden, die sich mit den klinischen Frühformen der Konkremente in Verbindung bringen ließ. Später unterschied RANDALL 2 Formen dieser Initialschädigung, von denen die eine viel häufiger ist und eine plattenartige Ablagerung von calcium nucleinicum darstellt, die bei zunehmender Vergrößerung zum Durchbruch durch die Epitheldecke und zur Ablagerung von Salzen aus dem Urin, also zur Nierensteinbildung führt. Als Ursache für diese Erscheinung wird eine lokale Schädigung durch Toxine aus Herdinfektion oder eine Hypercalciurie angenommen. Bei der zweiten, selteneren Form ergibt sich eine Ansammlung von auskristallisierten Calciumsalzen in den terminalen Tubuli und eine Durchtränkung des subepithelialen Gewebes. Hier soll hauptsächlich ein Vitamin A-Defizit kausal beteiligt sein.

Diese Untersuchungen sind mehrmals nachgeprüft, bestätigt und ergänzt worden.

d) Theorie von KOCH (1949)

HOLTZ (1936) geht aus von der Dyskolloidurie. Die entstabilisierenden Kolloide (Mucine und Proteine) klumpen im Urin zusammen und führen gleichzeitig zu einer Fällung und Verkittung der Kristalloide. Deren Kristallisationsform wird dabei vielfach auch verändert. Der Urin diffundiert in diese Eiweißklumpen unter Zurücklassung der Schutzkolloide, welche in das dichte Maschengewebe der Eiweißgelee nicht eindringen können. Die Salze, ihrer Schutzkolloide beraubt, fallen aus und inkrustieren den Eiweißkern. Dieser primäre Stein bildet durch seine hohe Grenzflächenspannung einen Ansatzpunkt für weitere ausfallende labile Kolloide, so daß ein schichtweises Wachstum erfolgt. KOCH konnte diese Deutung experimentell bestätigen durch Verfütterung toxischer Stoffe (Oxamid, Sulfonamide, Calciumcarbonat) bei Ratten.

Er zeigte, daß die Steinbildung mit der Ausscheidung von pathologischen Kolloidkörperchen, welche in den Glomeruli erfolgt, ihren Anfang nimmt. Die Kolloidkörperchen ballen sich, zumeist schon in den Tubuli, zu Sphärolithen zusammen, wobei es durch Anlagerung von Kristalloiden zur Bildung von Mikrolithen kommt. Dieser Vorgang läßt sich im Urin von Patienten, die eine Steinkrise durchmachen, leicht verfolgen. Diese Forschungen haben uns das Verständnis des formalen Steinaufbaus nähergerückt. Insbesondere lassen sie erkennen, daß die Zusammensetzung der Steine aus den anorganischen Elementen etwas Sekundäres, allein von dem jeweiligen Milieu abhängig ist.

Die Makrolithen bilden sich dann an der Papillenspitze, wie RANDALL es gefunden hatte. Nach KOCH wird also die Steinbildung durch die Einwirkung toxischer Substanzen verursacht, die eine Durchblutungsstörung der Nierenrinde zur Folge haben, mit nachfolgender Ausschüttung pathologischer Kolloide im Urin.

Besondere Beachtung verdienen ferner die Bestrebungen von KOCH und seinen Mitarbeitern, eine Reihe von gefäßaktiven Stoffen auf ihren Einfluß zur Verhinderung von Kolloidausschwemmung bei vergifteten Tieren zu prüfen. Dabei ergab sich die auch für die Prophylaxe beim Menschen wichtige Tatsache, daß Steinkrisen z.B. mit der Medikation von Convallaria, von einer Kombination von Rubia tinctorum mit Magnesium und von Hypophysenvorderlappenhormon verhindert werden können.

e) Theorie von Boshamer (1949)

Boshamer ergänzte die Theorie Kochs durch das Betonen von Einflüssen des vegetativen Nervensystems. Er ging dabei aus von der Steinbildung bei Rückenmarkverletzungen und betrachtet hier das sympathische Nervensystem mit seinem Überwiegen der sympathischen Innervation als ausschlaggebend, sobald dadurch ein dauernder krankhafter Reizzustand der Nierengefäße zustande kommt. Aber auch durch Reizzustände des Ischiadicus (Oberschenkelamputationen, Becken- und Femurosteomyelitis), durch Wirbelverletzungen, die Bechterewsche Erkrankung, durch das Crush-Syndrom und durch Verbrennungen sind solche nervale Reize auf die Nierendurchblutung möglich.

Ich selbst habe einmal einen Fall beobachtet, wo 6 Monate nach Blitzschlag multiple Phosphatsteine auftraten.

Praktisch von außerordentlicher Bedeutung ist die Annahme Boshamers, daß auch Fokalinfekte irgendwo im Organismus imstande seien, eine zur Steinbildung führende Nierendurchblutungsstörung herbeizuführen. Viele Autoren vor ihm haben die Fokalinfekte als nierensteinbegünstigend angesehen. Nach der Erfahrung Boshamers sind bei allen Patienten, wo eine Herdsanierung möglich war, keine Rezidive mehr aufgetreten. Diese Herdsanierung sollte vor der Nierensteinoperation durchgeführt werden, um ein rezidivbegünstigendes Aufflackern des Focus nach der Operation zu vermeiden.

Der entstehende Reizzustand des Sympathicus beeinflußt sozusagen alle Partialfunktionen der Niere und verändert deren Mineralstoffwechsel, vermindert die Diurese und die Ausscheidung der Schutzkolloide, vermehrt die Abgabe von labilen Kolloiden und begünstigt eine Atonie von Nierenbecken und Ureter. Auf Grund dieser Stoffwechsellage gibt dann oft eine Kleinigkeit den Anstoß zur Nierensteinbildung: eine Reizung im Bereich des Rückenmarks, psychische Erregung, angestrengte Arbeit, Trauma, Kälte, Witterungswechsel.

B. Steinzusammensetzung

Allen Steinen gemeinsam ist das kolloidale, eiweißhaltige Gerüst, in das sich sekundär die Kristallsalze ablagern. Beim fertigen Stein tritt nur noch die Kristallsubstanz in Erscheinung, das Gerüst ist verschwunden oder kann nur noch mit feinsten Methoden nachgewiesen werden.

Um eine bessere Übersicht über die Unmasse von Steinfällen zu bekommen, hat man schon seit jeher eine Einteilung versucht. Naheliegend war die Einteilung nach Lokalisation: Nieren-, Ureter-, Blasen- und Harnröhrensteine. Dabei sind die Uretersteine heruntergewanderte Nierensteine, während die Blasen- und Harnröhrensteine entweder in der Niere entstanden und gewandert oder durch begünstigende Umstände an Ort und Stelle entstanden sind.

Wichtiger ist die Unterscheidung in *primäre* und *sekundäre* Steine. Die primären Steine sind intrarenal in den Tubuli entstanden aus sauren Steinbildnern und klarem Urin. Die sekundären sind im Nierenbecken entstanden aus alkalischen Steinbildnern und naturtrübem Harn in der Gegenwart von Infektion (Schultheis). Diese Zweiteilung setzt sich fort in der Klinik. Die aus naturklarem Harn entstandenen oxalsauren und harnsauren Konkremente sind sehr dicht, sehr hart und undurchlässig. Die aus trübem Harn entstandenen phosphorsauren Steine sind weich, locker und durchlässig.

Die harten und dichten Steine verursachen infolge ihrer Undurchlässigkeit bei Einklemmung in den Harnleiter sehr bald irreparable Rückstauungsveränderungen des Nierenparenchyms.

Die weichen, porösen Konkremente lassen bei Einklemmung in den Harnleiter oder bei Ausbildung als Nierenausgußstein wie ein Filter eine beträchtlichen Harnmenge durch. Deswegen können beiderseitige Nierenbeckenausgußsteine entstehen und lange Zeit getragen werden, ohne daß lebensbedrohliche Störungen der Nierenfunktion durch Druckatrophie zustande kommen.

Die gebräuchlichste Einteilung der Steine stützt sich auf die sekundären Steinbildner, *die Kristallsalze.* Bei weitem der wichtigste und allen Steinen eigene Bestandteil ist das Calcium, das sich mit einem Säureradikal verbindet. Die Steine werden nach dem Säureradikal unterschieden in Oxalat-, Phosphat-, Carbonat- und Uratsteine. Daneben sind noch als seltene

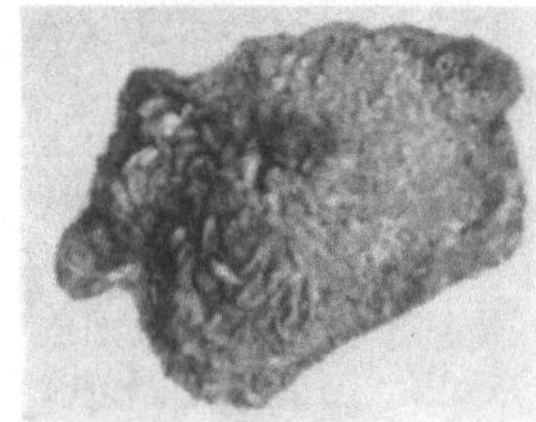

Abb. 191. Oxalatstein aus dem Nierenbecken

Steinarten zu nennen: Steine aus Cystin, Xanthin, Indigo, Schwefel, Cholesterin, Chitin. Auch Eisen- und Magnesiumsalze finden sich in Harnsteinen, aber nie rein, stets nur anderen Salzen beigemischt. Die Steine bestehen überhaupt nur ganz selten aus einer einzigen chemischen Substanz. Eine solche Gleichmäßigkeit der Zusammensetzung findet sich am ehesten bei den Steinen aus oxalsaurem Kalk und bei den seltenen, stets nur kleinen Indigo- und Xanthinsteinen. In der Regel ist der Kern des Steines chemisch verschieden von der Hülle, oder es wechselt gar die chemische Beschaffenheit des Steines schicht-

weise. Recht oft besteht der ganze Stein in allen seinen Teilen aus einer Mischung verschiedener chemischer Körper.

Die Oxalatsteine bestehen zur Hauptsache aus oxalsaurem Kalk und oxalsaurem Ammonium; es sind ihnen aber oft phosphorsaure und kohlensaure Kalke beigemischt. Sie sind von harter Konsistenz, für Röntgenstrahlen wenig durchlässig und haben eine stachlige, rauhe Oberfläche, wodurch ihr Abgang durch die Harnwege sehr erschwert wird. Die Oxalatsteine verhaken sich oft in der Schleimhaut und bleiben deshalb im Ureter manchmal unverrückbar stecken. Ihre

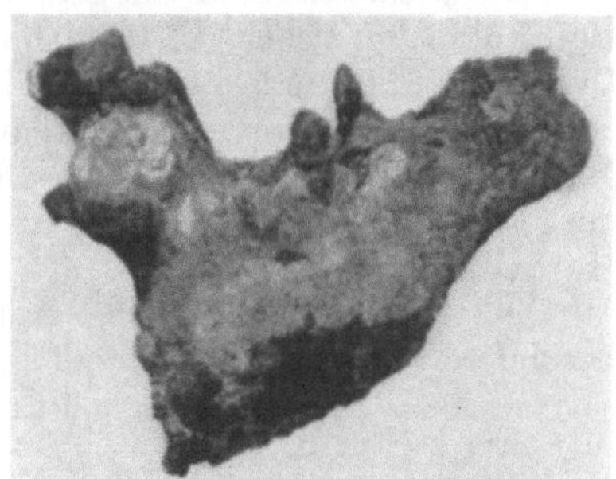

Abb. 192. Korallenstein, bestehend aus Phosphaten und Carbonaten

rauhe Oberfläche verursacht häufig Blutungen der Schleimhaut. Die Beimischung von Blutfarbstoff zu den Kristallen des Steins gibt diesen eine dunkle, allmählich fast schwarze Färbung. Die dunkle schwärzliche Farbe und die höckerig-stachlige Oberfläche machen den Stein einer Maulbeere ähnlich, weshalb die Oxalatsteine auch als Maulbeersteine bezeichnet werden (Abb. 191).

Die *Phosphatsteine* bestehen aus phosphorsaurem Kalk, dem in ungleicher Menge phosphorsaure oder Ammoniakmagnesia, kohlensaurer Kalk, ab und zu auch schwefelsaure Salze zugemischt sind. Ihre Form ist sehr mannigfaltig. Bald sind die Steine rundlich und zeigen, wenn mehrere Steine gleichzeitig im Nierenbecken liegen, etwas abgeschliffene Flächen. Bald bilden sie einen dreieck- oder herzförmigen Ausguß des Nierenbeckens, oder sie verzweigen sich vom Nierenbecken in die zugehörigen Nierenkelche. Diese stark verzweigten sog.

Korallensteine (Abb. 192) brechen während ihres Wachstums nicht selten an den Verzweigungsstellen. Dort bilden sich durch gegenseitiges Abschleifen der Bruchflächen gelenkartige Verbindungen der einzelnen Steinteile. Die Farbe der Phosphatsteine ist grauweiß, seltener bräunlich. Ihre Oberfläche ist rauh, doch nicht stachlig, mehr krümelig. Ihr Aussehen ist matt; nur selten liegen an ihrer Oberfläche schöne glänzende Kristalle wie bei den Oxalatsteinen. Die Konsistenz der Steine kann ziemlich hart sein, ist in der Regel aber bröcklig. Nur selten sind die Steine teigig, weich und füllen als ungeformte Masse das Nierenbecken aus.

Reine *Carbonatsteine* von weißer Farbe und kreidiger Beschaffenheit werden außerordentlich selten beobachtet. Kohlensaurer Kalk findet sich aber den Phosphatsteinen sehr oft in größeren oder kleineren Mengen beigemischt.

Die *harnsauren Steine* bestehen selten aus reiner Harnsäure. Meist sind sie aus einem Gemisch von harnsaurem Ammoniak, harnsaurem Calcium, Kalium oder Natrium gebildet. Neben harnsauren Salzen sind in ihnen manchmal Oxalate und besonders bei infizierter Niere in ihren oberflächlichen Schichten auch Phosphate zu finden. Die harnsauren Steine haben vorzugsweise rundliche oder durch gegenseitiges Abschleifen facettierte Formen. Die Oberfläche ist meist glatt, nur selten stachlig wie bei den Oxalatsteinen. Ihre rundliche Form und glatte Oberfläche sind der Grund, warum bei ihnen häufig ein spontaner Abgang durch die Harnwege beobachtet wird. Die harnsauren Steine bilden nie Ausgüsse des Nierenbeckens wie die Phosphatsteine. In ihrer Härte stehen sie zwischen den Oxalaten und Phosphaten. Ihre Farbe ist gelblichrot. Auf dem Durchschnitt zeigen sie meist eine schöne konzentrische Schichtung.

Reine *Xanthinsteine* sind nur sehr selten, und zwar als weiche Masse in der Niere gefunden worden. Dagegen können kleine Mengen von Xanthin allen Arten von Nierensteinen beigemischt sein.

Die *Cystinsteine* sind von gelber Farbe und fast transparent, leicht zerdrückbar. Bei mikroskopischer Untersuchung zeigen sie deutlich die hexogonalen, für Cystin charakteristischen Kristalltafeln.

Die seltenen, immer nur kleinen *Indigosteine* sind durch ihre blaue Farbe gekennzeichnet; ihr Gehalt an Indigo entstammt wahrscheinlich dem im Urin ausgeschiedenen Indikan oder ist die Folge einer Zersetzung von Eiweiß in den Harnwegen.

Eine einfache, chemische Analyse der Nieren- und Blasensteine ist ohne besondere Vorkenntnisse möglich.

Nach Feststellen der Farbe und Konsistenz wird der Stein oder ein Teil davon im Mörser zu Pulver zerstoßen.

1. Urate (Murexidprobe). Ein Teil des Pulvers wird in einer Porzellanschale mit rauchender Salpetersäure angefeuchtet, dann langsam verdampfen gelassen. Bleibt ein roter Rückstand übrig, sind Urate vorhanden. Volle Sicherheit wird erreicht, wenn durch Zufügen von Ammoniak der Rückstand purpurrot, durch Zufügen von Kalilauge violett gefärbt wird.

2. Xanthin. Wie bei Nr. 1. Im Falle der Rückstand gelb wird, Zusatz von konzentrierter Natronlauge. Es entsteht rote Farbe bei Anwesenheit von Xanthin.

3. Cystin. Einer kleinen Menge pulverisiertem Stein werden 5—10 cm³ Ammoniak 20% zugefügt; einige Minuten schütteln, dann filtrieren. Einen Tropfen Filtrat mikroskopieren; man erkennt die typischen Cystinkristalle.

4. Carbonate. Ein Teil des Steinpulvers wird in einem Reagensglas mit 10%iger Salzsäure vermischt. Bei Anwesenheit von Carbonaten braust die Mischung auf.

5. Oxalate. Die von der Carbonatreaktion (Nr. 4) herrührende Lösung wird filtriert, 1—2 Tropfen Phenolphthalein als Indicator zugegeben, dann 25%iges Ammoniak beigefügt, bis eine rötliche Farbe der Flüssigkeit deren alkalische Reaktion anzeigt. Durch Zugießen von Essigsäure 10%, wird wiederum saure Reaktion herbeigeführt, was sich durch ein Farbloswerden der Mischung zu erkennen gibt. Das Ganze wird geschüttelt, mindestens $^1/_2$ Std stehengelassen, dann zentrifugiert. Bei Vorhandensein von Oxalaten finden sich bei mikroskopischer Untersuchung im Sediment die charakteristischen Oxalatkristalle in Briefkuvert-Hantelform. Die Kristallisation erfolgt nicht immer zuverlässig.

6. Phosphate. Einer kleinen Menge pulverisiertem Stein werden etwa 5 cm³ Ammonium-molybdatreagens 7,5% und etwa 5 cm³ konzentrierte Salzsäure zugesetzt. Erhitzen bis zum Siedepunkt. Es entsteht ein gelber Niederschlag bei Anwesenheit von Phosphaten.

Wiederholt wurden in eitrigen Stau-ungsgeschwülsten der Niere *Eiweiß-* und *Fibrinsteine* gefunden, rundliche, zum Teil facettierte Gebilde von Erbsen- bis Weinbeergröße, von weicher Konsistenz, weißlicher oder dunkelbrauner Farbe mit

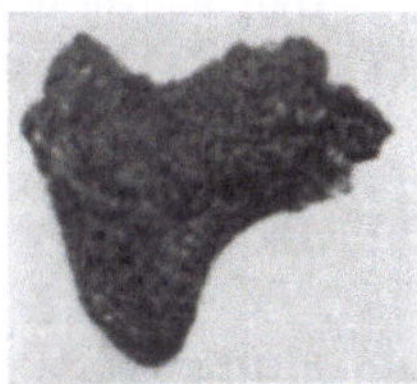

Abb. 193. Oxalatstein mit Nierenbeckenform

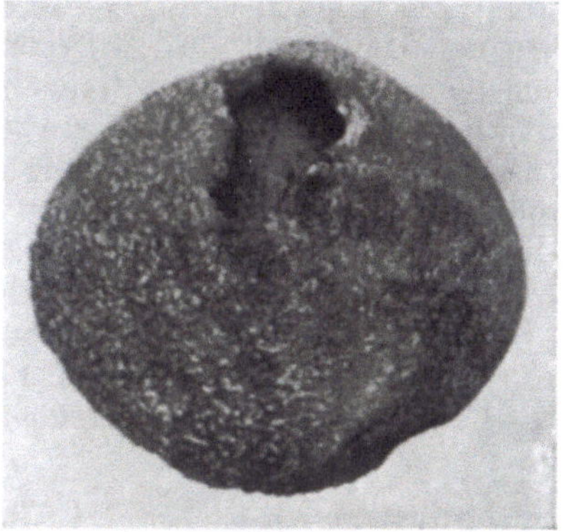

Abb. 194. Großer Nierenbeckenstein mit Aushöhlung durch den aus der Papille abtropfenden Harn

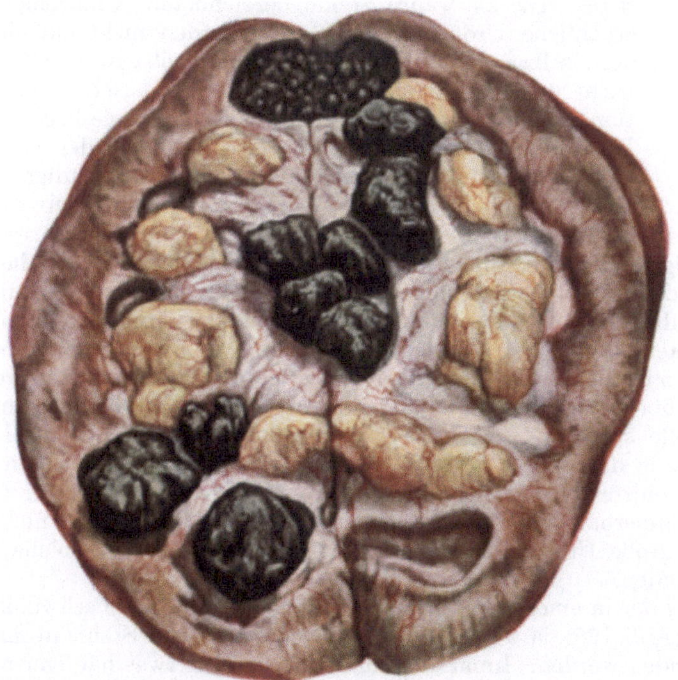

Abb. 195. Infizierte Steinniere mit multiplen großen und kleinen Steinen. Wucherung des Fettgewebes

konzentrischer Schichtung bald mit, bald ohne Einlagerungen von Calcium-phosphaten.

Auch weiche sog. *Bakteriensteine* wurden in Nieren beobachtet; erbsen- bis kirschgroße, graugelbe, weichelastische Körper mit glatter Oberfläche, ovaler oder rundlicher Form. Sie sind konzentrisch geschichtet wie die Eiweiß- und Fibrinsteine und bestehen zur Hauptsache aus zusammengeballten Colibakterien.

Als seltene Steinform sind noch die *Urostealithe* zu nennen, Nierensteine, die aus einer weichen, an der Luft erstarrenden, wachsartigen Masse bestehen. Sie sind in Äther und Benzin löslich, schmelzen beim Erwärmen und geben, auf Papier getropft, einen Fettfleck.

In der Häufigkeit des Auftretens stehen unter den operativ behandelten Steinen unbedingt die Oxalatsteine in erster Linie, in zweiter Linie die Phosphat- und erst in dritter Linie die Uratsteine. Bei nichtoperierten Steinen mögen die harnsauren Steine verhältnismäßig größer an der Zahl sein, da gerade sie, wie bereits erwähnt, wegen ihrer meist rundlichen Form, ihrer mäßigen Größe und glatten Oberfläche besonders häufig spontan abgehen. Aber selbst bei Berücksichtigung dieser Tatsachen müssen doch die Oxalat- und Phosphatsteine als weitaus die häufigsten Steine betrachtet werden.

Neben diesen 3 Hauptarten kommen die anderen Steine wegen ihrer Seltenheit praktisch wenig in Betracht.

C. Nieren- und Uretersteine

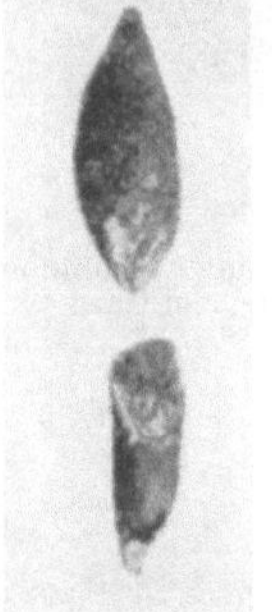

Abb. 196.
Gegenseitig
abgeschliffene
Uretersteine

Je nach der Größe der in der Niere gebildeten Konkremente unterscheidet man *Nierensand, Nierengrieß* und wirkliche *Nierensteine*. Die als wahre Steine bezeichneten Konkremente können erhebliche Größe erreichen. Es wurden nicht nur eigroße, sondern selbst faustgroße Nierensteine beobachtet mit einem Gewicht von 500—1000 g. Die Steine passen sich in ihrem Wachstum der Form der Hohlräume an, in denen sie liegen (Abb. 193). Die großen Steine sind selten ganz rund wie der vorstehend in natürlicher Größe abgebildete (Abb. 194); häufiger bilden sie unregelmäßige, klumpige Massen. Oft auch bilden sie Ausgüsse des stark erweiterten Nierenbeckens und der erweiterten Kelche, wobei sie die mannigfaltigsten Formen annehmen können (s. Abb. 192). Fast an allen größeren Steinen sind Eindrücke einer oder mehrerer Nierenpapillen oder gar direkte Aushöhlungen durch den von den Papillen abtropfenden Harn zu sehen (Abb. 194).

Nur selten sind die *Uretersteine* vom Kerne ab im Harnleiter entstanden. Sie stammen in der Regel aus der Niere bzw. dem Nierenbecken, von wo sie in den Harnleiter übertraten und dort auf ihrem Abstieg gegen die Blase an einer verengten Stelle steckenblieben. Die Uretersteine zeigen häufig eine Längsrinne, gebildet durch den zwischen Stein und Ureterwand durchfließenden Harn. In den Ureter eintretende Steine sind naturgemäß meist von geringer Größe. Ihr Wachstum innerhalb des Ureters ist langsam. Deswegen werden nur ausnahmsweise sehr große Uretersteine beobachtet; immerhin wurden solche von 10 cm Länge gefunden.

Die *Zahl* der in einer *Niere* gleichzeitig gefundenen Steine schwankt zwischen 1 und 100 (Abb. 195), ja wiederholt sind gegen 1000 kleine Steine in einer einzigen Niere gefunden worden. Immerhin sind Einzelsteine etwas häufiger als multiple Steine (ungefähr 60% solitäre, 40% multiple Steine). Unter den multiplen Steinen finden sich meist ein oder zwei besonders große, neben denen zahlreiche ganz kleine Steinchen liegen, wodurch die operative Ausräumung der Niere sehr erschwert wird. Im *Harnleiter* sind fast stets nur Einzelsteine; viel seltener liegen in ihm mehrere kleine Steine hintereinander, gleichsam in Kettenform angeordnet (Abb. 196 und 197).

Als *Sitz* der *Steine* steht das *Nierenbecken* an erster Stelle. Immerhin bilden sich die Steine auch nicht selten in den Nierenkelchen; sehr selten liegen sie im Nierenparenchym, ohne eine mit bloßem Auge sichtbare offene Verbindung mit dem Nierenbecken oder dessen Kelchen. Solche *Parenchymsteine* entstehen in den Harnkanälchen und liegen meist in der Nierenrinde, oft nahe der Nierenoberfläche.

Im *Harnleiter* bleiben die Steine am häufigsten an den physiologischen Ureterengen stecken, entweder an der Abgangsstelle aus dem Nierenbecken, an der Kreuzung des Harnleiters mit der linea innominata, und besonders oft nahe

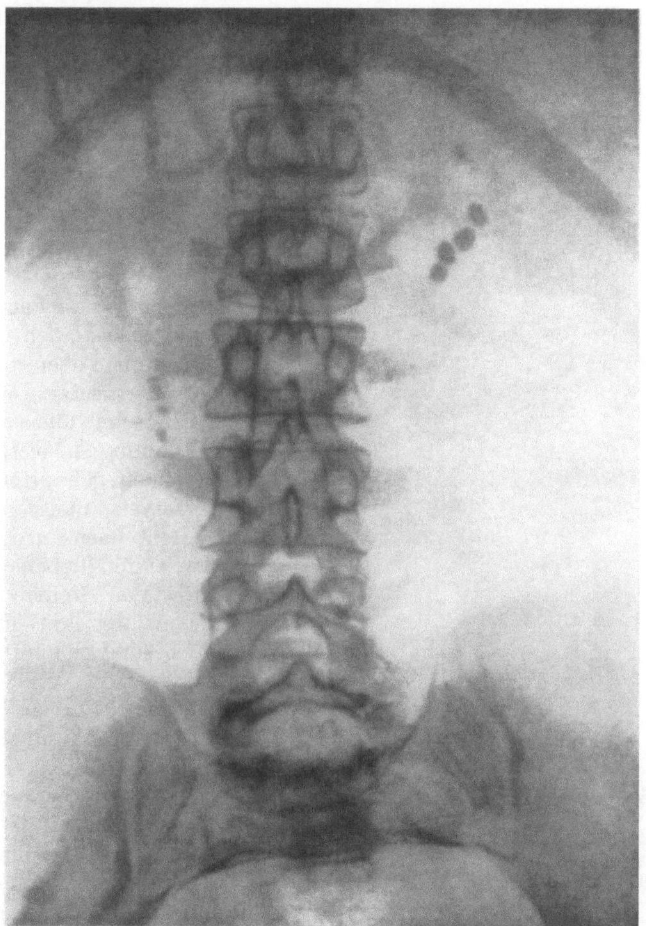

Abb. 197. Kettenförmig angeordnete Uretersteine

der Eintrittsstelle des Ureters in die Blase (juxtavesicaler Ureterstein). Im vesicalen, submukösen Ureterteile werden die Steinchen nur selten lange aufgehalten. Sie werden von dort meist bald spontan in die Blase ausgestoßen.

Kinisch von Bedeutung ist die Unterscheidung der *unbeweglichen* von den *beweglichen Nierensteinen.* Während die einen, die festgehaltenen Steine, bei Körperbewegungen und Erschütterungen ihren Platz gar nicht oder kaum wechseln, werden die beweglichen hin- und hergeschoben und ändern ihre Stellung im Nierenbecken häufig, was sich im Radiogramm durch die wechselnde Form und Lage des Steinschattens erkennen läßt. Sie können zwischen Calyces und Nierenbecken hin- und herwandern. Solange ihre Größe noch gering ist, können

die beweglichen Steine auch aus dem Nierenbecken in den Ureter eintreten und
nach einiger Zeit wieder in das Nierenbecken zurückgleiten. Einige Male wurde
auch ein Auf- und Abgleiten der Steine innerhalb des Ureters bei jedem Lagewechsel des Körpers beobachtet. Natürlich ist ein derartiges Wandern nur im
stark erweiterten Ureter möglich.

Die Schnelligkeit des *Wachstums* der Steine ist, wie Radiogramme und die
Beobachtungen an nach der Steinoperation neu sich bildenden Steinen lehren,
sehr ungleich. Phosphat- und Carbonatsteine scheinen durchschnittlich wesentlich rascher zu wachsen als an-
dere Steinarten. Ich beobachtete
das Anwachsen erbsengroßer infizierter Phosphatsteine des Nierenbeckens in etwas mehr als
Monatsfrist zu Hühnereigröße. Im
Ureter steckende Steine wachsen
in der Regel sehr langsam.

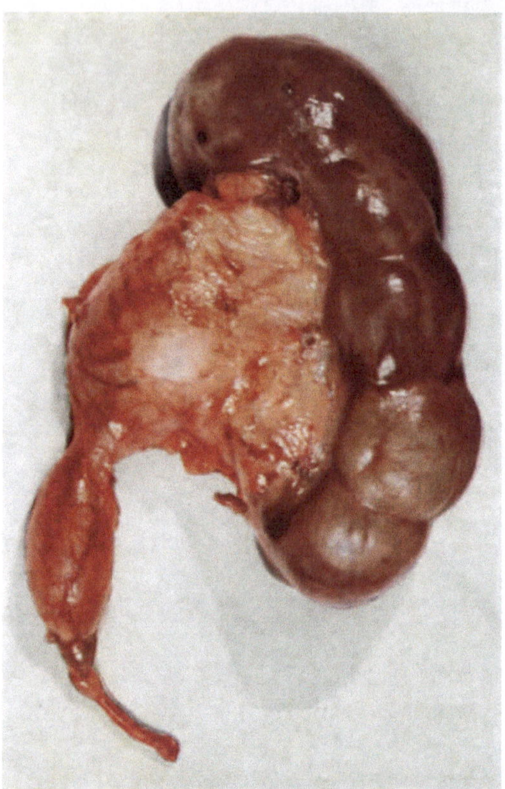

Der Beginn der Steinbildung
ist fast nie zu verfolgen, und wir
wissen deshalb auch nicht sicher,
in welchem Lebensalter er vorzugsweise einsetzt. Immerhin lassen klinische und anatomische
Untersuchungen feststellen, daß
nach einem gehäuften Auftreten
von kleinen, meist spontan ab-
gehenden, harnsauren Steinchen
in den ersten Lebensjahren Neubildung von Steinen im 1. und
2. Lebensjahrzehnt selten ist, dagegen besonders häufig wird zwischen dem 20. und 40. Lebensjahre; nach dem 40. Lebensjahre
läßt die Steinbildung wieder sehr
stark nach.

Wie oft die Nierensteine *doppelseitig* auftreten, ist nicht mit
Sicherheit festzustellen, da längst
nicht alle Steinkranke durch Radiogramm daraufhin genau unter-

Abb. 198. Hydronephrose und Hydroureter durch Ureterstein

sucht wurden. Sicher steht aber, daß das Leiden viel häufiger einseitig als
doppelseitig auftritt, jedenfalls nicht mehr als in 20—30% der Fälle doppelseitig wird. Auf die beiden *Geschlechter* verteilt sich das Steinleiden ungefähr
gleichmäßig, mit leichter Betonung des männlichen Geschlechts.

Pathologische Anatomie. Nieren- und Uretersteine verursachen verschieden-
artige *anatomische Veränderungen in Niere und Nierenbecken.* In *aseptischen
Nieren* kommt nur eine mechanische Wirkung der Nierensteine zur Geltung.
Druck und Reibung des Steines erzeugen im Nierenbecken eine Schwellung und
Hyperämie der Schleimhaut; das Epithel wird an einzelnen Stellen abgeschilfert;
es entstehen Erosionen oder gar Druckgeschwüre. Solche Schleimhautdefekte
bleiben in der Regel nur oberflächlich, führen nur ganz ausnahmsweise zu einem
Durchbruche der Nierenbeckenwand.

Das Nierenbecken und dessen Kelche werden zudem durch die Steine allmählich erweitert, sei es, daß der wachsende Stein die Wandungen direkt aus-

einanderdrängt oder, was viel häufiger ist, daß eine durch den Stein bedingte Harnstauung das Nierenbecken und dessen Kelche dehnt. In den Ureter eintretende Steine führen durch Behinderung des Harnabflusses nicht selten zu einer wahren Hydronephrose (Abb. 198 und 199). Ohne Harnstauung beschränken sie sich auf leichte nephritische Prozesse wie Hyperämie, geringe Mehrung des Zwischengewebes mit interstitieller Infiltration, Abstoßung von Epithelien der Harnkanälchen und Exsudation in das Lumen der Kanäle mit Bildung von Cylindern.

Viel schwerer sind die anatomischen Veränderungen der Niere, wenn dem Nierenstein eine *Infektion* sich zugesellt, sei es hämatogen oder aufsteigend aus den unteren Harnwegen. Besteht bei Einsetzen der Infektion keine Harnstauung, so entsteht eine *Pyelonephritis*, manchmal verbunden mit kleinen Nierenabscessen. Trifft aber die Infektion eine Niere, deren Nierenbecken durch Harnstauung bereits erweitert ist, so entwickelt sich rasch eine eitrige Stauungsgeschwulst, eine *Pyonephrose*. Je nach der Widerstandsfähigkeit der columnae Bertini gegen den gesteigerten intrapelvinen Druck stehen die erweiterten Calyces breit mit dem Nierenbecken in Verbindung oder nur durch schmale Gänge, die flaschenhalsartig von den Kelchen in das Becken führen. Einzelne Kelche können sich, ähnlich Absceßhöhlen, im Nierenparenchym vollständig gegen das Nierenbecken abschließen, so daß manchmal die einzelnen Kavernen der Pyonephrose nicht den gleichen Inhalt aufweisen. Die einen sind angefüllt mit einer noch deutlich urinösen, oft ammoniakalisch zersetzten Flüssigkeit, andere mit stinkenden, dickeitrigen Massen. Manchmal ist das Nierenbecken bei der eitrigen Steinniere weniger erweitert als die zugehörigen Kelche, ja es ist sogar verkleinert und geschrumpft. Charakteristisch für die *infizierte Steinniere* ist die enorme Wucherung ihres interstitiellen Fettes (s. Abb. 195), das oft in klumpigen Massen vom Nierenbecken aus längs den Gefäßen in das Parenchym eindringt. Die ganze Niere kann in eine fettig-klumpige Masse verwandelt werden, in der nur ganz geringe Reste drüsigen Gewebes übrigbleiben. Das Fett der Steinniere zeichnet sich durch derbe Konsistenz aus; es ist von fibrösen Bindegewebssträngen dicht durchflochten.

Eine starke Wucherung derber Fettmassen macht sich nicht nur innerhalb der Steinniere, sondern auch in den Nierenhüllen geltend. Die Steinniere wird von einer immer dicker werdenden, derben, knolligen Fettkapsel umgeben, die, mit der capsula propria der Niere fest verbunden, der Niere allmählich jede Beweglichkeit nimmt. Die Fettkapsel kann an Mächtigkeit die Niere weit

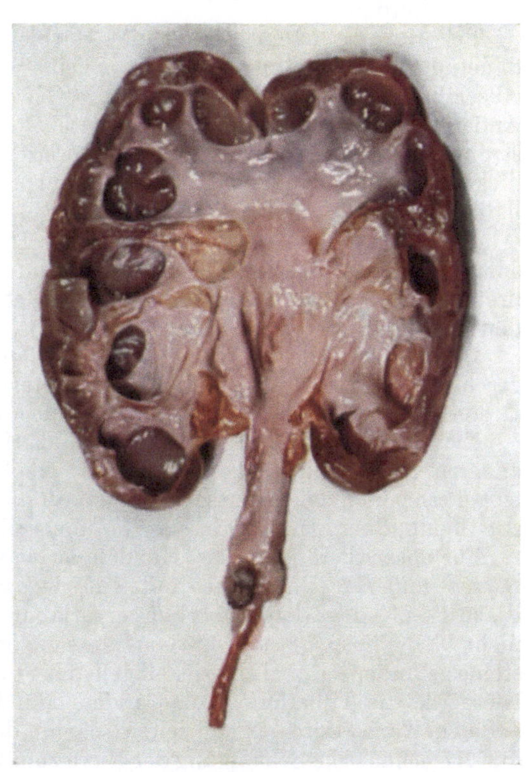

Abb. 199. Dasselbe Präparat, aufgeschnitten

übertreffen, so daß diese schließlich in den derben Fettmassen schwer zu finden
ist. In den Nierenhüllen entwickeln sich häufig pararenale Abscesse, sei es infolge
des Durchbruches eines Nierenabscesses, sei es infolge Durchwanderung von
Bakterien aus der Niere durch die Lymphbahnen. Die pararenalen Abscesse
entleeren sich selten in die Peritonealhöhle; öfter durchbrechen sie die retro-
renale Fascie und dringen unter die Haut der Lendengegend. Auf diese Weise
können Nierensteine durch die Lendenmuskulatur ausgestoßen werden. Immerhin sind Nierensteindurchbrüche, die statt nach der Lende auch in das Colon
erfolgen können, selten. Die Durchbruchstelle in Niere oder Nierenbecken kann
sich nach Durchtreten des Steines wieder schließen und dadurch später unnach-
weisbar werden.

Bei Harnleitersteinen zeigt die Harnleiterwandung manchmal trotz lang-
dauernder Einklemmung eines Steins keine wesentliche Veränderung, nur leichte
Abschilferung des Epithels und geringe Gewebeinfiltrate im Bereich des Steines.
Andere Male bewirkt der eingeklemmte Ureterstein durch Stauung des Harnstromes eine starke Schlängelung und Erweiterung des Harnleiters bis auf Daumen-
dicke und mehr, manchmal auch eine Hypertrophie der Uretermuskulatur oberhalb des Steins.

Bei infizierten Uretersteinen wird die Harnleiterwandung häufig durch die
entzündliche Infiltration stark verdickt und derb; es wuchert auch das periureterale Fett- und Bindegewebe und bildet eine schwartige Schicht rings um
den Harnleiter (periureteritis fibro-adiposa).

Im Bereiche des Harnleitersteines bildet sich manchmal ein Decubital-
geschwür, das zum Durchbruch der Ureterwandung und zur Ausstoßung des
Uretersteines in das retroperitoneale Bindegewebe führen kann.

Nicht selten finden sich Nieren- und Harnleitersteine in Verbindung mit
anderen Nierenleiden, besonders mit Nephritis, Hydro- oder Pyonephrose,
wobei sehr oft nicht zu entscheiden ist, ob die Hydronephrose oder die Nephritis
zur Steinbildung Anlaß gab, oder ob umgekehrt der Stein das erste Leiden war.

Für unser therapeutisches Handeln ist wichtig, daß auch die Verbindung von
Nieren- und *Harnleitersteinen* mit *Tuberkulose der Harnorgane* keineswegs selten
ist, in 1—2% der Nierentuberkulose vorkommt. Es wurden in dieser Verbindung
nicht bloß Phosphat- und Carbonatsteine, sondern ebensooft Urat- und Oxalatsteine gefunden. Dabei entwickelt sich das Steinleiden das eine Mal in der gleichen
Niere wie die Tuberkulose, das andere Mal in der tuberkulosefreien Niere der
anderen Körperseite. Nicht selten scheint der Nierenstein primär zu sein und
durch mechanische Schädigung der Niere zum Haften einer tuberkulösen Infektion
Anlaß gegeben zu haben; denn wiederholt werden die tuberkulösen Nierenherde
auf die unmittelbare Nachbarschaft des Nierensteins beschränkt gefunden.
Andere Male scheint im Gegenteil die tuberkulöse Infektion der Niere zum Ausgangspunkt der Steinbildung geworden zu sein.

Symptome. Nieren- und Uretersteine verursachen ungefähr die gleichen
Krankheitserscheinungen: Nierenschmerz, Harnblutung und Abgang von Steinen
mit dem Harn.

Der *Nierenschmerz* äußert sich als *dumpfer Druck* in der Lendengegend,
häufiger als *Kolik*, die plötzlich und heftig einsetzt, rasch bis fast zu uner-
träglichem Grade sich steigert und in wenigen Stunden wieder abklingt.

Diese *Steinkolik* wird oft durch körperliche Bewegungen, durch vieles Bücken
bei der Arbeit, durch Reiten, Turnen, Tanzen usw. ausgelöst, stellt sich aber
manchmal auch bei vollkommener Ruhe, selbst im Schlafe ein. Sie befällt den
Kranken meist unerwartet, ohne irgendwelche Vorboten; selten geht ihr ein
längere Zeit anhaltender dumpfer Schmerz, eine leichte Hämaturie oder eine

merkliche Verminderung der Harnmenge voraus. Der Kolikschmerz nimmt
seinen Ausgang in der erkrankten Niere, bleibt aber nicht lange auf diese beschränkt. Er strahlt bald längs des Harnleiters in die Blase und in die äußeren
Genitalien aus. Dort ist er meist rein einseitig, bei der Frau z.B. auf eine Scham-
lippe, beim Mann auf eine Seite des Penis, den einen Samenstrang und' den
einen durch Schmerzkontraktur des Cremasters hochgezogenen Hoden beschränkt.
Außerdem breitet sich der Schmerz oft auch nach dem Oberschenkel, seltener
bis in den Unterschenkel aus, wo er sich dann besonders im Gebiete des malleolus
externus geltend macht. Regelmäßig strahlt der Kolikschmerz von der Niere
nach dem Rücken aus, gar bis in die Schulter hinauf wie bei der Gallenstein-
kolik. Er verbreitet sich auch über das Abdomen, das in seiner ganzen Ausdehnung so gleichmäßig schmerzhaft wird, daß der Kranke oft nicht anzugeben
weiß, wo der Schmerz am stärksten ist, ob links, ob rechts. Ab und zu ist vom
Beginne der Kolik ab der Schmerz nicht in der steinhaltenden Niere am heftigsten,
sondern im gesunden Schwesterorgan; ja manchmal macht sich der Schmerz
einzig und allein in der gesunden Niere geltend und läßt die Steinniere frei.
Diese Schmerzlokalisation in der gesunden statt in der kranken Niere *(kontra-
laterale Schmerzempfindung)* gibt leicht zu diagnostischen Irrtümern Anlaß.

Im Verlaufe der Steinkolik wird das Abdomen aufgetrieben. Übelkeit und
Erbrechen plagen den Kranken. Wind- und Stuhlabgang unterbleiben infolge
reflektorischer Parese der Därme. Es kann sich das Bild des *Ileus* entwickeln.
Darmsteifungen, wie sie für den Obturationsileus charakteristisch sind, fehlen
jedoch. Auf eine Erkrankung der Harnwege als Ausgangspunkt der Darmstörungen weist der fast nie fehlende, allerdings oft nur bei mikroskopischer
Untersuchung erkennbare Blutgehalt des Harns hin und zudem auch *Störungen*
der *Harnentleerung*. Während des Schmerzanfalles geht trotz des häufigen und
heftigen, fast schmerzhaften Harndranges nur wenig Harn ab, und zwar nur in
unterbrochenem Strahle oder gar nur tropfenweise. Manchmal tritt sogar eine
vollständige Anurie ein. Diese wird aber fast ausschließlich bei Einnierigen
beobachtet oder bei Kranken mit doppelseitiger Nephrolithiasis, die auf der
einen Seite zu vollständiger Zerstörung der Sekretionskraft der Niere geführt
hat. Sehr selten werden während der Steinkolik große Mengen wasserhellen
Harns ausgeschieden (polyuria spastica). In der Regel wird erst mit Abnahme
der Kolikschmerzen die Harnabsonderung wieder reichlich, steigert sich gar
vorübergehend zu einer wahren Harnflut.

Infolge der starken Spannung der Bauchdecken ist die Steinniere während
der Kolik sehr selten deutlich abzutasten. In ihrem Bereich besteht aber eine
ausgesprochene Druckempfindlichkeit. Diese weist auch bei Vorherrschen von
Ileussymptomen deutlich auf die Niere als Ausgangspunkt der Beschwerden hin.
Mit dem Abklingen der Kolikschmerzen läßt die Muskelspannung nach. Es wird
die steinhaltende Niere fühlbar; sie erscheint stets, sei es durch Harnverhaltung
im Nierenbecken oder durch starke Kongestion, nach dem Kolikanfall etwas
vergrößert.

Die Dauer dieser Nierenkoliken beschränkt sich meist auf Minuten oder
doch nur wenige Stunden, selten hält der Schmerz viele Stunden lang mit nur
kurzen Unterbrechungen an. Oft folgen mehrere solche Kolikanfälle in kurzen,
nur tage- oder wochenlangen Zwischenräumen; andere Male liegen Jahre zwischen
den Schmerzanfällen.

Die Ursache der Nierenkolik ist in einer starken Steigerung des intrarenalen Druckes
zu suchen. Diese Drucksteigerung ist die Folge einer Harnstauung im Nierenbecken, bedingt
durch einen im Harnleiter steckengebliebenen oder dem Nierenbeckenausgang vorgelagerten
Nierenstein. Der Stein verschließt den Harnweg allerdings selten rein mechanisch durch
sein Volumen. Die Unregelmäßigkeit seiner Oberfläche oder seine geringe Größe würden

meist bei schlaffer Ureterwandung dem Harn freien Durchfluß zwischen Stein und Ureterwand erlauben. Aber das Konkrement, ob klein oder groß, reizt oft durch seine Bewegung die Uretermuskulatur zu spastischen Kontraktionen, Nierenbecken- und Ureterschleimhaut durch Hyperämie zu plötzlicher Schwellung, wodurch der Harndurchfluß gehemmt und eine Kolik ausgelöst wird.

Ein *dumpfer Schmerz* in der Nierengegend, der wohl in seiner Stärke wechselt, aber sich doch nie zur Kolik steigert, wird vorwiegend bei den größeren Nierensteinen beobachtet, die nicht mehr leicht im Nierenbecken verschoben werden, auch nicht mehr in den Harnleiter einzudringen vermögen. Dieser dumpfe Schmerz strahlt wie der Kolikschmerz längs des Ureters aus. Die Blase kann während der Schmerzen stark gereizt sein und wahre Tenesmen zeigen, so daß der Sitz des Leidens statt in der Niere oft irrtümlich in der Blase gesucht wird.

Eine Dame litt jahrelang an äußerst heftigen, schmerzhaften Blasenkrämpfen bei schwach eitrigem Harn; langdauernde lokale Behandlung der vermeintlichen Cystitis brachte keine Besserung. Patientin war der Schmerzen wegen fast dauernd bettlägerig, bis sie durch Pyelotomie von einem großen Nierenstein befreit wurde, der offenbar rein reflektorisch die heftigen Blasenbeschwerden ausgelöst hatte, ohne je auffällige Schmerzen in der Niere selbst erzeugt zu haben.

Auch Ausstrahlungen des dumpfen Nierenschmerzes in das Abdomen, den Rücken und den Oberschenkel kommen vor und führen leicht zu Verwechslungen des Nierenleidens mit chronischer Appendicitis, Magen- oder Duodenalgeschwür oder mit Ischias. Wie die Nierenkolik, so kann auch der dumpfe Nierenschmerz vom Kranken statt in der Steinniere in der gesunden Niere empfunden werden.

Die Ursache des dumpfen Nierenschmerzes liegt wohl einerseits in Zerrungen und Verletzungen der Nierenbeckenwand durch den Stein, andererseits in kongestiver Schwellung der Niere und starker Kapselspannung.

Die dumpfen Schmerzen in der Niere mit ihren Ausstrahlungen werden, mehr als die Nierenkoliken, durch Erschütterungen und starke Bewegungen des Körpers ausgelöst und durch Ruhe des Kranken beseitigt. Sie werden aber auch ohne Körperanstrengungen gleich wie die Koliken durch irgendwelche zur Hyperämie der Harnorgane führende Einwirkungen wie langes Stehen und Sitzen, reichlichen Genuß von Alkohol oder von scharfen Speisen, Erkältungen, sexuelle Reizungen, bei der Frau auch durch die Menstruation usw. hervorgerufen.

Das zweite Merkmal des Nierensteinleidens, die *Hämaturie*, zeigt sich in zwei verschiedenen Formen:

1. als anfallsweise auftretende, mit bloßem Auge sichtbare, meist von Nierenschmerzen begleitete Harnblutung, und

2. als fast andauernde geringe, nur durch mikroskopische oder chemische Untersuchung erkennbare Blutbeimischung zum Harn. Bei dieser „mikroskopischen Hämaturie" sieht der Harn mit bloßem Auge betrachtet hell und klar aus. Aber in seinem Sediment finden sich bei mikroskopischer Untersuchung fast in jeder einzelnen Harnportion mehr oder weniger zahlreiche rote Blutkörperchen. Diese schwinden nur nach längerer Körperruhe des Kranken vollständig aus dem Harnsediment, treten aber sofort wieder auf, sowie sich der Kranke außerhalb des Bettes bewegt, und nehmen deutlich mit Steigerung der Körperbewegung an Zahl zu. Auch rein passive Erschütterungen des Körpers, z.B. Autoreisen usw., mehren die Zahl der roten Blutkörperchen im Harnsediment. Solche Beziehungen zwischen Körperbewegungen und Hämaturie sind viel ausgesprochener bei Nieren- als bei Uretersteinen. Bei letzteren können sie völlig fehlen.

Neben guterhaltenen Blutkörperchen finden sich im Harn immer auch ausgelaugte, bizarr geformte, sog. Blutschatten. Im eiterfreien Harn wird die

Blutbeimischung bei mikroskopischer Untersuchung des Harnsedimentes wohl nie übersehen. Anders bei eitriger Steinniere. Da treten die roten Blutkörperchen an Zahl so weit hinter den Eiterkörperchen zurück, daß die geringe Hämaturie leicht unbeachtet bleibt, wenn nicht sorgfältig nach ihr geforscht wird. Sie ist zudem bei eitrigem Harn nicht mehr ein so deutliches Merkmal für Nierenstein wie bei eiterfreiem Harn, da sie ebensowohl als Folge der Schleimhautentzündungen wie als Folge des Nierensteins gedeutet werden kann. Immerhin wird auch hier eine regelmäßige Steigerung der Blutung durch Körperbewegung als Zeichen eines Harnsteines gelten müssen.

Das untrüglichste Symptom der Nephrolithiasis ist

3. *der Abgang kleiner Nierensteine* mit dem Harn. Diese sind von den meist bräunlich gefärbten, glatten, glänzenden Prostatasteinen oft schon durch Form und Farbe, von Blasensteinen meist durch die ihrem Abgang vorausgegangenen Nierenkoliken zu unterscheiden.

Kolikschmerzen fehlen beim Durchgang der Nierensteine durch den Harnleiter fast nie. Der Kranke empfindet manchmal das allmähliche Hinabgleiten des Steines in die Blase durch Tiefertreten des heftigsten Schmerzpunktes. In den Hoden ausstrahlende Schmerzen sind immer als Zeichen der Annäherung des Steines an die Kreuzungsstelle von Ureter und vas deferens zu deuten. Bei blasennahen Uretersteinen besteht oft eine reflektorische Pollakiurie. Wird der Stein aus dem Harnleiter in die Blase ausgestoßen, so schwinden die Kolikschmerzen. Dafür tritt manchmal ein schmerzhafter und häufiger Blasendrang auf, der mit dem Abgang des Steinchens durch die Harnröhre endet. Andere Male wird das Steinchen längere Zeit ohne Beschwerden in der Blase zurückgehalten, geht erst Tage oder Wochen nach der Kolik mit dem Harn ab. Der Durchtritt durch die Harnröhre ist schmerzlos, wird vom Kranken nur bemerkt an der plötzlich leichten Hemmung des Harnstrahls. Manchmal bleibt der Stein sehr lange in der Blase liegen und wächst dort zu einem größeren Blasenstein heran, oder er klemmt sich in die Harnröhre ein und bedingt eine Harnverhaltung.

Leider endigt nur die Minderzahl der Nierensteinkoliken mit dem Abgange eines Steines. Die Kolik findet ihr Ende meist durch Zurückgleiten des in den Harnleiter eingetretenen Steins ins Nierenbecken oder mit dem Steckenbleiben des Steins im Harnleiter in einer Lage, die dem Harnstrome Abfluß neben dem Stein durch gewährt, solange die Ureterwandung nicht durch Spasmen dem Steine fest angepreßt wird.

Außer den 3 Hauptsymptomen, dem Nierenschmerz, dem Blutharnen und dem Steinabgang begleiten noch andere Krankheitserscheinungen das Nierensteinleiden. Von diesen Krankheitszeichen ist aber keines charakteristisch für das Steinleiden; sie finden sich ebensooft wie bei Lithiasis auch bei anderen Erkrankungen der Harnorgane.

So fehlt nie eine *Größenzunahme der steinhaltenden Niere*, wenigstens nicht während eines Kolikanfalles. Diese ist aber während der Kolik wegen der starken Spannung der Bauchdecken nicht immer von außen fühlbar, dagegen fast ausnahmslos unmittelbar nach der Kolik. Häufig wird die Niere bei längerem Bestehen des Steinleidens dauernd vergrößert, sei es infolge Harnstauung im Nierenbecken und allmählicher Bildung einer Hydronephrose, sei es infolge massiger Verdickung der derb-knollig werdenden Fettkapsel der Niere. Eine Druckempfindlichkeit besonders der infizierten Steinniere ist oft auch in den kolikfreien Intervallen bemerkbar.

Im Harn finden sich, wenn die Steinniere nicht infiziert ist, außer der diagnostisch so bedeutungsvollen Blutbeimischung sehr oft spärliche, hyaline oder gekörnte *Cylinder*, vereinzelte *Leukocyten* und meist ziemlich zahlreiche Epithelien verschiedenster Formen.

Diese nephritischen Veränderungen sind die Folge der durch den mechanischen Reiz des Nierensteines lange unterhaltenen Nierenkongestion oder der Druckwirkung des im Nierenbecken gestauten Harns. Sie schwinden, sobald der Stein aus dem Nierenbecken entfernt wird; nur wenn auch infektiöse Prozesse oder hydronephrotische Schrumpfungen im Nierengewebe sich entwickelt haben, bleiben die nephritischen Prozesse fortbestehen.

Harnmenge und *Harngewicht* bleiben bei einseitigen, nichtinfizierten Nierensteinen meist normal. Die zeitweilige oder dauernde Funktionseinbuße der Steinniere wird durch gesteigerte Arbeitsleistung der anderen Niere ausgeglichen. Bei *Doppelseitigkeit* des Steinleidens mehrt sich in der Regel die Durchschnittstagesmenge des Urins unter gleichzeitiger Minderung ihres spezifischen Gewichtes. Bei weitgediehener Schädigung der beiden Nieren durch Druckatrophie oder durch nephritische Prozesse kann plötzlich, ohne vorausgehende Oligurie und ohne Kolik eine vollständige, rasch zum Tode führende *Anurie* einsetzen. Die Anurie ist aber häufiger dadurch erzeugt, daß nach allmählicher Zerstörung der einen Niere durch das Steinleiden im Harnleiter der anderen, einzig harnabgebenden Niere ein Stein sich einklemmt, eine Kolik erzeugt und jeglichen Harnabfluß verhindert.

Ausnahmsweise wurde eine Anurie bei rein einseitigem Steinleiden und gesunder zweiter Niere beobachtet. Eine solche *reflektorische Anurie*, deren Vorkommen früher stark bestritten wurde, ist durch den Nachweis von sekretionsfördernden und sekretionshemmenden Nervenbahnen in der Niere erklärlich geworden. In der überwiegenden Mehrzahl der Fälle von Anurie bei Nephrolithiasis ist die Ursache des Sekretionsmangels aber nicht in einer Reflexhemmung, sondern in der Doppelseitigkeit des Leidens zu suchen.

Die Anurie wird von den Steinkranken verschieden lange beschwerdelos ertragen. Ich beobachtete Kranke, die 5 und 6 Tage lang keinen Tropfen Harn absonderten, ohne merkliche Zeichen einer Störung ihres Allgemeinbefindens zu zeigen. Häufiger aber stellen sich schon nach 1—2tägiger Anurie urämische Symptome ein: Kopfschmerzen, Übelkeit und Erbrechen, Singultus, Aufregungszustände, die bald Somnolenz und Besinnungslosigkeit Platz machen. Dabei wird die Atmung vertieft und langsam, die Exspirationsluft wird oft deutlich urinös riechend. Starke Krämpfe in den Extremitäten sind selten, kleine, kurze Zuckungen aber fehlen fast nie. Der Tod erfolgt meist am 8.—10. Tage der Anurie, in Ausnahmefällen aber auch erst nach 20—28tägiger Dauer der Anurie.

Die *aseptische Nephrolithiasis* führt nur, wenn sie doppelseitig ist und auch dann erst nach langem Bestande, zu solchen lebensbedrohenden Erscheinungen. Einseitig bringt sie dem Kranken selten Lebensgefahr. Sie droht aber durch hydronephrotische Schrumpfungsprozesse die von der Steinbildung befallene Niere zu zerstören. Ein Ausbleiben der Kolikschmerzen darf nicht als Zeichen der Beseitigung dieser Gefahr, als Folge einer Heilung des Leidens gedeutet werden. Die Schmerzen bleiben oft weg, nicht weil der Stein abgegangen ist, sondern weil er sich momentan in einer Nierennische gefangen hat oder seiner vermehrten Größe wegen im Nierenbecken sich nicht mehr frei bewegen kann. Wenn auch der Stein nicht mehr zu Kolikanfällen Anlaß gibt, so kann er doch durch dauernde Harnstauung und durch Kongestion des Nierenparenchyms die Arbeitsfähigkeit des Organs weiterhin schädigen und schließlich zur funktionellen Vernichtung der Niere führen.

Einen viel schwereren Verlauf nimmt die *eitrige Nephrolithiasis*.

Jeder Nierenstein begünstigt das Haftenbleiben in das Nierenbecken eingedrungener Infektionskeime. Er bietet den Bakterien durch die Unregelmäßigkeit seiner Oberfläche zahlreiche Schlupfwinkel und erleichtert ihnen durch seine mechanische Schädigung der Nierenbeckenwände, verbunden mit einer Harnstauung im Nierenbecken, das Ansiedeln im Gewebe. In der Steinniere entwickelt sich deshalb außerordentlich oft eine eitrige Entzündung. Dadurch ändert sich jeweilen das Krankheitsbild der bis dahin aseptischen Nephrolithiasis wesentlich. Der Harn wird trübe; er setzt beim Stehen ein dickes, oft fast rahmiges Eitersediment ab. Zeitweilig wird der aus der Blase entleerte Harn infolge Verlegung des Harnleiters der kranken Niere plötzlich wieder ziemlich klar; dauernd eiterfrei wird er aber nie mehr, solange der Stein in der Niere sitzt. Die vordem für den Nierenstein so charakteristische Blutbeimischung bleibt bestehen, aber sie tritt hinter dem reichen Gehalt des Harns an Eiterkörperchen und Bakterien sehr stark zurück; sie wird deshalb leicht übersehen.

Die Steinniere wird durch die Infektion oft, wenn auch nicht immer, auf Druck empfindlich. Rings um sie bilden sich derbe, entzündliche, *perirenale Schwarten*, in denen sich häufig *perirenale Abscesse* entwickeln. Die Blase vermag manchmal trotz des ständigen Zuflusses eitrigen, infektiösen Urins aus der Niere monate-, selbst jahrelang der Infektion zu widerstehen. In ihr sind oft trotz der starken Pyurie nur Hyperämie, keine Entzündungserscheinungen zu sehen.

Durch die Infektion der Steinniere werden fast immer *Temperatursteigerungen* ausgelöst, bald länger dauernde, bald nur anfallsweise auftretende. Die Fieberanfälle sind bald nur geringgradig, von einem leichten Frösteln und Unbehagen begleitet, bald sind sie stärker, verlaufen mit heftigen Schüttelfrösten und septischen Allgemeinerscheinungen. Während der starken Temperaturanstiege sind im Blute kulturell Bakterien nachweisbar, ein Beweis, daß es sich um wahre pyämische Erscheinungen handelt. Wie bei allen Harninfektionen fällt auch bei der eitrigen Nephrolithiasis das Fieber nach plötzlichem, starkem Anstieg oft in steiler Kurve wieder ab. Bestehen in den perirenalen Schwarten der eitrigen Steinniere Abscesse, so dauert das hohe Fieber bis zu deren Durchbruch oder Entleerung an.

Entwickeln sich Nierensteine in Verbindung mit *Tuberkulose oder Carcinom* der Niere, so treten ihre Symptome hinter dem klinischen Bilde dieser Begleiterkrankungen häufig stark zurück.

Die **Diagnose** der Nephrolithiasis ist leicht, wenn Steinchen mit dem Harn abgehen, oder wenn, was nur außerordentlich selten möglich wird, in der Niere durch die Bauchdecken durch Steine fühlbar sind.

Die Uretersteine, die naturgemäß meist klein sind, werden nie durch die Bauchdecken fühlbar. Dagegen sind bei der Frau selbst sehr kleine Uretersteine, wenn sie im untersten Teile des Ureters stecken, nicht selten bei *vaginaler* Untersuchung als kleines, hartes Knötchen im Fornix zu fühlen. Beim Manne sind solche juxta-vesicale Uretersteine nur ausnahmsweise rectal zu tasten. Immerhin werden sie öfters bei der rectalen Palpation bemerkbar durch eine ungewöhnliche Druckempfindlichkeit des untersten Ureterteils und der ihm naheliegenden Samenblase.

Es sind meistens *Schmerzen* in der Nierengegend, entweder dumpfer Art oder anfallsweise auftretende Koliken, die den Steinkranken zum Arzte führen. Für die Diagnose bilden diese Schmerzen nur unsichere Hinweise. Dumpfe Schmerzen in der Lendengegend lassen die mannigfaltigste Deutung zu. Sie sind ja nicht einmal immer Zeichen eines Nierenleidens; sie können auch die Folge einer Erkrankung der Genitalorgane, einer rheumatischen Allgemeinerkrankung, eines Wirbelleidens, eines Magen- oder Darmgeschwürs oder verschiedener anderer Leiden sein. Dagegen weisen Kolikschmerzen in der Nierengegend auf ein Nierenleiden mit Harnstauung hin; sie beweisen aber nicht das Bestehen

eines Nierensteines. Nierenkoliken werden nicht nur von Nierensteinen ausgelöst, auch von Hydronephrose, Nierentuberkulose, banaler, eitriger Pyelonephritis usw. Zudem ist zu beachten, daß Koliken in der Gallenblase oder
im Darme oftmals Nierenkoliken vortäuschen können.

Viel bedeutungsvoller für die Diagnose als das Auftreten von Nierenschmerzen
ist die bei Nierensteinen so häufige *Hämaturie*. Wie bereits betont, ist vor allem
eine geringe, nur durch mikroskopische Untersuchung bemerkbare, aber fast andauernde Blutbeimischung zu einem eiterfreien Harn charakteristisch für Nieren-
und Uretersteine. Wenn gar die Blutung deutlich durch Körperbewegung vermehrt, durch Ruhe vermindert wird, so darf daraus fast mit Sicherheit auf das
Bestehen eines Harnsteins geschlossen werden.

Diesen Umstand werte ich in der Form der sog. *Marschprobe* diagnostisch aus. Der Morgenurin oder der Urin in der Sprechstunde wird mikroskopiert und verglichen mit dem ersten
Urin der nach einem kräftigen Marsch, am besten bergab, gelöst wird. Ist kein Marsch möglich, kann Turnen, Treppenabwärtssteigen, Seilspringen dieselbe Funktion erfüllen.

Schon bei kleinsten Steinen, die radiologisch noch nicht sichtbar sind, läßt sich eine
deutlich vermehrte Hämaturie durch mechanisches Reiben des Steines an der Schleimhaut
feststellen.

Eine heftige Hämaturie, durch die der Harn dunkelrot wird, ist bei Nierensteinen nicht häufig. Sie ist auch weniger wegleitend für die Diagnose, weil sie
eine Begleiterscheinung vieler Nierenleiden ist, auch bei Nephritis, bei Nierentumoren und anderen Erkrankungen vorkommt.

Den raschesten Aufschluß über die Frage, ob ein Nieren- oder Ureterstein
vorhanden ist, gibt eine Röntgenuntersuchung der Harnorgane. Aber die Radiographie ist dem Praktiker nicht immer sogleich zugänglich. Bevor auf deren
diagnostischen Wert bei Nierensteinen eingegangen wird, soll deshalb kurz
besprochen werden, wieweit auf Grund einfacher, klinischer Untersuchungsmethoden es dem Arzte möglich wird, die Differentialdiagnose zwischen Nierenstein und anderen, unter ähnlichen Symptomen auftretenden Leiden richtig zu
stellen.

Differentialdiagnose. Beim Auftreten einer *Steinkolik* sind differentialdiagnostisch recht verschiedenartige Leiden neben der Nephrolithiasis in Betracht zu
ziehen.

Bei klarem, eiterfreiem Harn kommen als Ursache der Kolik außer einer
Nephrolithiasis in Frage: Nephritis, Hydronephrose, Nieren- und Nierenbeckentumor, außerdem von außerhalb der Niere auftretenden Erkrankungen Appendicitis, Salpingitis und vor allem Cholelithiasis.

Bei *Nephritis* gehen dem Schmerzanfall in der Regel Störungen im Allgemeinbefinden des Kranken voraus: Müdigkeit, Beklemmungen, Herzklopfen, Übelkeit, Kopfschmerzen usw. Der Nierensteinkranke wird dagegen von der Kolik
oft bei vollem Wohlbefinden befallen. Die Nephritis ist zudem im Gegensatze
zur Lithiasis oft von vasculären Störungen begleitet: erhöhtem Blutdruck, verstärktem zweitem Aortenton, zeitweiligen Ödemen. Bei beiden Leiden ist aber
der Harnbefund gleichartig: Albumen, Cylinder und rote Blutkörperchen im
Sediment. Bei der sehr schmerzhaften Nephritis ist allerdings der Eiweißgehalt
des Harns in der Regel größer als bei der Lithiasis. Eine cystoskopische Untersuchung des Kranken läßt renale Sekretionsstörungen bei Nephritis fast ausnahmslos doppelseitig nachweisen, und zwar beiderseits ungefähr gleichgradig
und gleichartig, während bei Nierenstein das Leiden häufiger einseitig und,
wenn doppelseitig, in beiden Nieren ungleich stark entwickelt ist und deshalb
große Verschiedenheiten in der Funktion der beiden Nieren bedingt. Als Seltenheit wurde allerdings auch eine rein einseitige Nephritis mit einseitiger Hämaturie beobachtet. Solche einseitige Nephritiden sind von der Nephrolithiasis

klinisch ohne Radiogramm nicht zu unterscheiden. Ebenso können auch *Niereninfarkte* sehr heftige Kolikanfälle mit leichter oder starker Hämaturie auslösen und ein Steinleiden vortäuschen.

Bei der *Hydronephrose*, die mit genau den gleichen Schmerzanfällen wie ein Nierenstein einhergehen kann, ist eine Hämaturie längst nicht so häufig zu finden wie bei einer Nephrolithiasis; zudem ist sie bei Hydronephrose nicht, wie beim Stein, deutlich von Körperbewegungen abhängig. Die hydronephrotische Niere zeigt viel stärkere Größenschwankungen als die Steinniere, wenn diese nicht etwa auch hydronephrotisch erkrankt ist. Eine sichere Unterscheidung der beiden Leiden ist trotz dieser Unterschiede nur durch eine Röntgenuntersuchung möglich. Hier schon sei darauf hingewiesen, daß Spasmen der Ureter- und Nierenbeckenmuskulatur zu heftigen Koliken führen können bei nur sehr geringer Harnstauung im Nierenbecken. Bei solchen Anfällen von Ureterspasmen ist auf dem Pyelogramm keine ausgesprochene Hydronephrose, keine Erweiterung, sondern eher eine heftige Kontraktion des Nierenbeckens nachzuweisen. Natürlich fehlt auch ein Steinschatten.

Eine starke *Oxalurie* sowie auch die reiche Ausscheidung anderer Harnkristalle kann zu Ureterkolik und Hämaturie führen, selbst wenn sich kein Konkrement gebildet hat.

Beim *Nierentumor* werden an Nierenstein mahnende Schmerzanfälle ausgelöst, wenn eine Nierenblutung zur Verstopfung des Harnleiters durch geronnenes Blut führt. Nierenkoliken wegen Tumor sind jedenfalls immer vom Abgang großer, wurmförmiger Blutgerinnsel begleitet (Ureterausgüsse). Die Blutung ist bei Nierentumor im allgemeinen viel stärker als beim Nierenstein. Charakteristisch für Nierentumor ist, daß die Blutung wochenlang vollständig schwindet, so daß selbst bei mikroskopischer Untersuchung im Harnsedimente gar keine roten Blutkörperchen mehr zu sehen sind. Beim Nierenstein dagegen sind, wenigstens tagsüber, wenn der Patient herumgeht, auch in den schmerzfreien Zeiten ständig wenigstens vereinzelte rote Blutkörperchen im Harn zu finden. Der Nierentumor unterscheidet sich bei der Palpation durch seine Höcker- und Knotenbildung von der aseptischen Steinniere, bei der die Oberfläche meist regelmäßig geformt bleibt. Die eitrige Steinniere dagegen ist in ihren Formen einem Nierentumor oft ähnlich, aber ihrer perirenalen, entzündlichen Schwarten wegen weniger beweglich als dieser. Bei ihr ist der Urin eitrig, beim Nierentumor nicht.

Die seltenen *Papillome* des Nierenbeckens, die durch Kolikschmerzen und Blutungen mit zeitweiliger Anschwellung der Niere infolge Harnstauung ebenfalls ein der Nephrolithiasis ähnliches Krankheitsbild erzeugen, sind manchmal an der Ausscheidung feinster Zottenteilchen mit dem Harn oder an der cystoskopisch nachweisbaren Papillombildung an der Uretermündung zu erkennen.

Eine *Cholelithiasis* ohne Ikterus, eine *Appendicitis*, eine *Salpingitis* oder ein *Magen- und Darmgeschwür* verursachen zeitweilig ähnliche Beschwerden wie die Nephrolithiasis; sie unterscheiden sich von dieser jedoch deutlich durch das Fehlen der bei Nephrolithiasis immer auftretenden Harnveränderungen, besonders durch das Fehlen der Hämaturie, ferner durch das Ausbleiben von Schmerzausstrahlungen in die äußeren Genitalien. Einzig bei Appendicitis ist eine wenigstens mikroskopisch merkbare Hämaturie keine Seltenheit. Deshalb ist dieses Leiden oft besonders schwer von der Nephrolithiasis zu unterscheiden. Es wird dies aber doch in der Regel möglich durch die Lage der größten Druckempfindlichkeit in der Ileocöcalgegend und durch die bei Appendicitis auftretende Leukocytose und Miterkrankung des Peritoneums.

Bei der *eitrigen* Steinniere wird das bei der aseptischen Steinniere diagnostisch so wertvolle Merkmal, die von Körperbewegungen deutlich beeinflußte, mikroskopische Hämaturie, durch den starken Eitergehalt des Harns verwischt. Zudem ist die Blutbeimischung zum Harn zweideutig; die Blutung kann ebenso als Folge der Infektion wie als Folge des Steins ausgelegt werden.

Deshalb kann eine banale *Pyonephrose* in allen ihren Symptomen der eitrigen Steinniere gleichsehen: deutliche Anschwellung der allmählich ihre respiratorische Verschieblichkeit einbüßenden Niere, Fieber, Kolikschmerzen, Störungen des Allgemeinbefindens durch die eitrige Entzündung in der Niere. Die Unterscheidung beider Leiden ist ohne Radiogramm oft unmöglich, es sei denn, ein Steinabgang kläre den wahren Sachverhalt auf. *Deshalb muß immer*, soll nicht häufig die Nephrolithiasis übersehen werden, *bei jeder langdauernden Pyelonephritis oder Pyonephrose*, bei Kindern sowohl wie bei Erwachsenen, *ein Radiogramm gemacht werden*. Dies wird in der Regel die Steindiagnose klären.

Auch die *Nierentuberkulose*, die besonders in ihren Anfangsstadien recht oft Nierenkolikanfälle auslöst, ist schon wiederholt als Nephrolithiasis mißdeutet worden. Sie ist aber durch das cystoskopische Bild und durch den bakteriologischen Harnbefund leicht vom Nierenstein zu unterscheiden. Zu beachten bleibt immerhin, daß, wie oben erwähnt, nicht gar so selten Tuberkulose und Stein in derselben Nieren nebeneinander vorkommen.

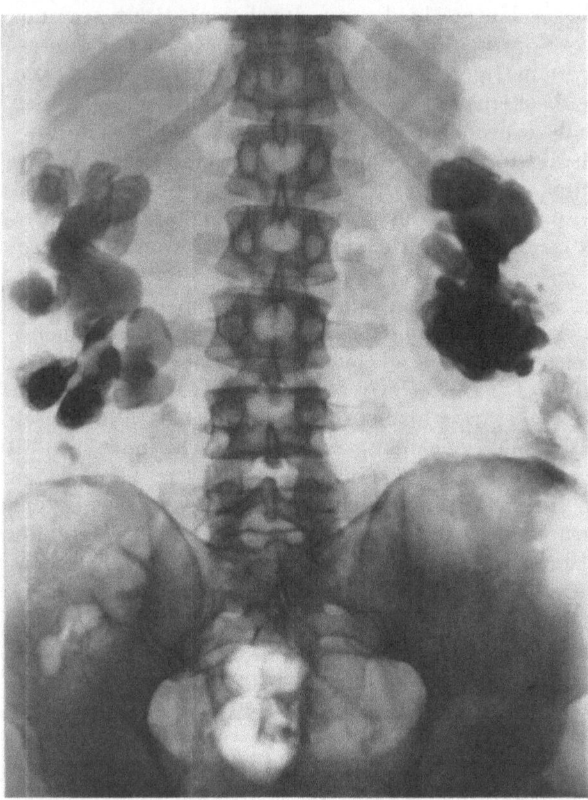

Abb. 200. Riesige Ausgußsteine beider Nierenbecken

Nierensteine rufen ab und zu durch Reflexwirkung starken Harndrang hervor. Es mag deshalb, wenn Nierenschmerzen und deutlich fühlbare Veränderungen der Niere fehlen und die reflektorische Blasenreizung ausgesprochen ist, die infizierte Steinniere eine bloße *Cystitis* vortäuschen. Die Cystoskopie mit funktioneller Nierenprüfung wird aber vor solchen Irrtümern schützen.

Die Berücksichtigung aller der erwähnten Merkmale mag die Diagnose Nephrolithiasis häufig ohne Radiogramm ziemlich zuverlässig stellen lassen. Eine völlige Sicherung der Diagnose bringt aber, wenn keine Steine mit dem Harn abgehen, doch nur die *Röntgenuntersuchung*.

a) Die Röntgendiagnostik der Nieren- und Uretersteine

Die größte Zahl aller Nierensteine kann auf einer Leeraufnahme sichtbar gemacht werden. Selbst apfelkerngroße Steine werden bei guter Technik deutlich.

Ihre Darstellung mißlingt bei etwa 10%. Das Fehlen eines Steinschattens auf dem Röntgenbild erlaubt deshalb keinesfalls, das Bestehen eines Harnsteines auszuschließen.

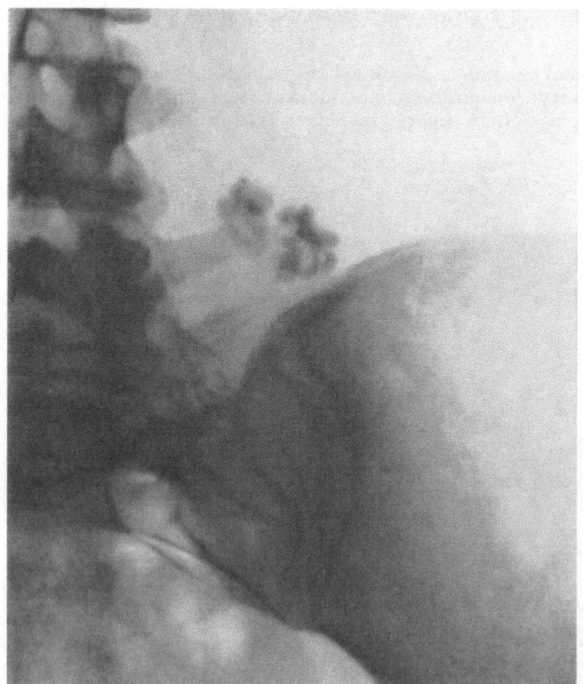
Abb. 201. Verkalkte Mesenterialdrüsen

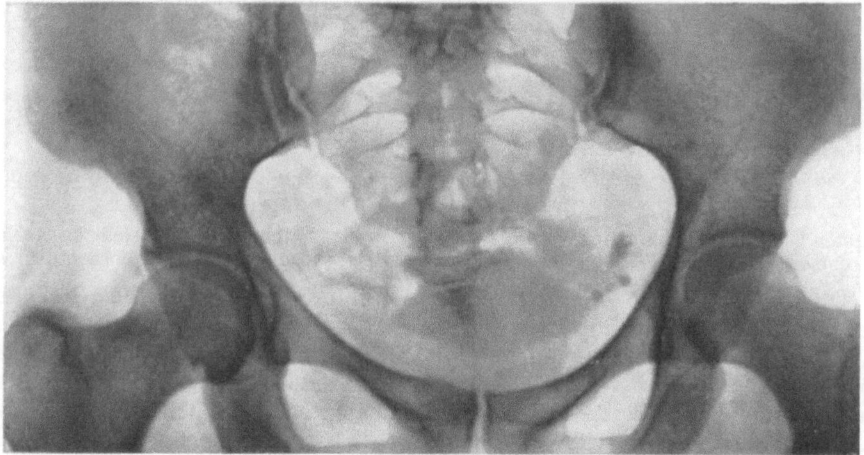
Abb. 202. Ureterstein und Beckenflecke

Abgesehen von der Technik der Aufnahme ist die Darstellung eines Steines abhängig von der Füllung der Därme, der Fettleibigkeit des Patienten, von der Lage und Zusammensetzung des Steines. Wird der Stein auf Knochen projiziert, ist er schwerer zu erkennen als vor Weichteilen. Kompakte Harnsteine geben stärkere und tiefere Schatten als wabig gebaute. Steine, die Elemente von hohem Atomgewicht enthalten, geben intensivere Schatten als andere.

Deshalb geben die calciumreichen Oxalat-, Phosphat- und Carbonatsteine deutliche, die calciumarmen reinen Urat- und Cystinsteine dagegen meist schwache oder gar keine Schatten.

Unbedingt notwendig ist es bei Verdacht auf Harnsteine, den ganzen Harnapparat des Patienten auf denselben Film zu bringen, vom oberen Rand beider Nieren bis und mit der Symphyse. Bei aufgeteilten Aufnahmen kommen Irrtümer zu leicht vor.

Mir wurde einmal ein junger Mann zur Begutachtung zugeschickt, bei dem eine klinische Untersuchung eine Hydronephrose rechts unbekannter Ätiologie ergeben hatte. Die Röntgenbilder waren von jeder Niere separat mit einer dritten Aufnahme der Blase und der beiden

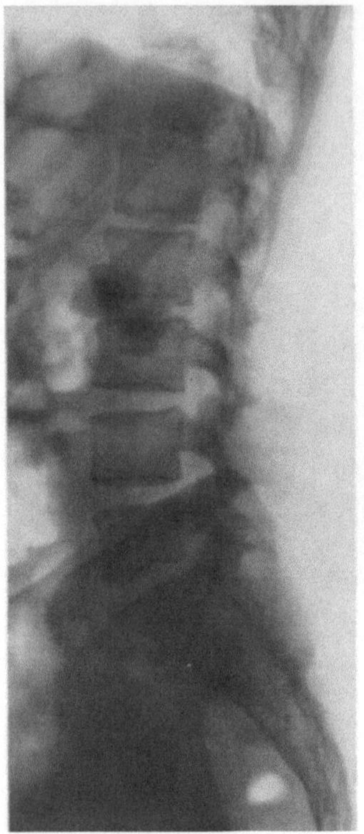

Abb. 203

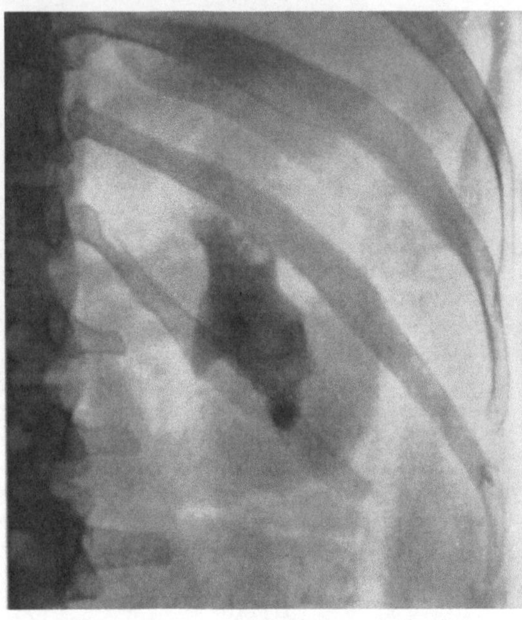

Abb. 204. Ausgußstein des Nierenbeckens mti Uretersporn

unteren Ureteren aufgenommen worden. Der recht große Ureterstein befand sich ausgerechnet im einzigen Zentimeter Ureter, der zwischen beiden Röntgenaufnahmen ausgefallen war.

Ob ein im Bereich der Harnorgane sichtbarer Schatten einem Stein entspricht, läßt sich manchmal schon aus der Form des Schattens sicher ersehen (Abb. 200 und 204). Verwechslungen sind häufig. Struktur und Lage des Schattens können dem Kundigen verraten, daß es sich um eine verkalkte Mesenterialdrüse, um Verkalkungen tuberkulöser Herde, um Reste eines Kontrastmittels handelt (Abb. 201). Am schwierigsten zu unterscheiden sind rundliche, homogene Uretersteine von sog. Beckenflecken. Es sind dies Schatten von Verkalkungen in Drüsen, Ligamenten, Venen (Phlebolithen). Sie sind charakterisiert durch ihre kreisrunde Form und ihre meist symmetrische Anordnung zu beiden Seiten des kleinen Beckens nahe der Beckenwand (Abb. 202).

Wir haben verschiedene Mittel, um Harnsteine von sonstigen Verkalkungen zu unterscheiden. Macht man anstatt der gewöhnlichen antero-posterioren Aufnahme eine solche in der Frontalebene, also seitlich, werden die Schatten von Nierensteinen infolge der anatomischen Lage der Niere in der Lendennische auf die Wirbelkörperschatten projiziert (Abb. 203). Schatten von Gallensteinen oder von verkalkten Mesenterialdrüsen aber liegen ventral vom Wirbelsäulenschatten.

Wenn nicht schon durch Lage und Form Uretersteine und Beckenflecken unterschieden werden können, kann durch Einführen eines röntgenundurchlässigen Ureterkatheters der Verlauf des Ureters markiert werden (s. Abb. 58). Handelt es sich um einen Ureterstein, so muß der Schatten bei einer stereoskopischen Aufnahme oder bei einer Aufnahme in 2 Ebenen mit dem Schatten des Ureterkatheters zusammenfallen.

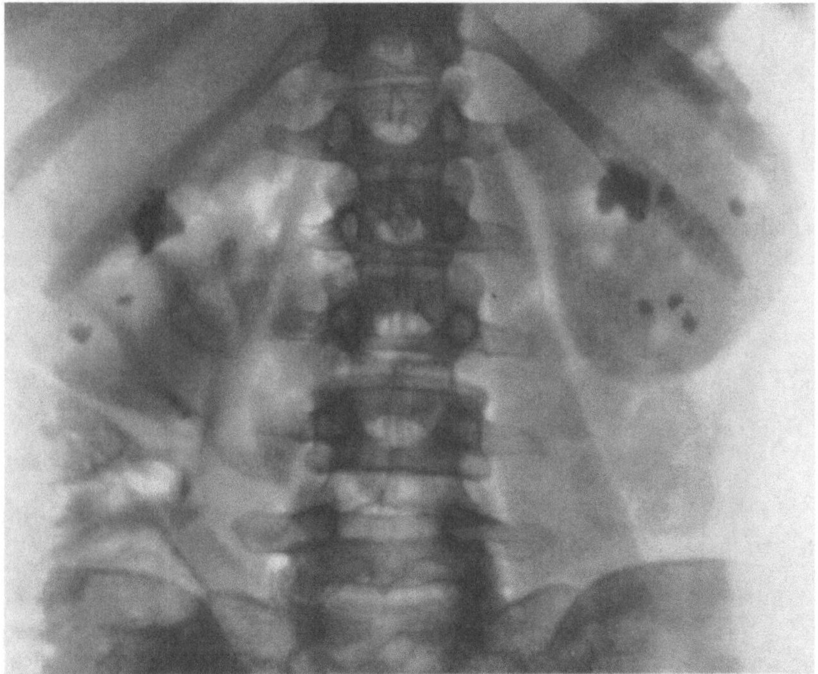

Abb. 205. Doppelseitige Nierensteine in hydronephrotischen Nieren. Links deutlicher Nierenschatten

Aus der Röntgenaufnahme ist oft auch herauszulesen, ob der gefundene Nierenstein im Nierenbecken oder in einem Kelch liegt. Zeigt der Steinschatten die oben erwähnte Dreieckform, mit dem kleinen Harnleitersporn, dann liegt er sicher im Nierenbecken (Abb. 204). Ist der Schatten korallenförmig, dann ist an einem Hineinwachsen des Steines in die Nierenkelche nicht zu zweifeln (s. Abb. 200). Sind auf dem Röntgenbild auch die Grenzen des Nierenparenchyms deutlich sichtbar, so kann selbst bei uncharakteristischer Form des Nierensteines, dessen Lage aus den Beziehungen des Steinschattens zum Nierenschatten oft richtig beurteilt werden (Abb. 205).

Bei der Größenschätzung der Steine ist zu berücksichtigen, daß der Stein einige Zentimeter vom Film entfernt ist und deshalb einen etwas vergrößerten Schatten wirft.

Über die chemische Zusammensetzung der Steine geben Form und Stärke des Schattens einige, allerdings nur unsichere Hinweise. Glattrandige, rundliche aber wenig starke Schatten finden sich besonders bei Uratsteinen, zackige, sehr dichte Schatten bei Oxalatsteinen; Korallensteine werden fast nur aus phosphorsauren und kohlensauren Salzen gebildet. Die Nephrocalcinose bei Hyperparathyreoidismus (Abb. 206) zeichnet sich aus durch streifige Verkalkung des Nierenparenchyms mit oder ohne Steine im Nierenbecken.

Kotschatten geben nur selten zu Verwechslungen Anlaß. Sie sind nie so scharf begrenzt, nie so dicht wie Steinschatten. Sie wechseln ferner rasch und völlig unabhängig von den Harnorganen ihre Lage.

Weitgehenden Aufschluß können wir durch die Kontrastdarstellung des Nierenbeckens und Ureters, insbesonders durch die Ausscheidungsurographie erhalten. Dabei kann nicht oft genug betont werden, daß einer Urographie immer eine Leeraufnahme vorauszugehen hat. Die Zahl der Fälle ist Legion, wo ein Harnstein übersehen wurde, weil die Leeraufnahme fehlte (Abb. 207 und 208). Bei guter Konzentrationsfähigkeit der Niere, bei schwachem Steinschatten wird dieser vom Kontrastmittel völlig zugedeckt, und der Stein wird nicht diagnostiziert. Das Pyelogramm im Vergleich mit der Leeraufnahme läßt den Stein genau lokalisieren und gibt vor allem über den für die Therapie so wichtigen Umstand Auskunft (Abb. 209 und 210), ob der Stein eine Stauung eines Kelches, einer Kelchgruppe oder des ganzen Nierenbeckens verursacht (Abb. 211). Eine fehlende Ausscheidung der Steinniere legt die Vermutung nahe, daß die Funktion der Niere so gestört sei, daß eine konservative Operation zwecklos und die Nephrektomie indiziert sei. Dies ist im großen und ganzen richtig, vorausgesetzt, daß die Urographie nicht während einer Kolik oder überhaupt bei Schmerzen in der Niere aufgenommen worden ist. Während der Kolik ist die Niere anurisch, man findet keine Ausscheidung; im schmerzfreien Intervall ist die Ausscheidung normal. Um eine Nephrektomie zu rechtfertigen, genügt die fehlende Ausscheidung des Kontrastmittels in einer einzigen Röntgenserie nicht!

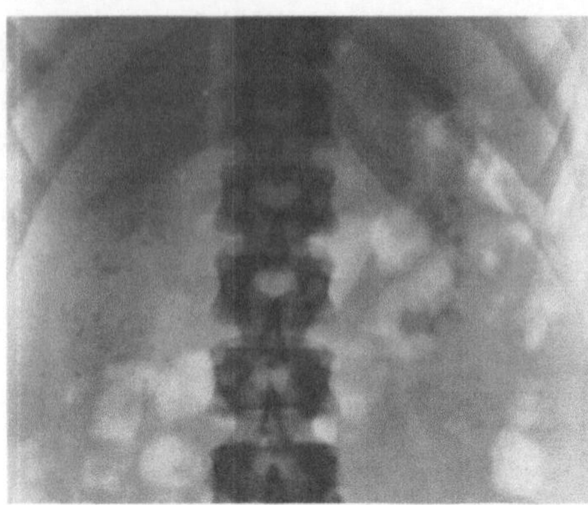

Abb. 206

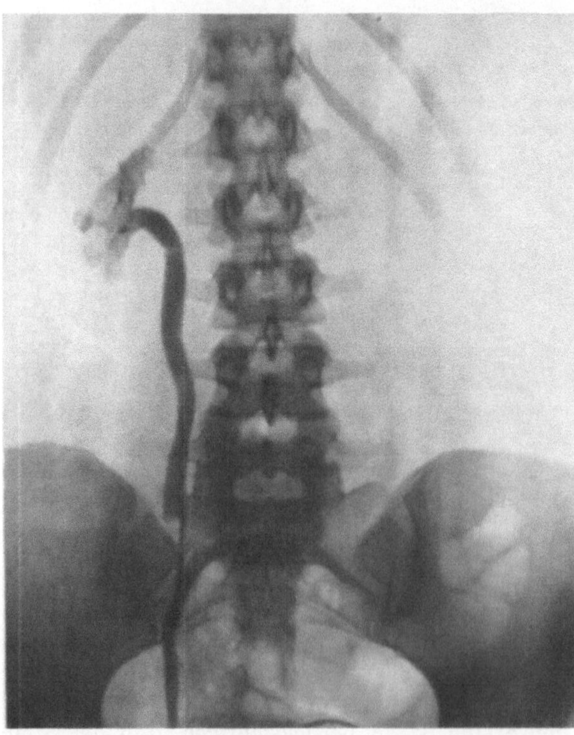

Abb. 207. Retrogrades Pyelogramm, das keine sichere Diagnose erlaubt

Die Kontrastdarstellung
gibt ferner gleich wie das
Einlegen eines röntgen-
durchlässigen Katheters
Auskunft darüber, ob die
fraglichen Schatten innerhalb oder außerhalb der
Harnorgane liegen (Abbil-
dung 212).

Die retrograde Füllung
hat neben der Ausschei-
dungsurographie weniger
Wichtigkeit. Sie gibt über
die Funktion keine Aus-
kunft und bietet bei Stauung erhebliche Infektionsgefahr. Es gibt jedoch Ausnahmen. Es gelingt mit
ihrer Hilfe, röntgendurchlässige Steine, die in der
Leeraufnahme nicht sicht-
bar sind, sichtbar zu ma-
chen. Wird Sauerstoff (zur
sicheren Vermeidung von
Luftembolien eventuell
Lachgas) injiziert, kommen
diese Steine als Aussparung
zu Gesicht (Abb. 213, s. auch
Abb. 72).

Die *Cystoskopie* ist in Verbindung mit der Röntgendiagnostik bereits erwähnt worden. Als selbständige Untersuchungsmethode ist sie bei
den Nieren- und Uretersteinen
aber nur von sekundärer Bedeutung. Gelegentlich gelingt
es, einen ganz tief sitzenden
Ureterstein (Abb. 214) zu sehen oder durch das charakteristische Aussehen eines Ureterostiums nach Steindurchtritt
eine durchgemachte Kolik
ätiologisch abzuklären (Abbildung 215). Die Blauprobe
gibt darüber Auskunft, ob der
Abtransport aus Nierenbecken
und Ureter prompt erfolgt,

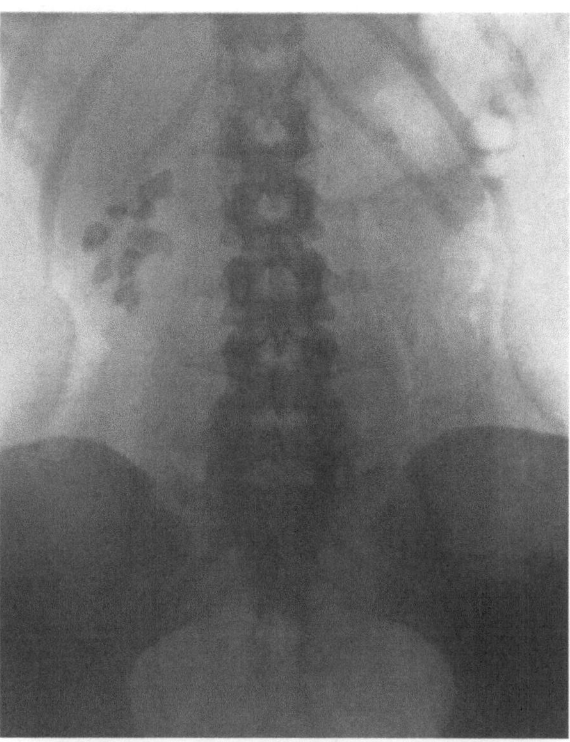

Abb. 208

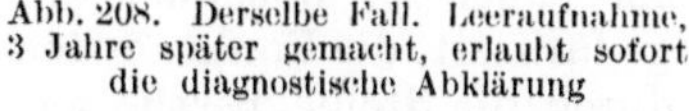

Abb. 208. Derselbe Fall. Leeraufnahme,
3 Jahre später gemacht, erlaubt sofort
die diagnostische Abklärung

Abb. 209. Stein im untersten Kelchhals

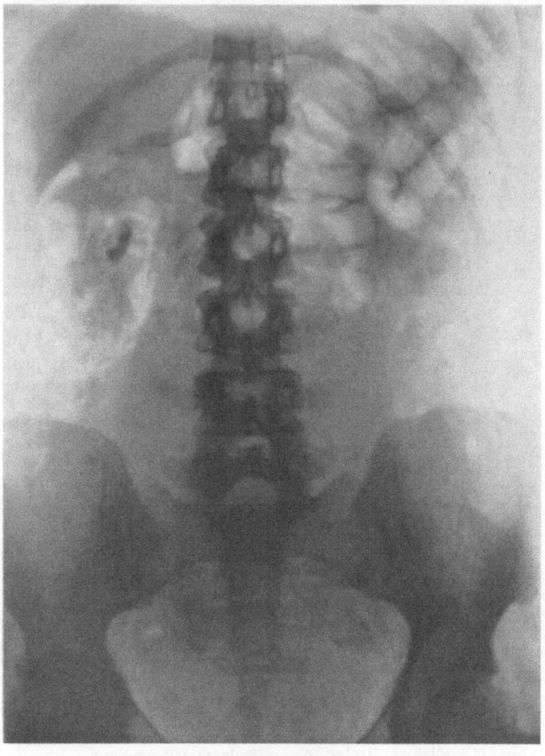

Abb. 209

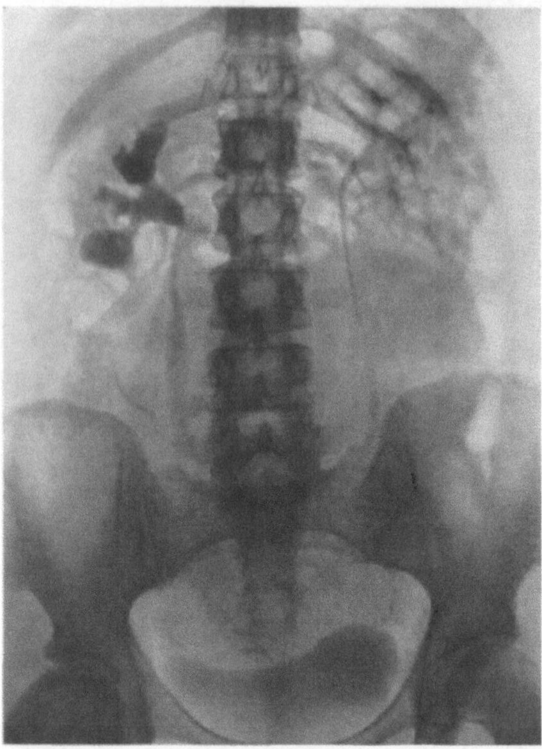

Abb. 210. Derselbe Fall. Der Stein verursacht einen Hydrocalyx

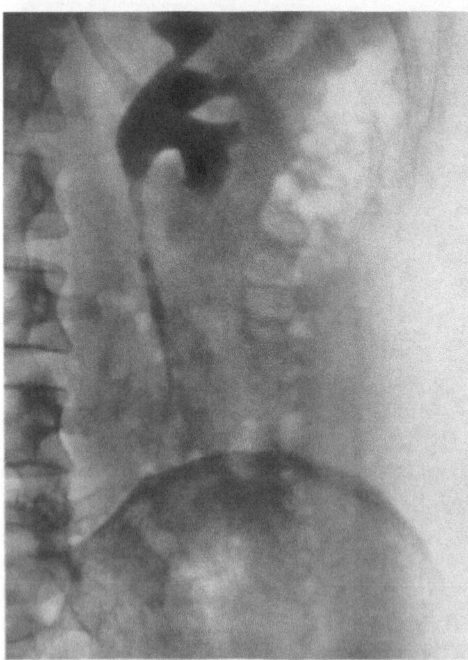

Abb. 211. Kleiner Ureterstein mit darüberliegendem
Hydroureter und Hydronephrose

oder ob eine Stauung vorhanden ist. Stößt der Ureterkatheter im steinverdächtigen Harnleiter auf ein unüberwindliches Hindernis, so ist dies an sich noch kein Beweis für das Vorliegen eines Uretersteines, selbst dann nicht, wenn außerdem an der Stelle des Hindernisses auf dem Röntgenbild ein steinverdächtiger Schatten zu sehen ist. Wie ein Stein kann auch eine Schleimhautfalte oder eine Striktur des Ureters das Vorschieben des Katheters behindern. Nur wenn ein deutliches Reiben der Uretersonde an einem harten Körper fühlbar wird, was öfters beim Herausziehen als beim Einschieben der Sonde neben dem Stein durch zutrifft, nur dann wird allein durch die Harnleitersondierung die Steindiagnose gesichert. Läßt sich ein Ureterkatheter ohne Hindernis durch den Harnleiter bis ins Nierenbecken hochschieben, erlaubt dies keineswegs das Bestehen eines Harnleitersteines auszuschließen. Denn es kann bei schlaffer Harnleiterwandung ein Ureterkatheter neben einem Stein reibungslos durchgleiten. Das Überziehen der Katheterspitze mit Wachs, um selbst feine Reibungen des Katheters am Stein sichtbar zu machen, ist ein trügerisches Hilfsmittel.

Wichtig ist der Ureterenkatheterismus beim Vorliegen einer Infektion. Ob diese einseitig oder doppelseitig sei, ob sie nur die Blase oder auch die Steinniere betrifft, kann für unsere therapeutischen Entschlüsse ausschlaggebend sein.

Behandlung. Die Behandlung der Nephrolithiasis ist verschieden je nach der Größe, dem Sitz, der Zahl der Steine, auch je nachdem die Harnwege infiziert, die Funktion der Nieren durch die Steine bereits geschädigt ist oder nicht. Wesentlich

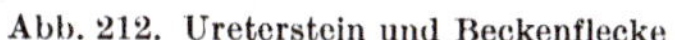

Abb. 212. Ureterstein und Beckenflecke

Abb. 213. Beidseitige, infizierte Steinnieren. Rechts großer röntgen-
durchlässiger Uratstein, der im retrograden Pyelogramm als
Aussparung sichtbar wird

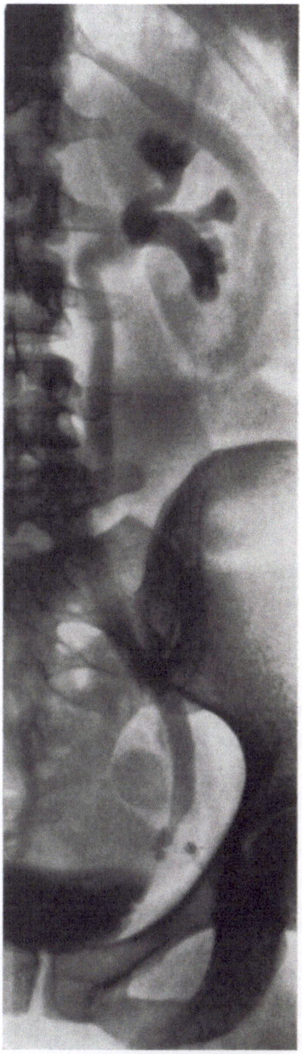

Abb. 212

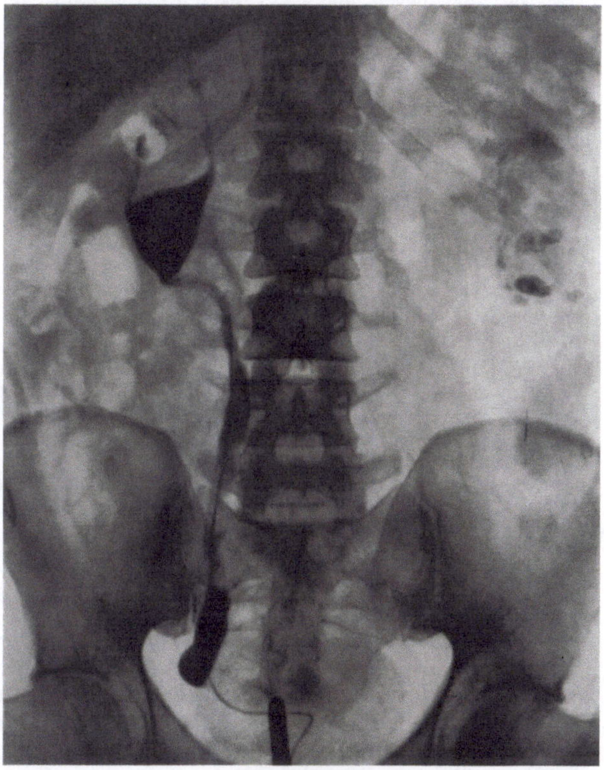

Abb. 213

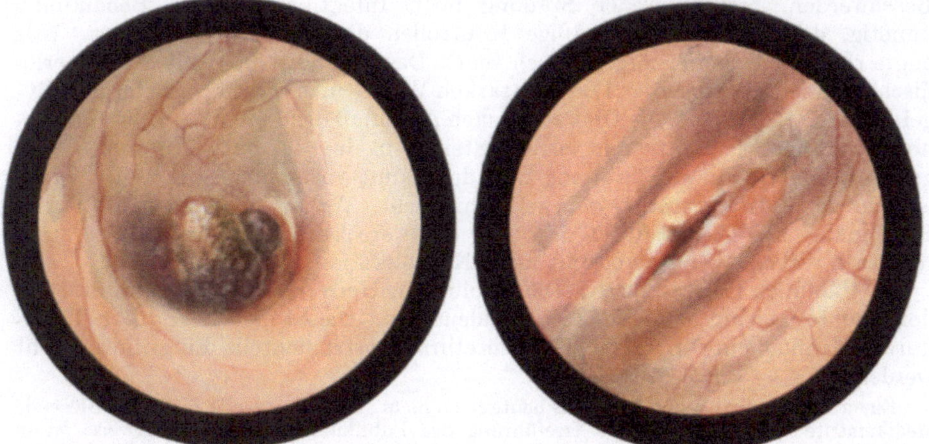

Abb. 214. Eingekeilter Blasenureterstein

Abb. 215. Uretermündung nach Steindurchtritt

Wildbolz, Urologie, 4. Aufl.

ist auch, ob das Leiden ein- oder doppelseitig ist. Die richtige Wahl der Behandlungsweise ist daher nur möglich, wenn alle diese Teilfragen der Diagnose durch Radiographie und funktionelle Nierenprüfungen geklärt sind.

Nie darf man sich durch den Abgang eines oder mehrerer Nierensteine und den danach oft folgenden Schwund vordem bestehender Beschwerden zur Annahme verleiten lassen, das Leiden sei mit dem Steinabgang geheilt. Es ist vielmehr trotz dieses scheinbar glücklichen Verlaufes des Leidens stets zu überprüfen, ob nicht doch noch andere Steine in den Harnwegen zurückgeblieben sind oder Folgen der früheren Steinbildung, die weiterhin die Nierenfunktion stören.

Sind bei einem Kranken Nieren- oder Uretersteine nachgewiesen, so ist zu bedenken, daß ein völliges Auflösen oder auch nur ein merklicher Abbau dieser Harnsteine weder durch Medikamente, noch durch Trinkkuren zu erzielen ist. Ein Spontanzerfall größerer Konkremente in mehrere kleine ist sehr selten. Er erfolgt meist unter Einwirkung von Bakterien und fast ausschließlich bei Phosphat- und Carbonatsteinen. Auf ihn ist in der Behandlung des Steinkranken nicht zu hoffen. Eine Heilung der Nephrolithiasis ist nur zu erwarten nach mechanischer Entfernung der Steine.

Ob der zur Heilung des Leidens notwendige Abgang der Steine operativ erzwungen werden muß, oder ob er auf natürlichem Wege möglich ist, hängt in erster Linie von der Größe und Form der Steine ab. Ist ein Nierenstein so groß oder so zackig geformt, daß er aus dem Nierenbecken nicht mehr in den Ureter eintreten oder doch, wenn dort eingetreten, ziemlich sicher nicht die engste Stelle des Ureters am Übergang zur Blase passieren kann, dann ist es zwecklos, dessen Abgang durch die Harnwege abzuwarten. Nur ein operativer Eingriff vermag ihn zu beseitigen. Ist aber der Nierenstein klein, erscheint sein Durchtritt durch den Harnleiter möglich, so sind vorerst unblutige Heilmethoden zu seiner Entfernung zu versuchen.

Da oft Unsicherheit besteht, ob der Stein auf natürlichem Wege abzugehen vermag oder nicht, so müssen in Zweifelsfällen wiederholte Kontrollradiographien gemacht werden, um festzustellen, ob unter Einfluß der eingeschlagenen Therapie der Stein allmählich tiefer in die Harnwege hinabtritt, oder ob er stets an selber Stelle verweilt und dort allmählich an Größe zunimmt.

Vor Einleitung irgendwelcher Therapie muß man sich die Frage vorlegen, ob eine solche überhaupt notwendig sei. So wenig wie bei Gallensteinen gibt die Anwesenheit eines Nierensteines an sich die Indikation zu irgendwelcher eingreifenden Therapie. Hält sich der Stein ruhig und veranlaßt wenig oder keine Beschwerden, besteht weder Stauung noch Infektion, ist eine Behandlung unnötig, dagegen sind regelmäßige Kontrollen des Patienten angezeigt. Was heute richtig ist, kann morgen falsch sein! Dazu kommt, daß viele Steine periodisch wachsen. Wird in der Periode starken Wachstums operiert, ist die Recidivgefahr größer, als wenn die Operation nach Abschluß der Wachstumsphase vorgenommen wird. Sehr aktiv bin ich bei Steinen in den oberen $^2/_3$ des Ureters eingestellt. Die Gefahr der Stauung und des damit verbundenen Nierenschadens ist sehr groß, die Operation dagegen sehr leicht. Wartet man, bis der Stein in Blasennähe heruntergerutscht ist und dort steckenbleibt, ist die Operation technisch viel schwieriger und mit mehr Komplikationen verbunden.

a) Unblutige Heilverfahren. Die unblutigen Heilverfahren zielen darauf ab, den Spontanabgang der Steine zu beschleunigen. Dieses Ziel kann durch Trinkkuren, Medikamente und durch transurethrale instrumentelle Eingriffe erreicht werden.

Einen Stein aufzulösen, gelingt uns heute noch nicht. Die Propaganda für steinauflösende Medikamente stellt eine bewußte Irreführung des Publikums dar. Möglicherweise ist in Zukunft bei besserer Kenntnis der kausalen und formalen Steingenese ein Fortschritt zu erwarten. Eine Ausnahme bildet die Auflösung eines Nierensteines durch Dauerspülung bei liegender Nephrostomie. Die entsprechenden Lösungen sind bei den Blasensteinen näher besprochen (S. 402).

Trinkkuren dienen zur Anregung der Peristaltik und zum mechanischen Durchspülen der Harnorgane. Sie erfolgen am zweckmäßigsten in der Form von Wasserstößen (700—1000 cm³ innerhalb einer Stunde) in den nüchternen Magen. Das Verordnen irgendwelcher spezieller Mineralwässer ist unnötig, wird aber gelegentlich vom Patienten gewünscht. Bei Zirkulationsstörungen mit Neigung zu Ödem sind Wasserstöße natürlich kontraindiziert.. Zweckmäßig verbunden werden die Trinkkuren mit der Verordnung von Glycerin, das zum kleinen Teil auch durch die Nieren ausgeschieden wird, und den Steinabgang befördern kann. (Zweimal täglich 15—30 g, eventuell Zusatz einiger Tropfen tinctura amara.) Längere Verabreichung von Glycerin wird dem Patienten widerlich und kann zur Hämoglobinurie führen.

Die den Steinabgang fördernden Medikamente können in 2 Klassen eingeteilt werden: die peristaltikfördernden und die spasmolytischen.

Die stärkste Anregung der Peristaltik geben Tropfeneinläufe mit Ochsengalle.

Frische Ochsengalle wird während 20 min im Wasserbad sterilisiert. 250 cm³ im möglichst langsamen rectalen Tropfeneinlauf gegeben, bewirken eine äußerst intensive Anregung der Darmperistaltik, die bei paralytischem Ileus fast lebensrettend wirken kann. Die Peristaltik springt auf den Ureter über und kann so zum Steinaustritt führen. Die Ochsengalle kann auch durch den Ureterkatheter direkt in den Ureter gegeben werden, doch macht mir dabei die Sterilität Bedenken.

Ähnlich wirkt das für den Patienten unangenehmere und in der Verabreichung kompliziertere subaquale Darmbad.

Peristaltikfördernd wirkt das Prostigmin (Roche), bei Uretersteinen eine Ampulle alle 4 Std, im ganzen 4 Injektionen pro Tag.

Bei spasmolytischen Präparaten stehen Belladonna und die synthetischen Spasmolytica im Vordergrund (Belladenal, Bellergal, Octin, Antrenyl, Papaverin, Papavydrin). Zweckmäßig werden Tage mit Peristaltikförderung und Tage mit Spasmolytica abgewechselt.

Seit langem benützen die Ägypter im Nildelta und der Oase Fayoum das Dekokt einer dortigen Frucht zur Behandlung von Nierenkoliken. Das aktive Prinzip ist nun als Khellin (Lynamin) im Handel. Es soll während 10 Tage je eine Ampulle zu 50 mg i.m. gegeben werden. Der Effekt sei besonders günstig bei Kombination mit Hyaluronidase. Für denselben Zweck empfehlen die Amerikaner Depropanex (Sharp und Dohme), ein enteiweißtes Pankreasextrakt.

Die Spasmolytica dienen ebenfalls zur Behandlung der *Nierenkolik*. Meist ist ihre Wirkung aber zu schwach, und der Patient verlangt nach wirkungsvoller und rascher Schmerzstillung. Heiße Wickel, ein prolongiertes warmes Vollbad, intradermale Injektionen von bidestilliertem Wasser in die schmerzhaften Hautstellen, das Verabreichen von Ganglienblockern können die Wirkung der Spasmolytica steigern. Bei einer heftigen Kolik wird aber bald die Injektion von Morphium oder anderen Opiaten notwendig. Die theoretischen Befürchtungen (Blockieren eines wandernden Steines) sind unbegründet; die Opiate dürfen unbesorgt in der üblichen Dosierung gegeben werden. Souverän wirkt das Novalgin (Schering) i.v. 2—5 cm³. Die Wirkung tritt in wenigen Minuten ein und ist so sicher und spezifisch für Gallen- und Nierenkoliken, daß sie als differentialdiagnostisches Hilfsmittel bei noch nicht sicher lokalisierten Schmerzen dienen kann.

Die langsame intravenöse Injektion von 10 cm³ 1%igem Novocain (selbstverständlich ohne Adrenalin) ist in den letzten Jahren sowohl zur Behandlung der Steinkoliken wie zum Befördern des Steinabganges sehr beliebt geworden. Ich habe mich von der Wirkung nie recht überzeugen können. Bei schweren, medikamentös nicht zu beeinflussenden Koliken kann das Beseitigen der Stauung durch das Einlegen eines Ureterkatheters die Schmerzen rasch beheben.

Transurethrale instrumentelle Eingriffe empfehle ich nur bei Steinen im untersten Drittel des Ureters. Bei höher liegenden Steinen scheint mir die offene Operation schonender und komplikationsloser. Bei allzu kleinen Steinen ist jede Instrumentation überflüssig. Ihr Spontanabgang scheint sicher, sie können durch den Eingriff bloß nach oben geschoben werden. Bei großen Steinen ist die Instrumentation ebenfalls nicht angezeigt, da ein Mißverhältnis zwischen Stein und Ureterlumen besteht. Ihre erzwungene Extraktion könnte zur Verletzung der Ureterschleimhaut und zu nachfolgender Striktur führen.

Am schonendsten und deshalb am gebräuchlichsten ist das Hochschieben von 1—2 Ureterkathetern von normalem Kaliber. Am Stein vorbeigeschoben, können sie diesen aus seiner Verhakung lösen; oberhalb des Steines erfolgende

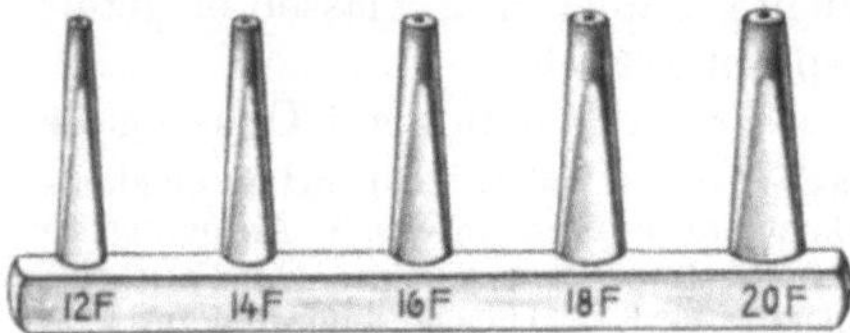

Abb. 216. Ureterbougies nach DOURMASHKIN

Injektion einiger Kubikzentimeter einer Mischung von Glycerin und Wasser zu gleichen Teilen befördern den Steinabgang. Beim Herausziehen können die beiden Ureterkatheter eventuell einige Male um ihre Achse gedreht werden und so auf den Stein einen gewissen Zug ausüben. Zweckmäßig ist die Aufdehnung des Ureters unterhalb des Steines mit olivenförmigen Bougies (Abb. 216). Um ihre Wirkung voll zu entfalten, muß der Stein etwas nach oben gestoßen werden können, damit nicht unmittelbar unterhalb des Steines eine Stenosierung im Ureter bestehenbleibt. Am wirkungsvollsten ist die Verwendung des *Schlingenkatheters nach* ZEISS. Mit Hilfe eines durch das Lumen durchlaufenden Nylonfadens kann die Ureterkatheterspitze nach unten gezogen und zu einer Schlinge geformt werden. Der Katheter wird gestreckt neben dem Stein hochgeschoben, die Schlinge oberhalb des Steines im erweiterten Ureter formiert und versucht, beim Herausziehen den Stein in der Schlinge zu fassen. Faßt die Schlinge und bewegt sich der Stein nicht, kann eine kleine Dauerextension an den Katheter angelegt werden, die den Stein dann in einigen Stunden herausbefördern wird. Metallene Steinfänger, Steinkörbe usw. lehne ich wegen allzu großer Gefahr von Nebenverletzungen (Steckenbleiben im Ureter, so daß Chirurg und Schlosser ihre Anstrengungen kombinieren müssen!) strikte ab.

Steckt der Stein im Ureterostium, kann ein Schlitzen desselben mit der Schere oder dem Diathermiemesser den Abgang beschleunigen.

Die Erfolge aller dieser unblutigen Eingriffe sind unsicher. Infektionen bei cystoskopischen Eingriffen sind relativ häufig, bei gestauten Organen gelegentlich schwer. Ist nach 14 Tagen konservativer Behandlung mit der Kombination der geschilderten Heilverfahren kein Steinabgang erreicht worden, ist eine Fortsetzung der Bemühungen nutzlos. Man muß dann entweder resigniert den Spontanabgang abwarten, was recht oft doch noch verspätet als Erfolg unserer Bemühungen auftritt, oder sich zur Operation entschließen.

β) Operative Behandlung. Hat man sich bei einem Steinkranken zur Operation entschlossen, muß sorgfältig die Art des Eingriffes gewählt werden. Der Eingriff soll den Patienten von seinen Beschwerden befreien, er soll jede mögliche Garantie geben, daß kein Steinrezidiv auftritt und, wenn irgend möglich, kein Nierengewebe opfern. Die Nephrektomie soll nur auf strengste Indikation, nicht aus Bequemlichkeit, ausgeführt werden. Steinoperationen sind trügerisch. Sie können leicht, rasch und glatt vor sich gehen, sie können aber auch, oft völlig unerwartet, die

Ingeniosität, die Geschicklichkeit und Geduld des Chirurgen auf eine harte Probe stellen. Die Chirurgie der Harnsteine ist voller Fußangeln, die Komplikationen sind häufig.

Die Ureterotomie. Die stets extraperitoneal ausgeführte Ureterotomie ist die für Patienten und Chirurgen leichteste Steinoperation, solange sich der Stein in den oberen $^2/_3$ des Ureters befindet. Von einem kleinen Lendenschnitt aus wird der Ureter freigelegt, oberhalb und unterhalb des Steines angeschlungen, hochgehoben und der Ureter auf dem Stein längs incidiert. Die Ureterwunde kann offen gelassen werden; oberflächliche Nähte, die die Mucosa des Ureters nicht mitfassen, beschleunigen die Heilung. Ein Drain nach außen ist unbedingte Notwendigkeit. Bei mageren Patienten kann (nach FOLEY) die Operation noch weiter vereinfacht werden. Anstatt die Muskulatur zu durchtrennen, wird sie ähnlich wie beim Wechselschnitt für die Appendektomie nur in den einzelnen Schichten auseinandergezogen. Es entsteht dadurch ein ziemlich enger und tiefer Kamin, auf dessen Grund sich der Ureterstein findet. Bei gutem Gelingen kann der Patient die Klinik schon am 6. Tag verlassen.

Bei mangelnder Aufmerksamkeit des Operateurs kann schon diese einfachste Steinoperation ihre unerwarteten Schwierigkeiten bieten. Wird beim Präparieren des Ureters forsch, d.h. grob vorgegangen, kann der Stein nach oben in den erweiterten Ureter und in das Nierenbecken entwischen, wo er mit dem angelegten Schnitt nicht zu extrahieren ist. Ein Ausweichen nach unten wird kaum je und nur bei absolut erschlafftem Ureter (z.B. bei Lumbalanaesthesie) vorkommen. Ein Ausweichen nach unten kommt dagegen vor, wenn zwischen Röntgenuntersuchung und Operation einige Zeit verstreicht und der Stein unterdessen unbemerkt nach unten getreten ist. Es ist deshalb unbedingt zu verlangen, daß unmittelbar vor der Operation eine Kontrollaufnahme angefertigt wird.

Je näher der Stein der Blase ist, desto größer werden die Schwierigkeiten seiner Extraktion, besonders bei dicken Leuten. Der Schnitt muß verlängert werden, die Blase extraperitonealisiert; eventuell kann der Stein durch einen kleinen Schnitt im Ureter heraufgeangelt werden. Den operativen Schwierigkeiten parallel gehen die Schädigungen am Ureter, die einen glatten Wundverlauf erschweren und zur Striktur- oder Fistelbildung führen können. Beidseitige blasennahe Uretersteine können von einem Medianschnitt in einem Akt entfernt werden. Die Versuchung ist groß, Steine, die ganz in der Nähe des Ostiums sind, von der eröffneten Blase aus zu extrahieren. Diese Methode ist aber schlecht, da meist der Stein nach oben ausweicht. Bei Frauen, besonders bei Multipara, kann die vaginale Ureterotomie ausgezeichnete Dienste leisten.

Die Pyelotomie. Ist das Nierenbecken groß und extrarenal gelegen, der Stein groß und hart, bietet die Pyelotomie so wenig Schwierigkeiten wie die Ureterotomie. Leider finden sich diese idealen Verhältnisse nur selten. Auch die nichtinfizierte Steinniere ist von auffällig starken perinephritischen Verwachsungen umgeben; das Nierenbecken muß mühsam vom Ureter her Millimeter für Millimeter freipräpariert werden. Den Schnitt ins Nierenbecken mache ich meist an der ventralen Seite, trotzdem hier die Gefäße das Nierenbecken kreuzen. Ist das Nierenbecken rein intrarenal, der Stein groß, kann die Extraktion mühsam werden; auch hier wieder ist die Schwierigkeit der Extraktion begleitet von Schädigungen am Nierenparenchym. Unbedingt zu fordern ist das völlige Ausräumen aller Steine und Steintrümmer. Bleibt ein Trümmer zurück, ist das Rezidiv sicher und die Operation sinnlos. Bei jeder einigermaßen schwierigen Pyelotomie bei weichen oder multiplen Steinen ist ein Kontrollröntgen an der freigelegten Niere notwendig. Kleine Trümmer können ausgespült werden. Wenn technisch ausführbar, ist der Pyelotomie vor allen anderen Nierensteinoperationen der Vorzug zu geben.

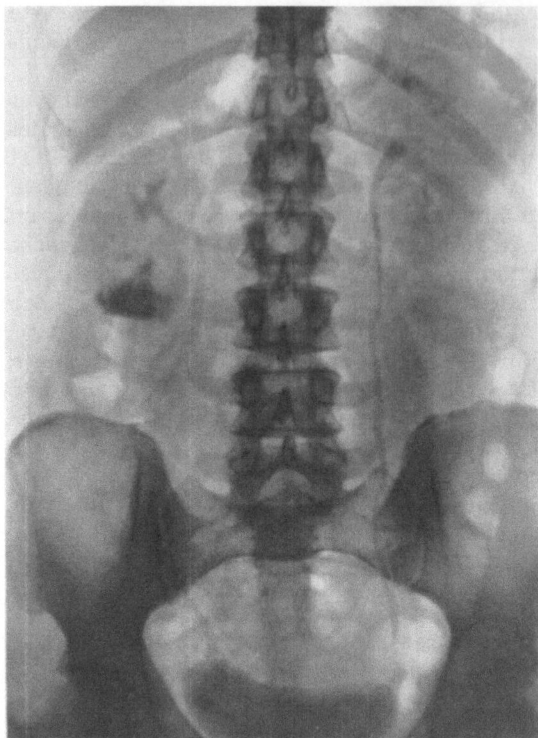

Abb. 217. Derselbe Fall wie Abb. 209 und 210. Nach Exstirpation des Steines im Kelchhals blieb der Hydrocalyx zurück, was zum Rezidiv Anlaß gab (Steinnest)

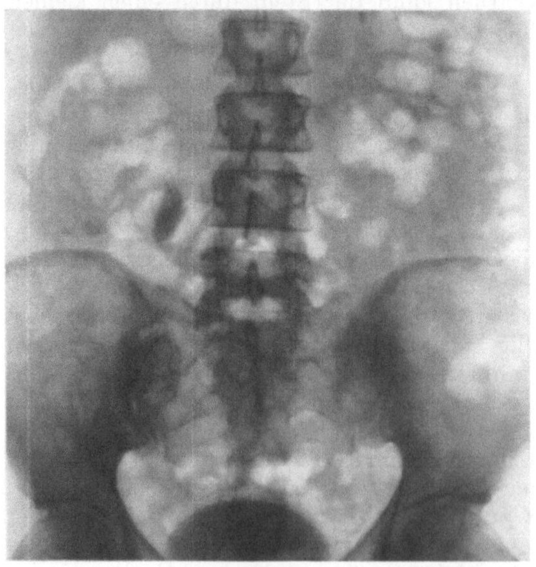

Abb. 218.

Die Nephrotomie. Die Nephrotomie ist der Pyelotomie prinzipiell unterlegen. Sie kann nicht ohne Schädigung des Nierengewebes vorgenommen werden; sekundäre Blutungen und Rezidive, besonders bei infizierten Steinnieren, sind nach ihr häufiger wie nach der Pyelotomie. Sie ist indiziert bei Steinen, von denen ihrer Form wegen von vornherein feststeht, daß sie durch einen Nierenbeckenschnitt nicht zu entfernen sind. Dabei wird man versuchen, den Schnitt ins Nierenparenchym so klein wie möglich zu halten. Sektionsschnitte entlang dem ganzen Nierendorsum mit Eröffnung des ganzen Nierenbeckens zur Entfernung von Ausgußsteinen sind nur ganz ausnahmsweise gerechtfertigt. Am häufigsten wende ich die Nephrotomie in Verbindung mit der Pyelotomie an. Sitzt ein Stein oder Steintrümmer in einem Kelch fest, ist er zu fühlen, aber nicht zu entfernen, ist es am einfachsten, diesen Stein gegen die Nierenoberfläche zu drücken und von außen durch einen ganz kleinen Schnitt zu entfernen. Bei stark infizierten Nieren wird es zweckmäßig sein, die Nephrotomie mit einer Nephrostomie, einer Drainage der Niere, zu beenden.

Die Polresektion bei der Steinerkrankung ist eine erweiterte Nephrotomie. Haben sich in einem erweiterten und infizierten Calyx Steine gebildet, vor allem im unteren Pol, ist ihre Entfernung sinnlos, denn sie wäre unweigerlich in kurzer Zeit von einem Rezidiv gefolgt (Abb. 217). Nur die operative Entfernung der Steine, verbunden mit der Entfernung des Steinnestes kann Heilung bringen. Die keilförmige Excision des erweiterten Kelches kann sehr sparsam gehalten werden.

Die Nephrektomie. Die Nephrektomie ist das Geständnis des Mißerfolges unserer Behandlung. Sie muß bei einem Leiden, das so häufig doppelseitig ist und so stark zu Rezidiven in der Restniere neigt, nur nach reiflicher Überlegung und nie aus Bequemlichkeit angewendet werden.

Bei aseptischen Nierensteinen, gute Funktion der zweiten Niere vorausgesetzt, ist die Nephrektomie indiziert,

1. wenn das Parenchym der Steinniere hochgradig durch Stauung zerstört ist,

2. wenn bei starken Beschwerden so zahlreiche oder verzweigte Steine vorhanden sind, daß eine Entfernung der Steine nicht möglich scheint,

3. wenn bei einer Rezidivoperation ein konservativer Eingriff der Verwachsungen wegen nicht mehr möglich ist,

4. wenn nach einer Steinentfernung eine Nierenfistel übrigbleibt,

5. wenn bei geplanter konservativer Operation schwere Nebenverletzungen entstehen (Abriß eines großen Nierengefäßes oder des Ureters).

Auch bei reinen Harnleitersteinen kann infolge Hydronephrosebildung die Nephrektomie indiziert sein.

Wie vorsichtig man allerdings hier sein muß, zeigt nebenstehend abgebildeter Fall (Abbildung 218 und 219). Ein Stein verstopfte während 5 Jahren den Harnleiter vollständig. Eine Funktion der zugehörigen Niere war nicht mehr nachzuweisen. Auf dringenden Wunsch des Patienten wurde nur der Ureterstein entfernt; ein halbes Jahr später hatte die Niere ihre Funktion in sehr beachtlichem Maße wieder aufgenommen.

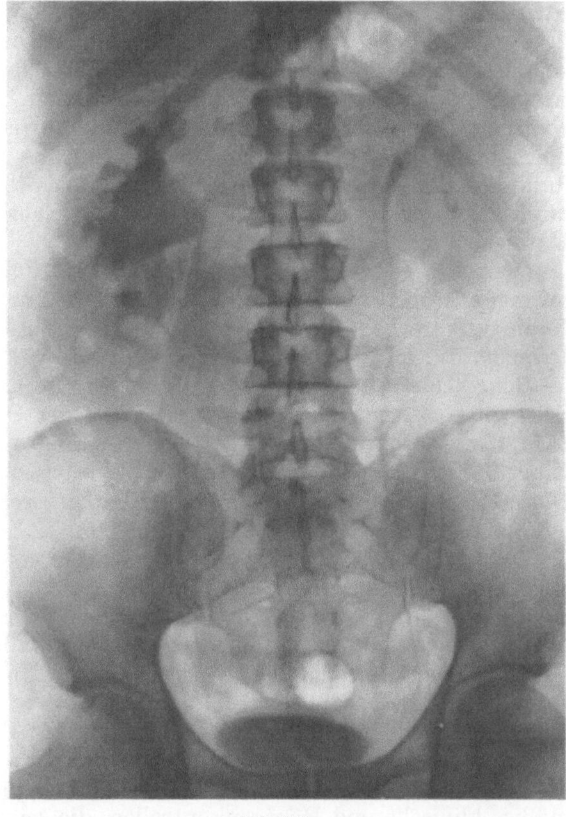

Abb. 219

Bei infizierten Nierensteinen ist die Nephrektomie viel eher indiziert als bei aseptischen. Dazu sind vor allem 2 Gründe maßgebend. Bei stark infizierter Steinniere sind die konservativen Eingriffe mit einer nicht unerheblichen Mortalität verbunden; gelingt es nicht, die Infektion zu beseitigen, sind Rezidive zu erwarten. Bei persistierender Infektion ist die Gefahr groß, daß auch die zweite Niere infiziert wird, mit Gefahr der Steinbildung auch in dieser Niere und der Ausbildung einer chronischen Pyelonephritis mit all ihren Folgeerscheinungen.

Sekundäre Eingriffe. Aus theoretischen Überlegungen, zur Vermeidung von Rezidiven empfehlen manche Autoren, eine konservative Steinoperation mit einer Entnervung der Niere oder einer Resektion des Grenzstranges zu verbinden.

Bei der *Anurie durch Nierenstein* kann man gezwungen sein, des schweren, lebensbedrohlichen Zustandes des Patienten wegen auf die Entfernung des Hindernisses zu verzichten und sich mit einer temporären Nephrostomie oder Pyelostomie zu begnügen.

Kommt der Patient am Anfang der Anurie zu uns mit noch nicht erhöhten Schlackenwerten, werden wir versuchen, durch Hochschieben von Ureterkathetern das Hindernis festzustellen und die Diurese wieder in Gang zu bringen. Am häufigsten handelt es sich um Patienten, die eine Niere wegen Steinkrankheit schon verloren haben. Ist der Patient im Moment des Spitaleintrittes schwer urämisch, darf keine Zeit verloren werden. Es handelt sich um eine ausgesprochene Notfallsituation. Die Röntgenuntersuchung läßt uns oft im Stich. Die Därme sind mit Gas gefüllt, es besteht vielleicht ein paralytischer Subileus. Die Steinschatten sind undeutlich, eine Ausscheidung ist nicht vorhanden. Schwierig kann der Entscheid sein, auf welcher Seite bei Leuten, die noch beide Nieren haben, eingegangen werden soll. Wir werden uns für die Seite entschließen, die zuletzt Zeichen der Funktion, also Koliken, gezeigt hat, um nicht die Drainage an einer funktionslosen Hydronephrose anzulegen. Die Steinentfernung bleibt dann einem zweiten Akt vorbehalten, wenn der Patient sich erholt hat und wir in Ruhe unsere Untersuchungen machen können.

Operation bei beidseitigen Nierensteinen. Bei Doppelseitigkeit des Leidens müssen alle operativen Eingriffe besonders genau überlegt werden. Eine primäre Nephrektomie kommt nur ganz selten in Frage, und zwar bei Vorliegen einer Pyonephrose mit septischen Erscheinungen.

Sind beiderseits operative Eingriffe indiziert, ist prinzipiell mit der besseren Seite zu beginnen, um bei gutem Verlauf der Operation auf der zweiten Seite freie Hand eventuell auch für eine Nephrektomie zu haben. Zwischen beide Eingriffe ist eine Pause von einigen Wochen oder einigen Monaten zu legen. Diese Pause erlaubt uns, die Wirksamkeit unserer Prophylaxe zu beurteilen und den zweiten Eingriff besser zu planen.

Indikationsstellung. Unter den vielen empfohlenen und uns zur Verfügung stehenden Heilverfahren bei der Steinerkrankung das Richtige herauszusuchen, erfordert die größte Erfahrung. Zur besseren Übersicht sei die Indikationsstellung in diesem Abschnitt noch einmal zusammengefaßt.

Abwartende Behandlung. Verursacht ein Nierenstein weder Stauung noch Infektion, keine erheblichen Schmerzen oder Blutung, genügt eine abwartende, prophylaktische Behandlung, wie im nächsten Abschnitt beschrieben. Dies gilt gleicherweise für Steine erheblicher Größe, die spontan nicht mehr abgehen können, wie auch für kleine. Unerläßliche Bedingung für diese Haltung sind regelmäßige klinische und Röntgenkontrollen, die zeigen, daß sich im Zustand nichts geändert hat. Dieses Abwarten wird durch den Spontanabgang des Steines oder durch eine Änderung des Befundes beendet, der eine aktive Haltung notwendig macht, gelegentlich erst nach Jahrzehnten. Die Logik dieses Vorgehens liegt in der Periodizität der Steinbildung. Nach meiner Erfahrung ist die Rezidivgefahr kleiner, wenn die Steinbildung abgeschlossen, der Stein hart geworden ist.

Unblutige Heilverfahren sind bei der Kolik und beim Ureterstein indiziert. Wandert ein Ureterstein rasch, werden wir trotz Stauung versuchen, ihn mit medikamentöser Hilfe zum Abgang zu bringen. Bleibt er stecken und verursacht er keine Stauung, dürfen wir höchstens einige Wochen so zufahren. Bleibt er im unteren Drittel stecken, werden wir den Abgang mit cystoskopischen Manipulationen zu beschleunigen suchen.

Die *operative Therapie* ist indiziert, wenn das Vorhandensein eines Steines mit Infektion oder Stauung verbunden ist. Ist aus irgendwelchen Gründen ein gewisser Aufschub nötig, darf dieser Aufschub bei Beschwerdefreiheit des Patienten höchstens wenige Wochen betragen. Bleibt ein Stein, auch ohne Stauung zu verursachen, in den oberen zwei Dritteln des Harnleiters stecken, ist sofortige Operation indiziert. Man kann dabei vielleicht einige Male unnötig operieren und macht ein dummes Gesicht, wenn der Patient, der die Operation verweigerte, kurz nachher triumphierend mit dem spontan abgegangenen Stein herkommt; anderseits sind die Schwierigkeiten viel größer und die Komplikationen häufiger, wenn der Stein in der physiologischen Enge vor der Blase steckenbleibt. Es ist auch hier wie an der Börse: Wenn man bloß zum voraus wüßte, was man nachher weiß!

Die Prophylaxe. Bei einer Erkrankung, die so stark zu Rezidiven neigt, ist die Prophylaxe ebenso wichtig wie die Therapie. Ist der Stein spontan oder operativ aus dem Körper entfernt worden, ist erst die halbe Arbeit getan. Die prophylaktische Betreuung des Patienten benötigt Überlegung, Kenntnis und Geduld, die Befolgung der Ratschläge von seiten des Patienten Geduld und Ausdauer. Die Prophylaxe ist nicht bei allen Steinarten gleich wichtig. Die Bildung und der Abgang eines kleinen Oxalatsteines ist oft im Leben ein einmaliges Ereignis, das sich auch bei aller Sorglosigkeit kein zweites Mal wiederholt; ein mit harnstoffspaltenden Bakterien infizierter beidseitiger Phosphatstein hat eine so große Tendenz zum Rezidiv, daß seine Prognose so schlecht sein kann wie die eines Carcinoms.

Die Richtlinien der Prophylaxe ergeben sich aus der Pathogenese der Steine. Da die Pathogenese noch nicht sicher feststeht, ist auch die Prophylaxe noch nicht unabänderlich festgelegt, sondern richtet sich nach den gegenwärtig geltenden Ansichten. Um die Prophylaxe richtig leiten zu können, ist deshalb zu versuchen, die Steingenese des betreffenden, individuellen Falles möglichst genau abzuklären.

Wir können eine allgemeine Prophylaxe unterscheiden von der Prophylaxe, die nur bei einer ganz bestimmten Steinart wirkt.

Allgemeine Prophylaxe. An erster Stelle in der allgemeinen Prophylaxe stehen *Trinkkuren* und Bekämpfung der *Infektion*. Der Patient soll besonders während der warmen Jahreszeit reichlich trinken. Zweimal wöchentlich ist ein Wasserstoß auf den nüchternen Magen angezeigt. Diese Polyurie dient nicht nur zur Verdünnung des Urins, sondern auch zum mechanischen Ausschwemmen von Kristallen und Sand. Bei starker Tendenz zu Rezidiv scheinen diuretische Kuren in einem Kurort deutlich bessere Resultate zu geben als Trinkkuren zu Hause. In Frage kommen Passugg (Schweiz), Wildungen (Deutschland), Evian und Vittel (Frankreich), Fiuggi (Italien). Bei Uratsteinen ist eine Kur in Vichy indiziert.

Der Bekämpfung der Infektion ist allergrößte Aufmerksamkeit zu widmen, auch wenn der Patient absolut beschwerdefrei ist. Konsequente Chemotherapie, Lokaltherapie usw. sind einzusetzen; gelegentlich sind sogar operative Eingriffe notwendig zur Behandlung einer mit Infektion verbundenen Stase. Nach der heutigen Ansicht ist die Sanierung infektiöser Foci irgendwo im Organismus sehr wichtig. Steinkrisen sollen durch Verordnung von Convallaria, rubia tinctorum mit Magnesium (Rubia Teep, Rowatin) und Hypophysenvorderlappenhormon verhindert werden können. Meine Erfahrung mit Rowatin ist günstig; es wird von den Patienten gerne und über lange Zeit genommen.

Die Injektion von Hyaluronidase erhöht die Ausscheidung von Schutzkolloiden während kürzerer Zeit. Die Injektionen sind schmerzhaft, bei Überdosierung entstehen Ödeme, die Patienten sind selten zu der notwendigen langen Behandlung zu bringen, die einzig Erfolg verspricht.

Ein Patient wurde von mir trotz konservativer Einstellung in 10 Jahren 5mal wegen Steinen in den oberen Harnwegen operiert. In den 5 Jahren, da er zuerst 3mal wöchentlich, jetzt einmal wöchentlich eine Ampulle Permease (Cilag) spritzt, ist ein noch vorhandener Kelchstein unverändert geblieben.

Spezielle Prophylaxe. Die größte Aufmerksamkeit verdient hier die *Hypercalciurie.* Bei der symptomatischen Hypercalciurie ist die Ursache (s. S. 357) zu beseitigen. Ein Epithelkörperchenadenom ist unbedingt operativ zu entfernen; bei Immobilisation sind aktive und passive Körperübungen so weit möglich vorzunehmen (z. B. Bauchlage bei Wirbelsäulentuberkulose nach ROLLIER). Zu bedenken ist, daß eine Ernährungshypercalciurie sowohl durch zuviel Calcium in der Nahrung, wie auch durch einen Mangel an Calcium mit Mobilisation aus dem Knochen zustande kommen kann. Um dies unterscheiden zu können, wird man bei calciumreicher und calciumarmer Kost mit der Sulkowitch-Probe den Kalkgehalt im Urin prüfen. Da Milch und Milchprodukte (vor allem Käse) die hauptsächlichen Calciumträger der menschlichen Nahrung sind, genügt ihre Verordnung oder ihr Entzug zu Variierung des Calciums in der Kost. Zur Verminderung der Calciumausscheidung ist die Verordnung von 5—8 g natrium phosphoricum monobasicum täglich empfohlen worden. Der Urin wird dadurch angesäuert. Oestrogene können durch Citratabgabe an den Urin das Calcium in eine leicht lösliche Form überführen. Bei jungen Männern und bei Frauen im geschlechtsreifen Alter ist diese Verabreichung wohl zu überlegen.

Bei *Oxalatsteinen* kann der exogene Anteil der Oxalatausscheidung vermindert werden durch Vermeidung von Schokolade, Kakao, Spinat, Rhabarber, Tomaten, Tee. Magnesium carbonicum (2 g pro Tag) führt zur Bindung von Oxalsäure im Darm. Den Diätvorschriften bei Oxalatsteinen ist nur wenig Bedeutung zuzumessen, und es genügt, übermäßigen Genuß der oxalhaltigen Nahrungsmittel zu verbieten.

Der Kohlensäureanteil der Calciumcarbonatsteine bedarf keiner Prophylaxe.

Wichtig ist die Reduktion der exogenen Zufuhr bei den *Urat- und Cystinsteinen*, die das Resultat eines fehlerhaften Eiweißstoffwechsels sind. Bei den Cystinsteinen ist die Nahrung so eiweißarm wie möglich zu halten. Bei den Uratsteinen genügt es, die Purine zu reduzieren und Innereien (Leber, Niere, Hirn usw.), Wildbret, schwere Weine, Geräuchertes und Wurstwaren zu verbieten. Da die Urate im alkalischen Urin sehr viel besser löslich als im sauren sind, ist die Alkalinität eventuell medikamentös anzustreben.

Bei *Phosphatsteinen* spielt die exogene Zufuhr keinerlei Rolle, dagegen hängt die Löslichkeit der Phosphate ausgesprochen von der Reaktion des Urins ab und ist am größten in saurem Milieu. Diese Säuerung des Urins kann oft durch die Kost erreicht werden. Sie enthalte reichlich Fleisch und Fisch und vermeide Milch, Eier, Gemüse und Obst. Wo diese Kost dem Geschmack des Patienten nicht entspricht oder zur Ansäuerung nicht genügt, sind ansäuernde Medikamente am Platz, wobei verdünnte Phosphor- oder Salzsäure und Phosoform im Vordergrund stehen. Aber auch ammonium chloratum, natrium phosphorium monobasicum und verwandte Präparate sind am Platz. Selbstverständlich ist darauf zu achten, daß der Patient nicht gleichzeitig von anderer Seite Alkalien verordnet bekommt. Eine hartnäckige alkalische Reaktion des Urins kann hervorgerufen werden durch Säureverlust des Organismus, z. B. bei Hyperacidität des Magens.

Hoffnungslos ist die Ansäuerung des Urins bei Vorliegen einer Infektion mit harnstoffspaltenden Bakterien, unerwünscht bei Niereninsuffizienz mit Acidose. In beiden Fällen ist auf die Säuerung zu verzichten; es bleibt als weiteres leistungsfähiges Mittel die *Ableitung der Phosphate auf den Darm.*

Enteral zugeführte Präparate wie das Aluminiumhydroxyd-gel (Amphojel) oder das basische Aluminiumcarbonatgel (Basaljel Wyeth), eventuell auch das Alucol Wander bilden mit den Phosphaten im Darm unlösliche und dadurch unresorbierbare Aluminiumphosphate, die unverändert mit dem Stuhl ausgeschieden werden. Es ergibt sich daraus eine verminderte Phosphataufnahme aus dem Darm, eine erhöhte Rückresorption von Phosphaten in den Tubuli und eine solche Verminderung der Phosphate im Urin, daß keine Ausfällung mehr stattfindet. Ein Nierenschaden bildet keine Gegenanzeige, sondern eher eine Aufmunterung, indem das insuffiziente Organ aus der ihm gebotenen Entlastung einen Nutzen zieht.

In neuester Zeit wird auch berichtet (PRIEN u. a.), daß die Verordnung von Salicylaten die Produktion von Glucuronsäure stark stimuliere. Die Glucuronsäure vermehrt die Löslichkeit des Calciums im Urin. Es genügt, dem Patienten 2 g Aspirin täglich zu verschreiben, Medikation, die unter Umständen jahrelang fortzusetzen ist. Einzige Kontraindikation ist Urämie. Die Wirkung vom Salicylamid in derselben Dosierung soll noch stärker sein.

Zum Schluß sei noch darauf aufmerksam gemacht, daß ein gehetztes, nervöses Leben den Menschen zur Steinbildung prädisponiert. Exzesse im Berufs- und gesellschaftlichen Leben sind abzustellen, reichlich Ruhe und Ferien zu empfehlen. Vielleicht ist die Ruhe nicht der geringste Erfolgsfaktor bei den diuretischen Kuren in einem Badeort.

D. Die Blasensteine

In welcher Weise sich die Steine in der Blase bilden, ist für die sog. sekundären Blasensteine leicht zu erklären. Bei diesen läßt sich verfolgen, wie durch Apposition kristalloider Substanzen um einen deutlich nachweisbaren, anorganischen oder organischen Kern, z. B. um einen in die Blase gelangten Fremdkörper oder um einen nekrotischen Gewebefetzen, der Stein entsteht. In dieser Weise erklären sich die in Ägypten endemisch auftretenden Blasensteine; sie entwickeln sich rings um die Eier des schistosoma haematobium (Bilharzia).

Die Entstehungsweise der primären Blasensteine, der Steine, die im scheinbar normalen Urin normaler Harnorgane auftreten, ist schwieriger zu erklären. Viele Blasensteine sind aus kleinen, vom Nierenbecken in die Blase gelangten Konkrementen herangewachsen, andere aus Vitamin A-Mangel entstanden. Vitamin A-Mangelsteine sind heute noch vor allem in Südchina, Nordindien (Punjab), Mesopotamien und Dalmatien endemisch. Beim Rest muß man Veränderungen des Urins annehmen, wie sie im Abschnitt Pathogenese beschrieben sind.

Ein Verbleiben und Wachsen der Steine in der Harnblase wird durch jedes zu Harnverhaltung führende Leiden erleichtert, so durch Blasendivertikel, Prostatahypertrophie, Strikturen, Blasenlähmungen usw.

Die günstigen Abflußverhältnisse der weiblichen Blase sind der Grund, warum so selten größere Blasensteine bei Mädchen und Frauen gefunden werden.

Manchmal liegt ein einzelner Stein in der Blase (Abb. 220 und 221), meist aber mehrere verschiedener Größe nebeneinander. Es wurden selbst Hunderte von Steinen gefunden, wobei allerdings die Größe der einzelnen gering war. Das Wachstum ist durchschnittlich am langsamsten bei Oxalatsteinen, am schnellsten bei den Phosphatsteinen. Die Uratsteine stehen bezüglich Schnelligkeit des Wachstums in der Mitte, entwickeln sich aber nicht selten zu sehr großen, ausnahmsweise zu faustgroßen Konkrementen.

Die Blasensteine sind in der Regel im Blaseninnern *frei beweglich*. Dem Gesetze der Schwere folgend liegen sie meist am Blasenboden, und zwar der physiologischen Dextroversion der Blase entsprechend, meist in der rechten Blasenhälfte. Kleinere Steine werden durch den Harnstrom oft an die Blasenmündung angepreßt, wodurch sie den Harnstrahl hemmen und unterbrechen können. Außer verschieblichen Blasensteinen sind auch unverschiebliche zu beobachten, die dauernd in einem dünnhalsigen Blasendivertikel oder durch in das Blaseninnere vorspringende Muskelbündel wenigstens während längerer Zeit festgehalten

werden. Fest fixiert sind auch die Steine, die sich rings um einen an der Blasenwand festhaftenden Fremdkörper entwickeln, so z.B. um eine die Blasenwand
durchwandernde Ligatur. Derartige Steine können naturgemäß auch am Scheitel,
nicht nur am Boden der Harnblase haften.

Symptome. Ein Blasenstein kann mehr oder weniger lange Zeit symptomlos
in der Blase liegen. Er ruft aber meist schon frühzeitig *Hämaturie, Schmerzen*
und *Störungen der Harnentleerung* hervor.

Die *Hämaturie* ist die Folge kleiner Verletzungen der Blasenschleimhaut
durch den Stein. Charakteristisch für die Hämaturie bei Blasenstein ist ihre
Zunahme bei jeder Körperbewegung, ihre
Abnahme oder ihr völliges Schwinden in
der Ruhe. Manchmal ist die Blutung nur
mikroskopisch erkennbar, meist aber wird
sie durch die Rotfärbung des Urins, die am
Ende der Miktion besonders stark wird,

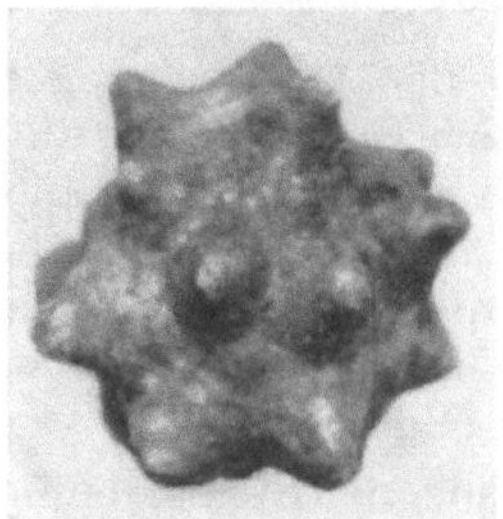

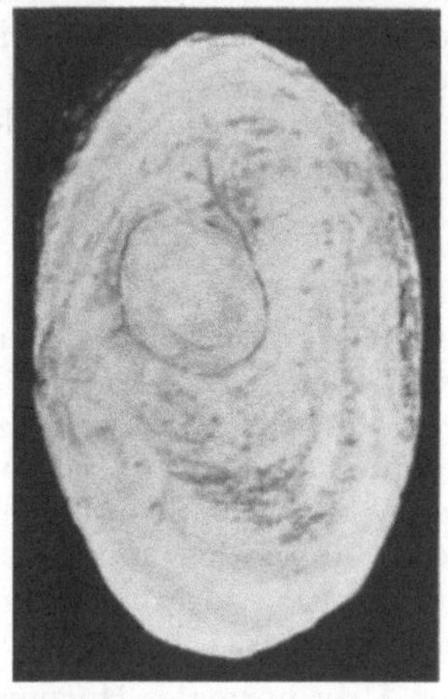

Abb. 220. Morgensternförmiger Oxalatstein der Blase   Abb. 221. Phosphatstein der Blase

auffällig. Massig wie bei Blasentumor ist die Blutung fast nie; es fehlen Blutklumpen im Harn. Blutharnen nach einer körperlichen Anstrengung ist oft das
erste Zeichen des Steinleidens.

Die von einem Blasenstein erzeugten *Schmerzen* beschränken sich nicht auf
die Blase; sie strahlen in den Mastdarm und in den Damm aus. Besonders
charakteristisch ist ihre Ausstrahlung in die glans penis. Oft wird nur über diese
vom Kranken geklagt. Bei Bettruhe fehlen diese Schmerzen ganz oder treten
nur während der Miktion auf. Jede Bewegung des Körpers dagegen ist mit
Schmerzen verbunden, besonders Bewegungen, die zu einer Erschütterung des
Rumpfes führen, wie Springen, Bergabgehen usw. Die Furcht vor den durch
jede Körpererschütterung sich steigernden Schmerzen kann sich beim Stein-
leidenden in einem eigenen Gang äußern. Er geht wie auf Eiern; er meidet jedes
feste Auftreten, jede rasche Bewegung.

Während der Harnentleerung erfolgt oft plötzlich ein zeitweiliger *Abbruch
des Harnstrahles*, bedingt durch das Anpressen eines Steines an die Blasenmündung. Die mechanische Reizung des Blasendetrusors durch die Steine löst
häufigen Harndrang aus. Zwängt sich ein Stein in die hintere Harnröhre ein,
was natürlich nur bei kleinen Steinen möglich ist, so kann dies entweder zu *vollständiger Harnverhaltung* oder, wenn der Stein die Harnröhre nicht ganz verstopft,
den Sphincterschluß aber hemmt, zu einem beständigen *Harnträufeln* Anlaß
geben. Gelegentlich geben die Patienten an, daß sie im Liegen (durch Zurück-
fallen des Blasensteines) besser urinieren können wie im Stehen.

Kranke mit Blasensteinen klagen manchmal auch über Schmerzhaftigkeit
der Erektion.

Der Blasenstein disponiert die Blase durch Kongestion und mechanische Läsion der Schleimhaut sowie durch Hemmung des Harnstromes zur *Infektion*. Diese bleibt denn auch nach Bildung eines Steines selten lange aus. Es gesellen sich zu den geschilderten Steinsymptomen die Krankheitserscheinungen des Blasenkatarrhs, wodurch sich die Beschwerden des Kranken steigern. Das Urinieren wird zur Qual; es erfolgt mit heftigen Schmerzen und unter starkem Pressen. Durch das viele Drängen entstehen Hämorrhoiden, häufig verbunden mit einem Mastdarmvorfall. Das häufige Anschlagen des Steines gegen die entzündete Schleimhaut führt oft zu Blasengeschwüren, zu phlegmonösen Prozessen innerhalb und außerhalb der Blasenwand, selten zu Blasenperforation. Die Infektion wird unter der Einwirkung des Steins nicht nur in der Blase immer heftiger, sie dehnt sich auch unvermeidlich auf die oberen Harnwege aus, wenn der Blasenstein nicht zeitig genug entfernt wird. Sie führt schließlich durch doppelseitige Pyelonephritis zu Urämie oder Sepsis.

Diagnose. Wenn ein Kranker angibt, beim Fahren und Gehen, überhaupt bei jeder raschen Körperbewegung Schmerzen in der Blase und von ihr ausstrahlend im Damme oder an der Spitze des Penis zu empfinden, wenn er gleichzeitig auch beim Gehen durch vermehrten Urindrang gequält wird, während in der Ruhe alle diese Beschwerden schwinden, er zudem nachts klaren, tagüber aber meist blutig verfärbten Urin entleert, dann läßt sich allein schon aus diesen anamnestischen Mitteilungen fast mit Sicherheit auf das Vorhandensein eines Blasensteins schließen. So deutlich äußert sich aber das Blasensteinleiden nur in der Minderzahl der Fälle. Meist sind seine Symptome viel weniger deutlich, und es wird eine Verwechslung mit anderen Blasenleiden leicht möglich.

Ist das Steinleiden mit Cystitis verbunden, so wird der Blasenstein, weil seine Symptome Hämaturie, Schmerzen und Störung der Harnentleerung irrtümlich als alleinige Folge der bestehenden Cystitis gedeutet werden, leicht übersehen. Dieser diagnostische Irrtum ist zu vermeiden, wenn dem wichtigen Merkmal des Blasenstein, der Steigerung der Blasenbeschwerden durch Körperbewegungen, Milderung durch Ruhe, Beachtung geschenkt wird. Wohl ist bei allen Cystitiden eine günstige Wirkung der Ruhe zu bemerken; aber bei keiner ist die Abnahme der Blasenreizung durch Ruhe so ausgesprochen wie bei der Steincystitis.

Besteht neben dem Blasenstein keine Cystitis, verursacht er aber, auch wenn der Urin meist klar ist, zeitweilig eine Harnblutung, so wird das Steinleiden der Blutung wegen leicht mit einem Blasentumor oder einer Prostatahypertrophie verwechselt, um so leichter, als auch diese, ähnlich dem Blasenstein, während der Miktion ab und zu eine plötzliche Unterbrechung des Harnstrahles bedingen. Zur richtigen Diagnose kann die Beobachtung helfen, daß bei Blasentumor oder bei Prostatahypertrophie der Urin nach kurz dauernder Hämaturie in der Regel tage-, ja wochenlang wieder vollkommen blutfrei wird, beim Blasenstein aber eine *wenigstens mikroskopisch nachweisbare Blutung dauernd bestehenbleibt, jedenfalls nach körperlichen Bewegungen nur sehr selten fehlt.* Nierensteine bewirken genau die gleiche Art der Hämaturie wie die Blasensteine. Da sie zudem reflektorisch auch nicht selten zu vermehrtem Harndrang reizen und bei ihnen die Schmerzen manchmal mehr in der Blase als in den Nieren oder in den Ureteren lokalisiert sind, wird die Unterscheidung zwischen Nieren- bzw. Ureterstein und Blasenstein oft nur durch Cystoskopie und Radiographie möglich. Zur Verwechslung mit Blasenstein kann auch die Phosphaturie oder die Oxalurie verleiten, wenn diese, was nicht selten ist, Hämaturie und gleichzeitig auch Blasentenesmen erzeugen. Ebenso vermag eine cystenartige Erweiterung des Blasenendes der Ureteren durch Hämaturie, Pollakiurie und zeitweilige Miktionsschwierigkeiten das Vorhandensein eines Blasensteins vorzutäuschen.

Alle diese diagnostischen Zweifel behebt eine genaue lokale Untersuchung der Blase. Durch die Palpation der Blase, selbst wenn diese mit der rectalen oder vaginalen Untersuchung verbunden wird, sind nur sehr große Blasensteine nachzuweisen und auch diese nur bei mageren Frauen oder bei Kindern. Dagegen lassen *Cystoskopie, Steinsonde* und *Radiographie* in jedem, auch dem schwierigsten Falle, mit Sicherheit entscheiden, ob ein Blasenstein vorliegt oder nicht.

Vor allem die *Cystoskopie* erlaubt, rasch festzustellen, ob die Blase einen Stein birgt. Sie gibt zudem auch jeden nötigen Aufschluß über Form, Größe, Zahl und Lage der Blasensteine, ja läßt auch oft deren Konsistenz und chemische Beschaffenheit aus Farbe und Gestalt der Oberfläche beurteilen (Abb. 222). Unsicherheit in der Diagnose hinterläßt die Cystoskopie nur, wenn die Blase Divertikel hat, in welchen ein Stein verborgen bleiben kann, oder wenn massiges, schleimig-eitriges Sediment sich am Blasenboden so stark zusammenballt, daß es einen Stein vollständig zu verdecken und dem cystoskopischen Nachweis zu entziehen vermag. Ein solches Eiter-Schleimsediment am Blasenboden täuscht, wenn es mit glitzernden Harnsalzen durchsetzt ist, oft einen Blasenstein vor. Auch ein oberflächlich nekrotischer und inkrustierter Blasentumor kann einem Stein ähnlich aussehen. Ein aufmerksamer Untersucher wird aber den Eiterballen durch seine wechselnde Form, den inkrustierten Tumor durch das an einzelnen Stellen durchschimmernde, lebende Gewebe von einem Stein im cystoskopischen Bilde zu unterscheiden wissen.

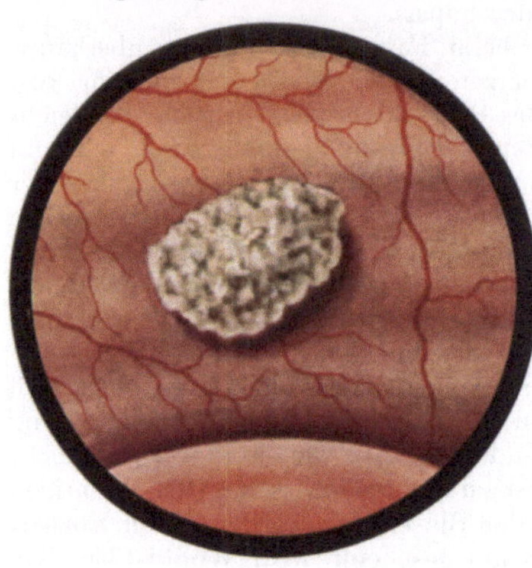

Abb. 222

Neben der Cystoskopie wird die früher so viel benutzte *Steinsonde* zur Diagnose des Blasensteins selten mehr nötig.

Die metallene, an ihrem Schnabelende kolbig aufgetriebene, mit hohlem Handgriff versehene Steinsonde läßt durch ihren Anschlag in der Blase den Blasenstein fühlen und hören. Sie gibt in geübter Hand auch einigen Aufschluß über Zahl und Größe der Steine; aber sie steht an Zuverlässigkeit weit hinter der Cystoskopie zurück. Ihr kommt nur noch eine Bedeutung zu bei den wenigen Kranken, bei denen aus diesem oder jenem Grunde die Cystoskopie nicht einwandfrei gelingt.

Ein Blasenstein wird oft mit den zur Blasenentleerung gebrauchten Metall- oder Seidenkathetern gefühlt. Aber ähnlich wie ein Stein bewirken auch Inkrustationen der Blasenschleimhaut, ja sogar bloße Trabekel der Blasenwand ein Reiben am Katheter. Täuschungen sind deshalb leicht möglich.

In eleganter, für den Kranken vollständig beschwerdeloser Weise bringt die *Radiographie* den Blasenstein zu Gesicht (Abb. 223). Wegen ihrer teilweise lockeren Struktur geben nicht alle Blasensteine auf dem Röntgenfilm einen deutlichen Schatten. Durch Füllung der Blase mit Sauerstoff oder stark verdünntem Kontrastmittel können auch diese Steine sichtbar gemacht werden (Abb. 224).

Blasensteinschatten können durch Kotmassen vorgetäuscht werden. Eine gründliche Entleerung des Darmes vor der Radiographie ist deshalb unbedingt notwendig. Von den sog. Beckenflecken unterscheidet sich der Schatten eines kleinen Blasensteins durch seine bei verschiedenen Aufnahmen wechselnde Lage.

Prognose und Therapie. Jeder Blasenstein bedeutet für seinen Träger eine Gefahr. Er führt über kurz oder lang nicht nur zur Infektion der Blase, sondern

auch zur Infektion der Nierenbecken und der Nieren und wird dadurch die
Gefahr einer allgemeinen Sepsis oder der Urämie heraufbeschwören.

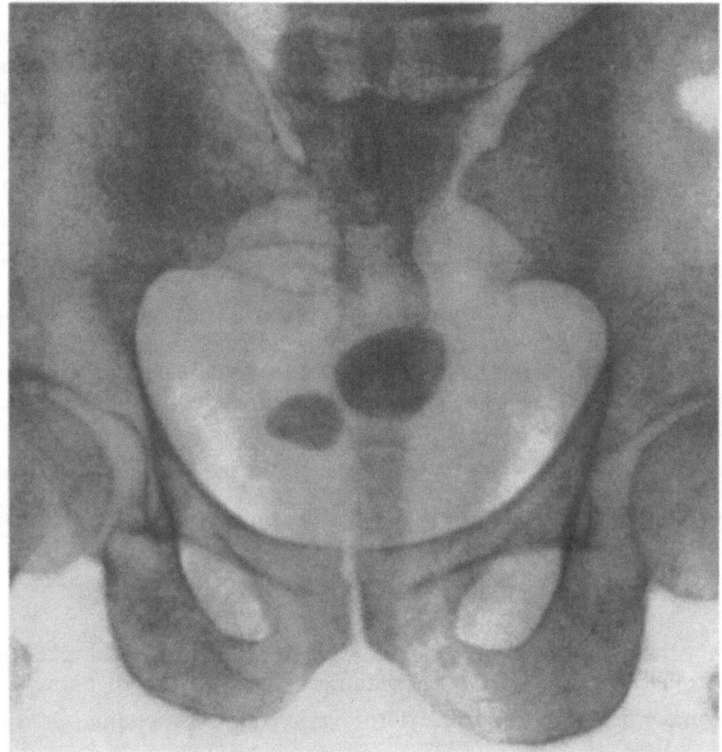

Abb. 223. Blasensteine

Eine *spontane Heilung* des Leidens durch Abgang der Steine durch die Harnröhre ist nur bei kleinen, bis fingerbeergroßen Steinen zu erwarten. Nur ausnahmsweise kann ein größerer Stein bei
besonders geeigneter Form und glatter Oberfläche durch die auch bei männlichen Kranken sehr stark dehnbare Harnröhre ausgepreßt werden.

Ein *spontaner Zerfall* der Blasensteine
erfolgt so selten, daß praktisch mit ihm
nicht zu rechnen ist. Er wurde bei fast allen
Steinarten, am häufigsten aber bei harnsauren Steinen beobachtet. Der Zerfall wird
eingeleitet durch einen den Kern konzentrisch umgebenden Sprung. Von diesem
aus bilden sich in der weiteren Folge,
radiär nach der Oberfläche zu ausstrahlend, mehr oder weniger zahlreiche Spal-
ten, die schließlich den Stein in pyra-

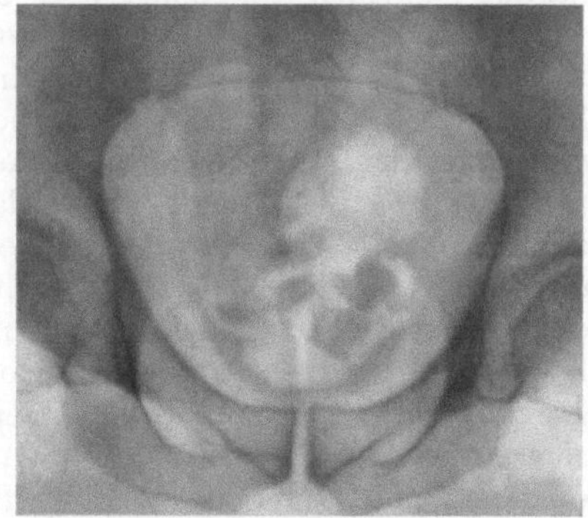

Abb. 224. Durch Sauerstoffüllung der Blase
treten die Steine deutlich hervor

midenförmige Stücke zerteilen. Die Zahl der Bruchstücke kann sehr groß
sein. Nicht selten zerfällt aber der Stein nur in 2 Hälften.

Die Ursache des Spontanzerfalls der Blasensteine ist noch nicht klargelegt. Die einen suchen sie in der in einzelnen Schichten des Steines durch Bakterien erzeugten Zersetzung von Harnstoff, welche durch die freiwerdende Kohlensäure den Stein zersprengt. Andere sehen die Ursache der Spaltung in einer Volumenänderung im Steine eingelagerter, aber noch nicht endgültig fest geformter Salzschichten oder aber in der Schrumpfung des organischen Gerüstes des Steines. Oft scheint der Druck der sich zusammenziehenden Blasenwand den letzten Anstoß zum Zerspringen des bereits gespaltenen Steines zu geben.

Jeder festgestellte Blasenstein, ob infiziert oder nicht, sollte im Prinzip so bald wie möglich entfernt werden; ich mache dabei nur eine Ausnahme bei symptomlosen, nichtinfizierten Blasensteinen bei Prostatahypertrophie mit mäßigem Restharn, wo ich in der Indikationsstellung auf die Prostatahypertrophie abstelle.

Die Entfernung der Blasensteine ist transurethral oder durch operative Eröffnung der Blase möglich. Kleine Steine, die wegen ihrer Lage hinter der vergrößerten Prostata, in einem Divertikel oder einer Cystocele nie vom Harnstrom erfaßt und ausgegespült werden, sind durch Aspiration mit der bei der Lithotripsie gebräuchlichen Saugpumpe zu entfernen.

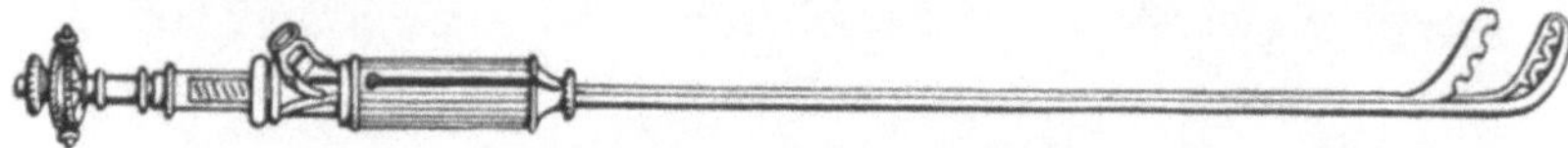

Abb. 225. Gezähnter Lithotriptor

Größere Steine bis zu gut Haselnußgröße werden am zweckmäßigsten mit dem cystoskopischen Lithotriptor zertrümmert und nachher abgesaugt.

Die eleganteste Methode zur Entfernung mittelgroßer Steine ist die blinde *Lithotripsie*.

Die Zertrümmerung der Steine in der menschlichen Harnblase, während Jahrhunderten von den Ärzten ergebnislos erstrebt, gelang zum erstenmal CIVIALE (1824). Mit einer geraden, dreiblätterigen Zange wurde von ihm der Stein in der Blase gefaßt, mit einem durch den hohlen Zangenschaft eingeführten Bohrer darauf mehrfach angebohrt und zerkleinert. HEURTELOUP gab der Zange CIVIALEs die dem heutigen Instrument (Abb. 225) noch zugrunde liegende Form, wodurch ein Zerdrücken des Steines zwischen den beiden Schnabelenden des katheterförmig gekrümmten Lithotriptors möglich wurde. BIGELOW vervollständigte die Lithotripsie durch Aspiration der Steintrümmer durch eine Saugpumpe (1878; Abb. 226). Dies erlaubte, die Steine und Steintrümmer in einer einzigen, statt wie bisher erst in mehreren Sitzungen vollständig aus der Blase zu entfernen. Weitere Verfeinerungen der Technik gestalteten die Lithotripsie zu der eleganten, heute noch absolut modernen Operationsmethode, die die meisten Steine fast gefahrlos aus der Blase entfernen läßt. Wenn die Lithotripsie heute gegenüber der blutigen Steinentfernung an Bedeutung eingebüßt hat, so sind sicher auch die Fortschritte der Operationstechnik schuld, die die sectio alta zu einem ebenfalls gefahrlosen Eingriff machen, vor allem aber ein durch Röntgenaufnahmen und Mikroskop verkümmerter Tastsinn der Ärzte, der den Wunsch erweckt, nur noch unter Leitung des Auges zu operieren und das Fingerspitzengefühl, das ständig die Orientierung der Stellung des Lithotriptors und des Steines in der Blase gestattet, verkümmern läßt. Ich pflege die Vorteile beider Methoden zu kombinieren, beginne die Operation mit dem blinden Lithotriptor und zermalme die Trümmer unter Leitung des Auges mit dem cystoskopischen

Lithotriptor; ich kann so Operationszeit einsparen. Die Hauptgefahr der Lithotripsie kommt von ungeschicktem Operieren, wobei die Blasenwand anstatt des Steines gefaßt und verletzt wird. Es ist deshalb zu empfehlen, den gezähnten Lithotriptor, der das Fassen großer Steine gestattet, möglichst rasch gegen einen platten Lithotriptor zu vertauschen.

Am Schluß der Operation, wenn dies wegen Blutung nicht möglich ist, vor der Entlassung des Patienten, ist durch das Cystoskop zu kontrollieren, ob die Blase wirklich ganz steinfrei ist, damit „falsche Rezidive" durch Zurücklassung von Steintrümmern vermieden werden.

Es bestehen ganz bestimmte *Gegenanzeigen* für die Lithotripsie:

1. Durch die Lage und Art des Steines. Ist der Stein in einem Blasendivertikel, an der Blasenwand fixiert, ist die Lithotripsie unmöglich. Hat sich der Stein um einen harten Fremdkörper (Knochensplitter) gebildet, ist der Stein zu groß, um von der Zange gefaßt zu werden, ist der sectio alta der Vorzug zu geben. Die Härte des Steines bildet beim heutigen guten Stahl der Lithotriptoren kaum je noch eine Gegenanzeige, dagegen eine allzugroße Weichheit. Ist der Stein ganz weich, z. B. bei sekundär inkrustiertem nekrotischem Gewebe, zerspringt er nach Anlegen der Zange nicht, sondern quillt auf beiden Seiten aus der Zange heraus, und läßt sich nie richtig zertrümmern und absaugen.

2. Durch eine enge Urethra bei Prostatahypertrophie, bei Strikturen, bei Kindern.

3. Durch Bestehen von virulenter Infektion in Blasenhals und Urethra. Durch das wiederholte Einführen dickkalibriger Instrumente, durch das Bewegen des Lithotriptors werden die Schleimhaut und das darunterliegende Gewebe lädiert, ödematös, der Infektion wird Tür und Tor geöffnet, was zu unangenehmen Komplikationen im postoperativen Verlauf führen kann. Bei der sectio alta fallen diese Läsionen fort.

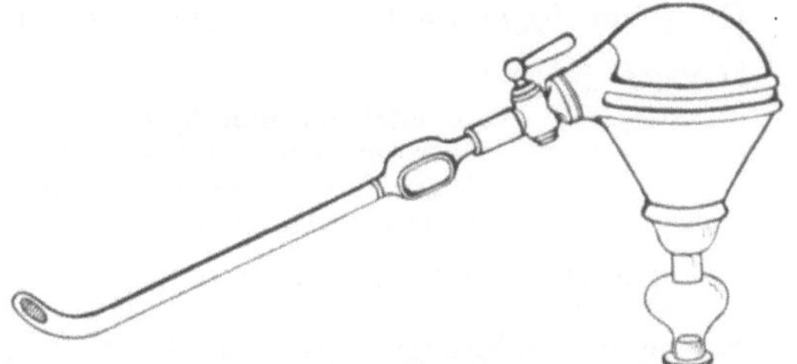

Abb. 226. Evakuationskatheter mit Gummisaugpumpe

Das Vorliegen einer Prostatahypertrophie ist nur eine bedingte Gegenanzeige. Man muß sich jedesmal die Frage vorlegen, ob für sofort oder die baldige Zukunft eine Prostatektomie angezeigt sei. Wenn nicht, ist die möglichst schonende Lithotripsie gestattet, auf die Gefahr hin, daß anschließend an die Operation durch Kongestion der Prostata eine Retention auftrete, die durch Dauerkatheter behandelt werden muß. Man darf nicht vergessen, daß auch nach der Prostatektomie die anatomischen Verhältnisse, die Infektion, ein Rezidiv eines Blasensteins begünstigen. Eine recht erhebliche Zahl von Prostatakranken bildet ihren ersten Blasenstein nach der Operation.

Ist die Lithotripsie nicht möglich, ist gleichzeitig mit der Steinentfernung ein anderer Eingriff nötig, der das Eröffnen der Blase nötig macht (Prostatektomie, Entfernen eines Blasentumors oder eines Divertikels), ist der *hohe Steinschnitt*, die sectio alta, indiziert. Die Kunst, durch einen Schnitt Steine aus der Blase zu entfernen, war schon im Altertum bekannt und wurde im Mittelalter viel geübt. Die Blase wurde damals fast ausschließlich durch einen medianen oder lateralen Dammschnitt, den tiefen Steinschnitt, eröffnet, ein Verfahren, das heute nicht mehr geübt wird. Der hohe Steinschnitt blieb wegen der Gefahr einer Peritonealverletzung und der Harninfiltration bis in die Zeit der heutigen Asepsis

eine Ausnahme. Selbstverständlich kann ein Stein auch anläßlich einer perinealen
oder retropubischen Prostatektomie entfernt werden.

Der alte Traum, *Steine aufzulösen*, ist heute wenigstens teilweise wahr geworden, beschränkt sich aber der langen Dauer der Behandlung wegen vor allem
auf inoperable Fälle oder Patienten, die eine Operation strikte ablehnen.

Es ist bekannt (Scott und Huggins), daß Citronensäure Calcium zu einem
löslichen, wenig ionisierten Komplex binden kann, wodurch die Menge der zur
Steinbildung verfügbaren Calciumionen herabgesetzt wird. Leider ist es noch nicht
möglich, die Citrate in einer im Urin wirksamen Konzentration per os zuzuführen.
Wie erwähnt, kann die Verabreichung von Oestrogenen die Citratausscheidung
in nützlicher Menge steigern.

Albright und Suby entwickelten Lösungen, die ohne eine allzu stark reizende
und ätzende Wirkung auf die Schleimhaut zu haben, in der Lage sind, das Calcium
in den Steinen zu lösen und die Steine so zum Zerfall zu bringen. Dazu ist eine
oft wochenlang fortgesetzte Dauerspülung notwendig. In praxi wird die Spülung
durch einen doppelläufigen Dauerkatheter während einiger Stunden im Tag
durchgeführt.

Es stehen folgende Lösungen zur Verfügung:

Lösung G (pH 4,0):

Ac. citricum monohydr.	32,3
Natrium carbonicum anhydr.	4,4
Magnesia usta anhydr. (Magnesiumoxyd)	3,8
Aqua dest. steril. ad	1000,0

Lösung M ist etwas weniger sauer und enthält die doppelte Menge natrium carbonicum.

Bei harnsäurehaltigen Steinen ist eine Verbesserung der Wirkung zu erwarten
durch Beifügung von 0,5% Urease.

Für *die Prophylaxe* des Steinrezidivs ist bei der Häufigkeit der sekundären
Blasensteine größtes Gewicht auf die Behebung von Stase und Infektion zu legen.
Es werden häufig operative Eingriffe bei Prostatahypertrophie, Blasendivertikel,
Urethralstrikturen usw. dazu notwendig sein. Blasenspülungen mit Lösung G
können die Bildung neuer Steine wirksam verhüten. Die übrige Prophylaxe
richtet sich nach dem bei den Nieren- und Uretersteinen (S. 393) Gesagten.

Zweckmäßig ist eine regelmäßige cystoskopische oder Röntgenkontrolle und
eine Entfernung des Steines, solange er noch klein und leicht zu entfernen ist.

E. Harnröhrensteine

Harnröhrensteine entwickeln sich in ihrem Kerne nur selten in der Harnröhre
selbst, einzig dann, wenn in einem Harnröhrendivertikel oder hinter einer Striktur
Harn sich lange staut, zersetzt und reichlich Harnsalze ablagert. In der Regel
bilden sich die Harnröhrensteine sekundär aus kleinen Konkrementen, die aus den
oberen Harnwegen in die Harnröhre gelangten und dort steckenblieben, oder aber
aus Prostatasteinen, die in das Lumen der Harnröhre hineinragen. Auch Fremdkörper, die von außen in die Harnröhre eingeführt wurden oder die wie Sequester
und Ligaturen aus Nachbargeweben in die Harnröhre einwanderten, können zum
Kern von Harnröhrensteinen werden.

Meist bildet sich nur ein einzelner Harnröhrenstein; dieser kann zu recht
erheblicher Größe anwachsen. Andere Male finden sich mehrere oder sogar
zahlreiche Steine in der Harnröhre, die von geringer Größe sind und neben- oder
hintereinander in der Harnröhre liegen. Solche multiple Steine schleifen sich oft
aneinander ab und nehmen unregelmäßige Formen an. Die Einzelsteine sind in

der Regel rundlich oder länglich, bisweilen auch bizarr geformt, einem Pilz oder einer Tabakpfeife ähnelnd (Pfeifensteine), letzteres besonders, wenn die Steine von der hinteren Harnröhre aus nach der Blase zu wachsen und dort sich rasch vergrößern. Die Harnröhrensteine bestehen am häufigsten aus Phosphaten und Carbonaten. Ein Kern aus Uraten oder Oxalaten, wie er in diesen Phosphatsteinen nicht allzu selten gefunden wird, ist ein Hinweis auf die Herkunft des Steines aus den oberen Harnwegen.

Symptome. Die Harnröhrensteine hemmen den Urinabfluß; der Urinstrahl wird klein und oft unterbrochen. Plötzliche Anfälle vollständiger Harnverhaltung durch einen eingekeilten Harnröhrenstein sind nicht selten. Chronische, unvollständige Harnverhaltung führt zu paradoxer Inkontinenz. Die Miktion ist schmerzhaft; ihr folgt ein langes Nachträufeln von Harn. Der Urin ist stets eitrig, oft blutig, fast immer alkalisch. Aus der Harnröhre fließt dauernd ein eitriges, übelriechendes Sekret ab. Infolge des anhaltenden Druckes des stets sich vergrößernden Steines oder aber auch durch Anritzen der Schleimhaut entstehen im Bereiche des Steines Geschwüre der Urethralwand. Diese können zum Ausgangspunkt von lokalen Harnphlegmonen, von Harnabscessen, Harnfisteln, oft von schwerer Allgemeininfektion werden. Ein in dem prostatischen Harnröhrenteile lange Zeit eingeklemmter Stein vermag durch seinen Druck die Prostata zu hochgradiger Atrophie zu bringen. Durch Harnstauung in den oberen Harnwegen kann der Harnröhrenstein eine Erweiterung der Ureteren und der Nierenbecken, Atrophie und Vereiterung des Nierenparenchyms erzeugen.

Diagnose. Die Harnröhrensteine bleiben oft unbeachtet, weil das ihrer Bildung zugrunde liegende Leiden (Striktur, Harnröhrendivertikel) alle Aufmerksamkeit auf sich zieht und zur Erklärung der von den Steinen erzeugten Symptome zu genügen scheint. Zum Nachweis von Harnröhrensteinen genügt in der Regel die äußere Palpation der Harnröhre, zuverlässiger ist dazu eine in die Urethra eingeführte Metallsonde. Liegen mehrere Steine nebeneinander, so ist oft durch die Urethralwand durch ein deutliches Knirschen fühlbar. Allen wünschenswerten Aufschluß über Lage und Größe der Harnröhrensteine gibt die Radiographie.

Therapie. Durch eine instrumentelle, allmähliche Dilatation der Harnröhre, oft schon durch eine Meatotomie, sind die Harnröhrensteine zum Abgang mit dem Harnstrahle zu bringen. Andernfalls können Steine mäßiger Größe ohne erhebliche Schwierigkeiten mit einer Fremdkörperzange oder, wenn eine solche nicht zur Hand ist, mit einem feinen, einfachen Häkchen, das um den Stein herumgeführt wird, herausgezogen werden. Sind die Steine so groß, daß ihre Extraktion auf natürlichem Wege zu verletzend wäre, so sind sie durch den äußeren Harnröhrenschnitt zu entfernen, ebenso, wenn der Stein in einem Divertikel oder hinter einer nicht leicht dehnbaren Striktur sitzt. Die Eröffnung der Harnröhre in der pars pendula bringt leider immer die Gefahr einer Fistelbildung. Die Zertrümmerung der Steine innerhalb der Urethra ist zu widerraten, da die dabei unvermeidlichen Verletzungen der Schleimhaut leicht zu schweren Wundinfektionen führen. Größere Steine der hinteren Harnröhre sollen, wenn möglich, in die Blase zurückgeschoben und dort mit dem Lithotriptor zertrümmert werden. Sitzen die Steine in der hinteren Harnröhre fest, so müssen sie durch einen perinealen Harnröhrenschnitt oder, wenn sie stark in die Blase vorragen, durch die sectio alta beseitigt werden.

F. Prostatasteine

Die Prostata ist nicht selten der Sitz von Steinen. Unter diesen sind 2 Arten zu unterscheiden: die *primären*, von Beginn ab in der Prostata entstandenen,

und die *sekundären* Prostatasteine, die sich aus einem Kern entwickeln, der,
aus den oberen Harnwegen durch den Harnstrom in die Urethra verschleppt,
im Bereiche der Ausführungsgänge der Prostata hängenbleibt und in diesen
durch Apposition von Harnsalzen Ausläufer in die Prostata hineintreibt.

Den Anstoß zur Bildung der primär in der Prostata selbst entstandenen
Prostatasteine gibt die Verschmelzung und Verkalkung mehrerer corpora
amylacea. Diese in jeder Prostata vorkommenden corpora amylacea bestehen
aus albuminoiden, von den Drüsenzellen ausgeschiedenen Stoffen, aus zerfallenden
Epithelzellen sowie aus Lecithin. Die aus ihnen durch Verkalkung gebildeten
Prostatasteine enthalten zur Hauptsache phosphorsauren Kalk. Ihnen ist nur

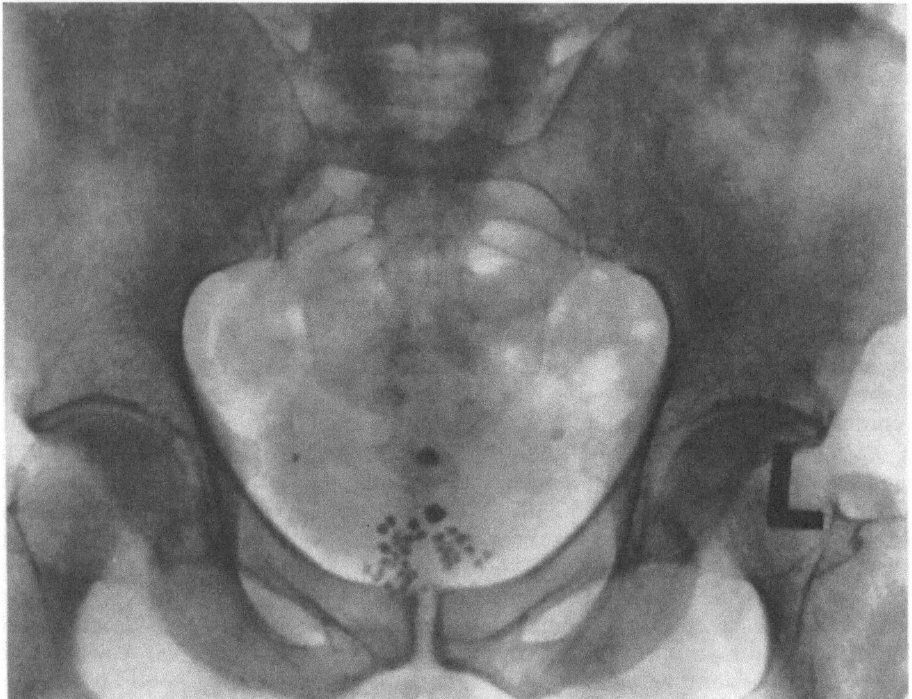

Abb. 227. Prostatasteine

wenig kohlensaurer Kalk beigemischt und Urate bloß, wenn die Steine aus der
Prostata in die Harnröhre vorragen. Der Kern der sekundären Prostatasteine
dagegen besteht häufig aus Uraten und Oxalaten, entsprechend seiner Herkunft
aus den oberen Harnwegen. Ihre äußeren Schichten enthalten vorwiegend
kohlensauren Kalk, dagegen phosphorsauren Kalk im Gegensatz zu den primären
Prostatasteinen nur in geringer Menge.

Die primären Prostatasteine sind manchmal von weißlicher oder gelblicher
Farbe, viel häufiger durch Blutfarbstoff rötlichbraun oder gar schwärzlich
gefärbt und glänzend. Die sekundären Prostatasteine sind in der Regel grau.

Die primären Prostatasteine kommen einzeln oder in größerer Zahl vor.
Einzelsteine sind meist rundlich und glatt. Die multiplen sind auch glatt, wie
poliert, meist durch gegenseitiges Abschleifen unregelmäßig facettiert. Durch
den Druck der Steine kann das umliegende Prostatagewebe atrophisch werden.
Es wird die Prostata manchmal zu einem mit Steinen gefüllten, dünnen Sack.

In chronisch entzündeten, besonders in tuberkulösen Vorsteherdrüsen können durch Inkrustationen nekrotischer Gewebeteile Prostatasteine entstehen. Sie sind hart und spröde.

Innerhalb der Adenomknoten der hypertrophischen Prostata kommen Prostatasteine nie oder doch nur höchst selten vor. Dagegen werden sie bei der Prostatektomie nicht selten in der Ausschälungsschicht rings um die Adenomknoten in erheblicher Zahl, aber geringer Größe gefunden.

Symptome. Solange die Prostatasteine klein, vom Drüsengewebe vollkommen umschlossen sind, treten sie klinisch nicht in Erscheinung, außer etwa durch die Zeichen einer chronischen, katarrhalischen Prostatitis. Ragen sie aber in die Harnröhre vor oder drücken sie bei zunehmender Größe auf die Nachbarorgane, so reizen sie zu häufigem Urindrang und machen die Miktion schmerzhaft. Selbst Urinverhaltung oder Inkontinenz kann dann ihre Folge sein. Oft erzeugen sie einen anhaltenden Schmerz, der nach dem Damme und in die Eichelspitze ausstrahlt und bei Harn- oder Stuhlentleerung sich jeweilen steigert. Auch die Samenejaculation wird schmerzhaft und behindert.

Zur Steinbildung gesellt sich oft die Infektion. Cystitis, Prostatitis und Urethritis vermehren die Beschwerden. Nicht selten bildet sich in der steintragenden Prostata ein Absceß, der, wenn er nicht operativ eröffnet wird, zu allgemeiner Sepsis oder, nach seinem Durchbruch, zu chronischer Fistel führt. Es können mit dem Absceßeiter auch die Steine in die Urethra oder das Rectum ausgestoßen werden.

Diagnose. Selbst kleine, inmitten des Drüsengewebes liegende Prostatasteine sind manchmal, wenn auch nicht immer, durch ein *Radiogramm* nachweisbar (Abb. 227). Größere Steine machen sich bei der Rectalpalpation der Prostata durch ihre *Härte* oder ein deutlich fühlbares *Knirschen* oder *Reiben* bemerkbar.

Therapie. Verursachen die Prostatasteine Harnbeschwerden oder unterhalten sie eine Infektion der Prostata, so sollen sie durch die perineale Prostatotomie entfernt werden. Liegen sie reizlos in der Prostata, so ist ein Eingriff nicht nötig.

G. Fremdkörper

Fremdkörper werden in Blase und Urethra recht häufig gefunden.

Unter den Fremdkörpern, die *durch die äußere Harnröhrenöffnung* in die Harnröhre und die Blase gelangen, sind so ziemlich alle Gegenstände gefunden worden, die mit oder ohne Gewalt die männliche oder weibliche Harnröhre passieren können. Nur in der Minderzahl handelt es sich dabei um chirurgische Instrumente, die bei transurethralen Eingriffen zurückgeblieben sind, wie Leitsonden, Stücke von Kathetern oder Ballen von Vaseline, wenn solche längere Zeit als Gleitmittel für den Katheterismus benutzt wurde. In der Regel sind es längliche Gegenstände, die bei masturbatorischen Manipulationen durch die Harnröhre in die Blase gleiten: Strohhalme, Ähren, Reiser, Bleistifte, Kerzen, Strick- und Haarnadeln. In der männlichen Harnröhre bleiben solche Gegenstände natürlich viel leichter stecken als in der kurzen weiblichen Harnröhre, aus der sie meist rasch spontan in die Blase oder wieder nach außen gleiten. Ist der Fremdkörper nicht vollkommen festgekeilt, so kann er auch in der männlichen Harnröhre seinen Standort wechseln. Oft treibt ihn der Harnstrom allmählich nach vorne und bringt ihn schließlich zum Abgang. Der Fremdkörper kann aber auch nach hinten wandern und in die Blase fallen. Dieses Wandern nach hinten beginnt bei Fremdkörpern, die in der vorderen Harnröhre liegen, sobald die Urethra in ihrer Längsrichtung zusammengestaucht wird. Es wird auch ermöglicht durch Verschieben der Schleimhaut über dem Fremdkörper bei Erektion oder durch den

Zug am Penis bei Extraktionsversuchen. Am leichtesten verständlich ist dieser Mechanismus bei Ähren, die masturbatorisch so eingeführt werden, daß ihre Grannen nach vorne, gegen den meatus externus zu schauen. Die Harnröhre wird z.B. bei der Erektion, gestreckt; beim Zusammenfallen wird die Ähre an den Grannen festgehalten und nach hinten geschoben. Dieses Durchwandern der Harnröhre bis in die Blase kann manchmal ziemlich rasch vor sich gehen.

Andere Fremdkörper dringen in die Blase und Urethra durch die Wand der Organe ein. Es kann dies geschehen infolge *Verletzung*, z.B. durch Geschosse, durch Knochenfragmente bei Beckenbrüchen, Holzsplitter bei Pfählungsverletzungen oder auch infolge *entzündlicher* Durchwanderung von Ligaturen aus infizierten Operationswunden, Knochensequester bei Caries des Beckens, Kotsteinen, Fruchtkernen nach Perforation eines appendicitischen Abscesses.

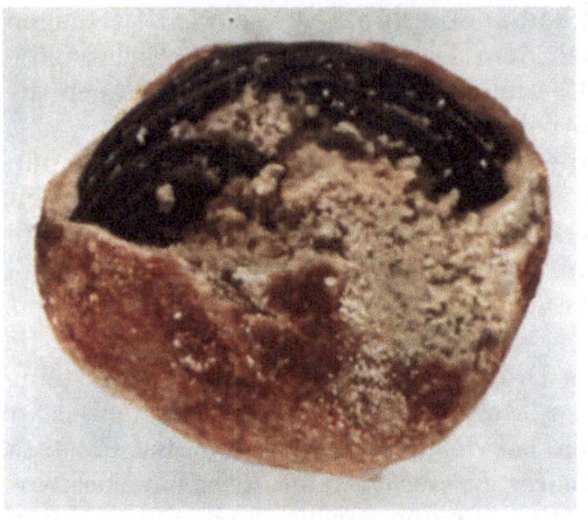
Abb. 228. Blasensteinbildung um dünnen Gummischlauch, der in masturbatorischer Absicht eingeführt wurde

Die Symptome, welche die Fremdkörper verursachen, sind in erster Linie bedingt durch ihre rein mechanische Einwirkung. Fremdkörper in der Blase stoßen und ritzen die Blasenwand bei deren Kontraktionen oder bei heftigen Erschütterungen des Körpers. Des weiteren behindern sie oft den Urinabfluß durch ihre Lage vor der Blasenmündung. Die Fremdkörper in der Harnröhre verursachen fast immer einen Schmerz und meist eine geringe Blutung. Je nach ihrer Form hemmen sie die Harnentleerung oder verunmöglichen sie sogar vollständig. Liegt der Fremdkörper in der hinteren Harnröhre, so kann er durch Behinderung des Sphincterschlusses zu ständigem Harnträufeln Anlaß geben.

Alle Symptome schwinden rasch, wenn die Fremdkörper entfernt werden. Geschieht dies nicht, treten bald Zeichen einer *Entzündung* hinzu, da meist mit dem Fremdkörper auch infektiöses Material eingebracht wird oder wenigstens seine Anwesenheit das Haften einer Infektion sehr begünstigt. Die Beschwerden werden dadurch naturgemäß stark gesteigert, die Symptome des Fremdkörpers eventuell durch die entzündlichen Erscheinungen überdeckt. Hat der Fremdkörper die Blasen- oder Urethralwand durchbohrt, so kann sich eine Phlegmone der Wand und des perivesicalen bzw. periurethralen Gewebes entwickeln. Absceß- und Fistelbildung und aufsteigende Infektion mit Pyelonephritis und Urämie können die Folge sein. Diese schlimmen Komplikationen sind allerdings unter normalen Verhältnissen selten, da es meist gelingt, beizeiten zweckmäßige Hilfe zu leisten.

Häufiger ist aber eine *Inkrustation der Fremdkörper mit sekundärer Steinbildung* (Abb. 228). Auf dem Kern des Fremdkörpers setzen sich große Mengen kohlensaurer und phorsphorsaurer Salze ab, besonders wenn, was häufig der Fall ist, der Fremdkörper harnstoffspaltende Bakterien eingeschleppt hat. Die Beschwerden des Patienten werden durch diese Steinbildung stark gesteigert, so daß, wenn er aus Scham dies früher unterlassen hatte, er jetzt wenigstens einen Arzt konsultiert.

Nicht alle Fremdkörper verursachen heftige Beschwerden. Keimfrei in die Blase gelangte Fremdkörper können monatelang ohne Cystitis, reizlos, vom Patienten kaum beachtet, liegenbleiben. Bei diesen keimfreien Fremdkörpern bleibt die sekundäre Steinbildung oft lange aus. Immerhin ist auch bei diesen aseptischen Fremdkörpern die Steinbildung die Regel. Auch bei aseptischem Harn handelt es sich meist um Phosphat- und Carbonatsteine.

Ab und zu wurde beobachtet, daß kleine Fremdkörper der Blase wie Stücke von Grasähren durch Retroperistaltik von der Harnblase in das Nierenbecken hinaufgepreßt und dort zum Steinkern wurden.

Diagnose. Die anamnestischen Angaben des Patienten sind bei aus masturbatorischer Absicht eingeführtem Fremdkörper meist eher irreführend als hilfreich. Die Fremdkörper werden deshalb oft anfänglich verkannt. Reizerscheinungen von Fremdkörpern der Blase werden oft, besonders bei Vorliegen einer sekundären Infektion, als Symptome einer banalen oder, ihrer Hartnäckigkeit wegen, tuberkulösen Cystitis gedeutet. Schutz vor derartigen Fehldiagnosen gibt die bei jeder länger dauernden Cystitis nie zu unterlassende Cystoskopie (Abb. 229). Diese läßt mit Leichtigkeit den Fremdkörper sehen. Auch die Untersuchung mit Katheter oder Steinsonde kann zum Nachweis des Fremdkörpers genügen, wenn dieser eine harte Konsistenz hat. Bei mineralischen und metallischen Fremdkörpern gibt die Röntgenaufnahme zuverlässigen Aufschluß über Form und Lage (Abb. 230).

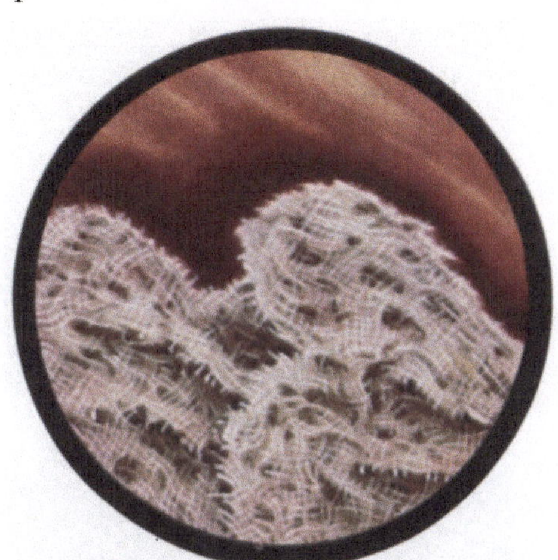

Abb. 229. Nach der Prostatektomie in der Blase zurückgebliebene Gaze. Keine Infektion, jede Steinbildung ist ausgeblieben

Die Diagnose des Fremdkörpers in der Harnröhre ist oft leicht; er ist durch die Urethralwand durchzufühlen. Bei dieser äußeren, noch mehr bei einer endourethralen Untersuchung ist die Harnröhre hinter dem Fremdkörper von außen zusammenzupressen, um ein Verschieben des Fremdkörpers nach hinten zu vermeiden. Genügen diese Untersuchungen nicht, können Urethroskopie und Radiographie weiter führen.

Therapie. Fremdkörper sollten nie in Blase und Urethra gelassen werden, selbst nicht, wenn sie keine Beschwerden verursachen. Ihr längeres Verweilen bringt immer die Gefahr der Infektion und der Steinbildung.

Fremdkörper in der Blase. Je nachdem es sich um weiche oder harte Fremdkörper handelt, ist zu ihrer Entfernung ein verschiedenes Verfahren einzuschlagen. Weiche Fremdkörper wie Leitsonden, Gummikatheter, Strohhalme usw. werden, wenn sie noch nicht stark inkrustiert sind, am besten mit dem platten Lithotriptor oder mit einer cystoskopischen Fremdkörperzange aus der gefüllten Blase herausgeholt. Durch die Blasenwand einwandernde Fadenschlingen sind mit Hilfe des Operationscystoskops in der Regel ohne große Schwierigkeiten zu entfernen. *Wachs- und Paraffinballen,* die durch regelmäßigen Gebrauch von in Wasser unslöslichen Kathetergleitmitteln, z.B. durch regelmäßiges Überstreichen der Katheter mit Vaseline, in der Blase sich formen oder die durch masturbatorische Spielerei in die Blase gelangten (Kerzen!), lassen sich in der Blase durch eingespritztes Benzin lösen und zum Abgang bringen. Die aus Fett gebildeten

Fremdkörper liegen im Gegensatz zu den übrigen Fremdkörpern nicht am Blasenboden, sondern schwimmen in der Blasenflüssigkeit stets obenauf. Um mit möglichst wenig Benzin ihre Lösung zu erzielen, wird die Blase erst mit steriler Kochsalzlösung gefüllt, dann Benzin in einer Menge von 30—50 cm³ nachgespritzt, das wie die Wachs- und Paraffinballen an der höchsten Stelle der Blase schwimmen wird. Man läßt das Benzin mehrere Stunden, solange der Patient es halten kann, in der Blase und spült nachher die gelösten Fettmassen aus. Allfällig ist dieses Vorgehen nach mehrtägigen Pausen zu wiederholen. Harte Fremdkörper, hölzerne oder metallene, lassen sich, wenn sie klein sind, durch den Evakuationskatheter mit der Gummipumpe aus der Blase ausspülen. Verbieten ihre Form

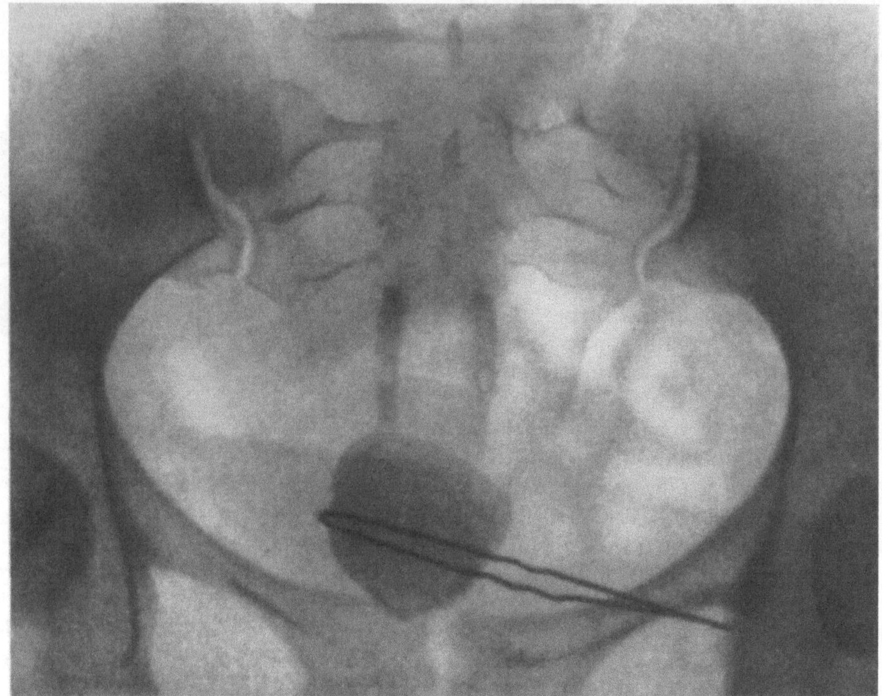

Abb. 230. Blasenstein, gebildet um Haarnadel

und Größe den Durchtritt durch den Evakuationskatheter, lassen sie aber den Durchgang durch die Harnröhre möglich erscheinen, so müssen solche Fremdkörper, um Verletzungen zu vermeiden, unter Leitung des Cystoskops extrahiert werden. Besondere Vorsicht verlangen die in der weiblichen Harnblase nicht selten gefundenen Haarnadeln. Ihre Spitze verletzt bei ungeschickten Extraktionsversuchen leicht die Blasenwand. Am zweckmäßigsten ist es, die Haarnadel mit einem feinen Häkchen herauszuziehen, das unter Mithilfe der Cystoskopie in den Bogen der Haarnadel eingehakt wird. Alle Fremdkörper der Blase, die ihrer Form wegen die Harnröhre nicht passieren können und deren intravesicale Zerkleinerung nicht ungefährlich ist, sollen durch die sectio alta entfernt werden.

Fremdkörper in der Urethra. Scheinen Form und Lage des Fremdkörpers seine spontane Ausstoßung durch die Harnröhre zu erlauben, so wird der Kranke angehalten, bei einer spontanen Entleerung der durch gewollte, lange Harnverhaltung stark gefüllten Blase nicht nur energisch mitzupressen, sondern auch während der Miktion den Meatus durch Fingerdruck abwechselnd zu schließen, dann wieder rasch zu öffnen. Durch derart erzeugte Druckschwankungen in der Harnröhre wird der Fremdkörper oft verschoben und zum Abgang gebracht.

Einfacher ist es in der Regel, den Fremdkörper mit einer der Harnröhrenzangen, z.B. der Collinschen Fremdkörperzange, herauszuziehen. Um dabei ein Ausweichen des Fremdkörpers nach hinten zu vermeiden, wird, während die Zange nach dem Fremdkörper faßt, hinter diesem die Harnröhre von außen zusammengepreßt. Ist der Fremdkörper an seinem Vorderende sehr spitzig oder scharfkantig, so muß, um bei seiner Extraktion Verletzungen der Urethralwand zu vermeiden, ein Endoskoptubus an sein vorderes Ende hinangeführt und der Fremdkörper durch den Tubus vorgezogen werden. Bei den nicht so gar selten in der Urethra gefundenen Nadeln, deren spitzes Ende meist nach vorne sieht, ist folgendes Verfahren zu empfehlen. Die Nadel wird von außen durch die Urethralwand durch fest gepackt, ihre nach vorn gerichtete Spitze durch die untere Urethralwand und die Haut durchgestoßen. Die Nadel wird dann an ihrer Spitze durch den Stichkanal vorgezogen, bis der Kopf der Nadel innen an die Urethralwand anstößt. Darauf wird, nach Drehung der Nadelspitze nach hinten, der noch in der Urethra liegende Nadelkopf durch die Urethra nach dem Meatus vorgeschoben und dort mitsamt der Nadel herausgezogen. Die kleine Stichwunde der Urethralwand verheilt rasch ohne weiteres Zutun.

Ist der Fremdkörper auf natürlichem Wege gar nicht herauszuziehen oder nur unter der Gefahr erheblicher Verletzungen der Urethralschleimhaut, so wird er besser durch den äußeren Harnröhrenschnitt entfernt.

Verstopfung der ableitenden Harnwege

Eine Behinderung des Abflusses irgendwo in den Harnorganen verursacht oberhalb des Hindernisses Stauung, erhöhten hydrostatischen Druck und als deren Folge weitgehende Veränderungen, die zu schwerer Störung der Funktion, ja zum Tode führen können.

Das Harnsystem besteht aus zwei fundamentalen Bestandteilen: dem Nierenparenchym, das den Urin sezerniert, und den ableitenden Harnwegen (Kelche, Nierenbecken, Ureter, Blase und Urethra), die den sezernierten Urin speichern und nach außen ableiten. Der Effekt der Rückstauung infolge Obstruktion ist bei beiden Systemen völlig verschieden.

Die ableitenden Harnwege sind, im ganzen betrachtet, ein elastisches, mit Epithel ausgekleidetes Hohlorgan, das sich durch Dehnung einem vermehrten Füllungszustand anpassen kann, dessen Muskulatur es zu einer aktiven Kontraktion befähigt und imstande ist, durch Hypertrophie eine erschwerte Austreibung zu kompensieren. Sie gleichen darin anderen Transportsystemen im menschlichen Organismus, vor allem dem Speiseröhren-Magen-Darmtractus. Bei einer Transportstörung im Bereich der ableitenden Harnwege wird der Rückstauungsdruck durch eine Weiterstellung des Hohlorgans aufgehoben und das wertvolle Nierenparenchym vor Druckatrophie geschützt *(Ektasie)*. Durch Hypertrophie der Muskulatur und vermehrte Persitaltik wird die Austreibung trotz des Hindernisses normal aufrechterhalten. *Die Abflußstörung ist kompensiert*, bei Aufhebung des Hindernisses stellen sich innerhalb kurzer Zeit wieder normale Verhältnisse her

Bleibt das Abflußhindernis lange bestehen, ist es erheblich, werden die Reserven des Hohlorgans erschöpft, es kommt zur *Dekompensation*. Durch die Dehnung der Wand des Hohlorgans wird die Zirkulation erschwert, Muskelfasern und elastisches Bindegewebe schlechter ernährt; die Muskelfasern werden überdehnt, schlaff, zur normalen Kontraktion unfähig. Eine hinzutretende Infektion beschleunigt die Degeneration. Es ist der Zustand der Dekompensation eingetreten, die Veränderungen sind irreversibel, auch nach Aufhebung des Abflußhindernisses; die Niere kann vor der Druckatrophie nicht mehr genügend geschützt werden, sie wird zur Hydronephrose. Je kräftiger die Wand des Hohlorgans ist, desto größer sind seine Reserven, desto größer sind seine Erholungsmöglichkeiten. So erholt sich die Blase auch nach jahrelanger Überdehnung meist wieder, der dünnwandige Ureter erleidet relativ rasch irreversible Veränderungen.

Eine langdauernde Harnverhaltung erzeugt hochgradige *Formveränderungen der Blase*, die diagnostisch eine Rolle spielen. Durch die Dehnung der Wand kann die Blase das Doppelte und Mehrfache ihrer normalen Größe erreichen. Dabei bleibt die Kontraktionsfähigkeit ihrer Muskulatur jahrelang erhalten. Nach Beseitigung des Abflußhindernisses vermag sich die Blase wieder auf ihre normale Größe zusammenzuziehen und bei jeder Miktion vollständig zu entleeren. Die Blasenmuskulatur wird durch die häufig ·wiederholten Versuche des Detrusors, durch verstärkte Kontraktionen das Abflußhindernis zu überwinden, hypertrophisch. Die stark verdickten Detrusorbündel springen balkenartig in das Blaseninnere vor. Sie weichen etwas auseinander, und zwischen ihnen wird, besonders an der Rückwand der Blase, die Blasenschleimhaut, nur mit dünner

Muskelschicht überdeckt, infolge des hohen Blaseninnendrucks ausgestülpt. So entsteht das Bild der *Trabekel- oder Balkenblase* (Abb. 231).

Die Ausstülpung der Blasenschleimhaut zwischen den hypertrophischen, auseinanderweichenden Muskelbündeln der Balkenblase sind meist seicht und bleiben mit dem Blaseninnern in breiter offener Verbindung (Pseudodivertikel; (s. Abb. 81). Andere Male aber werden diese Ausstülpungen sehr tief, sackartig und ihre Verbindungsstellen mit dem Blaseninnern verhältnismäßig schmal. Solche *erworbenen Divertikel* neigen stark zu Infektion. Es kann in ihnen durch entzündlichen Zerfall der verdünnten Blasenwand ein Durchbruch mit Bildung eines paravesicalen Abscesses entstehen.

Die Niere, das wertvolle Sekretionsorgan, verfügt über keinerlei Verteidigungsmöglichkeiten gegenüber der Stauung. Ist die Stauung der ableitenden Harnwege dekompensiert, wird die Niere unmittelbar in Mitleidenschaft gezogen, es entsteht die Harnverstopfungsniere, *die Hydronephrose* (s. Abb. 198 und 199). Wir sind es gewohnt, als Hauptcharakteristikum der Hydronephrose das große und erweiterte Nierenbecken anzusehen; das ist natürlich eine oberflächliche Betrachtungsweise. Nicht die Erweiterung der ableitenden Harnwege ist das Wichtige, sondern die dadurch auftretenden, wenn auch anfänglich viel weniger auffallenden Veränderungen des Nierenparenchyms.

Ist der Abfluß gehemmt, wird die Urinproduktion verlangsamt, aber sie hört nicht vollständig auf. Kann der produzierte Urin nicht mehr abfließen, wird er rückresorbiert. Dieses Spiel zwischen Produktion und Rückresorption bestimmt die allmähliche Erweiterung der Hydronephrose. Die Verhältnisse, die nach plötzlicher, kompletter Abflußhemmung auftreten, sind nur graduell verschieden von den Verhältnissen, wie wir sie bei langsam zunehmender Obstruktion finden, bei der die Urinausscheidung nach außen weitergeht.

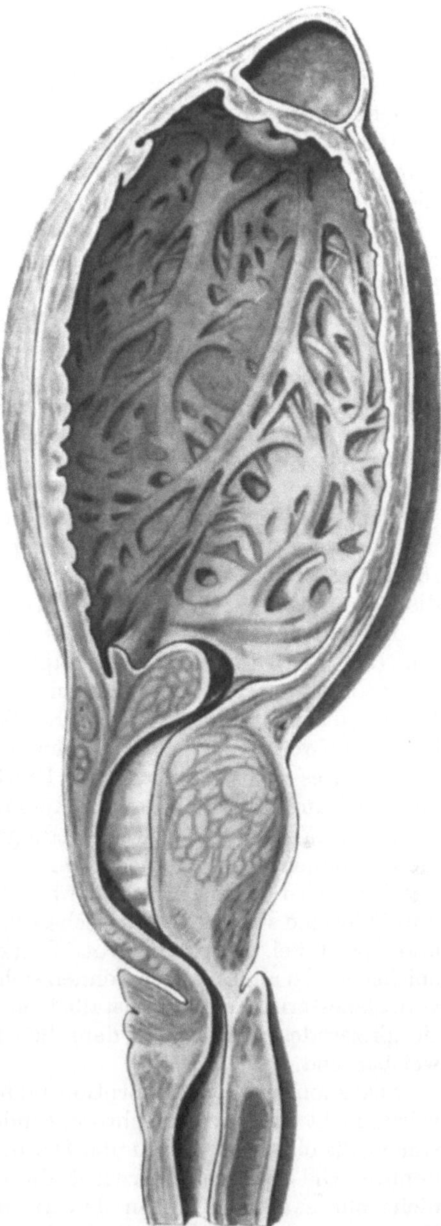

Abb. 231. Balkenblase mit Divertikel bei Prostatahypertrophie

Die glomeruläre Filtration ist ein passiver Vorgang, der abhängig ist vom Filtrationsdruck. Man nimmt an, daß das Blut beim Eintritt in den Glomerulus $^2/_3$ des mittleren Blutdruckes aufweise, also etwa 70 mm Hg. Dem entgegen steht ein Widerstand von etwa 35 mm Hg, zusammengesetzt aus dem kolloidosmotischen Druck der Bluteiweiße von 25 mm Hg und dem Turgor innerhalb des Glomerulus von 10 mm Hg. Es steht also ein Druck von 35 mm Hg zur Verfügung, um Flüssigkeit durch die Poren der Capillarmembran in die Bowmansche Kapsel zu drücken. Die Menge des Filtrates wird reduziert durch ein Absinken des Blutdruckes oder eine Erhöhung des Druckes innerhalb der Bowmanschen Kapsel. Experimentell wurde festgestellt, daß bei beginnender Hydronephrose noch ein hydrostatischer Filtrationsdruck von 10 mm Hg vorhanden sei (HINMAN).

Die Medulla der Niere wird ernährt von den arteriolae rectae, die aus den arteriae efferentes der Glomeruli entspringen. Sie weisen einen Druck auf, der niedriger ist als 60—70 mm Hag. Wird durch die Stauung der Druck des Urins in den Tubuli und in der Bowmanschen Kapsel erhöht, werden die arteriolae rectae komprimiert. Es tritt ein zweites schädigendes Moment hinzu, *eine Ischämie der Medulla der Niere*.

Es wäre zu erwarten, daß bei Fortdauer des Abflußhindernisses bald ein Druck in den Tubuli entstehen würde, der eine weitere effektive Filtration im Glomerulus verunmöglicht. Dies ist nicht der Fall infolge der gleichzeitig mit der Abflußbehinderung eintretenden *Rückresorption* des Urins.

Diese Rückresorption kann experimentell leicht nachgewiesen werden.

Wird bei einem Kaninchen der Ureter unterbunden und Phenolphthalein ins Nierenbecken eingespritzt, so verschwindet dies allmählich im Laufe von 4 Tagen.

Für diese Rückresorption stehen verschiedene Wege offen: durch die Fornices und die kleinen submukösen Venen (pyelovenöser Rückfluß), durch die Sammelröhren und Tubuli (tubulärer Rückfluß) oder durch das interstitielle Gewebe und die Lymphbahnen (interstitieller Rückfluß).

Im Beginn der Stauung scheint der pyelovenöse Rückfluß am wichtigsten zu sein (HINMAN). Dazu ist eine Ruptur des Fornix (der Papillennische) gar nicht nötig. NARATH hat nachgewiesen, daß die Resorption auch durch das intakte Epithel, das am Fornix einen anderen Bau wie im übrigen Kelchsystem und Nierenbecken aufweist, möglich ist. Nach einigen Tagen Stauung, die eine Abplattung der Fornices und Verdickung des Epithels zur Folge haben, hört der pyelovenöse Rückfluß auf, und der tubuläre Rückfluß scheint die wichtigere Rolle zu spielen.

Die veränderten Sekretionsbedingungen und die Rückresorption verändern die Zusammensetzung des Urins im Innern des hydronephrotischen Nierenbeckens. Der Urin wird dünner, ärmer an harnfähigen Substanzen, sein Gehalt an Zucker und Chloriden steigt an. Es mischen sich ihm als Zeichen der Schädigung Cylinder und Eiweiß bei, gelegentlich rote Blutkörperchen und Nieren- und Nierenbeckenepithelien. In alten Säcken können sich durch Zerfall der Epithelien große Mengen von Cholesterintafeln auskristallisieren. Sie färben den Urin weißlich und bilden ein glitzerndes Sediment, in dem die Cholesterintafeln mikroskopisch leicht nachweisbar sind.

Sekretion und Rückresorption bilden kein Gleichgewicht; wäre dies der Fall, würde nicht eine Hydronephrose, sondern eine Art „Hibernation" der Niere entstehen, die ohne Schaden für das Organ beliebig lange Zeit aufrechterhalten werden könnte. Die Sekretion überwiegt, die Überdehnung des Nierenbeckens nimmt zu, nicht nur extrarenal gegen den Hilus zu, sondern auch intrarenal gegen das Nierenparenchym. Nach einem kurzen, unbedeutenden Stadium der Hypertrophie, vor allem vorgetäuscht durch venöse Hyperämie, wird das Nierenparenchym quasi vom Nierenbecken aus ausgehöhlt. Erst werden die Nierenpapillen abgeflacht, dann der ganze Markkegel. Schließlich wird unter weitgehender Dehnung der calices auch die Rindenschicht verschmälert. Am längsten widerstehen die columnae Bertini dem Stauungsdruck (Abb. 232). Sie sind durch die in ihnen liegenden interlobulären Gefäße und deren Bindegewebestützen besonders widerstandsfähig. Diese Gefäße werden durch die Steigerung des intrapelvinen Druckes zusammengepreßt und in ihrer Verlaufsrichtung verzerrt. Die Durchblutung des Nierengewebes wird dadurch verringert, die Druckatrophie des Parenchyms beschleunigt. Die drüsigen Teile des Nierenparenchyms schwinden mehr und mehr; es bleiben im gewucherten interstitiellen Bindegewebe schließlich nur wenige Überreste von Harnkanälchen und einzelne spärliche, meist hyaline Glomeruli. Die Atrophie der Niere vollzieht sich am ersten an den Po-

len der Niere. Schließlich schwindet unter dem Druck des gestauten Harns das Nierengewebe im ganzen Organ bis auf eine dünne Schicht (Abb. 233). Gleichzeitig wird die Wandung des Nierenbeckens, welche zuerst durch Dehnung verdünnt wurde, durch Wuche-

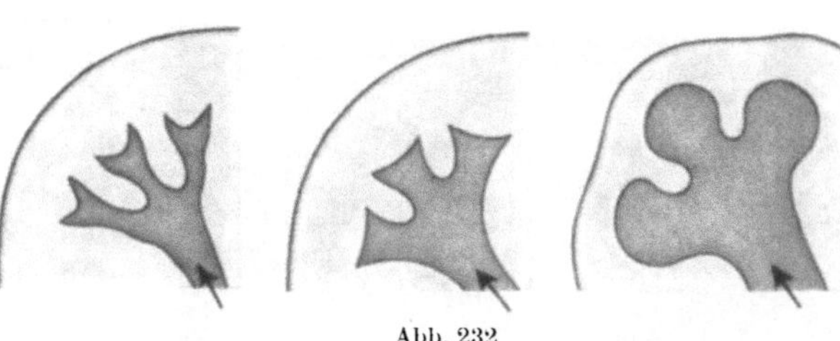

Abb. 232

rung fibrillären Bindegewebes und Bildung zottiger Auswüchse der Epithelschicht allmählich dicker und derber. Das atrophische Nierengewebe und die verdickte Nierenbeckenwand erhalten dadurch fast dieselbe Konsistenz und Transparenz, so daß zwischen ihnen kaum mehr eine deutliche Grenze sichtbar bleibt. Sie bilden eine gleichmäßige Sackhülle um die gestauten Harnmassen (Wassersackniere). Erst wenn die Sackniere entleert wird, treten selbst bei fortgeschrittenster Atrophie die Grenzen zwischen Nierengewebe und Nierenbeckenwand wieder

hervor. Das verdünnte Nierengewebe sitzt wie eine Haube dem erweiterten, nach Entleerung schlaffwandigen Nierenbecken auf (Abb. 234). Durch eine hinzutretende Infektion werden die deletären Folgen der Verstopfung stark beschleunigt; zur Ischämie und Druckatrophie kommen noch aufsteigende

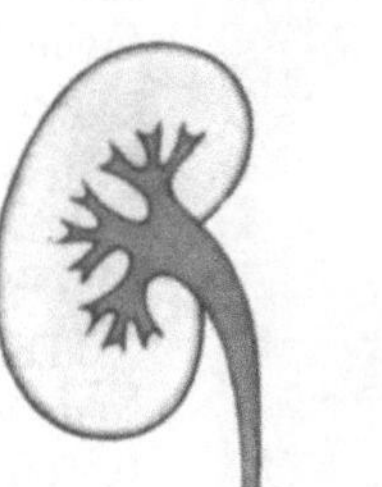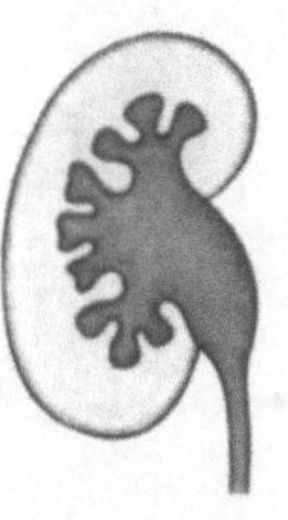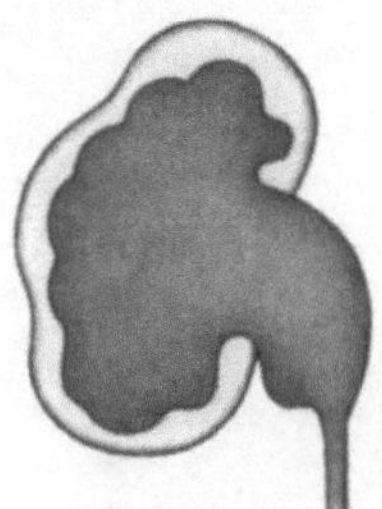

Abb. 233

eitrige Zerfallsprozesse hinzu, es entsteht eine infizierte Hydronephrose, die im Endstadium von einer Pyonephrose nicht mehr zu unterscheiden ist.

Der Organismus sucht sich mit Hilfe verschiedener Mechanismen der ungünstigen Lage anzupassen.

Bei völligem Verschluß eines Ureters entsteht in der gesunden Niere eine kompensatorische Hypertrophie, genau wie nach Nephrektomie. Partielle Obstruktion verursacht eine partielle Hypertrophie der anderen Seite. Die zurückgehaltenen Stickstoffschlacken scheinen den Reiz zur Hypertrophie abzugeben. Das Phänomen der gegenseitigen Abhängigkeit der Nieren, der *renal counterbalance* (HINMAN), läßt sich durch diesen Reiz erklären. Die normale, hypertrophierende Niere entfernt so viel Stickstoffschlacken aus dem Blut, daß die geschädigte Niere, die einen größeren Sekretionsreiz braucht, der Inaktivität und Atrophie verfällt. Die klinische Bedeutung dieses Phänomens ist darin zu sehen, daß eine schwer geschädigte Niere (die weniger wie $^1/_5$ funktionierendes Gewebe hat) in Gegenwart eines gesunden Schwesterorgans ihre Funktion nicht mehr aufnimmt, auch wenn der Abfluß wieder frei wird.

OECONOMOS hat einen illustrativen Fall veröffentlicht: Eine große Hydronephrose wurde gefistelt. Solange die andere Niere normal funktionierte, floß durch den Nephrostomiedrain kein Tropfen Urin ab. Wie aber auf der normal funktionierenden Seite durch Abgang eines Steines der Ureter verstopft wurde und eine Anurie auftrat, begann die Nephrostomie zu fließen. Dieser Vorgang habe sich mehrmals wiederholt.

Wird bei einer gestauten Niere der Abfluß wieder frei, setzen *Reparationsvorgänge* ein. Diese sind nicht gleichmäßig über die ganze Niere verteilt, sondern beschränken sich auf diese Teile des Parenchyms, die noch über eine intakte Gefäßversorgung verfügen. Es sind dies dieselben Teile, die am längsten der Stauung widerstanden. Die Teile des Parenchyms, die sich erholen, werden hypertroph und sind auf dem Sektionsschnitt unter Umständen als Knötchen zu erkennen. Die Androgene sollen imstande sein, diese Reparaturvorgänge zu beschleunigen.

Sechs Ursachen sind es, die eine Verstopfung verursachen können: Spasmus, organische Stenose (Striktur, Tumor) Verletzung, Knickung, eingeklemmte Fremdkörper und Kompression von außen. Diese Ursachen können sich auf mannigfache Weise kombinieren; die klinischen Unterschiede hängen nicht von der Ursache, sondern von der Lokalisation und der Dauer der Abflußstörung ab.

Die Folge des plötzlichen Verschlusses ist die *Kolik*, am leichtesten faßbar in der Form der häufigsten, der Steinkolik. Aber auch der akute Verschluß der Blase, die akute Retention, kann als Kolik bezeichnet werden. Die Folge des chronischen Verschlusses ist die *Stauung*. Auf einen chronischen Verschluß kann sich jederzeit durch Spasmus oder Schwellung ein akuter Verschluß aufpfropfen.

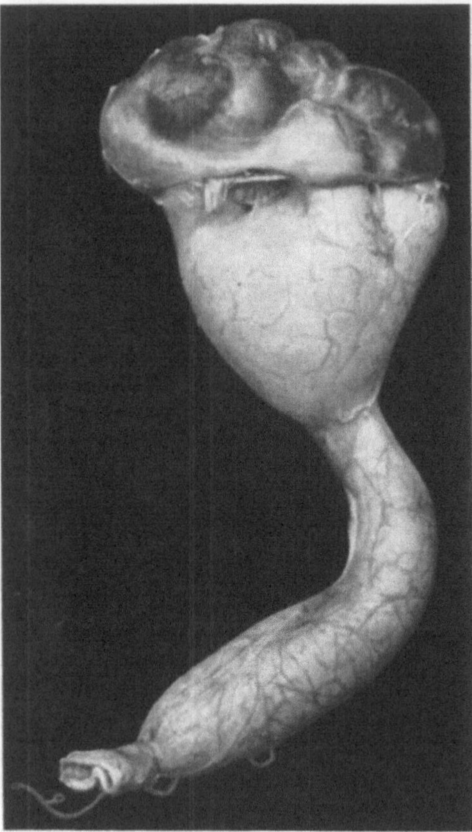

Abb. 234. Atonie des Ureters mit Hydronephrose

Eine praktisch brauchbare Übersicht über die verschiedenen Verstopfungszustände bietet deren Gruppierung nach dem Sitz des Abflußhindernisses.

Dabei sind zwei große Gruppen zu unterscheiden:

a) Verstopfungszustände in den oberen Harnwegen,

die die Miktion freilassen.

Die kranialste Lokalisation der Verstopfung sind die Sammelkanälchen, die eigentlich auch schon zu den ableitenden Harnwegen gehören. Durch ihre mangelhafte Ausbildung entstehen intrarenale Cysten, die Cystennieren. Diese sind im Kapitel Mißbildungen beschrieben worden.

Die Behinderung des Abflusses in einem Kelchhals, am häufigsten durch einen eingeklemmten Stein, erzeugt einen Hydrocalyx (Abb. 235).

Eine Stenose des Nierenbeckens, am häufigsten bei Tuberkulose, gibt eine Erweiterung aller Kelche ohne Erweiterung des Nierenbeckens (Abb. 236).

Liegt das Abflußhindernis am Abgang des Ureters aus dem Nierenbecken (Abb. 237), erhalten wir die eigentliche, klassische Form der Hydronephrose mit stark erweitertem Nierenbecken und Kelchen.

Liegt das Abflußhindernis im Ureter (Abb. 238), bekommen wir eine Kombination von Hydronephrose und Hydroureter. Unterhalb des Hindernisses ist der Ureter normal. Das Ureterostium kann verstopft sein (Stein, Ureterocele, maligner Blasentumor, Operationstrauma; Abb. 239), dann ist der Ureter in seiner ganzen Ausdehnung erweitert.

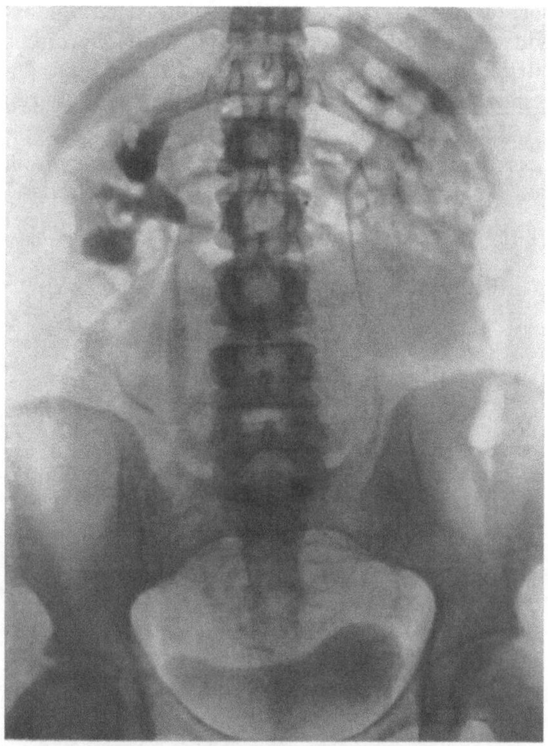

Abb. 235. Hydrocalyx durch Stein

b) Verstopfung in den unteren Harnwegen

Diese führt zuerst zu Miktionsstörungen, zur Verhaltung in der Blase und erst sekundär zu Stauungszuständen in den oberen Harnwegen. Naturgemäß wirkt sich die Stauung auf beide Seiten aus.

Außerordentlich häufig sind Abflußstörungen am Blasenhals, vor allem durch Prostatahypertrophie und Prostatacarcinome (Abb. 240; s. auch Abb. 294).

Hindernisse in der Urethra unterscheiden sich klinisch nur wenig von den Hindernissen am Blasenhals. Der Dehnbarkeit der Urethra sind enge Schranken gesetzt. Strikturen und Mißbildungen sind hier die häufigste Ursache.

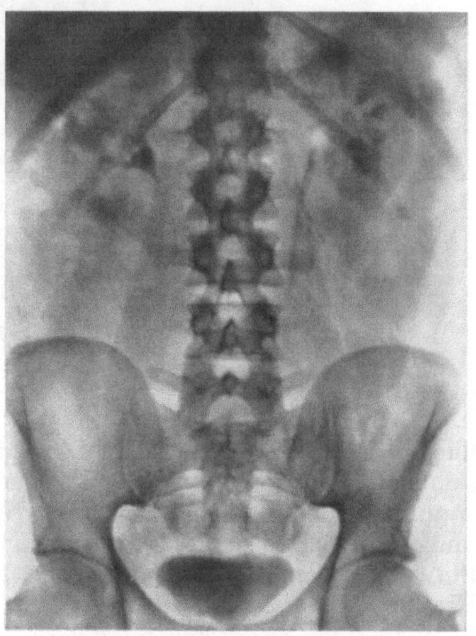

Abb. 236. Stenose des Nierenbeckens durch Tuberkulose

Als Endresultat einer chronischen Entzündung, z. B. Tuberkulose, finden wir allzu oft eine Schrumpfblase, d. h. eine Blase, die ihre Elastizität und ihr Fassungsvermögen verloren hat. Die Folge ist entweder eine völlige Inkontinenz oder die Umbildung der beiden Ureteren und Nierenbecken in Harnbehälter durch willkürliche Kontraktion des Blasensphincters (Abb. 241). Dadurch erhalten wir gelegentlich groteske Erweiterungen der oberen Harnwege.

Es besteht ein bedeutsamer Unterschied, ob die normale Blase als Windkessel zwischen Niere und Abflußhindernis geschaltet ist. Die muskelstarke Blase mag das Hindernis.lange Zeit so zu überwinden, daß nur wenig Stauharn zurück-

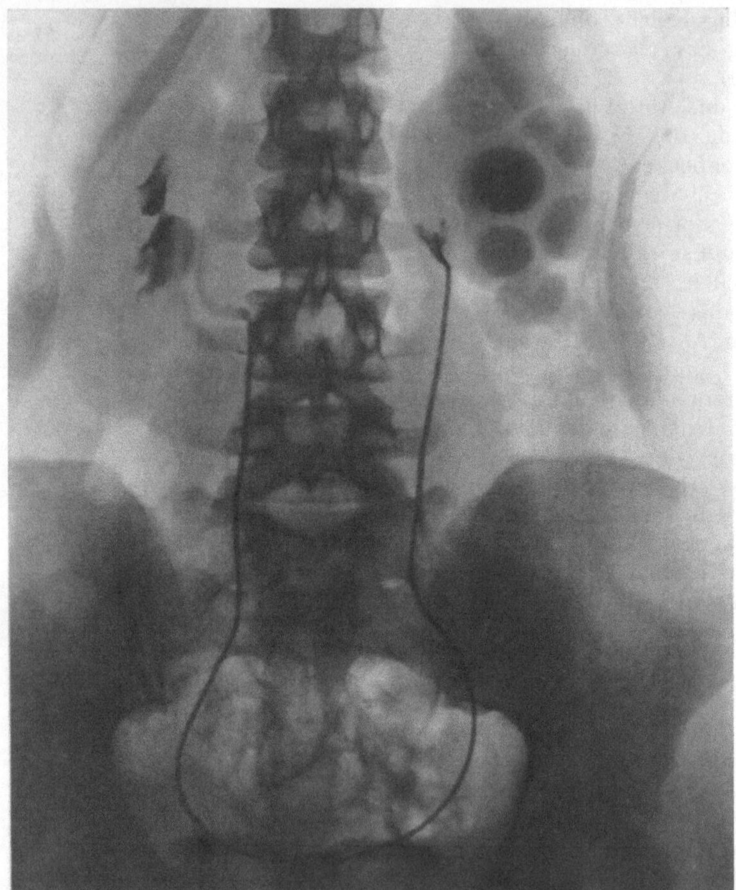

Abb. 237. Retrograde Darstellung einer großen Hydronephrose. Auswärts Nephrektomie empfohlen

bleibt. Und wenn sich schließlich größere Restharnmengen in der Blase ansammeln, so verzögert auch dann noch die Dehnbarkeit der Blasenwand die Rückstauung des Harns in Ureteren und Nierenbecken. Bei Kindern ist die Blasenmuskulatur noch nicht stark ausgebildet; bei ihnen macht sich deshalb eine Stauung in den oberen Harnorganen bei Abflußhindernissen an Blasenhals und Urethra viel rascher bemerkbar.

Neben den bisher beschriebenen mechanischen Abflußstörungen durch Auftreten eines Hindernisses im Verlauf der normalen ableitenden Harnorgane spielen auch die *dynamischen* Abflußstörungen eine Rolle. Hier sind die Abflußverhältnisse normal, die Stauung, die Verstopfung entsteht durch eine Schwächung der

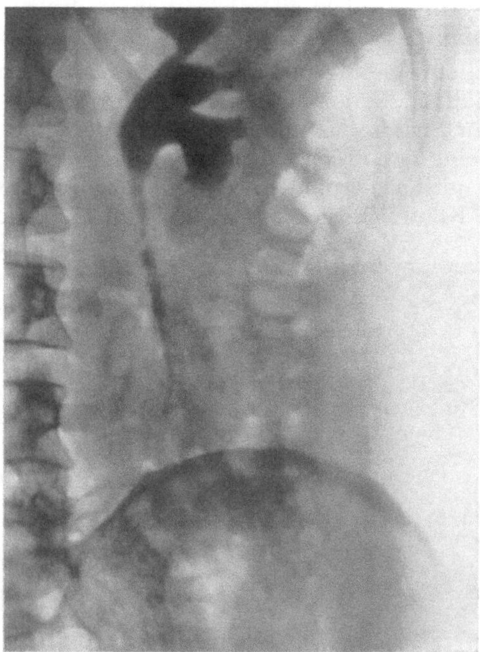

Abb. 238. Hydronephrose und oberer Hydroureter durch Stein

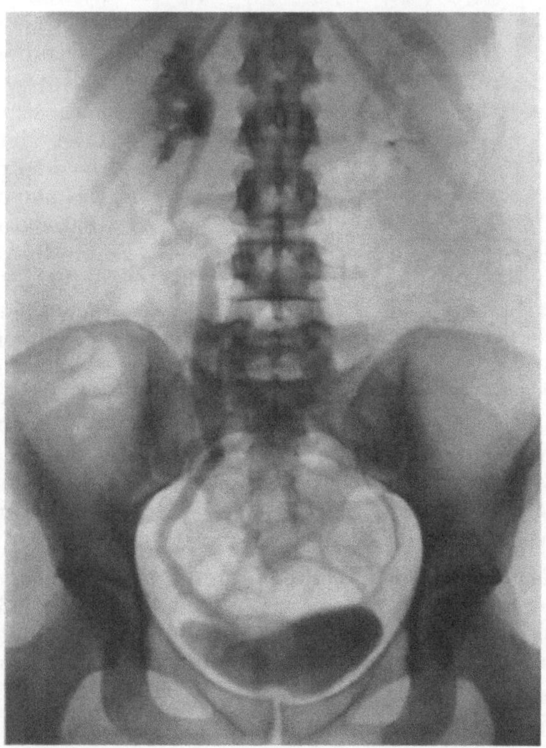

Abb. 239. Hydronephrose und Hydroureter durch im Ureternostium eingeklemmten Stein

austreibenden Muskulatur, die nicht mehr imstande ist, den normalen Widerstand der verschiedenen Sphinctersysteme zu überwinden (Abb. 242).

Es kann sich dabei um eine Störung der nervösen Versorgung oder der Muskulatur handeln. Mißbildung, Trauma oder Erkrankung können dafür verantwortlich sein. Die Dekompensation der ableitenden Harnwege tritt dadurch schon bei normaler Belastung ein, die muskelschwachen Wände werden schlaff und dünn, sie funktionieren nur noch wie ermüdete Gummibänder, die bei starker Dehnung noch einer gewissen Kontraktion fähig sind, die Kontraktion aber dann vor Beendigung einstellen. Die Folge ist Restharn; Restharn im Nierenbecken, im Ureter, in der Blase, je nach dem Sitz der Erkrankung.

Die Folgen sind nicht dieselben wie bei einer mechanischen Verstopfung. Trotz des Restharns weisen die ableitenden Harnorgane keinen oder nur einen sehr wenig erhöhten Innendruck auf. Die Stauungsfolgen für die Niere, die hydronephrotischen Parenchymveränderungen treten deshalb sehr viel später auf. Ein Restharn von einem halben Liter, der bei Prostatahypertrophie sicher zur Urämie führt, kann bei Blasenatonie jahrelang ohne Störung der Nierenfunktion vertragen werden. Die große Gefahr ist die Infektion. Da von der Blase bis zum Nierenbecken eine Stase, eine unbewegte Harnsäule besteht, werden sich eindringende Bakterien widerstandslos über die ganzen Harnorgane verbreiten. Bei den Paraplegikern mit ihrer traumatischen Lähmung der ableitenden Harnorgane ist die Harninfektion mit sekundärer Steinbildung bei weitem die häufigste Todesursache.

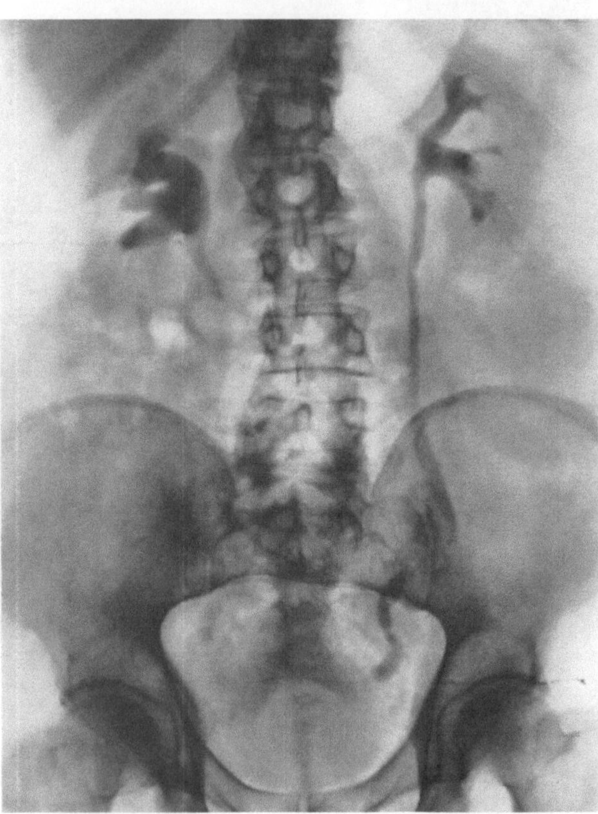

Abb. 240. Gestaute Blase, Ureteren und Nierenbecken durch Prostatahypertrophie (s. auch Abb. 294)

Die Therapie der mechanischen Abflußstörungen ist die mechanisch-operative Korrektur der Stauung. Die Therapie der dynamischen Abflußstörungen hat keinen solchen direkten Angriffspunkt. Das Grundübel ist schlecht oder gar nicht beeinflußbar; oft sind wir gezwungen, den normalen Sphincterapparat operativ zu schwächen, um das gestörte Gleichgewicht wiederherzustellen.

Die Beschreibung der Therapie findet der Leser bei den einzelnen Kapiteln.

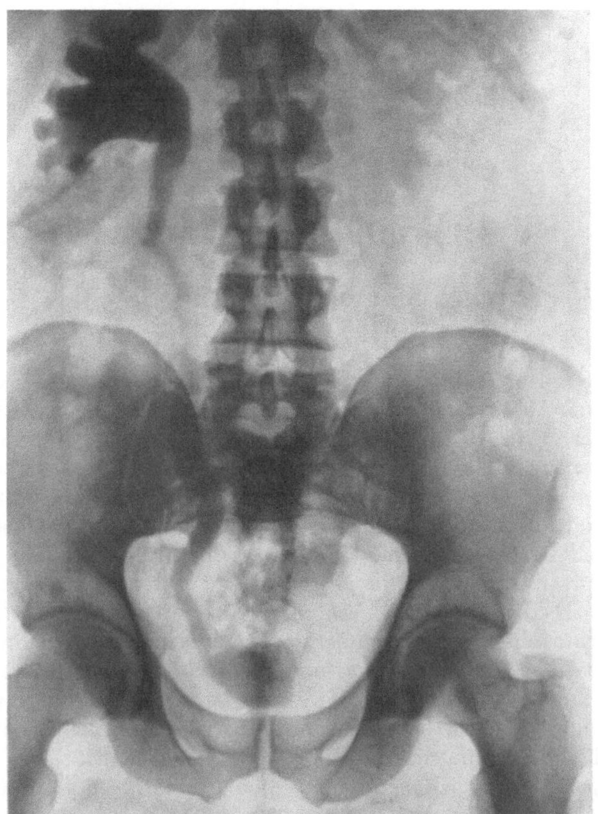

Abb. 241. Tuberkulöse Schrumpfblase, funktionslose tuberkulöse Niere links, Hydronephrose und Hydroureter rechts; Tierversuch rechts negativ

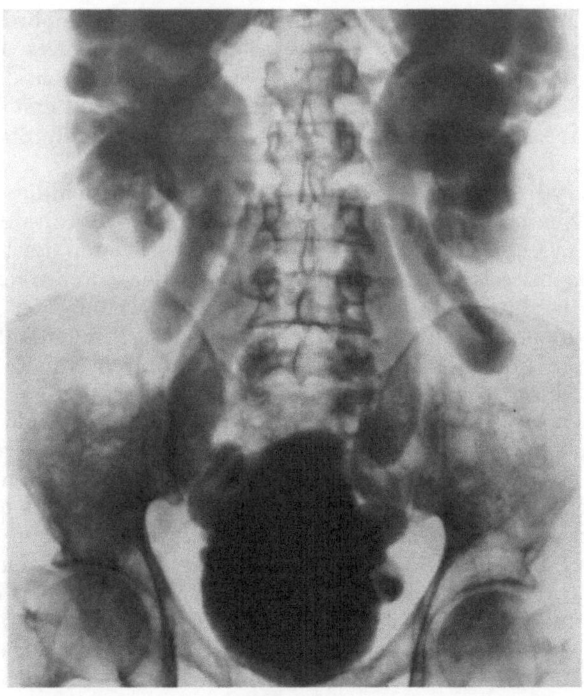

Abb. 242

Die Erkrankungen der Niere

A. Stauungsgeschwülste

1. Die Hydronephrose (Klinik)

Im vorigen Kapitel, Verstopfung der ableitenden Harnwege, wurden in prinzipieller Weise die Veränderungen beschrieben, die im ganzen Harnsystem entstehen, wenn der Abfluß des Urins behindert ist. Die Entstehung der Hydronephrose wurde begründet, ihre pathologische Anatomie beschrieben. Es wurde auf den prinzipiellen Unterschied aufmerksam gemacht, der besteht zwischen einer Verstopfung unterhalb oder oberhalb der normalen Harnblase.

Auch klinisch besteht zwischen beiden Gruppen ein fundamentaler Unterschied. Bei Verstopfung des Abflusses der Blase entstehen langsam und unmerklich beidseitige Hydronephrosen. Diese Hydronephrosen bleiben lange Zeit stumm; sie verursachen keine Schmerzen, sie verursachen keinen Tumor; sie werden erst entdeckt, wenn die hydronephrotische Degeneration so weit fort-geschritten ist, daß der Patient eine langsame, ohne Behandlung zum Tode fortschreitende Urämie bekommt. Ihre Behandlung ist ausschließlich die des Abfluß-hindernisses, die Erhaltung des Lebens. Sie sind unblutigen Heilverfahren zugänglich: regelmäßiger Katheterismus bei Prostatahypertrophie, Dilatation einer engen Urethrastriktur usw.

Das vorliegende Kapitel spricht ausschließlich von den einseitigen Hydronephrosen und ihrer fast immer operativen Behandlung.

Symptome. Die Krankheitserscheinungen der Hydronephrose sind recht verschiedenartig; oft sind die auffälligsten kolikartige Schmerzen und Bildung eines Tumors in der Nierengegend. Es kann sich aber eine große Hydronephrose auch so vollständig schmerzlos entwickeln, daß die Krankheit erst durch die Auftreibung des Leibes und das damit verbundene Druck- und Spannungsgefühl bemerkbar wird.

Bedingt die Hydronephrose Schmerzanfälle, so stellen sich diese oftmals ohne erkennbare Ursache ein; andere Male scheinen sie ausgelöst zu werden entweder durch eine körperliche Anstrengung (Heben einer schweren Last, Hängen von Wäsche, anstrengendes Reiten, Marschieren usw.) oder durch irgendwelche Einwirkungen auf die Blutzirkulation, die zu einer Anschwellung der Nierenbecken- und Harnleiterschleimhaut führen, so durch reichliches Trinken kalter, besonders alkoholischer oder kohlensäurehaltiger Getränke, durch venöse Stauung bei Darmstörungen, durch prämenstruelle Kongestion.

Die Schmerzen setzen meist plötzlich mit voller Heftigkeit und zwar krampfartig in der Lendengegend ein. Sie breiten sich bald längs des Ureters nach der Blase halbseitig und in die äußeren Genitalien aus; sie erstrecken sich auch oft bis in die Oberschenkel der kranken Seite. Zeitweilig strahlen sie in den Rücken, aber im Gegensatz zu den Gallenblasenkoliken, fast nie bis zur Schulter aus. Der Leib wird aufgetrieben, die Bauchmuskeln, besonders im Gebiet der kranken Niere, gespannt. Winde gehen trotz schmerzhafter Darmkoliken keine ab. Der Puls wird klein und rasch; unter Ausbruch kalten Schweißes stellt sich Übelkeit oder Erbrechen ein. Das Bild des Ileus! Der Kranke empfindet häufig Harndrang; der Harnabgang ist trotzdem sehr gering, fehlt sogar während des Anfalles oft vollkommen.

Ein solcher Schmerzanfall dauert in der Regel nur wenige Stunden; selten zieht er sich mit einzelnen Ruhepausen über einen ganzen Tag oder mehrere Tage hin. Plötzlich, wie begonnen, so endet er. Mit Nachlassen der Schmerzen macht sich sofort ein Gefühl großer Erleichterung geltend; immerhin bleibt der Kranke einige Zeit recht ermattet. Die im Anfalle sehr spärliche Harnabsonderung wird mit dem Schwinden der Schmerzen außergewöhnlich reichlich; der Harn wird sehr hell, fast farblos wie Wasser. Diese Harnflut ist nur zum kleinsten Teile bedingt durch den plötzlichen Abfluß der vordem im Nierenbecken gestauten Harnmengen. Sie ist vielmehr die Folge einer mit Nachlaß der Stauung einsetzenden starken Steigerung der Harnabsonderung aus den kongestionierten Nieren, der gesunden sowohl wie der hydronephrotisch veränderten.

Eine Vergrößerung der Niere ist in den frühen Stadien der Hydronephrosen nur während des Schmerzanfalles, manchmal selbst dann nicht, zu fühlen. Sie ist nicht immer bedeutend, ihr palpatorischer Nachweis deshalb während des Schmerzanfalles wegen der starken Muskelspannung der Bauchdecken unsicher. Am leichtesten fühlbar ist die Stauungsgeschwulst unmittelbar nach Beendigung des Schmerzanfalles; Harnstauung und Blutfülle in der Niere sind dann noch nicht ganz geschwunden, wohl aber die Muskelspannung. Eine intermittierende Hydronephrose kann gleich nach dem Anfalle eine kopfgroße Geschwulst bilden und wenige Stunden später nicht mehr fühlbar sein.

Im Laufe der weiteren Entwicklung der Hydronephrose wird meist eine in ihrer Größe wechselnde, aber doch auch zwischen den Schmerzanfällen unverkennbare Anschwellung der Niere fühlbar. Die Nierengeschwulst zeigt eine scharfe Begrenzung, eine rundliche oder ovale Form, eine glatte oder großbucklige Oberfläche, prall elastische, bei starker Spannung fast derbe Konsistenz, eine deutliche respiratorische Verschieblichkeit. Wird sie zwischen beiden Händen von hinten nach vorne umfaßt und von den Fingern der hinten liegenden Hand kurz gestoßen, so läßt sie ein starkes Ballotieren erkennen. Ganz große Hydronephrosengeschwülste verlieren durch den starken Gegendruck der von ihnen verdrängten Organe ihre respiratorische Verschieblichkeit und das Ballotieren.

Wenn auch die Hydronephrose nicht immer zu den geschilderten Schmerzanfällen führt, so verursacht sie doch, sobald sie eine erhebliche Größe erreicht hat, stets allerlei Beschwerden. Der Kranke empfindet ein ständiges Druck- und Spannungsgefühl im Leibe, besonders im Gebiet der kranken Niere. Der ganze Leib wird teils durch die Geschwulst, teils durch Blähung der Därme aufgetrieben. Die Eßlust geht verloren; die Darmentleerung wird träge und mühsam. Ab und zu tritt bei rechtsseitiger Hydronephrose als Folge des Druckes der Wassersackniere auf die Gallenwege ein Ikterus auf, der leicht zur irrtümlichen Diagnose von Gallensteinen führt. Durch Druck der Geschwulst auf die großen Bauchgefäße schwellen manchmal die Beine ödematös an. Es bilden sich leicht Phlebitiden und Thrombosen. Der Harn bleibt bei der Hydronephrose selten lange unverändert. Er enthält meist frühzeitig entweder dauernd oder nur jeweilen nach Nierenkoliken wenigstens Spuren Eiweiß, daneben im Sediment hyaline oder gekörnte Zylinder, Epithelien und vereinzelte Leukocyten. Auch die Beimischung von roten Blutkörperchen oder gar Anfälle starker Hämaturie sind bei Hydronephrose keineswegs selten; 10% meiner Kranken mit Hydronephrose zeigen Nierenblutungen.

Bei einer einseitigen Erkrankung behält der Gesamturin ein normales spezifisches Gewicht, da die verminderte Ausscheidung der hydronephrotischen Niere durch vermehrte Ausscheidung aus der gesunden Niere ausgeglichen wird.

Schließt sich die einseitige Hydronephrose vollständig ab (geschlossene Hydronephrose), so verliert der Blasenurin, der nunmehr ausschließlich aus der gesunden Niere geliefert wird, oft alle vordem durch die Hydronephrose bedingten krankhaften Beimischungen.

Verlauf. Ist die Hydronephrose doppelseitig, so bedroht sie das Leben des Kranken. Sie endigt mit Urämie, oft bevor sie zu fühlbaren Stauungsgeschwülsten führt. Sehr groß werden doppelseitige Hydronephrosen bei Erwachsenen nur ausnahmsweise. Weniger selten sind sie bei Neugeborenen, deren Leben sie immer auf wenige Wochen oder Monate beschränken.

Die einseitige Hydronephrose ist in ihrem Verlaufe viel gutartiger. Sie kann jahre- und jahrzehntelang bestehen, ohne das Leben des Trägers zu gefährden. Schwere Störungen des Allgemeinbefindens bringt sie erst nach langer Dauer; sie quält aber häufig schon in ihrer Entwicklungszeit den Kranken durch heftige Nierenkoliken. Hat sie aber eine erhebliche Größe erreicht, so erschlafft die Muskulatur des Nierenbeckens infolge der anhaltenden Überdehnung. Erhebliche Spannungswechsel des Hydronephrosensackes bleiben aus und damit auch die schmerzhaften Nierenkoliken. Das Leiden wird weniger störend, bis schließlich die Hydronephrose so groß wird, daß sie durch ihren Druck auf die Därme die Verdauung behindert, sie zudem zu Phlebitiden und Thrombosen Anstoß gibt, oft auch Ikterus. Dadurch beeinträchtigt sie dauernd das Allgemeinbefinden des Kranken.

Die ständige Zunahme der im Nierenbecken gestauten Harnmengen bringt auch die Gefahr einer Ruptur des Hydronephrosensackes. Eine solche Ruptur tritt aber glücklicherweise nur selten ein. Am ehesten bringt ein Trauma den Sack zum Platzen, oft selbst ein sehr geringgradiges, wie z. B. das Heben einer schweren Last, ein scheinbar harmloser Fall vom Stuhl usw. Die Ruptur der Hydronephrose führt sofort zu schweren Erscheinungen. Der Kranke empfindet einen starken Schmerz. Er fühlt sich übel, wird blaß, muß sich erbrechen oder wird von Singultus geplagt. Sein Puls wird beschleunigt und klein. Selbst wenn der Riß des Sackes rein extraperitoneal liegt, was die Regel ist, so treten doch starke peritonitische Reizerscheinungen auf. Das Abdomen wird aufgetrieben und äußerst druckempfindlich, zeigt deutlich Entspannungsschmerz. Die Urinabsonderung wird spärlich oder versiegt ganz. Manchmal, doch längst nicht immer, enthält der Urin Blut. Dem Kranken droht der Tod im Kollaps, wenn nicht operativ eingegriffen wird.

Es liegt ein scheinbarer Widerspruch im Umstand, daß die meisten einseitigen Hydronephrosen durch Stenose am Ureterabgang erst im 3. oder 4. Lebensjahrzehnt zur Beobachtung kommen und bei der Operation ein Hindernis gefunden wird (z. B. ein abnorm verlaufender Gefäßstrang), das wir als sicher kongenital ansprechen müssen. Der Widerspruch ist aber nur scheinbar. Nehmen wir das Beispiel eines abnormen Gefäßstranges. In der Kindheit liegt die Arterie eng am Ureter an, ihn leicht konstringierend. Durch vermehrte Peristaltik ist das Nierenbecken leicht imstande, das Hindernis zu überwinden. Der Hypertrophie folgt eine leichte Dilatation des Nierenbeckens, dadurch rutscht der Ureterabgang etwas in die Höhe, es bildet sich ein Sporn. Bei der voll ausgebildeten Hydronephrose ist ein scharfer Sporn vorhanden, eine kräftige Kontraktion des Nierenbeckens bewirkt nicht mehr einen vermehrten Abfluß, sondern eine Verengerung des Ureterabganges, einen Verschluß. Es entsteht eine Kolik, die Hydronephrose ist klinisch manifest geworden (Abb. 243).

Die *Diagnose* der Hydronephrose ist leicht, wenn bei einem Kranken in der Nierengegend eine deutlich fluktuierende, in ihrer Größe wechselnde Geschwulst besteht, die zu Koliken und zu Störungen der Urinausscheidung führt. Die

Diagnose ist ebenfalls leicht, wenn beim Fehlen dieser Erscheinungen bei kolikartigen oder dumpfen Schmerzen in der Lendengegend trotz normalem Urin an
eine Nierenaffektion gedacht wird und eine Ausscheidungsurographie angefertigt
wird. Es kann aber auch ohne Röntgenuntersuchung eine Hydronephrose
diagnostiziert oder wenigstens vermutet werden.

Hydronephrosen ohne fühlbare Geschwulst. Leidet ein Kranker anfallsweise an
Koliken in der Lendengegend und ist bei ihm keine Geschwulst im Schmerz-
bereiche zu fühlen, so ist nicht immer leicht zu erkennen, in welchem Organe die
Schmerzen sitzen. Einer Nierenkolik zum Verwechseln ähnliche Beschwerden
können Gallensteine, kann eine Appendicitis, ein Magen- oder Duodenalgeschwür,
die Einklemmung einer epigastrischen Hernie, selbst eine pleuritis diaphrag-
matica auslösen. Bei allen diesen Leiden wird allerdings die größte Druckempfindlichkeit nie so weit lateral- und dorsalwärts im Abdomen liegen wie bei der
Nierenkolik. Strahlen die Schmerzen längs des Harnleiters in die Blase, in die
äußeren Genitalien oder nach
dem Oberschenkel aus, wobei
auf der schmerzhaften Körperseite der Hoden abnorm
druckempfindlich und häufig
durch Cremasterspannung
hochgezogen wird, so weist dies
ziemlich sicher auf die Niere als
Ausgangspunkt der Schmerzen
hin. Die Nierenkolik ist zudem im Gegensatz zu den erwähnten anderen schmerz-

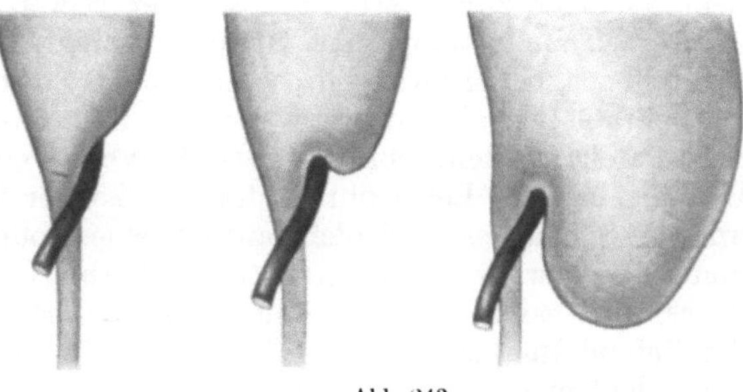

Abb. 243

haften Leiden meist mit Miktionsstörungen, mit Harndrang bei geringem Harnabgang, seltener mit Harnflut verbunden. Zudem ist bei Nierenkolik der Urin
krankhaft verändert; er enthält etwas Eiweiß, oft auch vereinzelte rote Blutkörperchen, seltener Blut in größerer Menge.

Durch paravertebrale Anaesthesierung einzelner Nervensegmente läßt sich
manchmal der Ausgangspunkt der Schmerzen umgrenzen. Ausschlaggebend
für den Entscheid, ob die Kolikschmerzen von der Niere ausgehen oder nicht,
kann die Chromocystoskopie werden. Die Nierenkolik wird fast immer durch
eine Abflußbehinderung des Harns aus dem Nierenbecken ausgelöst. Während
ihrer Dauer findet sich deshalb die Farbausscheidung aus der kranken Niere
verzögert. Ist während des Kolikanfalles cystoskopisch eine normale Indigoausscheidung aus beiden Ureteren festzustellen, so spricht dies gegen die Annahme einer Nierenkolik; ist dagegen die Indigoausscheidung auf der schmerzhaften Körperseite verzögert, so ist in der Niere der Sitz der Schmerzen anzunehmen. Die Verzögerung der Farbstoffausscheidung bleibt oft nach der Nierenkolik eine Weile fortbestehen. Bei geschlossener Hydronephrose geht der dazugehörige Ureter leer; es sind wohl zeitweilig Kontraktionen an der Uretermündung,
nie aber Urinwirbel zu beobachten. Bei offener Hydronephrose ist der in die
Blase austretende Harnstrahl oft viel träger, weniger weittragend und unregelmäßiger als auf der gesunden Seite.

Mit dem Nachweis des Sitzes der Kolikschmerzen in der Niere ist, wenn die
Niere nicht deutlich vergrößert ist, die Diagnose Hydronephrose noch keineswegs
gesichert. Auch andere Nierenleiden als die Hydronephrose können ähnliche
Schmerzen verursachen.

Hat der Kranke vor und nach seinen Nierenkoliken klaren, eiterfreien Harn,
so fallen bei den differentialdiagnostischen Erwägungen gegenüber der Hydro-

nephrose alle infektiösen Erkrankungen der Niere (Tuberkulose, Pyonephrose) außer Betracht; denn alle diese verursachen Eiterharn (abgesehen von den seltenen Fällen eines vollkommenen Ausschlusses des infizierten Organs aus den Harnwegen). Es kommen bei eiterfreiem Harn als Ursache der Nierenkolik außer Hydronephrose nur nichtentzündliche Erkrankungen in Frage: ein eventuell noch nicht von außen fühlbarer Nierentumor, ein Nierenstein, eine tabische Nierenkrise, eine nephritis dolorosa, ein Niereninfarkt u. a. m.

Bei Nierentumor stellt sich eine Nierenkolik nur ein bei Blutung und Verstopfung des Harnleiters mit Blutgerinnsel. Fehlt eine erhebliche Harnblutung, so wird deshalb ein Nierentumor als Ursache der Nierenkolik unwahrscheinlich.

Ein Nierenstein gibt selten zu starken Harnblutungen Anlaß; dagegen verursacht er nicht nur während der Koliken, sondern auch in der schmerzlosen Zwischenzeit, und zwar, was für ihn charakteristisch ist, besonders nach körperlichen Anstrengungen, ganz geringe, meist nur mikroskopisch erkennbare Blutbeimischungen zum Harn. Ein sicherer Beweis für Nierenstein liegt allerdings in dieser sog. mikroskopischen Hämaturie nicht, da ähnliche Blutungen, wenn auch viel seltener, bei Hydronephrose auch ohne Stein zu beobachten sind.

Bei tabischer Nierenkrise weisen die Reflexstörungen an den Pupillen und an den Patellarsehnen, ein positiver Romberg oder Ataxie der Beine auf das Grundleiden hin. Bei nephritis dolorosa ist der Urin beider Nieren eiweißhaltig, und die Schmerzen sind nicht auf einzelne Kolikanfälle beschränkt, sondern sie machen sich während längerer Zeit in Form von Neuralgien geltend. Der Blutdruck wird beim Vorliegen einer Nephritis erhöht sein. An Niereninfarkt muß der Befund einer Erkrankung des Gefäßsystems und das Auftreten von Blut im Harn denken lassen.

Hydronephrose mit fühlbarer Geschwulst. Wenn bei Kolikschmerzen in der Nierengegend eine Geschwulst zu fühlen ist, so wird die Diagnose der Hydronephrose leichter. Immerhin fehlen auch dann differentialdiagnostische Schwierigkeiten nicht. Daß die gefühlte Geschwulst der Niere angehört, ist an ihrer retroperitonealen Lage zu erkennen, an ihrer respiratorischen Verschieblichkeit, ihrem deutlichen Ballotieren beim Anschlagen der Finger im Lumbocostalwinkel, ferner an der Möglichkeit, die Geschwulst nach der Nierennische zu verschieben.

Die Gallenblase, die, wenn prall gefüllt, einer rechtsseitigen Stauungsgeschwulst der Niere ähnlich sieht, ist von dieser durch ihre medianere Lage zu unterscheiden. Dieses Merkzeichen tritt besonders bei linker Seitenlage des Kranken deutlich auf, in welcher die Gallenblase viel stärker medianwärts sinkt als die Niere. Ein Gallenblasentumor drängt zudem nie so stark wie eine Hydronephrose gegen die Lendenmuskulatur an, zeigt deshalb kein deutliches Ballotieren. Der Gallenblasentumor läßt sich im Gegensatz zur Hydronephrose auch nicht scharf von der Leber abgrenzen. Nur wenn er an einem stark ausgebildeten Schnürlappen der Leber hängt, mag er von der Leber vollständig abgegrenzt erscheinen und dadurch leichter als sonst zu einer Verwechslung mit Hydronephrose führen. Zur Sicherung der Differentialdiagnose zwischen Gallenblasen- oder Nierengeschwulst kann die Chromocystoskopie dienen. Gehört die fühlbare Geschwulst der Leber oder Gallenblase an, so wird die Nierenfunktion ungestört sein; ist die Geschwulst eine Hydronephrose, so ist die Indigoausscheidung auf ihrer Seite verzögert.

Einer meiner Kranken, bei dem eine rechtsseitige Hydronephrose durch Druck auf die Gallengänge zu chronischem Ikterus geführt hatte, war lange als Leberleidender erfolglos intern behandelt worden, und doch ließ sich auch hier die wahre Sachlage mit Leichtigkeit schon durch die Chromocystoskopie klarlegen.

Milz- oder Pankreascysten geben selten Anlaß zu Verwechslungen mit Hydronephrose. Die Milzcyste wächst mehr nach vorne und läßt immer den querverlaufenden, scharfen Milzrand erkennen. Pankreascysten werden, wenn sie im Schwanze des Organs liegen, einer Hydronephrose ähnlicher. Sie haben eine rundliche Form, glatte Oberfläche, prallelastische Konsistenz und liegen im linken Hypochondrium. Sie sind ziemlich beweglich. Was sie aber deutlich von der Hydronephrose unterscheidet, ist, daß sie sich trotz ihrer Beweglichkeit nie, wie eine Hydronephrose, nach der Nierennische hin verschieben lassen; immer macht sich an ihnen ein starker Zug medianwärts geltend, besonders wenn der Kranke auf seine rechte Seite gelagert wird. Die Chromocystoskopie behebt die letzten Zweifel. Durch die Pankreascyste wird die Indigoausscheidung nicht behindert.

Sehr große Ovarialcysten, die den Leib ganz ausfüllen und mit ihrer nach oben gerichteten Kuppe bis unter den Rippenbogen hinaufreichen, sind palpatorisch nicht mehr von großen Hydronephrosen zu unterscheiden. Für sie ist oft ihre Lagebeziehung zum Colon charakteristisch. Das aufgeblähte Colon umkreist die Ovarialcyste außen oben, während es bei der Hydronephrose an deren unterem Rande liegt. In Zweifelsfällen wird auch hier die Chromocystoskopie zur Unterscheidung der Tumoren dienen.

Ist festgestellt, daß die im Leibe gefühlte Geschwulst einer Niere angehört, so bleibt weiter zu unterscheiden, ob es sich um eine Hydronephrose oder um ein Neoplasma der Niere handelt. Zeigt die Geschwulst unverkennbare Schwankungen ihrer Größe, dann ist an der Diagnose Hydronephrose nicht zu zweifeln. Bleibt aber die Hydronephrose stets gleichmäßig groß und fühlt sie sich wegen ihrer starken Füllung und Wandspannung derb an, dann ähnelt sie einem Neoplasma der Niere. Eine Verwechslung wird besonders leicht, wenn sich bei der Hydronephrose Nierenblutungen einstellen, die an sich ein hervorstechendes Merkmal der Nierenneoplasmen sind, aber doch wie erwähnt auch bei Hydronephrose vorkommen. Eine Unterscheidung der beiden Krankheiten ermöglichen die Nierenfunktionsprüfungen. Ist die Ausscheidungsfähigkeit der fraglichen Nierengeschwulst gar nicht oder nur wenig verändert, so ist eine Hydronephrose auszuschließen, da diese wegen der Harnstauung im Nierenbecken immer eine hochgradige Behinderung in der Ausscheidung dieser Stoffe zeigt. Nierentumoren dagegen, wie z. B. die häufigen Hypernephrome, ziehen oft trotz erheblicher Größe nur geringe Störungen der Nierensekretion nach sich, da neben dem Tumorgewebe lange Zeit erhebliche Bezirke normalen, kompensationsfähigen Nierenparenchyms erhalten bleiben. Besser noch sind die beiden Leiden durch eine Sondierung des Nierenbeckens zu unterscheiden. Die ins Nierenbecken eingeführte Uretersonde wird beim Nierentumor keinen Restharn finden lassen, bei der Hydronephrose dagegen wohl. Dieser Untersuchungsmethode haftet aber eine starke Infektionsgefahr an.

Die Hydronephrose von einer solitären Nierencyste zu unterscheiden, ist palpatorisch unmöglich.

Eine Echinococcuscyste der Niere charakterisiert sich gegenüber der Hydronephrose durch den Abgang von Echinococcus-Tochterblasen im Harn oder von einzelnen Echinococcushaken, wenn sie offen ist; wenn geschlossen, durch die Weinbergsche Reaktion der Komplementablenkung und eine deutliche Eosinophilie des Blutes.

Die polycystische Fehlbildung der Niere bildet fast immer doppelseitig fühlbare Nierentumoren, deren Oberfläche statt glatt oder großbucklig, wie bei der Hydronephrose, mit zahlreichen kleinen Höckern besetzt ist.

Palpatorisch nicht, ätiologisch dagegen scharf von der Hydronephrose zu unterscheiden ist die *traumatische Pseudohydronephrose*. Diese kann sich nach einer Verletzung der Niere oder des Harnleiters entwickeln durch Ansammeln von Blut und Harn im perirenalen oder periureteralen Bindegewebe. Der Flüssigkeitserguß kapselt sich unter Bildung bindegewebiger Schwarten ab und bildet eine cystische, der Niere anliegende Geschwulst (Abb. 244).

Die souveräne diagnostische Methode bei der Hydronephrose ist die *Röntgenuntersuchung*. Die Leeraufnahme ergibt naturgemäß keinen Aufschluß. Trotzdem muß sie immer einer Kontrastfüllung vorausgeschickt werden. Die Steine, die übersehen wurden, weil die Leeraufnahme vor dem Pyelogramm unterblieb, könnten einen schweren Lastwagen füllen! (s. Abb. 207 und 208.)

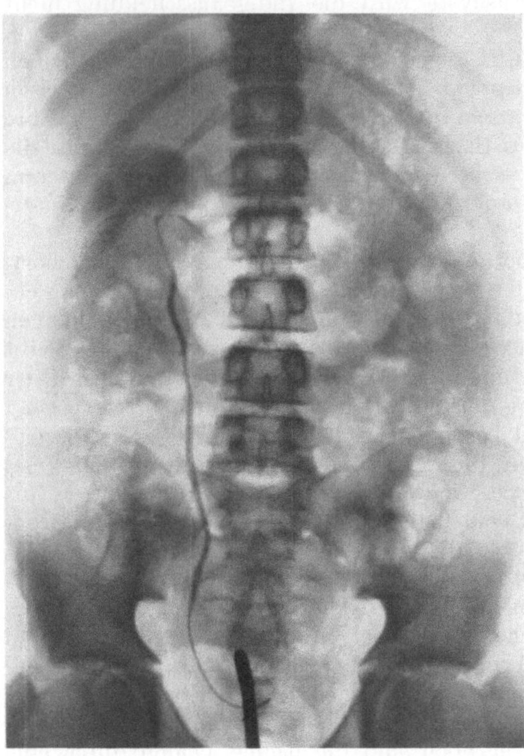

Abb. 244. Pseudohydronephrose nach Nierenruptur. Der palpatorisch als Niere imponierenden cystischen Geschwulst sitzt die eigentliche Niere wie eine Haube auf

Die grundlegende Untersuchung bei der Hydronephrose ist die *Ausscheidungsurographie*. Sie gibt uns jeden wünschenswerten Aufschluß über den Grad und den Ort der Stauung, nicht immer aber über den Grund derselben. Naturgemäß braucht Kontrastmittel, das in ein erweitertes und mit Urin gefülltes Nierenbecken fließt, eine gewisse Zeit, um sich mit dem Urin zu mischen und eine genügende Konzentration zu erzielen für eine klare Darstellung. Besteht Verdacht auf eine Hydronephrose, müssen Spätaufnahmen angefertigt werden, oft noch $1^1/_2$ bis 2 Std nach der Injektion. Bei guter Funktion der gestauten Niere wird allerdings schon nach einigen Minuten nach Beendigung der Injektion Kontrastmittel in den Kelchen zu sehen sein, nur das Nierenbecken füllt sich langsam. Wenn bei langem Warten überhaupt keine Ausscheidung des Kontrastmittels auf der geschädigten Seite zu sehen ist, ist anzunehmen, daß die Atrophie des Nierenparenchyms so weit fortgeschritten ist, daß eine plastische Operation nach dem Gesetz der renal counterbalance (S. 413) keine Aussicht mehr auf Erfolg hat und einzig die Nephrektomie indiziert ist. Hüten muß man sich allerdings vor einer Fehlinterpretation! Wie schon im allgemeinen Kapitel über Röntgendiagnostik erwähnt wurde, wird eine Niere während der Kolik anurisch. Machen wir bei einer Hydronephrose ein Urogramm während der Kolik, werden wir keine Ausscheidung erhalten, währenddem wir schon am nächsten Tag beim schmerzfreien Patienten eine prächtige Ausscheidung sehen.

Leicht ist natürlich das Erkennen einer großen, fortgeschrittenen Hydronephrose. Schwierig ist das Abgrenzen von pathologischen und physiologischen Bedingungen am Beginn der Entwicklung.

Nicht das vergrößerte Nierenbecken ist das Charakteristikum der Hydronephrose, sondern die Stauung, die verzögerte Entleerung, der Restharn im

Nierenbecken. Ein ampulläres Nierenbecken, das sich rasch entleert, dessen Ureter in normaler Weise mit peristaltischen Wellen dargestellt wird, ist keine Hydronephrose, sondern eine physiologische Variation (Abb. 245). Ein gleichgroßes Nierenbecken, das bei einer Spätaufnahme noch Kontrastmittel enthält, während die gesunde Niere schon völlig entleert ist und bei dem der Ureter nicht dargestellt ist, ist eine Hydronephrose, die der operativen Behandlung bedarf (Abb. 246 und Abb. 247). Wird die Hydronephrose durch ein Hindernis am Ureterabgang hervorgerufen, z.B. durch ein abnormes Gefäß, ist im Urogramm der Ureter in seiner oberen Hälfte sozusagen nie dargestellt. Es scheint mir dies ein wichtiges und zu wenig bekanntes diagnostisches Zeichen (Abb. 248).

Ein Wort sei noch der *kleinen schmerzhaften Hydronephrose* gewidmet. So werden Nieren bezeichnet, die ein ampulläres Nierenbecken, keinen oder nur ganz vorübergehenden Restharn aufweisen und den Träger der Affektion mit häufigen Nierenkoliken plagen. Der Name scheint mir unglücklich gewählt, und ich ziehe die Bezeichnung *spastische Dyskinesie* vor. Die Obstruktion ist durch Spasmus erzeugt, vorübergehend, hinterläßt keine Spuren und weist keine Progression auf. Sie findet eine Parallele bei den Darmspasmen; hier spricht man ja auch nicht von Ileus! Die Diagnose ist

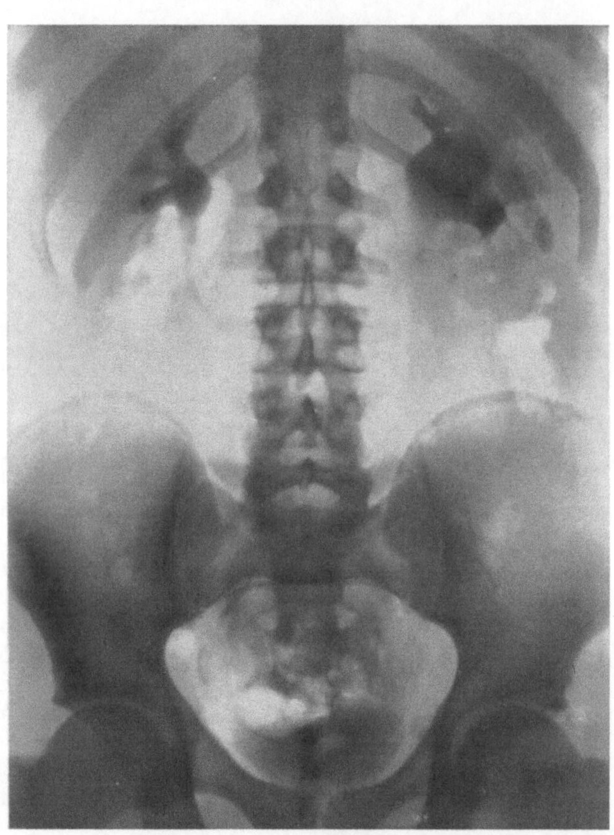

Abb. 245

schwierig und fast nur per exclusionem zu stellen. Eventuell kann durch die Pyeloskopie die spastische Obstruktion nachgewiesen werden. Die Annahme, daß die spastische Dyskinesie auf einer subklinischen Tetanie oder Spasmophilie beruhe, ist verlockend, aber nicht bewiesen. Die Behandlung ist die des vermuteten Grundleidens; AT 10, Calcamin und Calcium haben gelegentlich Erfolge. ALLEMANN empfahl beim Ureterabgang in der Art der Ramstedtschen Operation eine extramuköse Incision der Muscularis in der Längsrichtung des Ureters zu machen. Bei entzündlichen Erkrankungen des Nierenbeckens, die ja oft mit Spasmen verbunden sind, sind diese dyskinetischen Koliken besonders häufig. Ob es sich lohnt, dabei von einer entzündlichen Dyskinesie zu sprechen, sei dahingestellt.

Ist durch die Ausscheidungsurographie die Hydronephrose festgestellt, kann durch die *retrograde Pyelographie* noch zusätzlich Information für das operative

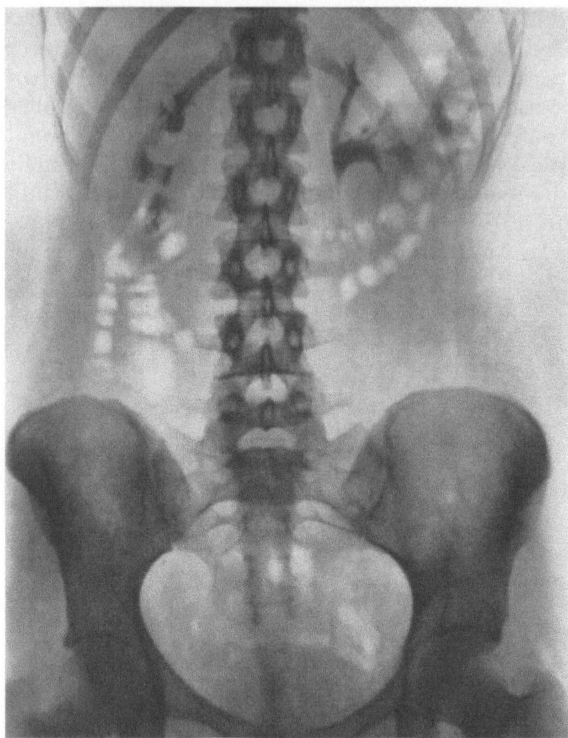

Abb. 246. 12 min nach der intravenösen Injektion des Kontrastmittels sind links normale Verhältnisse zu sehen, rechts sind wenig erweiterte Kelche gut gefüllt

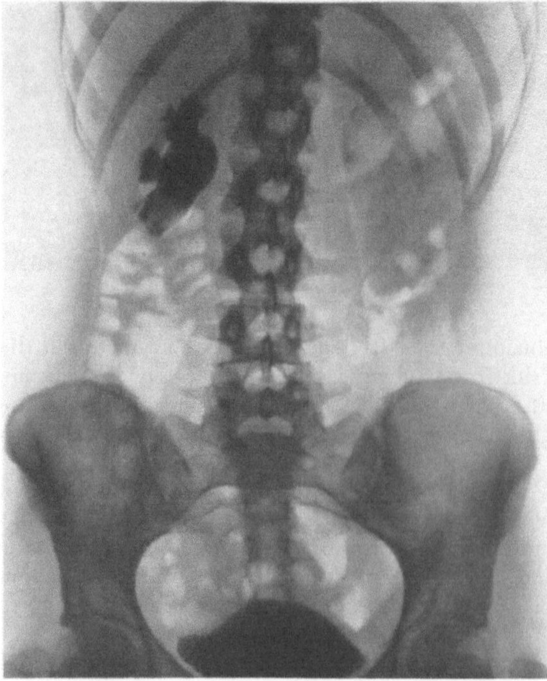

Abb. 247. Derselbe Fall nach 3 Std. Linke Niere entleert, die rechte ist noch voll dargestellt (Restharn im Nierenbecken)

Vorgehen gewonnen werden. Sie ist imstande, uns über den Sitz und die Art des Hindernisses aufzuklären (Abb. 249). Wertvoll ist das retrograde Ureteropyelogramm vom Ureterostium aus mit der olivenförmigen Chevassu- oder Woodruff-Sonde, wenn ein Hindernis im Verlauf des Ureters vermutet wird. Auch so wird am Beginn der Operation noch Zweifel über die genaue Art des Hindernisses (abnormes Gefäß, Sporn- oder Schlingenbildung, Striktur), infolgedessen auch über das operative Vorgehen bestehen. Die instrumentelle Röntgenuntersuchung der Harnorgane bei der Hydronephrose ist also eine ganz sekundäre Untersuchungsmethode. Andererseits ist sie von erheblicher Gefahr für den Patienten begleitet. Bei jeder retrograden Pyelographie besteht Infektionsgefahr. Diese ist besonders groß, wenn im Nierenbecken sich gestauter Urin befindet, der ein ideales Milieu für eingebrachte Bakterien bedeutet. Eine Infektion der Hydronephrose hat deletäre Folgen und verschlechtert die Aussichten auf einen guten Erfolg plastischer Operationen ungeheuer. Es ist deshalb auf meiner Abteilung unbedingte Vorschrift, daß retrograde Pyelographien erst am Tag vor der Operation gemacht werden dürfen. Tritt in diesem Moment eine Infektion ein, ist das Unglück nicht so groß; nach der plastischen Operation ist sowieso für ungehinderten Abfluß gesorgt, und die Infektion verliert ihre Malignität.

Therapie. Die Bildung einer Hydronephrose verursacht nicht nur Schmerzen, sie führt auch mit Sicherheit über kurz oder lang zum funktionellen Verlust der erkrankten Niere. Die Behandlung der Hydronephrose hat also ein doppeltes Ziel: Sie soll nicht nur durch Beseitigung der Harnstauung im Nierenbecken den Kranken von seinen Beschwerden befreien, sie soll auch die von Druckatrophie bedrohte Niere funktionstüchtig erhalten. Eine solche wahre Heilung der Hydronephrose ist nur zu erreichen, solange die hydronephrotische Niere durch die

Harnstauung nicht allzu geschädigt, ihr Parenchym einer erheblichen sekretorischen Leistung noch fähig ist.

Die Behandlung der Hydronephrose verspricht deshalb um so eher einen vollen Erfolg, je früher sie einsetzt.

Unblutige Heilverfahren vermögen nur in besonderen Fällen dauernde Beseitigung der Harnstauung im Nierenbecken zu erzielen. Ich zitiere als Beispiel: Abgang eines Uretersteines durch konservative Behandlung, Koagulation einer Ureterocele, Heilung einer tuberkulösen Ureterstriktur durch Chemotherapie, Dauerkatheter bei Prostatahypertrophie, Dilatation einer Urethrastriktur.

Liegt das Hindernis des Harnabflusses am oberen Ureterende oder im Nierenbecken selbst, dann schlagen Versuche einer unblutigen Heilung der Hydronephrose fast immer fehl. Eine regelmäßige Entleerung des Nierenbeckens durch den Ureter-

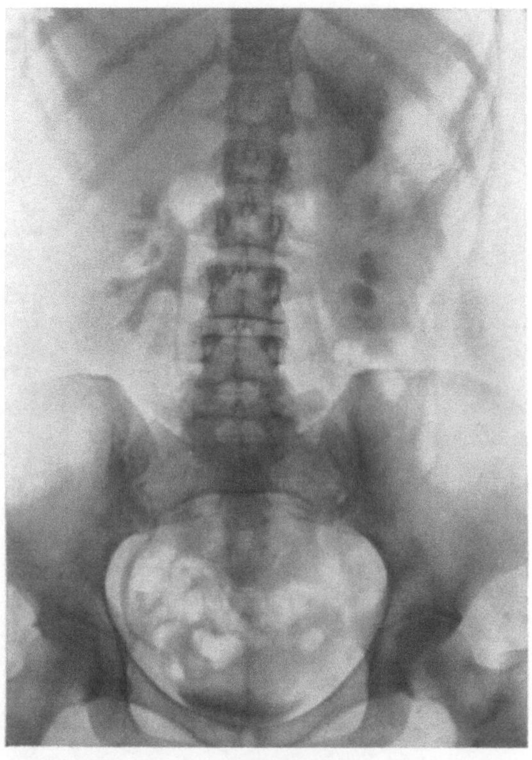

Abb. 248

katheter vermag wohl die Gefahr der Rückstauung zu vermindern, die Entwicklung der Hydronephrose zu verzögern. Sie bringt bei nichtinfizierten Hydronephrosen die Gefahr der Infektion und ist besser zu unterlassen.

Wenn eine Wanderniere eine intermittierende Hydronephrose verursacht, kann das Tragen einer Stützbinde, verbunden mit gymnastischen Übungen und einer Mastkur die Niere wieder an ihren normalen Platz bringen und die Hydronephrose beseitigen. Eine Punktion der Hydronephrose darf nur in ganz besonders gearteten Ausnahmefällen gemacht werden und wurde von mir noch nie angewendet. Sie bringt die Gefahr der perirenalen Harninfiltration.

Eine wirkliche Heilung der Hydronephrose bringen in der Regel nur *operative Eingriffe.* Bevor man einem Patienten die Operation empfiehlt, ist die *Indikationsstellung* genau zu überlegen (Abb. 250, 251).

Ist eine Operation überhaupt nötig ? Im großen ganzen wird diese Frage bejaht werden. Ablehnen werden wir die Operation, wenn an der Diagnose Zweifel bestehen, wenn eine symptomlose, nichtinfizierte Hydronephrose zufällig bei einem alten Menschen entdeckt wird, wenn der Patient einen schlechten Allgemeinzustand oder ein Leiden hat, das nur noch eine kurze Überlebenszeit erwarten läßt.

Eine *Nephrektomie* ist zu empfehlen, wenn die Niere hochgradig zerstört ist. Als Wegweiser wird uns die sorgfältig interpretierte Ausscheidungsurographie dienen. Bei rein einseitigem Leiden, bei infizierter Niere werden wir uns leicht zur Nephrektomie entschließen. Bei doppelseitiger Hydronephrose ist der Entscheid schwieriger. Ich empfehle zuerst an der besseren Seite die plastische

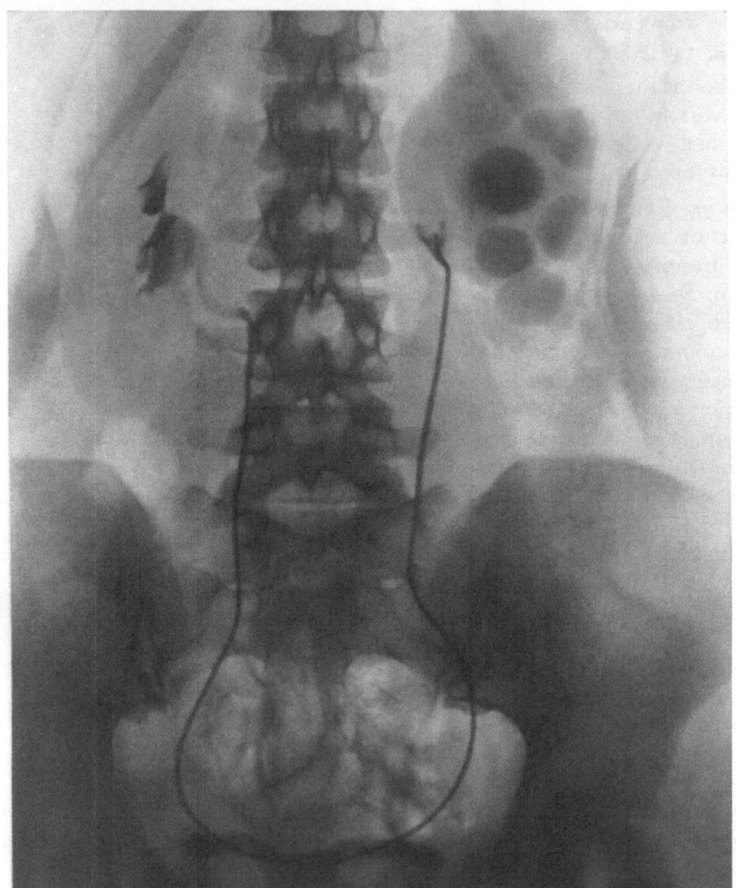

Abb. 249. Retrograde Darstellung einer großen Hydronephrose. Auswärts Nephrektomie empfohlen

Operation zu machen, um in der postoperativen Periode die, wenn auch stark reduzierte Sekretionskraft der schwerer erkrankten Niere zur Verfügung zu haben. Diese Sekretionskraft kann im Notfall durch Anlegen einer Nierenfistel gesteigert werden. Die Nephrektomie ist auch bei ganz großen Hydronephrosen meist technisch leicht auszuführen, wenn am Beginn der Operation der Hydronephrosensack durch Aspiration entleert wird. Wünscht man ein schönes Demonstrationspräparat, kann man den Ballon nach der Operation ja ohne weiteres wieder aufblasen.

Die ideale Heilung der Hydronephrose bilden aber nur die *organerhaltenden plastischen Eingriffe*. Die Anzahl der empfohlenen Operationsmethoden ist Legion;

dies liegt einerseits an der Vielzahl der gefundenen Abflußhindernisse, andererseits auch an der Eitelkeit der Autoren, die gerne ihren Namen mit einer Operationsmethode verknüpft sehen würden und sich dabei nicht scheuen, eine alte Operationsmethode frisch anzustreichen und unter ihrem Namen zu publizieren.

Unter den Abflußhindernissen am Ureterabgang das bekannteste ist das *abnorme Gefäß*. Dieser abnorme Verlauf kommt durch eine frühzeitige Aufsplitterung der Nierenarterie zustande, die einen Ast direkt zum unteren Pol schickt (Abb. 252). Dieser Gefäßstrang besteht in der Regel aus einer Arterie

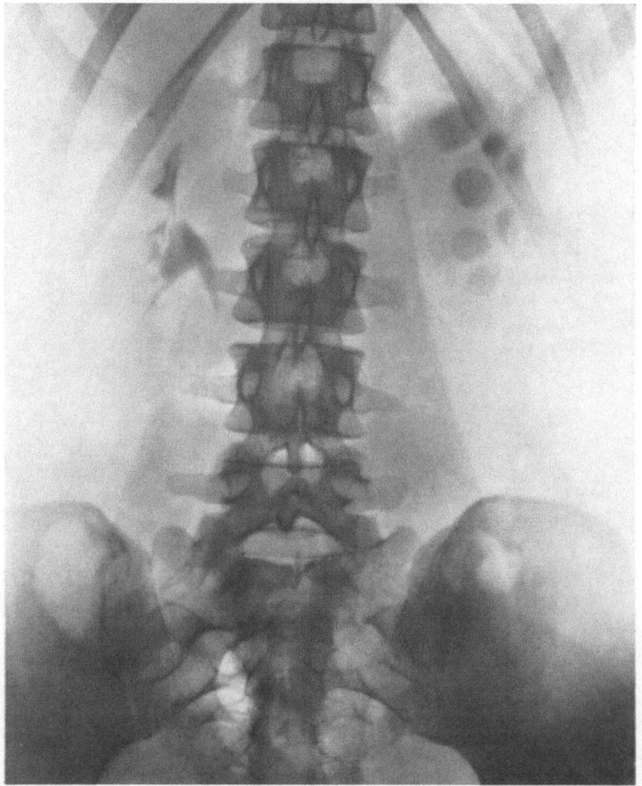

Abb. 250. Die Ausscheidungsurographie erlaubt die Indikationsstellung zu einer plastischen Operation

und einer oder 2 Venen. Als Regel darf gelten, daß dieser abnorm verlaufende Gefäßstrang zum unteren Pol als Ursache für die Hydronephrose in Frage kommt, wenn das Gefäß die Frontalebene der Niere kreuzt, also wenn das Gefäß hinter dem Harnleiter zur Vorderseite der Niere oder umgekehrt verläuft. Selbstverständlich gibt es viele Ausnahmen. Oft findet man bei der Operation einen Befund, der leicht zu deuten ist. Der Ureter ist am abnormen Gefäß wie aufgehängt, darüber gestaut, darunter schlank, nach Durchtrennen des Gefäßes und einer Ureterolyse sind die Verhältnisse ganz normal geworden. Hier kann an der ätiologischen Bedeutung des Gefäßstranges kein Zweifel bestehen. Oft findet man den Gefäßstrang an der verengten Stelle vorbeigehen, ohne daß man sich von einer eigentlichen Schnürwirkung überzeugen kann. Nach Durchtrennen des Gefäßes bleibt noch eine Verengerung des Ureters übrig. Hier sind an der ätiologischen Bedeutung des abnorm verlaufenden Gefäßstranges Zweifel erlaubt.

QUINBY hat eine interessante Hypothese aufgestellt. Wäre es nicht möglich, daß Aktions-
ströme der abnormen Arterie den unmittelbar anliegenden Ureter zu Dauerspasmen reizen
und so zur Obstruktion führen?

Das nächsthäufige Hindernis ist die *Spornbildung* am Ureterabgang (siehe
Abb. 243). Diese Spornbildung entsteht durch eine allzu hohe Insertion des Ureterabganges als Mißbildung, aber auch sekundär durch Erweiterung des Nieren-

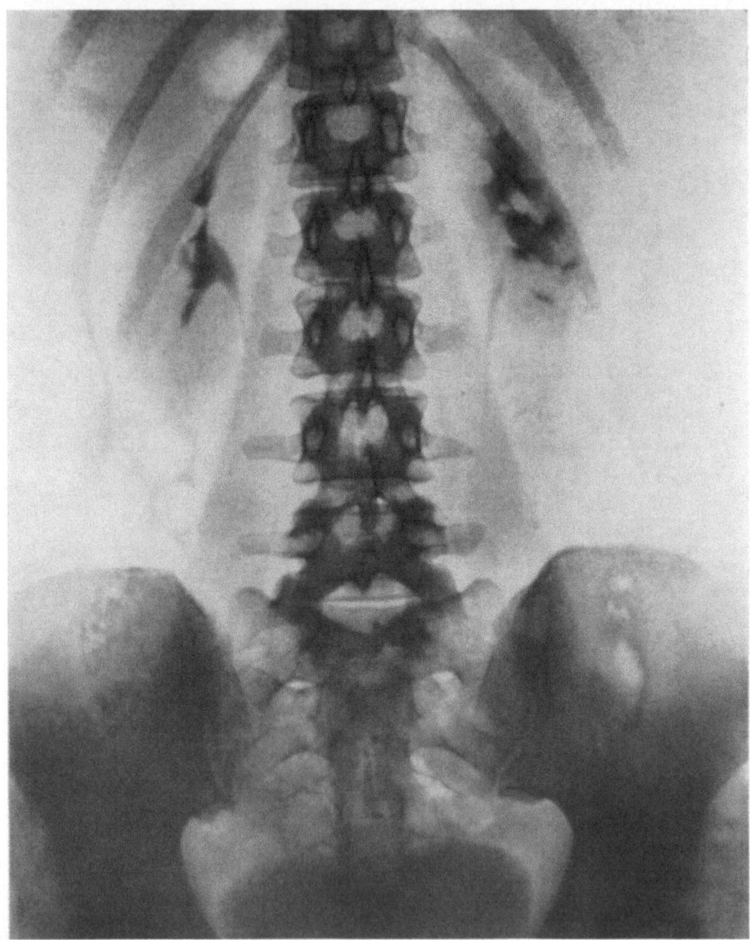

Abb. 251. Kontrolle 6 Monate nach dem Eingriff zeigt die Berechtigung des konservativen Vorgehens

beckens an seinem caudalen Ende, wodurch erst der Ureterabgang nach oben
gerückt wird.

Andere Hindernisse spielen eine geringere Rolle: Striktur des Ureters, Schlingenbildung infolge zu tiefer Lage der Niere mit sekundärer Fixation der Schlingen
durch Verwachsungen, fibröse Periureteritis usw. Sehr oft sind gleichzeitig
mehrere Ursachen zu finden, und es ist nicht klar, welche Störung primär und
welche sekundär war.

Es ist selbstverständlich, daß sich die Operationsmethode, die zum Zweck die
Wiederherstellung eines normalen Abflusses hat, nach der Natur des Hindernisses
richten muß.

Einige allgemeine Prinzipien sollten dabei im Auge behalten werden. Der Zweck der Operation ist der ungestörte Abfluß und nicht das Erhalten eines möglichst schönen postoperativen Pyelogramms. Dies macht die Resektion des Nierenbeckens in den meisten Fällen unnötig. Eine Resektion ist nur nötig, wenn sie einen verbesserten Abfluß bezweckt, z. B. wenn durch die Resektion der Abgang des Ureters an die unterste Stelle des Nierenbeckens verlegt wird. Werden Ureter und Nierenbecken zum Zwecke eines plastischen Eingriffes eröffnet, ist postoperativ für freien Urinabfluß zu sorgen, da durch den Eingriff für mehrere Tage ein Ödem, eine Schwellung eintritt, die den Abfluß hemmt. Diese postoperative Störung des Abflusses kann sich durch sehr heftige Koliken bemerkbar machen und das Resultat der Operation in Frage stellen. Den postoperativen freien Abfluß garantieren die Pyelostomie oberhalb der Plastik, die Nephrostomie und die Schienung der Operationsstelle mit Hilfe eines Dauerkatheters. Ich vermeide, wenn möglich, das Belassen eines Fremdkörpers an der Operationsstelle und ziehe die Vornahme einer Nephrostomie vor. Das Belassen eines Drains in der Niere bis zum Verschwinden des Ödems an der Operationsstelle hat mit großer Wahrscheinlichkeit eine Infektion des Nierenbeckens zur Folge. Bei ungestörtem Abfluß heilt diese Infektion in den Wochen nach der Operation mit oder ohne Antibiotica aus und hinterläßt keinen Schaden. Anders ist es, wenn als Operation die Durchtrennung eines abnorm

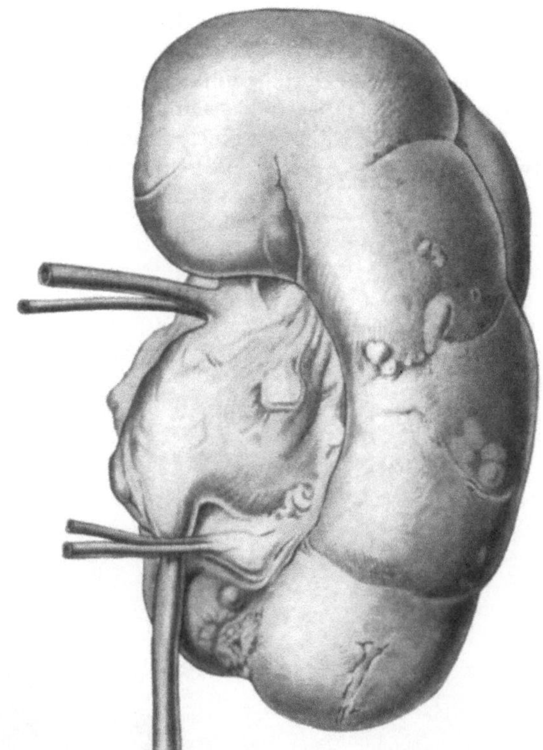

Abb. 252. Beginnende Hydronephrose infolge Gefäßkreuzung des Ureters

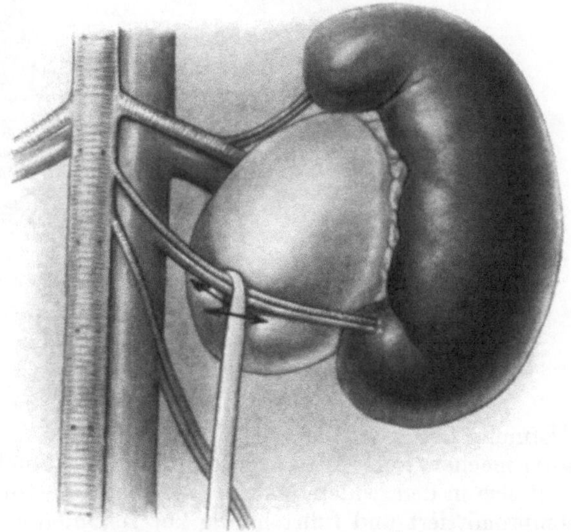

Abb. 253. Hydronephrose durch akzessorischen Gefäßstrang. Pfeile geben Resektionsstellen am Ureter an

verlaufenden Gefäßes gewählt wird. Dies ist in geeigneten Fällen ein logischer
Eingriff. Wir dürfen aber nicht vergessen, daß Nierenarterien Endarterien sind,
und daß deshalb ihre Durchtrennung einen anämischen Infarkt eines Nierenteiles
zur Folge hat. Ist dieser Nierenteil klein, nicht mehr wie $^1/_5$ der Niere, ist
seine Opferung im Interesse einer sicheren und kurzen Heilung gestattet. Mit
Durchtrennung der Arterie sollte aber nicht noch ein plastischer Eingriff mit

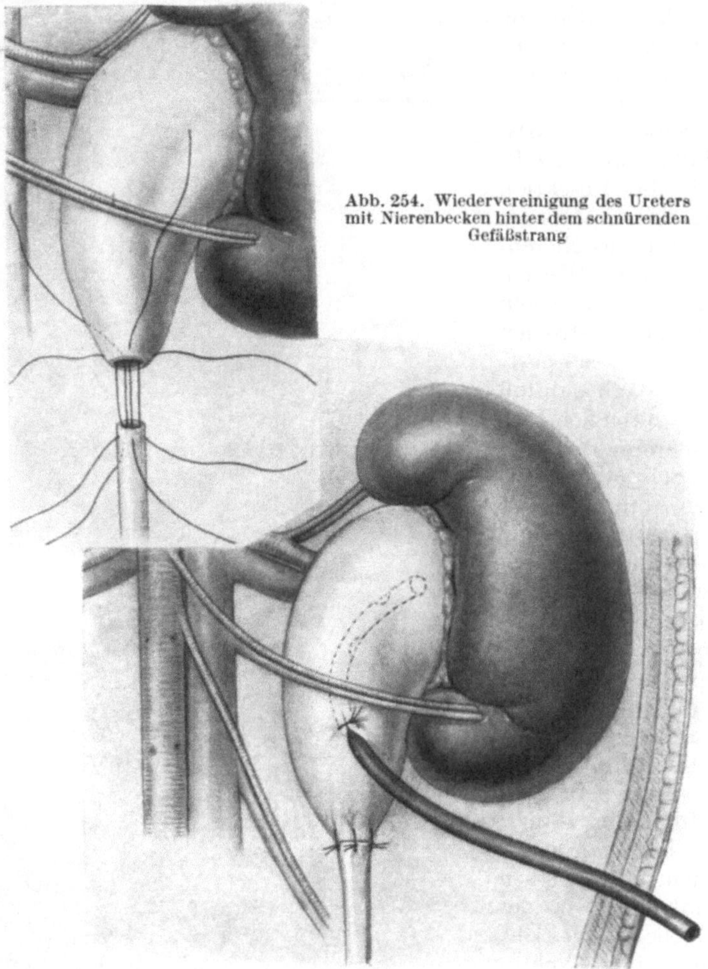

Abb. 254. Wiedervereinigung des Ureters
mit Nierenbecken hinter dem schnürenden
Gefäßstrang

Abb. 255. Drainage des Nierenbeckens

Eröffnung des Nierenbeckens und des Ureters, die eine postoperative Drainage
nötig machen, kombiniert werden. Trifft eine Infektion den anämischen Infarkt,
setzt sich in dem widerstandslosen Gewebe die Infektion fest, das Resultat wird
kompromittiert und führt häufig zur sekundären Nephrektomie. Ist die Kombination beider Eingriffe nicht zu vermeiden, dann sollte der anämische Infarkt
sofort mit einer partiellen Nephrektomie entfernt werden.

Es ist nicht die Aufgabe dieses Lehrbuches, all die mannigfaltigen plastischen
Operationen zur Erweiterung des Ureterabganges, der Anastomose und Neueinpflanzung zu beschreiben. Es sei mir gestattet, an Hand von 3 Zeichnungen auf

eine Operationsmethode hinzuweisen, die uns gute Resultate gegeben hat und die etwas in Vergessenheit geraten ist (Abb. 253, 254, 255).

Neben diesen wiederherstellenden Eingriffen gibt es noch weitere, sekundäre Operationsmethoden, die sehr oft als Ergänzung angewendet werden müssen. Durch die Schnürung ist der Ureter sehr oft in Schlingen gelegt und in diesen Schlingen mit der Umgebung verwachsen. Diese Adhäsionen müssen selbstverständlich vor Beendigung der Operation gelöst und dem Ureter seine freie Beweglichkeit wiedergegeben werden. Als einziger Eingriff ist die *Ureterolyse* nur selten berechtigt, nämlich, wenn die Stenose ausschließlich durch eine fibröse Periureteritis hervorgerufen wurde.

Etwas Ähnliches gilt für die *Nephropexie.* Zur Streckung eines aus seinen Verwachsungen gelösten Ureters, zur Erzielung einer Kippung der Niere angewendet, die einen besseren Abflußwinkel erzielen soll, weist sie gute Erfolge auf. Als einzige Operationsmethode hat sie nur Berechtigung, wenn die Nephroptose einzig an der intermittierenden Hydronephrose schuld ist. Da ist sie logisch. Wird sie aber angewendet, wenn zur Enttäuschung des Operateurs das gesuchte Hindernis nicht gefunden wird und man doch etwas Aktives machen möchte, sind die Resultate so schlecht, wie man sie erwarten kann.

Gelegentlich kann eine Entnervung am Nierenstiel oder die Längsspaltung der Muscularis am Ureterabgang bei spastischer Dyskinesie angezeigt sein.

Als Resultat ist nicht das Verschwinden der Erweiterung des Nierenbeckens zu erwarten. Dies tritt nur ein, wenn eine Resektion des Nierenbeckens vorgenommen wurde. Die Ausscheidung der Niere aber wird besser, das Kontrastmittel wird rascher ausgeschieden, der Restharn ist verschwunden, infolgedessen füllt sich das Nierenbecken rascher, der Ureter zeichnet sich in normalen peristaltischen Wellen. Die Hauptsache: Der Patient wird beschwerdefrei, das noch nicht atrophische Nierengewebe erholt sich, hypertrophiert, neue Schädigungen des Nierenparenchyms durch Rückstauung sind nicht zu erwarten. Rezidive treten nicht ein; sie sind einzig bei Fortdauer einer entzündlichen Periureteritis zu befürchten.

2. Pyonephrose

Infiziert sich der Inhalt einer Hydronephrose oder staut sich im Nierenbecken vordem infizierter Harn, so entsteht eine eitrige Stauungsgeschwulst der Niere. Nie bleibt bei diesem Zusammentreffen von Harnstauung und von Infektion die Entzündung auf das Nierenbecken beschränkt, stets wird das Nierengewebe am Entzündungsprozesse mit beteiligt.

Für die Gestaltung des Krankheitsbildes der eitrigen Stauungsgeschwulst der Niere ist von Belang, ob die Infektion in einer hydronephrotischen Niere sich entwickelt *(infizierte Hydronephrose)* oder in einer noch nicht durch Harnstauung veränderten Niere *(primäre Pyonephrose).* Das anatomische Bild der beiden Formen ist sehr verschieden, weniger das klinische.

Bei der *infizierten Hydronephrose* sind viele krankhafte Veränderungen gleich wie bei der aseptischen Hydronephrose. Es gesellen sich aber zu den durch die Harnstauung bedingten Druckschädigungen des Nierengewebes auch solche entzündlicher Art. In dem erweiterten Nierenbecken ist die Schleimhaut gerötet, gequollen, oft von kleinen Hämorrhagien durchsetzt, nicht selten an einzelnen Stellen geschwürig und granulös (Abb. 256). Statt wie bei der aseptischen Hydronephrose ein wäßrig-klarer Inhalt, findet sich bei der infizierten Hydronephrose im Nierenbecken ein trüber, mehr oder weniger stark eitriger, übelriechender Urin, der auf der Schleimhaut oft dichte Beläge oder gar Inkrustationen erzeugt. Im interstitiellen Gewebe des Nierenparenchyms bilden sich

herd- oder streifenförmige, mehr oder weniger ausgedehnte Leuko- und Lymphocyteninfiltrate. In den Harnkanälchen bewirkt die Entzündung starke Degeneration und Abschilferung der Epithelien, reichliche Leukocytendurchwanderung
der Wandung. Vielenorts schmilzt das Nierengewebe ein; es entstehen unregelmäßige, über die Niere zerstreute Abscesse. Die Nierenhüllen sind bei infizierter
Hydronephrose in der Regel nicht sehr stark entzündlich verändert; sie sind nur
selten Sitz para- und epirenaler Abscesse.

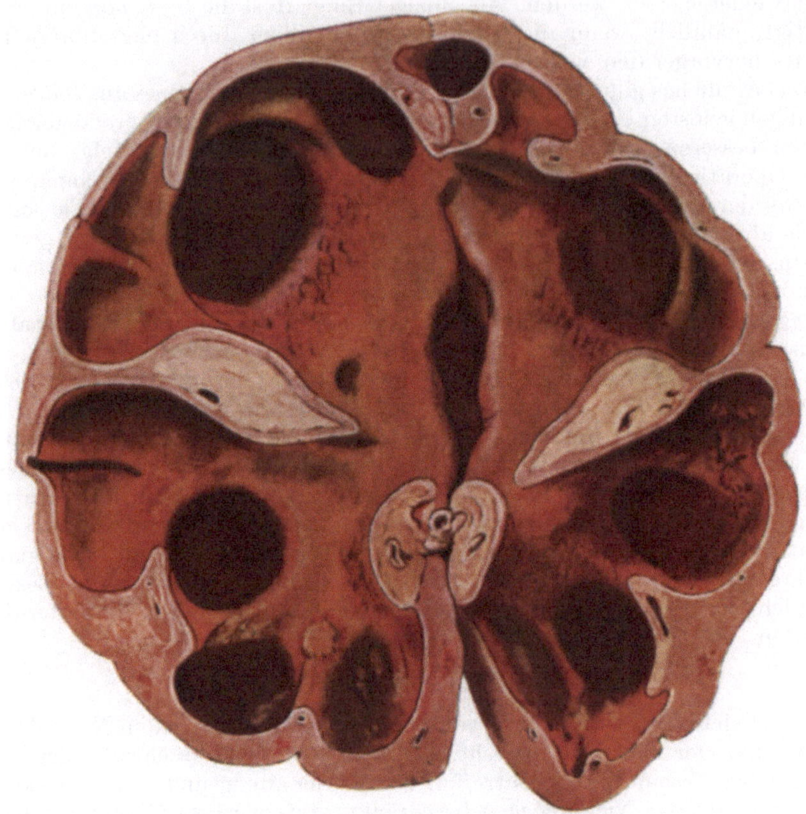

Abb. 256. Pyonephrose

　　Bei der *primären Pyonephrose* stehen die Folgen der Sekretstauung hinter
den entzündlichen Zerstörungsprozessen zurück. Statt des großen, ein- oder
mehrkammerigen, zur Hauptsache aus dem erweiterten Nierenbecken gebildeten
Sackes wie bei infizierter Hydronephrose bildet die primäre Pyonephrose eine
Stauungsgeschwulst, bei der das Nierenbecken verhältnismäßig wenig gedehnt
und zudem mehr intra- als extrarenal gelegen ist (Abb. 257). Die rings um das
Nierenbecken gelagerten Nischen und Höhlen sind nicht wie bei der infizierten
Hydronephrose zur Hauptsache durch die Erweiterung der Calices und Abplattung der Markkegel entstanden, sondern mehr durch entzündlichen Zerfall
des Nierenparenchyms. Die Höhlen, mit einem Granulationsgewebe ausgekleidet, stehen manchmal nur durch einen feinen Gang mit dem Nierenbecken
in Verbindung oder sind gegen dieses gar völlig abgeschlossen. Zwischen diesen
Höhlen im Nierengewebe, die oft größer als das Nierenbecken sind, bleiben
die Bertinischen Säulen lange Zeit erhalten. Diese sind gegen die zerstörenden

Entzündungsprozesse wegen ihres reichen Gehaltes an großen Gefäßen und an derbem Bindegewebe widerstandsfähiger als das bindegewebsarme Parenchym der Markkegel und der Rinde. Die Kavernen sowie auch das Nierenbecken und die Nierenkelche enthalten dünn- oder dickflüssigen Eiter. Die Höhlenwandung ist in alten Pyonephrosen oft belegt mit einer dünnen, der Unterlage fest anhaftenden Inkrustationsschicht. Manchmal liegen in den Höhlen oder im Nierenbecken bröckelige Phosphat- und Carbonatsteine, hin und wieder auch weiche, von Phosphaten und Carbonaten durchsetzte Detritus- und Eiterballen. Nicht immer haben alle Kavernen den gleichen Inhalt. Da sie nicht alle unter sich oder mit dem Nierenbecken in Verbindung stehen, sind die einen mit dickeitrigem, krümeligem, andere mit wäßrig-eitrigem Inhalt gefüllt.

In der primären Pyonephrose setzt das Nierenparenchym dem Eindringen und Ausbreiten der Bakterien weniger Widerstand entgegen als in der infizierten Hydronephrose, in der vor der Infektion die Druckwirkung des gestauten Harns das Parenchym sklerotisch machte. Deshalb entwickeln sich bei einer primären Pyonephrose rascher und häufiger als bei der infizierten Hydronephrose Abscesse in der Nierenrinde, wie auch in den Nierenhüllen. Diese werden bei der primären Pyonephrose frühzeitiger als bei der infizierten Hydronephrose schwartig verdickt. Sie hindern sehr bald die respiratorische Beweglichkeit der Niere, erschweren auch die operative Auslösung des Organs. Die primäre Pyonephrose bildet durchschnittlich weniger große Stauungsgeschwülste als die infizierte Hydronephrose, einerseits weil bei ihr das Nierengewebe infolge der

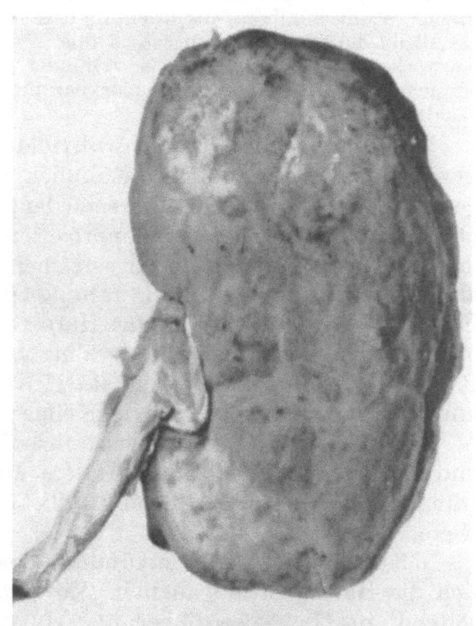

Abb. 257. Stein-Pyonephrose durch Coliinfektion mit Infarkt- und Absceßbildung

interstitiellen Infiltration und der frühzeitigen Schwartenbildung in den Nierenhüllen weniger leicht durch den gestauten Urin gedehnt wird, und andererseits weil die entzündliche Schädigung und teilweise eitrige Einschmelzung des Parenchyms die Harnsekretion bald vermindert.

Bei der primären Pyonephrose entwickeln sich nicht nur in den Nierenhüllen, sondern auch längs des Ureters fibrosklerotische Wucherungen. Der Ureter wird in ein starres Rohr verwandelt und stark verdickt. Diese perirenalen und periureteralen Schwarten können große Geschwulstmassen bilden, in denen die eitrig zerfallene Niere manchmal wie ein verhältnismäßig kleiner Kern in gewaltig dicker Schale liegt. Bei der infizierten Hydronephrose ist die perirenale Schwartenbildung gering oder fehlt ganz; der Ureter bleibt in der Regel dehnbar und beweglich.

Zur *Ursache* der *Harnstauung* im Nierenbecken werden bei der primären Pyonephrose, wo der Stauung die Infektion vorausging, vor allem die entzündlichen Veränderungen der Nierenbecken- und Ureterwandung. Diese schwächen nicht nur die harnaustreibenden Kräfte, sie führen auch zeitweilig zu einer Verlegung der Abflußwege durch entzündliche Schwellung der Schleimhäute oder durch

Eiter- und Schleimballen oder gar durch Konkremente. Bei der infizierten Hydronephrose finden sich dieselben Abflußhindernisse wie bei einer aseptischen Hydronephrose.

Symptome. Die klinischen Symptome der Pyonephrose sind nur, soweit sie durch die Harnstauung bedingt werden, den Merkmalen der Hydronephrose ähnlich.

Es entsteht bei der Pyonephrose eine allerdings nicht immer von außen fühlbare *Vergrößerung der Niere*, selten schmerzlos, in der Regel verbunden mit ziehenden oder kolikartigen Schmerzen (Stauungskrise).

Ein Großteil der fühlbaren Tumorbildung ist besonders bei der primären Pyonephrose durch die gewaltige, perirenale Schwartenbildung bedingt. Die Niere selbst ist oft viel kleiner, als die fühlbare Anschwellung der Nierengegend hätte vermuten lassen.

Bleibt die eitrige Stauungsgeschwulst wegen ihres kleinen Volumens oder weil sie durch Verwachsungen am Tiefersinken verhindert ist, hinter den Rippen verborgen, so macht sie sich palpatorisch immerhin bemerkbar durch eine deutliche Spannung der sie umgebenden Lendenmuskulatur.

Wenn auch durch Geschwulstbildung sowie Art und Ort der Schmerzen der aseptischen Hydronephrose ähnlich, ist von dieser die infizierte Harnstauungsgeschwulst doch in vielem verschieden. Der Urin ist, statt wie bei der Hydronephrose klar, bei der Pyonephrose eitrig-trübe. Er enthält mehr Eiweiß als dem Eitergehalt entspricht; er setzt beim Stehen sehr rasch ein starkes Sediment ab, das in der Regel auffällig rahmig-eitrig ist, massiger als bei Cystitis. Außer Eiter und Detritus enthält das Harnsediment Epithelien der Harnwege, zudem oftmals rote Blutkörperchen, hyaline und gekörnte Cylinder. Nie fehlen in ihm Bakterien; meist sind es Colibakterien oder Staphylokokken, seltener Streptokokken oder andere pathogene Keime.

Zur Pyonephrose gesellt sich sehr oft eine *Cystitis* mit häufigem Urindrang und schmerzhafter Miktion. Andere Male allerdings widersteht die Blase der Infektion, trotz des ständigen Einfließens von bakterienhaltigem Urin aus der Niere.

Neben den lokalen Entzündungserscheinungen in den Harnwegen macht sich die Harninfektion auch in *Störungen des Allgemeinbefindens* des Kranken geltend, in Unwohlsein, vermindertem Appetit, belegter Zunge, träger Verdauung, in Abmagerung, Herzstörungen, vor allem auch in Neigung zu *Fieber*. Die Körpertemperatur ist häufig dauernd erhöht, bei anderen Kranken nur zeitweilig. Steigert sich die Harnstauung im Nierenbecken durch irgendeine Ursache (vermehrte Schwellung der Nierenbecken- oder der Harnleiterschleimhaut, stärkere Knickung oder Verstopfung des Harnleiters), so ruft diese anfallsweise Steigerung der Harnstauung bei der Pyonephrose nicht nur, wie bei der Hydronephrose, Kolikschmerzen und peritoneale Reizerscheinungen hervor, sie bedingt auch steil ansteigendes, oft mit Schüttelfrost einsetzendes Fieber mit schweren Störungen des Allgemeinbefindens. Wird zu Beginn eines solchen Fieberschubes das Blut verimpft, so geht in der Kultur häufig dieselbe Bakterienart auf, die im Harn des Kranken nachzuweisen ist. Eine solche, allerdings meist nur kurz dauernde *Bakteriämie* weist darauf hin, daß die Pyonephrose die Gefahr schwerer Pyämie in sich birgt. Diese Gefahr ist bei der primären Pyonephrose größer als bei der infizierten Hydronephrose, weil durch das Parenchym der Pyonephrose die Bakterien und deren Toxine leichter in die Blutwege gelangen als durch die sklerotische Wandung der infizierten Hydronephrose.

Während der Anfälle von stärkerer Harnverhaltung in der Pyonephrose hellt sich der Blasenharn auf, in scheinbarem Widerspruch zu der sonstigen Verschlimmerung des Krankheitsbildes. Dies erklärt sich leicht. Im infizierten Nierenbecken wird der eitrige Harn verhalten; in der Blase sammelt sich fast ausschließlich der Harn der zweiten, gesunden Niere. Der Blasenharn ist deshalb klarer; er wird aber unter Abfall von Schmerzen und Fieber sofort wieder stark trübe und eiterhaltig, sobald die Harnstauung in der Pyonephrose nachläßt, die eitrige Stauungsgeschwulst sich wieder reichlicher nach der Blase zu entleert.

Der *Verlauf* der Pyonephrose ist meist ein langwieriger. Zeiten leidlichen Befindens des Kranken wechseln mit Perioden starker Schmerzen, hohen Fiebers und allgemeiner septischer Erscheinungen. Die stets weiterschreitende, entzündliche Zerstörung des Nierengewebes verbindet sich nicht selten mit der Bildung bindegewebiger Schwarten, kleineren oder größeren perirenalen Abscessen, die als Folge einer Bakterienverschleppung durch die Lymphbahnen oder durch eine gedeckte Perforation eines eitrigen Nierenherdes entstehen. Es kann auch ein offener Durchbruch der Pyonephrose nach außen oder nach dem Darme zu erfolgen. Dies mag vorübergehend eine Besserung im Befinden des Kranken bringen, aber zur Heilung führt ein solcher Durchbruch nie; im Gegenteil, die ihm folgende Mischinfektion der Niere steigert die Gefahr allgemeiner Sepsis. Bei langem Bestande der eitrigen Stauungsgeschwulst dickt sich deren Inhalt allmählich ein; er wird in einzelnen Höhlen lehm- oder kittartig. Zudem bilden sich auch nicht selten sekundäre Nierensteine, die zur Hauptsache aus kohlensaurem und phosphorsaurem Kalk bestehen.

Nach weitgehender Zerstörung des Nierenparenchyms verödet manchmal die Lichtung des Harnleiters; die Pyonephrose verliert ihre offene Verbindung mit der Harnblase. Der Blasenharn kann bei derart *geschlossenen Pyonephrosen* vollkommen klar werden, frei von Eiter, ausnahmsweise auch frei von Eiweiß. Eine flüchtige Untersuchung des Kranken möchte glauben lassen, die Pyonephrose sei spontan geheilt. Die eitrige Sackniere ist aber nur von der Blase, nicht von den Blut- und Lymphbahnen abgeschlossen. Ihre Toxine wirken deshalb weiter schädigend auf den Organismus ein; sie können zu Myokarditis, trüber Schwellung der drüsigen Organe, schließlich auch zu Amyloidose führen.

Die *Diagnose* einer Pyonephrose liegt auf der Hand, wenn neben der fühlbaren Vergrößerung einer Niere Pyurie festzustellen ist.

Fehlt das eine oder das andere dieser beiden Hauptmerkmale, sei es die Nierenschwellung oder der Eiterharn, so wird die Diagnose schwieriger.

Fehlt eine fühlbare Größenzunahme der Niere, fehlen auch, wie dies bei Pyonephrose nicht so selten vorkommt, merkliche Schmerzen in der Lendengegend, so kann die Pyurie als Zeichen einer Cystitis oder des Einbruchs eines der Blase benachbarten Eiterherdes, einer Prostatitis, Appendicitis, Parametritis, Salpingitis usw. gedeutet werden. Ist die Pyurie aber als renalen Ursprungs erkannt, so spricht ein massiges Eitersediment im Harn für Pyonephrose; bei Pyelonephritis ist das Sediment flockiger und geringgradiger.

Ist eine Vergrößerung der Niere festzustellen, dabei aber der Harn klar und eiterfrei, so weist dies eher auf Nierentumor, Hydronephrose oder Cystenniere als auf Pyonephrose hin. Und doch kann auch dieses Krankheitsbild bei Pyonephrose entstehen, wenn die Eiterniere gegen die Blase vollkommen abgeschlossen ist, wenn nur der Harn der gesunden Niere zur Ausscheidung kommt.

In allen solchen Zweifelsfällen bringt die Cystoskopie verbunden mit der Indigocarminprobe und dem Ureterenkatheterismus Klarheit in die Diagnose. Schon die einfache Cystoskopie läßt häufig entscheiden, wo die Quelle der Pyurie sitzt. Zeigt die Blase ein normales Bild, keine Entzündung der Schleimhaut, keine Einbruchstelle vereiterter Adnexe, so zwingt dieser negative Befund zur Schlußfolgerung, daß der mit dem Harn ausgeschiedene Eiter aus der Niere stammt. Die Cystoskopie erlaubt zudem oft, den Eiterabfluß aus dem Ureter deutlich zu sehen. Geringe Eiterbeimischung zu dem aus den Ureteren austretenden Harn sind allerdings im cystoskopischen Bilde nicht zu bemerken, wohl aber die starke Pyurie, die bei Pyonephrose die Regel ist. Es ist mit dem Cystoskope zu sehen, wie kleine Eiterbröckel und Eiterfetzen mit dem Harnstrahle aus dem Harnleiter geschleudert werden, ähnlich Geschossen aus einem Rohre (Abb. 258). Bei hochgradiger Pyonephrose wird der Eiter sogar wurmförmig aus dem Ureter ausgepreßt wie Zahnpasta aus einer Tube (Abb. 259).

Beweist nicht schon die Art des Eiterabflusses aus dem Ureter (wurmförmig oder in großen Bröckeln), daß die renale Infektion zu schweren Einschmelzungsprozessen in der Niere geführt hat, so ist der Erkrankungsgrad der infizierten Niere durch die Indigoprobe einigermaßen zu beurteilen. Erscheint bei der Chromocystoskopie die Indigoausscheidung beidseitig normal, so darf aus diesem Zeichen guter Funktionsfähigkeit beider Nieren gefolgert werden, daß die Infektion noch nicht zu einer Pyonephrose, sondern erst zu einer Pyelonephritis ohne

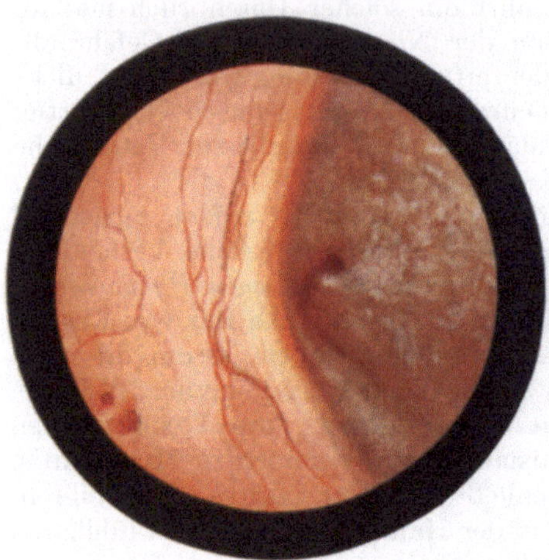

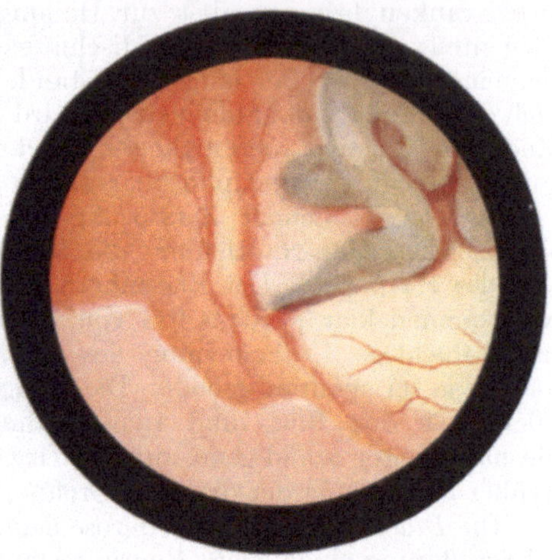

Abb. 258. Mit Eiterbröckel und -fetzen vermischter Harnstrahl

Abb. 259. Eiterwurm aus dem Ureter am Blasenboden aufgerollt und teppichförmiger Eiterbelag der Blasenschleimhaut

Harnstauung und ohne starke Parenchymschädigung geführt hat. Scheidet aber die Eiterniere Indigo wesentlich verzögert aus, so läßt dies auf eine entzündliche Einschmelzung des Nierenparenchyms oder auf eine erhebliche Harnverhaltung im Nierenbecken schließen. Noch genaueren Aufschluß über den Zustand der Nieren gibt der Ureterenkatheterismus und die dadurch ermöglichte chemische und mikroskopische Untersuchung der beiden getrennten Nierensekrete. Der Grad des Funktionsausfalles in der kranken Niere ist durch vergleichende Kryoskopie der beiden gleichzeitig abgesonderten Nierensekrete zu bestimmen, und die Größe der Harnverhaltung ist durch Sondierung und Eichung des Nierenbeckens genau zu bemessen.

Bessere Auskunft über Grad und Form der Nierenbeckenausweitung gibt die Pyelographie. Bei intravenöser Einspritzung des Kontrastmittels haftet ihr keine Gefahr mechanischer Verletzung der infizierten Harnwege an; sie ist schon deshalb bei Pyonephrose der transvesicalen Pyelographie vorzuziehen, außerdem auch, weil sie besser als diese abgeschlossene Kavernen im Nierengewebe erkennen läßt.

Die Nierentuberkulose, die ein der banalen Pyonephrose sehr ähnliches Krankheitsbild erzeigen kann, ist durch den Bakterienbefund im Urin und auch durch die bei der Cystoskopie oft nachweisbaren, typischen, entzündlichen Veränderungen der Blasesnchleimhaut zu erkennen.

Bei geschlossener Pyonephrose bieten sich ganz eigene diagnostische Schwierigkeiten. Bei ihre kann in der Nierengegend ein Tumor fühlbar, der Urin klar und eiterfrei sein. Wegen dieses Harnbefundes wird die gefühlte Nierenschwellung leicht gedeutet als Neubildung der Niere, als Nierencyste oder Hydronephrose. Vor diesem Irrtum schützt die Chromocystoskopie. Fehlt auf der Seite der kranken Niere, wie dies bei der geschlossenen Pyonephrose stets der Fall ist, jede Ausscheidung von Indigo, überhaupt jegliche Ausscheidung von Nierensekret, so fällt in der Diagnose Nierenneoplasma, Nierencyste und offene Hydronephrose außer Betracht; denn bei diesen Krankheiten wird, wenn auch die Indigoausscheidung manchmal fehlt, immerhin Harn aus der kranken Niere in die Blase abgesondert. Von der geschlossenen Hydronephrose unterscheidet sich die geschlossene Pyonephrose durch den Palpationsbefund. Die geschlossene Hydronephrose bildet eine Geschwulst mit elastischer Wandung und freier, respiratorischer Beweglichkeit; bei der geschlossenen Pyonephrose ist durch die perirenale Entzündung die Beweglichkeit des Tumors gering oder fehlend, ihre Konsistenz infolge entzündlicher, perirenaler Schwartenbildung derb.

Bei einer Hydronephrose wird die Blutkörperchensenkungsgeschwindigkeit normal, bei Pyonephrose stark erhöht sein.

Von der geschlossenen, nichtspezifischen Pyonephrose unterscheidet sich die geschlossene tuberkulöse Pyonephrose durch den cystoskopischen Befund. Bei der geschlossenen tuberkulösen Niere finden sich in der Blase, auch wenn diese momentan nicht mehr tuberkulös ist, doch häufig sternförmige, ins Blaseninnere vorspringende Narbenstränge; solche finden sich nur nach Entzündungen tuberkulöser Natur, nie nach banalen Infektionen der Blase. Bei Frauen mit geschlossener tuberkulöser Pyonephrose läßt zudem meist die von der Scheide aus fühlbare Verdickung des Ureters die tuberkulöse Natur der Pyonephrose vermuten.

Die *Prognose* einer Pyonephrose ist stets sehr ernst. Selbstheilungen sind nicht zu erwarten. Je länger die Pyonephrose besteht, um so mehr droht dem Kranken die Gefahr fortschreitender Kachexie und allgemeiner Sepsis. Die Pyonephrose bedroht das Leben des Kranken auch durch Urämie, und zwar selbst, wenn sie rein einseitig ist; denn auch bei einseitiger Pyonephrose wird die zweite Niere mehr und mehr in ihrer Funktion gestört. Die aus der Pyonephrose in den Kreislauf gelangenden Eiter- und Bakterientoxine verursachen in der nichtinfizierten zweiten Niere toxisch-nephritische Veränderungen, schließlich auch amyloide Entartung. Niereninsuffizienz und Urämie sind die Folge. Diese Gefahr bleibt, auch wenn der Blasenharn durch Abschluß der Pyonephrose eiterfrei geworden ist.

Therapie. Jede Pyonephrose muß ihrer rasch wachsenden Gefahren wegen möglichst frühzeitig zielbewußt behandelt werden. Es genügt nicht, die Infektion der Niere zu bekämpfen, es muß auch die Harnstauung im Nierenbecken beseitigt werden.

Durch *Harnantiseptica* ist das Ziel nicht zu erreichen. Ihre Verabreichung verbunden mit zeitweiligen Trinkkuren der Wässer von Wildungen, Passugg, Vichy usw. vermindert wohl häufig, besonders bei infizierten Hydronephrosen, wenig bei primären Pyonephrosen, Eiter- und Bakteriengehalt des Urins und mildert zeitweilig alle Krankheitserscheinungen. Diese Medikamente beheben aber die Harnstauung nicht. Sie vermögen deshalb auch nie eine Heilung der eitrigen Stauungsgeschwulst zu erzielen oder auch nur schwere Begleiterscheinungen des Leidens zu verhindern.

Nierenbeckenspülungen mit oder ohne länger dauernder Drainage des Nierenbeckens durch den Ureterkatheter bringen auch nur vorübergehende Besserung, nie Heilung der Pyonephrose. Selbst als Notbehelf sind sie nur berechtigt, wenn

der eitrige Nierenharn noch so dünnflüssig ist, daß er leicht durch den Ureterkatheter abfließt. Bei dickflüssigem Eiter sind Nierenbeckenspülungen immer
zwecklos.

Zur Heilung der Pyonephrose und infizierter Hydronephrose sind ausnahmslos
operative Eingriffe nötig.

Plastische Operationen zur Beseitigung der Harnstauung haben bei allen
infizierten Stauungsgeschwülsten natürlich geringere Aussicht auf Erfolg als
bei aseptischer Harnstauung. Die Infektion hindert die Verheilung der Nähte
am Nierenbecken. Immerhin sind Vollerfolge bei infizierten Stauungsgeschwülsten
der Niere wiederholt gemeldet worden. Sie können aber nur erhofft werden,
wenn es sich um eine sekundär infizierte Hydronephrose, nicht um eine primäre
Pyonephrose handelt. Der Versuch, durch eine plastische Operation die Harnstauung und die Infektion im Nierenbecken zu beseitigen, wird zudem nur
gewagt werden dürfen, wenn noch reichlich gesundes Nierenparenchym vorhanden
ist, wenn zudem die Infektion nicht sehr virulent ist und vor allem, wenn im
Nierengewebe noch nicht viele Eiterherde sitzen, sondern die Infektion mehr nur
auf das Nierenbecken und die Calices beschränkt ist. Man wird sich aber auch
dann zu dem in seinem Erfolge immer etwas zweifelhaften Eingriff nur entschließen, wenn eine Erkrankung beider Nieren zu möglichst weitgehend kon-
servativem Vorgehen drängt. Bei vollständig gesunder zweiter Niere ist in der
Regel die Nephrektomie dem Versuche konservativer Behandlung der eitrigen
Stauungsgeschwulst vorzuziehen. Dem Versuche einer Heilung durch plastische
Operationen soll immer als Vorbereitung Verabreichung der geeigneten Sulfonamide und Antibiotica vorausgehen.

Die *Nephrotomie* gewährt bei Pyonephrose Heilungsaussichten nur dann,
wenn durch den Eingriff auch das Hindernis des Harnabflusses aus dem Nierenbecken (Nierenstein, Knickung des Ureters, entzündliche Infiltration der Nieren-
becken- und Ureterwandung) beseitigt werden kann. Andernfalls bleibt nach
der Nephrotomie eine lumbale Nierenfistel zurück, durch welche dauernd Harn
abfließt, und durch welcher einer Mischinfektion der Niere die Türe offensteht.

Die Wirkung 'der Nephrotomie bei eitriger Stauungsgeschwulst der Niere
ist sehr verschieden, je nachdem es sich um eine infizierte Hydronephrose oder
eine primäre Pyonephrose handelt.

Bei der infizierten Hydronephrose, bei der das überdehnte Nierenbecken mit
den erweiterten Calices in breiter, offener Verbindung steht, im Nierengewebe
selbst nur wenig Eiterherde sind, schafft der Nierenschnitt eine gute Entleerung
des eitrigen Sackinhaltes. Die Entlastung des Organs von Bakterien und deren
Toxinen ist so weitgehend, daß eine erhebliche Besserung sowohl der Nierenfunktion wie des Allgemeinbefindens des Kranken oft zu erzielen ist.

Bei der primären Pyonephrose bringt die Nephrotomie fast nie einen ähnlichen
Erfolg. Bei ihr sind die eitrigen Entzündungsherde des Nierenparenchyms
gegenseitig abgeschlossen oder doch nur durch enge Gänge in Verbindung.
Selbst ein ausgedehnter Nierenschnitt wird deshalb nie alle oder auch nur die
Mehrzahl dieser Infektionsherde eröffnen. Die Entlastung des Organs und des
ganzen Kreislaufs von Toxinen durch den Nierenschnitt bleibt ungenügend.
Diese zu bessern durch möglichst weitgehende scharfe und stumpfe Eröffnung
der neben dem Nierenschnitt liegenden Eiterhöhlen, bringt die Gefahr starker
operativer oder postoperativer Blutung, zudem die Gefahr der Pyämie durch
Aussaat von Keimen in die vielen frisch eröffneten Lymph- und Blutbahnen.

Die Nephrotomie ist ihrer geringen Heilungsaussichten wegen bei Pyonephrose immer nur als Notbehelf zu betrachten. Als solcher kommt sie in Frage,
wenn die Insuffizienz der zweiten Niere oder ein sehr schlechter Allgemein-

zustand des Kranken die Exstirpation der Eiterniere momentan verbietet und doch andererseits das Befinden des Kranken eine möglichst rasche Entleerung des in der einen Niere gestauten eitrigen Harns verlangt. Eine Drainage des Nierenbeckens durch Ureterkatheter ist bei solchen Kranken meist ungenügend. Durch die Nephrotomie wird der Gesamtorganismus in seiner Intoxikation oft so weitgehend entlastet, daß sowohl die vordem schweren Zirkulationsstörungen schwinden als auch die toxischen Insuffizienzerscheinungen der zweiten Niere. Wenige Wochen nach der Nephrotomie wird dadurch oftmals die vorher kontraindizierte Nephrektomie erfolgreich ausführbar *(sekundäre Nephrektomie)*.

Da die Nephrotomie nur den Zweck hat, den intrarenalen Druck durch Minderung der Harn- und Eiterstauung herabzusetzen, nicht aber, alle Entzündungsherde der Niere zu eröffnen, soll die Operation möglichst wenig eingreifend gestaltet werden. Man soll sich begnügen, die Nierenoberfläche nur eben weit genug freizulegen, um durch einen wenige Zentimeter langen Einschnitt von der Konvexität aus das Nierenbecken zu eröffnen und zu drainieren. Eine vollständige Freilegung oder gar eine Luxation der Niere ist unbedingt zu unterlassen. Die Operation würde dadurch unnötig eingreifend; sie würde zudem durch die postoperative perirenale Narbenbildung die später vorzunehmende Nephrektomie stark erschweren.

Die *Nephrektomie* ist die zweckmäßigste Behandlung der Pyonephrose. Sie beseitigt mit einem Schlage den schweren Infektionsherd und damit die Gefahren der Bakteriämie und allgemeiner septischer Intoxikation. Unerläßliche Vorbedingung ist genügende Sekretionsfähigkeit der zweiten Niere; eine völlige Unversehrtheit der zweiten Niere ist aber nicht zu verlangen. So verbieten z. B. toxisch-nephritische Veränderungen der zweiten Niere die Nephrektomie nicht, solange sie nicht zur Insuffizienz des Organs geführt haben. Sie machen im Gegenteil die Exstirpation der Pyonephrose dringlich. Wenn aber diese toxischen Schädigungen zur Insuffizienz der zweiten Niere geführt haben, dann ist vorerst bloß die Spaltung der Eiterniere vorzunehmen; später, wenn sich die zweite Niere funktionell erholt hat, die sekundäre Nephrektomie.

Die Nephrektomie ist wegen der bei Pyonephrose häufig sehr ausgedehnten perirenalen Schwartenbildung oft ein technisch recht schwerer, mit einem erheblichen Operationsschock verbundener Eingriff. Trotzdem darf weder starke Schwartenbildung noch der Nachweis perirenaler Abscesse als Gegenanzeige des Eingriffs gelten. Nur starke Herzstörungen und Insuffizienz der zweiten Niere verbieten die Exstirpation der Eiterniere. Die Nephrektomie bei Pyonephrose soll stets extraperitoneal ausgeführt werden. Derbe Verwachsungen machen aber häufig ein Einreißen des Peritoneums unvermeidlich. Nicht selten ist wegen breiter Verschmelzung der perirenalen Schwarten mit dem Peritoneum eine umschriebene Resektion des letzteren von der Lumbalwunde aus notwendig. Die dabei entstehende Peritoneallücke muß stets durch Naht wieder geschlossen werden. Wegen Unverschieblichkeit und hoher Fixation der Eiterniere ist zur Freilegung ihres oberen Poles nicht selten die Resektion der 12. oder 11. Rippe nötig. Die subperiostale Auslösung der Rippen muß mit größter Vorsicht vorgenommen werden; die Gewebe sind durch die entzündliche Infiltration oft sehr brüchig, die Pleura reißt deshalb leicht an. Die Eröffnung der Pleurahöhle steigert den Operationsschock und bringt zudem die Gefahr des Pleuraempyems. Manchmal nötigt die derbe, perirenale Schwartenbildung zur intracapsulären Auslösung der Eiterniere. Die Stielung der Hilusgefäße wird dadurch erschwert. Durch Spaltung der Kapsel rings um den Nierenhilus gelingt es aber fast ausnahmslos, die Gefäße einzeln zu unterbinden und das Liegenlassen von Gefäßklemmen, den gefährlichen Ersatz der Ligatur, zu vermeiden.

Die Operationswunde soll stets drainiert werden.

Die Mortalität der Nephrektomie bei Pyonephrose ist trotz aller dieser Schwierigkeiten nur ungefähr 5%.

B. Tumoren der oberen Harnwege

1. Pathologie

Die Nierentumoren können in 3 Gruppen eingeteilt werden:

1. epitheliale Tumoren,
2. Tumoren des Bindegewebes,
3. Mischtumoren oder Embryome.

Die erste Gruppe ist bei weitem die wichtigste und kann unterteilt werden in die Tumoren, die im Nierenparenchym, und die Tumoren, die im Epithel des

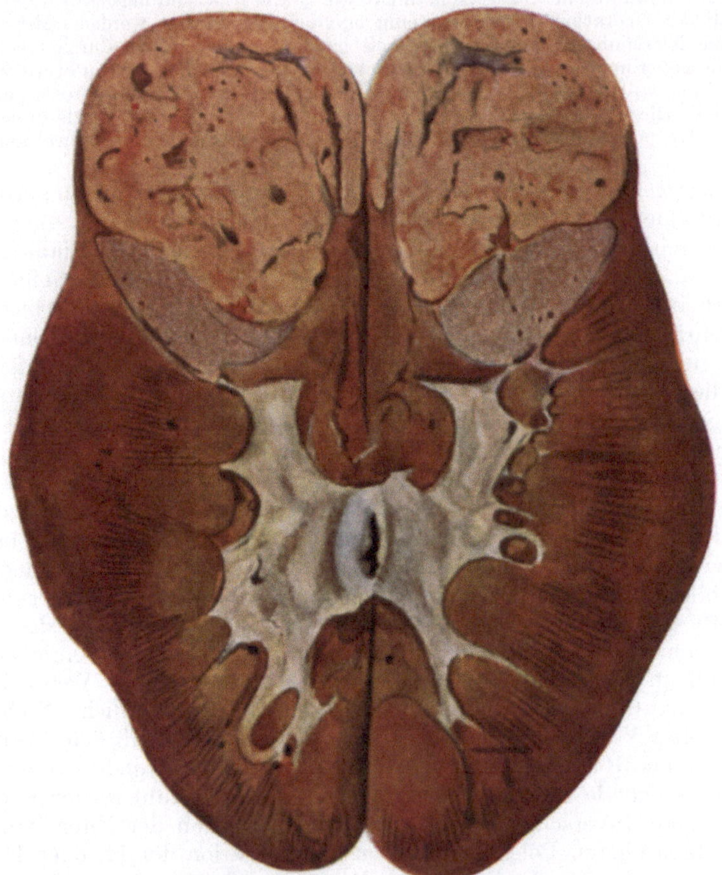

Abb. 260. Polständiges Carcinom der Niere

Nierenbeckens und der Calices entstehen. Die Tumoren des Nierenparenchyms, die aus den Tubulusepithelien entstehen, sind die häufigsten und machen etwa 75% aller Nierentumoren aus. Die Tumoren des Ureters sind identisch mit den Tumoren des Nierenbeckens und werden mit diesen zusammen besprochen. Die Tumoren der Nierenhüllen nehmen eine gesonderte Stellung ein und finden ihre pathologisch-anatomische Darstellung im entsprechenden Unterkapitel.

Metastasen in der Niere sind nicht so selten, geben aber praktisch nie das klinische Bild des Nierentumors und werden nicht besprochen.

a) Die epithelialen Tumoren

Adenome der Niere. Diese gutartigen Tumoren können gelegentlich von klinischer Bedeutung werden, da sie bei der freigelegten Niere bei flüchtiger Betrachtung Tuberkel vortäuschen können. Sie liegen in der Nierenrinde und bilden dort stecknadelkopfgroße oder etwas größere, grauweiße oder gelbliche, scharf umschriebene Knötchen, die wenig oder gar nicht über die Rindenoberfläche vorragen. Sie zeigen bald einen tubulären, bald einen papillären Bau. Ihre Drüsenzellen sind kleinkubisch oder hochzylindrisch und haben ein wabiges, an Fetttropfen reiches Protoplasma. Die Geschwülstchen sind von der Umgebung scharf abgetrennt, haben aber keine eigentliche Kapsel. Sie sind durch ihren Bau leicht von den versprengten Nebennierenkeimen zu unterscheiden, die am oberen Nierenpol als gelbe, kleine Flecke der Nierenrinde ein- oder aufgelagert sind, und die deutlich die palisadenartige Zellenstellung der zona fasciculata der Nebennierenrinde zeigen. Diese versprengten Nebennierenkeime sind früher zu Unrecht als regelmäßiger Ausgangspunkt der Hypernephrome betrachtet worden.

Carcinome. Die *Carcinome des Nierenparenchyms,* obschon bei weitem der häufigste Nierentumor, machen ungefähr 1% aller malignen Geschwülste des Menschen aus. Obschon sie bei Kindern und alten Leuten beschrieben worden sind, findet sich ihre Mehrzahl im 5., 6. und 7. Lebensjahrzehnt. Männer sind doppelt so häufig befallen wie Frauen; es besteht kein Unterschied in der Frequenz zwischen rechter und linker Niere.

Diese Carcinome sitzen bald an den Polen (Abb. 260), bald an der Konvexität der Nierenrinde und dringen keilförmig in die Markschicht ein, wobei sie das gesunde Gewebe zuerst nicht durchwuchern, sondern lediglich auseinanderdrängen. Sie sind von derber oder markiger, stellenweise weicher Konsistenz und meist von knolliger Form. Auf dem Durchschnitt erscheinen sie, wenn auch nicht immer, durch eine dünne, kapselartige Zone vom gesunden Gewebe abgegrenzt. Das überwucherte Adenom, das den Ursprung des Tumors bildet, ist gelegentlich als eine besser abgegrenzte und gleichmäßigere Zone an einer Seite des Carcinoms sichtbar. In der Färbung der Schnittfläche herrscht als Grundton ein Braunrot vor, in dem durch zahlreiche Blutungen vielenorts schwarzrote, an anderen Stellen durch Verfettung des Gewebes buttergelbe, unregelmäßige Flecken eingestreut sind. Die Geschwulst erhält dadurch ein recht buntes Aussehen (Abb. 261). Auf der Schnittfläche fällt mehr wie bei der Betastung von außen die ungleiche Konsistenz auf. Neben derben, häufig strangartigen Teilen liegen weiche, gelatinöse Bezirke mit oft wabenartigem Bau.

In den besser differenzierten Carcinomen kann man histologische Typen unterscheiden, die ungefähr dem verschiedenen Aufbau der Adenome entsprechen: solide Adenocarcinome mit großen, hellen Zellen mit starker Vacuolenbildung und papilläre Cystadenocarcinome. Mischungen beider Typen kommen häufig vor. Weitere Verwischung der Typen kommt vor durch mehr oder weniger große Gewebsnekrosen, durch welche auch in soliden Tumoren Höhlen entstehen, die makroskopisch die Bildung von Cysten vortäuschen. Bei ausgedehnter Nekrose kann ein Gebilde entstehen, das äußerlich einer Cystenniere ähnlich sieht.

Die auffallend hellen Zellen, die für diese Tumoren charakteristisch sind, sind während ihres Lebens mit kristallinen Cholesterolestern beladen. Dieselben Zellen findet man in der normalen Nebennierenrinde. Es ist deshalb nicht verwunderlich, daß GRAWITZ ihren Ursprung in versprengten Nebennierenrindenadenomen suchte und sie *Hypernephrome* nannte. Die Cholesterinester der normalen Nebennierenrinde werden umgewandelt in Corticosteroide; auffallende hormonale

Erscheinungen werden hervorgerufen, wenn diese Corticosteroide in vermehrtem Maße ins Blut abgegeben werden, was bei Tumoren der Nebennierenrinde regelmäßig vorkommt. Das Fehlen dieser hormonalen Erscheinungen beim renalen „Hypernephrom" (Ausnahmen werden nur ganz selten beschrieben) ist der Haupteinwand gegen die Annahme von GRAWITZ. Das Fallenlassen der Theorie von GRAWITZ hat eine Konfusion in der gebräuchlichen Nomenklatur hinterlassen;

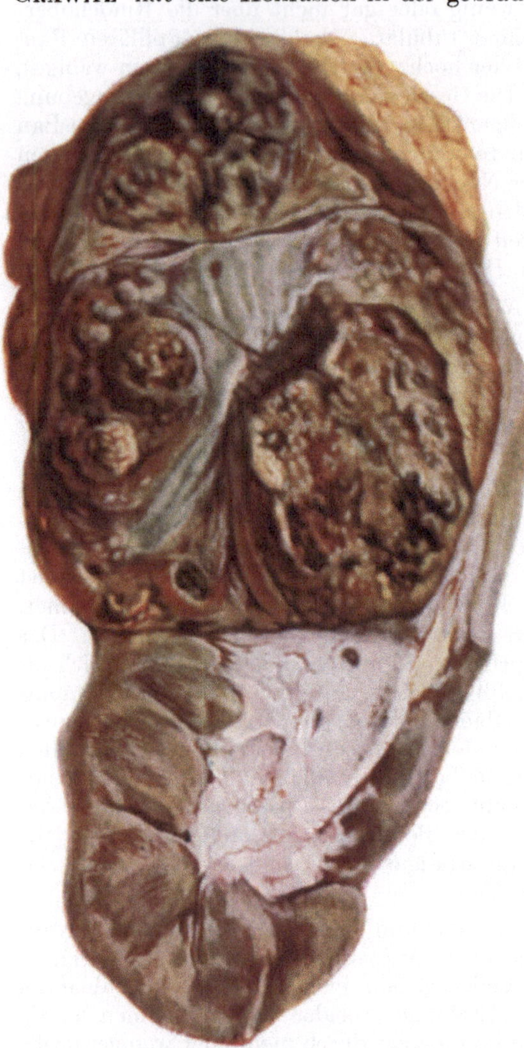

Abb. 261. Hypernephrom mit Verfettung und zahlreichen Blutungen im Gewebe

diese Tumoren werden noch heute ohne Unterschied als Hypernephrome, Hypernephroide, hypernephroide Carcinome, Adenocarcinome der Niere, maligne Nephrome usw. bezeichnet.

Der histologische Bau der Tumoren hat für die Klinik keine Bedeutung. Bei allen anatomischen Abarten finden sich Tumoren, die sehr bösartig sind, rasch wuchern und bald zum Tode führen. Daneben finden sich aber auch Tumoren mit demselben Aufbau, die langsam wuchern und fast als gutartige Geschwülste erscheinen. Aber alle diese Tumoren durchbrechen früher oder später die Nierenkapsel und bilden ausgedehnte, erst die Nierenhüllen, dann aber auch die Milz, Leber, Peritoneum, Darm infiltrierende, schrankenlos wachsende Geschwülste. Sie führen zu einer metastatischen Erkrankung der im Bereich der Niere oder weiter ab im Organismus gelegenen Lymphdrüsen, wobei besonders häufig die Supraclaviculardrüsen klinisch erkennbare Metastasen zeigen. Sehr oft bricht die Nierengeschwulst frühzeitig in die Blutbahn ein und stößt durch die vena renalis Geschwulstzapfen bis in die vena cava vor. Dies erklärt, warum die Hypernephrome so oft zur hämatogenen Metastasierung führen, vorzugsweise in Lungen, Leber und Kno-

chen. Metastasen können aber praktisch in allen Organen gefunden werden, auch in der zweiten Niere und in der Nebenniere. Nicht so selten wird auch das gleichzeitige Auftreten dieser Carcinome in beiden Nieren beschrieben. Metastasen in der Ureterschleimhaut können auf hämatogenem oder lymphogenem Weg entstehen; es ist aber auch denkbar, daß sie durch direkte Verschleppung von in das Nierenbecken durchgebrochenen Geschwulstmassen mit dem Harnstrom zustande kommen.

Epitheliale Tumoren des Nierenbeckens und des Ureters. Diese Tumoren sind
viel seltener als die Carcinome des Nierenparenchyms. Auf 100 Nierentumoren
fallen nur 3—5 Nierenbeckengeschwülste. Diese können in jedem Lebensalter
zur Entwicklung kommen, haben aber ihre größte Häufung wie die Hypernephrome zwischen dem 50. und 70. Lebensjahr (Abb. 262). Nierenbeckensteine
und chronische Infektion scheinen die Nierenbeckenwandung zur Geschwulstbildung zu disponieren. Die ganze Schleimhaut der ableitenden Harnwege,
Calices, Nierenbecken, Ureter und Harnblase ist von Übergangsepithel bedeckt.
Die daraus entstehenden benignen und malignen Tumoren haben deshalb in all
diesen Organen anatomisch eine weitgehende Ähnlichkeit. Die benignen Tumoren,
die aus diesem Epithel hervorgehen, sind *Papillome*, die malignen entweder

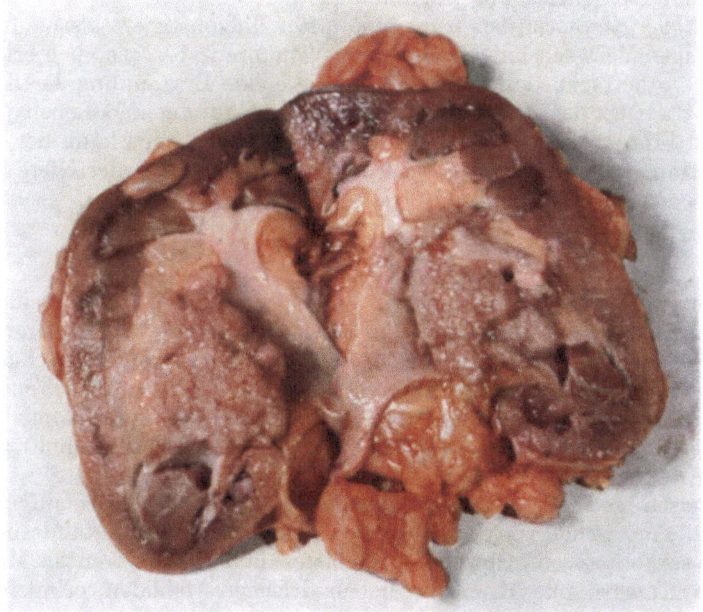

Abb. 262. Papillom des Nierenbeckens mit Übergang in Plattenepithelcarcinom

papilläre oder *solide Carcinome* aus demselben Übergangsepithel oder *Plattenepithelcarcinome.* Die benignen Papillome und die Plattenepithelcarcinome bilden
je etwa $^1/_6$ der Tumoren, die übrigen $^2/_3$ sind die aus Übergangsepithel hervor-
gegangenen Carcinome. Männer sind viermal so oft befallen wie Frauen.

Diese Malignome metastasieren auf dem Blut- und Lymphweg wie alle
malignen Tumoren und setzen Ableger in den zugehörigen Lymphknoten, in
Lunge, Leber und Knochen. Ihr Charakteristikum ist aber die Ausbreitung mit
dem Harnstrom in die unteren Harnwege. Die Tochtergeschwülste auch benigner
Nierenbeckenpapillome haben eine starke Tendenz zu langsamer maligner
Degeneration, was ihre Prognose stark verschlechtert. Die Art der Ausbreitung in
die unteren Harnwege ist unklar. Am wahrscheinlichsten scheinen 2 Theorien.
Nach der ersten reißen sich gelegentlich von der Muttergeschwulst Tumor-
bröckel ab, die sich beim Abgang irgendwo in dem Epithel der Harnwege ein-
nisten und zu wachsen beginnen. Nach der zweiten befindet sich die ganze
Schleimhaut im Zustand einer Präcancerose, und es würde sich um multiple

Primärtumoren handeln. Gegen diese Ansicht spricht die Tatsache, daß Nieren-
becken- und Uretertumoren fast immer nur einseitig vorkommen.

b) Tumoren des Bindegewebes

Gutartige Tumoren des Bindegewebes der Niere haben im allgemeinen nur
anatomisches Interesse. Es kommen *Myome, Lipome, Fibrome* als kleine, umschriebene Knötchen vor. Oft finden sich neben dem hauptsächlichen Gewebe
Einschlüsse von anderem Bindegewebe. Diese Tumoren werden *Hamartome* genannt. Sie gehen aus angeboren mißgebildetem Gewebe hervor und sind eher den
Mißbildungen wie den Tumoren zuzurechnen. *Angiome,* wenn sie ans Nierenbecken
angrenzen, können durch starke Hämaturie klinische Bedeutung erlangen. In der
Literatur sind 100 solche Fälle festgehalten.

Sarkome der Niere wurden früher viel öfter diagnostiziert als heute. Wahrscheinlich lagen Verwechslungen mit Wilms-Tumoren vor, was auch erklärt, daß
die Ansicht vorherrscht, daß Sarkome der Niere eine Erkrankung der Kinder sei.
Nach einer Statistik der Mayo-Klinik besteht eine Häufung im 6. Lebensjahrzehnt.
Es kommen Fibro-, Myo- und Liposarkome vor, gelegentlich kann der Ursprung
aus einem Hamartom nachgewiesen werden. Häufiger als in der Niere entstehen
Sarkome in den Nierenhüllen.

c) Mischtumoren

Im Bestreben, den vor allem in der angelsächsischen Literatur eingeführten
Namen Wilms-Tumor zu ersetzen, sind über 50 Namen vorgeschlagen worden,
worunter Nephroblastom, Embryom der Niere und sarkomatöse Mischgeschwulst
der Niere am häufigsten gebraucht werden. Sie kommen in seltenen Fällen
kongenital vor; ihre größte Häufigkeit ist im 3. Lebensjahr; nach dem 10. Lebensjahr sind sie wiederum selten, obschon gelegentlich ein Fall beim Erwachsenen
beschrieben wird.

Histologisch sind diese Tumoren außerordentlich kompliziert aufgebaut und
enthalten alle möglichen epithelialen und mesenchymatösen Bestandteile. Neben
fibromatös-sarkomatösem Gewebe mit glatter und quergestreifter Muskulatur
finden sich Knorpel und Knochen neben drüsigen Gebilden, primitive Tubuli
und Glomeruli.

2. Carcinom der Niere (Hypernephrom)

Symptome. Die wichtigsten Merkmale des Nierencarcinoms sind: Hämaturie,
eine fühlbar werdende Geschwulstbildung in der Lendengegend, oft Schmerzen
im Bereich der Niere.

Die *Hämaturie* hat die Eigenart, plötzlich, ohne erkennbare Ursache in heftigem
Grade einzusetzen und nach wenigen Stunden oder Tagen ebenso plötzlich wieder
zu schwinden. Sie ist darin der Hämaturie bei Blasentumoren gleich; sie unterscheidet sich von dieser nur durch die Form der mit dem Urin entleerten Blutgerinnsel. Bei der Blasenblutung sind die Blutgerinnsel meist klumpig; oder,
wenn zylindrisch, doch sehr kurz; bei der Nierenblutung sind sie lang, wurmförmig, fast ein Ausguß des Harnleiters. Die Nierenblutung ist, im Gegensatz
zur Blasenblutung, oft von Nierenkolik begleitet, weil der Harnleiter häufig durch
die Blutgerinnsel verstopft und dadurch der Harn im Nierenbecken gestaut wird.
Der Nierenschmerz ist jedoch keine ständige Begleiterscheinung der Nierenblutung. Bei starker Blutung treten fast ausnahmslos Blasenbeschwerden auf.
Die Anstauung großer Blutgerinnsel in der Blase verursacht häufigen Urindrang-

oder gar, wenn die Ausstoßung der Gerinnsel nur ungenügend gelingt, wahre Blasenkrämpfe. Diese auffälligen Blasenbeschwerden bei Fehlen von Nierenschmerzen führen oft zur irrtümlichen Annahme, die Quelle der Blutung liege in der Blase. Dazu wird selbst ein sorgfältiger Beobachter besonders leicht verleitet, wenn beim Nierenkranken der vom Anfang bis zum Ende der Miktion blutig verfärbte Urinstrahl, wie dies vorwiegend bei Blasen- und Prostatablutungen zu beobachten ist, zum Schlusse durch das Auspressen in der Blase liegender Blutklumpen auffällig dickblutig wird. Nicht selten führt die Nierenblutung durch die in der Blase sich stauenden Blutgerinnsel zur Harnverhaltung. Auspumpen der Blase durch einen großen Metallkatheter, selten Entleerung durch sectio alta wird nötig. Sei die Nierentumorblutung stark oder schwach, selten hält sie ununterbrochen wochenlang an wie die Blutung bei Blasentumoren.

Beim Nierentumor liegen zwischen den einzelnen Blutungen monate- oder gar jahrelange Pausen; andere Male folgen sich die Blutungen rasch. Ihre Häufigkeit nimmt im allgemeinen mit dem Wachstum des Nierentumors zu. Neben diesen heftigen Blutungen bedingen die Nierentumoren manchmal ganz geringe, nur mikroskopisch erkennbare Blutabgänge mit dem Harn. Diese geringen Tumorblutungen sind nicht deutlich abhängig von Körperbewegungen wie die Hämaturien bei Lithiasis. Wohl können sie hin und wieder durch körperliche Anstrengung, z.B. einen langen Marsch, ausgelöst werden, aber sie werden nie durch Ruhe so deutlich vermindert wie die Blutungen bei Steinen. Die Quelle der Blutung ist nicht immer das Tumorgewebe selbst, manchmal blutet das noch gesunde, aber durch den Tumor kongestionierte Nierengewebe.

Die Hämaturie stellt sich bei Nierentumoren Erwachsener ausnahmsweise schon im Beginn des Tumorwachstums ein und wird zum Frühsymptom. In der Regel aber erfolgt die Blutung erst bei erheblicher Größe des Tumors, besonders nach dessen Einbruch in das Nierenbecken. Die Hämaturie ist aber trotzdem bei Erwachsenen in mehr als der Hälfte der Fälle das erste klinische Krankheitszeichen der Geschwulstbildung. Dauernd fehlt die Blutung aus dem Nierentumor bei Erwachsenen selten, oft dagegen bei Kindern.

Das zweite wichtige Symptom der Neubildung, eine *fühlbare Vergrößerung der Niere*, wird am ehesten als frühes Krankheitszeichen beobachtet, wenn der Tumor vom unteren Nierenpol ausgeht und nach dem Abdomen zu sich entwickelt. Leider wird dieses wichtige Merkmal oft übersehen, weil die Klagen des Kranken nicht auf ein Nierenleiden hinweisen und deshalb eine sorgfältige Palpation der Niere unterbleibt.

Der Nierentumor ist in der Regel am besten in Rückenlage, ausnahmsweise deutlicher in Seitenlage des Kranken oder sogar bei dessen aufrechter Körperhaltung zu fühlen. Die Neubildung in der Niere zeichnet sich vor anderen Anschwellungen des Organs durch derbe Konsistenz und höckerige Oberfläche aus. Nur selten bleibt die Geschwulst lange im Innern der Niere verborgen, ohne die Oberfläche des Organs deutlich vorzuwölben und zu verformen.

Eine Beurteilung von Größe und Form ist außer durch die Palpation auch durch Röntgenuntersuchung möglich. Schon eine Leeraufnahme des Abdomens erlaubt bei gasfreiem Darm häufig die Umrisse der Nieren recht gut zu beurteilen. Sehr deutlich wird der Nierenumriß durch ein Pneumoretroperitoneum dargestellt.

Das dritte Hauptsymptom des Nierentumors, der *Schmerz*, beschränkt sich manchmal auf ein andauerndes, schmerzhaftes Druckgefühl in der Niere. Kolikartige Schmerzen stellen sich nur ein bei Verstopfung der Harnwege durch Blutgerinnsel. Die Neubildung der Niere kann außerdem recht heftige Schmerzen verursachen durch den Druck ihrer die Nierenkapsel durchwuchernden Teile oder der metastatisch erkrankten Hilusdrüsen auf die Nerven. Es sind neuralgische Schmerzen, die nach der Lende, nach der Leiste und Hüfte, oft auch in die Oberschenkel ausstrahlen. Es treten gelegentlich weitab von der kranken Niere heftige Schmerzen auf infolge von Fernmetastasen des Tumors in Knochen oder in Weichteilen.

Harnveränderungen außer der Hämaturie erzeugt das Neoplasma der Niere nur geringe und wenige. Solche fehlen ausnahmsweise ganz, selbst bei erheblicher Größe der Geschwulst. In der Regel bedingt der Tumor schon frühzeitig eine leichte Albuminurie, die oftmals nach Palpation der Niere vorübergehend merklich zunimmt. Groß wird der Eiweißgehalt, wenn Geschwulstzapfen in das Nierenbecken vorragen, die reichlich eiweißhaltige Gewebeflüssigkeiten in den Urin übertreten lassen. Cylinder finden sich meist nur vereinzelt. Menge und spezifisches Gewicht des Harns bleiben in der Regel normal.

Das Harnsediment enthält bei Nierentumor oft sehr viele verfettete epitheliale, polymorphe Zellen. Für die Tumordiagnose sind sie nur verwertbar, wenn sie in kleinen Verbänden im bindegewebigen Stroma zusammen liegen. Die bei Nierentumor mit dem Urin ab und zu ausgestoßenen, markartigen, weißen oder rötlichgelben Gerinnsel aus geronnenem Tumortranssudat und Geschwulstzellen besitzen auch keine diagnostische Beweiskraft. Sie müssen immerhin den Verdacht auf das Bestehen eines Tumors erregen. Die mikroskopische Untersuchung des Harnsedimentes nach PAPANICOLAU kann dem darin Erfahrenen ziemliche Sicherheit in der Tumordiagnose geben.

Die Nierenfunktion, gemessen am Ausfall der üblichen klinischen Funktionsprüfungen der Niere, bleibt bei Nierentumoren häufig trotz deren erheblicher Größe gut erhalten. Die Neubildung drängt meist das Nierenparenchym zur Seite, durchwuchert und zerstört es nicht.

Im tumorfernen Nierengewebe werden histologisch zwar auch oft degenerative Zellveränderungen gefunden, aber nur am Tubulärsystem, nicht wie bei entzündlichen Erkrankungen der Niere, z.B. bei Tuberkulose, auch an den Glomeruli. Darin mag ein Grund liegen, warum Nierenneubildungen so viel später als Tuberkulose eine merkliche Funktionsstörung der Niere bedingen.

Der Nierentumor erzeugt durch Druck auf die vena spermatica oder durch direktes Einwuchern in die Blutgefäße oftmals eine *Varicocele*, noch bevor die Geschwulst durch die Bauchdecken durch fühlbar wird. Diese Varicocele hat einen erheblichen diagnostischen Wert, wenn sie rasch wächst und am rechten Samenstrang auftritt, nicht am linken, wo auch ohne Nierentumor Varicocelen so außerordentlich häufig sind. Einigermaßen charakteristisch für die Varicocele durch Tumor ist auch, daß sie im Liegen gar nicht abnimmt oder doch nicht so stark, wie dies bei Varicocelen anderen Ursprungs zu beobachten ist. Nach Exstirpation des Nierentumors schwindet die Tumorvaricocele in der Regel vollkommen.

Die malignen Nierentumoren bilden häufig und oft frühzeitig *Metastasen*. Solche sind in fast allen Organen des Körpers gefunden worden; am häufigsten bilden sie sich in den Lungen, in der Leber, im Knochengerüst, in Lymphdrüsen, doch auch im Gehirn, in der Schilddrüse, in der Vagina, in der Haut, in der zweiten Niere und im Ureter. Oftmals erzeugen diese die ersten bemerkbar werdenden Krankheitserscheinungen des Nierentumors. Metastasen in der Lunge äußern sich durch trockenen Husten: Perkussorisch werden sie erst bei erheblicher Größe nachweisbar, viel früher im Röntgenbild. Knochenmetastasen bedingen Spontanfrakturen, häufig auch Schmerzen, die erst irrig als Zeichen einer Osteomyelitis oder als rheumatischen Ursprungs gedeutet werden. Nur das Radiogramm läßt Neubildungen im Knochen frühzeitig richtig erkennen. Die Metastasen in den Lymphdrüsen bedingen häufig Zirkulationsstörungen im Abdomen und dadurch Ödeme und Venenerweiterungen.

Das *Allgemeinbefinden* des Kranken bleibt während des Wachstums des Tumors oft lange Zeit gut. Früher oder später tritt aber immer eine Kachexie ein, die, nachdem sie begonnen, rasch zunimmt. Manchmal wird der Patient schon frühzeitig durch häufig sich wiederholende Nierenblutungen anämisch und schwach. Ab und zu werden, selbst wenn jegliche Niereninfektion fehlt, andauernde oder intermittierende Temperatursteigerungen beobachtet. Ob dieses *Fieber* durch die Resorption von Eiweißkörpern aus dem zerfallenden Tumorgewebe entsteht oder als eine anaphylaktische Reaktion des Organismus durch die in den Kreislauf gelangenden Sekretionsprodukte der Tumorzellen aufzufassen ist, bleibt dahingestellt. Ausnahmsweise wird es als erstes klinisches Symptom beobachtet.

Oftmals ist ein stark *erhöhter Blutdruck* beim Kranken mit Nierentumor nachweisbar. Seine Abhängigkeit von Nierenneoplasma äußert sich dadurch, daß nach Entfernung des Nierentumors die Hypertonie wieder nachläßt. Wahrscheinlich geben die Nierentumorzellen Stoffe an den Kreislauf ab, die eine allgemeine Gefäßkontraktion im Organismus bedingen. Ausnahmsweise entsteht als Folge eines Hypernephroms eine allgemeine Amyloidose.

Auf wie lange die Lebensdauer eines Kranken mit nachgewiesenem Nierentumor zu befristen ist, läßt sich nie zuverlässig voraussagen. Der Verlauf ist außerordentlich verschieden. In der Regel ist er eher langsam. Trotz der Entwicklung eines großen Nierentumors halten sich die Kranken nicht selten jahrelang in leidlichem Befinden. Andere Male aber führt der Nierentumor innerhalb Jahresfrist nach Auftreten der ersten Symptome zum Tode.

Die Diagnose ist ohne Röntgenuntersuchung nur dann leicht und sicher zu stellen, wenn an der Niere deutlich ein derber, höckeriger Tumor fühlbar wird. Die Frage, ob der gefühlte Tumor an der Niere selbst sitzt, findet meist ihre Antwort durch seine respiratorische Verschieblichkeit, sein deutliches Ballotieren, sein Andrängen an die Lendenmuskulatur bei bimanueller Palpation, das Fehlen eines bei Leber- und Milztumor fast immer nachweisbaren, quer verlaufenden, scharfen Tumorrandes, in der Lage des Colons zum Tumor und schließlich in den Harnveränderungen. Für Nierentumor spricht auch, wenn eine etwas energische Palpation des Tumors die Albuminurie des Kranken steigert *(palpatorische Albuminurie)* oder überhaupt erst Anlaß zur Beimischung von Albumen zum Harn gibt. Daß die gefühlte Vergrößerung der Niere durch eine Neubildung nicht etwa nur durch eine Harnstauung bedingt ist, kann angenommen werden, wenn die Niere derbe Konsistenz und grobhöckerige Form zeigt.

Dem Neoplasma ähnlich in der Form ist oftmals die *Pyonephrose.* Besteht Pyurie, so ist die entzündliche Natur des Leidens sofort erkennbar. Ist der Harn aber klar, eiterfrei, wie dies bei geschlossener Pyonephrose der Fall sein kann, dann wird die Differentialdiagnose zwischen Nierentumor und geschlossener Pyonephrose schwer. Die Eiterniere gibt fast nie Anlaß zu starker Hämaturie. Sie ist gekennzeichnet durch das Fehlen der respiratorischen Verschieblichkeit der Niere, da bei einer geschlossenen Pyonephrose immer starke Schwarten um die Niere gebildet sind. In der Anamnese des Nierentumors fehlt die Hämaturie selten. Die Verschieblichkeit der Niere bleibt bei Tumor lange erhalten, schwindet erst, wenn die Neubildung die Nierenkapsel durchwuchert und sich in die Nierenhüllen ausbreitet.

Die *Hydronephrose,* die auch grobhöckerige Tumoren mit freier, respiratorischer Verschieblichkeit bilden kann, ist in ihrer Konsistenz weniger derb als die Neubildung der Niere. Sie führt frühzeitiger als ein Nierentumor zu Funktionsschädigungen der Niere. Bei ihr ist z. B. die Indigoausscheidung sehr stark verzögert und vermindert, während sie bei Nierentumor lange normal bleibt. Die Hydronephrose zeigt außerdem Schwankungen in ihrer Form und Größe, wie sie beim Nierenneoplasma nie zu sehen sind. Zu beachten ist, daß Hydronephrosen ab und zu von starken Harnblutungen begleitet sind und dadurch einem Nierentumor klinisch sehr ähnlich werden können.

Die *polycystische Fehlbildung* der Niere bedingt häufig große und derbe Nierentumoren, im Gegensatz zum Nierenneoplasma aber fast immer doppelseitig. Bei sorgfältiger Palpation sind an der vergrößerten Niere neben großen Buckeln auch zahlreiche kleine, prall-elastische Höcker zu fühlen, so eng nebeneinander gelagert wie nie bei einem Neoplasma. Da die polycystische Fehlbildung fast immer ein doppelseitiges Leiden ist, enthält der Urin beider Nieren Albumen sowie meist Cylinder und rote Blutkörperchen, wenn auch die Beimischung in beiden Nierensekreten in Menge häufig ungleich ist.

Bedingt das Neoplasma keinen fühlbaren Tumor in der Nierengegend, sondern nur Hämaturie und Schmerz, so ist die Diagnose oft schwierig. Daß die Blutung aus der Niere nicht aus der Blase oder der Prostata stammt, ist, wenn der Patient während der Blutung zur Untersuchung kommt, cystoskopisch leicht festzustellen. Die Blutung aus dem Nierentumor ist meistens so stark, daß der aus dem Ureter der blutenden Niere ausgespritzte Urin dunkelrot und dickflüssig erscheint. Es ist deshalb im cystoskopischen Bilde die Quelle der Blutung kaum zu übersehen, wenn nicht große Blutcoagula in der Blase den Einblick behindern. *Es muß jedenfalls als Regel gelten, bei jedem Kranken noch während des Andauerns der Hämaturie eine Cystoskopie zu versuchen.* Allerdings ist ab und zu selbst nach Aufhören der Blutung die Niere als Quelle der Hämaturie zu erkennen an einem Blutgerinnsel, das aus einer Uretermündung hervorragt, oder am Auswerfen alter Blutkrümel mit der Ureterejaculation.

Ist es gelungen, die eine Niere als Quelle der Blutung festzustellen, so bleibt es dennoch schwer, die Ursache der Blutung zu bestimmen, wenn kein Tumor an der Niere zu fühlen ist. Wie das Neoplasma so können auch andere Nierenleiden eine starke Blutung erzeugen. Wohl lassen sich einzelne dieser Leiden durch ihre klinischen Symptome mit ziemlicher Sicherheit vom Nierentumor unterscheiden, so die Lithiasis durch ihre weit geringere Stärke der Blutung und deren deutliche Abhängigkeit von Körperbewegungen, die Nierentuberkulose durch die bei Frühfällen allerdings oft sehr spärliche Beimischung von Eiter und Bacillen zum Harn oder durch die unverkennbar tuberkulöse Veränderung der Harnleitermündungen oder der Blasenschleimhaut. Schwieriger ist abzuklären, ob die beobachtete Nierenblutung durch Nephritis oder durch Neubildung verursacht wird. Der Charakter der Blutung, der Harnbefund, die Funktionsstörungen der blutenden Niere können in beiden Leiden genau gleich sein. Auch hier aber, wie bei der Stauungsniere und der polycystitischen Fehlbildung, erlaubt die Doppelseitigkeit der Harnveränderungen die Nephritis vom Nierentumor zu unterscheiden. Fast unlösbar wird die Schwierigkeit nur, wenn die zu einer Blutung führende Nephritis ausnahmsweise rein einseitig ist, oder, was ebenso selten beobachtet wird, wenn sich gleichzeitig in beiden Nieren eine Neubildung entwickelt. Schwer ist auch die Unterscheidung des blutenden, nicht fühlbaren Nierentumors von einem Niereninfarkt durch Embolie oder Thrombose.

Das unentbehrliche Hilfsmittel zur Diagnose und Indikationsstellung bei Nierentumoren ist die *Röntgenuntersuchung*. Ich pflege sowohl die Ausscheidungsurographie wie die instrumentelle, retrograde Pyelographie dazu zu verwenden. Das Urogramm gibt uns eine Übersicht über die gesamten ableitenden Harnwege. Oft sind eine Unregelmäßigkeit der Kontur der Niere zu erkennen, Verdrängung und Verformung des Nierenbeckens. Bei unklaren Fällen von Hämaturie ohne

palpablen Tumor ergibt es eine Seitenlokalisation, das Intaktsein der zweiten Niere. Die Bilder sind meist nicht kontrastreich genug, um eine sichere Differentialdiagnose zu gestatten. Die anatomischen Details, Zerfallsherde im Parenchym, Einbruch ins Nierenbecken sind nur im retrograden Pyelogramm deutlich zu erkennen (Abb. 263 und 264, s. auch Abb. 105). Besonders wichtig ist die Röntgenuntersuchung, wenn keine der in der Anamnese angegebenen Hämaturien ärztlich beobachtet wurden und
über ihren Ursprung keinerlei Sicherheit besteht.

Das Pneumoretroperitoneum, eventuell mit Hilfe der Tomographie, kann in unklaren Fällen das retrograde Pyelogramm aufs glücklichste ergänzen (S. 61).

Neubildungen im Nierenbecken und in den Nierenhüllen sind von Nierenparenchymtumoren schwer zu unterscheiden. Verdrängung des Nierenbeckens, Füllungsdefekte desselben können von den verschiedenen Tumoren hervorgerufen werden. An Solitärcysten wird man denken, wenn bei einem festgestellten Nierentumor keine Hämaturie besteht. Die Unterscheidung kann dem Geübten mit Hilfe einer gut gelungenen Aortographie möglich werden. Die Solitärcyste weist keinerlei Durchblutung auf, während der Nierentumor, wenn auch spärlich, Gefäße zeigen sollte. Ist die Aortographie nicht möglich oder ihr Resultat schlecht zu deuten, bleibt nur die operative Freilegung der Niere übrig.

Therapie. Die einzige wirkliche Heilungsmöglichkeit des malignen Tumors liegt in der radikalen Exstirpation der tumortragenden Niere und ihrer Hüllen. Die saubere Entfernung der Nierenhüllen ist wichtig, weil die Nierengeschwulst

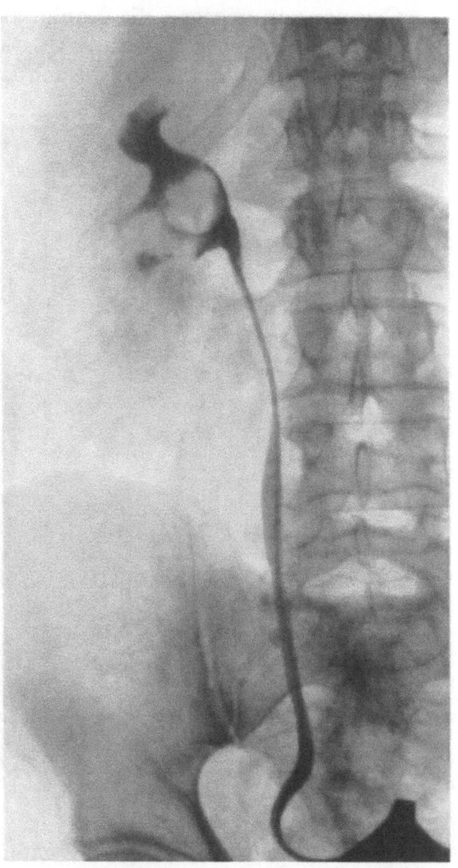

Abb. 263. Tumoreinbruch ins Nierenbecken

oft frühzeitig in sie einwuchert. Nicht selten müssen auch größere Teile des angrenzenden Peritoneums wegen enger Verwachsung mit dem Tumor reseziert werden. Während der Operation soll jeder Druck auf die Niere möglichst vermieden werden, um ein mechanisches Verschleppen von Tumorzellen in die Venen tunlichst zu vermeiden.

Eine Ligatur oder Abklemmung der Nierenstielgefäße schon vor der Auslösung der Tumorniere beseitigt diese Gefahr am sichersten. Eine solche der Luxation der Tumorniere vorgängige Ligatur der Hilusgefäße ist bei der transperitonealen Nephrektomie von einem abdominalen, pararectalen Schnitte aus fast immer möglich. Da aber die transperitoneale Nephrektomie eine wesentlich höhere, unmittelbare Operationsmortalität ergibt als die extraperitoneale, so wird die letztere von den meisten Chirurgen auch bei Nierentumoren bevorzugt. Bei geringer oder mittlerer Größe des Nierentumors ist die Ligatur des Gefäßstiels übrigens auch bei extraperitonealer Operation vor der Luxation der Niere möglich.

Ist durch die Größe des Nierentumors oder durch perirenale Verwachsungen der Zugang zum Nierenhilus sehr erschwert, dann muß auf rein extraperitoneales Operieren verzichtet werden. Es soll vom Lumbalschnitt aus das der Niere anliegende Peritoneum breit eröffnet werden. Dadurch wird der Nierenhilus einer Ligatur zugänglich, ohne vorherige Auslösung der Niere aus ihren Verwachsungen.

Gegenanzeigen gegen die Nephrektomie bei Nierentumoren sind selten. Die Größe des Tumors erschwert die Operation, macht sie aber nur unmöglich, wenn gleichzeitig der Tumor auf die Nachbarorgane übergegriffen hat. Dies wird sich klinisch ausdrücken durch ein Aufheben der respiratorischen Verschieblichkeit. Im Zweifelsfall wird man bei einer Probelombotomie sich über die Operabilität des Tumors Rechenschaft geben. Ich habe den Eindruck, daß auch bei sicherem Vorhandensein von Metastasen die Nephrektomie meist dem Patienten nützt. Sie kann seinen sicheren Tod nicht aufhalten (immerhin sind Fälle von längerer Überlebensdauer nach Nephrektomie und operativer Entfernung einer solitären Metastase mit Nachbestrahlung beschrieben), aber sie scheint die ungünstige Entwicklung des Krankheitsbildes zu verzögern. Die Mortalität der Nephrektomie bei Tumor steht erheblich über der Mortalität der Nephrektomie im allgemeinen und dürfte 6–10% erreichen. Schuld daran ist

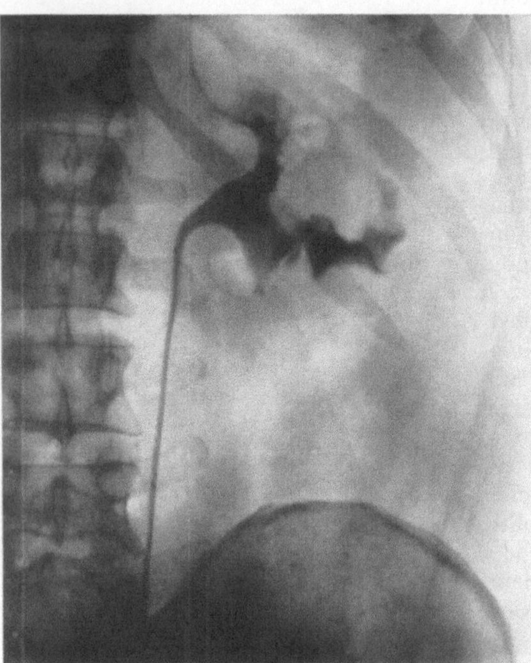

Abb. 264. Tumoröse Zerfallshöhle

vor allem die starke Blutung, die schon bei der Freilegung der Niere erfolgt, und zwar aus strotzend gefüllten Venen an der Oberfläche der Tumorniere. Man wird gut daran tun, sich auf diese Blutung vorzubereiten.

Die Bestrahlung ist nur in Form der postoperativen Nachbestrahlung des Wundgebietes und seiner Lymphregionen sowie als palliative Bestrahlung der Metastasen sinnvoll.

3. Epitheliale Tumoren des Nierenbeckens und des Ureters

In ihren *klinischen Erscheinungen* unterscheiden sich die Tumoren des Nierenbeckens und des Ureters nur wenig von den Tumoren des Nierenparenchyms. Auch bei ihnen stehen Hämaturie, Tumor der Niere und Schmerzen im Vordergrund. Der Tumor ist nur selten durch die Größe des Carcinoms bedingt, sondern es handelt sich fast immer um eine Hydronephrose, hervorgerufen durch Stauung infolge Verlegung des Ureterabganges aus dem Nierenbecken oder des Ureters. Durch die Blutung entsteht eine Hämatonephrose. Je nachdem das Nierenbecken durch Blutcoagula ausgefüllt ist oder der Abfluß wieder freier wird, kann die Größe der Hydronephrose erheblich schwanken. Im Urin können gelegentlich kleine Tumorzöttchen nachgewiesen werden, ähnlich wie bei Blasenpapillomen.

Die Diagnose wird ausnahmsweise durch das Herauswuchern papillomatöser Geschwulstmassen aus einer Harnleitermündung leicht gemacht. Meist ist aber die Differentialdiagnose zwischen den einzelnen Tumorarten ohne Röntgenuntersuchung unmöglich. Für Nierenbecken- und Uretertumoren spricht einzig das regelmäßige Auftreten einer Hämaturie nach Sondierung. Im Füllungsbild geben die Nierenbecken- und Uretertumoren einen regelmäßigen Füllungsdefekt. Dieser Füllungsdefekt ist nicht pathognomonisch; er kann zustande kommen durch Blutcoagula, eventuell durch Luftblasen, die mit dem Kontrastmittel eingebracht werden; im Nierenbecken kann das Einwachsen eines Hypernephromzapfens einen Nierenbeckentumor vortäuschen.

Die Prognose ist schlecht. Dauerheilungen sind nur bei etwa 40% zu erwarten, trotzdem die Nierenbeckenpapillome im Moment der Operation einen histologisch ganz gutartigen Eindruck machen können. Besonders bösartig sind die Plattenepithelcarcinome des Nierenbeckens.

Die Behandlung muß deshalb von Anfang an möglichst radikal sein. Irgendeine konservative Operation an Nierenbecken oder Ureter ist abzulehnen. Ebensowenig genügt die einfache Nephrektomie. Um Rezidive zu vermeiden, ist die totale Nephro-Ureterektomie auszuführen, bei der zweckmäßig auch ein manschettenförmiges Stück Blasenwand rings um das Ureterostium herum entfernt wird. Nach der Operation sind alle paar Monate cystoskopische Kontrollen notwendig, um frühzeitig Rezidive in der Blase erkennen und behandeln zu können. Der Wert postoperativer Bestrahlung ist umstritten. Man wird sie auf alle Fälle anwenden, wenn der Verdacht besteht, daß während der Operation Tumorteilchen im Wundgebiet verstreut wurden.

4. Embryom der Niere (Wilms-Tumor)

Das Embryom der Niere scheint bei uns sehr selten vorzukommen. Ich kann mich, trotz der Nachbarschaft der Kinderklinik, nur an einige wenige Fälle erinnern. In den Vereinigten Staaten kommt es viel häufiger vor; die Verschiedenheit des Vorkommens ist eines der ungelösten Probleme der geographischen Pathologie. Eine andere Erklärung, daß die Diagnose bei uns nicht gestellt werde, scheint mir nicht stichhaltig. Die Tumoren werden so groß, daß sie nicht nur leicht palpabel, sondern direkt sichtbar sind (Abb. 265). 75% dieser Tumoren entstehen vor dem 5. Lebensjahr.

Der Verlauf unterscheidet sich in typischer Weise vom Verlauf des Hypernephroms. Die Tumoren wachsen rasch, werden sehr groß, bleiben sehr lang innerhalb ihrer Kapsel und brechen erst spät ins Nierenbecken durch, so Hämaturie verursachend. Etwa 50% werden zufällig von Arzt, Schwester oder Mutter entdeckt. Die Wichtigkeit der Symptome hat deshalb beim Wilms-Tumor eine andere Reihenfolge: Tumor, Schmerz, Hämaturie (Abb. 266). Sekundäre Symptome sind erhöhte Temperatur durch Resorption toxischer Produkte des Tumors und Hypertonie, die in mehr wie $^3/_4$ der Fälle vorkommt. Verschwinden von Fieber und Hypertonie nach der Nephrektomie dürfen als günstige prognostische Zeichen angesehen werden.

In späteren Stadien zeigt der Tumor eine stark infiltrative Tendenz, wächst in die Nachbarorgane, in die Blut- und Lymphbahnen, setzt Fernmetastasen.

Die Nephrektomie ist die einzig erfolgversprechende Therapie. Dabei muß, um Metastasierung während der Operation zu vermeiden, der Tumor sehr zart bewegt werden. Viele Autoren ziehen deshalb die transperitoneale Nephrektomie vor, bei der die Hilusgefäße vor der Luxation des Tumores unterbunden werden können.

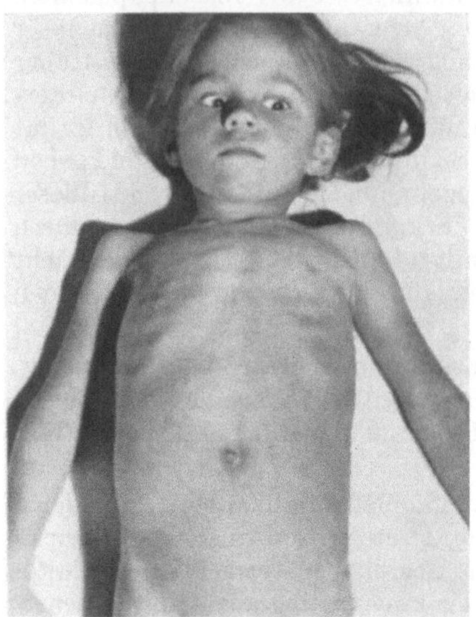

Abb. 265. Wilms' Tumor rechts

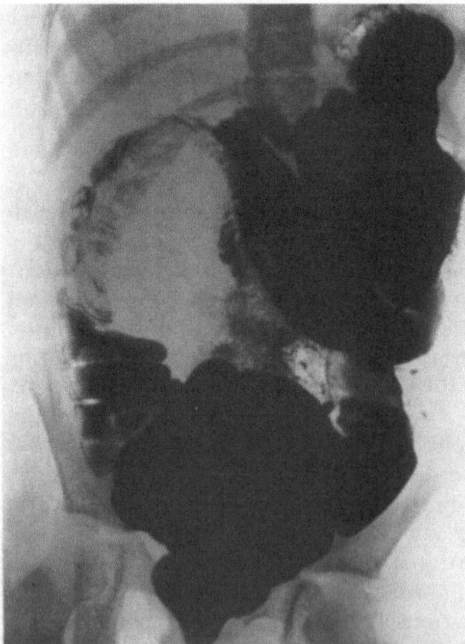

Abb. 266. Der rechtsseitige Nierentumor verdrängt den ganzen Dünndarm nach links und unten, die flexura hepatica nach oben und außen

Die Rolle und der Wert der Bestrahlung sind umstritten. Im Prinzip ist der Tumor radiosensibel; eine Heilung durch Bestrahlung allein ist aber nie erzielt worden.

Mir scheint die präoperative Bestrahlung des Tumors wertvoll; in günstigen Fällen gelingt es, dadurch den Tumor zu verkleinern, seine Entfernung technisch leichter zu machen und die Gefahr der Metastasierung intra operationem zu vermeiden. Während der Bestrahlung ist genaue Beobachtung nötig; wir bestrahlen nur so lange, als sich der Tumor verkleinert. Es hat keinen Sinn, einen wenig oder gar nicht strahlensensiblen Tumor so lange zu bestrahlen, bis irreversible Schäden auftreten. In der Literatur ist ein Fall beschrieben, wo eine hepatische Cyste unter der Flagge eines Wilms-Tumors so lange bestrahlt wurde, bis durch Nekrose der Leber der Tod des Patienten eintrat. Die postoperative Bestrahlung wird allgemein ausgeübt. Die Prognose bei Kindern unter einem Jahr ist relativ günstig und wird in den besten Statistiken mit 80% Heilung angegeben; später wird sie viel schlechter und soll höchstens 40% Heilung aufweisen.

5. Geschwülste der Nierenhüllen

Geschwülste der Nierenhüllen werden nur selten beobachtet. Sie gehen bald von der Bindegewebe-, bald von der Fettkapsel der Niere aus; andere Male scheinen sie aus versprengten Teilen des Wolffschen Körpers oder aus mißgebildeten, in das pararenale Gewebe aberrierten Ureteren- oder Nierenkelchsprossen zu stammen. Entsprechend dem verschiedenartigen Ursprungsboden ist auch der anatomische Bau der Nierenkapselgeschwülste sehr mannigfaltig. Es finden sich unter ihnen *Lipome, Fibrome, Myxome* und *Sarkome*, am häufigsten aber *Mischgeschwülste*, an denen Fett, Bindegewebe und Schleimgewebe wechselnden Anteil nehmen (Abb. 270). Auch *cystische Tumoren* treten auf.

Bei diesen ist die Innenfläche der Cystenwand mit einem hohen Cylinder- oder einem Flimmerepithel ausgekleidet. Dadurch unterscheiden sich diese wahren Cysten deutlich von den meist traumatisch entstandenen, Blut und Gewebeflüssigkeit enthaltenden Pseudocysten, deren bindegewebige Wandung keinen Epithelbesatz zeigt. Die echten, von Endothel ausgekleideten pararenalen Cysten sind in ihrer Mehrzahl auf versprengte Teile des Wolffschen Körpers oder auf aberrierte Ureterknospen zurückzuführen.

Alle diese Geschwülste entwickeln sich auffällig viel häufiger beim weiblichen als beim männlichen Geschlechte. Sie kommen vorzugsweise im mittleren Lebensalter, zwischen dem 30. und dem 50. Jahre, zur Beobachtung. Die nicht so gar selten in den allerersten Lebensjahren beobachteten Geschwülste dieser Art sind als kongenitalen Ursprungs zu betrachten. Alle Geschwulstarten der Nierenhüllen entwickeln sich vorwiegend auf der ventralen Seite der Niere, und zwar meist im Bereiche des unteren Poles. Viel seltener sind sie dorsal der Niere und nach dem oberen Pole zu gelegen. Ihnen allen ist gemeinsam ein rasches, unaufhörliches Wachstum, das bei den gutartigen Tumoren, besonders den Lipomen zu wahren Riesengebilden führen kann. Bei den bösartigen Formen führen Metastasen zum Tode, bevor die Geschwulst eine so gewaltige Ausdehnung genommen hat.

Die Geschwülste sind das eine Mal deutlich abgekapselt, das andere Mal durchdringen sie die Nierenhüllen ohne sichtbare Begrenzung. Die abgekapselten Geschwülste sind leicht von der Niere loszulösen. Die infiltrierenden dagegen sind mit der Niere fest verwachsen. In das Nierengewebe selbst dringt die Kapselgeschwulst selten ein. Es wird aber die Niere häufig durch den Druck der gewaltigen Kapselgeschwulst in ihrer Funktion stark geschädigt und der Abfluß des Urins aus dem Nierenbecken behindert.

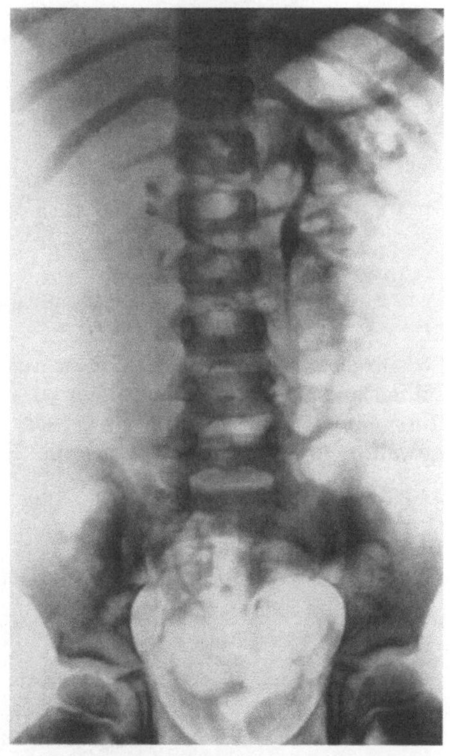

Abb. 267. Das rechte Nierenbecken ist nach medial verdrängt

Symptome. Die Geschwülste der Nierenhüllen verursachen lange keine Beschwerden. Sie werden meist erst bemerkt, wenn sie durch ihre Größe störend und zudem sicht- oder doch fühlbar werden. Sie zeigen oft wie Nierengeschwülste ein deutliches Ballotieren und eine respiratorische Verschieblichkeit. Andere Male, wenn es sich um infiltrierende Tumoren handelt, sitzen diese ziemlich unbeweglich unter dem Rippenbogen. Daß sie retroperitoneal liegen, ist aus ihrer Überlagerung durch die Därme zu erkennen. Werden die Geschwülste groß, so können sie durch Druck auf die Nerven neuralgische Schmerzen, durch Verhinderung der Kotpassage im Darm Meteorismus oder gar Darmstenoseerscheinungen auslösen. Ein Druck des Tumors auf die Abdominalgefäße führt auch hin und wieder zu Ödemen der Beine, seltener zu Varicocele. Bei malignen Kapselgeschwülsten wird oft ein seröser Erguß im Abdomen beobachtet, bei

benignen, selbst solchen gewaltiger Größe, nie. Der Urin bleibt bei allen Geschwulstarten in der Regel normal, selten enthält er infolge Stauungshyperämie
der Niere Eiweiß oder Blut beigemischt.

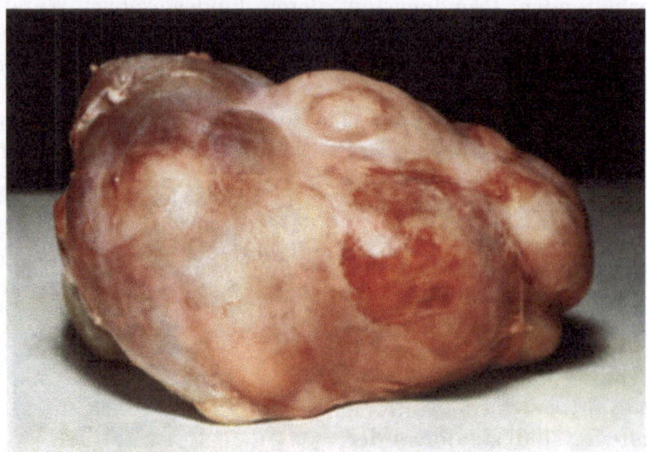

Abb. 268. Operationspräparat eines Wilms' Tumor

Sarkomatöse Tumoren wachsen rasch; sie dringen in die Nachbarorgane ein,
bilden auch Metastasen und führen verhältnismäßig bald zum Tode. *Gutartige
Tumoren* der Nierenhüllen wachsen langsam, aber unaufhörlich und werden
gewaltig groß. Sie verdrängen die Nachbarorgane, aber durchdringen sie nie.

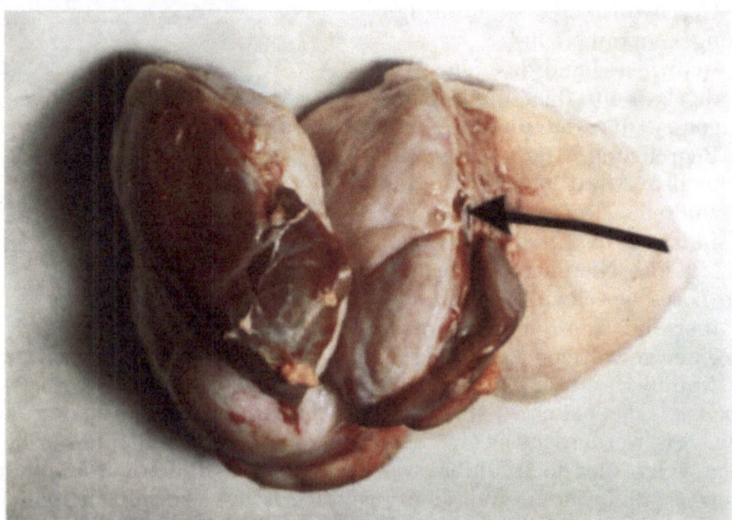

Abb. 269. Dasselbe Präparat, aufgeschnitten. Der Pfeil kennzeichnet den Hilus

Die *Diagnose* der pararenalen Tumoren ist recht schwierig, da sie so gar keine
charakteristischen Erscheinungen machen. Sie bedingen nur wie jeder große
Abdominaltumor Verdrängungserscheinungen, fast nie Störungen der Nierenfunktion. Der Ausgangspunkt des Tumors bleibt deshalb häufig unsicher. Eine
Pneumoretroperitoneum hilft am ehesten zur Diagnose.

Die *Therapie* muß stets eine operative sein, gleichviel ob der Tumor der Nierenhüllen gutartiger oder bösartiger Natur ist; denn auch die anatomisch gutartigen Tumoren der Nierenhüllen gefährden schließlich das Leben des Kranken durch ihr maßloses Wachstum und ihren Druck auf die Abdominalorgane. Je frühzeitiger diese Tumoren operativ in Angriff genommen werden, um so leichter und um so gefahrloser ist ihre Beseitigung. Bei den gutartigen Tumoren ist die Niere zu erhalten; sie muß nur dann mit dem pararenalen Tumor entfernt werden, wenn sie von der Geschwulst eng umschlossen ist. Mit den malignen Tumoren der Nierenhüllen muß auch die Niere exstirpiert werden. Bei der

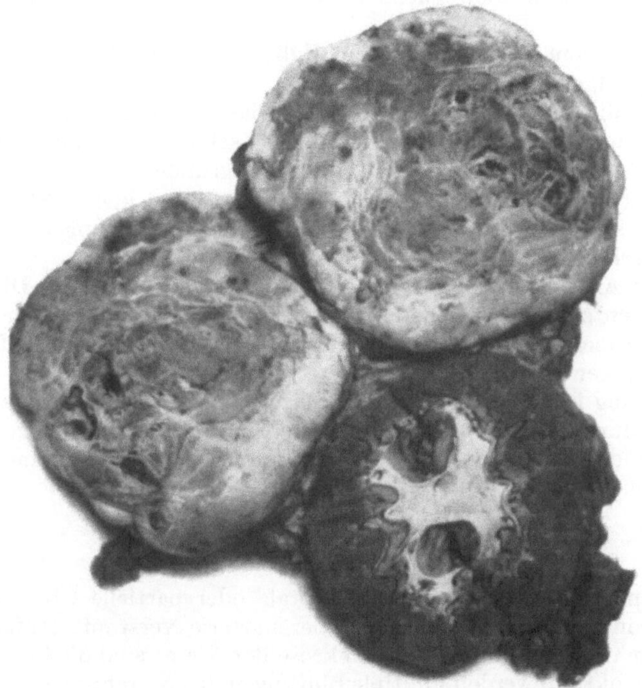

Abb. 270. Fibromyosarkom der Nierenkapsel

Operation sehr großer Kapselgeschwülste wird in der Regel besser transperitoneal von vorne auf den Tumor eingegangen. Kleinere Kapselgeschwülste aber sind leicht von einem lumbalen, extraperitonealen Schnitte aus zu entfernen. Die Operationsmortalität ist bei den Kapselgeschwülsten noch ziemlich groß, weil es sich meist um gewaltig große Tumoren handelt. Rezidive sind bei bösartigen Kapselgeschwülsten häufig, kommen aber auch bei gutartigen, besonders den Lipomen, vor, was wohl auf die häufig unvollständige Entfernung des Tumors zurückzuführen ist.

C. Das perirenale Hämatom

Das primäre, spontane, perirenale Hämatom ist keine eigentliche Erkrankung, sondern ein Syndrom. Es wird in der Literatur unter verschiedenen Namen beschrieben: Massenblutung in das Nierenlager, perirenale Apoplexie, Wunderlichsche Erkrankung. Es tritt auf als plötzliche unerwartete Komplikation einer vorbestehenden Erkrankung, die oft unbeachtet oder undiagnostiziert blieb. Es kann sich dabei um Nierenerkrankungen handeln: akute oder chronische Nephritis, Pyelonephritis, Carcinom; um Erkrankungen der Nebenniere, der Arterien, insbesondere periarteritis nodosa, um hämorrhagische Diathesen. Das Syndrom ist selten.

Eine *Symptomentrias* dominiert das klinische Bild: *heftiger Schmerz in der Lende, Ileus, Zeichen innerer Blutung.*

Der Schmerz ist ähnlich wie der einer Nierenkolik, aber heftiger, die Niere wird groß, außerordentlich druckempfindlich, es besteht eine heftige Abwehrspannung, die die Palpation erschwert oder verunmöglicht. Dabei behält die Niere die charakteristische Beweglichkeit. Der Urin wird spärlich, blutig, es entsteht eine Urämie.

Der Ileus folgt dem Schmerz auf dem Fuß; Erbrechen, Übelkeit, Stillstand der Peristaltik, aufgetriebene Därme.

Es entstehen die Zeichen innerer Blutung, Blässe und Angstgefühl, Anämie, Hypotension, Schock. Der Schock ist gelegentlich schon am Beginn festzustellen. Der Patient verblutet oder geht an der Urämie zugrunde.

Manchmal ist der Verlauf gemildert, es bestehen nur kleine Blutungen ins Nierenlager, die sich abkapseln oder resorbieren. Solche Blutungen können sich mehrmals wiederholen.

Wenn an die Affektion gedacht wird, sollte es möglich sein, die Diagnose zu stellen und die entsprechende Therapie einzuleiten. Meist wird aber das Bild durch das Vorherrschen des einen Symptoms verwischt; autoptische Diagnosen sind deshalb häufiger als klinische.

Die Behandlung ist ausschließlich chirurgisch und soll auch in schwer schokkierten Fällen durchgeführt werden. Die Verhältnisse werden zeigen, ob die Nephrektomie indiziert ist, oder ob eine Ausräumung des Hämatoms und eine Tamponade genügen.

D. Der Niereninfarkt

Als Niereninfarkt bezeichnen wir eine totale oder partielle Obstruktion des Blutkreislaufes in der Niere. Wird die Nierenarterie verstopft (Infarkt sensu strictiori), entsteht durch Anämie eine Nekrose der Niere; sind die Capillaren das Niveau der Obstruktion, werden multiple Blutungen das Nierenparenchym durchsetzen, bei Verstopfung der Nierenvene (Thrombose) wird die ganze Niere hämorrhagisch sein. Am häufigsten treten diese Störungen postoperativ auf. Bei konservativen Operationen an der Niere wird eine Arterie absichtlich oder unabsichtlich ligiert. Es entsteht ein partieller Infarkt, da die Nierenarterien Endarterien sind. Dieser Infarkt kann symptomlos vorbeigehen, vor allem wenn er klein und nicht infiziert ist. Größere Infarkte, vor allem wenn sie sich infizieren, machen sich durch Hämaturie und hohe Temperaturen bemerkbar. Die Nephrektomie ist die einzige Heilungsmöglichkeit.

Es kann ein Niereninfarkt aber auch spontan auftreten. Er findet sich am häufigsten beim Kleinkind und Säugling, meistens als Folge einer Ileocolitis. Eine zweite, geringere Häufung findet sich im höheren Alter, im Alter der Gefäßerkrankungen (Embolie und Thrombose). Die Symptome sind ähnlich wie beim spontanen, perirenalen Hämatom, aber gemildert. Auffallend sind Schmerz und Hämaturie, die Niere wird nie so groß, Schock und vor allem Ileus sind weniger ausgesprochen. Auch hier wird die Diagnose häufiger am Sektions- als am Operationstisch gestellt. Die Nephrektomie ist die Therapie der Wahl, wenn die ganze Niere infarziert ist. Partielle Infarkte können ausheilen, ihre Narben bleiben unter Umständen lange Zeit schmerzhaft.

E. Die bewegliche Niere (Wanderniere, Nephroptose)

Die menschliche Niere liegt normalerweise nicht unbeweglich in ihrem Lager. Sie senkt sich mit jedem Atemzug dem Druck des Zwerchfelles folgend und gleitet mit jeder Exspiration wieder in ihre höhere Lage zurück. Diese respiratorische Verschieblichkeit der Niere ist bei den einzelnen Menschen ungleich stark.

Es werden 3 Grade unterschieden:

1. Die Niere bleibt trotz tiefer Respiration ständig hinter dem Rippenbogen verborgen oder tritt jeweilen bei der Inspiration nur so weit unter ihm hervor, daß ihr unterer Pol oder ihre untere Hälfte bei manueller Palpation fühlbar wird.

2. Die Niere senkt sich bei jedem tiefen Atemzug so stark, daß bei ihrem tiefsten Stand die palpierende Hand zwischen ihrem oberen Pole und dem Rippenrand eingepreßt werden kann. Sie gleitet aber regelmäßig bei der Exspiration wieder unter den Rippenbogen zurück.

3. Die Niere ist so beweglich, daß sie nicht nur bei jeder tiefen Inspiration, sondern auch bei jeder starken Spannung des Zwerchfells, so beim Aufrichten des Oberkörpers, beim Husten usw. vollständig vor den Rippenbogen zu liegen kommt und sich durch leichten Zug oder Druck sogar in das Becken hinab und auch quer über die Medianlinie des Abdomens verschieben läßt. Die derart bewegliche Niere gleitet in der Atempause nicht mehr spontan hinter den Rippenbogen zurück; es bedarf eines äußeren Druckes, sie wieder in die Nierennische zurück zu bringen.

Selbst die höchsten Grade von Beweglichkeit der Niere verursachen nicht immer Beschwerden. Es wird oft eine ausgesprochene Wanderniere zufällig bei Menschen gefunden, die über keine unangenehmen Empfindungen im Abdomen klagen, und deren Nierentätigkeit keine Störungen zeigt. Weil die Beweglichkeit der Nieren bei scheinbar ganz gesunden Menschen so verschieden ist, wird es schwer zu entscheiden, wann sie als physiologisch, wann als krankhaft zu bezeichnen ist. Viele Ärzte halten jede Niere, die bei tiefer Inspiration bis zur Hälfte fühlbar wird, für abnorm beweglich. Andere sprechen erst von krankhafter Beweglichkeit der Niere, wenn das Organ bei jedem tiefen Atemzug vollkommen umgriffen und im Abdomen verschoben werden kann.

Die statistischen Angaben für die Häufigkeit der Wanderniere lauten deshalb außerordentlich verschieden und gehen je nach Untersucher und Untersuchungsmaterial von 0,07—46% aller Untersuchten.

Eine der neuesten Statistiken, die von BARNES und HADLEY (1954), gibt folgende Zahlen: 20—25% aller Frauen haben eine Nierenptose; diese ist in 70% rechtsseitig, in 10% linksseitig und in 20% beidseitig. Subjektive Symptome der Nierenptose finden sich nur in 10% der Fälle.

Es lassen sich aus diesen verschiedenen Statistiken immerhin einige Tatsachen mit Sicherheit entnehmen: Die Wanderniere ist eine Eigenheit des weiblichen Geschlechts. Auf 85 Frauen finden sich nur 15 Männer mit dieser Affektion. Die rechte Niere wird viel häufiger wie die linke befallen; ebensooft ist die Affektion beidseitig wie linksseitig. Nur ein kleiner Prozentsatz von Kranken mit abnorm beweglicher Niere zeigen davon Störungen; bei vielen Patienten ist ein psychischer Faktor unverkennbar; die Wanderniere wird deshalb gelegentlich unter die psychosomatischen Erkrankungen eingereiht.

Die Wanderniere entwickelt sich vorzugsweise in der Altersklasse von 20 bis 40 Jahren; sie ist aber auch schon bei Mädchen und ganz kleinen Kindern beobachtet worden.

Um zu verstehen, warum die Niere bei den einzelnen Menschen so ungleich beweglich ist, warum das weibliche Geschlecht und die rechte Niere so viel stärker befallen wird, ist es notwendig, sich darüber Rechenschaft zu geben, wie die Niere in ihrem Lager befestigt ist. Da über die Anatomie der Nierenloge und der Pathogenese der Wanderniere oft irrige Auffassungen bestehen, die auf flüchtigen Annahmen beruhen, ist es notwendig, etwas weiter auszuholen.

Anatomie der Nierenloge und die Pathogenese der Wanderniere

Nach den 1945 erschienenen Arbeiten BAUMANNs ist die Nierenloge keineswegs, wie es die klassischen Arbeiten annehmen, nach oben geschlossen und unten geöffnet; das Gegenteil ist richtig: Die Nierenloge ist nach oben geöffnet und nach unten geschlossen. Die beigefügte Zeichnung erklärt besser als viele Worte die bestehenden Verhältnisse (Abb. 271).

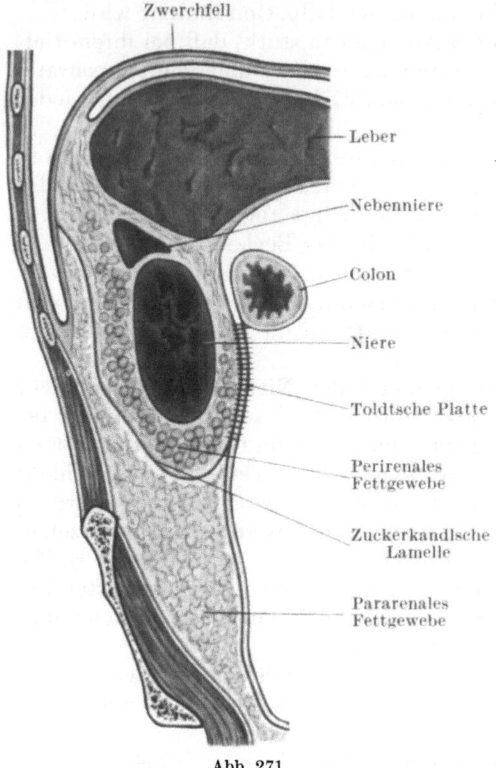

Abb. 271

Was die Niere an ihrem Platz hält, ist vor allem der intraabdominale Druck (der von der Bauchwand und den Baucheingeweiden ausgeübt wird), dann das perirenale und pararenale Fett. Das wichtigste Aufhängeorgan scheint die Toldtsche Platte zu sein, die sich aus prärenalem Peritoneum und dem Mesocolon zusammensetzt. Der Nebenniere und ihren Gefäßen wird von einigen Anatomen fälschlicherweise eine Aufhängefunktion zugeschrieben. Die alltägliche Erfahrung bei der Nierenchirurgie zeigt, daß dies nicht der Fall sein kann. Die Hilusgefäße scheinen eine feste Verankerung der Niere abzugeben, die jede Beweglichkeit verunmöglicht. Aber die langen Hilusgefäße, die wir naturgemäß bei der Wanderniere finden, sind die Folge der Beweglichkeit, nicht ihre Ursache; die Gefäße passen sich in ihrer Länge den Bedürfnissen des Organismus an (wie z. B. die vasa spermatica).

GRÉGOIRE hat die Aufhängung der Niere mit der Verpackung eines wertvollen Gegenstandes verglichen. Das Objekt wird zuerst in Watte verpackt (perirenales Fettgewebe), dann in Seidenpapier (Zuckerkandlsche Lamelle) und dann das Ganze in eine Kiste verpackt (Abdomen). Wird zu wenig Watte oder Holzwolle genommen, oder wird nachträglich etwas davon entfernt, wird das Objekt beweglich; ebenso, wenn die Kiste auseinanderbricht und das Verpackungsmaterial nicht mehr zusammenhält. Einzig das Seidenpapier spielt keine Rolle.

Als Kiste sind nicht nur die Lumbal- und Abdominalmuskeln anzusehen, sondern die Gesamtheit der Abdominalorgane, die dazu beitragen, den intraabdominalen Druck und die Position des Colon mit der Toldtschen Platte hochzuhalten. Erschlaffen die Bauchmuskeln, so sinkt der intraabdominale Druck, das Colon zieht nach unten und schwächt so die Aufhängung der Niere.

Bekannt sind die klassischen Experimente von WOLKOW und DELITZIN, die zeigen, daß bei der Leiche die Eröffnung der Abdominalhöhle ein sofortiges Absinken der Nieren zur Folge hat. Ähnlich wirkt die brüske Entfernung eines großen intraabdominellen Tumors.

Beide Mechanismen sind vereinigt bei der *Schwangerschaft und Geburt*. Dies gibt ohne Zweifel die Erklärung für die große Häufigkeit der beweglichen Niere bei der Frau. Leider fanden wir keine Statistik, aus der sich die Verteilung der Wanderniere bei Nullipara und anderen Frauen ersehen ließe.

Schwieriger zu erklären ist die *vermehrte Beweglichkeit der rechten Niere*. Die geläufigste Erklärung, daß der physiologische Tiefstand der rechten Niere Schuld daran trage, ist nicht stichhaltig, denn tiefere Fixation bedeutet keineswegs gleichzeitig vermehrte Beweglichkeit. Möglicherweise bietet die zu wenig bekannte Rolle der Toldtschen Platte die gewünschte Erklärung.

Bei tiefstehenden Affen, den Prosimiern, steht die Leber sehr hoch in der Mittellinie mit zwei symmetrischen Hälften; das Duodenum verläuft gerade in der kranio-caudalen Richtung; die rechte Niere steht *höher* wie die linke; die Ileocöcalklappe befindet sich in der Mittellinie. Bei der Höherentwicklung der Affen findet man die Formation einer Duodenalschlinge; das colon ascendens wird nach hinten fixiert. Bei den Anthropoiden herrschen bereits fast menschliche Verhältnisse; die Leber ist rechts, die Milz links, die Duodenalschlinge fixiert, die beiden Flexuren des Colons und die Nieren befinden sich auf derselben Höhe. Man findet in dieser Entwicklung die Torsion der menschlichen primitiven Darmlage wieder, die entgegengesetzt dem Sinne des Uhrzeigers verläuft, was zur Folge hat, daß die Leber nach rechts und die linke Niere so wie die flexura coli lienalis in die Höhe kommt.

Dies erklärt erst die tiefere Lage der rechten Niere. An ihrer vermehrten Beweglichkeit ist ihre schlechtere Fixation schuld. Die linke Niere zeigt ein deutlich stärker ausgebildetes fibröses prärenales Gewebe, das vom Mesogastrium, dem Milzhilus und dem Pankreasschwanz herstammt. Die Toldtsche Platte, die das Colon an die hintere Bauchwand fixiert, ist links solider ausgebildet, kontinuierlich und reicht bis in die Mitte der Niere hinauf. Rechts muß das Colon das Duodenum kreuzen, deshalb schwächere Fixation, die zudem bloß den unteren Pol der rechten Niere erreicht. Den Radiologen ist übrigens die bessere Fixation der flexura lienalis gegenüber der flexura coli hepatica bekannt; die Ptose beider Organe tritt sehr häufig gleichzeitig auf.

Eine weitere häufige Ursache der abnormen Beweglichkeit der Niere ist der Schwund des peri- oder pararenalen Fettgewebes. Hier scheint der Mechanismus der Ptose klar.

Die anderen angenommenen Ursachen für die Nephroptose, wie Anstrengung, forcierte Atmung, Korsett, Druck der Leber scheinen rein hypothetisch und halten der Kritik nicht stand. Wenn die Leber sich senkt, klappt sie sich nach vorne um und würde die Niere eher an der hintern Bauchwand fixieren.

Viele der an Wanderniere Erkrankten gehören demselben Konstitutionstyp an, dem Stillerschen Typus von asthenischem Habitus und allgemeiner Enteroptose. Diese Patienten neigen zu Neurosen und Dyskinesien; sie zeigen neben der körperlichen Asthenie eine Neurasthenie.

Symptome. Wie bereits eingangs erwähnt, bedingt eine ungewöhnlich große Beweglichkeit der Niere nicht immer Krankheitserscheinungen. Die hochgradigste Wanderniere kann vollständig beschwerdelos ertragen werden. Es ist deshalb davor zu warnen, schwer zu deutende Abdominalbeschwerden ohne weiteres auf eine bei der Untersuchung nachgewiesene Wanderniere zurückzuführen. Diese Warnung ist um so mehr gerechtfertigt, als die oft befallenen Astheniker sowieso häufig, auch ohne Wanderniere, über vielerlei, in ihrer Art wechselnde Abdominalbeschwerden klagen, über Ziehen im Leibe, Druck und Krämpfe in Magen und Darm, Meteorismus, Verdauungsstörungen aller Art. Diese Beschwerden und die oft daneben bestehende Schwäche im Rücken sowie allgemeine Müdigkeit sind meist nicht die Folge der nachgewiesenen Wanderniere, sondern wie die Wanderniere selbst die Folge einer schwächlichen Konstitution.

Natürlich kann die Wanderniere Mitschuld an den Abdominalbeschwerden von Neurasthenikern tragen. Die bei der ungewöhnlich starken Beweglichkeit der Niere unfehlbare Zerrung am Nierenstiel und der Druck der beweglichen Niere auf die Nachbarorgane werden von einem Menschen mit gesunden Nerven kaum beachtet, von einem mit asthenischem Nervensystem aber schmerzhaft empfunden. Die Wanderniere kann die nervösen Beschwerden des Kranken steigern. In ihr liegt aber nicht der Hauptgrund der Beschwerden; dieser ist im kranken Nervensystem und dem schwächlichen Körperbau zu suchen. Das Hauptobjekt der Behandlung muß deshalb der Patient und nicht seine bewegliche Niere sein.

Aber Kranke mit Wandernieren zeigen doch neben den erwähnten, in ihrer Art sehr wechselnden Abdominalbeschwerden, deren Zusammenhang mit dem Nierenleiden sehr oft fraglich ist, häufig ganz bestimmte Krankheitserscheinungen, die unbedingt lediglich auf die große Beweglichkeit der Niere, nicht auf eine Neurasthenie zurückzuführen sind.

Es sind dies schmerzhafte Zustände in der rechten Lende und Leiste, die nur bei aufrechter Körperhaltung, vor allem bei Ermüdung auftreten und wenige Minuten nach dem Hinlegen wieder schwinden. Selten steigern sich diese Beschwerden auch bei robusten Menschen zu richtigen Nierenkoliken. Dies kommt besonders häufig nach starken körperlichen Anstrengungen vor, bei Heben schwerer Lasten oder nach häufig wiederholtem Heben der Arme wie beim Wäsche-Aufhängen. Tritt dieser Anfall zum erstenmal nach einer solchen Anstrengung auf, ist den Patienten schwer auszureden, daß die Niere nicht in diesem Moment „losgesprengt" wurde, insbesondere wenn eine Unfallversicherung besteht. Die Kolik kann zu einer vorübergehenden Hydronephrose und Oligurie mit starker Störung des Allgemeinzustandes führen.

Die Ursache dieser Nierenkoliken ist wohl selten nur in einer Zerrung der im Nierenstiel verlaufenden Nerven zu sehen; häufiger ist eine Stieldrehung des Hilus mit starker konsekutiver Schwellung des Organs. Am häufigsten werden die Koliken aber bedingt durch temporäre Verlegung des Ureters. Ist der Harnleiter irgendwo in seiner oberen Hälfte durch entzündliche Adhäsionen in seiner Beweglichkeit behindert, kann er durch eine starke Senkung der Niere plötzlich geknickt werden. Für die Richtigkeit dieser Erklärung des Schmerzanfalles spricht, daß eine Entleerung des Nierenbeckens durch den Katheter diese Schmerzkrise sofort beseitigt. Nachher finden sich im Urin, auch wenn er vorher normal war, Eiweiß, oft auch Cylinder und etwas Blut.

Die regelmäßig prämenstruell auftretende Hyperämie der Nieren ist der Grund, weshalb bei weiblichen Kranken die Schmerzen in der Wanderniere sich vorzugsweise zu Beginn der Menses geltend machen. Daß die schmerzhaften Krisen anderseits während der Schwangerschaft oft ausbleiben, um nachher um so stärker aufzutreten, erklärt sich daraus, daß der wachsende, gravide Uterus die gesenkte Niere in ihre normale Lage zurückdrängt.

Durch öftere Wiederholung der Anfälle von Harnverhaltung in der Wanderniere wird deren Nierenbecken allmählich erweitert, es entsteht eine intermittierende Hydronephrose, die nur geringes Format erreicht. Die wiederholten Stauungen und damit verbundenen kongestiven Schwellungen veranlagen die Niere zur Infektion. Chronische Pyelonephritiden sind die häufige Folge.

Ob die Wanderniere mechanisch die Funktion der Nachbarorgane behindern kann, ist fraglich. Zu oft sind die Störungen der Nachbarorgane nicht die Folge der Nephroptose, sondern der ihr zugrunde liegenden Konstitution.

Diagnose. Die Diagnose der Wanderniere bietet in der Regel keine Schwierigkeiten. Das Leiden findet sich vorzugsweise bei Kranken mit schlaffen Bauchdecken, also unter Verhältnissen, die ein Abtasten der Niere leicht macht. Man prüft die Niere auf ihre Beweglichkeit am besten in Rückenlage des Patienten. Nur selten ist es vorteilhaft, den Kranken in Seitenlage oder gar im Stehen zu untersuchen. Wohl sinkt im Stehen die Wanderniere tiefer herab, aber die Bauchdecken sind in dieser Körperlage stärker gespannt als in Seiten- oder Rückenlage. Das Abtasten der Niere wird dadurch erschwert. Um die Niere deutlich zu fühlen, ist stets eine bimanuelle Palpation nötig. Meist wird die bewegliche Niere bei jeder tiefen Inspiration unter dem Rippenbogen deutlich fühlbar. Sinkt sie stark herab, so kann die palpierende Hand zwischen oberem Nierenpol und Rippenrand eingepreßt und die Niere am Zurückgleiten während der Exspiration verhindert und, so festgehalten, genau abgetastet werden. Bei sehr schlaffer Bauchdecke ist der Hilus der Niere, ja sogar die Pulsation der dort eintretenden Nierengefäße deutlich fühlbar. Sowie die bewegliche Niere durch die palpierenden Hände nicht mehr festgehalten wird, gleitet sie während der Exspiration meist wieder nach oben in die Nierennische zurück, oder sie kann, wenn ihre Senkung so hochgradig ist, daß ein spontanes Hinaufgleiten ausbleibt, doch sehr leicht durch einen leisen Druck unter den Rippenbogen zurückgeschoben werden. Dieses plötzliche Hinaufgleiten des betasteten Organs in die Nierennische ist ein sehr charakteristisches Merkmal der Wanderniere; es läßt diese meist leicht von anderen Bauchtumoren unterscheiden. Wenn aber dieses Symptom infolge Verwachsungen der gesenkten Niere verlorengeht oder sein Nachweis durch fette oder stark gespannte Bauchdecken erschwert ist, dann kann es schwierig werden, die Wanderniere von anderen im Hypochondrium gelegenen Tumoren sicher zu unterscheiden. Über diese Schwierigkeiten hilft die Pyelographie leicht hinweg. Diese zeigt deutlich die Lage der Niere, die Beweglichkeit des Organs beim Wechsel von Liegen zum Stehen, gibt Aufschluß über Verformung des Ureters und Drehung des Nierenbeckens durch die abnormen Lagewechsel der Niere (s. Abb. 74 und 75).

Differentialdiagnose. Einer rechtsseitigen Wanderniere ähnlich fühlt sich die prallgefüllte *Gallenblase* an. Vor Verwechslungen schützt die Beobachtung, daß die prallgefüllte Gallenblase, selbst wenn sie stark nach außen verschiebbar ist, bei Nachlassen des Druckes immer wieder, ganz besonders aber bei linker Seitenlage des Patienten, medianwärts zurücksinkt und nie wie die Wanderniere nach oben außen in die Nierennische gedrängt werden kann. Im Gegensatz zur Wanderniere ist die Gallenblase auch immer leichter seitlich als von unten nach oben verschiebbar. An ihr ist zudem fast immer ein gegen die Leber zu führender Stiel zu erkennen.

Auch ein *Schnürlappen* der Leber kann bei der Palpation eine Wanderniere vortäuschen, wenn er statt der meist platten eine rundliche Form annimmt. Er ist wie die Wanderniere respiratorisch verschieblich und zeigt bei bimanueller Palpation ein starkes Ballotement. Es wird aber die palpatorische Unterscheidung des Leberschnürlappens von einer Wanderniere bei sorgfältiger Untersuchung in Seitenlage des Kranken doch meist gelingen. Es wird in der Regel möglich, die Verbindung zwischen der Leber und ihrem Schnürlappen zu fühlen, oft auch hinter dem Schnürlappen der Leber die Niere deutlich abzutasten. Besteht, was nicht so sehr selten ist, neben einem Schnürlappen der Leber gleichzeitig auch eine Wanderniere, so kann der die Niere überlagernde Leberlappen die Größe der herabgesunkenen Niere überschätzen lassen und dadurch zur Annahme einer Hydronephrose oder eines Nierentumors verleiten. Der Irrtum ist durch Beachtung des quer über die Niere verlaufenden Leberrandes zu vermeiden sowie durch Funktionsprüfungen und Röntgenaufnahmen der Niere.

Die *Wandermilz* ist durch ihre typische Form, durch die an ihrem scharfen Vorderrand gelegene, tiefe Einkerbung von der linksseitigen Wanderniere leicht zu unterscheiden.

Nicht selten werden *Colontumoren,* besonders die verhältnismäßig stark beweglichen Tumoren des Coecums, irrtümlich als Wanderniere gedeutet. Vor diesem diagnostischen Fehler bewahrt die Überlegung, daß der Colon- oder Coecumtumor keine respiratorische Verschieblichkeit zeigt, sich auch nicht wie die Wanderniere stark von unten nach oben, sondern fast ausschließlich nur seitlich hin und her, jedenfalls nie in die Nierennische verschieben läßt. Der Dickdarmtumor wird außerdem durch die in seiner Folge auftretenden Darmstörungen und den Blutgehalt des Faeces charakterisiert, sowie auch durch das Radiogramm des mit Barium gefüllten Darms. Natürlich werden anderseits cystoskopisch nachweisbare Funktionsstörungen der Niere, wie z.B. eine verspätete Indigoausscheidung, eher bei Nierenleiden als bei Darmtumor zu finden sein. Schließlich können die letzten Zweifel durch ein Pyelogramm behoben werden. *Pankreascysten, Pyloruscarcinome, Mesenterialcysten* sind im Gegensatz zur Wanderniere nie gänzlich in die Nierengegend zurückschiebbar; sie fallen stets wieder an ihren ursprünglichen Standort zurück, auch wenn sie, wie z.B. eine Cyste im Pankreasschwanz, stark beweglich sind. Ovarialcysten lassen sich durch ihre Verbindung mit den Beckenorganen von der Wanderniere unterscheiden. Bleibt es zweifelhaft, ob ein im Abdomen gefühlter Tumor eine Wanderniere ist oder nicht, so soll immer wieder die Nierennische bei tiefer Atmung abgetastet werden. Wird das eine oder andere Mal neben dem fraglichen Abdominaltumor der untere Pol der Niere fühlbar, so ist dadurch die Frage, ob der gefühlte Bauchtumor eine Wanderniere ist, sofort in negativem Sinne entschieden.

Die akuten Nierenkrisen bei Wanderniere können zu Verwechslungen der Wanderniere mit *Appendicitis, Cholecystitis* oder Gallensteinen, auch zur fälschlichen Annahme von Nieren- oder Uretersteinen führen. Die genaue Beobachtung der Schmerzlokalisation und des ganzen Verlaufes der Krise wird aber meist die richtige Diagnose stellen lassen. Speziell der Appendicitis gegenüber unterscheidet sich die Schmerzkrise der Wanderniere durch das Fehlen eines auffälligen Entspannungsschmerzes am Peritoneum.

Schwerer als die Wanderniere zu erkennen, ist zu entscheiden, ob die vom Kranken geklagten Beschwerden wirklich durch die starke Beweglichkeit der Niere oder aber durch andere krankhafte Veränderungen bedingt sind. Am sichersten sind die in der Folge von Harnverhaltung und Hyperämie auftretenden Nierenkrisen als direkte Folgen der allzu großen Beweglichkeit der Niere zu deuten. Immerhin ist auch da stets zu bedenken, daß Nierensteine, Nierentuberkulose, Nephritis ähnliche Schmerzanfälle auslösen können und diese Krankheiten zudem ab und zu mit einer Wanderniere vergesellschaftet sind. Es ist deshalb, wenn auch nach Abklingen eines Schmerzanfalles bei Wanderniere Albuminurie, Hämaturie und Pollakiurie längere Zeit fortbestehen, jedenfalls immer genau zu unterscheiden, ob die ungewöhnliche Beweglichkeit die einzige Krankheit der Niere ist, oder ob das Organ noch anderweitige Veränderungen zeigt, die mehr noch als die Beweglichkeit Schuld an dem vom Patienten geklagten Nierenbeschwerden tragen.

Fehlen Zeichen von Stein, Tuberkulose oder Nephritis, so ist immer auch noch zu prüfen, ob nicht in der beweglichen Niere dauernd, auch zwischen den Nierenkrisen, Harn im Nierenbecken verhalten bleibt, die Wanderniere hydronephrotisch zu entarten beginnt.

Ob die von Kranken mit Wanderniere häufig geklagten Magen- und Darmbeschwerden oder die das Krankheitsbild so oft beherrschenden nervösen Erscheinungen auf die abnorme Beweglichkeit der Niere zurückzuführen sind oder nicht, ist meist schwierig zu entscheiden. Nur eine sehr genaue Prüfung des Magen- und Darmtractus und vor allem des Nervensystems wird ein richtiges Urteil erlauben. Recht oft wird sich zeigen, daß mehr als die Veränderungen an der Niere eine allgemeine Enteroptose oder eine ausgesprochene Neurasthenie Ursache der geklagten Beschwerden sind.

Therapie. In der Behandlung der Wanderniere ist Vielgeschäftigkeit von Übel. Macht eine Wanderniere keine Beschwerden, so soll sie auch nicht behandelt werden, selbst wenn ihre Beweglichkeit sehr groß ist. Am besten wäre, dem Kranken von seiner Lageanomalie gar keine Kenntnis zu geben. Da aber sicher einer der nächstkonsultierten Ärzte sich nicht wird enthalten können, den Kranken auf Beweglichkeit einer Wanderniere hinzuweisen, ist es angezeigt, die abnorme Beweglichkeit der Niere dem Träger nicht zu verheimlichen. Sie muß aber als etwas Alltägliches und Harmloses hingestellt werden. Andernfalls wird der Kranke, erschreckt durch den Gedanken an die in seinem Leibe wandernde Niere, von der Stunde an allerlei vordem nie beachtete Beschwerden in der Nierengegend empfinden.

Ist ein Kranker mit stark beweglicher Niere von Abdominalbeschwerden geplagt, so ist, bevor therapeutische Maßnahmen empfohlen werden, genau zu prüfen, ob es die Wanderniere ist, die die Beschwerden verursacht, und nicht die Erkrankung anderer Abdominalorgane, allgemeine Enteroptose oder Neurasthenie. Wichtig ist ferner zu wissen, wenn die Niere als Sitz der Beschwerden feststeht, ob eine intermittierende Hydronephrose, ob rezidivierende Infektionen bestehen. Der Entschluß zu aktiver Therapie wird erleichtert, wenn durch das Tragen eines Korsetts, durch das straffe Einbinden des Abdomens von unten nach oben mit einer elastischen Binde festgestellt werden kann, daß tatsächlich die Fixation der Niere den Kranken beschwerdefrei macht.

Wenn es als sicher feststeht, daß die abnorme Beweglichkeit der Niere die Ursache der Beschwerden ist, muß ihre Fixation empfohlen werden. Bei kritischer Indikationsstellung kommt dies nur ganz selten, an unserer Klinik höchstens 3—4mal jährlich, vor. In diesem Moment Zeit mit Leibbinden und Stützkorsett zu verlieren, scheint mir unrichtig. Wenn keine Gegenindikation zur operativen Behandlung vorliegt, pflege ich sofort die *Nephropexie* zu empfehlen. Zur operativen Fixation der Niere ist eine unendliche Zahl von Operationsverfahren angegeben worden. Der Grund des häufigen Fehlschlagens der Operation wurde irrigerweise immer wieder in technischen Mängeln der Operationsmethode, statt in der fehlerhaften Indikation gesucht. Eine Nephropexie, die wegen wiederholter Anfälle von Harnstauung im Nierenbecken vorgenommen wird, gibt eigentlich immer befriedigende Heilerfolge, gleich nach welcher Methode operiert wird. Wird aber wegen allgemeiner Enteroptose oder wegen nervöser Beschwerden die Niere fixiert, geben alle Operationsmethoden unbefriedigende Resultate; die Beschwerden schwinden nicht, sie ändern höchstens ihren Charakter.

Es sind unter den vielen *Operationsverfahren* 3 Gruppen zu unterscheiden:

1. Befestigung der Niere durch eine oder mehrere Nähte, die das Nierenparenchym durchgreifen.

2. Fixation der Niere ohne Verletzung des Nierenparenchyms. Die Nähte fassen nur die fibröse Nierenkapsel. Hier ziehe ich die Methode nach MARION vor, bei der 4 Kapsellappen gebildet werden, von denen die beiden obersten um die 11. Rippe geknüpft werden, während die unteren, an die 12. Rippe oder die

Bauchwand gelegt, für eine korrekte Lage der Niere mit ungestörtem Abfluß und Gefäßversorgung zu sorgen haben.

3. Fixation der Niere durch Fascienlappen, Kunststoff- oder Muskelzügel.

Wichtig ist postoperativ eine dreiwöchige Bettruhe mit erhobenem Fußende.

Kommt eine Patientin mit Wandernierenbeschwerden zu uns, die kurz nach einer Geburt aufgetreten sind, wird man auf die Operation verzichten und durch Gymnastik und Massage versuchen, den geschwächten Bauchdecken wieder zu einem normalen Tonus zu verhelfen.

Das Tragen von Leibbinden und Korsetts ist nur bei Patienten zu empfehlen, die eine Operation ablehnen, oder deren Zustand eine baldige spontane Heilung der Wanderniere erhoffen läßt, wie z. B. in der Rekonvaleszenz nach einer konsumierenden Erkrankung, die zu extremer Abmagerung führte. Im großen ganzen ist den Patienten, die ja meist magere Astheniker sind, zu empfehlen, an Körpergewicht zuzunehmen, um das Fettgewebe der Niere etwas zu vergrößern.

Erkrankungen der Blase und Prostata

A. Die Tumoren der Blase

Nach den neuesten erhältlichen Tumorstatistiken der Vereinigten Staaten starben im Jahre 1945 5410 Personen in diesem Lande an Blasencarcinom, was 3% der Mortalität an malignen Geschwülsten überhaupt ausmacht. Es waren doppelt so viel Männer wie Frauen betroffen. In meiner Abteilung machen die Blasentumoren 5—10% aller Spitaleintritte aus. In der urologischen Praxis spielen sie also eine große und wichtige Rolle.

Die Ursache der Tumorbildung in der Blase ist noch nicht klargelegt. *Chronische Reizung* scheint, wie bei vielen anderen Tumoren, eine erhebliche Rolle zu spielen; Reizung durch Entzündung, Blasensteine, Bilharziaeier. Bei den Blasentumoren hat sich das Geheimnis der Tumorbildung immerhin ein wenig gelüftet. Bei Arbeitern der Färbereiindustrie treten gut- und bösartige Blasentumoren epithelialen Ursprungs besonders häufig auf. Bei den Anilinfarbenarbeitern der Basler Bevölkerung kamen Todesfälle an Blasentumoren 33mal häufiger vor als bei der entsprechenden Durchschnittszahl anderer männlicher Einwohner. Diese Tumoren wurden deshalb *Anilintumoren der Blase* genannt. Wir wissen heute, daß nicht das Anilin an der Tumorentstehung schuld ist, sondern daß Zwischenprodukte seiner Fabrikation, vor allem das β-Naphthylamin, die Ursache sind. Nur langdauernde Einwirkung dieser Substanzen führt beim Menschen und im Tierversuch zur Geschwulstentstehung. Gefahr besteht vor allem bei Arbeitern, die 10 Jahre und länger in der Anilinfabrikation tätig sind. Die Tumoren können noch Jahre, nachdem die Arbeiter aus den gefährlichen Betrieben entfernt wurden, entstehen. Ob der chemische Reiz auf dem Blutwege oder mit dem Urinstrom an die Blasenschleimhaut herangeführt wird, ist noch eine offene Frage. Für den Harnstrom spricht die vereinzelte, aber gesicherte Tatsache, daß selbst ein maligner Tumor der Blase nach Ableitung des Urins in den Darm oder nach außen spontan in wenigen Wochen verschwinden kann. Ein urogener Tumorfaktor scheint also sicherzustehen, entsprechend dem Milchfaktor beim Mammacarcinom der Maus.

Die meisten Tumoren der Blase entstehen wie die Tumoren des Nierenbeckens und des Ureters aus dem Übergangsepithel; die gutartigen sind *Papillome*, die bösartigen *papilläre und infiltrierende Carcinome*. Entsprechend der Masse der Muskulatur spielen bei der Blase die bindegewebigen Tumoren eine größere Rolle, vor allem die *Sarkome* der Blase bei Jugendlichen und Kindern. Tumoren des Urachusrestes sind eine Rarität. Daneben kommen Adenome, Dermoide, Lipome, Myome, Myxome und Angiome vor. Die Blase steht in engem Kontakt mit anderen Organen, die häufig Sitz von malignen Tumoren sind: durch das Peritoneum mit dem Darm, durch das Trigonum mit der Prostata, durch ihre Hinterseite mit Uterus oder Rectum; es ist deshalb kein Wunder, daß sie häufig von außen von Tumoren dieser Organe infiltriert wird. Die pathologische Anatomie dieser Tumoren ist natürlich die ihrer primären Lokalisation. Als Metastasen können auch die *Endometriome* bezeichnet werden.

Je nach ihrem Bau, je nach ihrem Ursprung ist selbstverständlich der Verlauf der verschiedenen Tumorformen verschieden. Die Praxis bringt uns aber eine weitere Schwierigkeit, eine Schwierigkeit, die bei keinem anderen Organ so ausgesprochen auftritt. Es gibt neben Tumoren ausgesprochener histologischer und klinischer Benignität und solchen entsprechender Malignität eine große intermediäre Gruppe, die weder histologisch noch klinisch mit Sicherheit klassiert werden können. Völlig gutartige Papillome mit ihrer starken lokalen Rezidivneigung können mit der Zeit maligne Rezidive oder Metastasen machen; umgekehrt, wenn auch selten, können histologisch sichere Carcinome sich klinisch wie gutartige Tumoren verhalten.

Pathologische Anatomie. Über 95% aller Blasentumoren sind epithelialen Ursprungs. Nur sie lohnen deshalb an dieser Stelle eine genauere Besprechung.

Die Blasenpapillome, gelegentlich auch als papilläre Fibroepitheliome bezeichnet, sind meist feinverzweigte Zottengeschwülste von rundlicher Form, die dünn gestielt, selten breitbasig, der Blasenwand aufsitzen. Sie lassen sich mit der Schleimhaut auf der Muskelschicht der Blasenwand leicht verschieben. Sie finden sich am häufigsten in der unteren Blasenhälfte. Selten treten sie von Beginn an multipel auf; meist entwickelt sich vorerst ein einzelner, längere Zeit solitär bleibender Tumor. Erst allmählich bilden sich in der Blase mehr oder weniger zahlreiche Geschwülste gleicher Art, aber verschiedener Größe, die oft unverkennbar als Ableger der ersten Geschwulst zu deuten sind. Die Zotten des Papilloms bestehen aus einem bindegewebigen gefäßreichen Stützgerüst, dem regelmäßig geordnete Epithelzellen dicht gedrängt aufsitzen. Diese Epithelzellen sind an der Basis der Zotte zylindrisch, an der Peripherie flacher, bald oval, bald polygonal.

Die Entartung zum Carcinom beginnt meist am Stiel des Tumors, seltener an seinen peripheren Teilen. Man spricht von einem *malignen Papillom.* Dieser Ausdruck ist irreführend; mir scheint, man sollte vernünftiger von einem papillären Carcinom niederer Malignität sprechen, um keine unnötigen Zwischengrade in ein sowieso schon kompliziertes Gebiet zu bringen. Makroskopisch kündet sich diese Umwandlung an durch ein Breiterwerden der Basis, durch den Verlust der Verschieblichkeit des Stiels auf der Muscularis, durch ein Plumperwerden der Zotten. Klinisch ist ein rascheres Wachstum bemerkbar. Anatomisch treten wenig differenzierte Zellen mit auffallend großen Kernen auf, die unregelmäßig angeordnet sind.

Das papilläre Carcinom sitzt breitbasig, nur selten gut gestielt, der Blasenwand auf und ragt in das Blaseninnere vor. Es ist bald zottig, bald knollig oder blumenkohlartig. Es treibt seine Epithelwucherungen nicht nur wie das Papillom in das Blasenlumen, es wächst auch in die Tiefe des Mutterbodens, in die Blasenwand hinein. Seine Aussprossungen bestehen teils aus soliden Zellhaufen, teils aus dicht zusammengedrängten, epithelbedeckten Papillen mit bindegewebigem Grundstock, seltener aus hohlen Epithelschläuchen in der Form des Adenocarcinoms. Die Unregelmäßigkeit der Anordnung der Epithelien nimmt weiterhin zu, ihre Differenziertheit ab.

Das *infiltrierende Carcinom* bildet keinen in das Blaseninnere vorragenden Tumor; es durchdringt die Blasenwand wie ein entzündliches Infiltrat. Man findet unter ihnen oft Plattenepithelkrebse mit Verhornung.

BRODERS hat versucht, die Blasencarcinome nach ihren rein histologischen Merkmalen zu klassifizieren und diese histologischen Grade den Graden der Malignität gleichgesetzt.

1. Grad: Mehr als $^3/_4$ aller Zellen sind gut differenziert, weniger als $^1/_4$ undifferenziert.

2. Grad: $^1/_2$ aller Zellen sind gut differenziert, $^1/_2$ undifferenziert.

3. Grad: $^1/_4$ aller Zellen sind gut differenziert, $^3/_4$ undifferenziert.

4. Grad: Alle Zellen sind undifferenziert.

Zum 1. Grad gehören alle benignen Blasenpapillome, im 4. Grad finden sich die bösartigen Carcinome. In den Vereinigten Staaten wird die Klassifizierung nach Broders allgemein angewendet, in Europa abgelehnt. Sie setzt meiner Meinung nach in unzulässiger Weise die histologischen Merkmale der klinischen Malignität gleich. Die Tatsache, daß die benignen Blasenpapillome als Carcinome Grad 1 bezeichnet werden, hat schon zu viel unnötig radikaler operativer Therapie geführt.

Viel brauchbarer ist die Klassifizierung von Jewett. Dieser Autor vergleicht die Tiefe der Infiltration der Blasencarcinome mit ihrer Metastasierung und infolgedessen ihrer Heilbarkeit. Heilbarkeit ist dabei nicht mit klinischer Heilung gleichzusetzen; neben dem Grad der Malignität des Tumors ist die Heilung auch eine Funktion der korrekten Therapie zum korrekten Zeitpunkt. Jewett unterscheidet mehrere Stadien der Carcinomentwicklung (Abb. 272).

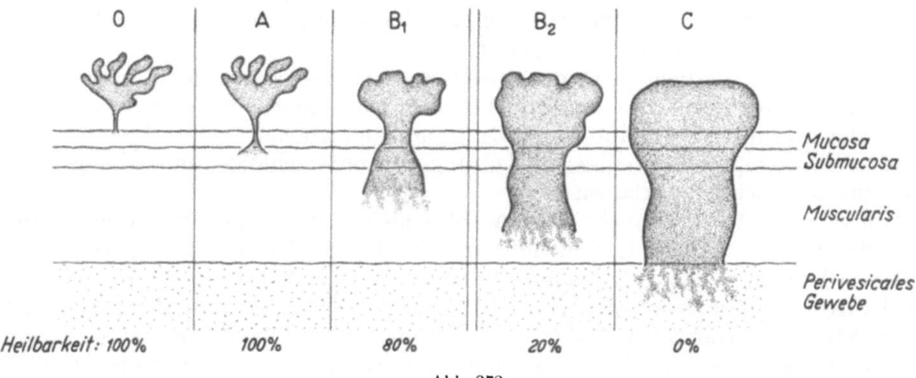

Abb. 272

0 stellt einen völlig gutartigen Tumor dar, der ausschließlich von der Mucosa ausgeht, ohne irgendwelchen infiltrativen Charakter. A ist das erste Stadium des Carcinoms, mit einer Infiltration der Submucosa. Dies ist das maligne Papillom. Beide Tumorarten weisen eine Heilbarkeit von 100% auf.

Im Stadium B ist neben der Submucosa auch die Muscularis infiltriert. Reicht die Infiltration weniger tief als die Hälfte der Muscularis (B₁), sind die Aussichten auf Heilung noch sehr günstig, über 80%; reicht die Infiltration weiter als die Hälfte der Muscularis (B₂) oder gar ins perivesicale Gewebe (C), sinken die Chancen auf Dauerheilung rapid ab und betragen im günstigsten Falle unter 20%. Die praktische Grenze zwischen heilbarem und unheilbarem Carcinom liegt also zwischen B₁ und B₂. Es ist gut, sich diesen Unterschied bei der Beurteilung der verschiedenen Heilverfahren vor Augen zu halten, damit wirklich Vergleichbares verglichen wird.

Weshalb kann die Tiefe der Infiltration einen so zuverlässigen Maßstab für die Malignität des Tumors abgeben? Die Lymphbahnen der Blasenwand sind in der Nähe der Mucosa dünn und relativ selten; nach außen werden sie immer zahl- und umfangreicher, Verschleppen von Krebszellen ist leichter möglich. Die tief infiltrierenden Carcinome sind also unheilbar, weil sie bereits Metastasen gesetzt haben, zuerst nur Metastasen im perivesicalen lymphatischen Gewebe, wo eine Zerstörung z. B. durch Bestrahlung noch möglich scheint, aber auch in den zugehörigen Lymphdrüsen, in der Leber, in den Lungen und in den Knochen.

Die Infiltration des Tumors geht aber nicht nur in die Tiefe, sondern auch submucös in die Breite, z. T. cystoskopisch sichtbar.

Um einen Blasentumor beurteilen zu können, müssen also folgende 4 Charakteristika bekannt sein:

1. Das makroskopische Aussehen (Größe, Form, Zahl, Lokalisation, Stiel);
2. die Histologie;
3. die submucöse Infiltration;
4. die Infiltration in die Tiefe und die Metastasen.

Symptome. Das auffälligste klinische Symptom eines Blasentumors ist die Hämaturie bei eiterfreiem Harn. Die meist ziemlich erhebliche Blutung setzt plötzlich, ohne vorausgehende Krankheitserscheinung ein und schwindet auch plötzlich wieder vollkommen. Sie wiederholt sich vorerst nur selten, nach monate-, selbst jahrelangen Pausen. Allmählich steigert sich ihre Häufigkeit. Die Blutung tritt alle paar Wochen auf und schließlich bleibt sie mit wechselnder Heftigkeit fast dauernd bestehen. Während im Beginn des Leidens die Blutung jeweilen ohne äußeren Anlaß zu entstehen scheint, wird sie später häufig durch eine körperliche Anstrengung, eine Störung der Verdauung oder irgendwelche Kongestion der Unterleibsorgane ausgelöst.

In den ersten Stadien des Leidens empfindet der Kranke geringe Beschwerden. Nur während der Hämaturie quält ihn ein durch die Ausstoßung großer Gerinnsel bedingter Harndrang. Wenn die Blutung und der Harndrang bald schwinden, werden die Symptome in ihrer Bedeutung oft unterschätzt, und eine genaue Untersuchung wird unterlassen.

Im weiteren Verlauf macht sich das Blasenleiden durch Störungen der Harnentleerung geltend. Der Harnstrahl wird durch der Blasenmündung sich vorlagernde Tumorteile oft plötzlich unterbrochen. Andere Male führt die andauernde mechanische Behinderung des Harnabflusses zu teilweiser, ausnahmsweise gar zu vollständiger Harnverhaltung. Der Harndrang wird häufiger, um so mehr, als die Blasenkapazität durch zunehmendes Wachstum des Tumors ständig abnimmt. Der Harndrang wird schließlich anhaltend; er bewirkt oft unwillkürlichen Harnabgang. Der infiltrierende Blasentumor kann durch Verlegung der Uretermündung auch eine Harnstauung in den oberen Harnwegen erzeugen. Harnleiterkoliken und ein- oder doppelseitige Hydronephrosen mit Schrumpfung des Nierenparenchyms sind die Folge.

Das Leiden erfährt eine wesentliche Verschlimmerung, wenn sich eine Infektion der Harnwege zugesellt. Nicht nur werden die Blasenbeschwerden durch die hinzutretende Cystitis erheblich gesteigert, es wird meist auch bald die Nierenfunktion durch die fast nie ausbleibende Pyelonephritis geschädigt.

Der Harn ist in der ersten Zeit der Blasengeschwulst während der blutfreien Intervalle völlig normal. Mit dem stärkeren Wachstum des Tumors stellt sich aber, selbst bevor eine Nierenschädigung auftritt, eine erst leichte, später rasch zunehmende Albuminurie ein, bedingt durch seröse Exsudation aus dem Tumor. Der Eiweißgehalt des Urins kann trotz gesunder Nieren bis auf $10^0/_{00}$ und mehr steigen, wenn die Neubildung groß oder doch sehr ausgebreitet ist.

Während im Beginne des Leidens in den blutfreien Intervallen im Harn keine krankhaften Formelemente zu finden sind, wird bei größeren papillomatösen Tumoren im Urinsediment eine starke Beimischung von Epithelzellen verschiedenster Form und Größe auffällig. Diese vom Tumor abgestoßenen Epithelzellen liegen trotz ihrer großen Zahl oft nur in kleinen Verbänden zusammen und sind deshalb nicht sicher als Tumorzellen anzusprechen. Recht häufig aber finden sich im Harnsediment, besonders nach Blasenspülungen, kleinste, kaum stecknadelkopfgroße Flocken, die bei mikroskopischer Betrachtung deutlich papillomatösen Bau zeigen und als Tumorzöttchen zu erkennen sind. Sie unterscheiden sich schon makroskopisch von feinen Blutgerinnseln oder von Eiter- und Schleimhautfetzen durch ihr rasches Niedersinken im aufgewirbelten Harnsediment sowie durch ihre zartrosa Färbung und rundliche Form. Größere, schon dem unbewaffneten Auge als Tumorteile erkennbare Gewebestücke gehen nur bei großen Tumoren im Urin ab, am häufigsten beim Zerfall papillärer Blasencarcinome.

Verbindet sich der Blasentumor mit einer Infektion der Blase, so nimmt der Harn alle Eigenschaften des Cystitisharns an; bei Carcinom der Blase wird er rasch jauchig-eitrig.

Verlauf und Prognose. Es ist nach dem im Abschnitt pathologische Anatomie Gesagten klar, daß Verlauf und Prognose bei den verschiedenen Blasentumoren sehr verschieden sein kann. In der Regel zeigen sie ein anhaltendes, wenn auch langsames Wachstum und damit eine stete Steigerung ihrer klinischen Symptome. Nur selten stellen *Blasenpapillome* im frühesten Beginn ihrer Entwicklung ihr Wachstum ein und bleiben harmlose, kleine Auswüchse der Blasenschleimhaut, die keine oder nur geringe Reizerscheinungen, manchmal verbunden mit bescheidenen Blasenblutungen, machen.

Ihr Wachstum ist nicht selten so langsam, daß bei Kranken, deren erste, durch den Tumor bedingte Blasenblutung jahrelang zurückliegt, ein Blasentumor von nur Kirschgröße oder noch geringerem Ausmaß gefunden wird. Andere Male aber ist das Wachstum von Beginn an rasch und hat der Tumor zudem große Neigung zu multipler Aussaat. Die Schnelligkeit des Wachstums ist nicht immer gleichmäßig; es erfolgt nicht selten ruck- und periodenweise. Bei den meisten Patienten hört nach einigen wenigen Rezidiven die Neuentstehung völlig auf; bei anderen ist das Wachstum rasch und unaufhörlich, es entstehen Papillome in der ganzen Blase, in der hinteren Urethra, ja sogar im unteren Ureter, ohne daß der einzelne Tumor je Zeichen von Malignität zeigt. Die Blase kann dadurch mit Tumormassen gefüllt und so gedehnt werden, daß sie wie bei Harnverhaltung durch die Bauchdecken durch fühlbar wird. Das Papillom kann schließlich durch Sepsis oder Urämie, seltener durch unstillbare oder oft wiederholte Blasenblutungen zum Tode führen.

Viel rascher ist der Verlauf beim *Carcinom.* Diese Tumoren zerfallen oft frühzeitig und werden bald von jauchiger Cystitis begleitet. Diese Cystitis gibt einen fauligen, üblen Geruch, der dem Kundigen eine Sofortdiagnose erlaubt. Die Harninfektion und die ständigen Blasenblutungen schädigen das Allgemeinbefinden; die Kranken werden anämisch und kachektisch. Die Tumoren infiltrieren die Blasenwand. Da sie am häufigsten im Trigonum sitzen, wird durch diese Infiltration ein oder beide Ureterostien verlegt mit konsekutiver Hydronephrose. Sie durchwuchern die Blasenwand, erzeugen eine perivesicale Phlegmone, selten einen Absceß. Von den Nachbarorganen wird nur die Prostata häufig infiltriert, so einen großen, das kleine Becken ausfüllenden Tumor erzeugend. Bei diesen Tumoren ist die Differentialdiagnose zwischen Blasen- und Prostatacarcinom schwierig. Fast nie brechen Blasengeschwülste in den Darm durch. Findet sich in der Blase ein Tumor mit einer Blasen-Darmfistel, handelt es sich um den Durchbruch eines Darmtumors in die Blase. Nach 1—2 Jahren führt das unbehandelte Blasencarcinom zum Tode durch Sepsis oder Urämie, selten durch Blutung, unter qualvollem Leiden des Patienten. Die Metastasen entwickeln sich so langsam, daß sie als Todesursache nur bei behandelten Patienten, da leider Gottes nur allzu häufig, in Frage kommen.

Eine eigene Stellung nimmt das *Sarkom* der Blase ein. Es tritt vorwiegend bei Kindern und Jugendlichen auf, ist im Verlauf verschiedenartig, aber immer unheilbar. Es kann den soeben beschriebenen Verlauf des Blasencarcinoms haben.

Ich habe einen 6jährigen Jungen beobachtet, der infolge eines Sarkoms am Blasenhals das klassische Bild der Prostatahypertrophie mit Überlaufblase aufwies.

Diagnose. Eine Hämaturie, der keine Krankheitserscheinungen der Harnorgane vorangingen, die nach kurzer Dauer plötzlich wieder schwindet und keine
Eitertrübung des Harns hinterläßt, muß immer den Verdacht auf eine Neubildung
in den Harnorganen erwecken. Dieser Verdacht wird bestärkt durch den Befund
zahlreicher Epithelien verschiedenster Form im eiterfreien Harnsediment. Die
Diagnose eines Tumors der Harnwege ist durch die Urinuntersuchung allein aber
nur dann zu sichern, wenn im Harnsediment kleine Gewebezotten nachweisbar
sind, an denen deutlich ein bindegewebiges Gerüst und ein regelmäßiger Epithelbesatz zu unterscheiden sind.

Ob eine durch diesen Harnbefund festgestellte Neubildung in den unteren oder
in den oberen Harnwegen liegt, ist ohne Cystoskopie nie sicher zu bestimmen.
Bei Nieren- und Uretertumoren ist allerdings der Abgang von Tumorteilchen mit

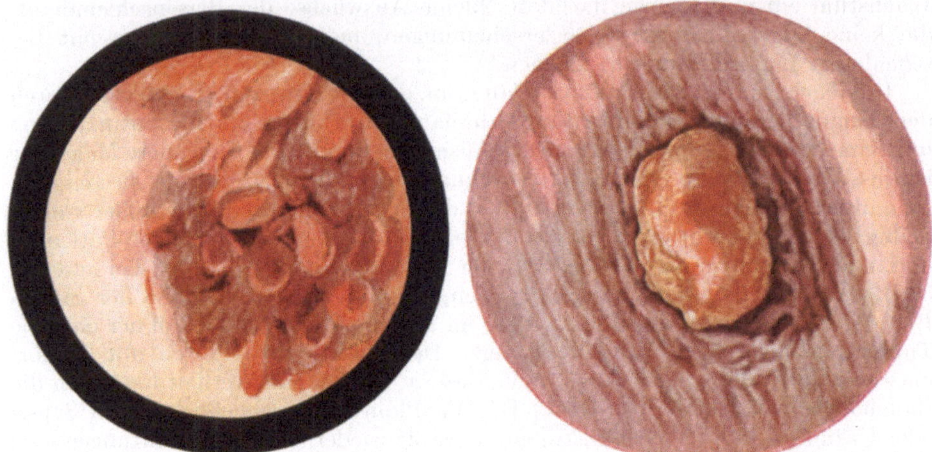

Abb. 273. Papillom der Blase   Abb. 274. Carcinom der Blase. Die submuköse Infiltration
                                           um den Tumor ist deutlich

dem Harn sehr selten. Der Befund von Tumorzotten im Urin spricht deshalb
an sich eher zugunsten der Diagnose Blasentumor. Bleiben zudem während der
Hämaturie Nieren- und Ureterkoliken aus, ist keine Vergrößerung oder Druckempfindlichkeit der Nieren nachweisbar, so ist in der Blase der Sitz der Neubildung
zu vermuten, selbst wenn vorerst Blasenbeschwerden fehlen. Treten solche auf,
dann ist am Sitz des Tumors in der Blase kaum mehr zu zweifeln. Immerhin ist
in Betracht zu ziehen, daß vermehrter Harndrang oder Blasenschmerzen mit
Ausstrahlung in den Damm und in das Rectum durch in der Blase gestaute Coagula einer Nierenblutung verursacht sein können. Bei Blasentumoren wird, was
diagnostisch verwertbar ist, die Harnblutung durch Katheterismus oder Spülung
der Blase verstärkt, bei Tumoren der oberen Harnwege nicht.

Den sicheren Entscheid, ob eine Neubildung in der Blase sitzt oder nicht,
bringt die *Cystoskopie.* Sie darf beim Auftreten einer Hämaturie nie unterlassen
werden. Auch bei starker Blasenblutung läßt sich eine zur Durchführung der
Cystoskopie genügende Klarheit des Blasenmediums erreichen durch Verwendung
eines Cystoskops mit Dauerspülung oder durch Spülung mit Stryphnon- oder
mit 3—4%iger essigsaurer Tonerdelösung; bei trotzdem noch blutender Blase
durch deren Füllung mit flüssigem Paraffin.

Wegen Gefahr der Paraffinembolie darf die Blase nur schwach gefüllt werden.

Das Papillom der Blase zeichnet sich im cystoskopischen Bilde durch seinen
feinverästelten Bau aus, durch die starke Pulsation seiner oft von deutlich

sichtbaren Gefäßen durchzogenen Zotten und durch die scharfe Begrenzung seiner meist schmalen, stielförmigen, nur selten breiten Basis (Abbildung 273).

Das Carcinom ist in der Regel von plumperem Bau, weniger fein verästelt als das Papillom (Abb. 274). Die Begrenzung seiner Basis ist meist weniger scharf; die Schleimhaut seiner nächsten Umgebung erscheint oft gewulstet, ödematös und gerötet. Das Carcinom zeigt zudem bei Berührung mit der Koagulationssonde eine viel derbere Konsistenz und widersteht dem Koagulationsvermögen des Hochfrequenzstromes viel mehr als das Papillom. Das Carcinom erleidet häufiger als das Papillom einen spontanen geschwürigen Zerfall.

Weitere klinische Merkmale, die für Bösartigkeit sprechen, sind eine starke Verminderung der Blasenkapazität mit der damit verbundenen Pollakiurie, starke Blasentenesmen, häufige Wiederkehr und lange Dauer der Blasenblutung, jauchige Cystitis, neuralgische Schmerzen in der Blase und den äußeren Geschlechtsorganen mit Ausstrahlung in den Damm und in die Oberschenkel. Die seltenen Adenome, Myome und Fibrome der Blase unterscheiden sich im cystoskopischen Bild durch ihre glatte, meist von Schleimhaut überdeckte Oberfläche und ihre großknotige Form.

Das makroskopische Aussehen und die klinischen Symptome genügen aber oft nicht zur Diagnose. Auch die anderen Merkmale sind heranzuziehen, die Histologie und der Grad der Infiltration.

Die *Probeexcision* ist nur sehr bedingt verwertbar. Bei beginnender Entartung kann die Excision aus den peripheren Teilen des Tumors noch völlig gutartigen Bau aufweisen, während die Basis schon maligne entartet ist. Dazu kommt noch die Schwierigkeit der histologischen Beurteilung an kleinen Excisionsstücken. Derselbe Einwand gilt in

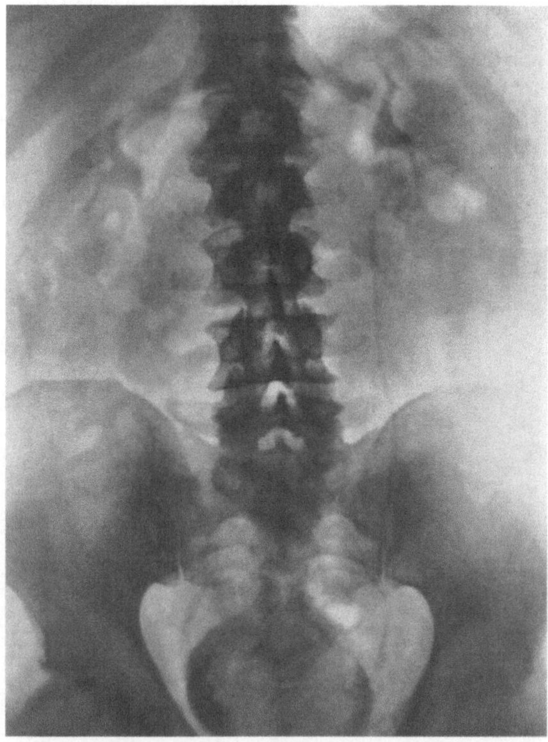

Abb. 275. Faustgroßes Blasenpapillom. Die Kontur der Blase ist rund und glatt, beide Nieren funktionieren normal

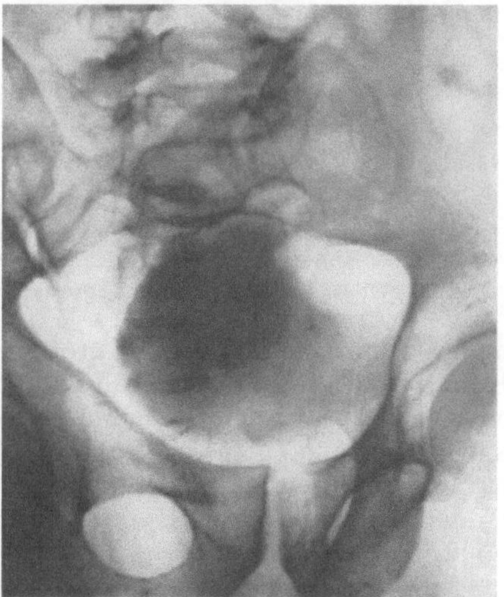

Abb. 276. Infiltrierte Blasenwand bei Carcinom

verstärktem Maße für die mikroskopische Untersuchung des Urinsediments nach PAPANICOLAU. Um einigermaßen verwertbar zu sein, müssen Excisionsstücke aus der Kuppe, der Basis des Tumors und aus der Submucosa der Umgebung entnommen werden. Am besten ist dies zu erreichen durch große Excisionen mit Hilfe des Prostataresektionsinstrumentes. Dabei besteht aber die Gefahr einer Blasenperforation, so daß immer zu überlegen ist, ob diese erweiterte Excision, die einer transurethralen Entfernung des Tumors gleichkommt, der offenen Operation überlegen ist. Wertvoller ist die Probeexcision in den Fällen, wo zur Frage steht, ob es sich um einen epithelialen oder entzündlichen Tumor handle.

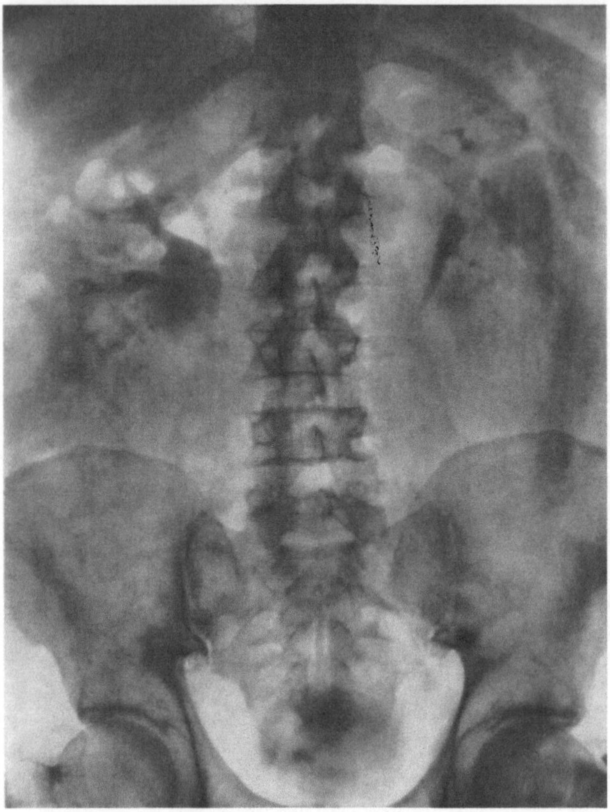

Für die Beurteilung der Infiltration stehen uns verschiedene Hilfsmittel zur Verfügung. In günstigen Fällen, wenn die cystitischen Veränderungen nicht ausgesprochen sind, ist die submuköse Infiltration an einer Verfärbung und Verdickung der Schleimhaut im cystoskopischen Bild (s. Abb. 274) zu sehen. Die bimanuelle Palpation, eventuell in Narkose, kann einen größeren Tumor feststellen lassen. Es liegt in der Natur dieser Untersuchungsmethode, daß nur weitentwickelte Tumoren so zu beurteilen sind, und daß ein beginnendes Tiefenwachstum dem Untersucher entgeht. Wertvoll ist die *Röntgenuntersuchung*. Ein be-

Abb. 277. Kleines Blasencarcinom, normale obere Harnwege

nigner Tumor, auch wenn er groß ist (Abb. 275), verändert im Cystogramm die Konturen der Blase nicht, während ein maligner Tumor eine zackige Kontur und eine Veränderung der Blasenkontur zeigt (Abb. 276). Da außerordentlich häufig die Blasentumoren in der Nähe der Ureterostien sitzen, macht sich ein Tiefenwachstum durch eine Kompression oder einen Verschluß des intravesicalen Ureterabschnittes bemerkbar und führt zu Hydronephrosen und eventuell zum völligen Ausfall der Niere (Abb. 277, 278).

Fernmetastasen sind am ehesten in der Lunge durch eine Röntgenaufnahme festzustellen (Abb. 279).

Differentialdiagnose. Verschiedene Erkrankungen der Blase können im cystoskopischen Bilde zu Verwechslungen mit Blasentumoren führen.

Durch *Entzündung* können in der Schleimhaut der Blase papilläre oder in das Blaseninnere vorragende polypöse Wucherungen entstehen, die kleinen Tumoren ähnlich sehen (Abb. 280). Es fehlt aber diesen entzündlichen Wucherungen die beim Papillom sichtbare Pulsation und deutliche Gefäßzeichnung; sie sind zudem weniger fein verzweigt als die Papillome, dagegen ödematöser und durchscheinender als diese. Da neben den entzündlichen Schleimhautwucherungen meist auch andere Entzündungserscheinungen der Blasenschleimhaut zu finden sind, die beim Blasenpapillom, wenn es nicht infiziert ist, fehlen, wird eine richtige Deutung des Bildes in der Regel möglich. Sehr schwer ist das infiltrierende Carcinom von entzündlichen Infiltraten der Blasenwand zu unterscheiden. Oft erlaubt erst eine längere klinische Beobachtung die Differentialdiagnose. Auch ein bullöses Ödem der Blasenschleimhaut kann einem Blasentumor ähnlich sehen. Doch unterscheidet es sich im cystoskopischen Bilde vom Tumor immerhin deutlich durch die Durchsichtigkeit und Gleichmäßigkeit seiner einzelnen Bläschen.

In das Blaseninnere flach vorragende, blaurote, cystoskopisch wirklichen Neubildungen ähnliche Wucherungen bildet bei weiblichen Kranken auch die *Endometriose* der Harnblase. Ihr Gewebe gleicht in seinem Aufbau aus Drüsen und Muskeln dem Endometrium. Es nimmt an der menstruellen Schwellung der Uterusschleimhaut teil, und es zeigt während einer Gravidität auch deciduale Umwandlung. Die Endometriose ist in der Harnblase selten. Sie sitzt vorzugsweise an der Rückwand der Blase, nahe am Trigonum. Sie verursacht besonders während der Menstruation Blasenschmerzen und Hämaturie. Sie läßt sich von wirklichen Neubildungen der Blase klinisch durch diese menstruelle Reaktion unterscheiden. Die Endometriose wird sicherer durch Excision als durch Elektrokoagulation beseitigt.

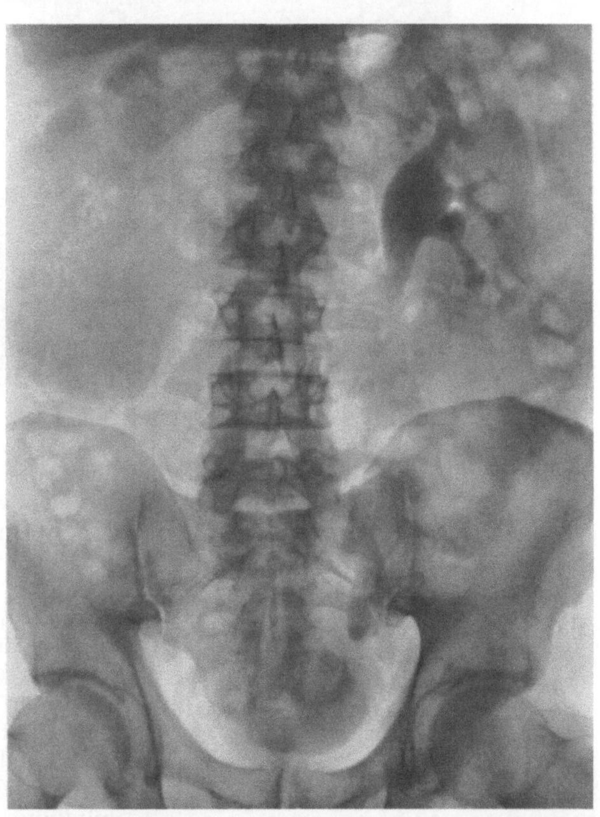

Abb. 278. Derselbe Fall, 8 Monate später. Durch Infiltration des Ureterostiums ist rechts eine große, funktionslose Hydronephrose entstanden

Blasensteine sind in der Regel auf den ersten Blick von Tumoren der Blase zu unterscheiden. Sie sind gekennzeichnet durch ihre hellweiße, selten gelbbraune oder schwärzliche Farbe, durch ihre Form und den Wechsel ihrer Lage. Wenn aber ein Stein von dichten, schleimig-eitrigen, im Blasenmedium hin und her flottierenden Belägen bedeckt ist, kann er im cystoskopischen Bilde einen Blasentumor vortäuschen. Die Untersuchung mit der Steinsonde oder ein Radiogramm lassen aber allfällige Mißdeutungen rasch richtigstellen.

Blut- oder Fibringerinnsel täuschen nur bei flüchtiger Untersuchung einen Tumor vor. Ihre wechselnde Form, das Fehlen jeglicher Gewebestruktur schützen vor Irrtum.

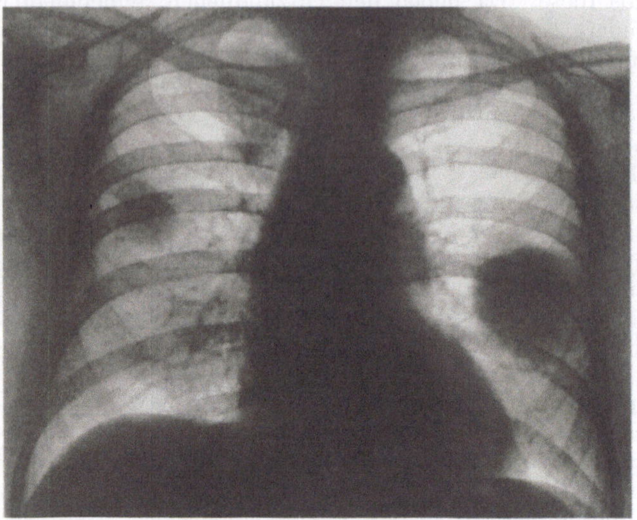

Abb. 279. Lungenmetastasen bei Blasencarcinom

Einem Tumor sehr ähnlich sind die nicht so seltenen Cysten am vesicalen Ureterende *(Ureterocele)*. Sie unterscheiden sich von ihm durch ihre fast nie gänzlich fehlende Transparenz, ihre glatte, von normaler Blasenschleimhaut bedeckte Oberfläche. Sie zeigen im Gegensatz zu den seltenen Retentionscysten der Blasenschleimhaut einen Wechsel ihrer Größe infolge des Urinzuflusses von der Niere und des Abflusses in die Blase. Charakteristisch für sie ist ihr Sitz im Bereich der Harnleitermündung und die in ihrer Wand oft deutlich sichtbar werdende Uretermündung.

Anfänger in der Cystoskopie haben sich auch davor zu hüten, halbkugelige Einstülpungen der Blasenwand, wie sie durch gefüllte Darmschlingen, durch den Uterus usw. bedingt sein können, als Tumor zu deuten.

Therapie. Die Therapie der Blasentumoren ist auch heute noch ein sehr unbefriedigendes Kapitel der Urologie. Es stehen uns viele Mittel zur Verfügung,

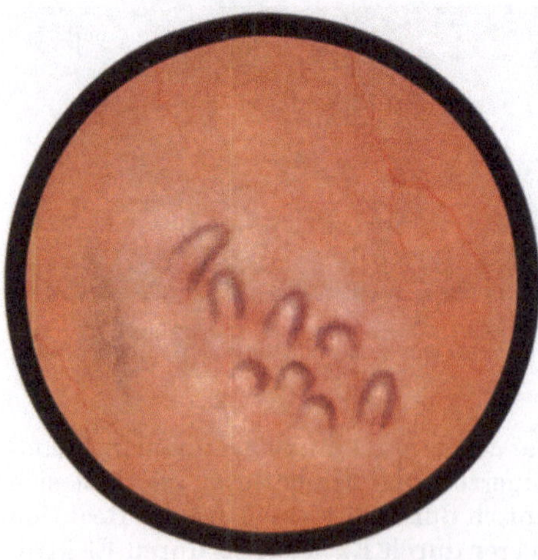

Abb. 280. Lokalisiertes Ödem der Blasenschleimhaut, hervorgerufen durch die Spitze des Dauerkatheters. Verwechslung mit Blasenpapillom möglich

von der gutmütigen und harmlosen transurethralen Koagulation eines kleinen Papilloms bis zur totalen Cystektomie oder absichtlichen Strahlennekrose der Blase mit Ableitung des Urins in Darm oder Haut. Um sich in diesem Dickicht zurechtzufinden, um nicht einen Mißgriff in der Wahl seiner Mittel zu tun, den Patienten durch unnötig eingreifende Methoden zu schädigen oder im Gegenteil durch ungenügende Therapie den Moment einer Heilung zu verpassen, ist es gut, sich an die am Anfang des Kapitels beschriebene Einteilung von JEWETT zu erinnern. Alle Tumoren, die weniger als die Hälfte der Muscularis infiltrieren, haben eine gute Prognose (0, A, B_1). Es steht uns eine ganze Reihe von Mitteln zur Verfügung, um die Heilung zu erzielen: Koagulation, lokale Excision, partielle Cystektomie, Chirurgie, verbunden mit lokaler Bestrahlung. Eine totale Cystektomie für diese Tumoren führt selbstverständlich auch zur Heilung, aber mit völlig unnötiger Verstümmelung. Die Tumoren von JEWETTs Gruppe C mit perivesicaler Infiltration und häufiger Fernmetastasierung sind unheilbar, nur ganz gelegentlich und zufällig wird eine so ausgedehnte Operation wie die Pelviektomie einen Erfolg erzielen. Unser Handeln muß einzig auf die Linderung der Beschwerden, auf konservative Eingriffe gerichtet sein. Nicht so selten ist es am besten, keinerlei aktive Therapie zu betreiben. Das ganze Bestreben der modernen Therapie mit Isotopen und Betatron, mit totaler Cystektomie geht vernünftigerweise ausschließlich um die infiltrierenden Tumoren der Gruppe B_2. Hier dürfen wir hoffen, noch zur Zeit zu kommen, um die lokale Infiltration, die Nahmetastasen zu beseitigen. Es ist gut, beim Durchlesen der Literatur, beim Studium der verschiedenen Heilungsstatistiken an diese Tatsachen zu denken.

Die benignen Blasenpapillome (Gruppe 0) werden am zweckmäßigsten durch *Elektrokoagulation* zerstört.

Die Chemokoagulation mit konzentrierter Trichloressigsäure oder Kohlensäureschnee spielt daneben kaum eine Rolle.

Diese Elektrokoagulation kann entweder durch die Harnröhre oder bei geöffneter Blase angewendet werden. Welcher der beiden Wege zu empfehlen ist, hängt von der Größe und Zahl der Tumoren, selbstverständlich auch von der Durchgängigkeit der Harnröhre ab. Im Prinzip können wir sagen, daß jeder Tumor, der transurethral behandelt werden kann, auf diese Weise behandelt werden soll.

Technik der transurethralen Elektrokoagulation. Als Stromquelle dient die Funkenstrecke eines Diathermieapparates. Die Stromstärke soll so eingestellt werden, daß nur weiße Koagulationsherde und nicht schwarze Brandschorfe erzeugt werden. Die Koagulationssonde soll von nekrotischem Gewebe frei bleiben. Die Koagulationssonden werden durch den Einlaß eines Ureterencystoskops, die größeren Kaliber durch ein Operationscystoskop eingeführt. Die Sonde ist auf ihrer ganzen Länge isoliert, nur an der Spitze liegt das Metall frei und stellt die aktive Elektrode dar. Als inaktive Elektrode liegt eine Bleiplatte unter dem Gesäß des Patienten auf dem Cystoskopietisch. Diese inaktive Elektrode muß selbstverständlich gegen den Tisch isoliert sein.

Normalerweise genügt für die Behandlung eine Harnröhrenanaesthesie und die Injektion eines Opiates. Allgemeinnarkose oder Leitungsanaesthesie ist nur selten nötig. Meist nach etwa 30 min wird der Patient unruhig, die Sicht verschlechtert sich durch herumschwimmende Nekrosen und diffuse Blutung, die Sitzung wird abgebrochen und nach 2—3 Tagen wiederholt. Wenn irgendwie möglich, wird die Koagulation am Stiel des Papilloms begonnen, um so den ganzen Tumor zu nekrotisieren. Bei größeren Tumoren ist das selten möglich, und der Stiel muß 2—3 Wochen später, wenn die Nekrosen abgefallen sind, nachkoaguliert werden (Abb. 281, 282 und 283). Nach längerer Koagulationsserie wird es schwierig, Tumoren und entzündliche Schwellung zu unterscheiden, so daß besser eine längere Pause eingelegt wird. Prophylaktisch wird ein Harndesinfiziens gegeben.

Die Koagulation kann rascher und effektvoller gestaltet werden, wenn sie mit einer transurethralen Resektion des Tumors verbunden wird. In Prostatanähe geht die Resektion leicht und gefahrlos. Es ist für den Patienten gleichgültig, ob an der Basis des Papilloms ein Stück Prostata reseziert wird. Im Blasenfundus und in Sphincternähe bei der Frau ist die transurethrale Tumorresektion nicht harmlos, da leicht Blasenperforationen und Inkontinenz gesetzt werden. Ich ziehe für diese Fälle die langsamere, aber harmlose Koagulation oder die Eröffnung der Blase vor.

Bei eröffneter Blase können auch sehr große Papillome leicht abgetragen werden. An ihren Stiel wird eine elektrische Schlinge gelegt, die zugezogen werden kann, oder der Stiel wird mit einer Klemme gefaßt, der Strom durch die Klemme durchgeschickt und der Stiel mit Catgut übernäht. Auch große Tumoroberflächen können mit großen Koagulationselektroden und starkem Strom in kurzer Zeit coaguliert werden. Bei der Eröffnung sind Impfmetastasen in der Blase, eventuell

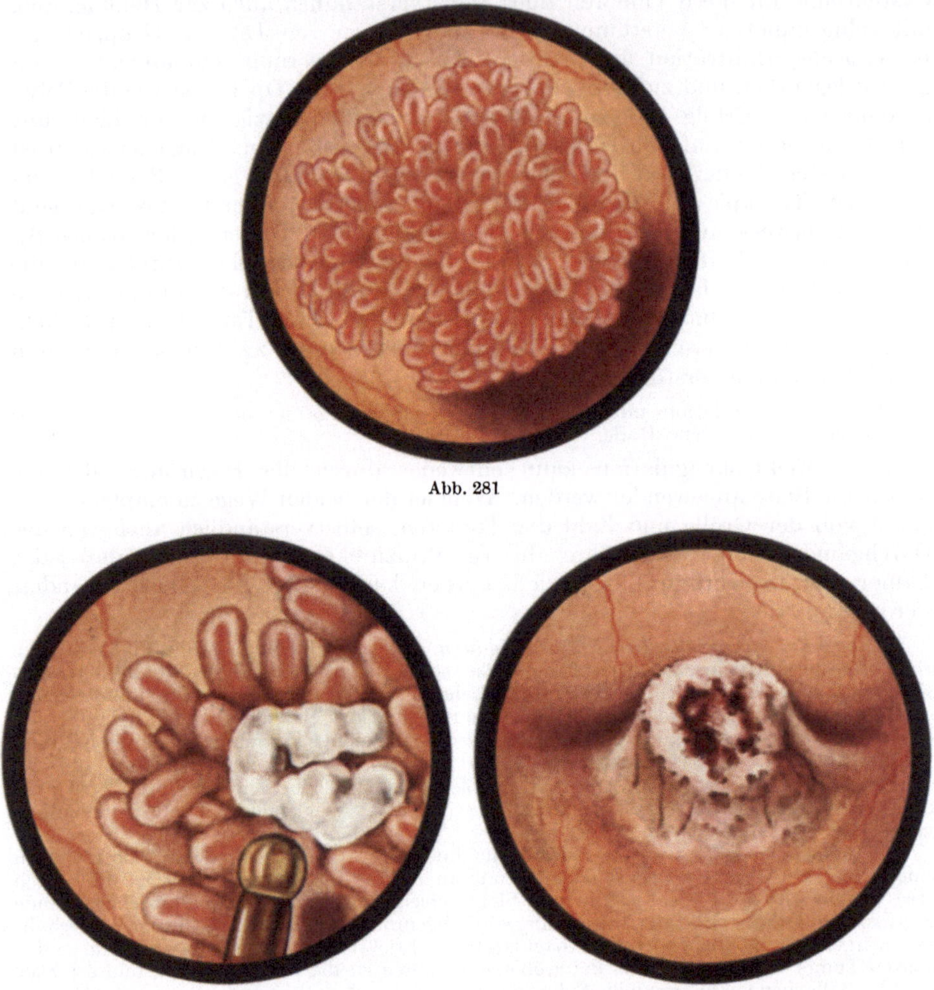

Abb. 281

Abb. 282   Abb. 283

auch in der Wunde häufig. Um sie zu vermeiden, kann man vor Beginn der Entfernung des Tumors dessen Oberfläche coagulieren, damit weniger leicht Zotten abfallen.

Da die Blasenpapillome eine außerordentliche Rezidivgefahr besitzen, sind postoperativ regelmäßige cystoskopische Kontrollen nötig. Das kleinste Rezidiv muß sofort transurethral coaguliert werden. Erst wenn während 5 Jahre keine Rezidive mehr aufgetreten sind, darf der Patient aus der regelmäßigen Kontrolle entlassen werden. Ein Blasenpapillom operativ zu entfernen und sich nicht um die Nachkontrollen zu kümmern, halte ich für einen Kunstfehler.

In besonders bösartigen Fällen rezidivieren die Papillome rascher, als wir sie behandeln können. In diesen gottlob seltenen Fällen bleibt uns, trotz der histologischen Gutartigkeit der Tumoren, nur die *totale Cystektomie* übrig. Erscheint diese zu gewagt, genügt auch die einfache Ableitung des Urins in den Darm, ohne daß die Blase exstirpiert wird. Die Papillome werden durch die Ruhigstellung der Blase klinisch stumm, es besteht aber die Möglichkeit, daß diese stummen Papillome später krebsig entarten.

Alle Versuche mit Hormonen, Cytostatica oder Bestrahlungen die Rezidivneigung der Papillome zu beeinflussen, blieben mir bis heute erfolglos. Das einzige, was in gewissen Fällen Erfolg verspricht (vor allem bei beetartig aufschießenden, ganz kleinen Tumoren) sind Blaseninstillationen; Collargol 2—5%, während Monate in die Blase instilliert, vermindert entschieden die Rezidivneigung; *Podophyllin* 1—12%, in steigender Konzentration in Öl oder Paraffin in die Blase gebracht, kann vorhandene Tumoren zerstören. Dabei muß durch geeignete Lagerung des Patienten dafür gesorgt werden, daß das Podophyllin wirklich während längerer Zeit mit dem Tumor in Kontakt bleibt.

Bei den *Carcinomen* ist die Koagulation nur ganz ausnahmsweise genügend und zwar dann, wenn gehofft werden kann, das beginnende submuköse Tumorinfiltrat mit der Koagulation mit zu zerstören. Größere Tumoren werden durch die Koagulation bloß in ihrem Wachstum gereizt. Die Methode ist zu verwerfen.

Im großen ganzen ist es besser, die Carcinome zu excidieren. Sitzen die Carcinome in der oberen Blasenhälfte, ist eine *partielle Cystektomie* im Gesunden die Methode der Wahl. Schwierig ist der Entschluß, wenn die Tumoren in der Nähe der Ostien liegen. Da wird das Vorgehen der einzelnen Urologen sehr verschieden sein. Partielle Cystektomie mit Neueinpflanzung des Ureters, oberflächliche Excision des Tumors mit nachträglicher Bestrahlung der Basis und totale Cystektomie finden hier ihre Anwendung.

Der französische Urologenkongreß 1956 mit einer ausgezeichneten Monographie von LANGE hat meiner Ansicht nach über das Prinzip der Behandlung dieser Tumoren entschieden. Die besten Resultate mit der geringsten Verstümmelung gibt die konservative Chirurgie mit nachfolgender Bestrahlung, also die Kombination von Chirurgie und Radiotherapie. Über die Art der Bestrahlung ist noch gar keine Einigkeit erzielt; Radiumimplantation, radioaktive Isotopen verschiedenster Natur und Anwendungsform, Hochvolttherapie mit Betatron usw. werden versucht. Auch hier wie in der modernen Medizin so oft geht die Behandlung über die Kompetenz eines einzelnen hinaus und verlangt eine enge Zusammenarbeit verschiedener Therapeuten. Es ist deshalb heute nicht möglich, diese Therapie korrekt lehrbuchmäßig und allgemeingültig darzustellen. Ich muß mich damit begnügen, die Prinzipien der Behandlung darzustellen, wie sie sich mir nach 6jähriger Beschäftigung mit dem Problem ergeben hat.

Bei der Bestrahlung muß man lokale Bestrahlung, wie sie z.B. die Implantation von Radium- oder Radonnadeln darstellt, von einer allgemeinen Bestrahlung der Tumorgegend, wie sie z.B. mit den konventionellen Röntgentherapieapparaten, aber auch mit der modernen Kobaltbombe angewendet wird, unterscheiden. Diese Unterscheidung ist viel wichtiger als die Unterscheidung der Strahlenquelle. Was ist z.B. das Radium anders als ein schlechtes natürliches radioaktives Element mit unreinem Strahlenspektrum, verglichen mit den künstlichen radioaktiven Elementen, die uns in so reicher Zahl zur Verfügung stehen, daß wir die uns genau passende Strahlenart aussuchen können?
Beide Arten der Bestrahlung haben spezifische Vor- und Nachteile. Bei der Lokalbestrahlung mit Nadeln, Drähten, Injektionen, Fäden wird einer wichtigen Forderung der Radiologie Genüge getan, daß nämlich nur krankes Gewebe bestrahlt wird. Dafür müssen wir den Nachteil in Kauf nehmen, daß zwischen den einzelnen Strahlenquellen mit ihrem zylindrischen oder kugelförmigen Bestrahlungsgebiet unbestrahltes Tumorgebiet übrigbleibt.

Bei der Allgemeinbestrahlung, wie sie neben den schon erwähnten auch in Hohlorgane eingebrachte Ballons mit radioaktiver Substanz darstellen, wird alles Tumorgewebe bestrahlt, aber auch viel gesundes Gewebe. Bei der großen Dosierung, die zur Heilung eines Carcinoms nötig ist, sind Strahlenreaktionen mit Dauerschädigungen, wie z.B. Schrumpfblase, zu befürchten.

An meiner Abteilung wird heute folgende Behandlung der Blasencarcinome geübt:

In einem ersten Akt wird der Tumor soweit möglich chirurgisch entfernt. Eine totale Cystektomie haben wir in den letzten 6 Jahren nur noch für Carcinomrezidive vorgenommen. Die Tumorbasis oder bei einer partiellen Cystektomie der Rand der Resektion, wird mit radioaktivem Circoniumphosphat injiziert (0,5 mc pro cm³ Tumor oder cm² Tumorbasis).

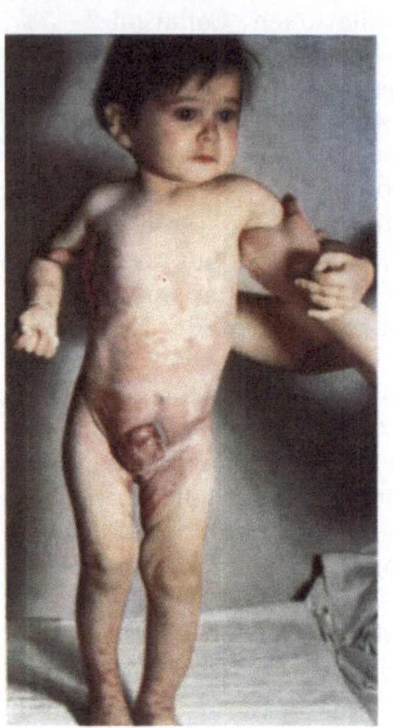

Abb. 284. Sarkom der Blase

Radioaktiver Phosphor ist ein reiner β-Strahler mit einer Durchdringung von höchstens 3 mm. Seine Halbwertzeit beträgt 14 Tage. Es wird mit Circonium als Base in eine kolloidale Lösung gebracht, die mit Sicherheit zum größten Teil an Ort und Stelle verbleibt. Ein kleiner Teil wird auf den perivesicalen Lymphbahnen in die benachbarten Lymphdrüsen gebracht, wo der radioaktive Phosphor eine sehr erwünschte, aber sicher nicht genügende Strahlenwirkung entfaltet.

Vier Wochen später, nach Abklingen der Wirkung des Phosphors, wird in die Blase ein Ballonkatheter eingelegt, dessen Ballon mit 50 cm³ radioaktivem Kobalt gefüllt wird.

Radioaktiver Kobalt ist ein reiner γ-Strahler von außerordentlicher Durchdringungskraft. Da der Abfall der Strahlenintensität exponentiell erfolgt, ist eine cancerocide Wirkung bis in eine Tiefe von 2—3 cm zu erwarten; die Halbwertzeit beträgt 5,3 Jahre.

Der Ballon wird 5 Tage liegengelassen und gibt in dieser Zeit an seiner Oberfläche 15 000 r ab. Das Kobalt kann für spätere Behandlung wieder verwendet werden. Wir hoffen, durch diese Behandlung die Vorteile der lokalen und der allgemeinen Bestrahlung zu kombinieren: intensive Bestrahlung am Krankheitsherd, Erreichung aller Krebszellen ohne Ausnahme, Schonung der gesunden Blasenwand. Die Erfolge sind ermutigend, die Fünfjahresresultate noch nicht erhältlich, sie dürfen aber mit Sicherheit die Resultate der totalen Cystektomie erreichen, wenn nicht übertreffen, mit einer geringen operativen Mortalität und erhaltener Blasenfunktion. Ein anderer gangbarer Weg scheint mir die Vorbestrahlung des Tumors mit dem Betatron, dann seine chirurgische Entfernung, gefolgt von energischer Nachbestrahlung.

Bei den Tumoren der Gruppe C von JEWETT muß man sich überlegen, ob überhaupt eine Therapie sinnvoll ist. Eine Heilung darf man von ihr nicht mehr erhoffen, sie muß dem Patienten nur Linderung bringen können. Schmerzstillung, Bekämpfung der Blaseninfektion, Besserung des Allgemeinzustandes sind in jedem Fall wichtig; bei Blutung kann palliative Bestrahlung in bescheidener Dosierung, die jegliche Strahlenreaktion vermeidet, nützlich sein; ist der Patient in einem guten Allgemeinzustand, ist eine palliative Cystektomie diskutabel; der Patient wird dann ohne Schmerzen an seinen Metastasen anstatt an den lokalen Komplikationen des Tumors zugrunde gehen. Für einen palliativen Eingriff ist die Cystektomie allerdings ein großer Brocken. Eine suprapubische Fistel, schon nur eine exploratorische Eröffnung der Blase bringt dem Patienten keinen Nutzen; zu oft wächst aus der Operationswunde der Tumor blumenkohlartig empor (Abb. 284).

B. Prostatahypertrophie

Bei älteren, jenseits der Fünfzigerjahre stehenden Männern entwickeln sich am Blasenausgang, im Bereich der Prostata, sehr oft drüsige Knollen. Diese wurden als Hypertrophie der Prostata gedeutet. Trotzdem wir heute wissen, daß diese Bezeichnung falsch ist, daß es sich nicht um eine Hypertrophie der Prostata handelt, ist der Name klebengeblieben. Alle Versuche, diese eingebürgerte Bezeichnung durch eine andere, korrektere zu ersetzen (periurethrales Adenom, Blasenhalsadenom, Paraprostatahypertrophie), sind am menschlichen Beharrungsvermögen gescheitert; dies ist weiter kein Unglück, vorausgesetzt, daß man sich verständigt, was man unter Prostatahypertrophie versteht. Ich werde in diesem Kapitel wie auch im ganzen Buch, den Ausdruck ungeniert gebrauchen, ohne ihn verschämt irgendwie zu umschreiben.

Über die *Häufigkeit* der Prostatahypertrophie finden sich in der Literatur sehr verschiedene Angaben. Klinische Angaben sind zu ungenau, es kommen nur pathologisch-anatomische Statistiken in Frage. Auch hier besteht ein großer Unterschied zwischen den Autoren, die ihre Statistik nur auf makroskopische Veränderungen am Sektionstisch stützen, und solchen, die systematisch jede Prostata auch mikroskopisch untersuchen.

Nach älteren Angaben ist jeder 6. Mann über 40 Jahren ein Prostatiker. Andere fanden am Sektionstisch bei Männern über 31 Jahren in 35% die Prostata über die Norm vergrößert. REISCHAUER schreibt, daß zwischen dem 50. und 70. Lebensjahr fast gesetzmäßig in der Prostata geschwulstmäßige knotige Neubildungen auftreten. ASCHOFF findet, daß nach dem 65. Lebensjahr die Prostatahypertrophie in seinem Material als Todesursache beim Mann an 3. Stelle steht.

Mir sei es gestattet, zwei Statistiken ihrer Genauigkeit wegen anzuführen. KATO hat 1939 in Japan beobachtet, daß, makroskopisch beurteilt, 9% aller Männer über 31 Jahren eine Knollenbildung in der Prostata aufweisen, die mit zunehmendem Alter häufiger wird, so daß jeder 3. Mann nach dem 61. und jeder zweite nach dem 71. Jahre eine knollenhaltige Drüse aufweist. Bei genauer mikroskopischer Durchmusterung ganzer Prostatae findet er die Hypertrophie bei 91% aller Greise jenseits des 7. Jahrzehntes, ihr Vorkommen in höherem Alter hält er deshalb für halb physiologisch. Dabei betont er, daß klinisch die Prostatahypertrophie in Europa 3mal so häufig auftritt wie in Japan, bezweifelt aber, daß die Veränderungen pathologisch-anatomisch häufiger seien wie in Japan, nur sind die Ausmaße bei den Japanern viel geringer.

Zu ähnlichen Resultaten wie KATO kam 1948 HOWALD an Hand von 200 Sektionen männlicher Leichen im pathologisch-anatomischen Institut Basel. Er fand in den ersten 4 Lebensjahrzehnten keinen Fall von Prostatahypertrophie. Oberhalb des 40. Lebensjahres traten ganz langsam kleine Veränderungen an der Prostata auf, die sich nur mit der Lupe erkennen ließen, und die sich mikroskopisch als Prostatahypertrophie erwiesen. Mit zunehmendem Alter nahm die Zahl und Größe der Hypertrophien zu, oberhalb des 66. Jahres fand sich die Hypertrophie bei jeder männlichen Leiche.

Wir wollen festhalten, daß die Prostatahypertrophie eine mehr oder weniger physiologische Alterserscheinung ist und nicht als eigentliche Krankheit gewertet werden darf. Zur Krankheit wird sie erst durch sekundäre Erscheinungen an den Harnorganen. Wir dürfen rechnen, daß etwa $^1/_4$—$^1/_3$ aller Männer über 70 an Beschwerden ihrer Prostatahypertrophie leiden oder einmal gelitten haben. Ein

Drittel dieser Kranken benötigt ärztliche Hilfe, etwa 10% aller alten Männer sind
also Kandidaten für die Prostatektomie.

Es ist üblich, auf die verschiedene Häufigkeit der Prostatahypertrophie bei
den verschiedenen *Rassen* aufmerksam zu machen; nach WALKER sollen die
primitiven Völker selten an Prostatahypertrophie leiden, insbesondere sei die
schwarze Bevölkerung Afrikas frei davon. In den Vereinigten Staaten ist kein
deutlicher Unterschied in der klinischen Häufigkeit zwischen weißer und schwarzer
Bevölkerung festzustellen. Die Erklärung liegt darin, daß die Neger in Afrika
nur selten das 50. Altersjahr überschreiten. Nach CONGER fallen in Hawaii
unter ungefähr ähnlichen äußeren Bedingungen auf dieselbe Bevölkerungszahl
umgerechnet auf 6 weiße Prostatiker 3 Chinesen und ein Japaner. Japanische
Autoren berichten, daß sie nur äußerst selten eine Prostatahypertrophie beobachten können. KATOS Statistik erlaubt berechtigte Zweifel an diesen klinischen
Feststellungen. Ich möchte auf Grund seiner genau ermittelten Zahlen annehmen,
daß die Prostatahypertrophie eine ubiquitäre und ziemlich regelmäßige Involu-
tionserscheinung beim alten Manne sei, die aus verschiedenen Gründen in ungleicher Weise in Erscheinung tritt. Dabei mögen rassische Differenzen und
äußere Bedingungen beteiligt sein. Die Versuche, zwischen *Konstitution* und Erkrankung an Prostatahypertrophie einen Zusammenhang aufzudecken, stehen
erst am Anfang. Es scheinen auffallend oft Pykniker mit gut erhaltener Sexual-
funktion von der Erkrankung betroffen zu sein.

1. Genese der Prostatahypertrophie

Es ist selbstverständlich, daß eine Erkrankung, die so viele Männer betrifft
und so schwere Folgen hat, die Neugier und den Forschungsdrang Vieler geweckt
hat. Die Arbeiten, die über die Genese der Prostatahypertrophie geschrieben
wurden, füllen eine Bibliothek. Die Abklärung der Morphogenese ist dadurch
gelungen, dagegen ist die Pathogenese immer noch unklar und umstritten.

Morphogenese. Die Prostatahypertrophie nimmt ihren Ausgang aus dem
periurethralen Gebiet oberhalb des colliculus seminalis. Hier liegen unter der
Schleimhaut Drüsengruppen, von der eigentlichen Prostata durch Stroma
getrennt. Es sind 3 Drüsengruppen zu unterscheiden: je eine liegt seitlich der
Mittellinie am Dorsum der Urethra, da wo die vasa deferentia in die Urethra
münden; die dritte, die gelegentlich fehlt, am hintern Umfang des Blasenhalses
innerhalb der Fasern des inneren Blasensphinkters (Abb. 285). Diese Drüsen
tragen verschiedene Namen: urethrale oder periurethrale Drüsen, paraprostatische,
akzessorische, submuköse Drüsen, Innendrüsen, Zentraldrüsen. Die Gruppen
sind in wechselnder Stärke und Anordnung ausgebildet, ihre Anordnung erklärt
die wechselnde Ausbildung von 2 Seitenlappen und einem Mittellappen bei
der vollentwickelten Prostatahypertrophie.

Die Entwicklung dieser Drüsen zum Adenom ist von REISCHAUER und HO-
WALD besonders genau studiert worden, ich folge ihren Darstellungen.

Histologisch lassen sich diese Drüsen von den eigentlichen Prostatadrüsen
nicht unterscheiden. Ihre Größe, der Aufbau, die Auskleidung mit einem ein- bis
zweischichtigen Epithel sind genau dieselben. Wie in den übrigen Anteilen der
Drüse entstehen auch in diesen zentralen Partien Konkremente von gleichen
färberischen Eigenschaften. Die beiden Drüsenarten scheinen also die gleiche
Funktion zu haben. Ihre Ausführungsgänge sind gleich gebaut und münden an
den Seitenflächen des Samenhügels.

Was die periurethralen Drüsen von den eigentlichen Prostatadrüsen unterscheidet, ist das Stroma. Die Innendrüse weist eine viel reichlichere Entwicklung

der Muskulatur und des Bindegewebes auf als die Außendrüse, wo das inde-
gewebe noch viel lockerer ist.

Die ersten Wachstumsvorgänge treten im Bindegewebe auf. Es werden kleine
Anhäufungen von Spindelzellen sichtbar, die immer rings um ein Blutgefäß
angeordnet sind. Aus diesen Zellhaufen entwickelt sich langsam ein kleines
Fibrom oder Fibromyom. Für den Beginn der Prostatahypertrophie sind also die
periurethralen Drüsen gar nicht notwendig, sie kann auch beim Fehlen dieser
Drüsen entstehen. Früher oder später kommt dieses Fibromyom zum Kontakt
mit den anliegenden Drüsen. Dadurch beginnen die Drüsen zu wachsen und
dringen in das spindelzellige Gewebe ein. Oft nehmen sie dann durch rascheres

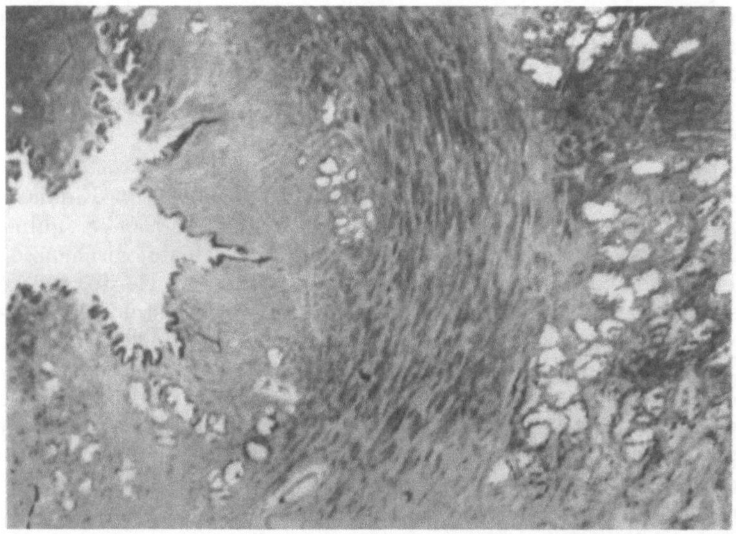

Abb. 285. Prostata eines Mannes von 19 Jahren. Deutliche Ausbildung der submukösen Drüsen an der Hinterwand der Urethra in der Nähe des inneren Blasensphincters. (Nach R. HOWALD)

Wachstum so überhand, daß der Eindruck eines reinen Adenoms entsteht, das
umschlossen wird von einer dünnen bindegewebigen Kapsel und sich dadurch vom
normalen Prostatagewebe abhebt. Die Größe und Anordnung der Drüsenläppchen
ist im Beginn der Veränderungen kaum verschieden vom normalen Prostatagewebe. Histologisch sind die Veränderungen aber von Anfang an scharf charakterisiert durch das Fehlen der elastischen Fasern, sowohl in ihren fibromyomatösen wie auch in ihren adenomatösen Bildungen. Die Veränderungen am
Blasenhals zeichnen sich aus durch das Vorwiegen der fibromyomatösen Knoten.

In ihren späteren Stadien füllt die Adenomyomatose die zentralen Partien
der Prostata vollständig aus. Das alte Drüsengewebe umgibt sie wie eine Schale,
durch eine Schicht vollständig drüsenfreien Stützgewebes von ihr getrennt. In
dieser Schicht erfolgt bei der Operation die Enucleation. Im Endstadium füllt die
Hypertrophie die ganze Prostataloge aus, und vom früheren Drüsengewebe bleibt
nur noch eine schmale Randzone übrig, kenntlich an einer bräunlichen Färbung
infolge von Pigmenteinlagerungen. Dieser Rest von Drüsengewebe bildet die
„chirurgische Kapsel". Bei dieser Atrophie der eigentlichen Prostata handelt
es sich um eine sekundäre Druckatrophie und keinesfalls, wie früher vermutet, um
eine primäre Atrophie, die sekundär das Wachstum der periurethralen Drüsen
hervorruft.

In allen Lebensaltern finden sich in der Prostata Wachstumszonen, die den Ersatz abgenützten Drüsengewebes durch neues Parenchym besorgen. Derartige Wachstumsvorgänge sind oft besonders gut sichtbar in den Drüsen von Männern im beginnenden Prostatahypertrophiealter. Diese Wachstumszonen liegen in der eigentlichen Prostata, manchmal in der Kapselnähe, ganz besonders gegen den Blasenhals hin. Im Verlauf der Entwicklung bleiben diese peripheren Regenerationen gegenüber den zentralen Knoten der Adenomyomatose zurück und verfallen den regressiven Vorgängen der chirurgischen Kapsel. Wenn die zentrale Adenomyomatose fehlt, können sie zu stärkerer Ausbildung kommen und bei ungenügender histologischer Untersuchung (elastische Fasern!) für die falsche, sog. Prostatahypertrophie gehalten werden, währenddem es sich bei ihnen um eine echte Hypertrophie der Prostatadrüsen handelt. Nach der Prostatektomie können aus diesen Zonen Rezidive der Erkrankung entstehen. Ein weiteres Zeichen epithelialer Aktivität der Prostatadrüsen ist ferner zu sehen im gleichzeitigen und von der Prostatahypertrophie vollständig unabhängigen Auftreten von Prostatacarcinom.

Pathogenese. Jede Theorie, die die Entstehung der Prostatahypertrophie erklären will, muß mit den Befunden der Morphogenese im Einklang stehen. Dadurch fallen die *arteriosklerotische* und die *entzündliche Genese* dahin. Für die arteriosklerotische Genese sprechen überhaupt keine histologischen Zeichen; in Adenomen finden sich dagegen häufig kleine entzündliche Herde, auch ohne daß klinische Zeichen für Infektion vorhanden sind. Der histologische Befund an Operationspräparaten: Prostatahypertrophie und chronische Prostatitis ist außerordentlich häufig. Ebenso häufig finden sich aber Drüsen ohne jedes Zeichen entzündlicher Infektion, so daß man die entzündlichen Herde nur als sekundäre Komplikation im relativ schlecht durchblutetem Parenchym annehmen muß. Die neoplastische Theorie VIRCHOWs hat noch einige Anhänger; es finden sich deutliche Parallelen zwischen der Entstehung der Prostatahypertrophie und der Entstehung der Myomatose des Uterus.

Aber die Gedanken der überwiegenden Mehrzahl der Autoren kreisen um die *hormonale Genese der Prostatahypertrophie.* Es ist eine große Menge von Tatsachen zusammengetragen worden, deren Deutung schwierig und gegensätzlich ist, z.T. experimentell an Tieren gewonnen, die eine Übertragung der Verhältnisse auf den Menschen nur schwer gestatten. Jede Theorie, die Anspruch auf Gültigkeit erhebt, muß die Tatsache erklären können, weshalb die Prostatahypertrophie vom periurethralen Gewebe ausgeht, das sich histologisch nur so wenig von der eigentlichen Prostata unterscheidet. Es stehen sich hauptsächlich 2 Theorien gegenüber:

1. Die Theorie der oestrogenen Entstehung der Prostatahypertrophie.

2. Die Theorie der androgenen Entstehung der Prostatahypertrophie.

Ich lasse am besten 2 Autoritäten zum Wort kommen, die auf Grund eingehender Kenntnis der Verhältnisse und ausgedehnter eigener Arbeiten zu völlig entgegengesetzten Standpunkten gekommen sind.

a) Die oestrogene Genese

In einer großen Monographie hat GEISSENDÖRFER 1940 alle Argumente zusammengefaßt und durch eigene ausgedehnte Untersuchungen gestützt, die beweisen, daß das Überwiegen der Oestrogene im Alter die Ursache der Prostatahypertrophie ist. REISCHAUER hat 1950 diese Theorie den neugewonnenen Erkenntnissen angepaßt.

Das Altern der männlichen Keimdrüse, die sog. Altersinvolution der Hoden, führt zu einer Abnahme der Hodenfunktion und damit zu einer verminderten Produktion des männlichen Geschlechtshormons. Die Folge davon ist ein Übergewicht der auch beim Manne vorhandenen Follikelhormone, welche ihrerseits die rudimentären periurethralen Drüsen, die rudimentären weiblichen Anlagen entsprechen, zur Wucherung veranlassen, gleichzeitig aber die Atrophie der eigentlichen Prostata bewirken.

Ich habe 2 Gegenargumente gegen diese Theorie angeführt: Sie widerspricht der klinisch feststehenden Tatsache der Wirkungslosigkeit der Androgenbehandlung und der sicher festgestellten Wirkung der Oestrogenbehandlung, und sie erklärt nicht das gleichzeitige Vorkommen von Prostatahypertrophie und Prostatacarcinom in derselben Drüse, Neubildungen, die unter entgegengesetztem hormonalem Vorzeichen stehen. Daß sich das Prostatacarcinom in einem androgenen „Klima" entwickelt, dürfte heute unwidersprochen sein.

REISCHAUER widerlegt dieses Argument in eleganter Weise: Die Drüsen des Adenoms und des Carcinoms gleichen sich auch in ihrem hormonalen Verhalten. Sie werden beide durch Androgene stimuliert und durch Oestrogene gedrosselt. „Nicht diese Drüsen können different sein, sondern das Stroma, in welches sie eingebettet und hineingewachsen sind, in Sonderheit der bisexuelle Boden im cranio-dorsalen Feld des Organes Prostata, das Vaginalanlagefeld, die Wiege der sogenannten Prostatahypertrophie." Die Verminderung der Androgene bzw. die Verschiebung des Hormonquotienten nach der oestrogenen Seite stimuliert das Wachstum dieses Stromas, das dann andererseits die Drüsen zum Wachstum stimuliert. Die Oestrogenbehandlung der Prostatahypertrophie wirkt auf die Drüsen, die einen großen Teil des Adenoms ausmachen, und verkleinert die Knollenbildung. Das schuldige Stroma wird aber gleichzeitig stimuliert und wird sich durch späteren, vermehrten Wachstumsreiz rächen, der sicher ein Rezidiv nach Aufhören der Behandlung zur Folge haben wird.

Es gibt eine ganze Menge gewichtiger Gegengründe dieser Theorie.

Die Altersinvolution der Hoden ist in keiner Weise festgestellt. Der Beginn der Prostatahypertrophie ist in das 5. Lebensjahrzehnt zu legen, Zeitpunkt, in welchem die Hoden histologisch noch völlig normal sind. Regressive Veränderungen treten erst in viel späterem Alter auf. Ausschlaggebend ist der Gehalt von Androgenen im Blut. TÖRNBLOM kommt nach sehr exakten Versuchen mit Hilfe des Hahnenkammtestes zu folgenden Schlußfolgerungen. „Der Androgengehalt des Blutes normaler Männer wird nach dem 30. Altersjahr geringer. Es ist mir nicht möglich, einen significanten Unterschied im Androgengehalt des Blutes normaler Männer und solcher gleichen Alters, die eine Prostatahypertrophie aufweisen, festzustellen." MUSCHAT, LABESS und MERANZE fanden bei Prostatahypertrophieträgern einen Kreatininstoffwechsel, der einem normalem Erwachsenen entspricht, während Männer ohne Prostatahypertrophie über 50 Jahre einen Kreatininstoffwechsel aufweisen, der einem Eunuchen entspricht. (Der Kreatininstoffwechsel scheint dem Einfluß der inneren Sekretion der Hoden zu unterliegen.) Die Autoren glauben deshalb, daß die Prostatahypertrophie durch eine über das 50. Lebensjahr hinaus verlängerte abnorme Aktivität der Keimdrüse entstehe, welche die bis anhin ruhenden periurethralen Drüsen zum Wachstum anrege.

Die Oestrogene werden in der Leber abgebaut. Ist die Leberfunktion gestört, ist ein höherer Oestrogenspiegel im Blut zu erwarten. STUMPF und WILLENS fanden bei 33 Kranken mit Lebercirrhose weniger Prostatahypertrophie wie bei der entsprechenden Kontrollgruppe.

Die Grundlage der Theorie von der oestrogenen Entstehung der Prostatahypertrophie ist unsicher, denn das Nachlassen der Funktion des Hodens im Alter ist in keiner Weise bewiesen. Aber auch die embryologische Grundlage der Theorie, die Behauptung, daß die periurethralen Drüsen bzw. ihr Stroma weiblichen Ursprungs sei, ist mehr wie schwankend. REISCHAUER nennt die Behauptung, daß die Drüsen sexuell verschieden seien, ein Märchen. Er bleibt aber für die von ihm behauptete sexuelle Differenz des Stromas den Beweis schuldig.

Das bei der Prostatahypertrophie wuchernde Stroma ist nicht das einzige Rudiment des Müllerschen Ganges. Weshalb wuchert es allein bei oestrogener Stimulation ? Weshalb wuchert nicht auch die ungestielte Hydatide, im Hoden, dicht unter dem caput epididymis gelegen, die das andere Ende des Müllerschen Kanals darstellt ?

Ich möchte in keiner Weise behaupten, daß meine Einwände die Theorie der oestrogenen Genese der Prostatahypertrophie widerlegen, sie sollen nur zeigen, auf wie unsicherem Boden wir uns bewegen.

b) Die androgene Genese

Es ist naheliegend, die entgegengesetzte Hypothese zu prüfen, ob durch einen allzugroßen Androgengehalt des Blutes die Prostatahypertrophie erzeugt werden könnte. Vieles würde dafür sprechen, namentlich auch der Erfolg der Oestrogenbehandlung. Die Gegengründe sind in aller Ausführlichkeit in GEISSENDÖRFERs Monographie zusammengefaßt. Auf eine Tatsache, die unbedingt dagegen spricht, hat vor kurzem TÖRNBLOM aufmerksam gemacht. Bei Hormonversuchen geht das Verhalten der Prostata und der Samenblasen im großen und ganzen parallel. Der Autor fand durch genaue Wägung beim Menschen, daß die Prostata mit dem Alter an Gewicht zunimmt, nicht aber die Samenblasen. Er kommt auch auf diesem Wege zum Schluß, daß die Prostatahypertrophie nicht mit irgendeiner erheblichen Veränderung des Androgengehaltes im Blut verbunden sei.

Die verführerischste Theorie der androgenen Entstehung der Prostatahypertrophie stammt von CHWALLA, dem wohl besten Kenner der urologischen Endokrinologie im deutschen Sprachgebiet.

,,... Wenn wir die Frage stellen, auf welche Weise das im Körper produzierte Androgen auf die submucösen, periurethralen Drüsen der hinteren Harnröhre und des Blasenhalses, von denen die Prostatahypertrophie ausgeht, wirkt, so kommt hier außer dem Blutweg auch die Einwirkung auf diese Drüsen über den Harn, meiner Meinung nach, wesentlich in Betracht. Zu dieser Annahme komme ich deshalb, weil beim Prostatiker keine Vergrößerung der Samenblasen gefunden wird, welche beim Versuchstier eine regelmäßige Folge von Androgenzufuhr darstellt. Allerdings ist die androgene Wirkung des normalen, nativen Männerharns, in welchem das Androgen zum Teil in veresterter Form vorhanden ist, noch ebensowenig abgeklärt wie das Problem, wieviel freies Androgen normalerweise im Harn des Mannes ausgeschieden wird. HOFF hat während des letzten Krieges an der Grazer Frauenklinik gezeigt, welch tiefgreifende Wirkungen der besonders hormonhaltige Schwangerenurin auf die Wand der von ihm durchspülten Harnwege entfaltet. Wenn wir überlegen, daß ab der Pubertät die prostataartige Drüsen enthaltende Schleimhaut des Blasenhalses und der hinteren Harnröhre — die übrige Blase enthält keine solchen Drüsen — während des ganzen Lebens des Mannes bis zur völligen senilen Atrophie der Hoden im hohen Greisenalter sich ständig in einem androgenen Hormonbad befindet, so wird verständlich, daß auf dem Harnweg ein hormonaler Wachstumsreiz auf diese Drüsen durch die Schleimhaut hindurch ausgeübt werden kann. Hierbei ist zu berücksichtigen, daß im Stadium des Harndranges die hintere Harnröhre in die Blase einbezogen wird.

... Welche Rolle das Androgenbad des Harns für die submukösen periurethralen Drüsen spielt, geht aus der einfachen Überlegung hervor, daß diese ab der Pubertät, also im 14.—15. Lebensjahr, bis zum Nachlassen der Hodeninkretion, somit mindestens durch 3 Jahrzehnte täglich einer Androgenwirkung von 5—15 mg Androsteronäquivalent ... durch den Harn allein ausgesetzt sind. In der Summe macht das eine Gesamtwirkung von über 100 g Androsteron, die allein bis zur sog. Lebenswende (35.—45. Lebensjahr), in der die Wucherung der submukösen Drüsen einsetzt, auf diese einwirken, im Falle das Androsteron frei zur Wirkung käme. Gerade der urinogene Weg scheint mir die Erklärung dafür zu geben, warum diese Drüsen in Wucherung geraten und nicht die völlig abseits vom Harnstrom liegenden, eigentlichen Prostatadrüsen, obwohl diese ja der Androgenwirkung des Blutes gleich stark unterliegen. Jetzt verstehen wir auch, warum ein frühzeitiges Fehlen von Androgen beim Eunuchen die adenomatösen Wucherungen der Drüsen nicht zustande kommen läßt. Es fehlt ja in einem solchen Fall die ständige Hormoneinwirkung, der die Drüsen beim Normogonaden ausgesetzt sind. Es sind das Verhältnisse, wie sie im Versuch nicht einmal annähernd nachgeahmt werden können."

c) Die klinische Genese

Je nach dem Vorwiegen des Gewebes kann unterschieden werden zwischen der *adenomatösen oder weichen* und der *fibromyomatösen oder harten Form* der Prostatahypertrophie. Während die normale Drüse ein Gewicht von 15—20 g aufweist, können die weichen Formen Tumoren bis zu Faustgröße von einem Gewicht von 150—250 g bilden. Die harten Formen erreichen eine viel geringere Größe.

Die weichen Formen zeigen auf dem Durchschnitt ein weiches, schwammiges Gewebe, von dem sich ein gelblicher Saft abstreichen läßt. Immer sind ziemlich zahlreiche, bald einzelne, bald in Gruppen stehende Knoten zu erkennen, die von einem weißlichen, fibrösen Gewebe umgeben sind.

Die harten Formen zeigen auf dem Durchschnitt ein ziemlich trockenes, faseriges, weißes Grundgewebe, bestehend aus Stroma, dem spärlich rötlich gefärbte adenomatöse Partien eingelagert sind. Manchmal finden sich auch kleine fibromyomatöse Knollen, die sich auffällig leicht aus einer Art Schale lösen lassen.

Wie schon erwähnt, finden sich bei beiden Formen im Tumor engumschriebene oder diffuse Lymphocyteninfiltrate, ab und zu kleine Abscesse. Diese starke Neigung zur Entzündung ist wohl auf die durch die Hypertrophie stark verlangsamte Blutdurchströmung zurückzuführen. Die rings um die Prostata in dichten Verbänden liegenden Venen sind stark gefüllt und erweitert. Ebenso ist das submuköse Venennetz der prostatischen Harnröhre und der über der hypertrophierten Prostata liegenden Blasenschleimhaut prall gefüllt. Es entstehen deshalb durch geringe mechanische Läsionen der Schleimhaut oder oft auch spontan recht erhebliche und lange dauernde Blutungen.

Die Prostatahypertrophie bildet je nach ihrem Ausgangspunkte entweder einen durch den sphincter internus in das Blaseninnere vorragenden, der cervix uteri ähnlich geformten Bürzel, bei dem die Adenommassen sacralwärts von der Harnröhrenmündung immer viel stärker entwickelt sind als nach vorne (Abb.286), oder aber die Knoten bilden rundliche Geschwulstmassen, die urethralwärts vom sphincter internus vesicae die Harnröhre umfassen. Letztere Formen ragen wenig oder gar nicht in das Blaseninnere vor und verformen die Blasenmündung nur wenig. Andere Male sitzt dieser rundlichen, zur Hauptsache urethralwärts

vom sphincter internus vesicae gelegenen Geschwulst ein dorsal vom Blasenausgang in das Blaseninnere vorragender, mehr oder weniger breit gestielter Mittellappen auf (Abb. 287; s. auch Abb. 298, S. 507). Bei allen diesen Formen der
Prostatahypertrophie sind die Harnröhre und die Blasenmündung nicht immer vollkommen ringförmig von der Geschwulst umfaßt. Da weder die Prostata noch die
submukösen Drüsen die Harnröhre ganz umschließen, sondern an der Vorderwand
der prostatischen Harnröhre eine Lücke lassen, so zeigt dort die Prostatahypertrophie eine nur dünne, bindegewebige, leicht zerreißbare vordere Commissur.

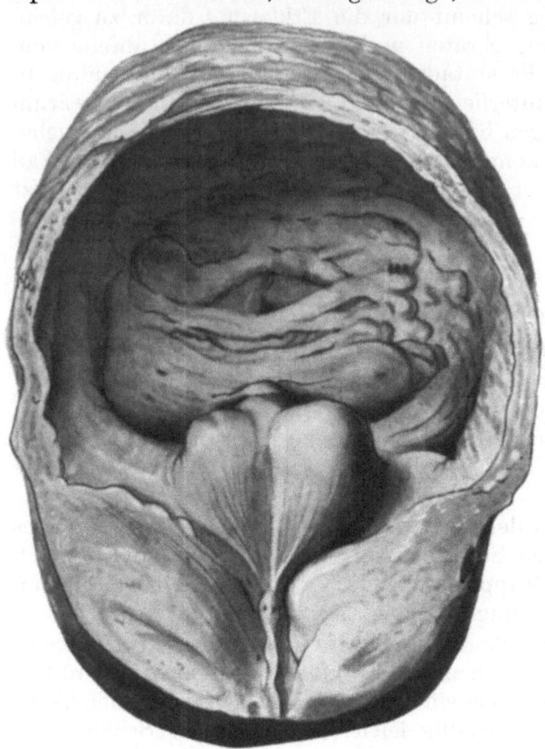

Abb. 286. Prostatahypertrophie mit intravesicalem Knoten

Jede erhebliche Knollen-
bildung verändert die Form
und Lage der Harnröhre und
des Blasenbodens. Die Art
dieser Veränderungen ist in
ihren Hauptzügen immer dieselbe, nur ihr Grad ist verschieden. Es wird der Blasenboden gehoben, besonders
stark um die Blasenmündung,
so daß oft hinter der Prostata
eine Absackung der Blase nach
hinten unten entsteht (Abbildung 288). Wichtiger sind die
Formveränderungen der prostatischen Harnröhre. Sie wird
durch die blasenwärts wuchernden, hypertrophischen Drüsenknollen verlängert, und zwar
um mehrere Zentimeter. Sie
wird außerdem durch die auf
ihre Wandung drückenden hypertrophen Drüsenknollen bald
nach der einen, bald nach der
anderen Seite, oft sogar S-
förmig verbogen und unregelmäßig ausgebuchtet. Die Harnröhrenlichtung wird in ihrem
frontalen Durchmesser verschmälert, im sagittalen ausgezogen, so daß sie auf
dem Querschnitt, statt röhrenförmig, als schmale sagittale Spalte erscheint
(Abb. 18—20, S. 34), die besonders an ihrem dorsalen, selten an ihrem ventralen Ende sich gabelt. Nahe der Blasenmündung wird die Harnröhre oft durch
einen von hinten in sie vordringenden Drüsenlappen verlegt, so daß beim
Katheterisieren der Schnabel des Katheters stark nach der einen oder anderen
Seite gedreht werden muß, um an diesem Drüsenknoten vorbei in die Blase eindringen zu können.

Die prostatische Harnröhre erleidet durch die gegen sie andrängenden Adenome
auch Knickungen in ihrer Längsachse nach vorne. Sie zeigt statt des normalen,
gleichmäßig schwach gebogenen Verlaufes um die Symphyse blasenwärts des
colliculus seminalis eine erste, stark winklige Knickung nach vorne. Eine zweite
Knickung nach vorne zeigt sie oftmals unmittelbar vor ihrer Einmündung in die
Blase, bedingt durch die Überlagerung der Harnröhre durch einen medialen
Drüsenlappen. Besonders diese, unmittelbar vor der Blasenmündung gelegene
Knickung der Harnröhre setzt dem Katheterismus oft große Schwierigkeiten

entgegen. In ihr verfängt sich die Katheterspitze leicht, wenn der Katheterschnabel nicht in stetem, engem Kontakt mit der wenig verzerrten Vorderwand der Harnröhre in die Blase vorgeschoben wird.

Alle diese Veränderungen von Form und Richtung der prostatischen Harnröhre hemmen immer den spontanen Harnabfluß aus der Blase, ja verhindern ihn oft vollständig. Auf drei verschiedene Arten kann die Behinderung des Harnabflusses aus der Blase durch Prostatahypertrophie zustande kommen.

1. Ragt die hypertrophische Prostata bürzelförmig in das Blaseninnere vor (Abb. 289), so kann durch den bei der Kontraktur der Blasenmuskulatur gesteigerten intravesicalen Druck dieser Bürzel und die in ihm verlaufende Harnröhre derart zusammengepreßt werden, daß der Urinabfluß unmöglich wird.

2. Liegt am hinteren Rande der Blasenmündung ein nur schmal gestielter oder breitbasiger sog. Mittellappen, oder sind die beiden seitlichen Prostatalappen hinter der Blasenmündung durch einen Querwulst aus fibrösem und muskulösem Gewebe verbunden, so können diese Gebilde bei jeder Kontraktion der Blase wie eine Ventilklappe auf die Blasenmündung gepreßt werden und dadurch den Harnabfluß hemmen. Je heftiger der Kranke preßt,

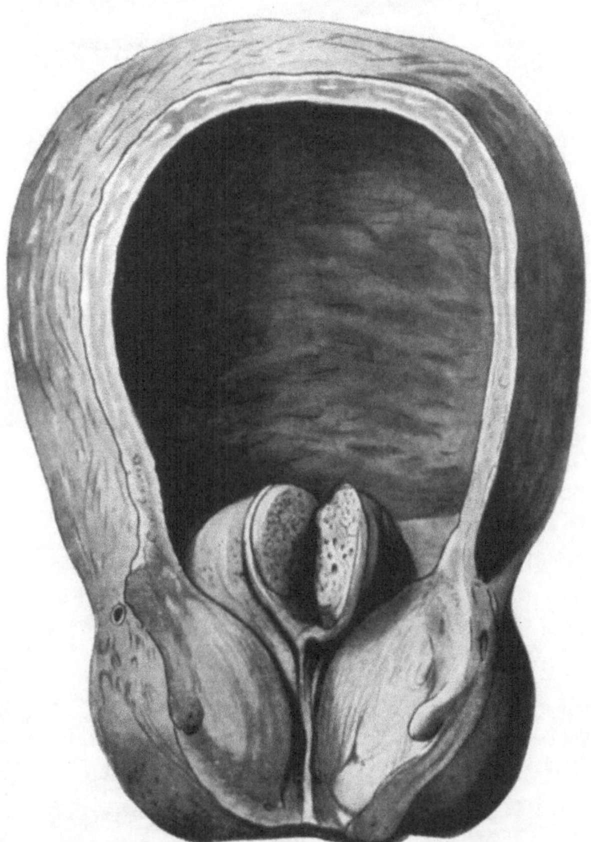

Abb. 287. Prostatahypertrophie mit Mittellappen; Hypertrophie der Blasenwand

desto fester wird die Klappe auf die Blasenmündung aufgedrückt, desto mehr der Urinabfluß gehemmt (Abb. 290).

3. In anderen Fällen entsteht die Hemmung des Urinabflusses durch Knickung der ihrer Elastizität verlustig gegangenen prostatischen Harnröhre. Auch hier wird das Hindernis, d.h. die Knickung in der Harnröhre, bei Vermehrung des intravesicalen Druckes gesteigert, wie Abb. 291 erklärt. Neben diesen rein mechanischen Widerständen hemmen aber auch häufig Spasmen des sphincter internus den Abfluß des Blasenharns. Dies ist leicht verständlich, wenn man an die enge Durchdringung von drüsigem Adenom und glatter Muskelfaser, vor allem in der Sphinctergegend, denkt.

Wichtig ist zu beachten, daß die Größe der Prostata keineswegs ausschlaggebend für den Grad der Abflußhemmung ist. Trotz großer prostatischer Adenome fließt der Harn manchmal unbehindert aus der Blase ab, während eine ganz

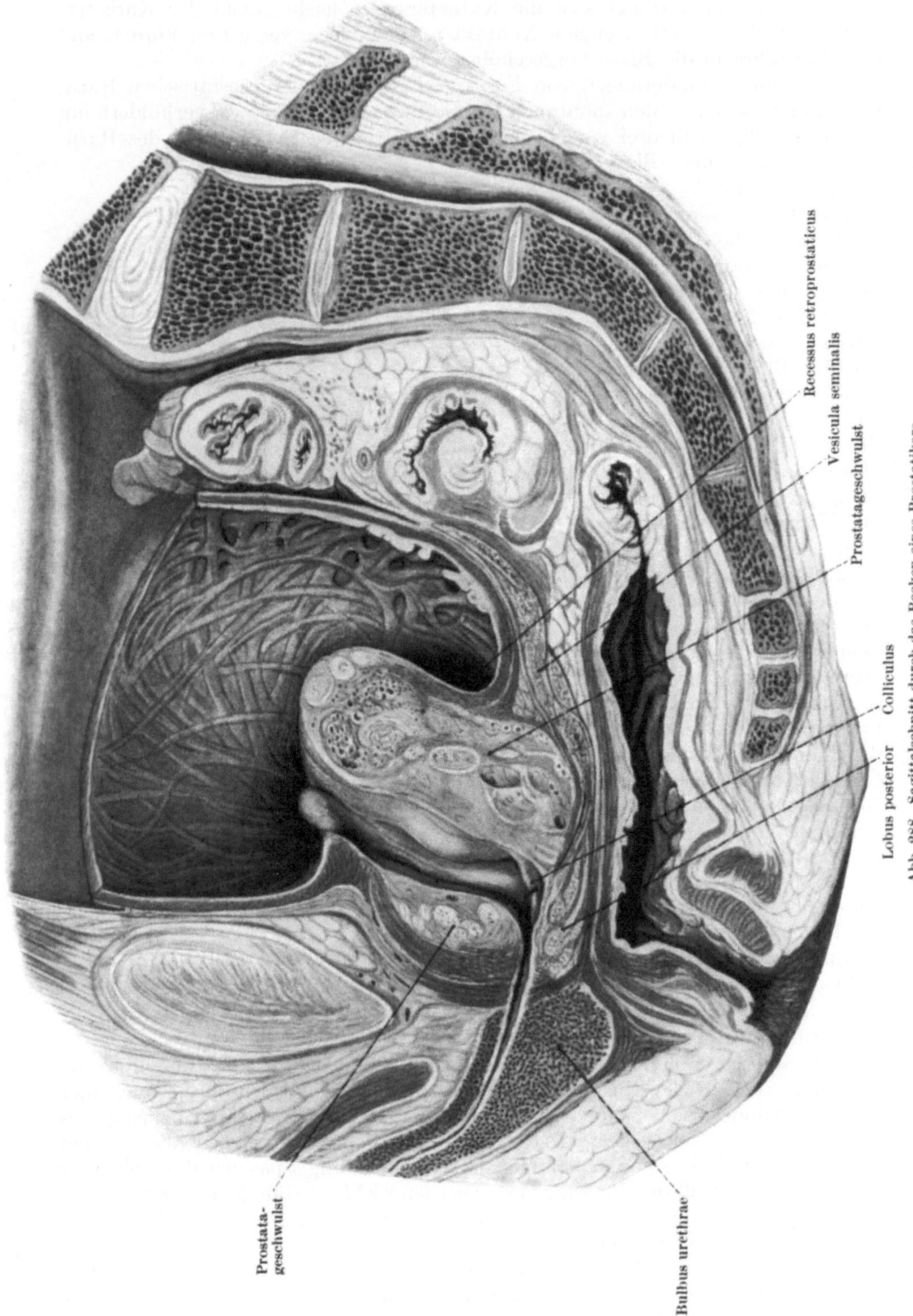

Abb. 288. Sagittalschnitt durch das Becken eines Prostatikers

geringe Knollenbildung in den prostatischen Drüsen je nach ihrer Lage und Form eine vollständige Urinverhaltung bedingen kann.

Die Behinderung des Harnabflusses aus der Blase hat bei längerer Dauer die schweren Veränderungen an ableitenden Harnwegen und Nieren zur Folge, die im Kapitel „Verstopfung der ableitenden Harnwege" (S. 410) ausführlich und im Zusammenhang beschrieben worden sind. Die Prostatahypertrophie kann gelegentlich, wenn auch sicher selten, ohne Harnverhaltung in der Blase zu ein- oder doppelseitigem Hydroureter und Hydronephrose führen. Es kann die hypertrophe Prostata den Blasenboden und damit auch die untersten Teile der Harnleiter heben und an ihrer Kreuzungsstelle mit den vasa deferentia die Ureteren abknicken. Ausnahmsweise mag auch einmal der Druck der hypertrophischen Blasenmuskulatur auf die pars intramuralis des Ureters zur Harnstauung oder wenigstens zur Vermehrung der Harnstauung in den oberen Harnwegen führen.

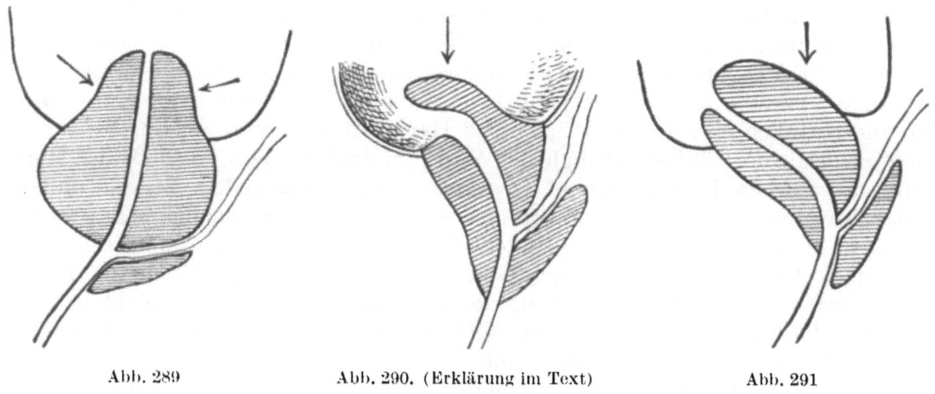

<table>
<tr><td>Abb. 289</td><td>Abb. 290. (Erklärung im Text)</td><td>Abb. 291</td></tr>
</table>

2. Symptome

Die Prostatahypertrophie verläuft oft lange Zeit beschwerdelos. Sie wird deshalb nicht selten ganz zufällig bei einer Rectaluntersuchung bemerkt. Es findet sich an Stelle der kastaniengroßen, mitten am oberen Rande leicht eingekerbten Vorsteherdrüse ein die Vorderwand des Rectums vordrängender, walnuß- bis apfelgroßer, halbkugeliger Tumor mit glatter Oberfläche und von derbelastischer Konsistenz. Meist ist der Tumor beiderseits der Medianlinie symmetrisch geformt; seltener ist der eine Lappen wesentlich größer als der andere. Sein unterer Rand verläuft in der Regel quer; ihm fehlt der mediane, gegen die pars membranacea ausladende Apex der normalen Prostata. Die Seitenränder der hypertrophischen Drüse sind meist scharf abfallend, selten flach auslaufend. Am oberen Drüsenrand bleibt trotz der Hypertrophie die mediane, leichte Einkerbung oft bestehen. Bei sehr starker Vergrößerung der Drüse ist aber der obere Rand mit dem rectal untersuchenden Finger überhaupt nicht mehr abzutasten.

Die *ersten Beschwerden*, die durch die Vergrößerung der Prostata ausgelöst werden, sind: vermehrter Urindrang und Erschwerung der Harnentleerung. Die Heftigkeit dieser Beschwerden steht in keiner Parallele zur Größe des Prostataadenoms. Eine kleinknotige, kaum vergrößerte Prostata kann sehr heftige Beschwerden und starke Harnverhaltung bedingen, und andererseits können trotz sehr großer Prostata die Harnbeschwerden gering sein und kann eine wesentliche Harnverhaltung fehlen. Je nach dem Grade der Behinderung des Harn-

abflusses und nicht nach der Größe oder der Dauer der Adenombildung werden
drei verschiedene Stadien des Leidens unterschieden:

I. Stadium. Die Blase entleert sich trotz des behinderten Abflusses vollständig, aber der Harndrang ist häufig (initiale Pollakiurie).

II. Stadium. Nach jeder Miktion bleibt Harn in der Blase zurück (Restharn), doch nur in einer Menge, welche die Blasenwand nicht überdehnt *(Retention
ohne Distension)*.

III. Stadium. Es bleiben ständig so große Harnmengen in der Blase zurück,
daß die Blasenwand dauernd unter Spannung gehalten und überdehnt wird
(Retention mit Distension).

Im I. Stadium der Krankheit, das jahrelang ohne Zutreten von Harnverhaltung andauern kann, werden die Kranken durch ein häufiges, auch nachts mehrere
Male sich äußerndes Harnbedürfnis belästigt. Zudem ist die Harnentleerung jeweilen trotz heftigen Harndranges mühsam, erfolgt meist erst nach längerem
Warten. Auffällig wird dem Kranken, daß er morgens, während des Ankleidens,
besonders nach dem Waschen mehrere Male kurz nacheinander urinieren muß,
wobei mit der 2. und 3. Miktion oft mehr Urin abgeht, als mit der ersten. Im
weiteren Verlaufe des Leidens wird das Urinbedürfnis immer häufiger; es wird
für die Kranken eine rechte Plage. Das Harnbedürfnis wird zudem, sobald es
sich meldet, sofort äußerst dringlich. Wird ihm nachgegeben, so fließt der Harn
trotz des starken Dranges immer in dünnem, wenig tragendem Strahle und in
spärlicher Menge ab. Wird die Blutfülle der Prostata durch reichliches Essen oder
Trinken, durch langes Sitzen, besonders Sitzen in weichen Polstern, durch lange
Bettruhe, durch Stuhlverstopfung usw. vermehrt, so steigern sich die Harnbeschwerden. Die starke Blutfüllung der vergrößerten Prostata erweckt bei den
Kranken häufig ein dauerndes Druckgefühl am Damm. Sie löst auch häufig
langdauernde, den Kranken belästigende, von keiner Libido begleitete Erektionen
aus. Nachts wird eine größere Urinmenge ausgeschieden als tags. Die gesamte
Urinmenge von 24 Std ist gegenüber der Norm etwas gesteigert (Polyurie).

Trotz der verschiedenen Störungen der Miktion entleeren diese Kranken ihre
Blase, wenigstens tags, jeweilen vollkommen. Nachts, wenn die Prostata infolge
der Bettruhe durch vermehrte Blutfülle anschwillt, bleiben häufig kleine unbedeutende Restharnmengen in der Blase zurück.

Akute Retention. Es kann schon in diesem Stadium der Prostatahypertrophie
der Kranke plötzlich von vollständiger Harnverhaltung befallen werden. Den Anlaß
dazu geben Erkältungen, besonders wenn begleitet von kalten Füßen, gibt der Genuß
von kaltem Weißwein oder Bier, aber auch von sehr kaltem Wasser. Ebenso können
lange Auto- oder Eisenbahnfahrten, das Unterdrücken der Miktion trotz mahnenden Harndranges oder andere zur Kongestion der Unterleibsorgane führende
Momente den Anfall auslösen. Der Kranke wird bei akuter Verhaltung plötzlich,
trotz des quälenden Harndranges, unfähig, auch nur einen Tropfen Harn abzugeben. Der Druck in der Blase wird unerträglich; alle stets erneuten Versuche,
den Harn zu entleeren, schlagen fehl. Der Kranke rennt in seinem Schmerz im
Zimmer auf und ab oder wälzt sich, seiner Sinne kaum mehr mächtig, im Bett.
Heiße Aufschläge auf die Blase, heiße Sitz- oder Vollbäder mögen manchmal
durch ihre die Prostata dekongestionierende Wirkung zum spontanen Abfluß
spärlicher Urinmengen verhelfen. Meist aber bringt nur noch der Katheterismus
oder die Blasenpunktion dem Kranken Erlösung. Nach ein- oder mehrmaligem
Katheterismus stellen sich wieder spontane Miktionen ein, und bald vermag der
Kranke seine Blase wieder vollständig, wie vor dem Anfall, zu entleeren. Solche
Anfälle können sich oft wiederholen, bald nach kurzen, bald nach langen, mehrere
Monate dauernden Pausen. Trotzdem kann der Kranke in der Zwischenzeit noch

jahrelang fähig bleiben, seine Blase vollständig zu entleeren, so daß er zwischen den Anfällen einer Katheterbehandlung nicht bedarf.

Meist aber bleiben früher oder später nach wiederholten Anfällen vollständiger Harnverhaltung trotz Wiederkehrens spontaner Miktion kleinere oder größere Restharnmengen dauernd, sowohl tags wie nachts, in der Blase zurück.

II. Stadium. Der Kranke tritt damit in das II. Stadium der Prostatahypertrophie ein, in das Stadium *dauernder, teilweiser Harnverhaltung ohne Distension der Blase.* Da sich die Blase nicht mehr vollständig entleert, meldet sich der Urindrang noch häufiger als zuvor; es steigert sich auch die Polyurie, weil die Harnverhaltung in der Blase und die Harnstauung in den Nierenbecken zur Hyperämie und Hypersekretion der Nieren führen. Die Miktion wird immer mühsamer. Der Kranke kann nur nach längerem Hin- und Hergehen, nach Rumpfbeugen, nach Massage der Blasengegend und Zerren am Gliede, unter

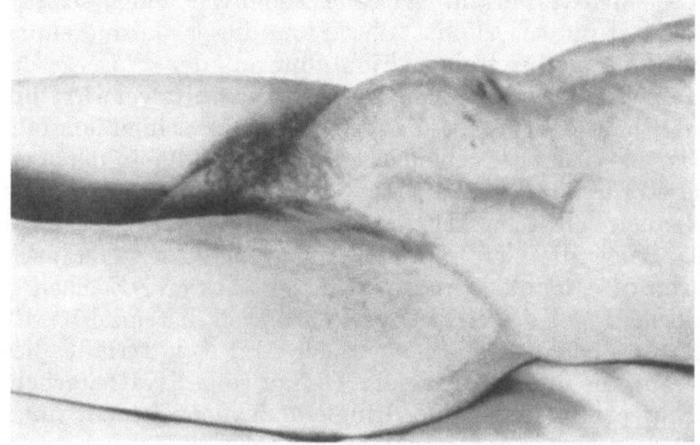

Abb. 292

starkem Pressen harnen. Der Strahl ist ohne Kraft; er fällt von der Harnröhrenmündung gleich zur Erde ab. Zum Urindrang gesellt sich häufig ein heftiger, erfolgloser Stuhldrang, es treten Hämorrhoidalknoten auf, nicht selten begleitet von einem Mastdarmvorfall. Wird sofort nach der Miktion katheterisiert, so findet sich die Blase nie leer, stets hält sie größere, ein bis mehrere Deziliter betragende Mengen Restharn. Auch jetzt, und zwar häufiger als im I. Stadium des Leidens, wird der Kranke zeitweilig von einem Anfall vollständiger Harnverhaltung heimgesucht. Das Anwachsen der Restharnmenge setzt die Blasenwand schließlich dauernd unter Spannung.

III. Stadium. Die Krankheit erreicht das III. Stadium, die *Urinretention verbindet sich mit Distension der Blasenwand.* Die prallgefüllte Blase wird durch die Bauchdecken durch als kugeliger oder längsovaler, besonders an seiner oberen Kuppe scharf begrenzter Tumor fühlbar (Abb. 292). Der Kranke fühlt fast ständig ein Harnbedürfnis; es plagt ihn ein dauernder Druck in der Blasengegend. Der Urin geht nicht mehr im Strahle, nur noch tröpfelnd ab. Er träufelt oft auch unwillkürlich ab, infolge Überfließen der übervollen Blase. Diese *incontinentia paradoxa* beschränkt sich erst nur auf die Zeit des Schlafes, später belästigt sie den Kranken auch tags. Eine vollständige Harnverhaltung stellt sich aber jetzt fast nie mehr ein.

Die dauernde Distension der Blase bringt den Kranken rasch in Lebensgefahr. Wirkte schon im II. Stadium der Prostatahypertrophie die Harnverhaltung in der

Blase hemmend auf die Harnsekretion der Nieren durch Rückstauung des Harns in Ureteren und Nierenbecken, so wird im III. Stadium des Leidens, wenn der Blaseninhalt dauernd unter hohem Drucke steht, die schädliche Rückwirkung auf die Nieren erst recht groß. Die Sekretionsstörung der Nieren äußerst sich vorerst in gewaltiger Polyurie, in einem Anwachsen der täglichen Urinmenge bis auf 4—5 Liter. Das spezifische Gewicht des Harns bleibt dauernd niedrig; selbst bei einer geringen Flüssigkeitseinnahme steigt es nie über 1010, hält sich meist zwischen 1004 und 1008. Es treten als Folge der Nierenfunktionsstörungen Zeichen allgemeiner Harnvergiftung auf. Der Kranke klagt über dauernde Mattigkeit, beständigen, quälenden Durst, Appetitlosigkeit, verminderte Speichelabsonderung, eine Trockenheit des Mundes, welche das Schlucken trockener Speisen ohne gleichzeitiges Trinken fast unmöglich macht. Die Verdauung wird träge, der Kranke magert ab, seine Gesichtsfarbe wird fahl und gelblich, sein Gesichtsausdruck müde und matt, die Zunge belegt und trocken. Sein kachektisches Aussehen läßt oft ein Krebsleiden vermuten. Im Blute steigt die Menge des Reststickstoffs, der Blutdruck ist fast immer erhöht. Wird trotz dieser alarmierenden Symptome nicht rasch und dauernd für freien Urinabfluß aus der Blase gesorgt, so bleibt die tödliche Urämie nicht lange aus. Der Kranke wird verwirrt und aufgeregt, er zeigt bald hier, bald dort kleine Muskelzuckungen, schließlich fällt er in einen soporösen Schlaf, aus dem er nicht mehr erwacht. Anfälle in der Art der eklamptischen Urämie werden nie beobachtet.

Leider verkennen selbst im III. Stadium der Prostatahypertrophie Arzt wie Patient oft allzulange die Gefahren der Harnverhaltung, getäuscht durch das leidliche Befinden des Kranken und das Fehlen schwerer Zeichen der Harnvergiftung. Und doch steht jeder Kranke mit chronisch distendierter Blase nahe am Grabesrand. Es ist ein Kunstfehler, wenn der Arzt es unterläßt, diesen Kranken unter Hinweis auf die ihnen drohende Gefahr eine Katheterbehandlung zur allmählichen Entleerung der Blase dringlich anzuempfehlen, noch schlimmer, wenn er gar, wie dies leider noch geschieht, vor solchen Maßnahmen warnt. Wohl ist ja jede künstliche Entleerung einer distendierten Blase, ob sie operativ oder durch Katheter erzwungen wird, ein, wie anderwärts (S. 97) genauer auseinandergesetzt wurde, sehr verantwortungsvoller Eingriff, der große Vorsicht verlangt. Aber ohne Blasenentleerung ist der Kranke sicher verloren; sie allein kann ihn vor dem von Woche zu Woche drohenderen Tode an Urämie retten.

Allerhand *Komplikationen* können den eben gezeichneten Krankheitsverlauf der Prostatahypertrophie erschweren. Die wichtigsten sind *Infektion* und *Blutung*.

Zur Infektion sind die Harnwege des Prostatikers durch die Urinstauung hochgradig disponiert. Trifft die Harninfektion einen Prostatiker, dessen obere Harnwege durch eine lange dauernde Urinverhaltung stark erweitert und geschädigt sind, so verläuft sie außerordentlich stürmisch. Es treten nicht nur die lokalen Folgen der Blaseninfektion: Pyurie, häufiger und schmerzhafter Urindrang, sofort heftig auf; es entwickeln sich auch unter Schüttelfrost und Fieber die Erscheinungen allgemeiner Sepsis: trockene, belegte Zunge, foetor ex ore, beschleunigte Atmung, leichte Cyanose, unregelmäßiger, rascher Puls, Ausbruch kalten Schweißes, Versagen der Verdauung. Nicht selten geht der Prostatiker in wenigen Tagen an dieser akuten Infektion seiner Harnwege zugrunde.

Diese schwersten Infektionen werden am häufigsten durch Katheterismus erzeugt. Die Einführung eines Katheters bei einem Prostatiker mit Urinstauung muß deshalb immer als ein außerordentlich verantwortungsvoller Eingriff betrachtet werden, der nur unter den größten aseptischen Kautelen vorgenommen werden darf.

Trifft die Infektion einen Prostatiker, bei dem die Urinstauung noch nicht hochgradig ist, und dessen obere Harnwege noch wenig erweitert sind, oder bei dem eine regelmäßig und aseptisch durchgeführte Katheterbehandlung die venöse Hyperämie der Schleimhäute und Erweiterung der Harnleiter und Nierenbecken zur Rückbildung gebracht hatte, so ist der Infektionsverlauf weniger heftig. Es fehlen die heftigen Allgemeinerscheinungen. Es tritt nur eine Cystitis auf mit mäßiger Vermehrung des Urindranges, erträglichem Brennen bei der Miktion, eitriger Trübung des Urins.

Die Infektion bleibt aber auch bei diesem erst leichten Verlauf eine ernste Komplikation der Prostatahypertrophie. Sie führt oft zu schwerer Pyelonephritis, durch welche das Leben der Kranken gefährdet wird. Die chronische Entzündung der Blase erzeugt Schleimhautnekrosen mit Inkrustationen, die zum Ausgangspunkt wahrer Steinbildung werden können. Außer den Harnwegen werden auch deren sog. Adnexe, die Prostata, die Samenblasen und die Nebenhoden infiziert. Prostatitis und Epididymitis, seltener Spermatocystitis erschweren das Krankheitsbild durch plötzliche hohe Fieberanstiege und durch Störung des Allgemeinbefindens. Diese Entzündungen flackern häufig wieder auf, und nicht selten können sie erst durch die Prostatektomie zur endgültigen Ausheilung gebracht werden.

Blutungen aus den Harnwegen sind ebenfalls eine häufige Komplikation der Prostatahypertrophie. Die hypertrophische Vorsteherdrüse ist außerordentlich blutreich und ist umgeben von erweiterten, prallgefüllten Venen. Schon sehr leichte Traumen, selbst die kunstgerechte Einführung eines weichen Katheters, können die stark hyperämische Drüse bluten machen. Solche traumatische Blutungen sind meist kurzdauernd und geringgradig. Wenn aber schwerere Verletzungen der Prostata vorkommen, z. B. wenn durch ungeschickten Katheterismus ein falscher Weg in die Drüse gebohrt wurde, dann sind die Blutungen stark, oft lebensbedrohend. Sehr häufig treten auch ohne jedes Trauma starke Blutungen aus der hypertrophischen Prostata auf, lediglich hervorgerufen durch eine plötzlich gesteigerte Kongestion der Prostata und der Blase, sei es durch eine Infektion der Harnwege, sei es durch vermehrte Harnverhaltung, durch Darmstörungen oder starke Anwendung der Bauchpresse, durch ermüdende Märsche usw. Spontane Blutungen der Prostata können sehr heftig und lange dauernd sein. Sie galten früher als ein Symptom maligner Entartung der Drüse. *Sie sind aber ebensooft bei benigner Hypertrophie wie beim Carcinom zu beobachten.* Infolge starker Prostatablutung in der Blase sich ansammelnde Blutklumpen vermehren die bereits bestehende Neigung des Prostatikers zur Infektion und steigern durch Verlegung des Blasenausganges die Harnverhaltung und den schmerzhaften Harndrang. Zudem schwächt die Blutung den Kranken, wenn sie lange dauert oder häufig sich wiederholt.

Eine besonders erwähnenswerte Form der Hämaturie bei Prostatahypertrophie ist die *Blutung ex vacuo.* Wird die Blase, deren Wandung lange Zeit durch hochgradige Urinverhaltung unter hohem Druck stand, allzu rasch durch den Katheter entleert, so strömt in die plötzlich entlasteten Blutgefäße der Blasenwand das Blut in Masse ein und vermag die sehr oft durch Atheromatose veränderten Gefäßwände durch die plötzliche Dehnung zu zerreißen. Solche Blutungen ex vacuo können sich wie in der Blase auch in den Ureteren und den Nierenbecken einstellen. Blutungen aus dem Nierenparenchym scheinen beim Prostatiker selten.

Der *Blutdruck* ist bei den Prostatikern im III. Stadium fast immer erhöht. Ursache davon scheint nicht die starke Harnverhaltung in der Blase, sondern die Harnstauung und Drucksteigerung im Nierenbecken, die, wie Experimente zeigen, stets eine Steigerung des Blutdruckes bewirken. Solange die Harnstauung auf

die Blase beschränkt ist und von dieser ohne Krämpfe ertragen wird, übt sie
keinen Einfluß auf den Blutdruck aus. Wenn aber Blasenkrämpfe auftreten,
können diese zu erheblicher, allerdings mit Nachlassen des Krampfes wieder
schwindender Blutdrucksteigerung führen. Bei akuter, vollständiger Harnverhaltung steigt der Blutdruck immer sofort an. Die Blutdruckschwankungen beim
Prostatiker scheinen nicht von der Menge des in der Blase gestauten Harns,
sondern vom Blaseninnendruck abzuhängen.

Durch regelmäßigen Katheterismus, in einzelnen Fällen aber erst nach der
Prostatektomie, sinkt der Blutdruck zur Norm ab. Bei einer Kreislaufinsuffizienz
kann durch den Katheterismus die Hypertonie in eine Hypotonie umschlagen.
Daneben gibt es natürlich häufig genuine Hypertoniker, die gleichzeitig eine
Prostatahypertrophie aufweisen. Bei diesen hat der Katheterismus auf den Blut-
druck keinen Einfluß.

Eine seltene, eigenartige und schwer erklärliche Komplikation ist das Auftreten von z. T. sehr massiven *Ödemen*, ohne Herz- oder Gefäßerkrankung, die
meist, aber nicht immer in der unteren Körperhälfte lokalisiert sind. Diese
Komplikation wird von den Franzosen als cardio-cysteose bezeichnet.

Ich konnte einen Fall beobachten von generalisierten Ödemen und vergrößertem Herzen
bei einem Prostatiker mit Überlaufblase. Innerhalb 36 Std wurden durch Dauerkather 36 Liter
Urin abgelassen, und die Ödeme schwanden vollständig, ohne daß irgendeine Herzbehandlung
stattgefunden hätte. Irgendeine Erkrankung des Herzens konnte nicht nachgewiesen werden.

Eine Erklärung gibt wahrscheinlich die von ROTHAUGE nachgewiesene Rückresorption aus der Blase bei Abflußstörungen. Es wird vor allem das hydro-
pigene Natrium rückresorbiert, das nebenbei auch noch blutdruckerhöhend wirkt.
Nach Entlastung der Blase erfolgt eine massive Natriumausschwemmung. Das
auffallende Vorkommen von massiven Ödemen in den unteren Extremitäten bei
völlig ödemfreien oberen Extremitäten und inneren Organen erkläre ich mir
durch eine zusätzliche mechanische Kompression der venae iliacae durch die
überfüllte Blase.

3. Diagnose

Auf das Bestehen einer Prostatahypertrophie weist häufig schon die Anamnese
des Kranken hin. Klagt ein bejahrter Mann über vermehrten Urindrang, über
erschwerte Harnentleerung oder über unwillkürlichen Urinabgang, so dürfen wir
annehmen, daß er an einer Prostatahypertrophie leide. Immerhin wird erst die
Untersuchung über die Richtigkeit unserer Annahme entscheiden.

Keineswegs alle Prostatiker kommen mit Klagen über Harnbeschwerden zum
Arzt. Viele erfragen ärztlichen Rat nicht wegen ihrer Miktionsstörungen, die sie
als belanglose, unvermeidliche Alterserscheinungen deuten und klaglos tragen, sie
suchen Hilfe wegen Appetitlosigkeit, Übelkeit, Verdauungsträgheit, Abmagerung
und allgemeiner Mattigkeit, die sie nicht als Folge chronischer Harnvergiftung,
sondern als Folge eines Magen-Darmleidens ansehen. Oft erzeugt die Prostatahypertrophie Krankheitssymptome, die ein Magencarcinom vortäuschen. Bei
älteren Männern, die an Magen-Darmstörungen leiden, ist jedenfalls stets auch an
die Prostata zu denken.

Die Diagnose der Prostatahypertrophie wird durch eine lokale Untersuchung
rasch ermöglicht. Sehr oft weist die von außen fühlbare oder gar sichtbare
dauernde Blasenfüllung auf das Leiden hin. Die Vergrößerung der Prostata ist
in der Regel durch die Rectalpalpation nachweisbar. Diese Vergrößerung der
Prostata berechtigt natürlich an sich allein noch nicht zur Diagnose Prostatahypertrophie. Nicht nur die Hypertrophie, auch andere Prostataleiden können
zu einer Vergrößerung der Vorsteherdrüse führen.

Es kann a) die *Prostatitis* eine der Hypertrophie sehr ähnliche Anschwellung der Drüse bedingen. Die Prostatitis läßt sich von der Prostatahypertrophie gelegentlich unterscheiden durch den bei ihr innerhalb weniger Tage zu beobachtenden Wechsel von Größe, Form und Konsistenz der Drüse, ferner durch die der reinen Hypertrophie fehlende Druckempfindlichkeit der Prostata und durch den Eitergehalt des Drüsensekretes.

b) Schwerer ist die Differentialdiagnose zwischen *Prostatacarcinom* und Prostatahypertrophie, um so mehr, als sich nicht selten das Carcinom neben einer gutartigen Hypertrophie entwickelt. Das sicherste Merkmal carcinomatöser Entartung der Prostata ist die außergewöhnliche Härte der Drüse oder doch einzelner ihr eingelagerter Knoten. Wohl zeigt auch die fibröse Form der Prostatahypertrophie eine recht derbe Konsistenz oder sind in einer weichen, vergrößerten Prostata einzelne härtere Knoten zu fühlen, aber nie sind diese holzhart wie beim Carcinom. Im späteren Stadium läßt sich das Carcinom leicht durch das Wachstum außerhalb der Kapsel und seine sekundären Erscheinungen (Metastasen usw.) erkennen.

c) Das seltene *Sarkom* der Prostata, das auch zur Vergrößerung der Drüse führt, tritt meist in jugendlicherem

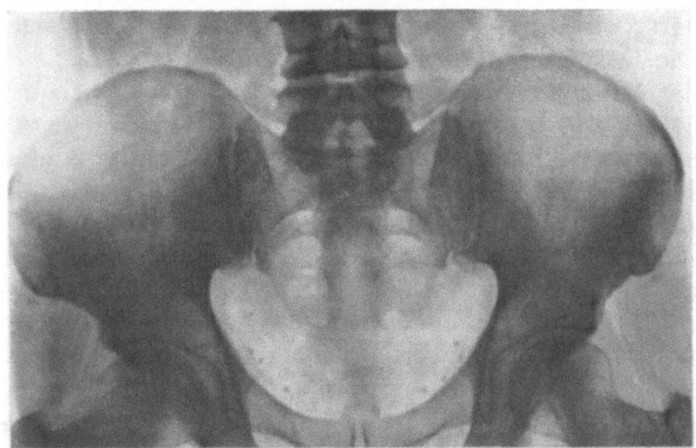

Abb. 293. Prostatasteine

Alter auf als die Hypertrophie. Da es zudem im Gegensatz zur Prostatahypertrophie ein rapides Wachstum und ein rasches Durchwachsen der Drüsenkapsel zeigt, wird es nur selten als Prostatahypertrophie mißdeutet.

d) *Prostatasteine* sind gelegentlich bei der Rectalpalpation an einem deutlich fühlbaren Knirschen, bedingt durch das Reiben ihrer gegenseitigen Berührungsflächen, zu erkennen, beim Katheterismus manchmal durch Kratzen an dem vorbeigleitenden Instrument. Die Anhäufung kleiner Steine im einen oder anderen Lappen der Drüse täuscht aber hin und wieder eine umschriebene, carcinomatöse Degeneration der Prostata vor. Die Prostatasteine sind in der Regel auf einem Radiogramm sichtbar (Abb. 293).

Bestehen auf Prostatahypertrophie verdächtige Symptome, ergibt aber die Rectalpalpation eine normale Prostata, müssen weitere Ursachen für die Entleerungsstörungen der Blase gesucht werden.

e) Es handelt sich um eine rein *intravesicale Entwicklung* der Prostatahypertrophie. Bestehen große Adenomknoten, so kann beim Sondieren auffallen, daß die Harnröhre deutlich verlängert ist. So große Knollen sind selten isoliert, meist mit rectal fühlbarer Vergrößerung der Prostata verbunden. Häufiger ist die *kleinknollige Form* der Prostatahypertrophie. Diese verursachen keine fühlbare Vergrößerung der Drüse. Sie sind im Urethroskop mit prograder Optik am besten sichtbar (s. Abb. 18—20) als seitlich vorspringende Tumoren in der hinteren Harnröhre oder als segelartige Abschlußbarriere (median bar) am Blasenhals.

f) Die *Sphinctersklerose* macht meist bei Männern in mittlerem Lebensalter Erscheinungen, die genau der Prostatahypertrophie entsprechen. Sie beruht entweder auf unklaren, nervösen, meist aber auch chronisch-entzündlichen

Veränderungen. Der Sphincterrand ist im endoskopischen Bild konvex, Knollenbildung fehlt, die Schleimhaut der hinteren Harnröhre ist oft längs gefältelt; auffallend ist das Vorhandensein eines Recessus hinter dem Sphincter, der der optische Ausdruck des vorhandenen Restharns ist.

g) Eine *Striktur* läßt sich durch Sondierung der Harnröhre leicht von der Prostatahypertrophie unterscheiden. Das Passagehindernis liegt weiter vorn als der Blasenhals, die Sondierung gelingt mit dünnen geraden Sonden.

h) *Blasensteine und Blasentumoren*, die nahe dem Blasenausgang sitzen, erzeugen Hämaturie, Dysurie, Pollakiurie wie die Prostatahypertrophie. Sie sind durch Cystoskopie leicht voneinander zu unterscheiden.

i) Am häufigsten gibt die *Blasenatonie* zu Verwechslungen mit der Prostatahypertrophie Ursache. Dies um so leichter, als häufig bei einem alten Mann eine vergrößerte Prostata und eine Blasenatonie gleichzeitig vorkommen können. Die Enttäuschung ist groß bei Patient und Arzt, wenn nach der Prostatektomie der Patient denselben oder einen nur unwesentlich verminderten Restharn aufweist. Die Unterscheidung ist leicht, vorausgesetzt, daß der Untersucher überhaupt an die Blasenatonie denkt. Schon die Anamnese kann Hinweise geben: Blasenatonie kommt in früheren Jahren vor, sie führt nie zur akuten Retention. Am auffallendsten ist das Fehlen der Balkenblase bei der cystoskopischen Untersuchung eines Kranken mit Restharn. Sicherheit gibt erst die Cystometrie (S. 31) mit ihrer charakteristischen Kurve. Auch bei Blasenatonie ist man recht oft genötigt, die begleitende Prostatahypertrophie operativ zu behandeln, um einen erträglichen Zustand herbeizuführen.

Hat die Rectalpalpation das Vorhandensein einer Prostatahypertrophie festgestellt, ist für das therapeutische Vorgehen noch gar nichts gewonnen. Solange die Prostatahypertrophie eine völlige, spontane Entleerung der Blase erlaubt, ist sie trotz klinischer Beschwerden ein harmloses Leiden. Sobald sie aber zu dauernder, erheblicher Urinretention in der Blase führt, bringt sie dem Kranken Lebensgefahr.

Die Bestimmung des Restharns ist deshalb von außerordentlicher Wichtigkeit und gehört unbedingt zur ersten Untersuchung eines Prostatikers. Der einfachste und sicherste Weg dazu ist die Einführung eines Katheters in die unmittelbar vorher spontan so gut wie möglich entleerte Blase. Es ist nicht zu leugnen, daß ein solcher diagnostischer Katheterismus die Gefahr einer Infektion mit sich bringt, dies um so mehr, als bei Vorhandensein von Restharn die eingebrachten Bakterien ideale Wachstumsbedingungen finden.

Eine Katheterinfektion braucht nicht die Schuld des Arztes zu sein. Auch wenn ein frisch ausgekochter Katheter benützt wird, auch wenn der Katheterismus sauber und schonend ausgeführt wird, kann eine solche auftreten. Die ganze vordere Harnröhre birgt in ihrer Schleimhaut Bakterien, die, in die Blase gebracht, eine Cystitis erzeugen können.

Die Bestimmung des Restharns *darf* unterlassen werden, wenn die Beschwerden des Patienten sehr gering sind, er einen guten Allgemeinzustand ohne irgendwelche urämische Symptome hat und die Pollakiurie, vor allem nachts, kaum ausgesprochen ist. Die Bestimmung des Restharns *muß* unterlassen werden, wenn die massiv überdehnte Blase bereits als kugeliger Tumor durch die gespannten Bauchdecken durch sicht- und fühlbar ist.

Es soll bei chronisch distendierter Blase mit der Einführung eines Katheters gewartet werden, bis eine fortlaufende Katheterbehandlung unter günstigen äußeren Verhältnissen möglich und gewährleistet ist. Ein einziger, diagnostischer Katheterismus ohne zweckmäßige, lange Nachbehandlung kann den Kranken mit überdehnter Blase durch das Auftreten einer foudroyant aufsteigenden Infektion der Nieren und nachfolgender Urämie in wenigen Tagen töten.

Vorsichtshalber wird man dem diagnostischen Katheterismus eine desinfizierende Instillation (Protargol 2%) folgen lassen oder dem Patienten ein Harndesinfiziens mitgeben.

Die Bestimmung des Restharns durch Perkussion der Blase ist außerordentlich unzuverlässig. Selbst ein Restharn von einem halben Liter kann bei ungünstigen Verhältnissen (dicke Bauchdecken, gefüllte Därme) der Untersuchung entgehen; andererseits glaubt man, trotz völlig entleerter Blase eine Blasendämpfung feststellen zu können.

Eine annähernde Schätzung des Restharns bei Patienten, die den Katheterismus verweigern, oder bei denen er nicht ausgeführt werden kann, kann mit Hilfe der Röntgenuntersuchung gemacht werden.

Nach Beendigung der Ausscheidungsurographie wird der Patient gebeten, seine Blase zu entleeren. Der dann sichtbare Rest des Kontrastmittels in der Blase ist Restharn.

Allgemeinuntersuchung, Rectalpalpation und Bestimmung des Restharns genügen zur Festlegung der Therapie. Weitere Untersuchungen werden erst nötig, wenn man sich zu einer aktiven Haltung entschließt.

Neben einer gründlichen internistischen Untersuchung, deren Wichtigkeit bei den oft geschwächten alten Männern nicht genügend betont werden kann, kommen in Frage die Endoskopie, die Röntgenuntersuchung und die Untersuchung der Nierenfunktion. Dabei muß man sich vor einem Übermaß der diagnostischen Bemühungen hüten. Besteht Urämie oder Urämiegefahr, muß zuerst diese behandelt und beseitigt werden, bevor an eine genaue Abklärung gegangen werden darf. Insbesondere müssen am Anfang bei chronisch distendierter Blase alle Untersuchungen, die das Einlegen eines Dauerkatheters verlangen, unterlassen werden.

Von den früher zitierten Ausnahmen abgesehen, spielt die Endoskopie bei der Diagnose der Prostatahypertrophie eine ganz sekundäre Rolle, obschon sie bei jedem Prostatiker, der zur Operation kommt, ausgeführt werden soll. Durch sie kann man Komplikationen, wie Tumor oder Stein, beizeiten erkennen; sie hilft mir ferner bei der Auswahl der Operationsmethode.

Leeraufnahme und Ausscheidungspyelogramm geben über den Zustand der oberen Harnwege Auskunft und können auch hier helfen, Komplikationen in den Nieren, vor allem Stein und Hydronephrose, beizeiten zu erkennen (Abb. 294). Mit Hilfe von *Luft oder Kontrastmitteln* kann man die Prostata im Blasenbild sichtbar machen.

Die *Prüfung der Nierenfunktion* ist von außerordentlicher Wichtigkeit und darf bei keinem Fall, der zur Operation kommt, unterlassen werden. Es war einer der größten Fortschritte der Prostatachirurgie, als man lernte, die Gefahr der postoperativen Urämie zu vermeiden. Es scheint mir ein entschiedener Rückschritt, wenn heute so viele Prostatiker zur Operation kommen, über deren Nierenfunktion nichts bekannt ist. Darüber, welche Nierenfunktionsprüfungen gemacht werden müssen, kann man in guten Treuen verschiedener Meinung sein.

Ein mir persönlich bekannter, ausgezeichneter Urologe erklärt die Nierenfunktion für die Operation befriedigend, wenn er die Zunge des Patienten feucht findet. Dies scheint mir denn schon ein absolutes Minimum an Nierenfunktionsprüfung!

Als Regel darf gelten, daß vor der Operation die Schlackenretention und die Ausscheidung geprüft werden soll. Kommt bei mir ein Prostatiker in gutem Allgemeinzustand, mit einem erheblichen Restharn ohne Infektion zur Operation, begnüge ich mich mit der Bestimmung des Harnstoffes im Blut und einer Ausscheidungsurographie. Ist der Harnstoff normal und zeigt diese prompte Ausscheidung und keinerlei Stauung in den oberen Harnwegen, darf die Operation

gemacht werden (Abb. 295); sie erfolgt unter besonders günstigen Vorbedingungen, da in einem sterilen Gebiet operiert werden kann.

Hat Urämie bestanden oder trägt der Patient einen Dauerkatheter, weil sein
erheblicher Restharn infiziert ist, scheint mir der Verdünnungs- und Konzentrationsversuch nach VOLHARD auch heute noch die wertvollste Untersuchungsmethode. Besteht bei guter Wasserausscheidung zwischen maximaler Konzentration und maximaler Verdünnung eine Differenz von mindestens 10 Punkten

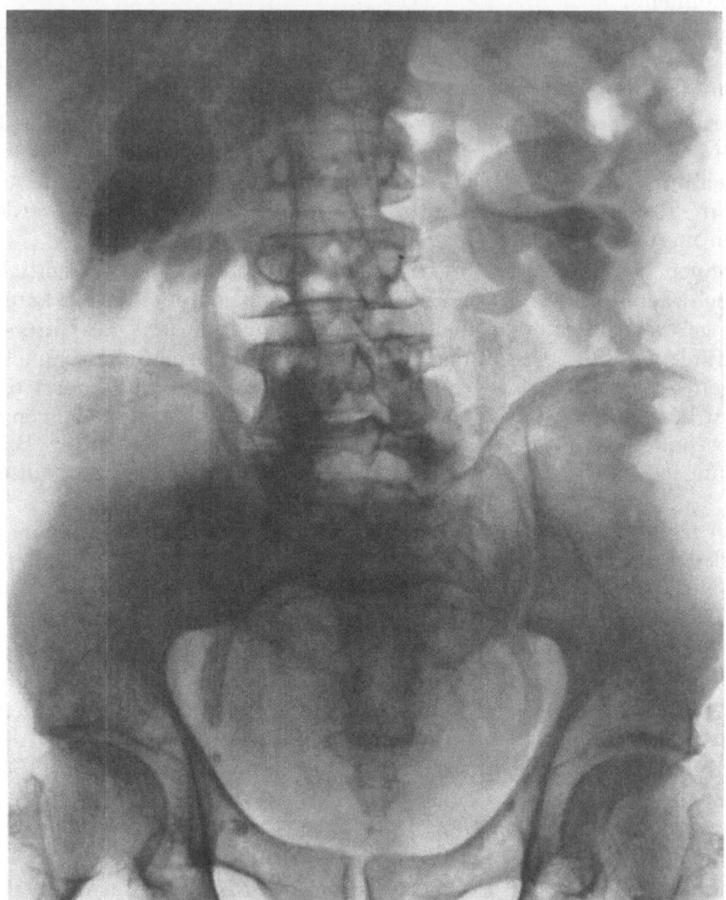

Abb. 294. Dilatation der oberen Harnwege bei chronisch distendierter Blase

(z. B. minimales spezifisches Gewicht 1004, maximales spezifisches Gewicht 1014)
darf die Operation gewagt werden. Selbstverständlich können auch alle anderen
Nierenfunktionsprüfungen (s. S. 49) insbesondere die Phenolsulphonphthalein-
prüfung, wertvolle Aufschlüsse geben.

Es ist nicht so, daß bei schlechter Nierenfunktion die Operation zu einer postoperativen Urämie führen *muß*. Es sind schon Tausende von Prostatektomien
unter ungünstigen Bedingungen zu vollem Erfolg gebracht worden. Wir nehmen
aber bewußt ein vermehrtes Risiko in Kauf. Gibt es postoperative Komplikationen, vor allem solche, die zu Eiweißzerfall führen, setzt die Katastrophe ein.
Es ist deshalb nicht gestattet, aus Bequemlichkeit, Zeitmangel oder Platzmangel
in der Klinik Prostatiker mit schlechter Nierenfunktion zu operieren, sondern

nur solche, bei denen zwingende Gründe vorliegen, wie z. B. schlechte Nierenfunktion trotz 6—12 Monate langer Dauerkatheterbehandlung. In diesem Falle
muß der Patient vor der Operation auf das vermehrte Risiko aufmerksam gemacht
werden.

4. Verlauf

Die Prostatahypertrophie ist, wie bereits betont, solange sie eine spontane
völlige Entleerung der Blase erlaubt, ein wohl lästiges, aber rein lokales, das Allgemeinbefinden des Kranken wenig
oder nur durch die Störung der
Nachtruhe schädigendes Leiden. Sobald sie aber eine chronische Harnverhaltung bedingt, wird sie durch
Beeinträchtigung der Nierenfunktion
gefährlich. Sie führt ohne zweckmäßige Behandlung mit Sicherheit
durch allmähliche Steigerung der
Harnverhaltung zum Tode durch
Urämie, oder sie wird zum Ausgangspunkt einer tödlichen Harninfektion.
Von den ersten klinischen Erscheinungen der Harnverhaltung bis zum
tödlichen Ausgang des Leidens ver-
streichen oft Jahre, andere Male nur
Monate. Der urämische Zusammen-
bruch des Kranken erfolgt häufig
fast schlagartig. Das Fortschreiten
der Erkrankung vom I. in das II.
und III. Stadium erfolgt aber keineswegs zwangsläufig. Eigene Nach-
untersuchungen an über 300 Patienten, denen von der Operation abge-
raten wurde, weil sie unnötig und
noch nicht gerechtfertigt erschien,
haben ergeben, daß das Leiden nur
in einem Drittel der Fälle sich verschlimmert hatte und später zur

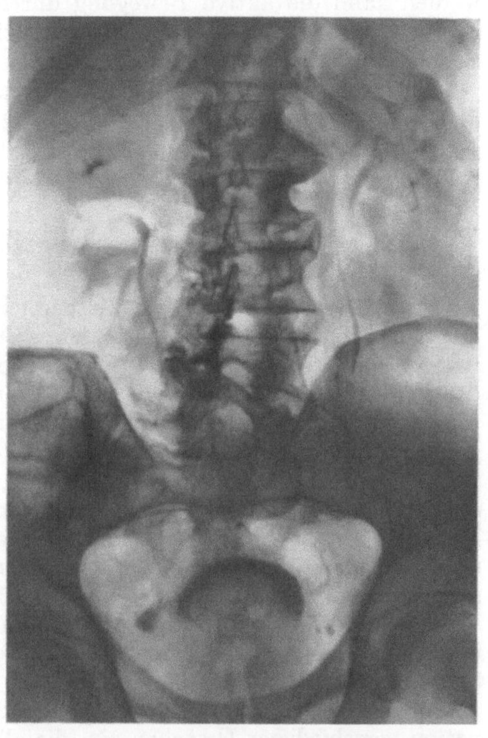

Abb. 295. Trotz großer Prostataaussparung im Cystogramm völlig normale obere Harnwege. Der Patient ist
operationsfähig

Operation führte; in einem Drittel der Fälle war das Befinden stationär; in
einem weiteren Drittel war eine spontane und anscheinend dauernde Besserung
aufgetreten. Wenn also jeder Prostatiker operiert wird, sobald die Diagnose gestellt wird, wie es in Amerika allgemein geschieht, werden zwei Drittel aller
Prostatektomien unnötig ausgeführt.

5. Therapie

Die Behandlung der Prostatahypertrophie ist eine außerordentlich dankbare
Aufgabe. Sie verlangt aber zur richtigen Durchführung recht viel Erfahrung und
in jedem einzelnen Falle eine sorgfältig überlegte, von keinen starren Regeln
beherrschte Wahl der Heilmethoden.

a) Die konservative Behandlung

Wir verfügen über ein großes Arsenal von unblutigen Maßnahmen, die alle
dazu bestimmt sind, einen freien Abfluß aus der Blase zu erzielen, entweder durch
mechanische Entleerung oder durch Verkleinerung der Drüse.

Regelmäßig zu empfehlen sind *hygienisch-diätetische Maßnahmen*. die dazu bestimmt sind, die Prostata zu dekongestionieren, ihr Volumen durch Verminderung der venösen Blutfülle zu verkleinern. Aktive Verkleinerung wird erzielt durch eine leichte sportliche Betätigung. Durch die Muskelbewegung wird die Zirkulation in den Beckenorganen angeregt; alle Sportarten, die mit Gehen verbunden sind, Wandern, Golf, auch Tennis und Reiten, sind zu empfehlen, Radfahren mit seinem Druck des Sattels auf den Damm wirkt ungünstig. Ersetzt werden kann die aktive Bewegung durch Massage; allgemeine Körpermassage ist bei weitem der Prostatamassage vorzuziehen; diese ist nur indiziert bei starker Sekretstauung in der Drüse.

Alle übrigen hygienisch-diätetischen Ratschläge dienen nur dazu, eine Vermehrung der Kongestion zu vermeiden. Der Kranke soll im Essen und Trinken mäßig sein. Eine allzu reiche Diurese macht die Prostata anschwellen; reichlicher Alkoholgenuß, vor allem auf den leeren Magen, verursacht eine Reizung der Prostata.

Alkohol ist bei Hunden nach reichlicher Zufuhr im Prostatasekret experimentell nachgewiesen worden.

Etwas Wein zum Essen ist unschädlich. Starke Gewürze wie Pfeffer, Curry, Paprika usw. sind zu vermeiden, salzlose Diät ist völlig unnötig. Bei der unmitelbaren Nachbarschaft von Rectum und Prostata ist verständlich, daß der Zustand der Verdauungsorgane für den Prostatiker von Wichtigkeit ist. Kongestion des Sigmas und Rectums verursacht Kongestion der Prostata. Die Verdauung muß gut geregelt werden. Wenn Neigung zu Verstopfung besteht, seien Abführmittel wie pulvis liquiritiae comp., Bitterwasser, Bittersalze empfohlen und nicht drastische Abführmittel mit Angriffspunkt am Dickdarm. Der Kranke muß sich vor Durchkältung und Durchnässung, vor allem vor nassen und kalten Füßen schützen. Coitus braucht nicht verboten zu werden, dagegen jeder sexuelle Exzeß. Es soll sich der Kranke hüten, trotz Harndrang den Urin zurückzuhalten. Willkürliches, langes Verhalten des Urins in der Blase kongestioniert die Prostata und führt oft durch Spasmen der Blasenschließmuskulatur zu vollständiger, akuter Harnverhaltung. Am besten ist es für den Prostatiker, seine Blase regelmäßig alle 2—3 Std zu entleeren. Eine akute Retention tritt meist durch Kombination verschiedener Ursachen ein, die alle konzentrisch zur Prostatakongestion führen.

Besonders häufige Ereignisse sind bei uns Samstagabendsitzungen in Wirtschaften mit langem Sitzen auf Holzbänken, Alkoholgenuß und Zurückhalten des Urins, um sich nicht vor den Kollegen eine Blöße zu geben; oder längere Fahrten in Bergbahnen, die keine Toiletten aufweisen. Durch die Durchkühlung entsteht eine vermehrte Diurese und entsprechender Harndrang.

Brunnenkuren sind meist schädlich. Sie mehren durch Steigerung der Diurese die Blutfülle der Prostata. Günstig in ähnlicher Weise wie Körpermassage können *Badekuren* in indifferenten Thermen (Ragaz, Gastein, Baden-Baden) oder in Solbädern wirken. Sitzbäder mit einer Handvoll Meersalz wirken ähnlich.

Medikamentös können wir vor allem auf die mit der Prostatahypertrophie vergesellschafteten Spasmen wirken. Spasmolytica und leichte Beruhigungsmittel, vor allem nachts, wirken günstig. Mir scheint, daß die Prostatiker starke Beruhigungsmittel auffallend schlecht vertragen.

Bei großer, weicher Prostata kann die tiefe *Röntgenbestrahlung* vom Damm oder der Blasengegend her eine Abnahme der Drüsenschwellung und der Harnbeschwerden erzielen. Sie wird kaum mehr angewendet und wird besser durch die *Hormonbehandlung* ersetzt.

Entsprechend den in der Pathogenese auseinandergesetzten widersprechenden Ansichten, ist auch in der Hormonbehandlung des Prostatikers keinerlei Einheit zu finden. Immerhin ist die klinische Erfahrung heute so groß, daß Richtlinien für die Behandlung gegeben werden können.

Das *Androgen* (meist Testosteronpropionat) hat seine Indikation bei den psychischen Veränderungen des beginnenden Prostatahypertrophiealters, dem sog. climacterium virile. Es wird in Kuren von etwa 250 mg als Linguetten eingenommen oder eingespritzt. Es kann dem Patienten ein Gefühl von Frische und Wohlbefinden geben, seine Miktionsfrequenz vermindern, den Harnstrahl kräftigen. Diese Wirkung beruht wahrscheinlich auf besserer Durchblutung der Beckenorgane und Dekongestionierung der Prostata. Daß oberhalb des 75. Lebensjahres durch Androgene eine erheblich bessere Wirkung zu erzielen sei wie durch Oestrogene, wie TACHOT behauptet, kann ich nicht bestätigen. Es gelingt nicht, durch Androgenkuren die Prostata zum Schrumpfen zu bringen und den Restharn zu vermindern. Prostatae, die nach intensiver Behandlung mit männlichem Hormon operativ entfernt werden, zeigen keinerlei Unterschied im histologischen Aufbau gegenüber der unbehandelten Prostatahypertrophie. Bezahlt werden diese Erfolge mit dem Risiko der Stimulation eines ruhenden Prostatacarcinoms. Seit den Arbeiten WALTHARDs wissen wir, daß 30% aller Männer über 40 Jahren ein ruhendes, nur mikroskopisch nachweisbares Prostatacarcinom aufweisen. Die Gefahr, daß ein solch ruhendes Carcinom durch Androgenbehandlung stimuliert wird, ist nicht nur theoretisch, sondern von mir auch beobachtet worden. Eine Androgenbehandlung des Prostatikers ist also nur erlaubt, wenn der Palpationsbefund der Prostata absolut unverdächtig ist und wenn die Gewähr gegeben ist, daß der Patient während und nach der Androgenkur kontrolliert werden kann.

Durch die Zufuhr von *Oestrogenen* (meist Diethylstilbestrol) gelingt es in mehr als der Hälfte der Fälle, die Prostata zu verkleinern und den Restharn zu vermindern. Dazu genügen meistens 100 mg in täglichen Dosen von 3—5 mg Stilbestrol per os. Eine begleitende Cystitis schwindet oft ohne Harndesinfizienzien. Nach oestrogener Behandlung entfernte Prostatae zeigen in den Adenomknoten Metaplasie des Cylinderepithels zu geschichtetem Plattenepithel als morphologischen Ausdruck der Einwirkung des Hormons am Drüsengewebe (Abb. 296). Diese histologischen Bilder entsprechen genau denjenigen von oestrogener Behandlung des Prostatacarcinoms. Es scheint logisch anzunehmen, daß weiche Prostatae, die viel Drüsengewebe enthalten, besonders gut auf die Oestrogenbehandlung ansprechen. In der Praxis kann ich dies nicht bestätigen. Der Nachteil der oestrogenen Behandlung ist die Feminisierung des Patienten: Gynäkomastie, Verlust der Libido, Kleinerwerden der Hoden. Wird die Oestrogenbehandlung nur intermittierend gemacht, Maximum 2 Kuren pro Jahr, so sind diese Veränderungen reversibel. Werden die Oestrogene kontinuierlich gegeben, ensteht eine chemische Kastration. Diese kann bei einem seines Allgemeinzustandes wegen inoperablen Patienten indiziert sein. Das Tragen eines Dauerkatheters kann ihm dadurch erspart werden. Die Wirkung der Oestrogenbehandlung überdauert die Verabreichung des Wirkstoffes nur um einige Wochen bis Monate. Ich zweifle daran, daß durch die intermittierende Hormonkur die Entwicklung der Prostatahypertrophie auf die Dauer beeinflußt und die spätere Operation vermieden werden kann. Die Oestrogenbehandlung ist nur in der Form der chemischen Kastration geeignet, die Prostatektomie zu ersetzen. Bei deutlicher Operationsindikation und gutem Allgemeinzustand des Patienten hat die weibliche Hormonkur keinen Sinn und bedeutet nur Zeitverlust.

Ein regelmäßiger Katheterismus ist im I. Stadium des Leidens, solange noch kein Restharn besteht, zwecklos. Eine Dilatation der prostatischen Harnröhre

mit dicken Metallsonden nach Béniqué hat nur einen Sinn, wenn Spasmen des
Sphincters im Vordergrund der klinischen Klagen stehen.

Besteht aber ein erheblicher Restharn, der die Gefahr von Rückstauung der
Niere heraufbeschwört, wird die regelmäßige Entleerung der Blase nötig. Ich
setze die obere Grenze des verträglichen Restharns auf 200 cm³ fest.

Wir die Blase 1—2mal täglich durch den Katheter entleert, so verhindert dies
nicht nur ein Weiterschreiten der beginnenden Hydronephrose; die Druck-
entlastung verhilft auch dem noch erhaltenen Nierengewebe zu einer regeren
Durchblutung und dadurch zu einer verbesserten Funktion. Die Erscheinungen
der Urinintoxikation gehen bei regelmäßiger Katheterbehandlung oft in kurzer
Zeit zurück. Soll der Katheterismus diesen heilsamen Einfluß haben, muß er

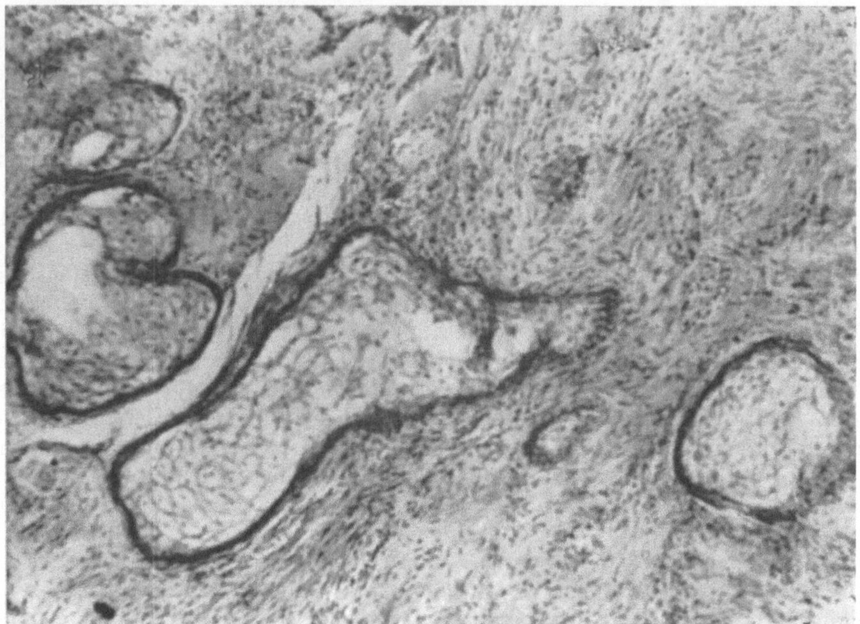

Abb. 296. Plattenepithelmetaplasie bei gutartiger Prostatahypertrophie nach Oestrogenbehandlung

nicht nur regelmäßig, sondern auch technisch richtig ausgeführt werden, müssen
die ihm anhaftenden Gefahren: Infektion und Verletzung, vermieden werden.
Wie bei chronisch distendierter Blase eine Blutung ex vacuo nach dem Katheterismus, wie ein plötzliches Versagen der Nierenfunktion nach Entleerung der Blase
zu verhüten ist, wurde S. 98 angegeben.

Die *Technik des Katheterismus* bietet bei der Prostatahypertrophie einige Eigenheiten,
die, soll der Eingriff gut gelingen, beachtet werden müssen. Die hypertrophische Prostata
verzerrt die hintere Harnröhre, gibt ihr einen unregelmäßigen und winkligen Verlauf und
macht ihre Wand brüchig. Die Gefahr bei ungeschicktem Katheterismus einen falschen
Weg in die Prostata zu bohren, wird bei Hypertrophie der Drüse recht groß. Es muß deshalb beim Prostatiker mehr noch als bei anderen Kranken der Katheterismus stets außerordentlich schonend, ohne die geringste Anwendung von Gewalt, ausgeführt werden. Dies
gelingt am leichtesten bei Verwendung weicher Nélaton- oder Tiemann-Katheter oder halbweicher Seidenkatheter mit Mercier-Krümmung. Diese Katheter können wohl durch ihr
Ausbiegen oder Knicken beim Anstoßen an das Hindernis oberflächliche Verletzungen der
Urethralschleimhaut und Blutungen erzeugen, aber tiefgreifende Verletzungen, eigentliche
falsche Wege, bohren sie nicht. Bei Gebrauch von Metallkathetern ist die Gefahr, die Harnröhre zu verletzen viel größer. Ganz besonders gefährlich sind beim Prostatiker die zusammen-

legbaren Metallkatheter der Taschenbestecke. Diese sind für die durch die Prostatahypertrophie verlängerte Harnröhre (Abb. 297) meist zu kurz; ihr Schnabel erreicht selbst bei tiefer Einführung des Instrumentes nicht immer das Blaseninnere. Der naheliegende Versuch, durch starke Senkung des Katheters doch noch Urinabfluß zu erzwingen, führt außerordentlich leicht zu Verletzungen der hinteren Harnröhre. Ist bei einem Prostatiker ein Metallkatheter zur Entleerung der Blase nötig, so muß dieser vor allem von genügender Länge sein. In zweiter Linie ist seine Form von Bedeutung (s. Abb. 15). Die Metallkatheter mit der gewöhnlichen Viertelkreisbiegung sind bei hypertrophischer Prostata unzweckmäßig. Sie sind schwierig einzuführen, weil ihr Schnabel wegen zu geringer Biegung nicht immer der vorderen Urethralwand entlang gleitet und sich leicht an der verzerrten hinteren Wand des prostatischen Harnröhrenteils verfängt. Leichter sind die Metallkatheter mit Mercier-Krümmung bei hypertrophischer Prostata einzuführen, weil ihr Schnabel immer der vorderen Urethralwand aufliegt. Bei ihrem Gebrauch ist aber stets zu bedenken, daß eine starke Senkung

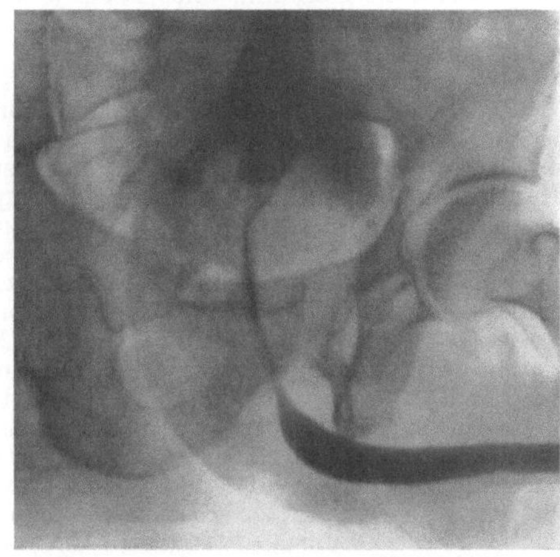

Abb. 297. Urethrogramm bei Prostatahypertrophie. Auffallend ist die stark verlängerte hintere Harnröhre

des Katheterhandgriffes nötig ist, um ein Durchtreten des Schnabels durch die stark um die Symphyse gebogene hintere Harnröhre zu ermöglichen. Infolge starker, seitlicher Ausbuchtungen an der Vorderwand der prostatischen Harnröhre läßt sich der kurzschnablige, metallene Mercier-Katheter manchmal schon in der hinteren Harnröhre ganz um seine eigene Achse drehen. Dies erweckt beim Unkundigen leicht den irrigen Glauben, den Schnabel des Katheters bereits in das freie Blaseninnere eingeführt zu haben, während der Schnabel in Wahrheit noch in der hinteren Harnröhre steckt.

Noch leichter als der metallene Mercier-Katheter gleitet der metallene, großgekrümmte Guyon-Katheter durch die Harnröhre des Prostatikers. Bei seinem Gebrauch muß das Gesäß des liegenden Patienten durch Unterschieben eines Kissens erhöht werden, damit beim Einführen des Katheters durch die hintere Harnröhre eine genügende Senkung des Kathetergriffes möglich wird. Immer, mag diese, mag jene Form eines Metallkatheters gewählt werden, muß der Katheterisierende nie vergessen, daß die harte Katheterspitze an einem sehr langen Hebelarm um die Symphyse herum geführt wird, daß jeder Druck auf das äußere Katheterende mit potenzierter Gewalt an der Katheterspitze zur Auswirkung kommt. Jedes Hindernis, das sich in der Harnröhre der Katheterspitze entgegenstellt, darf deshalb nur mit leicht tastendem Vorschieben des Katheters umgangen, darf nie mit Gewalt überwunden werden. Andernfalls bohrt sich die

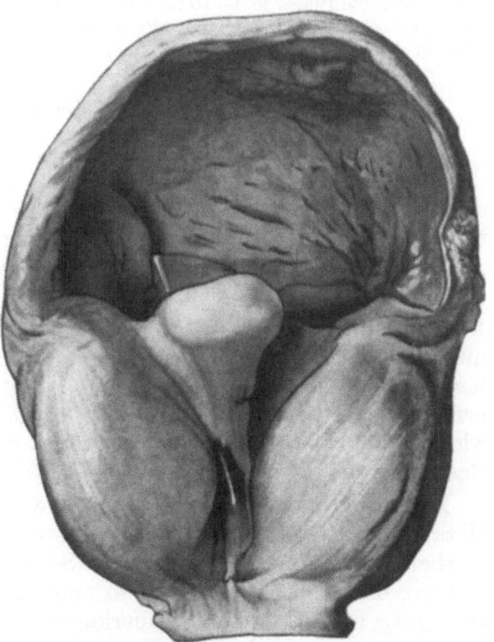

Abb. 298. Penetrierender falscher Weg durch den Mittellappen einer hypertrophen Prostata

Katheterspitze leicht einen sog. *falschen Weg* durch die Harnröhrenwand in das periurethrale Gewebe und in die Prostata hinein. Solche Verletzungen entstehen nie an der Vorder-, sondern stets an der Hinterwand der Harnröhre. Je nachdem der falsche Weg blind endigt oder die Prostata ganz durchbohrend bis in die Blase reicht, wird von inkompletten, nichtpenetrierenden oder kompletten, penetrierenden falschen Wegen gesprochen (Abb. 298).

Beide erzeugen in dem blutreichen periurethralen Gewebe eine erhebliche Blutung und öffnen der Harninfiltration und Infektion die Tore. Bei einem bis in die Blase penetrierenden
Wege bleibt die Harninfiltration kaum je aus, da bei jeder Blasenkontraktion Blaseninhalt
in das blasenwärts offene Ende des falschen Weges gepreßt wird. Der inkomplette falsche
Weg dagegen, dessen Eingang in die Harnröhre spitzwinklig zur Richtung des Harnstrahles
steht, vernarbt häufig ohne Urininfiltration.

Das Bohren eines falschen Weges, das vom Kranken keineswegs immer als sehr schmerzhaft empfunden wird, äußert sich stets durch Blutung aus der Harnröhre nach Herausziehen
des Katheters und durch Blutbeimischung zum ersten nach dem Katheterismus entleerten
Harn. Der Verletzung folgt oft bald ein Temperaturanstieg unter Schüttelfrost; andere Male
machen sich erst anderntags schwere Folgen der Verletzung geltend. Sie äußern sich entweder vorerst nur in lokalen Entzündungserscheinungen, in einer Harnphlegmone oder einer
Abszeßbildung im Bereich des falschen Weges oder aber sofort in einer Allgemeininfektion.
Auch wenn die Wundinfektion überwunden und der falsche Weg vernarbt ist, hinterläßt die
Verletzung häufig dauernden Schaden durch Bildung einer Striktur oder Bildung einer tiefen
Tasche an der Wundstelle der Harnröhrenwand, wo sich ein eingeführter Katheter leicht verfängt und am Eintreten in die Blase verhindert wird.

Scheint die Harnröhre verletzt, so müssen weitere Katheterisierversuche momentan
unterlassen oder, wenn sie wegen Harnverhaltung unbedingt nötig sind, nur äußerst vorsichtig
fortgeführt werden. Nur Gummi- oder Seidenkatheter dürfen benutzt werden, damit sie
allfällig als Dauerkatheter verwendet werden können. Ihnen ist durch Einlegen eines Metallmandrins eine Form zu geben, welche die Spitze des Katheters unbedingt der vorderen Urethralwand entlanggleiten macht und dadurch ihr Verfangen im falschen Wege vermeidet.
Ist die Einführung in die Blase gelungen, so soll der Katheter liegengelassen werden, bis der
falsche Weg vernarbt ist, d.h. 8—10 Tage lang.

Jeder Katheterismus der Blase, ob schwer, ob mühelos, bietet, wie wiederholt betont, die
Gefahr, daß durch ihn aus der nie keimfreien vorderen Urethra Bakterien in die Blase verschleppt werden. Deshalb ist es angezeigt, bei den ersten Katheterismen eines Prostatikers
in die entleerte Blase, je 5—10 cm³ einer 2—3%igen Protargol- oder einer $^1/_2$%igen argentum-
nitricum-Lösung einzuspritzen, wodurch in das Blaseninnere verschleppte Keime vernichtet
oder in ihrer Virulenz geschwächt werden.

b) Dauerkatheter

Hat sich beim Katheterisieren eine Infektion der Blase oder eine Verletzung
der Harnröhre nicht vermeiden lassen, so werden diese Komplikationen am besten
durch Einlegen eines Dauerkatheters bekämpft. Nur selten ist wegen der Katheterverletzung eine sectio alta zur Ableitung des Harns nötig.

Ein Dauerkatheter ist auch angezeigt, wenn der Prostatiker trotz 2mal
täglich vorgenommenem Katheterismus von häufigem Harndrang geplagt wird.
Der Dauerkatheter beseitigt den Drang rasch und ist weniger verletzend und
quälend als ein allzu häufig wiederholter Katheterismus. Das Liegenlassen des
Katheters wirkt zudem auf spontane Blutungen der Prostata meist günstig: es
bringt sie oft rasch zum Stehen. Der Dauerkatheter entlastet auch besser als
wiederholter Katheterismus die Nieren und erzielt schneller als letzterer eine
Besserung der Nierenfunktion.

Zur Deuerdrainage der Blase soll wegen der Gefahr des Decubitus nie ein
Metallkathater verwendet werden, stets Gummi- oder Seidenkatheter. Der
Katheter wird durch ein gläsernes Schaltstück mit einem Abflußschlauch verbunden, durch dieses der Urin in einer unter dem Bett stehenden Flasche aufgefangen. Damit die beim Dauerkatheter unvermeidliche Fremdkörperurethritis
nicht zu einer aufsteigenden Infektion der Harnwege führt, muß die Blase 2mal
täglich mit antiseptischen Lösungen gespült und auch innerlich ein Harnantisepticum verabreicht werden.

Ein zeitweiliger Verschluß des Dauerkatheters mit einem Glasstöpsel erlaubt
dem Kranken, trotz der Blasendrainage, täglich einige Stunden aufzustehen.
Längeres Gehen mit eingelegtem Dauerkatheter ist dagegen wegen Gefahr
mechanischer Läsionen, wenigstens im Beginn der Behandlung, nur selten zu

erlauben. Bei empfindlichen Kranken ist es zweckmäßig, den Dauerkatheter tagsüber einige Stunden zu entfernen, abends wieder einzulegen.

Die Katheterbehandlung des Prostatikers, sei es in Form der 2mal täglichen Blasenentleerung oder in Form der Dauerdrainage, vermag manchmal eine spontane, fast vollständige Blasenentleerung nach einigen Wochen wiederherzustellen. Die Prostata wird unter dem Einflusse der regelmäßigen Blasenentleerung dekongestioniert. Sie wird infolge ihrer verminderten Blutfülle kleiner und hindert deshalb den Urinabfluß weniger. Ihre Volumenverminderung läßt sich bei der Rectalpalpation deutlich erkennen. Tritt diese Heilwirkung nicht im Verlaufe von 3—4 Wochen ein, so ist sie auch bei langer Fortsetzung der Katheterbehandlung kaum mehr zu erhoffen. Geschickten Patienten kann auch der Selbstkatheterismus beigebracht werden.

Für den Selbstkatheterismus gelten selbstverständlich dieselben Regeln wie für jeden Katheterismus. Der Patient setzt sich am besten an den Bettrand oder auf einen Stuhl, eventuell direkt auf die Toilette. Mit der linken Hand faßt er den Penis und streckt ihn an, mit der rechten wird der Katheter eingeführt. Zu diesem Zwecke eignen sich nur halbstarre Katheter.

Die Katheter werden am besten in *Hatta*scher Lösung aufbewahrt (halb Glycerin, halb hydrargyrum oxycyanatum $1^0/_{00}$). Ein mechanisch gut gereinigter Katheter wird in dieser Lösung in etwa 12 Std steril, der Katheter kann zum Gebrauch direkt dieser Lösung entnommen werden, ohne daß ein weiteres Gleitmittel zum Einführen nötig wäre. Die Aufbewahrung geschieht in einer mit einem Gummipfropfen verschlossenen Plastikröhre, die ohne weiteres das Mitnehmen im Reisegepäck erlaubt. Um beim normalen Aufbewahren auf einem Tisch das Ausfließen zu verhindern, ist das offene Ende durch kleine Füßchen erhöht.

c) Operative Behandlung

Ist aus irgendeinem Grunde der regelmäßige Katheterismus unmöglich, verträgt aus irgendeinem Grunde, meist hartnäckiger Urethritis und Decubitus der Harnröhre, der Patient den eingelegten Dauerkatheter nicht, kann der Urinabfluß am leichtesten durch das Anlegen einer *suprapubischen Blasenfistel* gewährleistet werden. Der kleinste Eingriff ist das Anlegen einer Troikartfistel.

Durch einen kleinen Hautschnitt wird in Lokalanaesthesie ein Troikart in die überfüllte Blase eingestoßen. Nach Herausziehen des Mandrins wird ein dünner Katheter durch das Metallrohr in die Blase gebracht. Darauf wird das Troikartrohr zurückgezogen und der Katheter angenäht.

Der eingelegte Katheter soll durch seinen elastischen Druck den Fistelgang vollständig abdichten, so daß kein Urin neben ihm abfließt. Dies ist nicht immer der Fall; recht oft sickert Urin neben dem Katheter durch den Stichkanal aus; gar nicht selten entwickelt sich sogar rings um den Stichkanal eine Urininfiltration. Die meisten Chirurgen ziehen es deshalb vor, die Blase durch einen Medianschnitt extraperitoneal zu eröffnen (sectio alta). Rings um den Katheter kann die Blasenwand mit den Bauchdecken vernäht werden. Angenehmer, als den Urin in einem stets übelriechenden Urinal aufzufangen, ist es für den Patienten, den Katheter mit einem Stöpsel geschlossen zu tragen und den Urin willkürlich, alle 2—3 Std, abfließen zu lassen.

Die Sexualoperation nach STEINACH, die Implantation von Drüsen, sind durch die Hormontherapie überholt und beanspruchen nur noch historisches Interesse. Die chirurgische Kastration dagegen ist aus dem Estrich der überholten Eingriffe wieder in den Operationssaal heruntergeholt worden und wird gelegentlich anstatt der chemischen Kastration angewendet.

Bei dem heutigen Stand der Kenntnisse ist aber immer noch die *Prostatektomie* die einzige kausale, mit großer Sicherheit erfolgversprechende Therapie der Prostatahypertrophie. Der Eingriff hat in den letzten 15 Jahren durch Verbesserung der chirurgischen Technik, durch Verbesserung der Anaesthesie und

Schockbekämpfung, durch Einführung der Sulfonamide und Antibiotica viel
von seinem Schreck verloren. Wir sind gewöhnt, daß die postoperative Periode
so glatt verläuft wie nach einer Appendektomie, und daß der Patient am 12. bis
14. Tag geheilt die Klinik verläßt. Und doch hat in großen Statistiken aus guten
europäischen Kliniken die Prostatektomie immer noch eine Mortalität von
2—8%. Diese Mortalität wird sich kaum noch senken lassen, solange wir einen
so großen Prozentsatz müder, alter, vergifteter Männer mit wenig leistungsfähigen
Zirkulationsorganen und verminderter Resistenz zu operieren haben. Eine Senkung der Mortalität ist vielleicht von weiteren Entwicklungen der internen
Geriatrie zu erhoffen. Eine künstliche Senkung der Mortalität durch Ausschluß
der schlechten Risiken scheint mir nicht zu verantworten. Die Mortalität großer
amerikanischer Statistiken, die gelegentlich unter 1% liegt, ist nicht durch bessere
Operationstechnik oder Pflege zu erklären, sondern durch den Umstand, daß die
Amerikaner zu Hunderten völlig Gesunde aus dem ersten Stadium der Prostatahypertrophie operieren, Leute, denen man bei uns als einzige Behandlung die
Cocktails verbieten würde! Diese Operationsfreudigkeit, die man bei Chirurgen
und Patienten findet, ist absolut gutgläubig und beruht auf der Irrlehre, daß
jede Prostatahypertrophie zwangsläufig früher oder später zur Operation führe
und man dem Patienten durch die frühe Operation deshalb einen Dienst leiste.
Dies ist, wie ich schon im Abschnitt „Verlauf" ausgeführt habe, sicher falsch, und
die Prostatektomie unterliegt meiner Ansicht nach einer ziemlich scharfen
Indikationsstellung.

Als berechtigte Anzeigen zur Prostatektomie haben zu gelten:

1. Dauernde Restharnmengen über 200 cm^3.

2. Sehr quälende Pollakiurie, durch welche die Kranken nachts der Ruhe, tags
der Arbeitsfähigkeit und der Lebensfreude beraubt werden.

3. Häufige, starke Prostatablutungen.

4. Oft sich wiederholende Anfälle akuter Retention.

5. Verdacht auf Carcinom. Hier kommt allerdings nicht die gewöhnliche
Enucleation der hypertrophen Bildung in Frage, sondern die radikale Prostatektomie, die im Kapitel Prostatacarcinom näher abgehandelt wird.

Anatomische Gegenanzeigen gibt es fast nicht mehr. Trotz sehr dicker Bauchdecken, trotz Hernienbildung oder Harnröhrenstrikturen wird sich immer ein
Weg zur Prostatektomie finden lassen. Die Gegenindikationen kommen fast
immer von der Insuffizienz eines Organs oder Organsystems her.

Die Prostatektomie darf nicht ausgeführt werden

1. bei Vorliegen einer schweren, das Leben unmittelbar bedrohenden Erkrankung;

2. bei ausgesprochener Niereninsuffizienz;

3. bei schweren irreparablen Kreislaufstörungen. Besonders gefährdet scheinen
die myokardgeschädigten Patienten mit Arrhythmia completa zu sein.

Hohes Alter, schwere, aber reparable Kreislaufstörungen sind keine Gegenanzeigen mehr. Bei guter Zusammenarbeit zwischen Urologen und Internisten
können auch ganz zerfallene Ruinen gestützt und so aufgefrischt werden, daß die
Operation gewagt und zu gutem Ende geführt werden kann.

Das Abwägen der Indikationen und Gegenindikationen gibt dem behandelnden
Arzt ein weites Feld, wo er seine Erfahrungen, seinen klinischen Blick, aber auch
seine menschliche Anteilnahme und seinen gesunden Menschenverstand einsetzen kann.

Es gibt eine größere Anzahl von Prostatektomiemethoden, deren Vor- und
Nachteile oft recht heftig und gefühlsbetont diskutiert werden. Bei jeder Prostatektomie wird das periurethrale Adenom in der Schicht straffen Bindegewebes,

die es von der eigentlichen Prostata trennt, stumpf enucleiert und die eigentliche Prostata als sog. chirurgische Kapsel zurückgelassen. Der Streit geht also nicht um die eigentliche Prostatektomie, sondern um den Zugangsweg. Es ist gut, gelegentlich das zu bedenken.

Eine Ausnahme macht die transurethrale Prostatektomie. Hier wird die Prostata von der Urethra her in kleinen Stücken entfernt; anstatt mit dem Finger wird visuell versucht, die Grenze zwischen Adenom und Prostata zu finden.

Die Prostatektomie ist auf vier verschiedenen Wegen möglich:

a) transvesical,
b) retropubisch,
c) perineal bzw. parasacral,
d) transurethral.

Die *transvesicale* oder *suprapubische Prostatektomie* nach FREYER war die erste und ist noch heute eine der am häufigsten ausgeführten Prostatektomiemethoden. In ihrer ursprünglichen Form zeichnet sie sich durch eine außerordentlich einfache und sichere Technik aus und ist deshalb auch heute noch die beste Operationsmethode für den gelegentlichen Prostatachirurgen.

Nach Eröffnen der Blase von einem suprapubischen Schnitt aus wird die Prostata enucleiert. Nach rudimentärer Blutstillung wird die Blasenwunde um einen dicken Drain, der den Urin in den ersten Tagen ableitet, geschlossen. Nach 8 Tagen wird dieser Drain durch einen Dauerkatheter per urethram ersetzt.

Die beiden hauptsächlichen Nachteile der suprapubischen Operation, Nachblutung und lange Hospitalisation, werden durch moderne Modifikationen umgangen. Die Blutung wird auf eine bessere Art gestillt, indem nach HARRIS oder HRYNTCHAK die Prostataloge genäht, oder indem sie nach Einführen eines Dauerkatheters durch resorbierbare, blutstillende Gaze (z. B. Sorbacel Wander) ausgestopft wird. Die Blasenwunde kann durch Tabaksbeutelnaht geschlossen werden. Ich ziehe das Belassen eines dünnen suprapubischen Drains während 1—2 Tage aus Sicherheitsgründen vor.

Die zweizeitige suprapubische Prostatektomie kann auch heute noch in Ausnahmefällen gute Dienste leisten. Der Spitalaufenthalt wird durch sie außerordentlich verlängert. Ein weiterer Nachteil ist das Schrumpfen der Prostata zwischen den beiden Operationen, was die Enucleation recht mühsam machen kann.

Findet sich nach Eröffnen der Blase die Prostata sehr klein und derb und eine Enucleation unmöglich, können 2 Ersatzmethoden für die Prostatektomie gute Dienste leisten.

An und für sich geben diese Prostataformen eine typische Indikation für eine transurethrale Resektion ab, und der suprapubische Weg ist ein Fehler; aber es ist ein Fehler, der auch dem Geübten immer und immer wieder passiert.

Bei der *Keilexcision* wird die hintere Commissur mit einer Zange gepackt und excidiert. Bei der *Prostatasprengung* wird die Commissur stumpf aufgerissen. Nach beiden Operationen kann sich die Miktion wieder normalisieren. Die Prostatasprengung anstelle der Prostatektomie bei großen Prostatae zu empfehlen, scheint mir ein deutlicher Rückschritt.

Die *retropubische Prostatektomie* nach MILLIN führt nicht durch die Blase, sondern weiter unten im cavum Retzii durch die Prostatakapsel direkt auf die Prostata. Sie gibt bei nicht allzu dicken Leuten und guter Entspannung eine sehr gute Übersicht und erlaubt eine sehr befriedigende Blutstillung unter Leitung des Auges. Die genähte Prostatakapsel hält dicht, und der Dauerkatheter kann schon am 4.—6. Tag entfernt werden. Ein großer Vorteil der retropubischen Prostatektomie ist der, daß auch bei unerwarteten Befunden sie schulmäßig zu Ende

geführt werden kann. Wird irrtümlicherweise an Stelle der Prostatakapsel die
Blasenwand eröffnet, was bei stark intravesicaler Entwicklung der Prostata leicht
möglich ist, können Prostataloge und Blasenwand genau wie beim Millin versorgt
werden.

Die *perineale Prostatektomie* ist mit dem Namen meines Vaters und YOUNGs
verbunden. Die Prostata wird vom Damme her freigelegt. Statt des Damm-
schnittes kann ein parasacraler (ischio-rectaler) Zugang benutzt werden. Sie hat
den Vorteil der guten Übersicht, der guten Blutstillung, des steten Beherrschens
der Situation mit der retropubischen Prostatektomie gemein. Sie hat ferner den
Vorteil, daß die Atmung des Patienten in keiner Weise gehemmt ist. Als Nachteil
sind zu erwähnen die erheblich schwierigere Technik und das fast regelmäßige
postoperative Auftreten von Impotenz durch Läsion der nervi pudendi.

Die *transurethrale Prostatektomie* wird in 2 Modifikationen ausgeführt: als
Elektroresektion mit einer Schneideschlinge und als sog. Punch-Operation mit
einem röhrenförmigen Messer. Die Urologen, die die Elektroresektion vorziehen,
sind bei weitem in der Mehrzahl. In der Hand sehr geübter Leute kann eine befriedigende Prostatektomie erzielt werden; die meisten Europäer begnügen sich
mit einer teilweisen Prostatektomie, einer Resektion der Prostata. Die Vorteile
dieser Operation sind in die Augen springend: Fehlen einer äußeren Wunde, fast
schmerzlose postoperative Periode, frühes Aufstehen und frühes Entfernen des
Katheters. Bei sehr schlechten Risiken kommt ferner noch der weitere Vorteil
dazu, daß bei Zwischenfällen intra operationem die Operation jederzeit abgebrochen und einige Tage später weitergeführt werden kann. Den vielen Vorteilen
stehen aber ebenso mannigfaltige Nachteile gegenüber. Das Operieren ist bei
starker Blutung wegen mangelnder Übersicht unsicher; die Resektion ist ungenügend, es bleibt eine unregelmäßige Wunde mit schlecht durchblutetem
Gewebe zurück, was langdauernde und zum Teil sehr hartnäckige und lästige
Infektionen sowie erneute Resektionen zur Folge hat. Legt man großen Wert
auf eine richtige transurethrale Prostatektomie, verliert die Operation ihre Gutartigkeit, und die Mortalität ist dieselbe wie bei allen anderen Prostatektomiemethoden. Bei mangelnder Übersicht besteht die große Gefahr des Anschneidens
des sphincter externus. Die transurethrale Prostatektomie ist die Methode mit
der häufigsten postoperativen Inkontinenz. Man sieht, die Technik ist schwierig
und nicht so leicht zu erlernen.

An die Anaesthesie stellt die retropubische Methode die größten Anforderungen. Sie ist nur bei guter Entspannung des Patienten befriedigend durchführbar. Ich ziehe für sie die Allgemeinnarkose mit Curare oder die Periduralanaesthesie vor.

Eine Indikation für die verschiedenen Operationsmethoden aufzustellen, ist
schwierig. Im Prinzip kann jede Prostata mit jeder Methode entfernt werden.
Viele Urologen sind deshalb der Ansicht, daß es genüge, eine Methode gründlich
zu beherrschen. In etwa 60% der Fälle ist dies wohl auch richtig. Für die übrigen
40% heißt dies aber, den Patienten der Methode anpassen, während es doch sicher
besser ist, die Methode dem Patienten anzupassen.

Die suprapubische und retropubische Methode sind am leichtesten bei großen,
stark intravesical entwickelten Prostatae auszuführen. Bei der suprapubischen
Methode stört Fettleibigkeit weniger wie bei der retropubischen.

Die perineale Operation eignet sich vor allem für Patienten, die einen breiten
Damm aufweisen, und deren Drüse sich stark gegen das Rectum zu entwickelt hat.
Sie ist ferner die geeignete Methode für sehr geschwächte Leute mit großem
Abdomen.

Die transurethrale Methode ist indiziert bei kleinen, derben Drüsen, die der Enucleation starken Widerstand bieten. In diesen Fällen wird die Resektion automatisch zur Prostatektomie. Sie ist die einzige empfehlenswerte palliative Operation bei einem radikal nicht mehr operablen Prostatacarcinom. Ein schlechter Allgemeinzustand kann ebenfalls die Indikation zur Resektion abgeben.

In 20 Jahren habe ich ein einziges Mal die Prostatektomie als Notfalloperation bei unstillbarer Blutung ausgeführt. Es gelingt sonst immer, Notfallsituationen, die durch Komplikationen der Prostatahypertrophie ausgelöst werden, durch konservative Maßnahmen zu meistern und die Operation auf einen günstigen Moment zu verschieben.

6. Therapie der Komplikationen

Blutungen sind, wie früher gesagt, in jedem Stadium der Prostatahypertrophie häufig. Sie erschrecken den Patienten, sind aber meist harmlos und schwinden von selbst wieder. Eine Therapie ist unnötig. Soll eine eingeleitet werden, wird es sich empfehlen, den Patienten zuerst kurze Zeit Bettruhe einhalten zu lassen und dazu dekongestionierende Maßnahmen, wie Sitzbäder, zu verordnen. Die Injektion blutstillender Mittel darf als eine rituelle Handlung bezeichnet werden, die zur Beruhigung des Patienten vorgenommen wird. Eine deutliche Wirkung zeigen Blasenspülungen mit aluminium aceticum 3%ig oder Stryphnonlösung.

Eine aktive Haltung ist erforderlich, wenn die Blutung so massiv wird, daß sich die Harnröhre durch Blutcoagula verstopft und der Patient in akute Retention verfällt. Dann wird regelmäßiger Katheterismus mit Blasenspülungen oder das Einlegen eines dicken Seiden- oder Plastikkatheters nötig, der sich nicht so leicht durch Blutcoagula verstopft. Steht durch Erzielen des ungehinderten Abflusses die Blutung nicht von selbst, sollte mit einer Bluttransfusion nicht zu lange zugewartet werden. Sectio alta und aktive Blutstillung sind nur ganz ausnahmsweise und meist nur postoperativ nötig.

Ein besonderes Wort sei noch der *Blutung e vacuo* gewidmet. Ihre Behandlung ist dieselbe wie die jeder anderen Blutung. Sie ist aber erheblich gefährlicher, da sie aus Definition (S. 497) nur bei chronisch-distendierter Blase, also bei einem Patienten mit drohender oder manifester Urämie, auftritt. Ihr Vorkommen wird in vielen Publikationen geleugnet. Auch diese Autoren werden ihre Meinung ändern, sobald sie die erste Blutung e vacuo erlebt haben. Hier ist Vorbeugen die beste Behandlung. Es gilt deshalb nach wie vor der Grundsatz, daß eine chronisch distendierte Blase nur allmählich, am besten durch intermittierenden Katheterismus über mehrere Tage entleert werden soll. Das sofortige Einlegen eines Dauerkatheters bei einer nicht infizierten Überlaufblase gilt in meiner Abteilung als schwerer Fehler.

Der Prostatiker kann in jedem Stadium des Leidens von Kongestion und entsprechender Volumenzunahme der Prostata und dadurch von *akuter Harnverhaltung* betroffen werden. Im Stadium der chronisch-distendierten Blase ist diese Komplikation selten. Wenn nicht heiße Bäder, lokale warme Umschläge, Opiate oder Belladonna rasch zur spontanen Urinentleerung verhelfen, wird ein Katheterismus dringlich. Am leichtesten ist dieser mit einem Gummikatheter (Nélaton- oder Tiemann-Katheter) oder mit einem halbweichen Seidenkatheter Nr. 16—18 mit Mercier-Krümmung auszuführen. Nur selten wird die Einführung des Katheters in die Blase bei richtiger Technik auf ein ernstliches Hindernis stoßen. Ist dies der Fall, so liegt das Hindernis fast immer unmittelbar vor dem Blaseneingang, bedingt durch eine starke, oft fast rechtwinklige Knickung der prostatischen Harnröhre nach der Symphyse zu. Metallene Prostatakatheter mit großer

Krümmung oder durch eingelegte Metallmandrin stark gekrümmte Mercier-Seidenkatheter lassen dieses Hindernis am leichtesten umgehen.

Der Katheter kann beim Passieren der leicht verletzbaren prostatischen Harnröhre mit Blutgerinnsel verstopft werden, so daß trotz gelungener Einführung des Instrumentes der Harnabfluß ausbleibt und ein Mißlingen des Katheterismus vorgetäuscht wird. Ein Durchspülen des Katheters klärt die Sachlage.

Gelingt auch mit stark gekrümmtem Katheter die Entleerung der Blase nicht, so machen die heftigen Qualen der Harnverhaltung die *Blasenpunktion* notwendig. Zwei Finger breit über der Symphyse wird mit einer gewöhnlichen, mittelstarken Injektionsnadel von 6—7 cm Länge, nur bei starkem Panniculus mit Nadeln größerer Länge, die Blase punktiert; sofort fließt der Urin tropfenweise oder in feinem Strahl durch die Nadel ab. Wenn sich auch die Blase dabei nicht vollständig entleert, so wird der Kranke doch sofort von seinem quälenden Harndrang erlöst. Die Blasenpunktion ist aber bei der Prostatahypertrophie nicht ganz ohne Gefahr, besonders nicht bei infiziertem Urin. Der Prostatiker hat oft eine starke Balkenblase. Trifft nun die Punktionsnadel in eine muskelarme, sehr verdünnte Stelle der Blasenwand, so wird der elastische Verschluß der Punktionsstelle nach Entfernung der Nadel nicht immer genügend dicht bleiben, um bei Wiederanfüllen der Blase ein Durchsickern von Urin in das perivesicale Gewebe zu hindern. So kann sich rings um die Punktionsstelle eine Harninfiltration und eine Harnphlegmone entwickeln. Es ist deshalb nach der Blasenpunktion unbedingt notwendig, möglichst rasch für regelmäßige Blasenentleerung zu sorgen, sei es durch sectio alta oder durch den Katheterismus, der nach der Blasenpunktion wegen Dekongestion der Prostata und Nachlassen der unwillkürlichen Muskelspasmen meist leicht ist, auch wenn er vor der Punktion mißlang.

Nach der ersten künstlichen Entleerung der Blase stellen sich häufig wieder spontane Miktionen ein; der Kranke darf aber trotzdem nicht aus der Behandlung entlassen werden, bevor durch Kontrollkatheterismus festgestellt ist, ob und wieviel Restharn nach der Miktion in der Blase zurückbleibt. Solange sich noch erhebliche Restharnmengen finden, muß der Kranke regelmäßig katheterisiert werden, da sonst den Nieren durch die Harnstauung Gefahr droht. Leert sich aber die Blase spontan bis auf ganz geringe Restharnmengen, dann darf der Kranke aus der Katheterbehandlung entlassen werden. Er soll sich aber auch weiterhin, von Halbjahr zu Halbjahr, besser noch häufiger, zur ärztlichen Untersuchung stellen, damit überwacht werden kann, ob die willkürliche Entleerung der Blase genügend bleibt, oder ob allmählich größer werdende Restharnmengen wieder ärztliche Behandlung nötig machen.

Die *Blaseninfektion* des Prostatikers zeichnet sich durch eine besondere Hartnäckigkeit aus. Dies ist durch das häufige Vorhandensein von Restharn verursacht. Der Zug der Zeit geht dahin, einem solchen Patienten immer andere, immer modernere Antibiotica zu verordnen. Oft ist dies ohne jeden Erfolg; dagegen gelingt es, durch eine Serie von 6—10 Blasenspülungen mit nachfolgender Instillation eines Silberpräparates, eines Sulfonamids oder Antibioticums das gewünschte Resultat ohne Mühe zu erreichen.

Echte *Rezidive* der Prostatahypertrophie kommen 5—20 Jahre nach der Prostatektomie vor. Diese Rezidive stammen nicht aus den entfernten periurethralen Drüsen, sondern aus Regenerationsknoten in der chirurgischen Kapsel der atrophischen, vom Adenom zusammengedrückten echten Prostata. Diese atrophische Prostata dehnt sich nach der Operation wieder aus, und es ist nicht selten, daß wenige Monate oder Jahre nach der Prostatektomie rectal eine völlig normale Prostata gefunden wird.

Um dem Leser in diesem Dickicht von Behandlungen einen klaren Weg weisen zu können, möchte ich die *Indikationsstellung nach den verschiedenen Stadien* zusammenfassen.

Im *I. Stadium* ohne Retention und ohne Distension genügt es oft, den Patienten von der Harmlosigkeit seines Leidens im gegenwärtigen Moment zu überzeugen und ihm hygienisch-diätetische Ratschläge zur Vermeidung einer akuten Retention mit auf den Weg zu geben. Ein mildes Schlafmittel oder Spasmolyticum ist oft nützlich. Hormonkuren sind nur indiziert bei sehr starken Beschwerden des Patienten: in diesem Fall kann auch eine Operation diskutiert werden.

Im *II. Stadium* der Retention ohne Distension sind die therapeutischen Ratschläge ungefähr dieselben. Die subjektiven Beschwerden, vielleicht noch vermehrt durch eine hartnäckige Cystitis, sind stärker. Es wird sich deshalb häufiger wie im I. Stadium die Indikation zur Hormonkur oder Operation stellen. Im I. und II. Stadium ist es wichtig, den Patienten aufmerksam zu machen, daß was heute gilt, nicht unbedingt in Zukunft gültig sein wird, und daß in einem Drittel der Fälle der Zustand sich verschlimmert. Dies kann, braucht aber nicht, sich durch eine Vermehrung der Beschwerden ausdrücken. Man wird also gut tun, den Patienten zu einer Kontrolle zu bestellen, sobald seine Beschwerden sich verstärken, spätestens aber nach 6 bis 12 Monaten, je nach dem Stadium. Es sollte so gelingen, den Zeitpunkt der Operation nicht zu verpassen und trotzdem keine unnötigen Prostatektomien auszuführen.

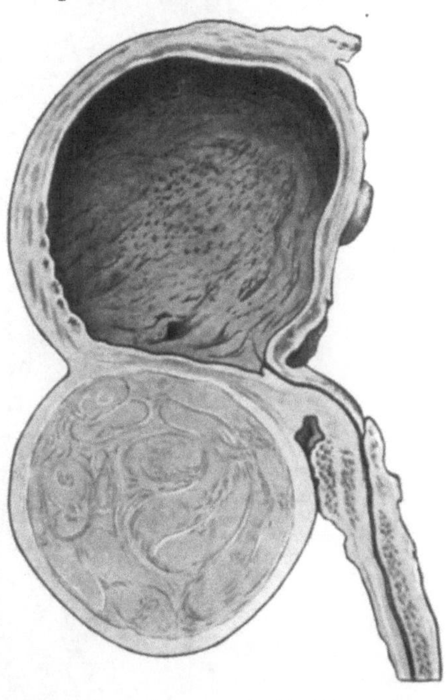

Abb. 299. Rhabdomyom der Prostata bei einem Knaben

Das *III. Stadium* der Retention und Distension ist das Stadium der möglichst raschen Operation. Seine und des Patienten Zeit mit Hormonkuren zu verlieren, ist unnütz. Kann oder will der Patient sich nicht operieren lassen, muß die Blase durch regelmäßigen Katheterismus entleert werden. Auf alle Fälle darf man nicht untätig zusehen, wie die Urämie sich entwickelt und der Patient langsam zugrunde geht. Dem Patienten ein Urinal zu verschreiben, wenn er eine Überlaufblase hat, ist ein tragischer Witz!

C. Neubildungen der Prostata (Prostatacarcinom)

Zu den gutartigen Neubildungen rechnen einige die soeben besprochene Prostatahypertrophie.

Bei jugendlichen Individuen kommen selten Rhabdomyome der Prostata vor (Abb. 299), die ziemlich große Geschwülste bilden und histologisch dem Sarkom ähnliche Bilder zeigen können.

Die Prostata entartet häufig krebsig. Dies lehren eindrucksvoller als die rein klinischen die anatomischen Untersuchungen der Drüse. Nach Angaben WALTHARDs finden sich bei männlichen Leichen im Alter über 40 Jahren 30% Prostatacarcinome. Die Mortalität beträgt nur 0,4%. Diese Angaben wurden von verschiedenen Autoren bestätigt. Die Erklärung dafür gibt das sehr langsame Wachstum des Prostatacarcinoms. Die Carcinome entstehen in der Prostata selbst, und zwar vorwiegend in deren caudalem Teil, vollkommen unabhängig von den periurethralen, adenomyomatösen Knoten.

Daß langdauernde, entzündliche oder kongestive Reizungen der Prostata zur Carcinombildung Anlaß geben, ist aus den klinischen Tatsachen nicht zu

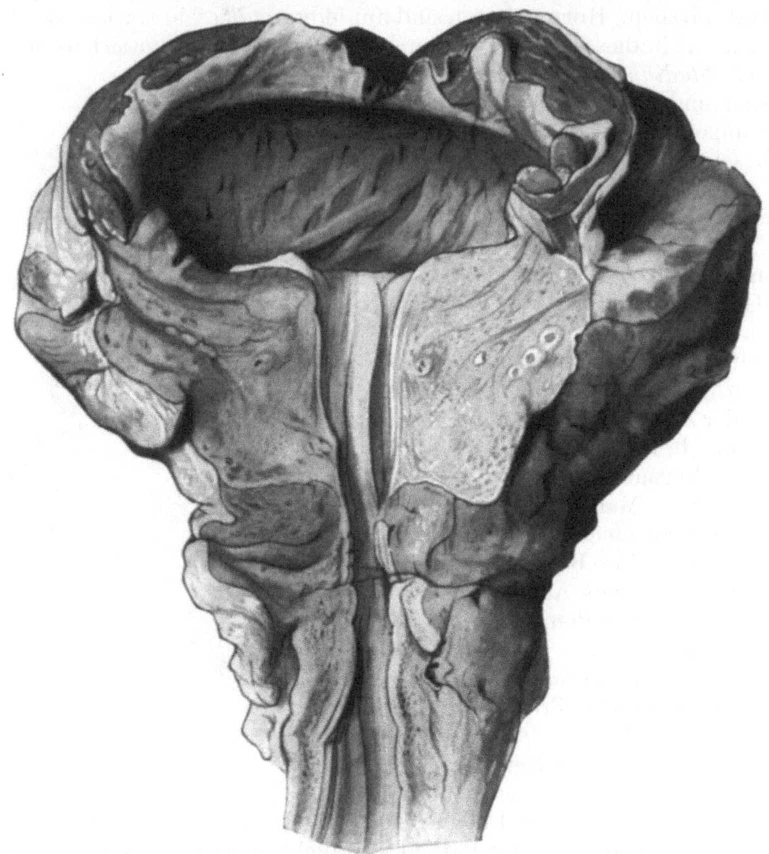

Abb. 300. Über die Kapsel hinausgewuchertes Prostatacarcinom

erweisen. An chronischer Prostatitis Leidende erkranken nicht auffällig häufig an Prostatacarcinom.

Fast alle Prostatacarcinome sind primär in der Vorsteherdrüse entstanden; nur ganz ausnahmsweise entstehen sie als Metastasen eines im Magen, in der Lunge oder sonstwo gelegenen Carcinoms.

1. Pathologische Anatomie

Das Carcinom tritt am häufigsten als *Adenocarcinom* oder als *carcinoma solidum*, manchmal auch als Mischform dieser beiden Arten auf. Immer hat es einen ausgesprochenen infiltrativen Charakter. Seine Zellen dringen erst in dünnen, dann rasch breiter werdenden Strängen in alle Gewebespalten ein. Sind die Zellnester der Neubildung dicht beieinander, nur durch wenig Stroma getrennt, so entsteht das Bild des *Medullärcarcinoms*. Ein *Scirrhus*, d. h. ein zell- und parenchymarmer, aber bindegewebereicher Krebs ist in der Prostata selten, ebenso der *Plattenepithelkrebs*.

Auf der Schnittfläche der carcinomatösen Prostata liegen grauweiße oder gelblichweiße, derbe, über das übrige Gewebe der Drüse vorragende Knoten von unregelmäßiger Form. Aus ihnen läßt sich ein milchig-weißer Saft abstreifen. Es ist dies aber kein Charakteristikum des Carcinoms. Auch gutartige hypertrophische Drüsenknollen der Prostata lassen auf der Schnittfläche manchmal einen milchig-weißen Saft austreten, wenn auch meist in viel geringerer Menge als das Carcinom. Jedenfalls ist makroskopisch die Unterscheidung zwischen Carcinom und Hypertrophie nicht immer möglich.

Im weiteren Verlaufe des Leidens erfolgt immer ein *Durchbruch der Neubildung* durch die Prostatakapsel, ein Eindringen in das umliegende Gewebe (Abb. 300).

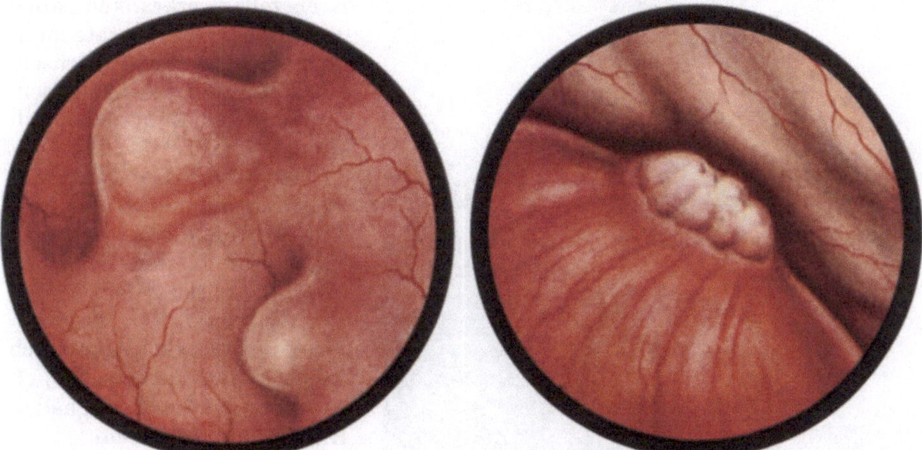

Abb. 301. Prostatacarcinomknollen in der Blase Abb. 302. Prostatacarcinomknollen in der Blase. Die Blasenschleimhaut ist durchbrochen worden

Die mikroskopische Untersuchung läßt erkennen, daß sich die Krebszellen besonders in den Lymphbahnen, dann aber auch im Peri- und Endoneurium ausbreiten. Diese Mitbeteiligung der Nervenscheiden erklärt, warum das Prostatacarcinom so oft von Neuralgien im Bereiche der Lumbal- und Sacralnerven begleitet wird. Auch Einbrüche der Krebsmassen in die Blutgefäße sind nicht selten.

Das Übergreifen des Prostatacarcinoms auf die Nachbarschaft findet am frühesten im Bereiche der Samenblasen und der dort einmündenden vasa deferentia statt. Es erklärt sich dies aus der engen Verbindung der Lymphbahnen dieser Organe mit der Prostata. Häufig breitet sich das Carcinom auch auf die Harnblase aus. Am Blasenboden bilden sich kleinere oder größere, von der Prostata abgrenzbare, in das Blaseninnere vorragende, derbe Krebsknoten (Abb. 301, 302), die, wenn die Blase infiziert ist, geschwürig zerfallen können. Die Ureterenwandung wird selten vom Prostatacarcinom infiltriert, dagegen sehr oft von diesem so stark umschnürt, daß in den oberen Harnwegen der Urin sich staut und hydronephrotische Prozesse entstehen. Auch die Harnröhre und der Mastdarm werden vom Prostatakrebs häufig eng umwachsen, jedoch selten bis in ihre Schleimhaut carcinomatös infiltriert. Ab und zu wird das Bindegewebe des kleinen Beckens in so großer Ausdehnung von Carcinommassen durchwuchert, daß das Becken von einer unregelmäßig geformten, derben Masse ausgefüllt wird (diffuse, prostatopelvine Carcinose). Der Prostatakrebs ergreift seine benachbarten *Lymphdrüsen* nicht so regelmäßig wie das Carcinom anderer Organe. Immerhin erkranken beim Prostatakrebs die den hypogastrischen Blutgefäßen entlang liegenden Lymphdrüsen manchmal doch recht früh carcinomatös, ebenso die Lumbaldrüsen. Auffallend häufig ist beim Prostatakrebs eine krebsige Infiltration der Leistendrüsen; es scheint ein retrograder Transport der Krebszellen im gestauten Lymphstrom oft vorzukommen.

2. Metastasen

Durch Verschleppen der Krebszellen erkranken auch ganz fern vom Prostatacarcinom liegende Lymphdrüsen, am häufigsten die cervicalen, supraclaviculären und axillären.

Charakteristisch für das Prostatacarcinom ist das häufige Auftreten von multiplen Metastasen in den Knochen. Am meisten betroffen werden die Wirbelkörper, vorzugsweise die lumbalen, dann auch die Becken- und Oberschenkelknochen, seltener Schädel, Rippen und Brustbein.

Diese Knochenmetastasen können zu starkem Abbau des erkrankten Knochens führen (osteoclastische Form); meist aber überwiegt der Knochenneubau infolge der Reizwirkung des Carcinoms (osteoplastische Form). Die Knochenbildung macht sich manchmal äußerlich bemerkbar durch knollige oder stachelige Auflagerung am Knochen. Gewöhnlich zeigt aber der carcinomatöse Knochen außen keine Veränderungen, selbst wenn in seinem Innern eine starke

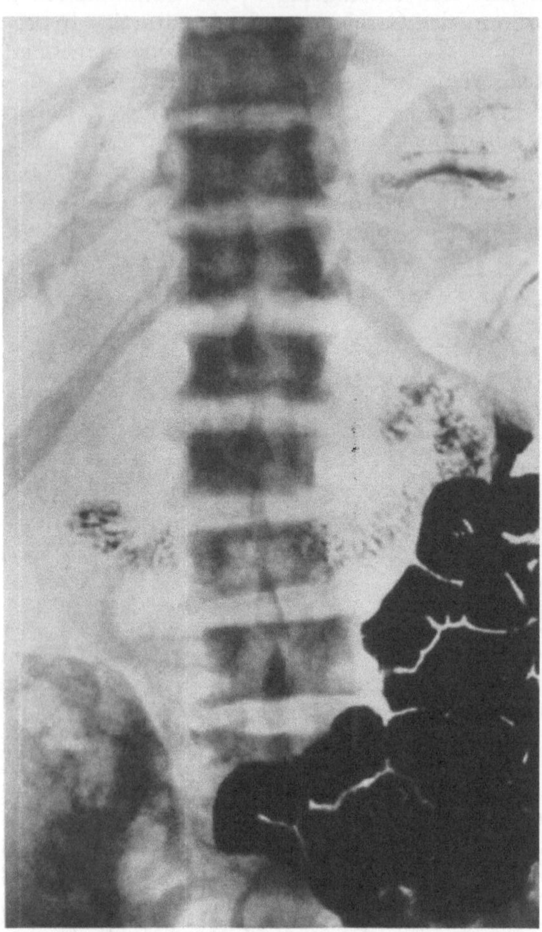

Abb. 303. Diffuse osteoplastische Metastasen der Wirbelsäule, anläßlich einer Magen-Darmuntersuchung zufällig entdeckt

Neubildung eines steinharten, dichten oder eines feinporigen, callusartigen Knochengewebes einsetzt. Sehr frühzeitig lassen sich aber die Knochenmetastasen durch ein Radiogramm nachweisen (Abb. 303—305).

Ab und zu breitet sich das Carcinom über das ganze Knochensystem als osteoplastische Carcinose aus.

Außer im Knochengerüst bilden sich Metastasen des Prostatakrebses auch in den Weichteilen, in der Leber, in den Lungen und in der pleura pulmonalis. Auch in anderen Organen kommen sie vor, doch sehr selten.

3. Symptome und Verlauf

Entwickelt sich das Carcinom in einer Prostata, die noch frei von hypertrophischen Prozessen (Adenombildung) ist, so wächst es in der Regel ziemlich

langsam *(kleine Form des Prostatacarcinoms).* Es verursacht zudem meist lange
Zeit keine lokalen Krankheitserscheinungen oder nur solche wenig charakteristischer Art wie neuralgische, meist fälschlich als einfache Ischias gedeutete
Schmerzen im Kreuz und längs der Rückseite der Oberschenkel. Das Prostatacarcinom wird bei solchem Verlauf leicht übersehen, bis schließlich Metastasen
im Knochengerüst auf sein Bestehen hinweisen. Bei anderen Kranken verursacht
es aber frühzeitig vermehrten Harndrang und Schmerzen bei der Miktion, auch
wenn sich die Blase bei jeder Miktion noch vollständig entleert.

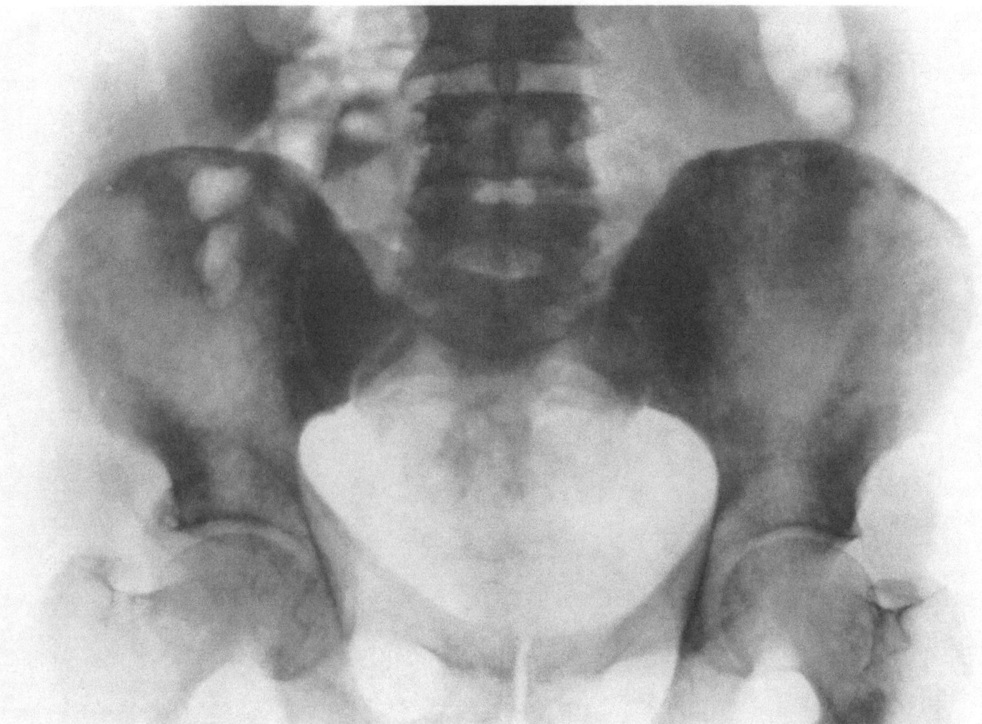

Abb. 304. Osteoplastische und osteoclastische Metastasen des Beckens und der Wirbelsäule

Entsteht das Carcinom in einer adenomatös-hypertrophischen Vorsteherdrüse,
so ist seine Größenzunahme meist eine rasche. Es bilden sich manchmal in Jahresfrist apfelgroße Tumoren.

Bei Bildung dieser *großen Form des Prostatacarcinoms* bleibt die Oberfläche
der Drüse längere Zeit glatt und regelmäßig geformt. Es macht sich die carcinomatöse Entartung abgesehen von oft raschem Wachstum geltend durch das Fühl-
barwerden harter Einlagerungen in der Drüsensubstanz, die bald knotig, bald
flächig sind.

Bei diesen mit Prostatahypertrophie verbundenen Carcinomen leidet der
Kranke vorerst unter denselben Harnbeschwerden wie bei der rein gutartigen
Hypertrophie der Vorsteherdrüse: Es macht sich vermehrter Harndrang geltend:
dabei fließt der Harn nur unter Pressen und nach längerem Warten mit kleinem,
wenig weit tragendem Strahl ab. Der Harnabgang ist auch schmerzhaft, oft von
quälenden, minutenlang dauernden Blasentenesmen gefolgt. Anfälle von vollständiger Harnverhaltung sind beim Carcinom nicht so häufig wie bei der
Hypertrophie der Prostata. Dagegen stellt sich im weiteren Verlaufe des

Carcinoms fast immer eine unvollständige Harnverhaltung ein, die hohe Grade erreichen, zu Restharnmengen von 1 Liter und mehr führen kann. Es steigert sich die Pollakiurie, und schließlich träufelt infolge Überdehnung der Blase der Urin fast beständig ab (incontinentia paradoxa). Die Pollakiurie ist immer verbunden mit Polyurie; zuerst ist besonders die nächtliche Harnmenge gegenüber der Norm beträchtlich gesteigert. Nur selten führt das Prostatacarcinom durch Zerstörung des Blasenschließmuskels zu wahrer Inkontinenz.

Die Harnstauung durch Prostatacarcinom führt zu den gleichen verhängnisvollen Folgen wie bei der Prostatahypertrophie: Dilatation der Ureteren und der

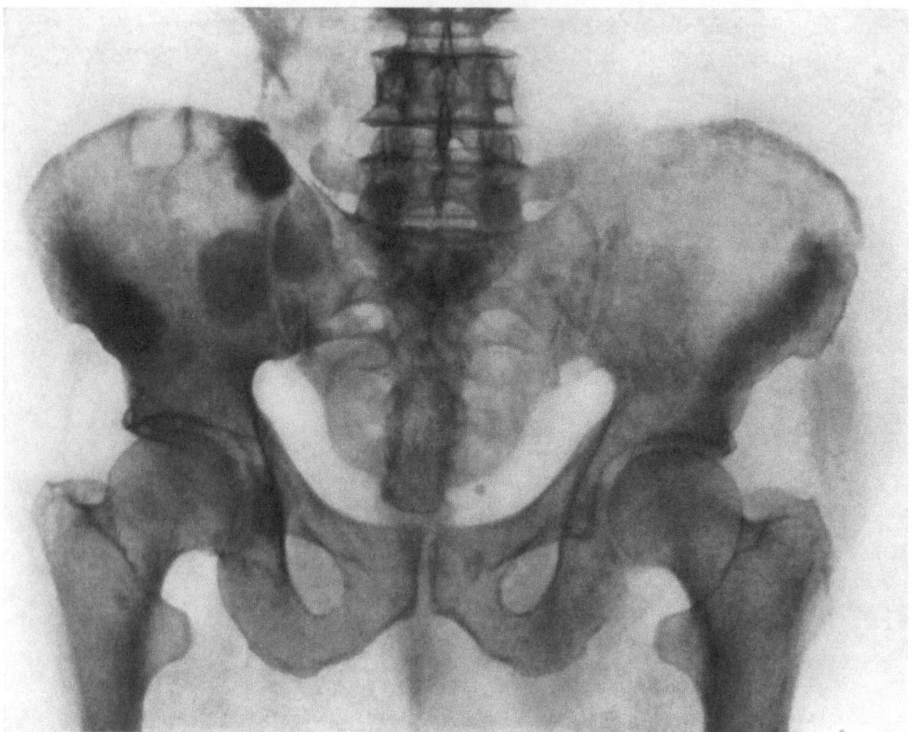

Abb. 305. Eigenartig fleckförmige osteoplastische Metastasen in der rechten Beckenschaufel

Nierenbecken, Druckatrophie des Nierenparenchyms und schließlich Niereninsuffizienz und Urämie. Die Harnverhaltung kann manchmal wieder spontan schwinden, bevor sich schwere Veränderungen in den oberen Harnwegen ausgebildet haben. Änderungen in der Form des Blasenhalses und der prostatischen Harnröhre während des Wachstums oder durch den Zerfall des Prostatacarcinoms sind wohl die Ursachen davon. Aber selbst wenn die Blasenentleerung bei jeder Miktion vollkommen gelingt, wird das Prostatacarcinom fast immer von einem häufigen, schmerzhaften Harndrang begleitet. Die Neubildung am Blasenhals scheint reflektorisch die Blase zu Kontraktionen zu reizen. Trotz regelmäßiger, vollständiger Entleerung der Blase entwickelt sich infolge der Umschnürung der Harnleiter durch den über die Prostata hinauswuchernden Tumor oftmals eine dauernde Harnstauung im Nierenbecken mit hydronephrotischer Schrumpfniere.

Der Urin kann trotz Prostatakrebs lange Zeit vollkommen normal bleiben; auffällig ist nur sein durchschnittlich sehr geringes spezifisches Gewicht infolge der Harnstauung. Aber manchmal stellen sich Harnblutungen ein, welche durch ihre Stärke und lange Dauer den Kranken schwächen, ausnahmsweise sogar sein Leben gefährden. Die Hämaturie wird selten durch einen ulcerösen Zerfall der carcinomatösen Drüse ausgelöst; sie ist meist die Folge einer starken Kongestion der Prostata, die zur Zerreißung oberflächlicher Venen am Blasenboden oder in der hinteren Harnröhre führt. Diese Harnblutungen sind keineswegs charakteristisch für Carcinom; sie kommen bei benigner Hypertrophie ebensohäufig, eher noch häufiger vor.

Früher oder später entwickelt sich beim Prostatacarcinom eine Harninfektion, sei es durch Ausscheidung von Bakterien durch die Nieren oder die Prostata, sei es durch Einschleppung der Keime durch unsauberen Katheterismus. Cystitis und Pyelonephritis steigern natürlich die vordem schon bestehenden Harnbeschwerden. Unter der Einwirkung der Infektion tritt manchmal ein rascher Zerfall des Prostatacarcinoms ein. Es mischen sich dem Harn Tumorteilchen, allerdings meist nur mikroskopisch erkennbar, bei.

Zu den Miktionsstörungen gesellen sich in den Endstadien des Prostatacarcinoms Druck und Drang im Rectum, *ausstrahlende Schmerzen* in der Harnröhre und in der Blase, im Damm, in den Lenden und im Kreuz. Vor allem charakteristisch sind *Ischiasschmerzen*, die ein- oder beidseitig auftreten können. Diese Neuralgien sind sogar oftmals, wie erwähnt, das erste dem Kranken bemerkbare Krankheitszeichen des Prostatacarcinoms. Es darf deshalb bei keiner Ischias eine rectale Palpation der Prostata versäumt werden. Das Auftreten von Neuralgien beim Prostatakrebs ist ein Beweis der Ausbreitung der Neubildung längs der Nervenscheiden. Nur selten sind die neuralgischen Schmerzen lediglich die Folge eines Druckes der stark vergrößerten Prostata auf die Nervenstämme oder sind sie gar nur bedingt durch Spannung der Prostatakapsel durch den wachsenden Tumor. Ob Harnverhaltung besteht oder nicht, das Prostatacarcinom führt den Kranken immer über kurz oder lang zur Kachexie. Abmagerung, Zerfall der Kräfte: Herzstörungen mit Ödemen stellen sich ein. Daneben können Krebsmetastasen in den Knochen, im Gehirn oder in den Lungen usw. die mannigfachsten Symptome auslösen.

Häufiger als an Kachexie oder Metastasen stirbt der Patient an Urämie. Der Tumor infiltriert den Blasenhals und den Blasenboden, die Infiltration steigt an der Blasenrückwand empor. Die Ureteren werden in ihrem intramuralen und tiefen pelvinen Verlauf vom Carcinom umklammert und umschnürt, es entstehen beidseitige Hydronephrosen, auch wenn in der Blase wenig oder kein Restharn zu finden ist.

4. Diagnose

Sind alle charakteristischen Krankheitserscheinungen des Prostatacarcinoms voll entwickelt, ist die Prostata vergrößert, höckerig und hart, ihre Kapsel von der Neubildung durchwuchert, bestehen neben den Harnbeschwerden neuralgische Schmerzen im Kreuz und im Gebiet des Ischiadicus, sind gar außerdem harte, vergrößerte Leistendrüsen zu fühlen und durch ein Radiogramm im Becken, in den Lendenwirbeln oder sonstwo im Knochengerüst metastatische Knochentumoren nachzuweisen, dann ist die Diagnose des Leidens leicht. Schwierig ist die Diagnose nur in den frühen Stadien des Prostatacarcinoms, solange die Tumorbildung die Grenzen der Drüse noch nicht überschritten hat, Metastasen und neuralgische Schmerzen fehlen, einzig Form- und Konsistenzveränderungen der Drüse neben Störungen der Harnentleerung auf eine Erkrankung der Prostata hinweisen. Gerade da aber ist die rasche und richtige Erkennung des Leidens von größter Wichtigkeit; denn nur in diesen frühen Stadien kann eine Dauerheilung durch Operation erzielt werden.

Die Entdeckung der *sauren Prostataphosphatase* durch GUTMANN schien hier weiterhelfen zu wollen. In der normalen Prostata wird ein Enzym gebildet, das in den Phosphatidstoffwechsel eingreift und nur in saurem Milieu wirksam ist. Es wird mit dem Prostatasekret ausgeschieden. Dieses Enzym wird auch vom Prostatacarcinom, von den entarteten Epithelzellen gebildet, wo auch immer sich diese finden, also auch in den Metastasen. Das Enzym, das in den Metastasen gebildet wird, findet keinen Abfluß nach außen, sondern wird ins Blut abgegeben. Bei Vorliegen von Metastasen ist also der Gehalt von saurer Phosphatase im Blut stark erhöht. Die Bestimmung ist unzuverlässig, da je nach dem p_H bei dem bestimmt wird, die Resultate außerordentlich schwanken. Das Vorliegen einer deutlich erhöhten sauren Phosphatase spricht unbedingt für das Vorliegen von Metastasen eines Prostatacarcinoms, das Fehlen nicht dagegen. Für die Frühdiagnose ist diese Bestimmung nicht zu verwenden. Das Bestimmen der alkalischen Phosphatase ist für das Prostatacarcinom ohne jede Bedeutung.

Von der Probeexcision oder Punktion der Prostata ist ebenfalls in Frühfällen wenig Hilfe zu erhoffen. Wird die Probeexcision in der Gegend der Urethra, mit Hilfe des Resektionsinstrumentes ausgeführt, ist sie in Frühfällen meist negativ, da das Carcinom sich in den rectalen Partien zuerst entwickelt. Wird vom Rectum oder Perineum aus unter Leitung des Fingers ein Gewebecylinder entnommen zur histologischen Untersuchung, ist die Gefahr, daß man neben dem Primärherd vorbeigeht, ebenfalls groß. Dazu kommt die sehr reale Infektionsgefahr beim rectalen Weg. Die Probeexcision ist also nur zu verwerten, wenn sie für Carcinom positiv ist: eine negative Probeexcision ist bedeutungslos. Die rectale, öfters wiederholte Palpation der Prostata bleibt das beste Mittel zur Frühdiagnose des Carcinoms; es ist dies der Grund, daß der Zeigefinger des Urologen als sein Auge bezeichnet wurde und ein weiterer Beweis dafür, daß das heute so mißachtete Tastgefühl dem Auge überlegen sein kann.

5. Differentialdiagnose

a) Die Prostatahypertrophie

Diese ist in ihren Symptomen dem Prostatacarcinom häufig gleich. Deshalb ist die Unterscheidung des Carcinoms der Prostata von der gutartigen Hypertrophie oftmals sehr schwierig.

Früher glaubte man in den spontanen Blutungen der Prostata ein sicheres Zeichen krebsiger Entartung der Drüse zu haben. Aber fortgesetzte Beobachtungen erwiesen, daß die gutartige Hypertrophie ebensooft wie das Carcinom zu spontanen Hämaturien Anlaß gibt. Auch die Druckempfindlichkeit der Vorsteherdrüse ist keineswegs charakteristisch für das Carcinom, wie angenommen wurde. Sie fehlt in mehr als der Hälfte der Carcinome und ist andererseits sehr häufig bei hypertrophischen Vorsteherdrüsen, wenn diese, was nicht selten, entzündet sind. Eine Knotenbildung an der Oberfläche der vergrößerten Vorsteherdrüse ist ebenfalls kein Unterscheidungsmerkmal zwischen carcinomatöser und gutartig hypertrophischer Prostata. Auch gutartige Adenomknollen ragen manchmal halbkugelig über die Oberfläche der Prostata vor.

Das zuverlässigste und ziemlich frühzeitig klinisch bemerkbare Kennzeichen des Carcinoms gegenüber der Hypertrophie ist die auffällige, fast holzartige Härte der krebsigen Drüsenteile. Diese Verhärtung des Gewebes beschränkt sich zuerst nur auf umschriebene Teile der Prostata und ist bald knotenförmig, bald mehr flächig. Sie ergreift aber allmählich die ganze Drüse, entsprechend der Ausbreitung der carcinomatösen Degeneration.

Leider erzeugt das Carcinom der Vorsteherdrüse nicht immer rectal fühlbare harte Einlagerungen im Prostatagewebe. Es kann das Carcinom in der sog. weichen Form auftreten, bei der die Drüsenschläuche und -stränge durch ein so schmächtiges fibrö-muskuläres Stroma getrennt sind, daß das carcinomatöse Gebilde sich weich anfühlt. Aber diese weiche Form des Prostatacarcinoms ist sehr selten. Gelegentlich kann ein Konsistenzwechsel zwischen Drüsenteilen die carcinomatöse Natur erkennen lassen. Sie werden aber meist erst während der Operation vermutet, da sie sich schlecht oder nicht enucleieren lassen. Die definitive Diagnose erfolgt durch die histologische Untersuchung der excidierten Drüse.

In Zweifelsfällen kann manchmal die Cystoskopie die Unterscheidung von Prostatahypertrophie und Carcinom ermöglichen. Nicht selten ist ein deutliches Vorwuchern der Neubildung in die Blase sichtbar. Andere Male ist die Schleimhaut des Blasenbodens im Bereich der Prostata wohl noch ohne Tumorknospen, aber auffällig infiltriert und gewulstet. Auch dies darf bei Fehlen einer Infektion als Zeichen maligner Entartung der Drüse und des beginnenden Einwucherns in den Blasenboden gedeutet werden. Stets ist aber zu berücksichtigen, daß ein der Cystoskopie vorausgegangenes langes Liegen eines Dauerkatheters starke, scheinbar carcinomverdächtige Schleimhautwulstungen am Blasenhals und Granulation am Blasenboden verursachen kann (s. Abb. 280).

b) Die Prostatitis

Durch Entzündung kann die Prostata stark vergrößert und, wenn auch nur selten hart, doch häufig derb werden. Dadurch wird eine Verwechslung der Prostatitis mit Carcinom der Prostata möglich, besonders wenn, wie dies bei metastatischer Prostatitis die Regel ist, der Urin vorerst nicht eitrig ist, aber am Ende der Miktion oft blutig wird. Die bei der Prostatitis sehr häufige Druckempfindlichkeit kommt auch beim Carcinom vor. Am aufschlußreichsten ist in Zweifelsfällen eine häufige Wiederholung der rectalen Palpation. Bei Prostatitis zeigt die Drüse, besonders unter lokaler Wärmeanwendung, eine rasch wechselnde Form und eine rasche Änderung ihrer Konsistenz. Das Carcinom bleibt hart und wechselt seine Form nur langsam. Werden einem Carcinomträger über einige Wochen Oestrogene verabfolgt, so werden sich die carcinomatösen Veränderungen meist zurückbilden, während die entzündlichen Infiltrate unverändert bleiben. Die Diagnose kann so ex juvantibus gestellt werden.

c) Die Tuberkulose der Prostata

entwickelt sich im Gegensatz zum Carcinom vorzugsweise bei jugendlichen Individuen. Bei ihr fehlt die bei Carcinom auffällige, hochgradige Härte der Drüse, wenn auch einzelne Knoten, besonders durch Verkreidung, recht derb werden können. Da neben der Prostatatuberkulose meist noch andere, leicht erkennbare Tuberkuloseherde im Urogenitalsystem vorhanden sind, wird die Unterscheidung der Prostatatuberkulose vom Prostatacarcinom kaum je sehr schwerfallen.

d) Prostatasteine

können gelegentlich durch ihre Härte ein Prostatacarcinom vortäuschen. Multiple Steine werden sich aber von diesem entweder durch ihre kantige Form oder durch das fühlbare Knirschen der sich bei der Palpation gegenseitig reibenden Steinflächen unterscheiden lassen. Nur ein solitärer Stein könnte bei zentraler Lage in der Drüse mit einem Carcinomknoten leicht verwechselt werden. Ein Radiogramm der Prostata, das Steine meist deutlich erkennen läßt, kann häufig für die Diagnose ausschlaggebend werden (Abb. 293).

e) Die ziemlich seltenen Sarkome

der Prostata wachsen viel schneller als die Carcinome. Sie bilden rasch große, weich-elastische Tumoren mit ziemlich glatter Oberfläche. Dadurch sowie durch das fast ausschließliche Auftreten bei jugendlichen Individuen unterscheidet sich das Sarkom vom Carcinom.

6. Therapie

In der Behandlung dieser bedauernswerten Carcinompatienten ist in den letzten 15 Jahren eine völlige Umwälzung eingetreten.

Die zufällige Beobachtung MUNGERs, daß Prostatacarcinome besser auf die Bestrahlung reagieren, wenn die Hoden nicht abgeschirmt werden, führte HUGGINS und seine Mitarbeiter zur Entdeckung, daß die Entwicklung des Prostatacarcinoms hormonal gesteuert wird. Das Prostatacarcinom hat zu seiner Entwicklung ein männliches „Klima" nötig; durch Verabreichung von Androgenen wird seine Entwicklung gefördert, durch Kastration oder Verabreichung von Oestrogenen gehemmt.

DEMING gelang es, diese Ansicht experimentell zu stützen. Er züchtete menschliches Prostatacarcinomgewebe im Auge von Meerschweinchen. Die Gewebekultur ging nur auf männlichen Versuchstieren an: Bei kastrierten Männchen starb das Implantat ab, bei weiblichen wuchs es, wenn große Mengen Androgen dem Versuchstier verabreicht wurden. *Nach 8 Passagen wurde das Carcinom indifferent*; es wuchs ohne Unterschied in den Augen männlicher und weiblicher Versuchstiere.

Aus diesen Beobachtungen hat sich die heute universell angewendete *hormonale Behandlung des Prostatacarcinoms* entwickelt. Ihre Wirkung wird nach anfänglicher Skepsis von allen anerkannt; über Einzelheiten allerdings herrscht noch keine Einigkeit.

Für die Wirkung ist es gleichgültig, ob durch Kastration die Produktion der Androgene gehemmt oder die Androgene durch Verabreichung von Oestrogenen (Follikelhormon) neutralisiert werden. Die chemische Natur der Oestrogene spielt für die Wirkung keine Rolle; bei Unverträglichkeit eines Präparates kann ohne weiteres auf ein anderes gewechselt werden.

Ich verwende in der Regel das synthetische Diethylstilbestrol in der Dosierung von 15 mg täglich. Bei Eintritt der Wirkung kann die Dosis reduziert werden bis zu einer Erhaltungsdosis von 5 mg täglich, gelegentlich sogar 5 mg jeden 2. Tag. *Als feste Regel muß gelten, daß die Hormonbehandlung, einmal begonnen, bis zum Tode des Patienten fortgeführt werden muß.* Ein Absetzen der Behandlung ist in der Regel nach 6 Monaten von einem Rezidiv gefolgt, das oft auf die Hormonbehandlung schlecht oder nicht mehr reagiert.

Bei Patienten, deren unzuverlässiger Charakter keine Gewähr für eine regelmäßige Einnahme des Oestrogens bietet, beginne ich die Behandlung mit der chirurgischen Kastration. Die Röntgenkastration ist der chirurgischen stark unterlegen, da sie die Androgenproduktion nicht genügend unterbindet. Durch Vermehrung der Androgenproduktion in den Nebennieren ist auch bei den Kastrierten relativ rasch eine Oestrogenzufuhr nötig.

Kastration und Oestrogenzufuhr pflege ich bei Patienten, die mit einem weit fortgeschrittenen Carcinom in Behandlung kommen, zu verbinden, um eine rasche und zuverlässige Wirkung zu erzielen.

Was für Resultate dürfen wir von der Hormonbehandlung erwarten? An erster Stelle steht sicher das Verschwinden des Metastasenschmerzes. Sehr auffallend ist ferner eine Besserung des Allgemeinzustandes, die bis zu einem richtigen Aufblühen gehen kann, mit gesunder, rosiger Gesichtsfarbe, Gewichtszunahme und einem völligen Wiederkehren der Arbeitsfähigkeit. In ungefähr 30% der Fälle ist mit einem Kleinerwerden des Tumors zu rechnen, der bis zum völligen Verschwinden gebracht werden kann. Der Tumor kann auch noch klein und unbemerkt bleiben, wenn der Patient an seinen Metastasen zugrunde geht. In seltenen Fällen kann die Besserung auch röntgenologisch belegt werden. Osteoplastische und osteoclastische Metastasen können nach einer längeren Behandlungsdauer verblassen oder verschwinden. Dies ist verständlich, wenn wir bedenken, daß die röntgenologisch sichtbaren Veränderungen nur die Reaktion des Knochens auf den Tumormetastasenreiz sind. Fällt der Reiz dahin, wird der Knochen wieder normal. Die Nebenerscheinungen der Behandlung sind erfreulich gering. Bei der Kastration fehlen sie vollständig. Die psychischen Erscheinungen, wie wir sie von jugendlichen Kastraten her kennen, treten bei unseren, meist alten und decrepiden Carcinompatienten nicht auf. Beim Verabreichen von Oestrogenen fällt ziemlich regelmäßig eine recht erhebliche Gynäkomastie auf, deren Auftreten direkt als Maßstab der genügenden Dosierung betrachtet werden kann. Parallel geht oft eine Atrophie der Hoden und ein Verlust der Libido, was sich beim Aufhören der Medikation wieder verlieren kann. Hin und wieder sind Ödeme der unteren Extremitäten festzustellen oder das Auftreten von Exanthemen.

Nach einer gewissen Anzahl von Jahren, in meiner Erfahrung sind es bei gut reagierenden Patienten 5—7 Jahre, verliert die Oestrogenbehandlung ihre Wirkung. Man kann versuchen, durch starke Erhöhung der Dosis, durch Wechsel des Präparates, durch Vornehmen der chirurgischen Kastration die Wirkungsdauer um einiges zu verlängern. Vom Gedanken ausgehend, daß die stark vermehrte Androgenproduktion der Nebennieren am Versagen der Behandlung Schuld trage, hat man die beidseitige chirurgische Entfernung der Nebennieren und die Hypophysektomie vorgenommen. Die Erfolge des Eingriffes waren dürftig. Es gelingt in einem beachtlichen Prozentsatz der Fälle, die beschwerdefreie Periode um höchstens 6 Monate zu verlängern. Die schlechten Erfolge sind nicht weiter erstaunlich, wenn man an die Experimente DEMINGs denkt. Nicht die vermehrte Androgenproduktion der Nebennieren ist schuld (sie könnte ja ohne weiteres durch vermehrte Oestrogendosierung kompensiert werden), sondern das Indifferentwerden des Prostatacarcinoms auf die hormonale Umgebung. Dieselben Resultate wie mit der Entfernung der Nebennieren können durch eine Cortisonbehandlung erreicht werden. Durch Zusatz von 100 mg Cortison täglich (besser ist die Verordnung der modernen und besser tolerierten Prednisone in 5mal schwächerer Dosierung) zur Oestrogentherapie können gelegentlich ganz eklatante Erfolge für eine Dauer von einigen Monaten erhalten werden. Die Wirkung kann durch gleichzeitige Verabreichung von Schilddrüsenhormonen in geringer Dosierung verbessert werden (z. B. Thyreoidea sicca Wander 0,25 pro die). Ähnliche, wenn auch seltenere Erfolge werden auch gemeldet, wenn nach Ablauf der Oestrogenwirkung plötzlich auf massive Dosen Androgen umgeschaltet wird. Mir scheint diese kurzdauernde Hormonwirkung unspezifisch, quasi eine hormonale Ohrfeige an das Carcinom. Die brüsk veränderte Umgebung macht dem Tumor Adaptationsschwierigkeiten für eine ganz kurze Zeit, was mit einer klinischen Besserung einhergehen kann.

Die Wirkung der Hormonbehandlung scheint mir bei Früh- und Spätfällen gleich intensiv zu sein. Da sie nur von beschränkter Dauer ist, scheint mir die frühzeitige Verabreichung von Oestrogenen falsch. Ich beginne mit der Oestrogenbehandlung nicht im Moment der Diagnose beim beschwerdefreien Patienten, sondern erst, wenn wiederholte Kontrollen mir zeigen, daß das Carcinom im Wachsen ist, wenn subjektive Beschwerden auftreten oder Metastasen nachgewiesen werden können. Ich glaube, so das Leben der Patienten um Jahre verlängern zu können. Diese Meinung wird von der Mehrzahl der Urologen nicht geteilt.

Meine längste Beobachtung dauert jetzt 20 Jahre. 1938 entdeckte ich bei der Prostatektomie ein Carcinom. Zwei Jahre später wurde bei einer Nachresektion die Diagnose bestätigt. Bis 1947 zeigten regelmäßige Kontrollen ein ruhiges Verhalten des Tumors. Seit 1947 starke Größenzunahme ohne Beschwerden, 1950 nach längerem Unterbruch der Kontrollen sah ich den Patienten wieder in urämischem Zustand wegen beidseitigen Hydronephrosen durch Umklammerung beider Ureteren durch den Tumor. Beginn einer energischen Hormonbehandlung mit Kastration und Oestrogenen, gefolgt von völliger Erholung. Der Patient lebt heute (1959) in seinem 81. Lebensjahr, ohne Beschwerden von seiten seiner Prostata.

Bei 15% der Patienten ist von Anfang an kein Effekt der Hormonbehandlung festzustellen, bei weiteren 20% ist der Effekt ungenügend.

Behindert der Prostatatumor die Entleerung der Blase, kann die *transurethrale Resektion* der Prostata Abhilfe schaffen. Diese ist im blutarmen Gewebe des Prostatacarcinoms besonders leicht auszuführen; das Anoperieren des Tumors hat praktisch nie eine Beschleunigung seiner Entwicklung zur Folge. Man soll mit der Indikationsstellung zur Resektion zurückhaltend sein. Auch eine erhebliche Retention kann nach 6wöchiger Hormonbehandlung schwinden, so daß der operative Eingriff unnötig wird.

Die *Bestrahlung* des Prostatacarcinoms ist wenig wirkungsvoll. Bei Metastasen kann sie schmerzstillend wirken, am Primärtumor ist sie fast unwirksam. Die besten Resultate gibt die Tränkung des freigelegten Tumors mit radioaktivem Gold; proktitische Reizungen sind dabei aber häufig und unangenehm.

Bei allem Segen der Hormonbehandlung müssen wir festhalten, daß sie nicht imstande ist, eine Dauerheilung zu erzielen. Dies gelingt einzig mit der *radikalen Prostatektomie*, bei der Prostata samt Kapsel und beiden Samenblasen entfernt wird. Leider kommen nur 5% der Patienten in einem Stadium zur Beobachtung, in dem die radikale Operation noch sinnvoll ist. Den höchsten Prozentsatz von Dauerheilung weisen selbstverständlich die Frühfälle auf, bei denen aber oft die Diagnose noch nicht feststeht. Bei der perinealen radikalen Prostatektomie ist das ohne weitere Bedeutung; an der freigelegten Prostata kann eine Probeexcision gemacht werden. Ein Schnellschnitt wird nach 20 min feststellen lassen, ob mit der Operation fortgefahren werden soll oder nicht. Bei der retropubischen radikalen Prostatektomie, die technisch leichter ist, müssen wir auf diesen Vorteil verzichten und müssen mit eventuell wiederholten Prostatapunktionen versuchen, vor der Operation zu einer sicheren Diagnose zu kommen.

Erkrankungen des äußeren Genitale

A. Strikturen der Harnröhre

Die Harnröhre wird oft an einzelnen Stellen verengt, entweder durch einen von außen wirkenden Druck auf die Urethralwand (durch periurethrale Abscesse, durch die vergrößerte Prostata usw.) oder durch in ihr Inneres vorragende Geschwülste und entzündliche Wucherungen. Als Strikturen werden aber nur Verengerungen durch *Narben der Urethralwand* bezeichnet, die nicht nur das Lumen der Harnröhre merklich verengern, sondern auch die Dehnbarkeit der Urethralwand vermindern.

Solche Narben entstehen sowohl nach Entzündungen *(entzündliche Striktur)* als auch nach Verletzungen *(traumatische Striktur)* der Urethralwand.

Zu *entzündlichen Strikturen* führen verschiedene Entzündungsformen der Harnröhre:

a) Die Gonorrhoe, b) syphilitische Geschwüre, c) banale Urethritiden durch Staphylo-, Streptokokken und Colibakterien usw., d) eine Tuberkulose der Urethra.

Die meisten Strikturen sind gonorrhoischer Natur. Ihre Zahl ist in rapidem Abnehmen begriffen, und die Patienten, die wir heute zur Strikturbehandlung bekommen, haben ihre Gonorrhoe vor 1940 erworben oder haben eine Behandlung der akuten Urethritis unterlassen. Bei der heutigen chemotherapeutischen und antibiotischen Behandlung ist es selten, daß eine gonorrhoische Urethritis so heftige Entzündungserscheinungen macht, um eine nachfolgende Striktur zu verursachen. Die gonorrhoischen Strikturen treten in der Regel erst 2—3 Jahre nach der Infektion in Erscheinung, oft noch viel später.

Syphilitische Strikturen entstehen infolge Vernarbung primärer oder tertiärer syphilitischer Geschwüre. Da diese Geschwüre fast immer nahe dem Meatus liegen, sind auch die syphilitischen Strikturen lediglich auf den vordersten Teil der Harnröhre beschränkt.

Eine *Strikturbildung nach banalen Entzündungen* der Harnröhre kommt am Meatus am häufigsten vor, z. B. nach lange dauernder oder oft wiederkehrender Balanitis oder Vaginitis.

Gar nicht selten dagegen führt die *Tuberkulose* der Harnorgane zu echten Strikturen der Harnröhre sowohl in deren hinterem als auch in deren vorderem Teil.

Die *traumatischen Strikturen* haben an Zahl eher zugenommen entsprechend der Zunahme der transurethralen Manipulationen, besonders der Prostataresektion. Jede tiefgehende Verletzung der Urethralwand, eine innere oder äußere, gleichgültig welcher Art, kann zu einer narbigen Verengerung der Harnröhre führen. Es vollzieht sich die Entwicklung dieser traumatischen Strikturen in der Regel sehr viel rascher als die der entzündlichen. Schon wenige Monate nach dem Trauma kann die Striktur sehr eng und derb sein.

Die angeborenen *Verengerungen* der Harnröhre sind durch Schleimhautfalten bedingt. Sie sind nicht echte, d.h. narbige Strikturen, wenn sie auch klinisch als solche imponieren; sie sind als Mißbildung aufzufassen.

Die Urethralstrikturen sind vorwiegend ein Leiden des männlichen Geschlechts. Beim Weibe kommen nur an der Harnröhrenmündung Verengerungen einigermaßen häufig vor, besonders bei älteren Frauen nach chronischen Katarrhen der Vagina.

Die *Lokalisation* der Strikturen wechselt beim Manne je nach deren Ätiologie. Die *traumatischen* Strikturen, fast immer solitär, sitzen am häufigsten in der pars bulbosa und pars membranacea (Abb. 306), da diese beiden Teile der Harnröhre Verletzungen von innen oder außen am meisten ausgesetzt sind. *Gonorrhoische* Strikturen treten nie in der hinteren Harnröhre auf, sondern ausschließlich in der vorderen; dort können sie sich an jeder Stelle bilden, finden sich aber vorzugsweise in der pars bulbosa. Im Gegensatz zu den traumatischen Strikturen bilden sie sich oft gleichzeitig an mehreren Stellen der Harnröhre (Abb. 307). Ihr Kaliber wird dabei, je tiefer sie liegen, um so kleiner, so daß die weiteste Striktur vorne, die engste hinten sitzt. Auch die *tuberkulösen* Strikturen sind nicht selten multipel. Sie bevorzugen die hintere Harnröhre, besonders die pars prostatica, wo nicht-tuberkulöse Strikturen fast nie auftreten. Tuberkulöse Strikturen entwickeln sich aber auch in der vorderen Harnröhre.

Weite und enge Strikturen. Bei den sog. *weiten* Strikturen ist kaum eine Verengerung der Harnröhre nachzuweisen, sondern nur an umschriebener Stelle eine deutliche Verminderung der Dehnbarkeit der Urethralwand.

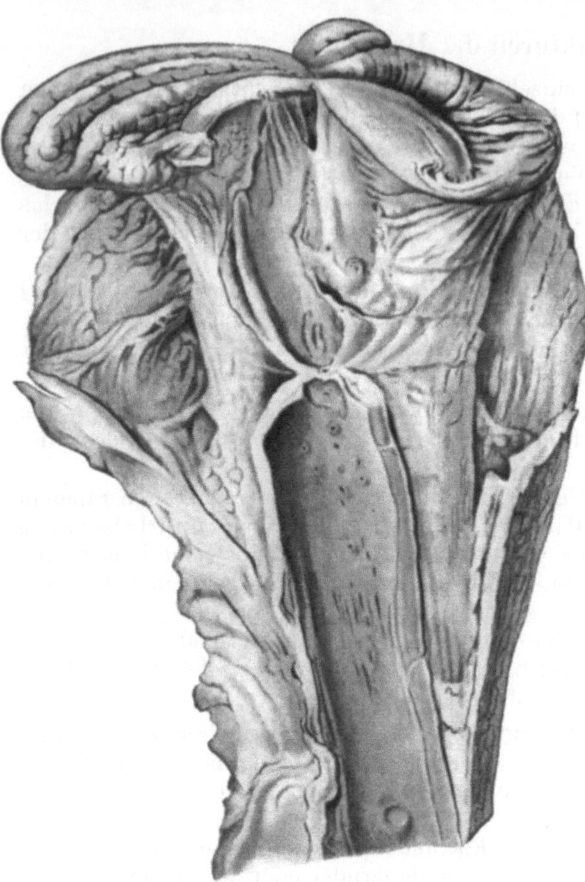

Abb. 306. Traumatische Harnröhrenstriktur

Bei den *engen* Strikturen ist dagegen das Lumen der Harnröhre merklich verengt, nach Gangrän und Tuberkulose sogar manchmal vollkommen geschlossen. Die Striktur ist bald nur durch einen feinen Narbenring, der in die Spongiosa hineinreicht, bald durch eine recht breite Narbenmasse gebildet. Bei breiten bzw. langen Strikturen ist die Lichtung der Harnröhre nicht in der ganzen Längenausdehnung der Striktur gleichmäßig verengt. Meist ist ihre engste Stelle in der Mitte der Narbenmasse; von dort erweitert sich die Lichtung nach vorne und nach hinten allmählich. Die Achse des Kanals verläuft selten schnurgerade durch die Narbenstelle, meist gewunden oder gar spiralförmig. Die Urethralschleimhaut ist im Bereiche der Striktur verdickt und rauh, oft papillomatös.

Sie ist mit dem unter ihr liegenden, an einzelnen Stellen narbig veränderten Schwellkörper so fest verwachsen, daß die Grenzlinie zwischen Schleimhaut und Schwellkörper verwischt wird. Die Striktur ist fast stets von einer ausgedehnten chronischen Urethritis begleitet. Die stärksten Entzündungserscheinungen finden sich hinter der Striktur; dort ist die Schleimhaut besonders stark gewulstet und verdickt und sind die Drüsengänge mit eitrigem Schleim gefüllt. Da dort auch auf der entzündeten Schleimhaut gestauter Harn mit Schleim längere Zeit verweilt und sich zersetzt, bilden sich hinter der Striktur leicht Schleimhautgeschwüre, die zum Ausgangspunkt einer periurethralen Urininfiltration oder von Abscesen werden. Bricht der Absceß nach außen durch, so entsteht eine Harnfistel. Wie Schleimhautgeschwüre so können auch Sondierungsverletzungen der infizierten Urethralschleimhaut oder Entzündungen tiefliegender Drüsen der Urethralwand den Anlaß zu periurethralen Abscessen geben. Brechen diese Urethralwandabscesse nach außen durch, so hinterlassen sie Harnfisteln (Abb. 308). Die Harnröhre ist hinter einer engen Striktur oft weithin sogar bis zur Blase durch den gestauten Urin erweitert.

Pathologische Anatomie. An der Strikturstelle, oft auch eine Strecke weit vor und hinter dieser, wandelt sich das sonst reine Zylinderepithel der Urethra in ein mehrschichtiges Plattenepithel um; seine oberflächlichsten Schichten verhornen an einzelnen Stellen. Im Bereiche dieser Metaplasie gehen die Schleimhautdrüsen zugrunde. Im subepithelialen Gewebe und in den Schwellkörpern stellt sich ungleich tief, oft bis zur Albuginea reichend und in wechselnder Ausdehnung, eine dichte Infiltration ein, durch deren allmähliche Umwandlung in Bindegewebe eine feste Narben- oder sog. Callusmasse entsteht. Dieser *Callus* umgreift die Harnröhre

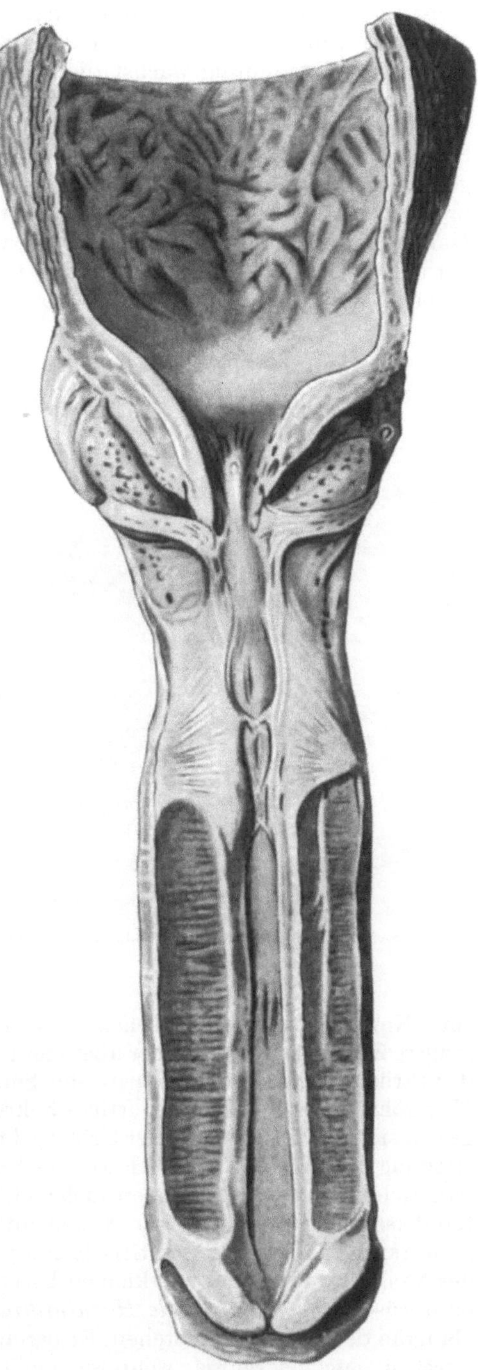

Abb. 307. Multiple gonorrhoische Strikturen

nicht immer in ihrem ganzen Umkreise, sondern oft nur teilweise, bald mehr an der oberen. bald mehr an der unteren Wand. Durch Urininfiltration und chronische Entzündung wächst die erst nur umschriebene Narbenmasse oft gewaltig an und wird zu großen, meist fistulösen Callusgeschwülsten.

Symptome. Das auffälligste und wichtigste Zeichen der Bildung einer engen Striktur ist die *Behinderung der Urinentleerung*. Der Harnstrahl wird klein, oft gedreht und benötigt schließlich zu seinem Austreten der Mithilfe der Bauchpresse. Er trägt nicht weit, sondern fällt schon kurz nach dem Austritt aus der Harnröhrenmündung ab. Mit stärker werdender Verengerung der Harnröhre wird er oft unterbrochen; schließlich träufelt der Urin ohne Strahl, nur noch tropfenweise. Die Entleerung der Blase wird unvollständig, der Urindrang deshalb häufiger. Es sickert zwischen den einzelnen Miktionen der Urin beständig aus der stets gefüllt bleibenden Blase, erst nur nachts, dann andauernd Tag und Nacht (incontinentia paradoxa). Ein Schub vermehrter, kongestiver Schwellung der Gewebe im Bereiche der Striktur, bedingt durch eine Erkältung, durch Alkoholgenuß oder allzu langes, willkürliches Zurückhalten des Urins usw. erzeugt plötzlich einen Anfall vollständiger *Urinverhaltung*, der selten spontan weicht, meist chirurgische Hilfe verlangt.

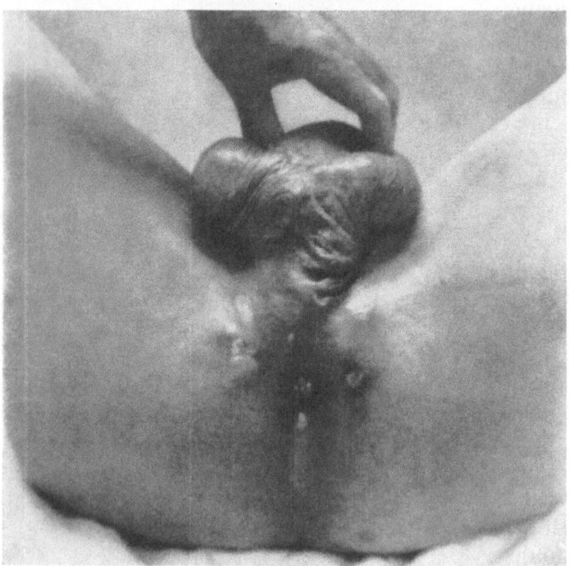

Abb. 308. Multiple Harnfisteln am Damm infolge gonorrhoischer Striktur

Den entzündlichen Strikturen ging stets eine *Urethritis* voraus. Deshalb besteht eine Infektion der Harnröhre schon im Beginne der Striktur. Nur bei den traumatischen Strikturen kann die Infektion der Harnröhre längere Zeit fehlen; fast immer aber stellt sie sich unter dem Einflusse einer hinter der Striktur entstehenden Harn- und Sekretstauung bald ein. Es fließt aus der Harnröhre ständig schleimig-eitriges Sekret in geringer Menge ab. Zur Urethritis gesellt sich oft eine *Cystitis*. Der Urin wird trübe und übelriechend, bei heftiger Entzündung von Harnröhre oder Blase am Ende der Miktion blutig. Infolge der lange dauernden Harnstauung können auch recht starke Blutungen aus der kongestionierten Blasenschleimhaut und den Nieren auftreten. Neben der Urethritis und Cystitis stellen sich Schübe von Prostatitis, Epididymitis oder Pyelonephritis ein. Daß hinter der Striktur, ausgehend von kleinen Ulcerationen oder von entzündeten Schleimhautdrüsen, oft *periurethrale Harninfiltrate* oder *Abscesse* mit Verjauchung und Gangrän des Gewebes entstehen, ist bereits erwähnt. Diese bedrohen das Leben durch allgemeine Sepsis, wenn sie nicht frühzeitig durch Incision oder durch spontanen Durchbruch Abfluß nach außen erhalten. Ihre Ausheilung hinterläßt oft Fisteln. Schlimm ist die Einwirkung der Infektion auf die Nieren. Ureteren und Nierenbecken sind durch die Urinstauung bei Strikturkranken erweitert. Rasch bilden sich deshalb nach aufsteigender Infektion multiple Nierenabscesse neben diffuser interstitieller Entzündung des Nierengewebes. Die Kranken gehen oft bald infolge Niereninsuffizienz oder infolge einer von der Niere ausgehenden, allgemeinen Infektion zugrunde. Außer durch Behinderung der Miktion und durch infektiöse Veränderungen der Harnwege macht sich die Striktur manchmal durch *Störungen der Geschlechtsfunktion* geltend. Greift die Callusmasse des Strikturringes tief in die spongiosa urethrae hinein, wo wird die Erektion schmerzhaft, das erigierte Glied oft verkrümmt. Ist die Striktur sehr eng, so wird der Abfluß des Ejaculates nach außen behindert oder ganz gehemmt, so daß der Samen sich in die Blase entleert.

Diagnose. Die geschilderten Symptome machen das Bestehen einer Striktur wahrscheinlich; sichergestellt wird die Diagnose aber nur durch eine Sondenuntersuchung der Harnröhre. Am besten erlaubt eine Knopfsonde (s. Abb. 13 G, S. 20), Sitz, Kaliber und Länge der Striktur zu erkennen. Es wird vorerst eine solche Sonde mittleren Kalibers, Nr. 16—18, eingeführt; geht diese nicht durch die Strikturstelle durch, so werden kleinere Nummern benutzt, bis der Knopf einer Sonde die enge Stelle zu passieren vermag. Da der Sondenknopf von außen durch die Urethralwand durch fühlbar ist, läßt sich die Lage des Hindernisses durch ihn leicht bestimmen. Die Sondennummer, die eben knapp die Striktur passiert, gibt deren Weite an. Wird der Sondenknopf nach Passieren der Striktur wieder nach vorne zurückgezogen, so hakt er sich am Hinterrande der Striktur ein und gleitet nur unter Anwendung einer gewissen Gewalt ruckweise über die Struktur hinweg. Die Ausdehnung der Striktur kann bei diesem Vorziehen der Sonde ziemlich genau berechnet werden. Wird die Länge des aus dem Meatus vorragenden Sondenstückes beim Anstoßen des Sondenknopfes am Hinterrande der Striktur bestimmt und nachher mit der Länge des aus dem Meatus vorragenden Sondenteils beim Anstoßen des Knopfes am Vorderrande der Striktur verglichen, so ergibt sich aus der Differenz dieser Masse die Länge der Striktur. Beim Messen ist natürlich darauf zu achten, den Penis genau im selben Spannungsgrade gestreckt zu halten. Ganz enge Strikturen lassen keine Knopfsonden mehr durch, sondern höchstens noch feine zylindrische, sog. filiforme Bougies, deren Einführung aber trotz ihres dünnen Kalibers nicht leicht ist, weil ihre Spitze den exzentrisch gelegenen Eingang der Striktur schwer findet.

Bei der Untersuchung der Harnröhre mit dünnen Sonden können Schleimhautfalten, in denen sich das Instrument fängt, kann auch häufig ein Spasmus des äußeren Schließmuskels der Harnröhre eine Verengerung vortäuschen. Eine Striktur darf deshalb nur dann als sicher erwiesen gelten, wenn sie nicht nur beim Einführen des Instrumentes, sondern auch bei dessen Zurückziehen durch den Narbenring gefühlt werden konnte. Denn die Sonde gleitet beim Herausziehen aus der Blase über den Widerstand des spastisch geschlossenen Sphincters oder über Schleimhautfalten glatt hinweg, den Strikturring passiert sie aber ruckweise, wobei deutlich die narbige Einlagerung in der Urethralwand zu fühlen ist. Bei weiten Strikturen stoßen selbst dicke Sonden beim Durchführen durch die Harnröhre auf kein Hindernis; dagegen ist auch bei ihnen mit dem Sondenknopf an der Strikturstelle deutlich eine Verminderung der Elastizität der Urethralwand zu fühlen. Zu beachten ist, daß eine derbe Infiltration der Urethralwand auch bedingt sein kann durch Tuberkulose (Kennzeichen: starke Schmerzhaftigkeit und Neigung zu Blutung) oder durch Carcinom (Kennzeichen: übelriechender Ausfluß). Besteht ein starker Callus an der Strikturstelle, so ist dieser von außen durch die Haut durchzufühlen, besonders wenn er in der pars pendula liegt. Deutlich sichtbare Veränderungen treten an der Strikturstelle auf, wenn eine periurethrale Infiltration oder gar periurethrale Abscesse mit Fisteln sich bilden.

34*

Bei den Strikturkranken ist stets eine sorgfältige Analyse des Harns nötig sowie ein genaues Suchen nach schädlichen Rückwirkungen der Striktur auf die oberen Harnwege oder die Sexualorgane. Vor allem muß festgestellt werden, ob die Blase sich entleert und ob durch die Harnstauung oder die Infektion bereits Störungen der Nierenfunktion aufgetreten sind. Wichtig für die einzuleitende Behandlung ist es auch, den Zustand der Prostata zu kennen. Eine Rectalpalpation ist deshalb nie zu unterlassen. Eine endoskopische Betrachtung der Striktur ist dagegen selten nötig. Wird eine operative Korrektur der Striktur geplant, ist ein Urethrogramm angezeigt. Bei Verwendung von viscösen Kontrastmitteln läßt sich die ganze Harnröhre sehr schön darstellen (Abb. 309).

Prognose. Eine nichtbehandelte Striktur der Urethra bringt dem Träger im Laufe der Jahre immer ernste Lebensgefahr, sei es durch die infolge der Urinstauung entstehende hydronephrotische Schrumpfniere, sei es durch die nie lange ausbleibende Infektion der Harnwege mit deren schweren Folgen wie Pyelonephritis, Harnphlegmone und allgemeine Sepsis. Eine zielbewußte Behandlung vermag glücklicherweise diese Hauptgefahren der Striktur zu beseitigen; zu einer restitutio ad integrum der narbigen Urethralwandstelle führt sie aber fast nie. Trotz bester Behandlung bleibt meist eine Neigung zu Rückfällen des Leidens fortbestehen.

Am günstigsten sind die Heilungsaussichten bei frischen, noch leicht dehnbaren Strikturen. Je länger die Verengerung unbehandelt fortbesteht, desto schlimmer wird ihre Prognose. Einerseits wird das Narbengewebe immer derber, so daß es sich schließlich nur schwer mehr dehnen läßt, und andererseits werden auch die Folgen der Harnstauung in den oberen Harnwegen (Erweiterung der Nierenbecken, Atrophie des Nierenparenchyms) mit der Dauer stets verhängnisvoller. Aus dem langen Bestehen entzündlicher Callusmassen und eitrig sezernierender Harnfisteln erwächst auch die Gefahr carcinomatöser Degeneration der Narbenmassen.

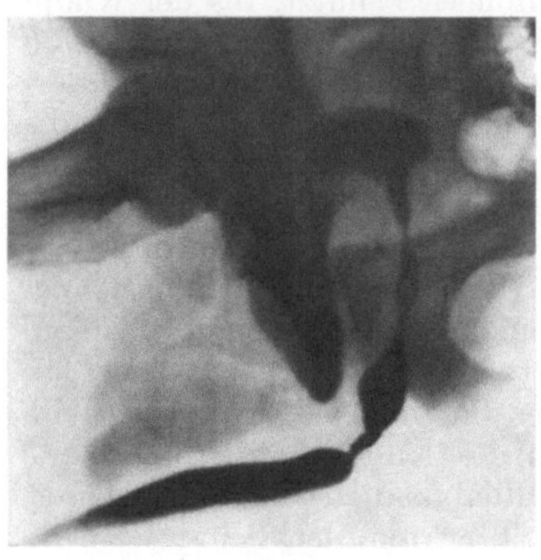

Abb. 309

Die **Behandlung** der Strikturen ist, obschon sie meist erst nach Jahren eine wahre Dauerheilung bringt, doch eine sehr dankbare Aufgabe des Arztes. Die Hauptbeschwerden des Kranken, die Schwierigkeiten der Harnentleerung, können in kurzer Zeit beseitigt werden entweder

a) durch *unblutige, allmähliche Dehnung der Striktur* oder b) durch den inneren oder äußeren *Harnröhrenschnitt.*

Eine *allmähliche Dilatation* der Striktur ist stets in erster Linie zu versuchen, am besten durch Einführen steigender Nummern halbweicher oder harter, metallener Vollsonden. Sie bezweckt nicht nur eine Dehnung des schnürenden Narbenringes, sie soll auch eine Gewebereaktion in der Narbe auslösen, durch welche diese erweicht und abgebaut wird. Um zu vermeiden, daß statt der Dehnung eine Zerreißung und statt der leichten Gewebereizung eine heftige, entzündliche Schwellung der Narbe eintrete, muß die Dilatation sehr vorsichtig dosiert werden. Nie darf eine Sonde mit Gewalt durch eine Striktur hindurchgezwängt werden!

Sind mit der Knopfsonde Sitz und Kaliber der Striktur festgestellt, so wird zu deren Behandlung eine konisch auslaufende Seidensonde (s. Abb. 13 A—C) gewählt, deren Kaliber etwas unter dem Durchmesser der Strikturlichtung steht und deshalb die Striktur leicht passiert. Hat die Striktur z. B. ein Kaliber Nr. 12 Charrière (Nr. 24 Bériqué), so wird vorerst eine Sonde Nr. 11 durch sie durchgeführt. Nach dieser ersten Sonde wird in derselben Sitzung die nächsthöhere ($1/_3$ mm dickere) Sondennummer eingeführt, unserem Beispiele folgend Nr. 12, und wenn auch diese passiert, auch noch die zweitnächste Sondennummer, also Nr. 13. Mehr als 3 Sonden sollen nicht in der gleichen Sitzung eingeführt werden. In der folgenden Sitzung, die 1 oder 2 Tage später stattfindet, wird die höchste der vordem benutzten Nummer (also Nr. 13) zuerst wieder eingeführt und nach ihr die eins bis zwei nächsthöheren Nummern (Nr. 14 und 15), und so fort von Sitzung zu Sitzung, solange die Narbe sich leicht dehnen läßt. Bei starren Narben müssen zeitweilig mehrere Sitzungen hindurch immer wieder dieselben Nummern eingeführt werden, bis schließlich die allmähliche Erweichung der Striktur eine stärkere Dehnung erlaubt. Ist die Striktur bis auf Nr. 16 oder 18 erweitert, so werden statt der bisher verwendeten Seidensonden

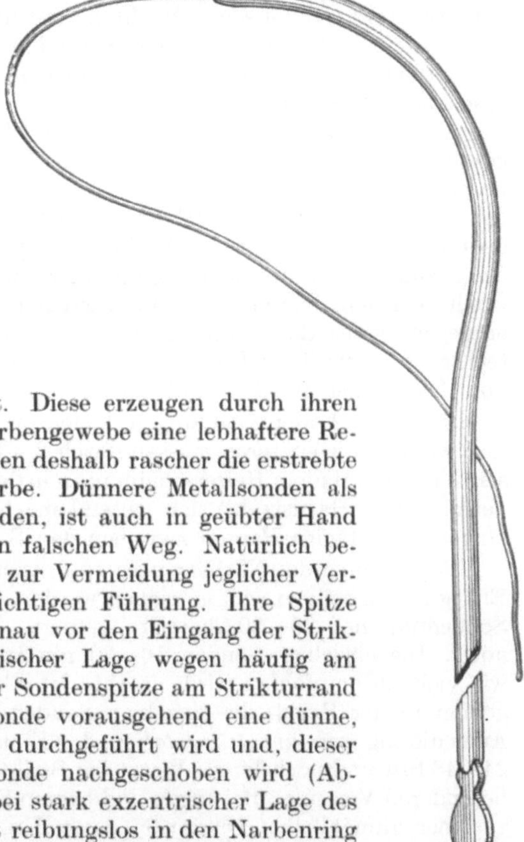

Metallsonden zur Dilatation benutzt. Diese erzeugen durch ihren starren, unnachgiebigen Druck im Narbengewebe eine lebhaftere Reaktion als die Seidensonden und erzielen deshalb rascher die erstrebte Aufweichung und Resorption der Narbe. Dünnere Metallsonden als Nr. 16—18 zur Dilatation zu verwenden, ist auch in geübter Hand gefährlich. Sie bohren zu leicht einen falschen Weg. Natürlich bedürfen auch die dicken Metallsonden zur Vermeidung jeglicher Verletzung der Striktur einer sehr vorsichtigen Führung. Ihre Spitze stellt sich bei der Einführung selten genau vor den Eingang der Striktur; sie stößt dessen meist exzentrischer Lage wegen häufig am Strikturrand an. Dieses Verfangen der Sondenspitze am Strikturrand ist zu vermeiden, wenn der Metallsonde vorausgehend eine dünne, seidene Leitbougie durch die Striktur durchgeführt wird und, dieser Leitsonde aufgeschraubt, die Metallsonde nachgeschoben wird (Abbildung 310). Es gelingt dann auch bei stark exzentrischer Lage des Striktureingangs, die Metallsonde fast reibungslos in den Narbenring einzuführen. Ein ruckweises, deshalb oft verletzendes Durchtreten der Metallsonde durch den Narbenring ist damit leicht zu vermeiden.

Abb. 310.
Bériqué mit
Leitsonde

Die Metallsonden werden alle nach Bériqué graduiert; von Nummer zu Nummer besteht also nur eine Differenz von $1/_6$ mm Durchmesser.

Statt der Metallsonden werden zur Erweiterung der Strikturen auch zwei- und mehrblätterige Dilatatoren empfohlen. Diese bergen aber mehr als die Sonden die Gefahr einer zu starken Gewaltwirkung und eines zu raschen Weitertreibens der Dilatation. Ihr Gebrauch ist nicht zu empfehlen.

Zur Schonung des Kranken soll vor der Sondenbehandlung die Harnröhrenschleimhaut anaesthesiert werden.

Dabei ist zu berücksichtigen, daß von einer ulcerierten oder durch vorausgegangene Sondierung oberflächlich geschürften Harnröhrenschleimhaut die Anaesthesielösung leicht resorbiert wird. Ist eine solche Verletzung des Schleimhautepithels zu vermuten, wie z. B. bei leichter Blutung nach einem Sondierungsversuch, so ist es besser, keine adrenalinhaltige

Lösung in eine solche Harnröhre einzuspritzen. Denn trotz vorsichtiger Dosierung des Adrenalins können in solchen Fällen der Injektion schlagartig beängstigende Adrenalinvergiftungserscheinungen folgen: Leichenblässe des Gesichtes, kalter Schweiß, rascher Puls, außerordentlicher heftiger Nackenschmerz. Sofortige Ausspülung der Harnröhre zur Beseitigung der noch in ihr liegenden Adrenalinlösung, Injektion von Coffein, kalte Kompressen auf Herz und Kopf beseitigen allerdings rasch diese Intoxikationserscheinungen; nur die Kopfschmerzen dauern häufig längere Zeit an. Die Urethrographie ergibt die Erklärung dieser Erscheinung. In die Harnröhre injizierte Flüssigkeit kann leicht in die venösen Blutbahnen der Urethralwand eindringen.

Der Kranke wird zur Vornahme der Sondierung am besten horizontal gelagert; der Arzt stellt sich zu seiner Rechten, hält die durch Kochen sterilisierten, durch ein Gleitmittel schlüpfrig gemachten Sonden in Handbereich. Die weichen Sonden werden bei gestrecktem Penis eingeführt und langsam durch die Harnröhre vorgeschoben. Zur Einführung der Metallsonden wird der Penis erst handschuhfingerförmig über die rechtwinklig zum Oberschenkel gestellte Sonde hinweggezogen, die Sonde gleichzeitig nur sehr langsam vorgeschoben, bis deren Spitze im bulbus urethrae anstößt. Dann wird der Griff der Sonde mit der rechten Hand des Chirurgen um etwa 90° kranialwärts bis in die Medianlinie des Körpers gedreht und danach die Sonde durch langsames Senken ihres Griffes und ohne die geringste Gewalteinwirkung um die Symphyse herum in die Blase eingeführt. Stellt sich dem Durchgleiten des Instrumentes ein Hindernis in der Harnröhre entgegen, so ist dieses oft leichter zu überwinden, wenn statt wie vordem die rechte, jetzt die linke Hand den Sondengriff erfaßt und lenkt, die rechte Hand vom Damm her auf die Sonde drückt und sie durch die Striktur durchschiebt.

Die ersten 2 oder 3 Sitzungen dürfen an aufeinanderfolgenden Tagen wiederholt werden, die späteren müssen durch 2—3tägige Pausen voneinander getrennt sein. Wenn trotzdem Reizerscheinungen in der Harnröhre (Schmerzen, Blutungen, verminderter Harnstrahl) sich geltend machen oder gar Fieber auftritt, so sind längere, 4—8tägige Pausen zwischen den Sondierungen einzuschalten.

Die Dehnung des Narbenringes muß, wenn sie einen einigermaßen dauernden Erfolg haben soll, so weit getrieben werden, daß schließlich die Einführung einer Sondennummer 26—30 Charrière gelingt. Häufig wird dazu die Meatotomie nötig. Die einzelnen Sonden 10—30 min lang in der Harnröhre liegenzulassen, wie vielfach empfohlen wird, erachte ich als unnötig und zu stark reizend. Es genügt in der Regel, die einzelnen Sonden 1—2 min in der Urethra zu lassen. Auch die sog. *permanente Dilatation*, das Einlegen eines Verweilkatheters während 24—48 Std und noch länger bietet bei Strikturen mit erheblicher Lichtung keine besonderen Vorzüge. Bei engen und harten Strikturen kann sie den einzigen Weg zu einer allmählichen Dilatation darstellen. Diese Behandlung erfolgt der Infektionsgefahr wegen am besten klinisch.

Bei sehr engen Strikturen ist die Einführung selbst feinster Sonden, der bougies filiformes, oft schwierig. Die Lichtung der Striktur wäre wohl weit genug, um die dünne Sonde durchzulassen, aber die exzentrische Lage ihres Einganges erschwert das Eintreten der Sonde. Statt gerade, filiformer Bougies werden dann besser bajonettförmig abgebogene oder Bougies mit spiralig gekrümmter Spitze verwendet (Abb. 13 D, S. 20). Wird eine solche Sonde unter beständigem Drehen vorsichtig tastend wiederholt gegen die Striktur vorgeschoben, so findet sie schließlich den Eingang in die Striktur und läßt sich dann leicht durch diese durchschieben. Ein Hilfsmittel, das Einschieben einer bougie filiforme in die enge Striktur zu erleichtern, besteht darin, nicht nur eine, sondern gleichzeitig 2—3 solcher Bougies durch die Harnröhre gegen die Striktur vorzuschieben; die eine oder die andere der Bougies wird sich vor den Eingang der Striktur stellen und in den Narbenring hineingleiten. Eine der Bougierung vorausgeschickte Einspritzung von Glycerin oder Öl in die Harnröhre kann den Eingriff erleichtern, ebenso eine dem Bougieren vorangehende Injektion von 2%iger Novocain-Adrenalinlösung oder Privin.

Ist es mit Hilfe des einen oder anderen dieser Kunstgriffe gelungen, eine bougie filiforme durch die enge Striktur zu führen, so wäre es töricht, die Bougie nach kurzem Liegenlassen wieder zu entfernen und Gefahr zu laufen, beim nächsten Sondierungsversuche auf die gleichen Schwierigkeiten zu stoßen. Besser ist es, die nach mühseligen Versuchen glücklich eingeführte Sonde längere Zeit, 24—48 Std. liegenzulassen. Die Strikturnarbe wird durch diesen länger dauernden Kontakt mit der Sonde so weit erweicht und erweitert, daß sie nach Entfernung der filiformen Bougies meist ohne Schwierigkeiten auch größere Sondennummern passieren läßt und danach der allmählich weiter fortschreitenden Dilatation keine Schwierigkeiten mehr bietet.

Die *gewaltsame Dehnung* einer Striktur durch Einführen sehr rasch steigender Sondennummern ist dringend zu widerraten. Beim Zersprengen des Narbenringes entstehen oft unregelmäßige, recht tiefreichende Einrisse in die Harnröhrenwand, die zum Ausgangspunkte schwerer Infektionen werden können und zudem im besten Falle unter Bildung derber, das Lumen der Harnröhre neuerdings verengernder Narben verheilen.

Komplikationen der Dilatationsbehandlung. Die allmähliche Dilatation ist im allgemeinen eine so schonende Behandlungsweise, daß sie den Kranken in seiner Alltagstätigkeit wenig stört. Nur bei sehr engen Strikturen, die seit langem schon eine Urinstauung und eine Infektion der Harnwege zur Folge hatten, treten im Beginne der Behandlung recht häufig heftige Reaktionen auf. Die Miktion wird schmerzhafter und so mühsam, daß Spitalpflege des Kranken notwendig wird. Ab und zu tritt nach einer der ersten Sondierungen selbst vollständige Harnverhaltung ein. Es treten auch manchmal, trotz aller Vorsicht, nach den ersten Sondierungen *schwere Allgemeinerscheinungen* auf: Fieber, Herzstörungen, Zeichen von Sepsis. Ab und zu wurde sogar, anschließend an die erste Sondierung, wohl als Folge einer äußerst heftigen Allgemeininfektion von der Harnröhre her eine plötzlich auftretende Herzschwäche und ein schlagartiger Exitus beobachtet. Auch im weiteren Verlaufe der Dilatation machen sich, wenn auch viel seltener als im Beginne der Behandlung, allerlei Komplikationen geltend.

Geringe *Blutungen* aus der Harnröhre folgen fast jeder Dilatation der Striktur, stärkere Blutungen nur, wenn infolge allzu rascher Steigerung der Dilatation der Narbenring einreißt, oder wenn durch ungeschickte Führung der Sonde ein falscher Weg gebohrt worden ist. Zur Blutstillung genügt eine manuelle Kompression der blutenden Stelle von außen. Bei Hämophilen können schon die geringsten Schleimhautschürfungen erhebliche Blutungen zur Folge haben. Es muß deshalb bei Blutern vor der Sondierung durch urethrale Injektion einer Adrenalinlösung eine möglichst weitgehende Anämisierung der Harnröhrenschleimhaut erstrebt werden.

Fieberanfälle werden nicht nur bei engen, sondern auch bei weiten Strikturen häufig durch die ersten Sondierungen ausgelöst, besonders bei stark infizierten Harnwegen. Ursache derselben ist das Eindringen von Bakterien in die Blutwege entweder durch oberflächliche Schürfwunden oder durch Risse des Strikturrings. Fieberschübe weisen immer auf die Gefahr allgemeiner Infektion oder doch der Bildung periurethraler Entzündungsherde hin. Sie mahnen zu größter Vorsicht im Gebrauche dilatierender Instrumente und zu ängstlicher Vermeidung mechanischer Läsionen der Urethra. Bei einzelnen Kranken wird trotz aller Vorsichtsmaßnahmen jeder Sondierungsversuch von hohem Fieber gefolgt, so daß schließlich von der Dilatationsbehandlung Abstand genommen und diese durch eine operative Behandlung ersetzt werden muß. Das Fieber beginnt in der Regel anschließend an die erste der Sondierung folgende Miktion des Kranken. Es werden wahrscheinlich durch den Druck des Harnstrahls Eiterkeime der Harnröhre in die durch die Sondierung geschaffene Schürfstelle der Urethralschleimhaut und damit direkt in die Blutbahn gepreßt. Das Fieber wird häufig durch Schüttelfrost eingeleitet, steigt rasch in erhebliche Höhe und fällt in wenigen

Stunden wieder ab (vgl. S. 121, Harnfieber). Sein Abfall wird beschleunigt durch Einlegen einer Dauersonde und Verabreichung von Antiseptica und Antipyretica, unter denen besonders Chinin und Pyramidon zu empfehlen sind. Schwindet das Fieber nicht rasch, so ist darin das Anzeichen einer beginnenden Harninfiltration zu sehen; es wird ein äußerer Harnröhrenschnitt im Bereiche der Striktur nötig, um einer Ausbreitung der lokalen Entzündung und der drohenden Allgemein-infektion mit multipler Arthritis, Endokarditis oder gar Pyämie vorzubeugen. Bei infizierten Fällen empfiehlt sich eine prophylaktische Sulfonamid- oder Antibioticumtherapie.

Dauer der Dilatationsbehandlung. Sobald die Dehnung der Striktur bis auf ein Kaliber von Nr. 26—30 Charrière gelungen ist, darf die Behandlung wohl einige Zeit, doch nicht endgültig abgebrochen werden. Immer muß über weitere 5—6 Jahre hinaus in immer längeren Zwischenzeiten, erst monatlich, dann jeden 2.—3. Monat und schließlich nur noch 2—3mal jährlich eine Sondierung der Harn-röhre mit dicken Sonden vorgenommen werden. Diese Nachbehandlung ist unbedingt notwendig, solange auch nur das geringste Infiltrat an der Narben-stelle noch zu fühlen ist. Unterbleibt eine solche Nachbehandlung, so wird selbst eine stark dilatierte Striktur im Verlaufe weniger Jahre wieder eng werden und den Harnabfluß hemmen. Es gibt sog. *elastische Harnröhrenstrikturen*, die sich jeweilen außerordentlich rasch nach der Dilatation, sogar schon nach wenigen Tagen, stets wieder auf ihr früheres Kaliber zusammenziehen. Diese müssen, statt durch allmähliche Dilatation, durch Operation beseitigt werden.

Elektrolyse. Um die Wirkung der Dilatation zu beschleunigen, wurde emp-fohlen, die Strikturnarbe durch Elektrolyse zu erweichen. Der Strom soll ent-weder lineär oder zirkulär auf den Strikturring einwirken. Am besten wird der Strom durch das eingelegte Metallbéniqué geführt. Die Methode ist wenig gebräuchlich.

In den letzten Jahren wurde empfohlen, den Strikturring durch ein Urethro-skop mit Cortison zu injizieren. Dadurch soll das Rezidiv nach der Dilatation verhindert werden.

Operative Behandlung. Läßt sich eine Striktur nicht unblutig erweitern, sei es, daß ihr Gewebe zu derb und zu starr ist, um sich dehnen zu lassen, oder daß nach momentan gelungener Dilatation die Striktur sich stets wieder rasch zu-sammenzieht, dann ist ihre operative Behandlung am Platze.

Das einfachste operative Verfahren ist die *urethrotomia interna.* Mit dem gebräuchlichsten und einfachsten Urethrotom nach MAISONNEUVE (Abb. 311) ist diese Operation von jedem Praktiker leicht ausführbar.

Technik. Der Eingriff kann unter Lokalanaesthesie fast schmerzlos ausgeführt werden. Die mit Leitbougie versehene, katheterförmige, feine Metallrinne des Urethrotoms wird durch die Striktur in die Blase eingeführt und von einem Assistenten in einer Schräglage von 45° zur Längsachse des Kranken festgehalten. Danach wird eine dreieckige Messerklinge, deren Schneide auf der höchsten Prominenz abgestumpft ist, in der Hohlrinne gleitend in die ge-streckt gehaltene Urethra langsam eingeführt, bis sie an der Narbenstelle anstößt. Mit kurzem, kräftigem Schnitt wird der Narbenring durchtrennt, die schneidende Klinge darauf in der gleichen Ebene wieder durch den Narbenring zurück- und aus der Urethra herausgezogen. Statt der Metallrinne wird nun in der Harnröhre auf die liegengelassene Leitsonde ein gerader, dünner Metallstab aufgeschraubt und durch die Striktur durchgeführt. Über den Leitstab hinweg wird ein endständig offener Katheter Nr. 16—18 (s. Abb. 13 J, S. 20) in die Blase ein-geschoben, Metallstab und Leitsonde aus ihm herausgezogen. Der Dauerkatheter soll nicht so groß sein, daß er den Abfluß des Sekretes zwischen Harnröhrenwand und Katheterwand hemmt. Nach 3—4 Tagen ist er zu entfernen. Nur wenn der Patient noch fiebert, die Wund-stelle also noch nicht genügend durch Granulationen gegen das Eindringen von Keimen geschützt ist, wird die Dauerdrainage länger liegengelassen. Nach Entfernung der Dauer-drainage uriniert der Kranke in der Regel in kräftigem Strahle, ohne die geringsten Beschwer-den. Aber nicht selten sind seine ersten spontanen Miktionen von kurzen Fieberanfällen gefolgt.

Schwinden sie nicht rasch, muß neuerdings ein Dauerkatheter eingelegt werden, bis die innere Schnittwunde der Harnröhre völlig verheilt ist. Nicht früher als 8—10 Tage nach dem Harnröhrenschnitt soll mit der allmählich weiterschreitenden Dilatation durch Sondeneinführung begonnen werden. Diese Nachbehandlung ist unbedingt nötig, soll nicht der Urethrotomie das Rezidiv sehr rasch folgen.

Die innere Urethrotomie ist bei richtiger Durchführung eine ziemlich gefahrlose Operation. Erhebliche Blutungen sind nach ihr außerordentlich selten und können durch Tamponade oder schlimmstenfalls durch die äußere Urethrotomie sicher beherrscht werden. Dagegen können vom innern Harnröhrenschnitte aus Infektionen ausgehen, weil der Schnitt in mehr oder weniger infiziertem Gewebe liegt.

Urethrotomia externa. Da die Infektionsgefahr bei der urethrotomia interna um so größer ist, je schwerer die Harnwege vor der Operation infiziert waren, so soll bei *stark infizierten Harnorganen* statt der urethrotomia interna lieber die urethrotomia externa vorgenommen werden. Bei dieser ist dank der guten Wunddrainage fast jede Gefahr metastatischer Entzündung ausgeschlossen. Ebenso ist statt der internen die externe Urethrotomie angezeigt, wenn die *Striktur* für feine Sonden *nicht mehr durchgängig ist*, das Urethrotom deshalb gar nicht eingeführt werden kann. Ferner ist die urethrotomia externa angezeigt, wenn sich im *Bereiche der Striktur Harnphlegmonen, Harnabscesse* oder *Harnfisteln* gebildet haben. Nur bei Strikturen der pars pendula urethra ist der äußere Harnröhrenschnitt, wenn irgend möglich, zu vermeiden, da er an dieser Stelle, wo so wenig Weichteile zwischen Urethralwand und Haut liegen, oft schwer zu heilende, lippenförmige Urethralfisteln zur Folge hat.

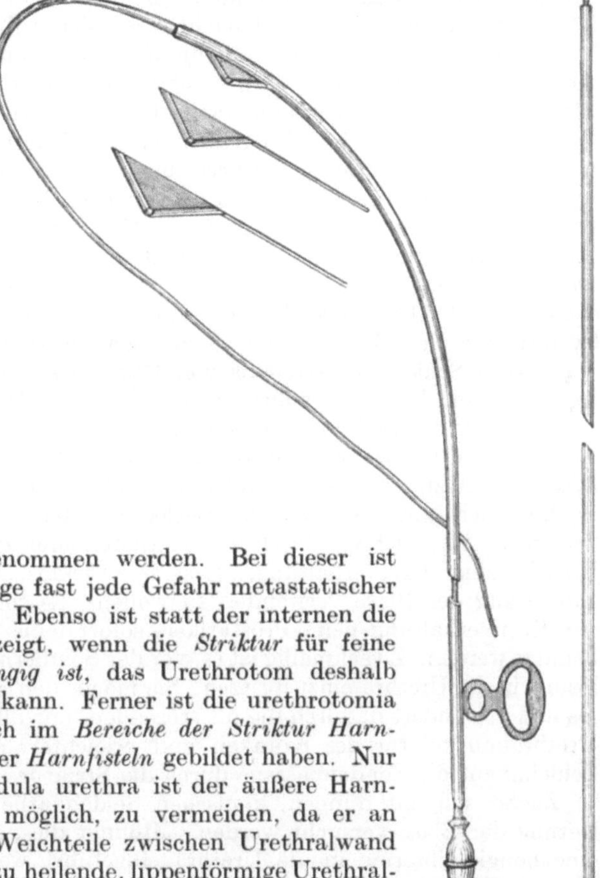

Abb. 311. Urethrotom nach MAISONNEUVE

Sind in der Harnröhre multiple Strukturen vorhanden, so wird, wenn sich eine äußere Urethrotomie nötig erweist, vorerst die hinterste der Strikturen von außen her gespalten und der Urin durch diese Operationswunde abgeleitet; die vorderen Strikturen werden in derselben Sitzung durch die urethrotomia interna durchtrennt. Die urethrotomia externa bringt ebensowenig wie die interna eine wirkliche Heilung der Striktur. Bei ihr wird der Narbenring wohl durchtrennt und teilweise reseziert, aber nicht ganz beseitigt. Deshalb muß auch dieser Operation eine regelmäßige, über Jahre sich erstreckende Dilatationsbehandlung folgen. Andernfalls wird sich rasch wieder eine starke Verengerung der Harnröhre bilden.

Ein Eingriff, der eine Dauerheilung der Striktur bringen kann, doch auch nicht immer bringt, ist die *segmentäre Resektion der Striktur.* Wird die ganze narbige Harnröhrenstrecke von einem äußeren Harnröhrenschnitte aus weggeschnitten, und erlauben die Wundverhältnisse eine direkte Nahtvereinigung der beiden Harnröhrenstümpfe, so kann an Stelle der Striktur eine elastische, lineäre, ringförmige Narbe entstehen, die keine Schnürwirkung auf die Urethra mehr ausübt. Vorbedingung für eine wirkliche Dauerheilung ist, daß der Resektionsschnitt in vollkommen gesundem Gewebe liegt; die Excision soll deshalb nicht zu karg bemessen werden. Die Harnröhrenstümpfe müssen gut beweglich und verschiebbar gemacht werden, was besonders am hinteren Stumpfe in weitem Maße ohne Nekrosegefahr möglich ist. Danach lassen sich selbst bei sehr großen, 4—5 cm langen Defekten die Harnröhrenstümpfe ohne Spannung vereinigen. Sollte der operative Defekt der Harnröhre nicht mehr durch direkte Naht behoben werden können, so ist der Harnröhrenersatz durch eine Hautplastik zu erstreben. Die Wundheilung bei solchen Eingriffen wird gesichert durch Ableitung des Urins oberhalb der Nahtstelle, sei es durch eine perineale oder eine suprapubische Fistel.

Die plastische Rekonstruktion der narbigen Harnröhre nach der *Methode von* BENGT-JOHANSON verspricht eine restitutio ad integrum, ohne die Notwendigkeit späterer Dilatationen. Im 1. Akt wird die strikturierte Partie der Harnröhre eröffnet, die Schleimhaut nach außen genäht; es entsteht eine künstliche Hypospadie. Im 2. Akt, einige Wochen später, wird unter Ableitung des Urins durch Cystostomie diese Hypospadie geschlossen unter Anwendung des Prinzips des versenkten Schleimhautstreifens von DENIS BROWN. Diese Operationsmethode ist diffizil und bedarf sorgfältiger Beachtung der Details und großer Erfahrung.

Eine *vollständige Urinverhaltung* bei engen Strikturen, die zu jeder Zeit infolge einer kongestiven Schwellung des Narbengewebes plötzlich eintreten kann, verlangt vom Arzte ein rasches und zielbewußtes Handeln.

Die wichtigste Aufgabe, die Entleerung der überfüllten Blase, ist bei den Strikturkranken schwer durch den Katheterismus zu erzielen. Ist eine Striktur Ursache einer Urinverhaltung, so ist es zwecklos, mittelkalibrige Katheter zur Entleerung der Blase verwenden zu wollen. Es sollen vielmehr, im Gegensatz zur Harnverhaltung beim Prostatiker, sofort feine Sonden zur Harnentleerung benutzt werden. Zweckmäßig ist es, vor der Sondierung eine Novocain-Adrenalinlösung in die Urethra einzuspritzen. Sie macht den Sondierungsversuch schmerzlos und verhindert dadurch die oft störenden, unwillkürlichen Kontraktionen der Urethralmuskulatur des Kranken und erleichtert durch die Anämisierung der Schleimhaut die Sondenpassage durch die Striktur.

Zuerst soll mit dünnen, konischen Seidenkathetern (Nr. 10—12) eine Entleerung der Blase versucht werden. Mißlingt dies, so soll statt eines Katheters eine bougie filiforme in die Urethra eingeführt werden. In der Regel gelingt dies mit Hilfe eines der oben erwähnten Kunstgriffe (Einführen mehrerer Bougies nebeneinander, Wahl gedrehter oder bajonettförmiger Bougies). Damit ist dem Kranken fast so viel geholfen, als wenn ein Katheter eingeführt worden wäre. Bald wird entlang der feinen Bougie Urin aus der überfüllten Blase erst tropfenweise, dann zeitweilig in kleinem Strahle abfließen, und damit schwinden die Beschwerden der Retention. Zur vollständigen Entleerung der Blase durch die verengte Harnröhre bedarf es natürlich langer Zeit. Schon deshalb ist es notwendig, die eingeführte Bougie, mit Heftpflaster oder Faden befestigt, in der Harnröhre 12—24 Std liegen zu lassen. Das lange Verweilen der Bougie hat zudem den Nutzen, die Striktur zu erweichen und damit die Einführung größerer Katheter zu erleichtern. Werden zur ersten Sondierung filiforme Bougies verwendet, die ein Aufschrauben dickerer Seidenkatheter und dadurch ihre Verwendung als Leitsonden erlauben (Sonden nach PHILIPPS, s. Abb. 15 J, S. 25), so wird der Dilatationsbeginn wesentlich erleichtert.

Ist die transurethrale Einführung einer filiformen Bougie in die überfüllte Blase nicht möglich, so muß sofort auf operativem Wege der Harnabfluß ermöglicht werden. Denn rasche Hilfe tut not; die Qualen der Retention sind groß. Am einfachsten ist es, die Blase durch eine suprapubische Punktion zu entleeren. Der Eingriff ist sehr leicht; es genügen dazu die üblichen Punktionsnadeln von 6—8 cm Länge. Der Erfolg des Eingriffs ist aber meist nur kurz dauernd. Wohl gelingt manchmal nach einmaliger Blasenpunktion ein Katheterismus durch die Urethra, weil die Gewebe nach der ersten Entleerung der Blase abschwellen. Häufig aber bleibt der Katheterismus unmöglich, so daß nach 12—24 Std neuerdings die Blasenpunktion nötig wird. Wenn auch eine Wiederholung der Blasenpunktion dem Kranken meist nicht schadet, so ist es immerhin wünschenswert, sie zu vermeiden. Sie führt doch hin und wieder zu Urininfiltration im prävesicalen Gewebe. Dies gilt auch für die Punktion der Blase mit einem Troikart, der liegengelassen werden kann. Wenn nach der ersten Punktion der urethrale Katheterismus unmöglich bleibt, so ist es deshalb besser, die Entleerung der Blase durch die urethrotomia externa zu sichern, wodurch gleichzeitig das Grundübel, die Striktur, wenn auch nicht ganz beseitigt, so doch auf den besten Weg zur Heilung gebracht wird. Mit der urethrotomia externa eine Resektion der Striktur mit oder ohne Plastik zu verbinden, ist bei Kranken mit akuter Harnverhaltung zu widerraten. Die Gewebe sind alle kongestioniert und eignen sich schlecht zu plastischen Eingriffen.

Ist als späterer Eingriff die Operation nach BENGT-JOHANSON möglich, wird die Anlage einer Cystostomie das zweckmäßigste Vorgehen sein.

B. Harnröhrenfisteln

Erworben werden Harnröhrenfisteln, wenn durch Trauma oder durch entzündliche Einschmelzung oder Gangrän der Gewebe oder durch Zerfall einer Neubildung an ungewohnter Stelle eine offene Verbindung zwischen Harnröhre und einer ihr benachbarten Körperhöhle (Rectum, Vagina) oder der Körperoberfläche geschaffen wird. Der Organismus zeigt zwar eine unverkennbare Neigung, derartige abnorme Ausgänge aus der Urethra durch Vernarbung zu schließen. Sie bleiben trotzdem dauernd offen

1. wenn der Ausfluß des Urins durch den natürlichen Weg derart gehemmt ist, daß bei jeder Miktion mit Gewalt Harn in den Fistelgang hineingepreßt wird und diesen stets von neuem weitet;

2. wenn der Fistelgang so kurz ist, daß er von seinen beiden Enden her rasch in ganzer Ausdehnung epithelisiert wird (Lippenfistel),

3. wenn das die Fistelwand bildende Gewebe außergewöhnlich schlechte Granulationsfähigkeit zeigt wie bei Tuberkulose, bei Tumoren oder auch bei den Gesamtorganismus schwächenden Krankheiten wie Diabetes usw.

Die häufigste *Ursache* dauernder Harnröhrenfisteln beim *Manne* sind periurethrale Harninfiltrationen mit Absceß- und Gangränbildung, wie sie vorzugsweise im Gefolge von Strikturen, aber auch nach Urethritiden ohne Striktur sowie auch nach der in unseren Gegenden seltenen Bilharzia der Urethra auftreten. Es geben ferner Anlaß zur Bildung von Harnröhrenfisteln: die Tuberkulose der Urethra und der Cowperschen Drüsen oder der Prostata, das Carcinom der Urethra, des Penis und der Prostata, dann ferner penetrierende Verletzungen der pars pendula und der pars prostatica urethrae, also der Harnröhrenteile, die nur durch eine dünne Gewebeschicht von der Körperoberfläche bzw. dem Rectum getrennt sind und deren offene Wunden sich deshalb leicht in ganzer Ausdehnung epithelisieren.

Bei den *Frauen* entstehen Harnröhrenfisteln, die naturgemäß fast immer in die Vagina münden, in ihrer Mehrzahl durch *Verletzungen* der Harnröhre, sei es bei Pfählungen oder anderen Unfällen, sei es bei operativen Eingriffen, oder aber infolge Quetschungen der Harnröhre durch den kindlichen Kopf bei abnorm verlaufenden Geburten. Viel seltener bilden sich beim weiblichen Geschlechte Harnröhrenfisteln infolge entzündlicher Prozesse banaler, tuberkulöser oder syphilitischer Art, oder entstehen Fisteln infolge des Zerfalles carcinomatöser Wucherungen.

Symptome. Das Hauptmerkmal der Urethralfistel ist der Harnabfluß an abnormer Stelle. Im Gegensatz zur ständig nässenden Blasenfistel gibt die Harnröhrenfistel nur während der Miktion Harn ab. Selten fließt der Urin im Strahle durch die Fistel; ihr gewundener Gang erlaubt meist nur ein Abträufeln. Je nach der Weite des Fistelganges und dem Grade des Widerstandes, den der Harnstrahl peripher von der Fistel in der Harnröhre findet, geht der größere Teil des entleerten Urins durch die Fistel oder aber durch die natürliche Ausmündung der Harnröhre. Die äußere Fistelöffnung liegt meist nahe der Harnröhre. Aber nach sehr ausgedehnter Harninfiltration entstandene Fisteln können doch recht weitab von der Harnröhre nach außen münden, z. B. im Gebiete der Leisten oder des Gesäßes. Rings um die Fistelmündung rötet und entzündet sich die Haut; längs des ganzen Fistelganges entwickeln sich oft phlegmonöse Entzündungen, wenn zeitweilig infolge Verklebung der Fistelöffnung infizierter Harn im Fistelgange verhalten wird. Häufige Wiederholungen derartiger phlegmonöser Entzündungen im Bereiche des Penis und des Scrotums führen zu elephantiastischen Prozessen der Penis- und Scrotalhaut. Recto-Urethralfisteln erzeugen je nach der Menge des in das Rectum fließenden Urins mehr oder weniger häufigen Stuhldrang. Ein Übertreten von Kot aus dem Rectum in die Urethra findet nur ausnahmsweise statt. Dagegen gehen recht oft Darmgase durch die Harnröhre, und zwar unabhängig von der Urinentleerung. Nur bei den angeborenen Recto-Urethralfisteln, die meist mit atresia ani verbunden sind, fließt viel Kot durch die Harnröhre. Alle Arten von Harnröhrenfisteln führen über kurz oder lang zu einer Infektion der oberen Harnwege. Die Urethralfistel ist deshalb stets ein den Organismus schwer schädigendes Leiden.

Diagnose. Der Harnabfluß an unnatürlicher Stelle macht die Harnfistel meist leicht kenntlich. Nur bei ganz feinen Fistelgängen kann es fraglich bleiben, ob die kleine Menge ausfließender Flüssigkeit Urin ist oder bloß Wundsekret. Durch Färbung des Blasenurins mit Methylenblau sind diese Zweifel rasch zu beheben. Die Art des Urinabflusses läßt auch meist leicht entscheiden, ob es sich um urethrale oder vesicale Fisteln handelt. Der Urinabfluß ist bei der Blasenfistel andauernd, bei der Urethralfistel ist er an die Miktion gebunden. Sollte eine Sphincterschwäche dieses differentialdiagnostische Kennzeichen verwischen, so läßt die Cystoskopie entscheiden, ob eine Blasenfistel besteht oder nicht. Die Sondierung des Fistelganges läßt manchmal dessen Zusammenhang mit der Urethra beweisen. Die Urethro-Rectalfistel ist gekennzeichnet durch den mit oder gleich nach der Miktion auftretenden Stuhldrang und durch den Abgang urinös riechender Flüssigkeit durch das Rectum. Windabgang durch die Harnröhre findet sich außer bei Recto-Urethralfisteln auch bei Blasen-Darmfisteln und bei Pneumaturie. Bei der rectalen Untersuchung ist bei Recto-Urethralfisteln fast immer eine kleine, trichterförmig eingezogene Fistelmündung an der Rectalwand, und zwar meist an deren Vorderseite zu fühlen.

Ist eine Harnröhrenfistel nachgewiesen, so muß auch immer ihre Ursache klargelegt werden; dann erst wird eine richtige Wahl der Heilmaßnahmen möglich.

Daß nicht selten erst die histologische Untersuchung excidierter Teile der Fistelwand erkennen läßt, ob eine banale oder eine tuberkulöse Entzündung oder ob gar eine carcinomatöse Entartung der Gewebe die Fistel unterhält, ist bereits bei der Besprechung der periurethralen Harninfiltrate betont worden.

Therapie. Frisch entstandene Harnfisteln, denen weder Tuberkulose noch Carcinom zugrunde liegt, schließen sich häufig rasch, wenn für freien Urinabfluß durch die natürlichen Wege gesorgt und die Entzündung im Bereiche des Fistelganges energisch bekämpft wird. Es genügt manchmal die Dilatation einer Striktur. die Spaltung periurethraler oder prostatischer Abscesse usw. zur Heilung der Fistel.

Dies genügt nicht bei *alten Fisteln,* deren Gänge aus derbem, teilweise epithelisiertem Narbengewebe bestehen. auch nicht bei loch- oder lippenförmigen Fisteln, deren kurzer Gang in ganzer Ausdehnung von Epithel ausgekleidet ist. Bei diesen wird neben der Sorge für freien Harnabfluß durch den natürlichen Weg die Umschneidung und Excision des ganzen Fistelganges bis zur Harnröhre notwendig. Auch damit aber ist ein Schluß der Fistel nur dann zu erzwingen, wenn wie im Gebiete der pars perinealis urethrae eine zum Wundschluß hinreichend breite und auch noch verschiebliche Weichteilschicht zwischen Harnröhrenwand und Haut liegt. Bei Fisteln der pars pendula, wo die Zwischenschicht zwischen Urethralwand und Haut sehr dünn ist. läßt eine bloße Excision des Fistelganges eine Heilung des Defektes durch Vernarbung der angefrischten Fistelränder kaum erhoffen. Ebensowenig genügt zur Heilung. den Fistelgang durch schräge. von außen nach innen verlaufende Schnitte trichterförmig auszuschneiden und die Urethralwand ohne Mitfassen der Mucosa zu vernähen und darüber die Haut zu schließen. Selbst der Versuch, durch horizontale Spaltung der Fistelränder Schleimhaut und äußere Haut zu trennen und den jetzt tiefer gewordenen Fistelgang durch 3 Nahtreihen zu schließen, schlägt meist fehl. Der Verschluß der Fisteln kann meist nur durch eine Hautlappenplastik erreicht werden. Dabei sind sog. Brückenlappen oder gestielte Lappen aus der Penis- und Scrotalhaut bzw. Oberschenkel- oder Bauchhaut zu benützen. Bei allen diesen Urethralplastiken ist das Einlegen einer Dauersonde in die Harnröhre zu widerraten, da diese durch die ihr unvermeidbar folgende Urethritis die Nähte infiziert und zum Durchschneiden bringt. Viel sicherer ist der Erfolg der Plastik, wenn der Urin durch eine perineale oder suprapubische Fistel abgeleitet wird.

Recto-Urethralfisteln, die nicht schon in den ersten 3—4 Wochen nach ihrem Entstehen sich wieder von selbst schließen, müssen immer operativ in Angriff genommen werden. Ihre spontane Heilung ist nach dieser Zeit nicht mehr zu erhoffen, da ihr kurzer Fistelgang zwischen Harnröhre und Rectum sich rasch epithelisiert. Ein Verschorfen des Ganges durch Elektrokoagulation genügt nicht zur Heilung. Der Fistelgang muß durch einen prärectalen Schnitt, welcher das Rectum von der Harnröhre ablöst, durchtrennt, und es müssen die beiden Fistelmündungen, die urethrale und die rectale für sich. von dieser Dammwunde aus vernäht werden. Damit die genähten Öffnungen nicht vor ihrer Vernarbung wieder aufeinander zu liegen kommen und miteinander in offene Verbindung treten, muß durch Tamponade der Wunde das Rectum möglichst lange von der Harnröhre abgedrängt werden. Um noch sicherer ein Sichwiederfinden der beiden Fistelöffnungen zu vermeiden. wurde empfohlen. das Rectum um 90° zu drehen. damit die genähten Fistelöffnungen weit auseinander zu liegen kommen. Statt das Rectum zu drehen. ist es bei nicht zu hohem Stande der rectalen Fistelmündung besser, den Darm bis zur Fistelhöhe zu resezieren und das obere Darmende durch den Sphincterring vorzuziehen und mit der Analhaut zu vernähen.

Die kongenitalen Recto-Urethralfisteln bei atresia ani bieten wenig Aussichten auf Heilung. Der neben ihnen bestehenden Mißbildungen wegen gehen ihre Träger übrigens meist frühzeitig zugrunde. *Urethro-Vaginalfisteln* sind durch Anfrischen und vaginale Naht meist ohne erhebliche Schwierigkeiten zu schließen.

Alle Harnröhrenfisteln, die infolge des Durchbruches einer Neubildung oder eines tuberkulösen Abscesses entstanden sind, lassen sich nur schließen, wenn es gelingt, das Grundleiden, die Tuberkulose oder den Tumor, zu heilen.

C. Prolaps der Harnröhre

Ein Prolaps der Harnröhre kommt beim Manne nicht vor.

Beim weiblichen Geschlechte dagegen kann die Harnröhrenschleimhaut ringförmig oder nur in einzelnen Sektoren durch die Harnröhrenmündung vorfallen (zirkulärer oder partieller Prolaps). Am ehesten entsteht dieser Vorfall bei kleinen Mädchen oder bei alten Frauen. Im geschlechtsreifen Alter ist er sehr selten. Zum Vorfall führen entweder langdauernde Harnröhrenentzündungen oder submuköse Geschwülste der Urethra, welche die Verbindung zwischen Mucosa und Muscularis lockern. Auf einem Schleimhautprolaps kann sich eine *Carunkel* entwickeln; Prolaps und Tumor können leicht miteinander verwechselt werden.

Symptome. Der Vorfall verursacht vorerst nur eine leichte Hemmung der Miktion und ein geringes Brennen. Es zeigt sich an der Mündung der Harnröhre ein roter, weicher Bürzel, der sich leicht in die Harnröhre zurückdrängen läßt. Die Harnröhre liegt mitten im Vorfall, wenn dieser total, seitlich, wenn er nur partiell ist. Ist der vorgefallene Schleimhautbürzel groß, so wird in ihm der Rückfluß des venösen Blutes schwer, er wird schwarzblau. Er blutet leicht und wird sehr druckempfindlich. An seiner Oberfläche bilden sich Geschwürchen. Die Harnentleerung wird dadurch schmerzhaft und mühsam; sie ist gefolgt von langem Nachträufeln.

Diagnose. Die Diagnose ist leicht. Immerhin ist eine Verwechslung des Prolapses mit einem wirklichen Harnröhrentumor, einem Fibrom oder Carcinom möglich, auch eine Verwechslung mit dem Vorfall der Blasenschleimhaut. Bei sorgfältiger Untersuchung mit der Sonde unter Berücksichtigung der Art der Stielbildung des Tumors sind die anatomischen Verhältnisse immer aufzuklären.

Behandlung. Eine dauernde Heilung des Vorfalls läßt sich durch Abtragung der vorgefallenen Schleimhaut und Vornähen des verbleibenden Stumpfes an den Rand der Mündungswandung erzielen. Die unblutige Reposition ist immer von Rückfällen gefolgt, Koagulation der vorgefallenen Schleimhaut bringt Stenosegefahr.

D. Neubildungen der Harnröhre

In der Harnröhre des Mannes entwickeln sich ziemlich selten, bei der Frau etwas häufiger Neubildungen, teils gutartige, teils bösartige.

I. Gutartige Tumoren

1. Die bei der Frau sehr häufige *Harnröhrencarunkel* ist ihrem Aussehen nach eine typische, ihrer Struktur nach eine verschiedenartig gebaute Bildung. Es handelt sich um eine kleine, bald intensiv hellrote, bald dunkelrote Geschwulst von Erbsengröße und darunter, die in der Mitte des hinteren Saumes des orificium urethrae externum zu sitzen pflegt, manchmal auch gestielt über den Harnröhrensaum hervorragt. Die hintere Lippe des orificium externum ist buckelförmig vorgetrieben, die Oberfläche ist durch Fältelung und Buckelung der Mucosa unregelmäßig.

Man kann unter ihnen Granulome, papilläre Angiome und teleangiektatische, nichtpapilläre Schleimhautpolypen unterscheiden. Die Granulome sind entzündlichen Ursprungs, die andern echte Neubildungen.

Alle Carunkel sind aber die Folge lange dauernder entzündlicher Reizungen der Urethralschleimhaut; sie kommen fast ausschließlich bei älteren Leuten vor. Bestehen in der Submucosa, von der Carunkel ausgehend, schmale, verzweigte, drüsenähnliche Einlagerungen, kann irrtümlicherweise Malignität angenommen und die Patientin unnötig großen Eingriffen unterzogen werden.

Beim Manne, wo sie selten sind, werden sie ebensooft in der prostatischen Harnröhre, in der Gegend der Samenhügel gefunden, wie am Meatus.

Alle diese gutartigen Neubildungen verursachen, solange sie klein sind, keine Beschwerden. Werden sie größer, so erzeugen sie rein lokale oder nach der Blase und in die Leisten ausstrahlende *Schmerzen*, besonders bei der Miktion, beim Coitus oder auch schon beim Gehen. Werden die Schmerzen heftig, so geben sie den Anstoß zu lokalen *Krampfzuständen* (Pollakiurie, Vaginismus) und auch zu allgemeinen *neurasthenischen Beschwerden*. Ab und zu verursachen diese Neubildungen einen *eitrig-serösen Ausfluß* oder *Blutungen* aus der Harnröhre. Sie können durch ihre Größe zu Störungen der Urinentleerung führen. Beim Manne reizen polypöse Wucherungen, die im Bereiche des Samenhügels liegen, oft zu gehäuften und blutig *verfärbten Samenergüssen*.

Diese Symptome allein sichern noch keineswegs die *Diagnose* der Neubildung. Diese wird nur durch eine genaue, lokale Inspektion, bei tiefer Lage des Tumors erst durch die Endoskopie ermöglicht.

Ist eine Therapie nötig, so werden die Carunkel am besten operativ entfernt durch Umschneidung ihrer Basis und nachfolgende Naht des Defektes oder durch Zerstörung mit Elektrokoagulation. Bei tiefem Sitze der Geschwülste kann die Elektrokoagulation durch das Endoskop vorgenommen werden. Selten ist ein äußerer Harnröhrenschnitt nötig. Rezidive sind häufig.

2. *Fibrome*, *Myome* und *Fibromyome* bilden sich in der Urethralwand sehr selten. Sie sind bald solitär, bald multipel. Sie haben eine rundliche Form, derbe Konsistenz, blaßrote oder graugelbe Farbe und glatte Oberfläche Sie verursachen ungefähr die gleichen klinischen Erscheinungen wie die Carunkel, nur ist bei ihnen eine mechanische Hemmung der Urinentleerung häufiger und stärker, da sie oft rasch zu recht erheblicher Größe anwachsen. Durch Reibung bilden sich an der Kuppe der Geschwulst leicht Geschwüre. Fibrome und Myome werden dadurch in ihrem Aussehen einem zerfallenen Carcinom ähnlich. Im Gegensatz zu letzterem bleibt aber ihre Geschwürbildung dauernd auf die Schleimhaut beschränkt und greift nicht in die Tiefe. Fibrome und Myome sind durch Enucleation zu entfernen.

3. *Angiome* der Harnröhre sind außerordentlich selten. Sie verursachen bisweilen recht erhebliche Urethralblutungen, beim Manne besonders bei Erektionen. Die Angiome werden am besten durch Elektrokoagulation oder durch Radium zerstört.

4. *Cysten* bilden sich in der Harnröhre durch Sekretverhaltung in Schleimhautdrüsen, im sinus prostaticus oder in einem ductus ejaculatorius. Sie werden meist nur erbsen- bis bohnengroß, ganz ausnahmsweise pflaumen- bis sogar eigroß. Solange die Cysten klein sind, bleiben sie symptomlos. Werden sie größer, so hemmen sie die Urinentleerung und können, besonders wenn sich die Cyste im frühesten Kindesalter entwickelte, sogar zu chronischer Harnverhaltung in der Blase mit sekundären Stauungserscheinungen in den oberen Harnwegen (Ureterdilatation, Hydronephrose) führen. Die Cysten sind oft erst durch die Endoskopie nachweisbar; charakteristisch sind ihre kugelige Form und ihre

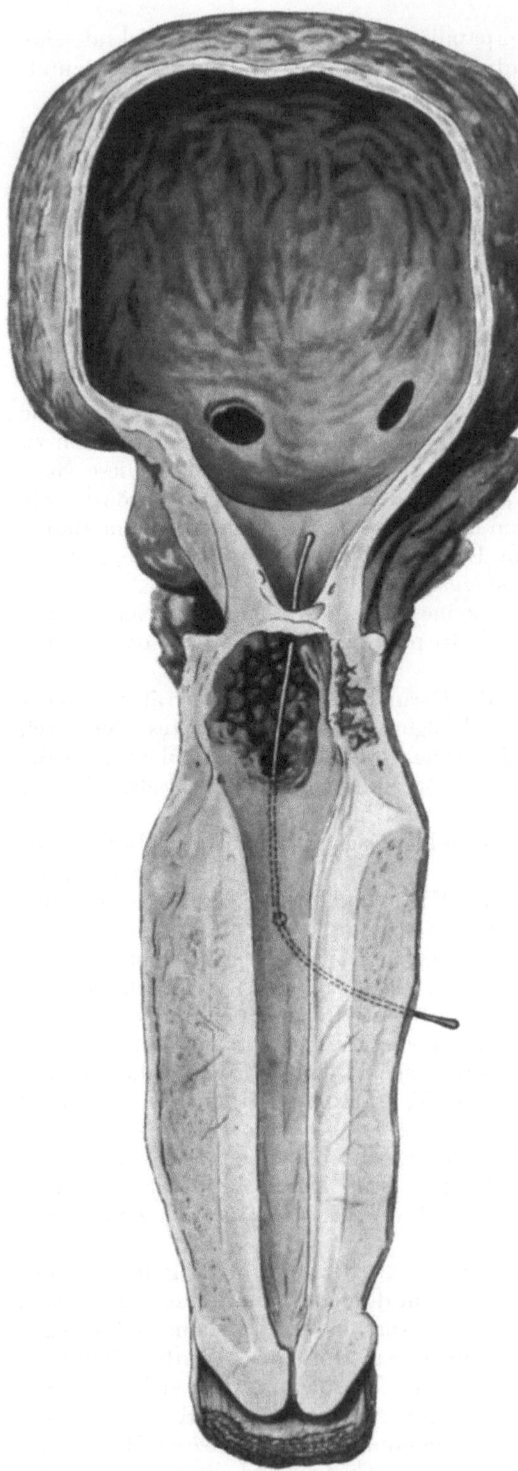

Abb. 312.   Carcinoma urethrae mit Harnröhrenfistel nach gonorrhoischer Striktur

Transparenz. Ihr spontanes Platzen oder ein instrumentelles Anreißen ihrer Wand bringt die Cyste für längere Zeit zum Schwinden. Eine dauernde Heilung ist aber nur durch operative Ausschälung der Cystenwand oder durch deren vollständige Zerstörung durch Elektrokoagulation zu erzielen.

II. Bösartige Tumoren

Carcinome der Harnröhre sind bei beiden Geschlechtern ziemlich selten. Sie bilden sich meist anschließend an eine langdauernde Urethritis oder in der Folge hartnäckiger Strikturen und Fisteln (Abb. 312). Andere Male ist nicht zu erkennen, was den Anstoß zur Carcinombildung gab. Es handelt sich vorzugsweise um Plattenepithelcarcinome, bald Basalzellencarcinome, bald Cancroide. Klinisch zu unterscheiden sind die knotenförmigen von den infiltrierenden Urethralcarcinomen. Beim Weibe sitzen die Geschwülste in der Regel nahe dem Meatus; bei den Männern sind sie auch häufiger in der vorderen als in der hinteren Harnröhre; aber sehr selten sitzen sie nahe der fossa navicularis, meist in der pars bulbosa. Bei beiden Geschlechtern tritt das Urethralcarcinom häufiger im Alter als in der Jugend auf.

Die ersten klinischen Anzeichen des Urethralcarcinoms sind *Schmerzen* bei der Miktion und bei der Kohabitation, ein seröser, dann blutig-eitriger und schließlich jauchig-blutiger *Ausfluß* aus der Harnröhre, eine *Behinderung der Urinentleerung.* Mit der Knopfsonde ist der Tumor in der Harnröhre frühzeitig fühlbar; die Sonde fängt sich in seiner gebuchteten Oberfläche und ruft dort schon bei leisester Berührung Blutung hervor. Liegt die Neubildung nahe der äußeren Harnröhrenmündung, so ist sie als blau- oder hochrotes, oft kraterförmig ulceriertes, höckeriges Gebilde sichtbar. Die Konsistenz ist derb. Sitzt die Neubildung tief in der Harnröhre, so ist natürlich die Endoskopie zu ihrer Besichtigung nötig. Durch die ständige Größenzunahme und durch das Mitergreifen der umgebenden Gewebe wird selbst das tiefliegende Urethralcarcinom von außen oder vom Rectum bzw. der Vagina her als unregelmäßig harter Tumor fühlbar. Die Störungen der Urinentleerung werden heftiger. Der großgewordene Urethraltumor bedingt beim einen Kranken dauernde Urinverhaltung, beim anderen nach Zerstörung der Schließmuskeln Inkontinenz. Er durchwuchert die Urethralwand und greift auf die Nachbarorgane über, beim Weibe besonders auf die Vagina, beim Manne auf den Damm, die Prostata, die Samenstränge und die Hoden. Es kommt zur periurethralen Harninfiltration, zu Harnabscessen und zu weitgehendem Gewebezerfall mit Harnfisteln. Es bilden sich frühzeitig Metastasen in den Pleuren, den Lungen, der Leber, in den inguinalen und retroperitonealen Lymphdrüsen usw. Die Urininfektion verbunden mit Krebskachexie richtet den Kranken zugrunde.

Im Anfangsstadium kann das Urethralcarcinom des Mannes seiner Symptome wegen mit einem Harnröhrenpolyp oder mit einer Urethritis und Periurethritis banaler oder tuberkulöser Natur oder mit einer Striktur verwechselt werden. Zur Unterscheidung hilft die endoskopische Untersuchung. Manchmal läßt der jauchige Geruch des Urethralsekrets das Bestehen eines Carcinoms vermuten. Meist ist aber eine Probeexcision nötig, um frühzeitig die Carcinomnatur der Gewebewucherung festzustellen.

Beim vorgeschrittenen Urethralcarcinom ist der Entscheid unmöglich, ob es primär von der Harnröhre ausgegangen ist, oder ob die Urethra sekundär von einem Carcinom der Prostata oder Cowperschen Drüsen ergriffen wurde oder von einem Carcinom eines Harnfistelganges. Der syphilitische Schanker unterscheidet sich vom Carcinom durch seine sehr rasche Entwicklung und seinen Rückgang auf spezifische Therapie hin.

Beim weiblichen Geschlechte ist das Urethralcarcinom, das in der Regel nahe dem Meatus beginnt, frühzeitig sichtbar und ist wegen seiner harten Konsistenz und seiner rasch tiefgreifenden Ulceration leicht von gutartigen, polypösen Tumoren zu unterscheiden.

Therapie. Das Carcinom der Urethra soll möglichst früh und radikal mit dem Messer entfernt werden. Rücksichten auf die Erhaltung der Harnröhre dürfen nicht von einem energischen Vorgehen zurückhalten. Beim Manne genügt selbst in den allerfrühesten Stadien des Tumors eine partielle Harnröhrenresektion nicht zur Heilung. Immer ist es notwendig, bei Tumoren in der vorderen Harnröhre eine *Amputation des Penis* vorzunehmen, in späteren Stadien, wenn Scrotum und Damm auch schon vom Krebse ergriffen sind, sogar eine *Emaskulation.* Dabei müssen Hoden, Scrotum, Dammweichteile und die Harnröhre weit im Gesunden umschnitten, der Harnröhrenstumpf am Damme in die Haut eingenäht werden (urethrostomia perinealis). Bei der kurzen weiblichen Harnröhre ist bei der Excision des Carcinoms der sphincter vesicae oft nicht zu schonen. Es ist dann am besten, die natürliche Blasenmündung durch eine Naht vollständig zu schließen und den Urin durch eine suprapubische Fistel abzuleiten. Carcinomatöse Leistendrüsen werden besser nicht in der gleichen Sitzung wie der primäre Tumor, sondern erst 8—14 Tage später entfernt.

Jegliche Form von Bestrahlung hat gelegentliche Erfolge; sie ist im großen ganzen aber nur gerechtfertigt als Ergänzung zur radikalen Chirurgie. Rezidive sind häufig.

Das *Sarkom* der Urethra ist bei beiden Geschlechtern selten. Es ähnelt in seinen Symptomen dem Carcinom. Statt derbe bildet es aber weiche, grobhöckerige Tumoren, die meist aus Spindelzellen, seltener aus Rundzellen bestehen. Die Geschwulst kann flächenhaft sich ausbreiten; häufiger ist sie gestielt. wodurch sie gutartigen polypösen Tumoren sehr ähnlich wird. Erst die mikroskopische Untersuchung läßt mit Sicherheit die sarkomatöse Natur der Geschwulst erkennen. Die Sarkome sind gleich zu behandeln wie die Carcinome der Urethra.

E. Neubildungen des Penis

Die wichtigste Geschwulstart des Penis ist das *Carcinom*. 4—5% aller Krebsgeschwülste des Mannes haben ihren Sitz am Penis. Der Peniskrebs ergreift vorzugsweise bejahrte Männer, doch ist er nicht allzu selten auch schon vor dem 40. Lebensjahre zu beobachten. Eine Disposition zum Peniscarcinom ist in jeder Phimose zu sehen, die zu häufigen Entzündungen und mechanischen Läsionen des Penis führt, ferner auch in den spitzen Kondylomen und in der Leukokeratose der Eichel.

Die *leukokeratosis glandis* ist ein Analogon der craurosis vulvae. Sie führt zu weißer Verfärbung der Epidermis mit oder ohne Schrumpfung derselben.

Der Peniskrebs nimmt seinen Ausgang meist von der Eichel oder der Vorhaut, nur selten von einer weiter hinten am Penis gelegenen Stelle, z.B. einer lange bestehenden Harnfistel. Ganz ausnahmsweise wurden in den Schwellkörpern des Penis Krebsmetastasen von Blasen- oder Mastdarmtumoren beobachtet. Der Peniskrebs tritt in drei verschiedenen Formen auf:

1. als *Blumenkohlgewächs* (papillärer Krebs), der an der Eichel (Abb. 313) oder an der Vorhaut, an letzterer häufiger an der Innen- als an der Außenseite, breitbasige, blumenkohlartige, an ihrer Wurzel ziemlich derbe Wucherungen bildet. Diese wachsen sehr rasch und breiten sich sowohl in der Fläche als in die Tiefe aus. In ihren peripheren Teilen zeigen sie bald geschwürigen Zerfall;

2. als *Krebsgeschwür*, das meist auf der Eichel gelegen ist. Dieses hat einen derben, buchtigen Grund und aufgeworfene, unregelmäßige Ränder;

3. als nichtpapillärer, *markiger Krebsknoten*, der sehr rasch wachsende, große Tumoren am Gliede bildet.

Die Ausbreitung aller Formen des Peniscarcinoms erfolgt längs der Lymphbahnen, meist per continuitatem, seltener sprungweise in Form einzelner, voneinander getrennter Knoten. Das von vorne nach hinten am Penis fortschreitende Gewächs greift auch auf das Scrotum und auf die Bauchdecken über, schließlich auch auf die Beckenknochen, die Blase und das Rectum. In den Leistendrüsen und in den retroperitonealen Beckendrüsen bilden sich schon sehr frühzeitig Metastasen, die an Größe den Primärtumor weit übertreffen. Nur ausnahmsweise bleiben diese Drüsen lange vom Krebs verschont trotz starker Entwicklung des Carcinoms am Penis. Ein rasch wucherndes Gewächs zeigt immer auch raschen Zerfall. Es zeigen sich schmierig belegte, jauchende Nekrosen, durch welche der Penis von vorner nach hinten fortschreitend zerstört wird (Abb. 314). Es bleibt schließlich im Bereiche des Schamberges eine breite, höckerige, jauchende Masse, in der kein Penis mehr zu erkennen ist (Abb. 315). Über kurz oder lang wird die Harnentleerung schwierig. Es bildet das auf dem Praeputium sitzende Carcinom eine entzündliche Phimose oder der im Schwellkörper sich ausbreitende Tumor preßt die Harnröhre zusammen oder bricht in sie ein und verengt ihre

Lichtung. Schmerzen treten in der Regel erst in den späteren Stadien auf, dann aber heftig in der Eichel, der Leiste und dem After. Hämatogene Metastasen sind beim Peniscarcinom selten; am ehesten finden sie sich in Lunge oder Leber. Ohne operative Hilfe stirbt der Kranke in der Regel nach 2—4 Jahren.

Die *Diagnose* des Peniscarcinoms ist in vorgeschrittenen Stadien der Krankheit leicht zu stellen. Im Beginn des Leidens sind aber *Verwechslungen von gummösen Prozessen mit dem Carcinom* leicht. Es ist jedenfalls notwendig, vor Vornahme eines chirurgischen Eingriffes wegen des vermeintlichen Peniscarcinoms die Diagnose durch eine Probeexcision zu erhärten und auch die Wa.R. vornehmen zu lassen. Da die Probeexcision den Tumor zu raschem Wachstum anregen kann, wird sie am besten unmittelbar vor der Radikaloperation vorgenommen.

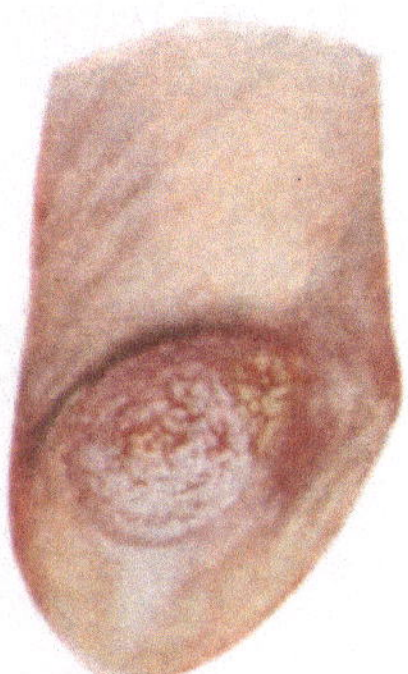

Abb. 313. Papillärer Krebs des Penis

Auch ein *syphilitischer Primäraffekt* bei einem älteren Manne kann zu Verwechslungen mit Carcinom führen. Hier wird der Nachweis von Spirochäten ausschlaggebend sein. Wenn dieser mißlingt, so ist immerhin sehr bald aus dem klinischen Verlaufe die syphilitische Natur des Ulcus zu erkennen (positiver Wassermann, rasche Beeinflussung des Ulcus durch Salvarsan, Auftreten anderweitiger syphilitischer Erscheinungen).

Eine *Phimose* kann das carcinomatöse Gewächs auf der Innenseite des Praeputiums oder der Eichel lange verbergen und der Diagnose entziehen. Zeigt sich bei einer Phimose ein auffällig *stinkender* Ausfluß aus dem Präputialsack, so muß immer der Verdacht auf *Carcinom* rege werden, besonders, wenn ein derbes Infiltrat durch die Vorhaut durchzufühlen ist. Eine Freilegung der Eichel durch Incision der Vorhaut ist in solchen Fällen dringlich angezeigt.

Spitze Kondylome, welche auf den ersten Blick eine Ähnlichkeit mit dem blumenkohlartigen Krebs zeigen, lassen sich durch ihre immer weich bleibende Basis vom Carcinom unterscheiden. Die malignen, spitzen Kondylome (Buschke-Löwenstein-Tumoren) lassen sich nur durch Probeexcision aus ihrer Basis unterscheiden und ebenso das acanthoma callosum, eine Hauthyperplasie, die im Gewebebau den Hautwarzen und den spitzen Kondylomen ähnlich ist.

Therapie. Heilung kann nur ein operativer Eingriff bringen. Radiotherapie erweist sich dem Peniscarcinom gegenüber als wenig wirksam. Aber auch die

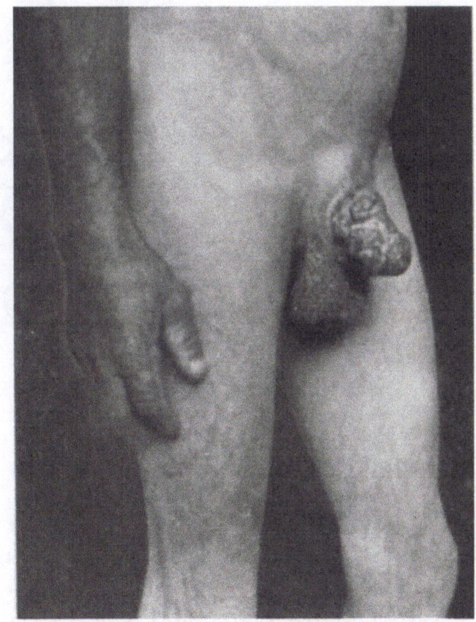

Abb. 314. Carcinoma penis mit fortschreitender Nekrose des Gliedes

operative Entfernung des Peniscarcinoms verspricht nur Heilung, wenn der Tumor auf den Penis selbst beschränkt ist. Eine bloß lokale Excision des Tumors aber genügt nie; stets muß der Penis weit im Gesunden, d.h. mindestens 2—3 cm hinter der fühlbaren Tumorgrenze, amputiert werden. Ob es empfehlenswert ist, gleichzeitig die inguinalen Drüsen auszuräumen, selbst wenn sie palpatorisch

normal sind, ist umstritten. Sind bereits fühlbare carcinomatöse Drüsenpakete
vorhanden, oder hat der Tumor auf die Bauchdecken und das Scrotum übergegriffen, dann haben auch sehr radikale Operationsverfahren, wie die totale
Emaskulation mit Ausräumung der inguinalen Leistendrüsen nur geringe Aussicht auf Dauererfolg. Daran ändert eine postoperative Röntgenbestrahlung

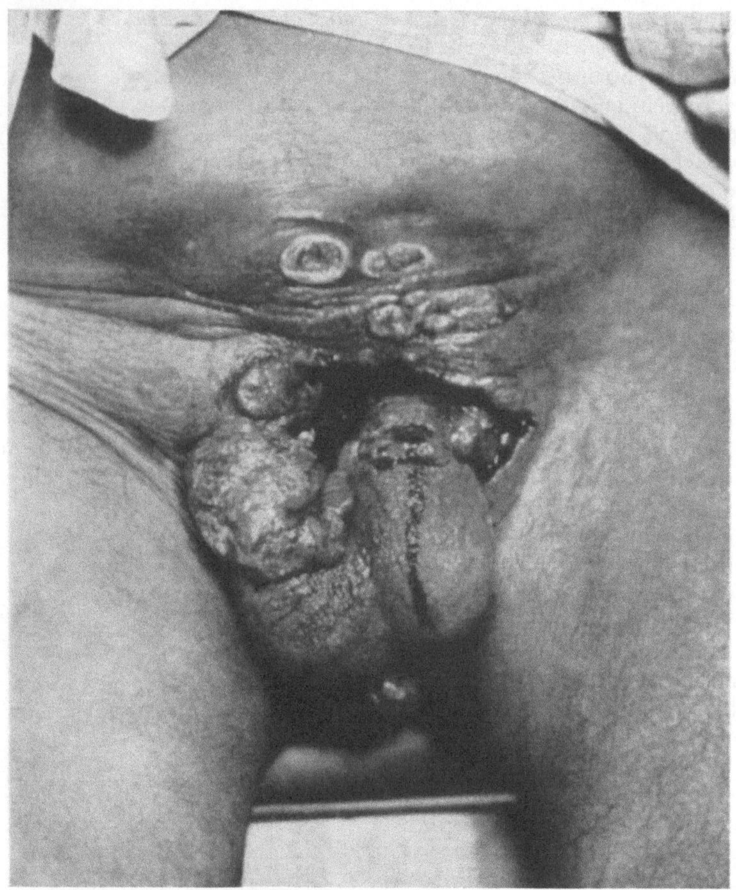

Abb. 315. Derselbe Kranke, ³/₄ Jahre später mit ausgedehntem krebsigem Zerfall von Penis,
Scrotum und Bauchdecken

nichts. In diesen verzweifelten Fällen bringt die amputatio penis eine bloß zeitweilige Erleichterung durch Beseitigung des den Kranken quälenden, verjauchen-
den Tumors.

Sarkome des Penis sind selten. Sie treten als primäre oder als metastatische
Tumoren auf, relativ oft als Melanosarkome, doch auch als Rundzellen-, Spindel-
zellen-, Angio- und Fibrosarkome, kurz so ziemlich in allen Formen des Sarkoms.
Die Sarkome gehen von dem bindegewebigen Anteil der Schwellkörper des
Penis aus, seltener von der Harnröhre. Sie finden sich ebensooft in den hinteren
als in den vorderen Teilen des Penis. Dort bilden sie umschriebene, derbe Knoten
oder Zapfen, welche ein rasches Wachstum zeigen und bald auf Hoden und
Prostata übergreifen. Sie erzeugen frühzeitig Metastasen in den Leisten- und
retroperitonealen Lymphdrüsen und, besonders bei Melanosarkom, auch in den

inneren Organen. Traumen des Penis scheinen der Entwicklung des Sarkoms Vorschub zu leisten. Vom Carcinom des Penis unterscheidet sich das Sarkom durch seinen Sitz in den tieferen Gewebeschichten und durch seine geringe Neigung zu Geschwürbildung.

Nur frühzeitige Amputation des Penis mit Ausräumung der Leistendrüsen vermag Heilung zu bringen.

Die *gutartigen Tumoren* des Penis spielen neben den malignen eine ganz untergeordnete klinische Rolle. Von praktischer Bedeutung sind eigentlich nur die *spitzen Kondylome* oder *Papillome.* Es sind fein verzweigte, papilläre Wucherungen auf dem Innenblatt der Vorhaut oder auf der Eichel, dort vorzugsweise im Bereiche des sulcus coronarius oder neben dem Frenulum gelegen. Diese condylomata acuminata können nach jeder entzündlichen Reizung des Vorhautsackes entstehen, sowohl nach einfacher Balanoposthitis wie nach Gonorrhoe oder banaler Urethritis. Meist treten sie in kleineren oder größeren, flächenhaft sich ausbreitenden Gruppen auf. Bei mangelnder Reinlichkeit und dem Fehlen richtiger Behandlung bilden sie allmählich mächtige, die ganze Eichel umhüllende, fein verästelte Geschwülste, die den blumenkohlartigen Carcinomen der Eichel ähnlich sehen. Wie diese zerfallen sie an der Oberfäche und führen zu jauchiger Balanoposthitis. Vom Carcinom unterscheiden sie sich aber durch ihre weiche Basis und dadurch, daß nach ihrer Abtragung eine kaum infiltrierte Eichelhaut zum Vorschein kommt. Probeexcisionen müssen die tiefen Schichten der Geschwulst treffen.

Bei massiger Bildung müssen die spitzen Kondylome mit Messer und Schere oder mit dem scharfen Löffel abgetragen werden. Kleinere Geschwülste werden am besten mit dem Hochfrequenzstrom zerstört. Nach Überhäutung des Brandschorfes sollen, um Rezidive zu verhüten oder auch um feinste, nach der Kauterisation noch zurückgebliebene papilläre Excrescenzen zu zerstören, die erkrankten Stellen mit Alaun und summitates sabinae (Eibenknospen) pulv. āā eingepudert oder mit 3—5%igen Resorcinumschlägen behandelt werden.

Sehr viel seltener als die weichen Papillome entwickeln sich hornartige Wucherungen, die *Hauthörner oder Keratosen* der Glans. Sie treten fast ausschließlich in Verbindung mit Phimose auf, vorzugsweise bei alten Männern. Da sie nicht selten carcinomatös entarten, sind ihre frühzeitige Excision und Elektrokoagulation der Basis anzuraten.

Von *cystischen Tumoren* der Penis sind zu nennen:

I. Kongenitale, als Folge von Entwicklungsstörungen entstandene

a) *Dermoidcysten* mit atherombreiartigem Inhalt und

b) *Cylinderepithelcysten* mit serösem oder gallertigem Inhalt. Diese letzteren stammen vom Urethralseptum ab und nehmen eine ähnliche Entwicklung wie die akzessorischen Gänge des Penis.

Diese beiden Arten von angeborenen Cysten liegen stets auf der Unterseite des Penis in oder wenig neben der Raphe.

II. Erworbene Cysten sind

a) die *Atherome*, besonders im Praeputium oder an der Glans gelegen, ausgehend von Haarbälgen oder Talgdrüsen;

b) die nach ritueller Circumcision wiederholt beobachteten *traumatischen Epithelcysten*.

Die Cysten des Penis belästigen den Kranken meist rein mechanisch, seltener durch die in ihnen sich abspielenden Entzündungsprozesse. Sie werden am besten durch Excision beseitigt.

Ganz selten kommen am Penis auch *Angiome, Lymphangiome, Myome, Lipome* vor.

F. Die induratio penis plastica (Peyronie's disease)

Die *induratio penis plastica* ist eine recht häufige Erkrankung der Männer über 50 Jahre. Sie ist auch bei jungen Leuten und Greisen beschrieben worden. Weshalb sie entsteht, ist völlig unabgeklärt; alle Erklärungsversuche haben ausschließlich spekulativen Charakter. Sie tritt so häufig gleichzeitig mit Dupuytrenscher Kontraktur der Hand- und Fußaponeurose auf und sieht ihr so ähnlich, daß darin mehr wie ein zufälliges Zusammentreffen zu sehen ist.

Als induratio penis plastica werden derbe Stränge und Knoten bezeichnet, die sich allmählich, ohne Entzündung, ohne Trauma in den Scheidewänden oder der Albuginea der Schwellkörper, seltener in der Fascie des Gliedes, vorzugsweise auf dem Dorsum des Penis entwickeln, bald nahe an der Wurzel, bald mehr eichelwärts. Selten greifen sie auf das kavernöse Gewebe über. Die typische Läsion ist eine längliche, sehr derbe Verhärtung der einen oder beiden Seiten der Mittellinie des dorsum penis, die nicht druckempfindlich ist, selten schmerzhaft, und über der sich die Haut leicht verschieben läßt. In fortgeschrittenen Fällen können sich Knorpel und Knochen in der Läsion entwickeln.

Der Patient kommt zum Arzt, weil er beim täglichen Berühren des Penis die Einlagerung bemerkt, vor allem aber weil die Läsion am erigierten Penis eine starke *Verkrümmung* bedingt, die oft die immissio unmöglich macht. Der betroffene Schwellkörper kann sich bei der Erektion nicht dehnen, es entsteht dadurch je nach der Ein- oder Doppelseitigkeit der Läsion eine Verkrümmung nach oben oder oben seitlich.

Die *Diagnose* wird durch den Palpationsbefund leicht. Verwechslungen sind kaum möglich, es kommen höchstens Gumma und Tumor in die differentialdiagnostische Erwägung.

Die Heilung der harmlosen, aber lästigen Affektion ist schwierig. Die verschiedenen vorgeschlagenen Heilmethoden lassen sich in 4 Gruppen einteilen:

a) Chirurgie. Es besteht die Gefahr, daß nach chirurgischer Entfernung der Knoten in der Art der Keloidbildung ein Rezidiv auftritt, das schlimmer ist als die Ausgangslage. Chirurgische Entfernung scheint bloß für Läsionen angezeigt, die Knorpel und Knochen enthalten und keiner anderen Therapie mehr zugänglich sind. Es ist denkbar, daß eine Nachbehandlung mit Cortison die Resultate der chirurgischen Entfernung besser gestalten könnte. Dies ist meines Wissens noch nicht versucht worden.

b) Bestrahlung. Die Bestrahlung, meist in Form von aufgelegten Moulagen von Radium oder Kobalt, weist gelegentliche Erfolge auf, ist im Endeffekt aber auch unbefriedigend.

c) Vitamin E. Die tägliche Einnahme von 200 mg Vitamin E (Tokopherol) während 2—3 Monate scheint gleichviel zu leisten wie die Bestrahlung, bei einer geringeren Belästigung des Kranken.

d) Cortison. Diese Behandlung scheint mir heute, vor allem bei beginnenden Fällen, die aussichtsreichste. Sie kann auch angewendet werden, wenn durch eine vorhergehende Bestrahlung oder Vitaminbehandlung ein gewisses, aber noch unbefriedigendes Resultat erzielt wurde. Einmal pro Woche wird in die Läsion 1 cm^3 Hydrocortison (25 mg) mit $^1/_2$ cm^3 1%igem Novocain injiziert. Möglicherweise kann die Beifügung von 150 VRE Hyaluronidase die Resorption beschleunigen. Die Injektionen werden für 10—40 Wochen fortgesetzt. Bei sehr derben Plaques besteht die Schwierigkeit vor allem in der Injektion, die unter großem Druck erfolgen muß. Diese Schwierigkeit pflegt bei jeder Wiederholung der Injektion abzunehmen.

G. Der Priapismus

Eine über die normale Dauer weit hinausgehende Erektion des Penis wird als Priapismus bezeichnet. Es ist dieser Priapismus nur selten die Folge einer krankhaft gesteigerten Libido (Satyriasis). Er ist in der Regel in keiner Weise mit libidinösen Gefühlen verbunden; er ist vielmehr der Ausdruck einer Erkrankung des Körpers.

Im Gegensatze zu der durch Geschlechtslust erzeugten Erektion sind beim Priapismus nur die corpora cavernosa penis durch Blut prall gefüllt, nicht aber die Glans und das corpus cavernosum urethrae. Die priapistische Erektion kann über Wochen, ja Monate fortbestehen, meist dauern die Anfälle aber nur stunden- oder tagelang.

Der Priapismus ist meist mit Schmerzen im Gliede verbunden. Er stört wie die normale Erektion die Miktion erheblich; auch die Defäkation wird durch ihn manchmal behindert, weil die zur Entleerung des Darmes notwendigen Kontraktionen der Perinealmuskulatur eine Steigerung der Blutstauung und damit auch vermehrte Schmerzen im Penis bedingen.

Unter den Erkrankungen, die zu Priapismus führen, sind drei verschiedene Gruppen zu unterscheiden:

a) Lokale Erkrankungen des Penis, die zu praller Füllung der Schwellkörper führen. So wird ein Priapismus erzeugt durch die entzündliche *Cavernitis,* entstanden infolge gonorrhoischer oder banaler Urethritis oder infolge metastatischer Infektion. Er wird auch erzeugt durch Neoplasmen im Penis oder im Abflußgebiet seiner Venen, durch Thrombophlebitiden des Penis und oft auch durch traumatische Hämatome, die manchmal fast unbeachtet, z. B. sub coitu, entstehen können. Der sog. idiopathische Priapismus ist wahrscheinlich meist die Folge eines unbeachtet gebliebenen Hämatoms des Penis.

b) Krankheiten des Nervensystems, durch welche die nervi erigentes gereizt oder von den auf ihnen lastenden Hemmungen befreit werden. Von solchen Krankheiten ist vor allem die *Tabes* zu nennen, bei der ein Priapismus nicht selten als Frühsymptom auftritt. Ferner wird Priapismus beobachtet bei Myelitis, bei beginnender Paralyse und auch bei mechanischer Verletzung von Gehirn und Rückenmark (z. B. nach Wirbelfrakturen oder Luxationen). Ebenso können reine Psychoneurosen, und zwar auch solche, die nicht auf sexueller Basis entstanden sind, einen Priapismus zur Folge haben, der sich vorwiegend nachts geltend macht (priapismus nocturnus chronicus).

c) Allgemeinerkrankungen. Von diesen erzeugt besonders die *Leukämie* häufig Priapismus, wahrscheinlich durch Thrombosen in den corpora cavernosa penis oder infolge Reizung sympathischer Nervengeflechte durch Druck des leukämischen Milztumors oder leukämischer Mesenterialdrüsenpakete. Auch im Gefolge der Lyssa wird Priapismus beobachtet sowie bei Intoxikation des Körpers durch Aphrodisiaca (Canthariden, Yohimbin).

Die *Therapie* des Priapismus hat sich der Ätiologie des Leidens anzupassen.

Bei Leukämie ist durch Röntgenbehandlung manchmal ein Rückgehen des Priapismus zu erzielen.

Bei Cavernitis, Thrombosen der corpora cavernosa urethrae helfen lokale Incisionen und die Ausräumung der Blutkoagula zur Beseitigung des Priapismus. Schwächung oder vollständige Zerstörung der Erektionsfähigkeit ist aber eine häufige Folge dieser lokalen Therapie.

Wenn keine Thrombosierung besteht, hilft manchmal eine allgemeine Narkose oder Lumbalanaesthesie zur Abschwellung des Gliedes. Eine Punktion zur

Aspiration des Blutes aus den corpora cavernosa ist selten erfolgreich. Von rectaler Diathermie wurden einige Erfolge gemeldet.

Ist der Priapismus durch eine Erkrankung des Nervensystems bedingt, so wird die Therapie aussichtslos, wenn nicht das Grundleiden einer Behandlung zugänglich ist. Bei argen Qualen der Kranken mag eine Durchtrennung der nervi erigentes (perineale Freilegung des Bulbus und Durchschneiden aller zuführenden Nervenfasern) versucht werden oder auch die Durchtrennung der zentripetal leitenden nervi dorsales penis.

H. Neubildungen des Scrotums

An der Scrotalhaut treten oft kleinere oder größere *Atherome* auf. Der Scrotalsack kann von ihnen übersät sein. Ihr Inhalt schimmert durch die verdünnte Haut gelblichweiß durch. Wenn solche Atherome den Träger mechanisch oder durch Entzündung belästigen, werden sie am besten mitsamt der überliegenden Haut excidiert. *Dermoidcysten* am Scrotum sind ziemlich selten. Sie liegen fast immer in der Medianlinie auf der Rückseite des Hodensackes.

Angiome, Lipome und *Sarkome* sind am Scrotum ebenfalls selten. Die Lipome, ausgehend vom subcutanen Fette, können eine Hernie oder Hydrocele vortäuschen. Verhältnismäßig häufiger werden *Carcinome* des Scrotums beobachtet; besonders bei Schornsteinfegern und bei Arbeitern, die mit Kohlen oder deren Produkten wie Teer, Paraffin usw. zu tun haben. Oft bedingt der bei ungenügender Reinlichkeit längere Zeit auf der Scrotalhaut lagernde Ruß, sog. Rußwarzen, die zum Ausgangspunkt multipler Carcinome werden können.

Diese Hautcarcinome am Scrotum sind verhältnismäßig gutartiger Natur. Sie führen nur selten zu Metastasen, zudem meist nur in den benachbarten Lymphdrüsen. Die Behandlung besteht in breiter Excision des Carcinoms und Ausräumung der Leistendrüsen.

Die *elephantiasis scroti* ist keine Neubildung, sondern eine Schwellung, meist veranlaßt durch Verlegung der Lymphbahnen durch die filaria sanguinis (S. 352). Ähnliche Erscheinungen können nach Operationen und wiederholten Entzündungen auftreten. Die elephantiastisch durch Ödem und Bindegewebshyperplasie verdickte Scrotalhaut bildet oft gewaltige Geschwülste. Durch Excision größerer Hautlappen kann das Leiden gemildert, nicht geheilt werden.

I. Neubildungen des Hodens

Neubildungen des Hodens sind selten; ihre Zahl ist nur auf 1—2% aller Organgeschwülste einzuschätzen. Sie zeigen aber bei ihrer geringen Zahl eine ganz ungewöhnlich große Mannigfaltigkeit ihres Gewebebaus, so daß auffallend *zahlreiche Arten* von Hodentumoren beschrieben worden sind. Ihre Einteilung, sei es in gutartige und bösartige oder in bindegewebige und epitheliale Neubildungen, ja selbst die Unterscheidung von Sarkom und Carcinom des Hodens macht große Schwierigkeiten. Je sorgfältiger ein Hodentumor histologisch untersucht wird, um so häufiger finden sich an ihm Übergänge von der einen zur anderen Geschwulstart. Die Einreihung in die eine oder andere Tumorgruppe ist deshalb oft nur mit einer gewissen Willkür möglich. Deshalb wird das Zahlenverhältnis zwischen den einzelnen Tumorarten außerordentlich verschieden beurteilt.

Die Ursache der großen Mannigfaltigkeit im Gewebebau der Hodenneubildungen liegt wohl darin, daß die Keimdrüsenzellen, aus denen diese Neubildungen hervorgehen, selten schon vollkommen reif und hoch differenziert sind, meist noch so unreif und wandelbar geblieben sind, daß ihnen die Fähigkeit zusteht, in ihren Abkömmlingen Gewebe aller 3 Keimschichten und deshalb auch die mannigfaltigsten Geschwulstarten zu bilden.

Eine Einteilung der verschiedenen Hodenneubildungen nach der in dem einzelnen Tumor vorwiegend ausgebildeten Gewebeart ist unsicher. Leichter möglich ist eine Gruppierung der Hodentumoren je nach ihrer frühesten Herkunft. Es lassen sich die Hodentumoren einteilen in:

1. Teratome, Herkömmlinge hochdifferenzierter, reifer Zellen,

2. Teratoide, Herkömmlinge noch wenig differenzierter, unreifer Zellen.

1. Die *Teratome*, aus volldifferenzierten, reifen Zellen gebildet, sind sehr selten. Sie entsprechen einer zweiten Fruchtanlage im Hoden. Sie enthalten deshalb Abkömmlinge aller 3 Keimblätter: Haare, Fettgewebe, Epithelschläuche, Knorpel und Knochengewebe, Nerven und Muskelgewebe, Ganglien, ja sogar ausnahmsweise eine weitgediehene Hirnanlage.

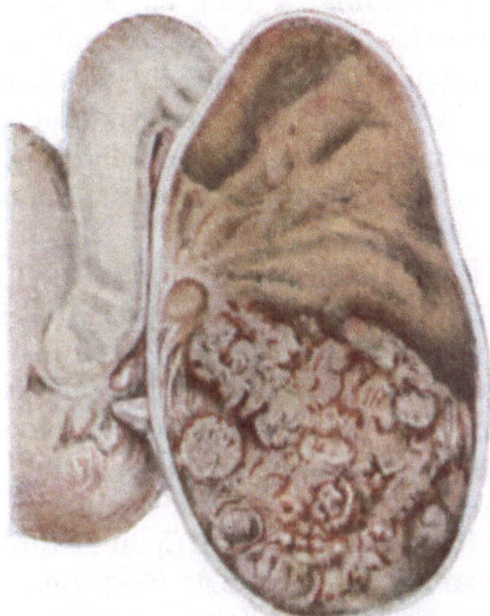

Abb. 316. Hodencarcinom

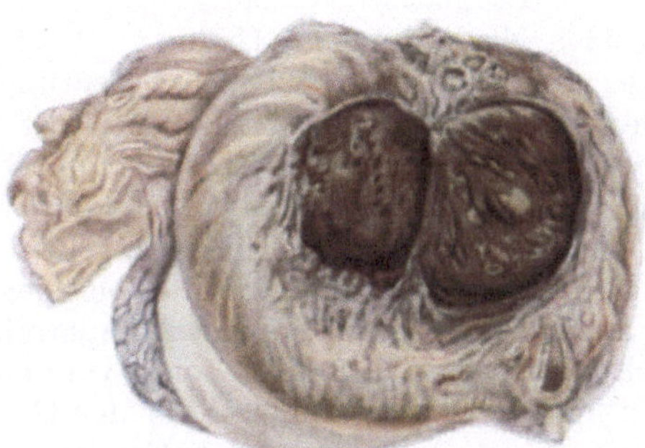

Abb. 317. Melanosarcoma testis

Die Teratome des Hodens sind schon bei der Geburt in ihrer Anlage vorhanden, aber so klein, daß sie klinisch meist nicht erkannt werden. Sie wachsen mit dem sie tragenden Organismus, werden beim Kinde fühlbar und können schließlich nach Jahren gewaltige Geschwülste bilden. Ihre häufigste Form ist das einkammerige *Dermoid*. Die Teratome liegen immer im Innern des Hodens, und zwar stets nur in einem der Hoden, viel häufiger im rechten als im linken. *Reine Teratome* sind immer *gutartig*; sie bilden nie Metastasen, auch keine lokalen Rezidive nach ihrer operativen Entfernung. Die Teratome können aber ausnahmsweise Einschlüsse unreifer Gewebezellen tragen. Diese Zellen verharren manchmal in unreifem Zustande, andere Male beginnen sie später selbständig zu wachsen, wodurch Tumoren entstehen, die ein Zwischenglied zwischen Teratomen und teratoiden Tumoren des Hodens bilden.

Die Teratome fallen ihrem Träger nur durch die Größe und ihr Gewicht lästig; sie sind nie lebensgefährlich. Da sie klinisch jedoch nie sicher von den bösartigen Teratoiden zu unterscheiden sind, so sind sie trotzdem, sowie sie erkannt sind, durch Semikastration zu entfernen.

2. Die *Teratoide* oder *Embryome* des Hodens entwickeln sich aus unreifen, noch wenig differenzierten Zellen, die in ihren Abkömmlingen verschiedene Gewebearten aller 3 Keimschichten zu bilden vermögen. Wenn aus diesen unreifen Zellen vorwiegend eine einzige Gewebeart sich entwickelt und selbständig wächst, so kann eine einheitliche Neubildung vorgetäuscht werden, sei es ein Chondrom, Osteom, Fibrom, Myom, Myxom oder aber ein Carcinom oder

Sarkom. Wenn aber keine einzelne Gewebeart bei der Neubildung vorherrscht, wenn eine Gruppe unreifer Zellen zu der einen, andere Gruppen zu einer zweiten oder dritten Gewebewart heranwachsen, dann entstehen gemischte Geschwülste, deren Einreihung in bestimmte Klassen schwerfällt. Ihre Klassierung ist um so schwieriger, als die gewebliche Herkunft der verschiedenen Tumorformen sehr widersprechend ausgelegt wird. Die großzelligen, alveolär gebauten Hodengeschwülste, unter allen die häufigsten, werden z. B. von den einen als Abkömmlinge des Hodenepithels gedeutet, von den anderen als von den Zwischenzellen ausgehend betrachtet, deshalb bald als Carcinom, bald als Sarkom bezeichnet.

Alle diese teratoiden Hodengeschwülste entwickeln sich fast ausnahmslos erst während oder nach der Geschlechtsreife, vorzugsweise auf der Höhe des Geschlechtslebens zwischen dem 30. und 40. Lebensjahr. Wenn sie Cysten bilden, so sind sie nicht einkammerig, wie die Teratome, sondern vielkammerig, dabei die einzelnen Cysten klein. Die Teratoide finden sich ebensooft im rechten wie im linken Hoden, sehr selten doppelseitig. In der Leiste oder im Abdomen zurückgehaltene Hoden scheinen eine besondere Neigung zur Geschwulstbildung zu haben; traumatische Schädigungen geben oft den Anstoß zum Wachstum einer teratoiden Neubildung im Hoden.

Bei aller Verschiedenheit der Deutung und Einteilung der mannigfaltigen Hodentumoren herrscht darin Übereinstimmung, daß von allen Geschwulstformen des Hodens die großzellige, meist alveolär gebaute, die häufigste ist. Diese wird als *Seminom* oder *Spermatoblastom* bezeichnet, da sie hauptsächlich von den spermiogenen Zellen auszugehen scheint. Der Name Epitheliom oder Embryonalcarcinom, der ihr früher beigelegt wurde, ist kaum mehr gebräuchlich. Die Bildung des Seminoms aus den spermiogenen Epithelien erklärt, warum die Geschwulstform wie alle Teratoide vorzugsweise im geschlechtskräftigen Alter, selten im Greisenalter und nie vor der Geschlechtsreife auftritt. Die Seminome werden in den verschiedensten Größen, von Kirschkern- bis Kindskopfgröße, beobachtet. Sie gehen vom Hodengewebe selbst aus, nie vom Nebenhoden, noch vom rete testis. Das den Tumor umgebende Hodengewebe wird durch die wachsende Geschwulst mehr und mehr verdrängt und zur Druckatrophie gebracht; es umschließt schließlich die Neubildung schalenartig. Die albuginea testis wird nur ausnahmsweise von der Neubildung durchbrochen. Ein Hineinwachsen des Tumors in den Nebenhoden erfolgt verhältnismäßig spät. Dagegen bildet sich oft eine Hydrocele neben dem Tumor. Ihre Bildung bleibt aus, wenn durch reaktive Entzündung die tunica vaginalis propria testis verklebt.

Metastasen entwickeln sich beim Seminom sehr häufig und meist frühzeitig. Sie entstehen offenbar vorzugsweise durch Verschleppung von Geschwulstzellen in die Lymphbahnen des Samenstranges. Diese kann erfolgen, auch wenn kein Einwuchern des Tumors in den Funiculus klinisch erkennbar ist. Am frühesten erkranken die Lymphdrüsen im Becken und längs der Bauchaorta. Später werden die Tumorzellen durch die Lymphbahnen weiter kranialwärts in das Mediastinum und längs des ductus thoracicus in die linke Supraclaviculargrube verschleppt. Es sind deshalb häufig, wie beim Magencarcinom, die Drüsenmetastasen in der linken Schlüsselbeingrube zuerst deutlich fühlbar. Die Leistendrüsen werden verhältnismäßig spät ergriffen, es sei denn, der Hodentumor durchbreche ausnahmsweise frühzeitig die albuginea testis und ergreife die Scrotalhaut.

Das Seminom zeigt auf seinem Durchschnitt eine grauweiße Fläche, in der gelbliche und rötliche Flecke und reichliche Blutungsherde liegen. Die Blutungen finden sich häufiger und ausgedehnter in den Metastasen als im primären Hodentumor. Die Konsistenz der Geschwulst ist weich, die Einlagerung einzelner, derber Knoten aber häufig. Ab und zu ist auf der Schnittfläche der Hodengeschwulst ein bindegewebiges Netzwerk, nicht selten fächerförmig vom corpus Highmori ausstrahlend, sichtbar. Außerordentlich häufig finden sich im Seminom wie in allen teratoiden Geschwülsten ausgedehnte Nekrosen.

Das mikroskopische Hauptmerkmal des Seminoms ist ein großer Zellreichtum. Die Tumorzellen sind vorwiegend rundlich, die Zellgrenzen häufig sehr unscharf. so daß das Protoplasma der nebeneinander liegenden Zellen zusammenhängend erscheint. Das Gewebe bekommt dadurch syncytialen Charakter. Wohl sind die Geschwulstzellen meist in ein feines, alveolenbildendes Maschenwerk eingepreßt: aber die Alveolenwände sind oft so dünn, daß sie kaum sichtbar sind; deshalb ist wegen ihres vermutlichen Fehlens das Seminom oft irrtümlich als Sarkom gedeutet worden.

Dem Seminom im Gewebebau und in den klinischen Erscheinungen nahestehend ist das *Chorionepitheliom*. Es unterscheidet sich auf dem Durchschnitte von dem vorwiegend weißgrauen, wenn auch gefleckten Seminom durch seine sehr buntgefleckte Farbe. Im Chorionepitheliom ist das Gewebe durch Blutungen oft so ausgedehnt zerstört, daß nur wenig mehr von der Gewebestruktur im Primärtumor zu sehen ist und nur in den Metastasen der wahre Aufbau der Neubildung richtig zu erkennen ist. Die Chorionepitheliome bilden immer, und zwar meistens sehr frühzeitig, Metastasen. Diese erweichen häufig rasch und werden durch Blutungen (z.B. im Gehirn) zur Todesursache. Wie beim Seminom treten die Metastasen des Chorionepithelioms am ehesten in den Lymphdrüsen des Beckens und des retroperitonealen Raumes auf, in der Lunge, der Leber. der Milz, den Nieren, dem Magen-Darmtractus, auch im Herz oder Gehirn. Chorionepitheliome und Seminome sind nicht selten mit Gynäkomastie, einer schmerzhaften Anschwellung der Brustdrüsen, verbunden. Daß sich Seminom und Chorionepitheliom sehr nahestehen, äußert sich auch darin, daß bei einem primären Seminom des Hodens chorionepitheliomatöse Metastasen gefunden werden.

Die sehr seltenen *Chondrome, Osteome. Myome. Myxome* des Hodens sind gemeinsam als rudimentäre Teratoide zu deuten. Sie sind nicht sehr bösartig. Metastasenbildung erfolgt bei ihnen viel weniger rasch und weniger oft als bei Seminomen und Chorionepitheliomen. Eine Erwähnung verdient das sog. *papilläre Adenocarcinom des Hodens*. Bei ihm überwuchert der endodermale Teratomanteil die Abkömmlinge der beiden anderen Keimblätter. Es entsteht dadurch ein eigenes histologisches Bild, in dem der Charakter des papillären Adenoms vorherrscht. Klinisch läßt sich diese Tumorform nie von den anderen Teratoiden unterscheiden. Eine eigenartige Geschwulstbildung ist das *tubuläre Hodenadenom*, das aus engen gewundenen Schläuchen besteht, die viel schmäler als die Hodenkanälchen sind. Sie liegen von einem vascularisierten Stroma umgeben als kleine Knötchen im Hodengewebe. Bemerkenswert ist, daß sie nur in hermaphroditischen oder in ektopischen Hoden, besonders Leisten- oder Bauchhoden beobachtet werden.

Symptome. Alle teratoiden Hodentumoren sind im Beginne ihrer Entwicklung schmerzlos. Sie werden vom Kranken meist erst beachtet, wenn sie eine erhebliche Größe aufweisen. Ihre häufigsten Arten. das Seminom und das Chorionepitheliom zeigen nach erst langsamem Wachstum eine sehr rasche Größenzunahme. Bald verursachen sie dann durch ihre Größe und ihr Gewicht ziehende Schmerzen im Samenstrang und in der Leiste des Kranken. Es werden auch Lymphdrüsenmetastasen im Hypogastrium fühlbar, die rasch wachsende, derbe. unregelmäßige, die Bauchwand deutlich vorwölbende Geschwülste bilden. Auffällig oft treten in der linken Supraclaviculargrube Drüsenschwellungen auf.

Mit der Entwicklung der Tumormetastasen treten starke Störungen des Allgemeinbefindens des Kranken ein: Übelkeitsgefühl, Verdauungsstörungen, Gewichtsabnahme und schließlich Kachexie. Harnstörungen fehlen meist vollkommen; selten besteht eine geringe Albuminurie. Tumormetastasen im Mediastinum, in den Lungen, den Nieren, in der Leber oder im Gehirn bringen mannigfaltige Abweichungen von diesem sonst ziemlich gleichmäßigen Krankheitsbild.

Differentialdiagnose. Entwickelt sich bei einem Kranken ohne heftige Entzündungserscheinungen eine erhebliche Vergrößerung des Hodens, so ist stets zu erwägen, ob deren Ursache eine Neubildung ist; es ist aber auch zu bedenken, daß eine Hodentuberkulose, ein gumma testis, eine Hydrocele oder Hämatocele (Periorchitis) einen ähnlichen Palpationsbefund bilden kann. Bei der Palpation ist äußerste Sorgfalt und Vorsicht zu beachten. Der Tumor soll so wenig und so leicht wie möglich palpiert werden, um eine Dissemination zu vermeiden. Ein Hodentumor ist kein Demonstrationsobjekt für einen diagnostischen Kurs.

Ist neben dem vergrößerten Hoden eine deutlich knotige Schwellung des Nebenhodens festzustellen, so spricht dies gegen die Annahme einer Hodenneubildung, macht vielmehr eine Tuberkulose der Keimdrüse wahrscheinlich: denn Neubildungen des Hodens lassen den Nebenhoden lange unverändert. Die *Tuberkulose* dagegen nimmt immer im Nebenhoden ihren Ausgang, greift erst sekundär auf den Hoden über. Deshalb ist bei Anschwellung des Hodens durch Tuberkulose stets gleichzeitig ein starke Erkrankung des Nebenhodens zu finden. Wenn infolge des tuberkulösen Entzündungsprozesses der Nebenhoden mit dem Hoden eng verschmolzen und von ihm nicht mehr abgrenzbar ist, so wird der Palpationsbefund dem eines Hodentumors sehr ähnlich. Eine richtige Deutung ist aber trotzdem meist leicht. Denn bei so starker Ausdehnung der Hoden- und Nebenhodentuberkulose findet sich fast immer bei rectaler Untersuchung eine knotige, unverkennbar tuberkulöse Infiltration in Prostata und Samenblasen, woraus auf die tuberkulöse Natur der Hodenschwellung zu schließen ist.

Einmal beobachtete ich allerdings Tuberkulose und Neubildung im Hoden nebeneinander entwickelt.

Einer Neubildung des Hodens im Palpationsbefund sehr ähnlich ist das *gumma testis.* Dieses beschränkt sich wie das Neoplasma lange auf den Hoden, läßt meist den Nebenhoden und auch das vas deferens ohne Infiltrat. Seine Verwechslung mit Hodenneubildung kann bei sorgfältiger Untersuchung aber doch ziemlich sicher vermieden werden. Beim Gumma findet sich immer ein positiver Ausfall der Wa.R., und es nimmt die Hodenschwellung unter antiluischer Behandlung deutlich, wenn auch nicht immer hochgradig, ab. Die Hodenneubildungen verursachen keine Wa.R., reagieren nicht auf antiluische Behandlung, schwellen dagegen schon nach einer einzigen Erythemdosis von harten Röntgenstrahlen merklich ab. Heute, da in unseren Breiten die Lues so selten geworden ist, kommt diese Differentialdiagnose bei uns kaum mehr vor.

Die *Hydrocele* ist durch ihre Transparenz und ihre glatte, elastische Oberfläche von der Hodengeschwulst leicht zu unterscheiden. Ist aber der Inhalt der Hydrocele durch Blutung getrübt (Hämatocele), die tunica vaginalis durch entzündliche Infiltrate und Bindegewebsneubildung verdickt (Periorchitis), dann wird die Diagnose schwieriger. Durch Hämatocele bzw. *Periorchitis* nimmt die Hodenschwellung in der Regel viel langsamer zu als durch Neubildung. Eine Probepunktion ergibt bei Tumor nur wenige Tropfen Blut, mit oder ohne Tumorpartikel, einzig bei Teratomen allfällig statt Blut kleine Mengen schleimig-breiiger Flüssigkeit mit viel Detritus und Cholesterin. Bei Hämatocele bzw. Periorchitis dagegen ergibt die Punktion Blut in größerer Menge oder eine wäßrige, braunrote Flüssigkeit mit Epithelien und Leukocyten. Die Probepunktion ist mit der Gefahr verbunden, durch Verletzung eines Hodentumors Tumorzellen zu verimpfen und Anlaß zur Ausbreitung zu geben. Sie soll deshalb nur, wenn dringlich nötig, vorgenommen werden.

Die Diagnose des Hodentumors kann durch den Nachweis von Gonadotropinen im Harn verfeinert werden. Bei Chorionepitheliomen wird die Schwangerschaftsreaktion nach ASCHHEIM-ZONDEK mit dem Urin deutlich positiv. Es scheint das chorionepitheliomatöse Gewebe Schwangerschaftsinkret abgeben zu können. Wahrscheinlich führt es dadurch zeitweilig zur Gynäkomastie. Der Hormonnachweis ist vor allem wertvoll postoperativ zur Entscheidung der Frage, ob versteckte Metastasen vorhanden sind oder neu auftreten.

Charakteristisch für die *teratoiden Hodentumoren* ist ein rasches Wachstum der Geschwulst, die frühzeitige Bildung fühlbarer Drüsenknollen im Becken und Retroperitonealraum, dann von Drüsenschwellungen in der linken Schlüsselbeingrube und von im Beginne nur radiographisch als fleckige Schatten nachweisbaren Metastasen in den Lungen.

Die Prognose der Hodentumoren ist nicht so schlecht wie ihr Ruf. SCHWARTZ und WALLIS fanden in ihrer Serie (die allerdings z.T. nur kurze Überlebenszeit aufweist) 90% Heilung bei Seminom, 45% bei den übrigen embryonalen Carcinomen, 0% bei den Chorionepitheliomen. In der Serie von THOMAS und BISCHOFF waren in der Gruppe der Geheilten 6 Monate im Durchschnitt vergangen zwischen Beginn der Symptome und Operation, in der Gruppe der Verstorbenen betrug die entsprechende Zahl 11 Monate. Auch bei Vorhandensein von Metastasen ist die Prognose nicht ganz hoffnungslos. Gelegentlich gelingt eine Heilung durch Bestrahlung oder durch operative Entfernung einer solitären Metastase.

Therapie. Wie aus den eben angeführten Statistiken ersichtlich ist, ist es weniger wichtig, wie, als wann operiert wird. Es ist besser, 5mal eine Semikastration wegen Periorchitis, Affektion die weitaus am häufigsten mit einem Tumor verwechselt wird, zu machen, als einmal eine Operation wegen Hodentumor zu versäumen. Wenn ich bei der ersten Sprechstundenuntersuchung nicht mit Sicherheit einen Hodentumor ausschließen kann, empfehle ich dem Patienten die sofortige, einfache Semikastration und habe es noch nie bereut. Bei der Operation ist darauf zu achten, daß der Samenstrang in all seinen Teilen unterbunden wird, bevor an die Luxation des Hodens gegangen wird. Der Grund ist derselbe, wie schon bei der Palpation erwähnt: Es dürfen durch uns keine Zellen mobilisiert und durch Blut- und Lymphbahnen im Organismus zerstreut werden. Alle erweiterten Operationen, mit Präparation und Excision der regionalen Lymphbahnen bis in die Nierengegend sind wieder verlassen worden. Sie geben bloß eine vermehrte Operationsmortalität ohne vermehrte Heilungsziffern. Die Seminome, primäre wie metastatische, sind auf Röntgenstrahlen sehr empfindlich. Es soll deshalb bei allen Tumoren eine energische Nachbestrahlung der zugehörigen Drüsengebiete gemacht werden. Schon vor der Semikastration zu bestrahlen, scheint mir falsch. Es geht dadurch nur Zeit verloren, und bei der geschilderten Technik der Semikastration ist eine Dissemination nicht zu befürchten. Die Semikastration ist auch indiziert, wenn schon sichere Metastasen vorhanden sind. Wie beim Hypernephrom, hat man den Eindruck eines langsameren Wachstums der Metastasen nach Entfernung des Primärtumors und einer besseren Ansprechbarkeit auf die Bestrahlung. Die übrigen teratoiden Hodentumoren sind röntgenresistent. Ihre Heilung ist deshalb nur möglich, wenn im Moment der Operation keine Metastasen bestehen.

K. Hydrocele testis

Als hydrocele testis bezeichnet man die Ansammlung seröser Flüssigkeit in der tunica vaginalis propria des Hodens (Abb. 318). Sie wird wie die noch zu besprechende hydrocele funiculi spermatici volkstümlich auch *Wasserbruch* genannt. Man unterscheidet eine akute und eine chronische Form.

Bei der *akuten Hydrocele* bildet sich sehr rasch ein Erguß in die tunica propria testis. Dieser kann schon nach wenigen Stunden eine ei- bis faustgroße Anschwellung rings um den Hoden erzeugen. Auf der Scheidehaut bilden sich fibrinöse Auflagerungen (periorchitis serofibrinosa). Die häufigste Ursache der akuten Hydrocele ist eine in der Nachbarschaft der tunica propria sich abspielende *Entzündung*, z. B. eine gonorrhoische oder banale Epididymitis. Ein *Trauma* führt selten zu akuter Hydrocele, eher durch Blutung in die Tunica zu einer chronischen Hydrocele. Solange die Wandung des Wasserbruches mäßig gespannt ist, bleibt der Hoden hinten innen in ihm fühlbar. Bei stärkerer Füllung der Scheidehaut verschwindet der Hoden aber vollkommen in der prall-elastischen Geschwulst. Nur noch der Nebenhoden ist längere Zeit mehr oder weniger deutlich hinten innen in der Geschwulst abzutasten, bis auch dieser schließlich von der Hydrocele überdeckt wird. Manchmal reicht eine druckempfindliche Infiltration hoch in den Samenstrang hinauf. Die um die akute Hydrocele liegende Scrotalhaut wird ödematös und gerötet; sie bleibt aber leicht faltbar und ohne Verwachsungen mit der Hydrocelenwand.

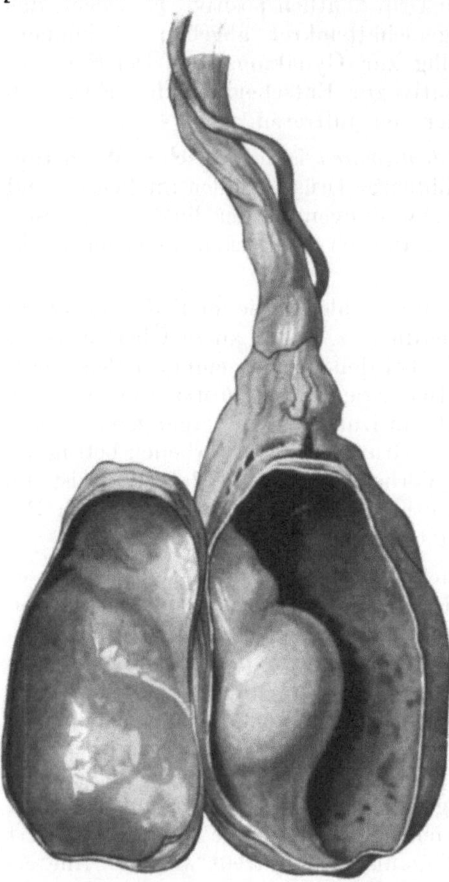

Abb. 318. Hydrocele mit aufgeklappter Wand

Der wäßrige Inhalt der akuten Hydrocele ist von gelblicher Farbe, klar oder bei Entzündung doch nur leicht getrübt durch einwandernde Leukocyten und durch Fibringerinnsel. Die Hydrocele zeigt deshalb im durchfallenden Lichte Transparenz, wodurch sie sich vor der ihr ähnlichen akuten Hämatocele unterscheidet. Nur ausnahmsweise vereitert die akute Hydrocele und bricht, wenn sie nicht operativ entleert wird, spontan durch die Scrotalhaut durch. Meist schwindet die akute Hydrocele durch Resorption des Exsudates nach wenigen Tagen oder Wochen. Sie hinterläßt allerdings häufig mehr oder weniger ausgedehnte Verwachsungen der Scheidehautblätter. Es kann aber andere Male dauernd ein seröser Erguß in den Scheidehäuten zurückbleiben; es entsteht aus der akuten Hydrocele eine chronische *exsudative Periorchitis* (chronische Hydrocele).

Zur Behandlung der akuten, entzündlichen Hydrocele genügen Bettruhe, Hochlagerung des Hodensackes, feuchtwarmer Verband. Ab und zu ist es angezeigt, die Resorption durch Punktion der Hydrocele zu beschleunigen. Eine Incision wird nur nötig bei Vereiterung der Hydrocele.

Die *chronische Hydrocele* ist bei Männern und Knaben eine außerordentlich häufige Erkrankung, die bald ein- bald doppelseitig auftritt. Sie kann aus einer akuten Hydro- oder Hämatocele hervorgehen; häufig entsteht sie ganz allmählich ohne einen akuten Anfangsschub, anschließend an oft unbemerkte Entzündungen, Traumen oder Neubildungen von Hoden oder Nebenhoden. Ihr Beginn ist dann so schmerz- und beschwerdelos, daß sie erst spät, wenn ihre Größe lästig fällt, vom Kranken beobachtet wird.

Die nicht so seltene *angeborene Hydrocele* nimmt keine Sonderstellung ein. Auch bei ihr ist die Ursache in Entzündungen oder Traumen der Hoden und Nebenhoden zu suchen, in Schädigungen, die schon intrauterin auf die Hoden einwirkten.

Symptome. Die Ansammlung einer wäßrigen Flüssigkeit im Spaltraume der tunica propria testis wird bald durch die scheinbare Hodenvergrößerung auffällig. Es entsteht eine Geschwulst bis Faust- oder gar Kopfgröße, die den Kranken im Gehen und Stehen belästigt. Eine so große Hydrocele drängt auch den Penis beiseite und zieht dessen Haut schließlich so flach aus, daß er nur noch als kleiner Stummel über die Oberfläche der Geschwulst vorragt. Der Urinstrahl wird schwach und wenig weittragend. Der Urin fließt am Ende der Miktion über das Scrotum ab und erzeugt an ihm nässende Ekzeme. Das Gewicht der Geschwulst verursacht häufig ziehende Schmerzen am Samenstrang. Die Konsistenz der Hydrocele ist *weich-* bis *prall-elastisch*; *Fluktuation* fehlt nur hinten innen, wo die Geschwulst durch die Einlagerung von Hoden und Nebenhoden eine derbere Konsistenz zeigt. Die Palpation ist nur im Bereiche des Hodens schmerzhaft. Die Hydrocele hat meist Birnen- oder Eiform, wobei der spitzere Pol immer nach oben gerichtet ist. Dieser obere Pol steigt, stets scharf umgrenzt, beim Wachstum der Hydrocele längs des Samenstranges empor bis nahe an den Leistenring hinan. Der Samenstrang wird allmählich verdickt, doch bleiben seine einzelnen Bestandteile immer deutlich gesondert fühlbar.

Charakteristisch für die Hydrocele ist ihre *Transparenz.* Diese ist am deutlichsten nachweisbar, wenn eine kleine elektrische Lampe an die eine Seite der Geschwulst angepreßt und die Hydrocele durch ein gegenüber der Lichtquelle ihr aufgesetztes Stethoskop betrachtet wird oder im verdunkelten Zimmer. An der hinteren Seite der Hydrocele sind die Formen des eingelagerten Hodens und Nebenhodens im Transparentbilde manchmal zu erkennen. Lange bestehende, große Hydrocelen werden schließlich undurchsichtig infolge bindegewebiger Verdickung der Hodenhüllen oder durch dicke Fibrinauflagerungen auf deren Innenseite *(periorchitis proliferans)*. Hoden und besonders Nebenhoden werden durch den Druck der Hydrocele abgeplattet, der Nebenhoden vom Hoden stark abgedrängt.

Die *Diagnose* der Hydrocele ist leicht. Die Hämatocele unterscheidet sich von der Hydrocele durch ihren Mangel an Transparenz, durch das blutige Punktat und die meist sehr derbe Wand. Der Hydrocele ähnlicher ist die Spermatocele. Auch diese läßt sich aber von der Hydrocele unschwer unterscheiden, vorerst durch ihre Form, dann durch ihren Inhalt. Die Spermatocele umhüllt nicht den Hoden wie die Hydrocele, sondern sitzt ihm meist nur kappenförmig auf, so daß an ihrem unteren Pole der Hoden deutlich vorragt. Das Punktat ist bei der Hydrocele von gelber oder grünlicher Farbe; bei der Spermatocele ist es wasserhell oder leicht milchig getrübt und enthält meist Spermatozoen.

Die Scrotalhernie sieht in ihrer Form der Hydrocele ähnlich, unterscheidet sich von ihr durch den tympanitischen Schall, durch den in die Leibeshöhle führenden Stiel, durch ihre Reponibilität und das Fehlen von Fluktuation und Transparenz. Die Hydrocele ist nicht selten von einer Leistenhernie begleitet, weil sie durch Zug am Samenstrang und am inguinalen Peritonealtrichter eine Anlage zur Bruchbildung schafft.

Varietäten der Hydrocele. Statt wie gewöhnlich unilokulär kann die *Hydrocele multilokulär*, d. h. aus mehreren, durch bindegewebige Scheidewände getrennten, aber mit gleicher Flüssigkeit gefüllten Hohlräumen zusammengesetzt sein. Sie ist dann als Verbindung einer Hoden- und Samenstranghydrocele aufzufassen und ist als Folge einer Entwicklungshemmung zu deuten. Bei der sog. *hydrocele communicans* steht die tunica vaginalis testis durch einen mehr oder weniger feinen Gang des nicht vollständig obliterierten processus vaginalis peritonei mit der freien Bauchhöhle in Verbindung. Bei ihr fließt im Liegen des Kranken der Hydroceleninhalt spontan oder auf Druck in seiner Hauptmasse in die Bauchhöhle zurück, sammelt sich aber beim Aufstehen des Kranken oder beim Husten sofort wieder im Hydrocelensack an. Dabei füllt sich bei der hydrocele communicans, im Gegensatz zur hernia scrotalis, der Sack nicht von oben nach unten an, sondern von unten nach oben. Das Durchrieseln der Flüssigkeit durch den Verbindungsgang zwischen Hydrocele und Bauchhöhle ist nicht sichtbar, wohl aber das Ansteigen des Flüssigkeitsspiegels im Hydrocelensack.

Bei der sog. *hydrocele bilocularis* besteht eine Teilung der Hydrocele in zwei übereinanderliegende Säcke, die durch einen mit Serosa ausgekleideten Gang in Verbindung stehen. Bei ihr kann der obere Sack außerhalb des Leistenkanals am Samenstrang liegen (hydrocele bilocularis extraabdominalis) oder hinter dem Leistenkanal in der Bauchhöhle zwischen Peritoneum und fascia transversa (hydrocele bilocularis intraabdominalis). Der hinter dem inneren Leistenring liegende Sack kann eine so erhebliche Größe erreichen, daß er durch die Bauchdecken durch fühlbar wird.

Prognose und Therapie. Die chronische Hydrocele ist ein gutartiges Leiden. Aber sobald sie eine gewisse Größe erreicht hat, belästigt sie den Träger im Gehen und Sitzen so stark, daß ihre Beseitigung erwünscht wird. Ein spontanes Schwinden der Hydrocele ist nur bei Kindern möglich. Beim Erwachsenen kann die chronische Hydrocele nur durch Punktion oder Radikaloperation beseitigt werden.

Punktion. Mit einer mitteldicken Punktionsnadel wird der Hydrocelensack an seiner Vorderwand etwas unterhalb der Mitte angestochen. Bei inversio testis muß der Einstich an die hintere Wand verlegt werden. Der wäßrige Inhalt fließt durch die Nadel tropfenweise oder bei Druck auf die Hydrocelenwand sogar in gutem Strahle ab. Rascher noch erfolgt die Entleerung durch Aspiration mit einer einfachen Rekordspritze oder mit dem Potain-Apparat. Die Punktion muß natürlich unter strengster Wahrung der Asepsis vorgenommen werden, da sie sonst zu schweren Infektionen führen kann. Die Scrotalhaut wird an der Einstichstelle durch Jodanstrich desinfiziert. Um eine Verletzung des Hodens und eine damit häufig verbundene Blutung bei der Punktion sicher zu vermeiden, wird der Einstich in schräger, von unten nach oben laufender Richtung vorgenommen, wobei gleichzeitig durch äußeren Druck auf oberen und unteren Pol der Hydrocele eine möglichst pralle Vorwölbung der äußeren Hydrocelenwand zu erzielen gesucht wird.

Die Punktion bringt meist nur einen kurzen Heilerfolg. Der Hydrocelensack füllt sich wenige Wochen oder Tage nach der Punktion wieder an, in der Regel um so rascher, je öfter vordem punktiert wurde. Die Verbindung von Punktion mit nachfolgender Injektion einer verödenden Flüssigkeit, wie sie zur Behandlung der Varicen im Gebrauch sind, in den entleerten Hydrocelensack bringt manchmal eine Verödung des Sackes durch entzündliche Adhäsionen und damit einen dauernden Heilerfolg. Eine solche Heilung ist nur möglich, wenn die Hydrocelenwand sehr dünn ist; ist sie dick, so bleibt auch nach der ätzenden Injektion das Rezidiv nicht lange aus.

Die Injektion hat eine mehrtägige Schwellung und Druckempfindlichkeit des Scrotums und Hodens zur Folge. Einige Tage Bettruhe sind deshalb nach der Injektion anzuraten.

Eine fast immer endgültige Heilung bringt die *Radikaloperation* der Hydrocele. Sie ist ohne Allgemeinnarkose nach Umspritzung des ganzen Scrotalsackes und Infiltration des Funiculus mit Novocainlösung schmerzlos durchzuführen.

Guten Schutz vor Rezidiven bietet die von BERGMANN vorgeschlagene *vollständige Excision* des parietalen Blattes der tunica propria bis an den Hoden hinan sowie auch die Methode von JABOULAY-WINKELMANN, wobei der Hydrocelensack statt excidiert längs gespalten und um Hoden und Samenstrang zurückgeschlagen und hinter diesen vernäht wird, so daß seine Serosa umgekrempelt wird und nach außen liegt. Manchmal ist es zur Beschleunigung der Heilung angezeigt, den kurz nach der Operation neben dem Hoden sich bildenden Flüssigkeitserguß, ein Gemisch von Blut und Exsudat der Hydrocelenwand, zu punktieren.

Bei noch sehr jugendlichen Kranken ist der Hoden von der tunica propria testis umhüllt zu erhalten, da nach Wegfall dieser Hülle der Hoden oft atrophisch wird. Bei Kindern oder Jünglingen ist deshalb den erwähnten Operationsverfahren die Methode KOCHERs vorzuziehen. Es wird dabei der parietale Teil der tunica propria nur so weit reseziert, daß die Reste der parietalen Scheidehaut eben noch knapp über dem Hoden vernäht werden können. Da dabei ein mit Serosa ausgekleideter Spaltraum zwischen Hoden und Tunica bestehenbleibt, sind leider Rückfälle des Leidens nicht so gar selten.

L. Hämatocele

Die Hämatocele sieht im klinischen Bilde der Hydrocele sehr ähnlich. Aber statt der rein serösen Flüssigkeit wie bei der Hydrocele findet sich bei ihr ein blutiger, dünn- oder dickflüssiger Erguß in der Scheidehauthöhle des Hodens. Diese blutige Flüssigkeit zeigt keine Neigung zu spontaner Resorption. Ihre Menge wächst oft deutlich schubweise. Es bilden sich ebenso große Geschwülste wie bei der Hydrocele. Die tunica vaginalis ist bei der Hämatocele immer entzündlich infiltriert und durch Bindegewebswucherungen stark verdickt. Ihr Endothelbelag fehlt meistens und ist durch ein gefäßreiches, leicht blutendes Granulationsgewebe ersetzt, das häufig von Fibrin oder geschichteten Blutgerinnseln bedeckt ist. Bei langem Bestande der Hämatocele wird die Scheidehaut bis zu 1 und $1^1/_2$ cm dick; es bilden sich in ihr oft knorpel- und knochenharte, schalenförmige Platten durch Verkalkung des schwieligen Bindegewebes. Der Nebenhoden wird durch den blutigen Erguß im cavum vaginale vom Hoden abgedrängt und geht schließlich in der Wand der Hämatocele auf. Der Hoden dagegen bleibt fast immer deutlich erkennbar, halbkugelig in das cavum vaginale vorspringend. Nur sehr selten wird auch er vollkommen atrophisch und geht in der Hämatocelenwandung auf. Aller dieser entzündlichen Veränderungen wegen wurde die Hämatocele auch als *periorchitis haemorrhagica* bezeichnet.

Die *Ursache* der Hämatocele ist nicht immer sicher zu erkennen. Ab und zu sind offensichtlich entzündliche Veränderungen der tunica vaginalis Ausgangspunkt der Hämatocele, andere Male Blutungen in die Scheidehauthöhle infolge einer Verletzung. Besonders Blutungen durch Quetschung einer Hydrocele, also Blutungen aus bereits veränderter Scheidehaut, scheinen leicht den Anlaß zur Bildung einer Hämatocele zu geben. Allgemeine Zirkulationsstörungen und auch jede lokale venöse Stauung im Samenstrang disponieren zur Hämatocele. Diese tritt deshalb vorzugsweise im vorgeschrittenen Alter auf. Sie ist selten beidseitig; an Häufigkeit steht sie weit hinter der Hydrocele zurück.

Symptome. Im Beginn der Hämatocele treten ziehende Schmerzen längs des Samenstranges und im Hoden auf; es schwillt die eine Scrotalhälfte zu Ei- oder Faustgröße, manchmal noch stärker an. In der Form ist die Hämatocele der Hydrocele gleich. Ihre Konsistenz dagegen ist in der Regel derber und praller: eine Fluktuation ist der derben Wandung wegen trotz des flüssigen Inhaltes nicht immer nachweisbar. Lange bleibt der Hoden hinten innen an der Geschwulst fühlbar, gekennzeichnet durch seine ausgesprochene Druckempfindlichkeit und seine längsovale Form. Er ist häufig weicher als die Scheidehautwände, die bei der Hämatocele, wie erwähnt, oft harte Einlagerungen erhalten. Der Hämatocele fehlt die Transparenz, teils wegen Trübung des Inhaltes, teils wegen der Dicke ihrer Wandung.

Eine spontane Rückbildung der Hämatocele findet nie statt; eine schubweise Größenzunahme ist die Regel. Die Hämatocele belästigt den Kranken nicht nur durch die zeitweilig recht heftig werdenden Schmerzen, sondern auch durch die mechanische Behinderung des Ganges. Ab und zu vereitert die Hämatocele, sei es infolge Fortleitung einer Infektion von den Harnwegen her, sei es infolge metastatischer, hämatogener Infektion. Bei längerer Dauer der Hämatocele leidet die Sekretion des zugehörigen Hodens; dieser kann durch Druck vollkommen atrophisch werden.

Therapie. Eine Heilung der Hämatocele ist durch Punktion oder Injektion nie zu erreichen. Einzig die operative, totale Entfernung der krankhaft veränderten Scheidehaut kann eine vollständige und dauernde Heilung ergeben. Ein Umkrempeln der Scheidehaut wie bei der Operation der Hydrocele (WINKELMANN-JABOULAY) ist bei der Hämatocele wegen der entzündlichen Veränderungen der Scheidehaut zu widerraten. Die Semikastration ist recht oft notwendig.

M. Hydrocele und hämatocele funiculi spermatici

Nach dem Hodenabstieg bleibt manchmal der processus vaginalis peritonei streckenweise längs des Samenstranges offen. In diesen offengebliebenen Teilstücken des processus vaginalis kann infolge entzündlicher oder traumatischer Reizung eine seröse oder blutig-seröse Flüssigkeit sich ansammeln. Es kann sich eine sog. hydrocele oder haematocele funiculi spermatici bilden. Beide sind viel seltener als die hydrocele testis und entwickeln sich fast nur bei Kindern oder doch noch jugendlichen Individuen.

Die *Hydrocele* des *Samenstranges* bildet eine längliche oder rundliche, prall elastische Geschwulst mit glatter Oberfläche. Ihr angelagert sind die normalen Samenstranggebilde zu fühlen, unterhalb ihr der Hoden und Nebenhoden. Diese Hydrocele ist auf Druck nicht empfindlich und zeigt deutliche Transparenz. Sie zeigt, wenn geschlossen, im Gegensatz zu der ihr in der Form ähnlichen Scrotalhernie keine Größenzunahme bei Husten oder bei Anstrengungen der Bauchpresse, auch keine Größenabnahme bei Druck auf ihre Wandung. Sie läßt sich wohl bis in den Leistenkanal oder gar bis in die Bauchhöhle zurückschieben, sie bleibt aber dabei im Gegensatz zur Hernie immer als prall-elastischer Körper fühlbar.

Die hydrocele funiculi zeigt ein anderes klinisches Bild, wenn sie mit der offenen Peritonealhöhle als *hydrocele funiculi communicans* oder mit einem hinter dem Leistenkanal liegenden geschlossenen Peritonealsack als *hydrocele funiculi bilocularis* in Verbindung steht. Bei diesen beiden Abarten der hydrocele funiculi gelten die gleichen differentialdiagnostischen Merkmale gegenüber der Leistenhernie wie bei der hydrocele communicans seu bilocularis testis. Ihre Füllung erfolgt im Stehen und beim Husten des Kranken stets von unten

nach oben; sie zeigt nie Darmschall und enthält nie solide Gebilde wie die Hernie.
Von der hydrocele hernialis, einem Exsudat im Bruchsacke, unterscheidet sich
die hydrocele funiculi dadurch, daß sie jedem Zuge des Samenstranges folgt,
die hydrocele hernialis dagegen nicht immer. Gegenüber der Spermatocele oder
hydrocele testis ist für die hydrocele funiculi charakteristisch, daß sie vom
Hoden vollständig abzutrennen ist.

Die *haematocele funiculi spermatici* ähnelt der hydrocele funiculi sehr, nur
fehlt bei ihr die Transparenz und ist ihr Inhalt nicht klar serös, sondern blutig.
Sie hat auch meist eine derbere Wandung als die hydrocele funiculi.

Größere Hydrocelen oder Hämatocelen des Samenstranges belästigen den
Träger durch ihre Schwere und das damit verbundene schmerzhafte Zerren am
Samenstrange. Ihre Beseitigung wird deshalb vom Kranken gewünscht. Nur
bei Kindern genügt dazu die Punktion. Bei Erwachsenen ist die operative Ausschälung notwendig.

N. Varicocele

Durch eine Erweiterung, Verlängerung und gleichzeitige starke Schlängelung
der Venen des Samenstranges, der venae spermaticae internae und venae defe-
rentiales entsteht im Hodensacke die Varicocele (Krampfaderbruch). Die Schlängelung der Venen ist meist in der unteren Hälfte des Samenstranges besonders
hochgradig. Der dortige Venenknäuel drängt den Hoden oft in eine horizontale
Lage. Nach dem Leistenkanal zu nimmt die Schlängelung und Erweiterung der
Venen ab; sie schwindet im oder hinter dem Leistenkanale meist vollkommen,
setzt sich nur sehr selten in die Bauchhöhle fort. Die erweiterten Venen sind durch
eine Verbreiterung ihrer Adventitia und Intima verdickt. Ihre Muscularis ist
atrophisch. Die Zahl der erweiterten Venenstämme ist nicht groß. Sie beschränkt
sich, wie dies bei Präparation des Funiculus am Leistenringe deutlich erkennbar
ist, auf 2—3 Venen oder gar nur auf einen einzigen Venenstamm. Thrombosen
oder Phlebolithen sind trotz der erweiterten Venen selten. Das die Venen umhüllende Bindegewebe ist derber als normal.

Die Variocele ist ein außerordentlich häufiges Leiden. Sie findet sich vorzugsweise bei jugendlichen, in der vollen Geschlechtsreife stehenden Individuen.
Nach den Militärstatistiken ist sie bei 10—20% aller Rekruten zu verzeichnen.
Im späteren Alter bildet sie sich vielfach spontan zurück, so daß sie bei Männern
jenseits der vierziger Jahre nur noch selten zu beobachten ist.

Die Ursache der Varicocele liegt wahrscheinlich in dem die Geschlechtsreife
begleitenden starken Blutandrang zu den Hoden. Daneben scheinen aber auch
Hemmungen im venösen Blutabfluß eine ätiologische Rolle zu spielen. Dadurch
ist die Tatsache zu erklären, daß bei 85—90% der Fälle die Variocele nur linksseitig auftritt, wo die tiefere Lage des Hodens und die rechtwinklige Einmündung
der vena spermatica in die vena renalis den Blutabfluß erschweren. Rechts,
wo durch die höhere Lage des Hodens und die geringere Länge des Samenstranges,
sowie durch die spitzwinklige Einmündung der vena spermatica direkt in die
vena cava der Blutrückfluß erleichtert ist, findet sich die Variocele fast nie.
Sie ist so selten rein rechtsseitig, daß, wenn dies einmal beobachtet wird, sorgfältig nach Tumoren (besonders Nierentumoren) oder entzündlichen Exsudaten,
welche die vena spermatica komprimieren könnten, gefahndet werden muß.

Die *Symptome* der Varicocele sind immer ziemlich gleichartig. Durch die
schlaffe und verdünnte Haut des auf der Seite der Erkrankung tief herabhängen-
den Scrotalsackes schimmert bläulich eine längliche, aus stark verschlungenen
Strängen zusammengesetzte Geschwulst durch (Abb. 319). Diese fühlt sich beim

Stehen des Kranken wie ein Klumpen Würmer an. Im Liegen wird ihre Konsistenz weicher und ihr Volumen geringer. Bei jeder Anstrengung der Bauchpresse nimmt aber die Füllung und Spannung der Varicocele wieder zu. Das vas deferens ist neben den erweiterten Venen an seiner derben Wand leicht zu erkennen. Der Hoden ist auf der Seite der Varicocele oft kleiner und schlaffer als auf der gesunden Seite.

Meist macht die Varicocele keine Beschwerden; andere Male aber klagen die Kranken über neuralgische Schmerzen im Samenstrang und im Hoden der erkrankten Seite, oft auch in Leiste und Unterleib, ferner über Hitzegefühl und starkes Schwitzen am Hodensack.

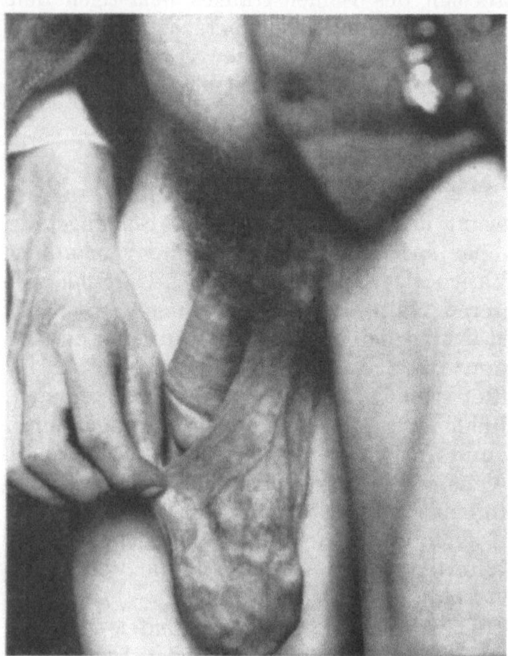

Abb. 319. Varicocele

Viele Träger von Varicocelen zeigen zudem deutlich allgemeine neurasthenische Symptome wie Schwindel, Herzklopfen, Unfähigkeit zu geistiger Arbeit, psychische Depression, Störungen der Geschlechtsfunktion. Die Größe der Varicocele ist nicht maßgebend für die Stärke der Beschwerden. Über kleine Varicocelen wird oft mehr geklagt als über große. Eine neben der Varicocele bestehende Hernie scheint die Beschwerden des Kranken wesentlich zu steigern.

Eine *Behandlung* der Varicocele wird nötig wegen fortschreitender Atrophie des Hodens oder wegen der Beschwerden des Kranken. Letztere sind oft rasch zu beseitigen durch regelmäßige, kalte Waschungen des Hodensackes, durch das Tragen eines gut sitzenden Suspensoriums, durch Vermeiden scharfer Nahrung und Getränke sowie durch Aufklärung des Kranken über die Gefahrlosigkeit des Leidens. Andere Male aber halten trotz dieser Maßnahmen die Beschwerden so hochgradig an, daß eine operative Beseitigung der Varicocele nötiger scheint. Man sei aber in der Indikationsstellung zur Operation sehr zurückhaltend; denn erstens bildet sich erfahrungsgemäß die Varicocele nach dem 4. Lebensjahrzehnt spontan zurück, ferner nützt die Operation bei Neurasthenikern nichts, ja schadet oft nur. Scheint aber die Varicocele wirklich stark die Arbeitsfähigkeit durch die oben genannten Beschwerden zu hemmen, oder verursacht sie eine fortschreitende Atrophie des Hodens, so wird nach Fehlschlagen der oben erwähnten konservativen Therapie am besten die Resektion der erweiterten und verlängerten Venenstränge vorgenommen. Die Operation läßt sich schmerzlos in Lokalanaesthesie von einem Inguinalschnitt aus vornehmen. Es dürfen, ohne Ernährungsstörungen des Hodens befürchten zu müssen, alle sichtbar erweiterten Venenstränge vom Leistenkanal bis zum Hoden hinab reseziert werden. Da bei engem Leistenkanal eine Varicocele weniger schmerzhaft ist und überhaupt weniger leicht zu entstehen scheint als bei weitem Kanal, zudem neben einer ausgebildeten Varicocele sehr oft ein kleiner Leistenbruch besteht, so ist es angezeigt, nach der

Resektion der Varicocele den Samenstrangdurchtritt möglichst hoch hinauf in die Bauchdecken zu verlagern und die vordere und hintere Leistenkanalwand nach BASSINI zu straffen. Eine Kürzung des Samenstranges durch Vernähen des unteren mit dem oberen Venenstumpf ist unnötig, ebenso die quere Excision eines Hautlappens aus dem schlaffen Scrotalsack.

Die von HEURTELOUP zur Beseitigung der Varicocele empfohlene Methode, die untere Partie der die Varicocele tragenden Scrotalhälfte mit allen den Hoden nach unten überragenden Venen in einer quer angelegten Zange zu fassen und peripher der Klemme abzutragen, die Wunde durch eine die Blutung stillende Doppelnaht zu schließen, ist zu widerraten. Sie hinterläßt oft Hämatome und Störungen der Wundheilung.

0. Spermatocele

Im und am Nebenhoden entstehen häufig cystenartige Gebilde, sog. Spermatocelen

1. entweder *durch Erweiterung der abführenden Samenkanälchen* oberhalb einer entzündlichen oder traumatischen Stenose (Retentionscyste) oder aber

2. durch *Erweiterung* blind endender, *aberrierender Samenkanälchen*, die zuerst mit den ableitenden Samenwegen in offener Verbindung sind, später aber sich von diesen vollkommen trennen;

3. durch die *cystische Erweiterung rudimentärer*, im Bereich des Nebenhodens liegender, embryonaler *Gebilde*: der Morgagnischen Hydatide, der Paradidymis, des vas aberrans Halleri.

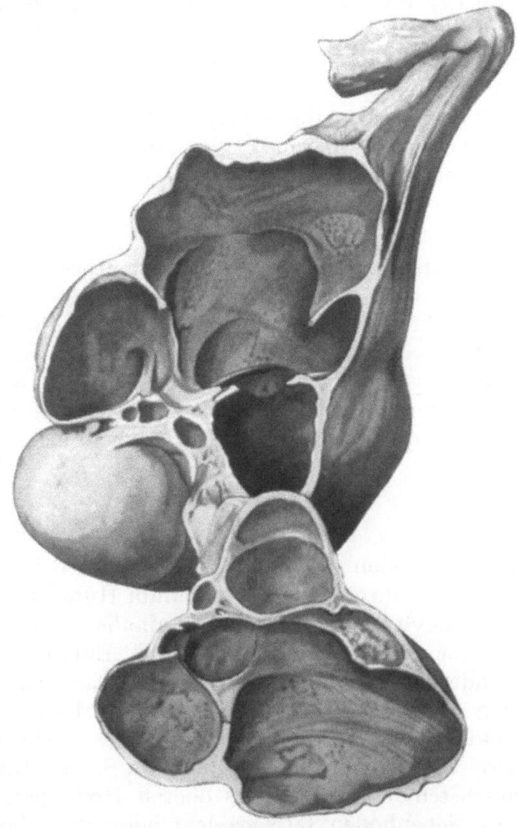

Abb. 320. Spermatocele (aufgeklappt)

Die bald ein-, bald mehrkammerigen Spermatocelen (Abb. 320) haben eine dünne, selten eine dicke oder gar zum Teil verkalkte, bindegewebige Wand. Ihr Inhalt ist immer dünnflüssig, wasserhell oder milchig-weiß, nur nach Traumen leicht blutig verfärbt: er ist nie von gelblicher Farbe wie bei den Hydrocelen. In ihm schwimmen manchmal wohlgeformte Spermatozoen, die bald vollkommen regungslos, bald aber, wohl unter dem Einfluß des Sekrets der Cystenwand, gut beweglich sind. Entwickelte sich die Spermatocele aus Samenkanälchen, die schon lange nicht mehr mit den Samenwegen in Verbindung standen, so fehlen in ihr die Spermatozoen. Das Sediment der Spermatocelenflüssigkeit enthält dann nur fettig degenerierte Epithelien und Detritus. Der Inhalt der Spermatocele ist wesentlich weniger eiweißhaltig und auch weniger alkalisch als der einer Hydrocele.

Symptome und Diagnose. Die Spermatocele wächst langsam und schmerzlos, meist vom Kopfe des Nebenhodens ausgehend, sehr selten vom Schwanze. Sie wird nach und nach zu einer apfel- bis faustgroßen, flukturierenden Geschwulst.

Ihre Oberfläche ist meist großbucklig, selten ganz glatt, ihr Inhalt im durchfallenden Lichte immer durchscheinend. Auf Druck ist die Spermatocele nicht schmerzhaft; doch kann sie durch ihre Schwere dem Kranken ein schmerzhaftes Ziehen in der Leiste verursachen. Über den unteren Pol der Spermatocele ragt stets der Hoden hinaus, kenntlich an seiner Form und Konsistenz sowie an seiner charakteristischen Druckempfindlichkeit. Die Lagebeziehung des Hodens zur Geschwulst, sein Vorragen über deren unteren Pol unterscheidet die Spermatocele von der Hydrocele, welche den Hoden seitlich umlagert und fast vollkommen überdeckt. Wenn ausnahmsweise die Spermatocele vom Schwanzende des Nebenhodens ausgeht und sie dadurch den Hoden ähnlich wie die Hydrocele umfaßt, so wird die palpatorische Unterscheidung zwischen Hydrocele und Spermatocele unmöglich. Nur die Punktion des Cysteninhaltes erlaubt dann die Differentialdiagnose: Die Spermatocele hat einen wasserhellen oder milchigen Inhalt, die Hydrocele einen gelblichen. Die der Spermatocele ähnlich geformte und gelagerte hydrocele funiculi spermatici ist im Gegensatze zur Spermatocele von Hoden und Nebenhoden vollkommen getrennt.

Behandlung. Solange die Spermatocele klein ist, bedarf sie keiner Behandlung. Sie belästigt den Kranken nicht. Größer geworden stört sie aber mechanisch durch ihr Gewicht und ihr Volumen. Durch Punktion mit nachträglicher Injektion von verödenden Medikamenten ist sie nur selten zum Schwinden zu bringen. Nur ihre vollständige Excision bringt dauernde Heilung. Bei der multilokulären Spermatocele werden während der Excision kleine Cysten leicht übersehen; Rezidive sind deshalb nicht selten.

P. Hoden- und Samenstrangtorsionen

Der Hoden ist in seiner Beweglichkeit im Scrotum normalerweise beschränkt, einerseits durch das gubernaculum Hunteri, das ihn nach unten festhält, andererseits durch das in die tunica vaginalis übergehende Mesorchium, das ihn an seinen Drehbewegungen hindert. Durch Entwicklungsstörungen können diese Haltebänder lose sein oder völlig fehlen. Dadurch bekommt der Hoden eine ungewöhnlich große Beweglichkeit. Wenn das Mesorchium lang und dünn ist, können sich Hoden samt Nebenhoden besonders leicht um ihre Längsachse drehen. Ihre Drehbewegung wirkt sich auch am Samenstrang aus, und zwar am frühesten und stärksten im Bezirke des oberen Hodenpoles. Wenn die Drehung von Hoden mit Nebenhoden 180° erreicht oder überschreitet, so werden die Samenstranggefäße durch diese Drehung gedrosselt, die Durchblutung von Hoden und Nebenhoden gehemmt oder ganz unterbrochen. Unter heftigen Schmerzen schwillt der Hoden an, er wird dunkelblau, schwarz und verfällt innerhalb weniger Stunden der Nekrose.

Wenn Hoden oder Nebenhoden infolge einer Entwicklungsstörung in ihrer fetalen Lagebeziehung verharren, beide weit auseinander gelagert durch eine breite und dünne Bindegewebsplatte mit den eingelagerten vasa efferentia verbunden sind, so ist eine gesonderte Drehung des Hodens oder des Nebenhodens um ihre Längsachse möglich.

Solche Torsionen kommen vorzugsweise bei Jugendlichen, und zwar am häufigsten an unvollständig ins Scrotum hinabgestiegenen Hoden vor. Ungefähr 60% aller gemeldeten Samenstrangtorsionen wurden an Leistenhoden beobachtet.

Auch eine ungewöhnlich lang gestielte Morgagnische Hydatide kann sich um ihren Stiel drehen und dadurch nekrotisch werden. Diese *Drehung der Morgagnischen Hydatide* kann durch reaktive Entzündung der umliegenden Gewebe und durch Zug an den Gefäßen eine Störung im Blutkreislaufe des Hodens bewirken. Dadurch werden ähnliche Erscheinungen wie bei Torsion des Samenstranges hervorgerufen.

Anlaß zu Hoden- und Samenstrangtorsionen geben am häufigsten stumpfe Traumen des Scrotums, oder eine plötzliche Anspannung der Bauchpresse, die zu einer heftigen, ruckweisen Kontraktion des Cremasters führt. Eine Torsion kann kurz nacheinander an beiden Hoden sich einstellen und dadurch eine vollständige Zerstörung des ganzen Keimdrüsengewebes nach sich ziehen.

Da der Hoden die Abdrosselung seiner Gefäße nur ungefähr 16 Std ohne dauernde Schädigung seiner spezifischen Zellen erträgt, ist eine frühzeitige *Diagnose* Voraussetzung einer erfolgreichen Behandlung. Die plötzlich auftretende, äußerst schmerzhafte Schwellung in Scrotum und Leistenring kann zur Verwechslung der Hoden- und Samenstrangtorsion mit Einklemmung des Hodens im Leistenkanal oder mit Einklemmung einer Hernie führen, kann auch eine akute Entzündung von Hoden und Nebenhoden vortäuschen. Besonders die irrige Deutung der Torsionssymptome als Folge einer akuten Orchitis oder Epididymitis ist für den Kranken verhängnisvoll. Denn bei der Annahme einer akuten Entzündung kommt ein operativer Eingriff vorerst nicht in Frage, und damit verstreicht die kurze Frist der Heilbarkeit einer Hodentorsion. Weniger schlimm ist die Verwechslung der Hodentorsion mit einer Bruch- oder Hodeneinklemmung, weil auch diese ein sofortiges, operatives Vorgehen verlangt, wodurch die wahren Verhältnisse abgeklärt werden.

Erfolgt die *operative Freilegung* des Hodens während der ersten Stunden der Torsion, so kann durch Behebung der Drehung und durch Festnähen des wieder richtig gelagerten Hodens eine Dauerheilung erzielt werden. Ohne Operation ist eine Rettung des Hodens nur möglich bei geringgradiger Drehung des Samenstranges, die nur Schmerzen, aber keine wesentliche Blutstauung im Hoden bedingt. Da aber solche geringgradige Drehungen sich meist bald wiederholen, oft in plötzlich stark vermehrtem Grade, so ist auch bei diesen geringen Drehungen operative Fixierung des Hodens einer unblutigen Reposition vorzuziehen. Hat die Drehung des Hodens bereits zu Infarktbildung oder Nekrose geführt, ist die Entfernung des Hodens notwendig.

Funktionelle Störungen

A. Die Allergie

Die allergischen Erscheinungen im Gebiet der Harnorgane sind wohl häufiger, als sie heute diagnostiziert werden. Genauere Kenntnisse, experimentelle Daten liegen nur bei der Nephritisforschung vor, wo die Masugi-Nephritis eine wohlbekannte Rolle spielt. Die Besprechung dieser Reaktionen fällt in die Kompetenz des Internisten und gehört nicht in den Rahmen eines Lehrbuches der chirurgischen Erkrankungen der Harnorgane.

Die ableitenden Harnorgane aber mit ihren großen Schleimhautflächen und Mengen glatter Muskulatur stellen ein ideales Schockorgan für allergische Reaktionen dar, die durch ihre Symptome eine organische Erkrankung darstellen können und vom Urologen differentialdiagnostisch berücksichtigt werden müssen. Daß es solche Reaktionen gibt, ist sichergestellt. Ob sie häufig sind, ist eine offene Frage. Die Harnorgane sind dem Einfluß der Allergene weniger ausgesetzt als die Haut, die Lungen, die Verdauungsorgane, die durch Kontakt, Atmung und Nahrung in erster Linie zur Reaktion gereizt werden. Die Harnorgane werden nur auf solche Allergene antworten, die mit dem Urin ausgeschieden oder durch Manipulation von außen eingebracht werden. Der Patient wird mit seinen Erscheinungen in erster Linie den Urologen aufsuchen, wobei die Gefahr besteht. daß ihre allergische Natur nicht richtig erkannt wird.

Die allergischen Symptome in den Harnorganen lassen sich aus den allgemeinen allergischen Reaktionen ableiten: Die glatte Muskulatur neigt zu Spasmen, die Capillaren zu Kontraktion oder Dilatation, zu seröser oder eosinophiler Entzündung und Blutung, das Bindegewebe zu Quellung und Nekrose. Im Vordergrund der klinischen Erscheinungen stehen daher *Hämaturie*, die *Koliken* und die *Dysurie*. Wenn bei einem dieser Krankheitsbilder die genaue urologische Untersuchung keinerlei organisch erklärbare pathologische Befunde zutage fördert, tut der Urologe gut, an eine allergische Genese zu denken. Den wichtigsten Hinweis bietet die Anamnese: Bestehen Asthma, Ekzeme, Speiseallergien? Treten die urologischen Symptome nur bei gewissen Gelegenheiten auf? Wenn begründeter Verdacht auf eine allergische Genese besteht, wird es empfehlenswert sein, den Patienten einem Allergiespezialisten zur genauen Untersuchung zuzuweisen und zu versuchen, den Beweis durch Weglassen der Allergene oder Desensibilisierung zu führen.

Als Regel darf gelten, daß man an eine allergische Genese urologischer Symptome oft denken, sie aber nur selten diagnostizieren soll.

B. Die funktionellen Störungen der Blase

Störungen der Blasenfunktion sind nicht immer der Ausdruck einer organischen Erkrankung der Blase. Es können Erkrankungen von Nachbarorganen wie die Entzündung der Appendix oder der weiblichen Adnexe, wie das Carcinom des Uterus, ohne auf die Blasenwand überzugreifen, Pollakiurie, Dysurie u. dgl. verursachen. Oder es kann ein Cervixmyom, der schwangere Uterus, es können irgendwelche den Raum des kleinen Beckens beengende Tumoren durch rein

mechanische Einwirkung auf die Blasenwand Reizerscheinungen der Blase auslösen. Aber selbst fernab von den Harnorganen gelegene Erkrankungen des
Körpers vermögen in der Harnblase, ohne daß diese selbst erkrankt ist, Funktionsstörungen auszulösen.

So bedingen *cerebrale Erkrankungen*, die mit Bewußtseinsverlust einhergehen,
häufig Blasenstörungen, bald Harnverhaltung, bald unwillkürlichen Harnabgang.
Was die Ursache dieser Störungen ist, bleibt oft unklar.

Sobald ein Kranker sein Bewußtsein verliert, sei es infolge eines Schädeltraumas, oder sei es infolge Apoplexie, Meningitis, Epilepsie, eines Komas, immer
soll seine Blase sorgfältig überwacht werden, solange die Bewußtlosigkeit andauert. Oft ist schon nach kurzer Dauer der Bewußtseinsstörung eine gewaltige
Distension der Harnblase festzustellen: denn die zu Bewußtseinsstörung führenden
Leiden. besonders Apoplexie und Epilepsie. haben außerordentlich häufig neben
Hemmung der Blasenentleerung, eine hochgradige Polyurie zur Folge.

Cerebrale Leiden ohne Trübung des Sensoriums führen seltener zu Blasenstörungen. am ehesten Hirnabszesse und Hirntumoren.

Ähnliche Erscheinungen. Dysurie, Retention, Inkontinenz werden auch bei
vielen Erkrankungen des Rückenmarks gefunden, der multiplen Sklerose, der
Myelitis. Syringomyelie und vor allem auch bei den mit einer spina bifida verbundenen Entwicklungsstörungen in der cauda equina. Die Blase der Tabetiker
wird unter dem Abschnitt Atonie ausführlich besprochen.

Außer diesen Störungen. die neben der Haupterkrankung nur als untergeordnetes Symptom bestehen, gibt es eine große und klinisch sehr wichtige Gruppe,
bei denen die Funktionsstörungen der Blase von Anfang an oder im Verlauf der
Erkrankung ins Zentrum des klinischen Interesses treten. Die Klassifizierung.
Beschreibung und Behandlung dieser Krankheitsbilder finde ich eine schwierige
Aufgabe: das ist weiter nicht verwunderlich, fehlen uns doch noch die grundlegenden Kenntnisse der Anatomie und Physiologie der Blase: wir sind über den alltäglichen Vorgang der Miktion im Zweifel, uns fehlt die Erklärung der Kontinenz:
das einzige, was wir mit Sicherheit wissen, ist, daß unsere bisherigen Ansichten.
vor allem über die Funktion der Sphincteren, falsch sind. Dieses Bewußtsein
unseres Nichtwissens gibt uns die berechtigte Hoffnung, daß diese Lücke in unseren
Grundlagenkenntnissen in den nächsten Jahren ausgefüllt werden wird.

Die Besprechung dieser Störungen beginne ich mit der klarsten Gruppe, den
Blasenstörungen nach traumatischer Querläsion des Rückenmarks, um nachher
die ätiologisch unsichere Atonie der Blase und die vorwiegend psychischen
Störungen der Blasenentleerung zu beschreiben.

I. Die Blase des Paraplegikers (cord-bladder)

Die Trägodie der beiden Weltkriege und der heutige starke motorisierte Verkehr haben eine große Zahl von Wirbelsäulenverletzungen gebracht. Die aufsteigende Harninfektion mit Steinbildung, Sepsis und Urämie waren bei weitem
die häufigste Todesursache dieser Unglücklichen, und man fragte sich, ob der frühe
Tod nicht einem jahrelangen Siechtum mit Kontrakturen und schweren Decubitalgeschwüren in einem urindurchnäßten Bett vorzuziehen sei. Dieses traurige Bild
findet man heute noch gelegentlich, da der einzelne Praktiker meist nur einen
einzigen Fall kennt und dessen trauriges Schicksal fatalistisch als unvermeidlich
hinnimmt. In den kriegführenden Ländern. vor allem englischer Sprache, hat die
Organisation eigener Spitalabteilungen die Prognose dieser Unglücklichen völlig
verändert. In Zusammenarbeit des Orthopäden, des Neurologen und Neurochirurgen mit dem Urologen und dem Physiotherapeuten gelingt es, aus den Patienten lebensbejahende und nützliche Glieder der menschlichen Gesellschaft zu

machen. Die Resultate sind um so besser, je früher die Verletzten diesen Zentren zugewiesen werden, denn Vorbeugen ist auch hier leichter wie Heilen. Es ist leichter, eine Kontraktur, einen Decubitus, eine schwere Harninfektion zu verhüten als zu behandeln. Für den Urologen ist es vor allem wichtig, daß die Patienten möglichst bald nach Heilung der Fraktur das Bett verlassen können, da seine Maßnahmen nur bei ambulanten Patienten Aussicht auf dauernden Erfolg haben.

1. Die Innervation der Blase

Die Blase wird auf sympathischem und parasympathischem Wege innerviert. Die sympathische Innervation stammt aus dem ersten und zweiten Lumbalsegment und verläuft über die nervi praesacrales zur Blase, die parasympathische Innervation stammt aus dem Sacralmark (S 2—4) und erreicht die Blase über die nervi erigentes. Diese Zentren liegen auf der Höhe des 11. Brust- bis 1. Lendenwirbels. Die Blasenfunktion wird durch den Parasympathicus gesteuert, der sowohl sensible wie motorische Fasern führt. Diese Fasern bilden einen Reflexbogen mit dem Miktionszentrum im Sacralmark. Dieses Zentrum und der Miktionsreflex werden durch hemmende Einflüsse vom Gehirn her kontrolliert.

Aus dieser kurzen und aufs einfachste reduzierten Schilderung geht klar hervor, daß je nach der Höhe der Läsion verschiedene Blasenstörungen entstehen müssen. Wird das Rückenmark oberhalb des Zentrums unterbrochen, fallen die hemmenden Einflüsse vom Gehirn weg, und die Blasenfunktion steht ausschließlich unter dem Einfluß des durch das Sacralmark gehenden Reflexbogens (automatische Miktion, Reflexblase); wird das Sacralmark oder die cauda equina zerstört, kommt die Blase unter den Einfluß der kapriziöseren Ganglien der Blasenwand (autonome Miktion).

2. Einfluß der Rückenmarksverletzung auf die Blase

Eine schwere Verletzung des Rückenmarks hat am Anfang einen *spinalen Schock* zur Folge. Dessen Wirkung auf die Blase ist dieselbe, wo auch immer die Verletzung sei. Alle Reflexe caudal der Verletzung verschwinden, die Blasenfunktion hört auf. Der Detrusor wird inaktiv und atonisch, das orificium internum schließt sich durch Kontraktion des sphincter internus, während der sphincter externus atonisch wird. Es entsteht eine Distension der Blase, die sich wie ein elastischer Sack ohne Reaktion auf die zunehmende Füllung benimmt. Diese Phase kann einen Tag bis 18 Monate dauern.

Es schließt sich an den spinalen Schock eine Zeit der *ischuria paradoxa* an. Der Tonus des Detrusors kehrt zurück, er ist zu kleinen unkoordinierten Kontraktionen fähig, die eine Inkontinenz verursachen, ohne daß die Blase sich richtig leeren kann; es besteht ständig ein großer Restharn. Auch diese Phase ist allen Verletzungen des Rückenmarks gemeinsam. Ist das Sacralmark mit dem Miktionszentrum oder die cauda equina zerstört, kann dies das Endstadium der Erholung bedeuten (autonome Miktion).

Die letzte und beste Phase der Erholung ist die der *automatischen Miktion*. Sie ist charakterisiert durch plötzliche kräftige Detrusorkontraktionen bei einem gewissen Füllungsgrad der Blase, die eine fast normale Miktion ohne Restharn zur Folge haben. Es ist dies das günstigste, zu erhoffende Resultat. Durchschnittlich kann diese Reflexblase oder automatische Miktion nach 12 Wochen erwartet werden. Ihr Eintritt ist weitgehend abhängig außer von der Höhe der Läsion auch vom Allgemeinzustand des Patienten.

Bei Verletzungen des Sacralmarks und der cauda equina kann sich eine der automatischen sehr ähnliche Miktion entwickeln. Die ungenügende Kontraktion des Detrusors wird ergänzt durch Mithilfe der Bauchpresse oder manuelle Expression der Blase. Bei der Reflexblase wird die bevorstehende Miktion oft dem Patienten durch eine Art Aura angekündigt: Bauchweh, vermehrte Darmperistaltik, Schwitzen, Kopfweh, erhöhter Blutdruck. Er sollte dann noch genügend Zeit haben, den Abort zu erreichen oder wenigstens die Urinflasche zu ergreifen. Oft kann der Patient auch die Miktion selbst auslösen durch Klemmen und Reiben im Genital- und Dammgebiet.

Ist die Rückenmarksläsion *inkomplett*, kann eine mehr oder weniger normale Miktion wieder zustande kommen.

Nur die Minderzahl der Fälle paßt in dieses Verlaufsschema. Es gibt viele Abweichungen, mit Hypertrophie des Detrusors, Spasmen, vor allem wenn die Spasmen der Bauchmuskulatur den Blaseninnendruck plötzlich erhöhen können. mit Ureterreflux und gestörter Ureterperistaltik.

3. Die Behandlung der Blasenstörungen

Aus dem Vorhergehenden wird ohne weiteres klar, wie wichtig diese Blasenstörungen sind, wie verhängnisvoll sie sich auf das Wohlbefinden des Patienten. seine Gesundheit und seine Lebenserwartung auswirken können. Die wochen- und monatelang dauernde, ja eventuell definitive Stase, verbunden mit vesico-ureteralem Reflux bedroht die Nierenfunktion und damit das Leben direkt, sie öffnet der aufsteigenden Infektion Tür und Tor. Diese Infektion findet in dem geschwächten Gewebe mit seiner gestörten Innervation und Durchblutung einen günstigen Nährboden. Dazu kommt eine starke Hypercalciurie durch gesteigerten Abbau des Knochens, verbunden mit den sympathischen Reizungen der Niere. die Steinkrisen verursachen: Steinbildungen in Nieren und Blase sind deshalb eine alltägliche Erscheinung bei den Paraplegikern, und es ist verständlich, daß noch heute unter den Todesursachen die urologischen Komplikationen an erster Stelle stehen. Die Wichtigkeit der Prophylaxe und Therapie ist evident.

Nicht genug zu betonen ist die Wichtigkeit der *Allgemeinbehandlung des Paraplegikers* für den Zustand seiner Harnorgane. Beim bettlägerigen Patienten in schlechtem, septischen Allgemeinzustand, mit infizierten Decubitalgeschwüren, Inaktivitätsatrophie des Bewegungsapparates wird auch die beste urologische Behandlung weder schwere Folgen der Harninfektion, noch Steinbildung verhüten können. Ganz anders ist die Prognose beim ambulanten Paraplegiker, der im Rollstuhl oder an Gehhilfen ein ambulantes Leben führt, bei dem einem guten Ernährungszustand eine gesunde Haut, durch Rehabilitation gekräftigte Muskeln und ein Skelett von annähernd normalem Kalkgehalt entspricht.

Das Ziel der urologischen Behandlung des Paraplegikers ist vom ersten Tag an die Verhütung der Infektion, sowie die Verhütung der Überdehnung oder Schrumpfung der Blase. Darüber herrscht volle Einigkeit, keineswegs aber über die Mittel. die zu diesem Ziel führen.

Die erste Sorge gilt vom Moment der Verletzung an der Beseitigung der Harnretention. Um gesunde obere Harnwege zu behalten, geht diese Sorge durch die ganze Behandlung weiter, bis sich eine befriedigende spontane Miktion wieder eingestellt hat. Dazu sind verschiedene Methoden gebräuchlich.

Die manuelle Expression der schlaffen Blase scheint im ersten Augenblick eine verlockende Methode. Sie vermeidet mit Sicherheit die Infektionsgefahr, die dem Katheterismus und der suprapubischen Drainage anhaftet. Wir haben gesehen. daß im spinalen Schock der sphincter internus krampfhaft geschlossen ist. Außer in den wenigen Fällen, wo dies nicht eintritt, sondern der sphincter internus und externus erschlafft sind, wird die manuelle Expression nur ein ganz dünnes Bächlein produzieren und einen erheblichen Restharn zurücklassen. Wird ein vermehrter Druck auf die Blase ausgeübt, besteht die Gefahr der Blasenruptur.

Wenn die manuelle Expression der Blase gebraucht wird, muß sie alle 6 Std ausgeübt werden.

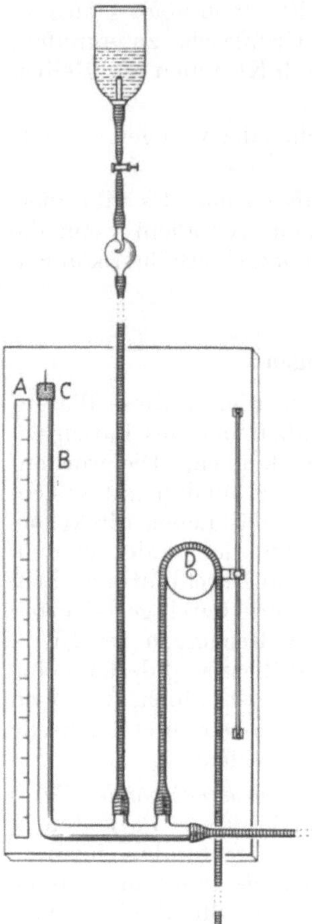

Bei weitem die meisten Anhänger hat heute der *Katheterismus* der Paraplegikerblase. Der intermittierende Katheterismus kann gleich wie bei der Überlaufblase des Prostatikers in den ersten Tagen der Behandlung sehr nützlich sein, vorausgesetzt, daß er regelmäßig, geschickt und zart und unter peinlichster Asepsis ausgeführt wird. Tritt eine Infektion ein, muß sofort ein Dauerkatheter eingelegt werden. Die Pflege des Dauerkatheters ist beim Paraplegiker viel anspruchsvoller als beim Prostatiker. Das Urethralgewebe ist nach der Rückenmarksverletzung gegen eine Infektion wenig resistent. Aus der unvermeidlichen Urethritis entsteht viel leichter als sonst ein periurethraler Absceß und eine Harnröhrenfistel. Der Katheter muß jeden 2. Tag gewechselt und bei dieser Gelegenhei die Urethra mit einer antiseptischen Lösung ausgespült werden. Es ist vorsichtig, nur einen weichen und dünnen Katheter zu verwenden, am besten einen Ballonkatheter Ch. 14 oder 16. Bei jedem Wechsel soll die Harnröhre einige Stunden ohne Katheter bleiben. Zwei Nachteile sind mit der Dauerkatheterbehandlung der Paraplegikerblase verbunden: Die Infektion ist auf die Dauer wie bei jeder Katheterbehandlung unvermeidlich; die dauernd trockengelegte Blase hat eine starke Schrumpfungstendenz. Unser Bestreben muß sein, diese beiden Komplikationen so gut als möglich zu verhüten. Dies geschieht am besten durch regelmäßige Spülungen in einem *geschlossenen System*.

Am einfachsten ist das manuell bediente geschlossene System (Abb. 322). Durch die Schwester oder den Patienten selbst wird von Zeit zu Zeit die Blase mit Spülflüssigkeit gefüllt und dann wieder leerlaufen gelassen. Automatisch funktioniert die Ebbe- und Flutdrainage *(tidal drainage)*. Das Pflegepersonal muß den Apparat kennen, sein Funktionieren wird durch Luftblasen im System leicht gestört.

Abb. 321. A Cystometerskala; B Cystometerrohr; C Entlüftung; D in der Höhe verschiebbare Rolle; E zum Blasenkatheter

Der tidal drainage liegt das Prinzip der kommunizierenden Röhren zugrunde (Abb. 321). Durch einen Schlauch mit Tropfbirne fließt Flüssigkeit (60—120 Tropfen pro Minute) in die Blase ein. Entspricht der Druck in der Blase der Höhe der Flüssigkeitssäule bei *D*, tritt die Flüssigkeit in den absteigenden Schenkel über. Durch die Siphonwirkung wird der ganze Blaseninhalt nachgesogen, bis die Blase leer ist, dann reißt die Flüssigkeitssäule ab, der Abfluß hört auf, und die Blasenfüllung kann von neuem beginnen. Dadurch wird der Detrusor gezwungen, sich dauernd den wechselnden Verhältnissen anzupassen. Durch laufende cystometrische Kontrollen kann die notwendige Syphonhöhe eingestellt werden.

Als Spülflüssigkeit wird abwechselnd physiologische Kochsalzlösung, Borsäurelösung (2—3%) oder Lösung G verwendet. Der Apparat wird jede Woche sterilisiert, gleichzeitig wird der Katheter gewechselt, der Patient erhält prophylaktisch Sulfonamide.

Nach MUNRO und BORS sollen folgende intravesicale Drucke eingestellt werden:

Atonischer Detrusor . . . . 1—4 cm Wasser
Hypertonischer Detrusor . . . . 15—18 cm Wasser
Normotoner Detrusor . . . . 12—15 cm Wasser.

Sobald sich die Reflexblase zu entwickeln beginnt, muß durch cystometrische Untersuchung der intravesicale Druck festgestellt werden, der den Miktionsreflex auslöst; der Apparat wird entsprechend reguliert.

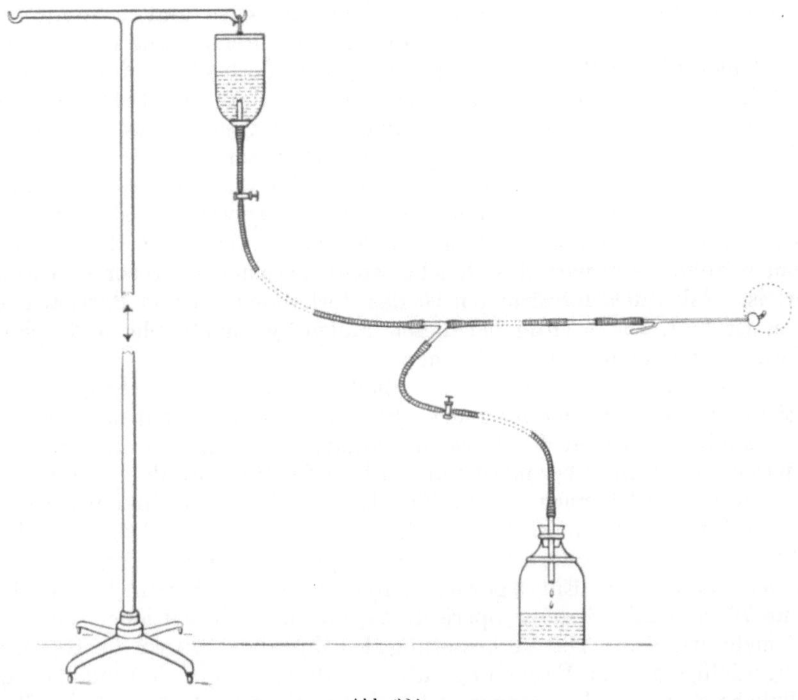

Abb. 322

Die tidal drainage soll nicht angewendet werden bei bestehendem vesicoureteralem Reflux wegen der Gefahr ascendierender Infektion, und wenn wegen totaler Atonie des Blasenausganges der Patient trotz des Dauerkatheters dauernd einnäßt.

Den Nutzen der tidal drainage sehen die meisten Autoren in der Erziehung der Blase zur automatischen Miktion. Dieser Nutzen wird von dem sehr erfahrenen GUTMANN bestritten.

Die suprapubische Drainage der Blase ist anzuwenden, wenn vor allem wegen Urethralläsionen ein Dauerkatheter nicht getragen werden kann. Die Fistel muß hoch angelegt werden, damit nicht später durch Verwachsen mit dem Periost der Symphyse der Fistelschluß verunmöglicht wird. Die Fistel ist selten so dicht, daß eines der beschriebenen geschlossenen Systeme angewendet werden kann, deshalb ist öfters eine Schrumpfblase die Folge einer langdauernden suprapubischen Drainage. Bevor zu aktiver, *chirurgischer Behandlung der Blasenstörungen* geschritten wird, muß der behandelnde Arzt überzeugt sein, daß der Nutzen der eben skizzierten konservativen Therapie erschöpft und keine Besserung der Rückenmarksläsion mehr zu erwarten ist. Dies dürfte normalerweise nach einem Jahr der Fall sein.

Es ist ferner gut, sich vor Augen zu halten, daß alle Fortschritte, die in diesem Gebiet gemacht wurden, die Verbesserung des Blasenauslasses zum Ziele haben; eine aktive Behandlung der Detrusorfunktion beim Paraplegiker ist noch nicht bekannt. Eine „Schwächung" des Sphincterapparates soll ein Gleichgewicht zwischen Detrusor und Sphincter herstellen und einen vorhandenen Restharn beseitigen. Dabei ist es nicht immer klar, ob eine Schwäche des Detrusors bei normalem Sphincterapparat den Restharn bedingt, oder ob der Sphincterapparat erkrankt ist.

Der wichtigste Eingriff ist die *transurethrale Resektion des Blasenhalses.* Ihre Indikation ist formell, wenn bei erheblichem Restharn und normotonem oder hypertonem Detrusor die cysto-urethroskopische Untersuchung eine Balkenblase und ein Hindernis am Blasenhals zeigt. Dieses Hindernis kann durch eine geringe Prostatahypertrophie, durch entzündliche oder narbige Ausflußhindernisse, wie man sie vor allem bei alten Läsionen findet oder Hypertrophie des Blasenhalses (als Teilerscheinung einer Hypertrophie des Detrusors bei autonomen Blasen) bedingt sein. Aber auch bei normalem Aspekt des Blasenhalses kann die transurethrale Resektion günstig wirken, wenn durch Hypertonie oder Spasmen des Sphincterapparates bei normotonem Detrusor oder durch Atonie des Detrusors bei normalem Sphincterappart das Gleichgewicht zwischen Detrusor und Sphincter gestört ist. Allen diesen Störungen ist das Vorhandensein von Restharn gemeinsam; es ist klar, wie wichtig bei diesen Fällen cystometrische und sphincterometrische Untersuchungen sein können.

Wenn man sich zur Resektion entschließt, ist sie sehr vorsichtig auszuführen. Das Ziel ist die Entfernung des ganzen Blasenhalses, also nicht nur der Prostata, sondern auch von Teilen der Blasenmuskulatur. Die Resektion muß rund um den Blasenhals herum, aber meist nur wenig tief geführt werden. Dabei blutet es ziemlich stark, die Übersicht wird schlecht, die Gefahr, eine Inkontinenz anstelle der Retention zu setzen, wird groß. Es wird deshalb vorsichtig sein, die erste Resektion beizeiten abzubrechen und die Operation, wenn nötig, in mehreren Sitzungen auszuführen. Ein so gewiegter Resektionist wie EMMET hat von 114 Fällen nur 79 in einer Sitzung operiert, 24 hatten 2 Resektionen nötig, 8 drei und 3 mehr wie drei. Die Verbesserung des Zustandes durch die Resektion ist am augenfälligsten bei Verletzung des Sacralmarkes und autonomer Miktion.

Ähnliche Ziele wie die transurethrale Resektion verfolgen auch die *Resektion der nervi pudendi, die Durchschneidung der vorderen Sacralwurzeln* und die tiefe intralumbare *Injektion von 10 cm³ absoluten Alkohols.* Alle diese Methoden haben zum Ziel, den spastischen Sphincterapparat zur Erschlaffung zu bringen. Sie können anstatt der transurethralen Resektion oder zu ihrer Ergänzung angewendet werden, da sie auch den sphincter externus, der von der Resektion nicht berührt wird, zur Erschlaffung bringen können. Die Erfahrung mit diesen Methoden ist noch nicht groß; sie haben einen großen Vorteil: Ihre Wirkung ist vorauszusehen, da eine Anaesthesie des nervus pudendus oder eine Lumbalanaesthesie temporär dieselben Resultate ergeben sollte wie der definitive Eingriff. Dabei ist aufgefallen, daß der Erfolg einer Pudendusanaesthesie viel länger dauern kann als die Anaesthesie selbst, und daß wiederholte Anaesthesien das gewünschte Resultat ohne operativen Eingriff erzielen können. Bei der Behandlung einer funktionellen, spastischen Affektion ist dies eigentlich nicht weiter verwunderlich; wir haben genügend Beispiele in der Medizin, wo die Unterbrechung eines circulus vitiosus zur definitiven Heilung führt.

Die intralumbale Alkoholinjektion, die eine Zerstörung des Sacralmarkes und der cauda equina zur Folge hat, wird vor allem bei hohen cervicalen oder thorakalen Querschnittsläsionen angewendet, um eine schlecht funktionierende Reflexblase umzuwandeln in eine Nichtreflexblase mit autonomer Miktion. Dies ist wünschenswert vor allem bei Patienten mit spastischer Paraplegie. Die Indikation dazu wird häufiger vom Neurologen und Neurochirurgen gestellt werden als vom Urologen. Bei der Injektion ist zu bedenken, daß Alkohol leichter ist als die Cerebrospinalflüssigkeit und deshalb das Fußende des Bettes während 24 Std höher placiert werden muß, um ein Aufsteigen des Alkohols zu vermeiden.

II. Die Atonie der Blase

Viel zahlreicher als die Blasenstörungen der Paraplegiker sind neurogene Dysfunktionen der Blase, die sich in erschwerter, kraftloser Miktion und dem Vorhandensein eines erheblichen Restharns äußern, ohne daß eine urologische Untersuchung irgendeine pathologische Veränderung am Blasenhals zu entdecken vermag. Die cystometrische Untersuchung ergibt ein stark erhöhtes Fassungsvermögen der Blase, einen erniedrigten Blaseninnendruck, bei der cystoskopischen Untersuchung fehlt die Balkenblase. Es handelt sich um eine Schwäche, eine Atonie des Detrusors. Der schlaffe Detrusor ist nicht mehr imstande, den Widerstand des normalen Sphinctersystems zu überwinden. Bis zum Aufkommen der transurethralen Resektion stand man diesem Krankheitsbild ziemlich hilflos gegenüber. Auch heute ist die Therapie keineswegs befriedigend, ebensowenig wie seine Erklärung. In einzelnen gut charakterisierten Fällen liegt die Erklärung auf der Hand, aber die Mehrzahl der Blasenatonien läßt auch bei genauer Untersuchung keinen pathologischen Befund am Nervensystem erkennen, und über ihre Ursachen kann nur spekuliert werden. Dementsprechend ist auch die Therapie spekulativ und in ihrem Erfolg unsicher.

Deutlich zu unterscheiden sind die *myogene* und die *neurogene* Blasenatonie. Als Prototyp der ersten kann die Blase des Prostatikers dienen. Bei der beginnenden Prostatahypertrophie, dem ersten Stadium, ist der Detrusor imstande, durch seine Hypertrophie den erhöhten Widerstand des Blasenauslasses zu überwinden. Der Möglichkeit der Hypertrophie sind aber enge Grenzen gesetzt. Werden die Schwierigkeiten immer größer, kommt es zur Dekompensation, zur Dilatation der Blase. Lange Zeit hält der Detrusor seinen Tonus aufrecht, er erhöht ihn sogar noch, was außer der Cystometrie auch die alltägliche Erfahrung zeigt, daß beim Katheterismus des Prostatikers der Urin unter starkem Druck abfließt. Das bleibt aber nicht immer so. Bei erheblicher Dekompensation, bei sehr hohem Restharn läßt der Tonus des Detrusors nach. Eine akute Retention tritt nicht mehr auf, es stabilisiert sich die ischuria paradoxa, die Cystometerwerte sinken, beim Katheterismus fließt der Urin kraftlos ab. In solchen Fällen ist in den Tagen nach der Prostatektomie oft noch ein gewisser Restharn zu finden, der spontan schwindet, wie der Detrusor langsam sich wieder an die normalen Verhältnisse adaptiert und seinen normalen Tonus wiederfindet.

Als Prototyp der neurogenen Atonie kann die *Blase des Tabetikers* angesehen werden. Durch die Erkrankung und den Ausfall der hinteren Sacralwurzeln wird der Detrusor gelähmt, die Füllung der Blase wird nicht mehr registriert, es kommt nicht mehr zum Harndrang.

BARRINGTON, DEES und LANGWORTHY zeigten an Katzen, BURNS an Hunden, daß das Durchschneiden der hinteren Sacralwurzeln eine normale Miktion verunmöglicht. Es entsteht eine schlaffe Lähmung des Detrusors, die Blasenkapazität wird erhöht, es kommt zur ischuria paradoxa. Die cystometrische Untersuchung zeigt einen sehr niedrigen intravesicalen Druck, keine Kontraktionen des Detrusors mehr. Die histologische Untersuchung dieser Blasen ergibt eine weitgehende Atrophie der Muskelfasern. Die theoretische Erklärung dieses Phänomens ist schwierig; sicher steht nur die Überdehnung der Blase durch den Verlust ihrer Sensibilität.

Die Diagnose der Blasenatonie scheint sehr leicht mit Hilfe der Cystometrie. Dies ist leider nicht der Fall. So interessant theoretisch diese Untersuchungsmethode ist, so unzuverlässig sind ihre Resultate im klinischen Betrieb, insbesondere ist sie prognostisch vor einem operativen Eingriff kaum zu verwenden. Eine erste, wahrscheinlich die größte Gruppe ist die der *„falschen Atonie"*. Die Untersuchung des Patienten zeigt einen großen Restharn, weder rectal noch cystoskopisch ist ein Hindernis am Blasenhals zu finden, die Beschwerden sind die typischen Beschwerden des Prostatikers. Es sind dies die Fälle, die als „prostatisme sans prostate" beschrieben wurden. Die urethroskopische Untersuchung mit einer prograden Optik zeigt ganz deutlich eine kleinknollige Prostatahypertrophie, Barrieren- oder Segelbildung kongenitalen Ursprungs, deren Beseitigung am besten auf transurethralem Wege den Patienten definitiv von seinen Beschwerden heilt. EMMET behauptet, daß mit zunehmender Erfahrung diese Gruppe der falschen Atonien, die in Wirklichkeit ein Hindernis am Blasenauslaß aufweisen, immer größer und die Gruppe der echten vesicalen Dysfunktionen immer kleiner wird. Nicht zu vergessen ist, daß z. B. Tabes dorsalis und Prostatahypertrophie beim selben Patienten vorkommen können.

Eine große, unklare Gruppe ist die der *isolierten Blasenatonie*, bei der die Erschwerung der Miktion ausschließlich auf die Störung des Gleichgewichts zwischen schlaffem Detrusor und normotonem Sphinctersystem zurückzuführen ist. FRANKSSON und PETERSÉN führen diese Affektion auf eine infektiöse Schädigung der hinteren Sacralwurzel durch chronische Prostato-Vesiculitis oder chronische Urethro-Trigonitis bei der Frau zurück. Diese Ansicht ist recht verlockend, aber schwer zu beweisen; klinisch wird sie gestützt durch die Beobachtung, daß die histologische Untersuchung der bei diesen Fällen durch Resektion entfernten Prostata- und Urethrastücke sehr oft eine chronische Entzündung zeigt, die vorher nicht vermutet wurde. Eine Neuritis könnte auch andere unklare Fälle von Blasenatonie bei chronischer Intoxikation, wie bei der pseudotabes diabetica oder chronischem Alkoholismus erklären. Auch wenn diese Erklärung richtig ist, ich persönlich zweifle nicht daran, bleibt immer noch eine große Gruppe von isolierten Blasenatonien zurück, für die uns jegliche Erklärung fehlt.

Kurz sei noch eine spezielle, gut erklärliche Gruppe erwähnt, die *Blasenatonie nach Rectumexstirpation*. Hier kombinieren sich 2 Ursachen: die ungewollte operative Enervation der Blase und ihre ungünstige Lage im kleinen Becken. Durch die Rectumexstirpation fällt die Blase in das entstehende Cavum nach hinten unten; der Blasenhals wird dadurch relativ zur Blase hochgehoben; es entsteht gleichzeitig mit der Schwächung des Detrusors ein Hindernis am Blasenauslaß.

Kongenitale Mißbildungen in der Gegend des Sacralmarkes (Myelodysplasien infolge spina bifida, Meningocele) können selbstverständlich ebenfalls Störungen der Blasenfunktion verursachen.

Die Therapie der Blasenatonie ist vor allem eine chirurgische. Cholinergische Medikamente wie Prostigmin oder Doryl sind nur von beschränktem Wert. Der Dauerkatheter, eventuell verbunden mit der tidal drainage sind vor allem in vorgeschrittenen Fällen mit gestörter Nierenfunktion als Vorbereitung zur Operation notwendig.

Bei den *chirurgischen Eingriffen* ist zu unterscheiden zwischen Eingriffen am Blasenauslaß und Eingriffen am Detrusor selbst.

Bei weitem die wichtigste Operation ist die *transurethrale Resektion* der Prostata und des Blasenhalses. Vor allem bei älteren Männern ist nie sicher, ob nicht doch eine, wenn auch bescheidene Prostatahypertrophie eine Rolle spielt.

Die Resektion wird in der selben Art wie bei der Paraplegikerblase ausgeführt: vorsichtige Resektion des ganzen Blasenhalses in geringer Tiefe unter sorgfältiger Schonung der infracolliculären Partie der Urethra zur Vermeidung der Inkontinenz. Häufig sind mehrere Sitzungen zur Erreichung einer guten Miktion notwendig. Da nur wenige Gramm Gewebe entfernt werden, braucht es nur geringe narbige Veränderungen am Blasenhals, um die Blase wieder zu dekompensieren. Regelmäßige Nachkontrollen sind notwendig, um ein erneutes Ansteigen des Restharns beizeiten zu entdecken und durch eine Wiederholung der Resektion zu bekämpfen. Als gut darf das Resultat der Resektion angesehen werden, wenn der Patient frei urinieren kann. Die Größe des übrigbleibenden Restharns ist weniger wichtig. Bei der Blasenatonie ist auch bei erheblichem Restharn der Druck in die Blase niedrig; die Ureteren können frei ejaculieren, ihre Peristaltik wird nicht gestört, es entsteht keine Stase oberhalb der Blase.

Die Eingriffe am Detrusor haben ihre Berechtigung vor allem als Ergänzung der transurethralen Resektion. Durch eine subtotale Cystektomie soll der schlaffe Ballon der Blase verkleinert, der Nutzeffekt der überdehnten Muskelfasern verbessert werden. Sie scheint vor allem für die myogene Blasenatonie indiziert, doch fehlen mir eigene Erfahrungen.

Interessant ist der Vorschlag von BOEMINGHAUS-ROCHET, durch Aufsteppen von Fascie oder Muskelstreifen aus den musculi recti auf die Blase ihre Entleerung zu verbessern. Die Wirkung der Operation besteht darin, daß durch Fixation der Blase an der Bauchwand die Mithilfe der Bauchpresse bei der Miktion wirkungsvoller wird. Diese Operation kann sowohl bei myogener wie bei neurogener Atonie angewendet werden.

Nicht so selten ist die Blasenatonie verbunden mit einer Atonie der Ureteren und Nierenbecken. Diese kann kongenital sein (s. S. 158), aber auch durch die gleiche Noxe bedingt wie die Blasenatonie. Verschlimmert wird der Zustand der oberen Harnwege, wenn durch Wegfall des Sphinctermechanismus an der Harnleitermündung ein *vesico-ureteraler Reflux* entsteht. Dieser ist auf Cystogrammen oft sichtbar (s. Abb. 79). Dieser Rückfluß vermittelt natürlich bei infizierter Blase eine Verschleppung von Keimen in die oberen Harnwege. Er ist therapeutisch schwer zu beeinflussen. In leichten Fällen schwindet er mit der Heilung der Infektion der Harnorgane, in schweren Fällen kann eine transurethrale Resektion des Blasenhalses die Miktion so sehr erleichtern, daß der Abfluß durch die Urethra einen geringeren Druck benötigt als der Reflux in die Niere. Plastische Operationen am Ureter geben sehr unsichere Resultate.

III. Die psychischen Blasenstörungen

Eine rein funktionelle, *nervöse Harnverhaltung* ist nicht selten; bei ihr fehlt jede nachweisbare Erkrankung der Blase oder des Nervensystems. Oft handelt es sich, wie die Sondierung der Harnröhre deutlich erkennen läßt, um einen Krampf der Blasensphincteren, andere Male um eine Hemmung der Detrusorkontraktionen. Es wird heute versucht, diesen Sphincterkrampf als tetanisches Symptom darzustellen; die Diskussion darüber ist nicht abgeschlossen, Beweise fehlen bis jetzt.

Die infolge dieser Störungen auftretende Harnverhaltung dauert meist nur kurz, Stunden oder wenige Tage. Seelische Erregungen können bei Nervösen zu solchen Harnverhaltungen führen. Bei vielen Kranken bedarf es keiner starken Erregung, um eine nervöse Harnverhaltung auszulösen. Es genügt für sie zu wissen, daß Drittpersonen in der Nähe sind, es genügt der Gedanke, beobachtet zu werden, um trotz heftigen Harndranges außerstande zu sein, die Blase auch nur teilweise zu entleeren. Männern kann z. B. der Militärdienst deswegen zu einer richtigen Qual werden.

Einer meiner Patienten konnte in seiner Wohnung nur urinieren, wenn er ganz allein zu Hause war. Normalerweise war er gezwungen, seine Arbeitsstätte vor Arbeitsbeginn und nach Arbeitsschluß aufzusuchen, um spontan urinieren zu können. Auf Reisen war er meist gezwungen, seine Blase durch den Katheter zu entleeren.

Vielen Menschen ist es auch unmöglich, in ungewohnter Körperlage, z. B. im Liegen, zu urinieren. Deshalb müssen so oft Operierte, die sich nicht aus der Rückenlage erheben dürfen, wegen Harnverhaltung katheterisiert werden. Wie sehr psychische Einflüsse diese Harnverhaltung bedingen, zeigt sich darin, daß diese Operierten oft spontan urinieren können, sobald die Vorbereitungen zum Katheterismus getroffen werden. Die Furcht vor dem Katheter überwindet die vordem bestehenden psychischen Hemmungen der Miktion. Es fällt auf, daß diese psychischen Retentionen desto häufiger auftreten, je näher die Operationswunde der Blase ist, wie z. B. bei Hernienoperationen. Ein kongestives Element wird wohl noch mitspielen.

Eine der häufigsten rein funktionellen Blasenstörungen ist die *nervöse Pollakiurie*. Bei ihr ist weder eine Erkrankung der Blase noch eine Erkrankung der Nachbarorgane als Ursache des Leidens nachweisbar; die Cystometerwerte sind normal, die Blase entleert sich ohne Restharn, der Harn enthält keine pathologischen Bestandteile. Die Kranken fühlen stündlich oder noch häufiger Harndrang; dabei ist der Drang jeweils so heftig, daß die Kranken ihm sofort nachgeben müssen, wollen sie nicht Gefahr laufen, sich zu nässen. Die bei jeder Miktion entleerte Harnmenge ist gering, und die Tagesmenge des Urins ist nicht besonders groß. Die Ursache der Pollakiurie ist also nicht in einer Polyurie zu suchen, sondern in einer ungewöhnlichen Reizbarkeit der Blase. Bei diesen Kranken ist ein hochgradiger Wechsel in der Heftigkeit der Pollakiurie auffällig. Sind die Kranken durch Arbeit, durch eine sie fesselnde Unterhaltung (Kino) oder durch das Lesen eines spannenden Buches von der Sorge um ihr Leiden abgelenkt, so kann der Harndrang 2 und 3 Std ausbleiben. Sowie aber dem Kranken irgend etwas Mißliches zustößt oder er nur an sein Leiden denkt, so stellt sich der Harndrang sofort wieder häufig, alle viertel bis halbe Stunde, ein. Besonders quälend wird das Leiden auch, sobald der Kranke sich bewußt wird, aus Gründen des gesellschaftlichen Anstandes nicht jeweilen sofort, sowie der Harndrang sich meldet, diesem Folge leisten zu können. Wenn er in Gesellschaft geht, einer Theatervorstellung oder irgendwelcher Versammlung beiwohnt, wird er sofort von Harndrang geplagt, so sehr, daß er schließlich lieber auf die Teilnahme an irgendwelchen Gesellschaftsanlässen verzichtet, als diesen Qualen sich auszusetzen. Charakteristisch für die nervöse Pollakiurie ist, daß der Harndrang während des Schlafes ganz ausbleibt, sich nachts nur einstellt, wenn der Kranke aus irgendwelchem Grunde im Schlafe gestört ist.

Angaben des Kranken über starken Wechsel in der Häufigkeit seines Harndranges müssen immer den Verdacht erwecken, das Blasenleiden sei psychischer Natur. Wenn sich zudem keine Erkrankung der Harnorgane, auch kein Hirn oder Rückenmarksleiden finden läßt, darf die Pollakiurie unbedingt als rein nervös gedeutet werden. Gesichert wird die Diagnose, wenn sich trotz der Klagen des Patienten über Pollakiurie die Blasenkapazität bei der Blasenspülung als normal erweist.

Bei dieser Untersuchung muß aber der Kranke in Unkenntnis gelassen werden, daß seine Blase versuchsweise künstlich gefüllt wird. Denn wird sich der Kranke der Füllung bewußt, so wird er sofort ängstlich und klagt schon bei kleinen Injektionsmengen über Harndrang.

Bei sehr schweren Graden nervöser Pollakiurie kann der Blasentonus dauernd so stark gesteigert sein, daß die Blasenkapazität wirklich vermindert wird. Die nervöse gereizte Blase zeigt dabei im cystoskopischen Bilde nicht selten eine deutliche Trabekelbildung. Die häufige nervöse Kontraktion der Blase führt offenbar zu einer Hypertrophie einzelner Blasenmuskelbündel, auch wenn der Detrusor gegen kein mechanisches Abflußhindernis des Harns am Blasenausgang anzukämpfen hat. Bei diesen schweren Fällen muß die Differentialdiagnose sorgfältig gestellt werden. Eine nervöse Pollakiurie, eine Hypertonie des Detrusors, kann vorgetäuscht werden durch eine cystitis interstitialis, durch ein nur im Urethroskop sichtbares Hindernis am Blasenhals oder eine beginnende Erkrankung des zentralen Nervensystems.

Die erfolgreichste Bekämpfung der rein nervösen Pollakiurie bietet die Psychotherapie. Lokale Eingriffe an der Blase sind nutzlos oder sogar schädlich. Auch wenn sie schonend ausgeführt werden, steigern sie häufig den Reizzustand der Blase. So bewirkt z. B. der Versuch, durch tägliche Injektion immer größerer Flüssigkeitsmengen die empfindliche Blase allmählich zu dehnen, eine vermehrte Reizbarkeit des Blasendetrusors. Durch psychische Beeinflussung des Kranken sind viel bessere und raschere Heilerfolge zu erzielen. Um aber psychisch beruhigend auf den Kranken einwirken zu können, ist es unbedingt erforderlich, den Klagen des Patienten volle Beachtung zu schenken, auf diese teilnehmend einzugehen. Vor Beginn der Psychotherapie ist eine sehr eingehende, genaue Untersuchung des Kranken notwendig, wobei die Cysto-Urethroskopie nicht fehlen darf. Erst wenn der Untersucher wie der Untersuchte die feste Überzeugung gewonnen haben, daß der Pollakiurie kein organisches Leiden zugrunde liegt, erst dann werden die Ermahnungen an den Kranken, dem Harndrang nicht immer sofort nachzugeben und seine Blase zur Ruhe zu erziehen, wirksam. Zur Unterstützung der Psychotherapie ist es dienlich, das Nervensystem des Kranken durch eine medikamentöse Kur zu beruhigen und außerdem vom Kranken vorerst alles fernzuhalten, was den Harndrang steigert: Kältereize, nasse Füße, scharfe Nahrung, kohlensäurehaltige Getränke usw.

Recht oft läßt sich als *Ursache der nervösen Pollakiurie die Gewohnheit des Coitus interruptus* finden, dessen Unterlassung bald die Pollakiurie zum Schwinden bringt.

Die Häufigkeit und Heftigkeit des nervösen Harndranges steigert sich bei einzelnen Patienten zeitweilig derart, daß die Kranken den Harn nicht mehr bis zum Aufsuchen des Abortes zurückzuhalten vermögen, ihn vordem gegen ihren Willen abgehen lassen müssen. Manchmal entwischen ihnen nur einzelne Tropfen, andere Male aber geht der Harn plötzlich in großer Menge ab, und zwar in kräftigem Strahle. Ein derartiger *nervöser Harndurchbruch* aus der Blase stellt sich bei Kindern fast physiologisch bei plötzlichem Erschrecken ein. Bei Erwachsenen ist er immer als krankhaft aufzufassen.

Die Enuresis

Die häufigste Form des nervösen Harndurchbruches ist die *enuresis infantium*, die meist nachts als *enuresis nocturna*, freilich daneben gar nicht selten auch tags als *enuresis diurna* bei Kindern und Jugendlichen auftritt.

Die Enuresis ist ein psychogenes Leiden, meistens auf eine Störung des Kind-Elternverhältnisses zurückzuführen. Die Rolle des Urologen ist eine negative. Er muß bei der Untersuchung des Enuretikers als Ursache des Bettnässens ein organisches Leiden ausschließen können, wie eine beginnende Urogenitaltuberkulose oder ein Steinleiden, eine Myelodysplasie des Sacralmarkes, eine endokrine Erkrankung, wie z.B. die Hypothyreose. Die Allgemeinuntersuchung, die Untersuchung des Harns und eventuell die Bestimmung des Restharns nach der spontanen Miktion genügen dazu.

In einer unklaren mechanistischen Auffassung der Enuresis sind viele Ursachen des Leidens angegeben worden: eine Phimose, ein kurzes Frenulum, Hypertrophie der Rachenmandeln, spina bifida occulta; bei endoskopischer Untersuchung wurden die unvermeidliche Hyperämie des colliculus seminalis, eine abnorme Kürze der hinteren Urethra, eine kuppelartige Ausstülpung am Blasenscheitel festgestellt. Der Beweis ist nie erbracht worden, daß diese Veränderungen bei Enuretikern häufiger vorkommen als bei Kindern, die nicht das Bett nässen. Es kann nicht bestritten werden, daß die operative Behandlung dieser Veränderungen, wenn sie möglich ist, schon viele Bettnässer von ihrem Symptom befreit hat. Dies ist auf die suggestive Wirkung (Schrecksuggestion) des operativen Eingriffes zurückzuführen.

Gelegentlich kann die Enuresis das erste Zeichen einer beginnenden Epilepsie sein. Die ersten Anfälle bei Kindern treten hin und wieder nur nachts auf. Die begleitenden Konvulsionen werden deshalb übersehen und das Nässen falsch gedeutet.

Die Enuretiker können tagsüber den Harn sehr wohl stundenlang bis zu starker Blasenfüllung ohne die geringste Inkontinenzerscheinung und ohne Beschwerden zurückhalten. Aber im Schlaf oder tags, wenn sie sich beim Spielen oder Lesen vergessen, lassen sie den Harn plötzlich im Strahl unter sich gehen. Das Leiden wird häufig in einer Familie mehrere Generationen hindurch vererbt angetroffen. Dabei sind nicht alle Kinder einer und derselben Generation Bettnässer, sondern meist nur einzelne von ihnen. In der Regel sind es nervöse Kinder, nicht immer aufgeregte, lebhafte, sondern vielmals stille, verschlossene, sehr empfindsame ängstliche Kinder. Onanie wird unter ihnen oft angetroffen. Die kleinen Patienten sind häufig, bevor sie in die Sprechstunde kommen, durch ungerechte Strafen, durch Spott über ihr Leiden verängstigt und verbittert. Allen gemeinsam ist ein ungewöhnlich tiefer Schlaf. Wenn man sie nachts zum Urinieren aufnimmt, sind sie kaum wach zu kriegen, agieren wie Schlafwandler, eine Miktion ist oft nicht zu erreichen. Dabei erfolgt das Bettnässen nicht im tiefen Schlaf; es ist ein halbes Aufwachen dazu notwendig; die Kinder bewegen sich, sprechen, verschieben die Decken und Kissen, die denn auch oft von Urin durchnäßt werden. CHRISTOFFEL erklärt diesen tiefen Schlaf mit folgenden Worten: „Das nächtliche Gegenstück zur psychogenen Harnverhaltung ist der Abwehr- oder Protestschlaf der Enuretiker. Das gleiche Menschenkind, welches nach heutigen biologischen Kenntnissen seinen Schlaf unterbrechen muß, um einzunässen, ist taub und unempfindlich gegen die Weckbemühungen der Erzieher. Diese Schwererweckbarkeit der Enuretiker hat lange zum Fehlschluß geführt, das nächtliche Einnässen selber erfolge in einem ‚Tiefschlaf‘. (Folgen Beispiele.) Man sieht aus diesen Beispielen den vorwiegend feindlichen Kontakt und das trotzige Agieren gegenüber den Erziehern. Es ist, wie wenn das Dämmern eine Art Narrenfreiheit gestatte, wobei nicht übersehen werden darf, daß diese nächtlichen ‚Tragödien‘ ebenso eine Selbstquälerei der Enuretiker sind wie eine Pein für die Erzieher, welche die Erziehung zu einem Kampf haben ausarten lassen.“

Der eben zitierte Autor legt in seinem Buch „Trieb und Kultur“ Gewicht auf den Zusammenhang zwischen geschlechtlicher Reizung und Enuresis. Zwei Momente sind nach ihm von besonderer Bedeutung:

1. Es ist ungesund, Kinder im Elternschlafzimmer schlafen zu lassen und in deren Gegenwart, auch wenn sie zu schlafen scheinen, körperliche eheliche

Beziehungen zu pflegen. Die Kinder nehmen mehr wahr, als man ihnen zutraut. Weil sie diese Dinge nicht verstehen, flößen sie ihnen, abgesehen von sinnlicher Reizung, Angst ein. Dieser Mißstand ist um so schlimmer, wenn er sich mit Prüderie und Unoffenheit tagsüber verbindet. Das Kind soll keinen Vorkommnissen ausgesetzt werden, über die man nicht in der Lage ist, ihm Rede und Antwort zu stehen.

2. Besonders solche Kinder, welche an ihnen gemäßer Betätigung verhindert oder zu sehr ohne Anregung gelassen werden, verfallen leicht spielerischer Beschäftigung am eigenen Körper und dabei auch solcher an den Geschlechtsteilen. Diese Selbstbefriedigung (Onanie) darf nicht mit Schreckmitteln bekämpft werden. Am besten ist unauffällige erzieherische Behandlung dadurch, daß man die körperlichen und geistigen Kräfte des Kindes in fördernder Weise in Anspruch nimmt.

Die *Behandlung der Enuresis* ergibt sich aus dem Gesagten. Bei leichten Fällen ist sie einfach und dankbar. Es genügt, die verständige Mutter auf die Zusammenhänge aufmerksam zu machen und harntreibende Reize nachts zu vermeiden. Das Kind soll nach 5 Uhr keine Flüssigkeit mehr zu sich nehmen, es soll leicht, aber doch genügend im Bett zugedeckt sein (Kälte wirkt diuretisch und verhindert das Kind, zur Miktion das Bett zu verlassen). Unermüdlich und ohne Zorn muß das Kind ermahnt werden, sich beim Einschlafen fest vorzunehmen, in der Nacht aufwachen und die Blase entleeren zu wollen. Dazu müssen ihm alle Erleichterungen geschaffen werden. (Nicht zu kaltes Zimmer, Brennen eines Nachtlichtes, Bereitstellen eines Schemels zum bequemen Verlassen des Bettes.) Dies wirkt besser als das häufige Wecken durch Eltern oder Wecker.

Ob Medikamente wie Weckamine oder Psychoplegica mehr Nutzen als Schaden stiften, bleibe dahingestellt.

Instrumentelle Eingriffe wie Passieren von Béniqués oder epidurale Injektionen von physiologischer Kochsalzlösung am Morgen, nachdem das Kind das Bett genäßt hat, heilen die Enuresis nicht, sind aber gelegentlich imstande, das Symptom des Bettnässens durch Suggestion zu verhüten. Sehr günstig wirkt dagegen oft der Milieuwechsel, der das Kind den gestörten Verhältnissen zu Hause entzieht.

Bei schweren Fällen ist die Hilfe des Psychiaters nicht zu entbehren. Da es sich nicht um eine rein kindliche Neurose handelt, sondern um eine Störung des Kind-Elternverhältnisses, darf sich die psychiatrische Exploration nicht auf das Kind beschränken. Bei verständigen Eltern ist die Mitwirkung leicht zu erreichen, in den schwersten Fällen, bei uneinsichtigem oder sogar pathologischem Verhalten der Erzieher schwer oder nicht. Dementsprechend ist auch die Prognose zweifelhaft. Die psychiatrische Behandlung hat nicht eine Regelung der Miktion zum Ziel, sondern eine Regelung der Erziehung. Die richtige Erziehung des Enuretikers soll das Endziel der ärztlichen Bemühung sein.

IV. Inkontinenz

Eine Harninkontinenz, die teils auf Nervosität, teils auf einer Schwäche des Blasenschließmuskels beruht, ist den Frauen eigentümlich.

Es ist bei Frauen schwer zu entscheiden, wieweit lediglich Innervationsstörungen der Blasenmuskulatur, z. B. ein ungenügender Sphinctertonus bei gesteigertem Tonus des Detrusors, wieweit anatomische Läsionen des Sphincters infolge Geburtstraumen, Senkungen der Gebärmutter usw. Ursache ihrer Harninkontinenz sind. Eine anatomische Läsion des Sphincters mit wirklicher Inkontinenz darf jedenfalls nur angenommen werden, wenn bei der Untersuchung eine deutliche Schlaffheit des Sphincterringes oder eine deutliche Senkung des Blasenbodens festzustellen ist, der Urin auch ohne Harndrang bei plötzlicher angespannter Bauchpresse, bei Husten. Niesen usw. abgeht. Andernfalls ist der unwillkürliche Harnabfluß als nervöser Natur einzuschätzen.

Der Grad der Inkontinenz ist bei den einzelnen Kranken verschieden stark ausgeprägt. Während bei den einen Frauen nur bei starkem Husten oder Lachen Urin in kleinen Spritzern unwillkürlich abgeht, träufelt bei anderen der Urin im Gehen oder Stehen ständig ab. Ein Trockenhalten der Leibwäsche ist nur möglich beim Liegen oder bei ruhigem Sitzen. Ungezählten Frauen wird durch dieses lästige Leiden die Lebensfreude geraubt.

Fast immer handelt es sich um Frauen, die geboren haben, selten um kinderlose. Deshalb ist die Ursache der Harninkontinenz in Schädigung des Blasenschlusses durch Geburtsvorgänge zu suchen, Schädigungen, die aber offenkundig nicht nur zu einer Schwäche des Blasensphincters, sondern zu einer Schwächung der ganzen Beckenbodenmuskulatur geführt haben. Daß aber neben der organischen Sphincterschwäche auch die Nervosität der Kranken von Einfluß auf die Blaseninkontinenz ist, äußert sich darin, daß das Leiden bei psychischen Aufregungen der Kranken sich jeweilen wesentlich verschlimmert.

Zur Behandlung leichtester Grade derartiger Inkontinenz ist die aktive Übung der Blasensphincteren zu empfehlen. Die Kranken müssen angehalten werden, häufig die dem Willenseinfluß unterstehenden Analsphincteren fest zu kontrahieren; dabei werden sich immer auch die Blasensphincteren schließen, weil sie durch dieselben Nerven innerviert sind und mit den Analsphincteren stets zusammenarbeiten. Werden solche aktive Übungen täglich regelmäßig mehrere Male wiederholt, so wird sich allmählich der Sphincterentonus am Blasenausgang mehren, wird oft die Inkontinenz schwinden.

Bei schweren Graden des Leidens reicht diese einfache Therapie nicht aus. Es sind operative Eingriffe nötig, deren Art den jeweils vorhandenen anatomischen Veränderungen im Bereich der Blasensphincteren anzupassen ist.

Manchmal ist es das beste und einfachste, den Vaginalprolaps zu beseitigen, dabei gleichzeitig den Blasenboden hoch hinauf zurückzupräparieren und durch einige Quernähte im Bereiche des Blasenhalses den Blasensphincter zu verengern.

Erweist sich die Harnröhre als sehr geweitet und schlaff, so ist außerdem deren Unterwand in ihrer ganzen Länge durch eine Einstülpungsnaht zu raffen.

Durch Injektionen von Dondren einen submukösen, festen Wall rings um die Blasenausmündung zu bilden und dadurch das unwillkürliche Abfließen von Harn aus der Blase zu hindern, gelingt nur selten in befriedigendem Maße.

Ähnliches wie durch diese Injektionen wird durch Elektrokoagulation der Schleimhaut am Blasenausgang zu erreichen versucht. Unter Leitung des Urethrocystoskops wird die Schleimhaut am Sphincterrand radiär an 3—4 Stellen in schmalen Zonen elektrocoaguliert. Durch die Narbenbildung an den Koagulationsstellen und die zwischen ihnen sich bildenden Schleimhautwülste wird der Harnabfluß aus der Blase behindert. Der Heilungserfolg ist unsicher.

Gelegentlich habe ich einen Erfolg von einer Raveronkur gesehen. Das Raveron ist ein Prostataextrakt unsicherer Wirkungsweise. Es scheint bei Mann und Frau den Tonus der Blasenmuskulatur zu steigern. Es wird während 2 Monate intramuskulär injiziert.

Ist die Schwäche des Blasenschließmuskels sehr hochgradig, oder ist der Sphincter durch Geburtstraumen gar zerrissen, so vermag keines der erwähnten Heilverfahren die Inkontinenz zu beseitigen. Es sind größere, plastische Operationen zur Wiederherstellung des Blasenschlusses nötig. Bewährt hat sich die

Operation nach STOECKEL, aus den musculi pyramidales samt einem Rectus-streifen einen neuen Schließmuskel um den Blasenhals zu bilden.

Beim Manne ist die Harninkontinenz viel seltener. Die größte Gruppe bilden die Patienten, bei denen operativ oder in der postoperativen Zeit die intra-colliculäre Partie der Urethra, die für die Kontinenz verantwortlich ist, geschädigt wurde. Dies geschieht am häufigsten durch Zerreißen dieser Gegend bei der Prostatektomie, sei es infolge Unachtsamkeit des Chirurgen, sei es durch Vorhandensein entzündlicher oder carcinomatöser Infiltration. Postoperativ kann der Sphinctermechanismus durch entzündliche oder narbige Infiltration geschädigt werden. Die operative Korrektur der männlichen Inkontinenz gelingt nur selten befriedigend.

Neben der postoperativen Inkontinenz spielt die Gruppe der neurogenen Inkontinenz beim Manne nur eine geringe Rolle. Es handelt sich dabei um kongenitale Schädigungen, Erkrankungen des zentralen oder peripheren Nerven-systems oder operative Schädigung der Blaseninnervation, wie z.B. bei der Rectumamputation.

C. Funktionelle Störungen der männlichen Sexualorgane

I. Sterilität

Das Problem der kinderlosen Ehe ist so alt wie die menschliche Geschichte. Es war die Frau, die dem Vorwurf der Sterilität ausgesetzt war, die deswegen ver-achtet, gehaßt und mißhandelt wurde.

Heute gehört zur Untersuchung einer sterilen Ehe nicht nur die Untersuchung der Frau, sondern, besonders wenn bei der Frau alles in Ordnung scheint, die Untersuchung des Mannes. Zu dieser Untersuchung ist vor allem der Urologe qualifiziert; er muß einen klaren Überblick über das Problem haben, er muß die Prognose stellen und die Therapie angeben können. Daraus erklärt sich das immer größer werdende Interesse an der Sterilität des Mannes, Interesse, das sich im Laboratorium und in der Sprechstunde äußert. Unsere Kenntnisse der Ursachen der bestehenden Verhältnisse sind dadurch viel größer geworden. Leider gingen dieser Vermehrung der Kenntnisse die Besserung der Resultate der Therapie keineswegs parallel. Diese sind fast so schlecht und ungewiß wie früher, wo die Sterilität mit Beschwörungen und magischen Riten behandelt wurde. Doch ist dies kein Grund zur Mutlosigkeit. Es ist nicht das erste Mal in der Medizin, daß die theoretischen Erkenntnisse den praktischen Resultaten vorauseilen.

a) Pathogenese

Vor Beginn der Besprechung der Pathogenese wird es gut sein, sich über einige vielgebrauchte Ausdrücke klar zu werden.

1. *Absolute Sterilität* heißt Unmöglichkeit, eine Befruchtung herbeizuführen.

2. *Relative Sterilität* wird der Zustand genannt, bei dem keines der zur Be-fruchtung notwendigen Elemente fehlt, aber die totale Summe dieser Elemente quasi unterschwellig für die Befruchtung ist.

3. *Primäre Sterilität* zeigen Ehepaare, die keine Nachkommenschaft zeugten, während

4. *sekundäre Sterilität* bei den Ehepaaren festgestellt wird, die ein gesundes Kind zeugten, aber nicht imstande sind, weitere Nachkommenschaft zu haben.

Azoospermie bedingt absolute Sterilität.

Oligospermie, regelmäßig verbunden mit schlechter Beweglichkeit der Samen-fäden und vielen abnormen Formen, führt zur relativen Sterilität.

Der Ausdruck *Nekrospermie*, der fehlende Beweglichkeit sonst normaler Samenfäden bezeichnet, muß fallen gelassen werden. Werden diese „toten" Samenfäden in die Warburg-Apparatur gebracht, zeigen sie völlig normalen Stoffwechsel. Dieser Zustand wird deshalb besser als *Asthenospermie* bezeichnet.

Um eine bessere Übersicht über die Pathogenese zu bekommen, werden die männlichen Geschlechtsorgane nacheinander in den vier funktionell verschiedenen Gruppen besprochen:

1. *Der Hoden*, der die Samenfäden und die Sexualhormone produziert. Der Wichtigkeit seiner Funktion nach wird seine Besprechung am meisten Platz einnehmen.

2. *Epididymis und ductus deferens:* als Leitungs- und Stapelorgan.

3. *Prostata und Samenblase*, die das Vehikel abgeben, in dem die Samenfäden in der weiblichen Vagina deponiert werden.

4. *Penis, Urethra und akzessorische Drüsen*, die den fertigen Samen aus dem männlichen in den weiblichen Organismus überleiten.

Der Hoden. Die Funktion des Hodens kann in seiner pränatalen, präpuberalen oder erwachsenen Periode gestört werden. Der genetische Faktor ist wohl der wichtigste in der pränatalen Periode. Die Erbmasse kann bereits über die spätere Fertilität entscheiden. Das bekannteste Beispiel hierfür ist die Sterilität der Maultiere und Maulesel. Der fehlende Descensus der Hoden, der zu Kryptorchismus oder Leistenhoden führt, ist eine der bekanntesten präpuberalen Ursachen der männlichen Sterilität.

Der präpuberale Hoden unterscheidet sich vom erwachsenen durch das Überwiegen der samenbildenden Tubuli und das fast völlige Fehlen des interstitiellen Gewebes. Seine Entwicklung steht unter der Wirkung der gonadotropen Hormone der Hypophyse. Sie kann durch alle Schädigungen beeinflußt werden, die den erwachsenen Hoden treffen. Wenn der Hoden nicht so schwer getroffen wird, daß er direkt zerstört wird, wird seine Schädigung erst im Erwachsenenalter bemerkbar, wenn die Reifung des Hodens ausbleibt. Ein Wort zur Mumpsorchitis an dieser Stelle. In 20—60% aller Fälle von Mumps nach der Pubertät kommt es zur Mumpsorchitis mit nachfolgender Hodenatrophie. Dies kommt vor dem 12. Lebensjahr nie vor. Es ist vielleicht nicht abwegig anzunehmen, daß im Erwachsenenalter festgestellte, sonst unerklärliche Atrophie des Samenepithels auf Mumps in der Kindheit zurückzuführen ist.

Der erwachsene Hoden kann Hormone und Spermatozoen bis zum Tode produzieren, auch bei starker Senilität des Gesamtorganismus.

Die Schädigungen, die den normalen fertiggebildeten Hoden treffen können, sind mannigfaltig.

Ernährung. Eine normale Ernährung ist notwendig für eine normale Funktion der Hoden. Es besteht ein erheblicher Unterschied zwischen minimaler und optimaler Ernährung für die Hodenfunktion. Ein Mangel an Vitamin A oder E verursacht Sterilität. Der Schaden, der durch Vitamin E-Mangel angerichtet wird, ist irreparabel, während Zufuhr von Vitamin A den früheren Mangel ausgleichen kann. Besteht ein schwerer Leberschaden, ist dieses Organ nicht mehr imstande, die im Blut zirkulierenden Oestrogene zu inaktivieren. Dies kann Schäden am Hoden direkt oder im Umweg über die Hypophyse bewirken.

Temperatur. Eine erhöhte Temperatur ist dem Hoden schädlich. Schon hohes Fieber bringt vorübergehend die Spermatogenese zum Absinken. Die Körpertemperatur genügt auf die Dauer, diese zum Versiegen zu bringen. Deshalb ist die Placierung der Hoden im Scrotum wichtig, wo die Temperatur 2—4° geringer ist als die Körpertemperatur.

Bestrahlung. Die Schädlichkeit der Röntgenbestrahlung für die Spermatogenese ist seit langem bekannt. Es ist ein gewisser Trost, daß längere Zeit
nach einmaliger massiver Exposition, wie sie bei den japanischen Atombomben-
explosionen realisiert wurde, die Spermatogenese wieder zurückkehrt.

Krankheiten und Verletzungen. Es ist selbstverständlich, daß Erkrankungen
und Verletzungen, die zum Verlust des samenbildenden Epithels des Hodens
geführt haben, eine absolute Sterilität bedingen. Konsumierende Krankheiten
und chronische Vergiftungen (Alkohol, Tabak), reduzieren die Spermatogenese
und können so eine relative Sterilität bedingen.

Hormone. Die Hypophyse, die den ganzen Haushalt des Organismus reguliert,
spielt auch für die Hodenfunktion eine außerordentliche Rolle.

Die Hypophyse wird gesteuert von nervösen Impulsen, die vom Hypothalamus
herkommen, und von hormonalen Einflüssen, auf deren Entstehung sie selbst
wieder einwirkt. Drei der von der Hypophyse hergestellten Hormone haben auf
die Hodenfunktion einen erheblichen Einfluß: das follikelstimulierende Hormon
(FSH), das luteinisierende Hormon (LH) und das adrenocorticotrope Hormon
(ACTH). FSH, LH und das lactogene Hormon (LTH) bilden zusammen die
gonadotropen Hormone.

FSH ist für das Samenepithel notwendig und stimuliert sowohl die samenbildenden wie die Sertoli-Zellen; LH beeinflußt die Sekretion der Hodenandro-
gene durch die Leydigschen Zellen des interstitiellen Gewebes; ACTH spielt eine
wichtige Rolle in der Stimulation der Nebennierenrinde zur Androgenproduktion.
Die Androgenproduktion des Hodens ist an die Leydigschen Zellen gebunden.
Ob andere Hodenzellen Hormon produzieren können, ist noch umstritten; für
die übrigen männlichen Geschlechtsorgane ist festgestellt, daß sie keinerlei innere
Sekretion haben.

Es ist klar, daß Störungen im Zusammenspiel der Hormone, wie sie bei Erkrankung der Hypophyse und der Nebenniere vorkommen, Sterilität zur Folge
haben können. Die Besprechung dieser endokrinen Erkrankungen, bei denen die
Sterilität nur eines und nicht eines der wichtigsten Symptome ist, gehört nicht
in den Rahmen eines Lehrbuches der Urologie.

Möglicherweise spielt auch die Schilddrüse noch eine Rolle; es steht jedenfalls
fest, daß bei Hypothyreoten durch Thyreoideahormonzufuhr Sterilität geheilt
werden kann.

Epididymis und ductus deferens. Diese beiden Organe leiten den Samen nach
außen und stellen gleichzeitig das wichtigste Samendepot dar. Es ist wahrscheinlich, daß die Epididymis eine Sekretion aufweist, die auf die Fertilität des
Spermas einen Einfluß hat. Die Leitfähigkeit dieser beiden Organe wird vor
allem durch Narbenbildung beeinträchtigt, die nach entzündlichen Erkrankungen
auftreten, der banalen, der gonorrhoischen oder tuberkulösen Epididymitis und
Deferentitis. Trotz normaler Spermabildung im Hoden enthält der ejaculierte
Samen keine Samenfäden, es besteht eine *Obstruktionsazoospermie*, die eine absolute Sterilität verursacht. Auch wenn die Obstruktion sehr lange dauert, geht
die Spermatozoenproduktion im Hoden weiter, wenn auch in vermindertem
Tempo. Produktion und Resorption der Samenfäden halten sich die Waage.
Wird der Abfluß wieder frei, erhöht sich die Spermatozoenproduktion.

Die Säfte der *Prostata und Samenblase* sind für die Lebensfähigkeit der Sperma-
tozoen wichtig. Ihr Sekret liefert die Hauptmasse des fertigen Samens. Das
Prostatasekret enthält Fibrinogen und Fibrinolysin, die für die Verflüssigung des
Samens nach der Ejaculation verantwortlich sind. Die Rolle der sauren Phos-
phatase ist noch nicht bekannt. Das Sekret der Samenblase, das an Masse und
Wichtigkeit das Sekret der Prostata übertrifft, enthält Fructose, die die Energie-

quelle für die Beweglichkeit der Samenfäden bildet. Auch hier sind es vor allem die Folgen von Entzündung, die eine dauernde Sterilität bedingen können, durch Wegfall der Sekretion, durch Obliteration der ductus ejaculatorii.

Bei Penis und Urethra sind die Störungen mannigfach: Die Urethra ist strikturiert, die Ejaculation kann nur schwer und langsam erfolgen, der Samen fließt retrograd in die Blase. Das geschieht sehr leicht nach transurethraler Resektion der Prostata durch Wegfall des sphincter internus. Die Urethra mündet nicht an normaler Stelle des Penis, es besteht eine Epispadie, eine Hypospadie, die die Ejaculation nur ante portam ermöglicht. Der Penis kann mißformt sein durch kongenitale Mißbildungen oder durch Veränderungen des späteren Lebens, wie z.B. die induratio penis plastica. Ferner kann bei normalem äußerem Genitale die immissio penis in vaginam durch Veränderung der umliegenden Organe verunmöglicht werden, durch große Hernien, Hydrocelen, elephantiasis scroti, aber auch durch starke Fettleibigkeit, besonders wenn diese bei beiden Partnern vorhanden ist. Allen diesen Störungen ist gemeinsam, daß ein völlig normaler Samen nicht an den normalen Ort gebracht werden kann. Es sind mehr mechanische Ursachen einer impotentia coeundi und gehören nur sehr bedingt zum Kapitel der Sterilität.

Der fertige *Samen* ist eine viscöse Mischung von Spermatozoen und den Sekreten von Epididymis, Prostata und Samenblasen. Das Spermatozoon hat eine einzigartige biologische Rolle. Es ist eine sich selbst genügende Zelle, die ihre Funktion ohne jegliche Verbindung mit dem Hoden, wo sie entstanden ist, vollbringen soll. Seine Energie bezieht es durch Glykolyse seiner Umgebung und nicht durch Atmung wie alle übrigen Körperzellen. Die Zucker werden in Milchsäure verwandelt; in experimentellen Bedingungen geschieht dies leicht in einer anaeroben Umgebung.

Die Samenflüssigkeit hat eine sehr komplizierte Zusammensetzung. Die Bedeutung vieler der gefundenen Substanzen ist unbekannt. Der wichtigste Bestandteil sind Kohlehydrate, die in einer Menge von 300 mg-% vorkommen. Ein Sechstel dieser Konzentration genügt, um Stoffwechsel und Motilität aufrechtzuerhalten. Werden die Spermatozoen ausgewaschen und in zuckerfreier Ringerlösung suspendiert, hört die Motilität in ungefähr 2 Std auf. Motilität und Stoffwechsel werden prompt wieder erweckt, wenn Zucker zugefügt wird.

Die normale Ejaculation beträgt etwa 3,5 cm³. Pro Kubikzentimeter finden sich 20 bis über 140 Millionen Samenfäden. Es werden aber auch Werte von einer Million Samenfäden pro Kubikzentimeter bei fertilen Männern gefunden.

b) Diagnose

Konsultiert ein Patient wegen Sterilität, ist neben der selbstverständlichen physikalischen Untersuchung eine besonders sorgfältige Anamnese und eine Samenuntersuchung notwendig.

Da sowohl bei der Aufnahme der Anamnese als auch bei der Samenuntersuchung immer wieder Fehler gemacht werden, sei eine eingehende Darstellung gestattet.

Wie aus der Besprechung der Pathogenese hervorgeht, sind die Ursachen der Sterilität mannigfaltig. Eine *detaillierte Anamnese* ist deshalb imstande, bereits eine Wahrscheinlichkeitsdiagnose stellen zu lassen. Folgende Punkte sind zu beachten:

Beruf: Ist der Explorand Röntgenstrahlen oder gewerblichen Vergiftungen ausgesetzt?

Kinderkrankheiten: Hat der Patient eine Mumps durchgemacht? Die Rolle der Mumps vor dem 12. Lebensjahr ist noch unabgeklärt. Hat der Patient eine

Erkrankung durchgemacht, bei der viele Röntgenaufnahmen in der Beckengegend notwendig waren, wie Osteomyelitis oder kongenitale Hüftgelenksluxationen? Die Menge der Röntgenstrahlen, die bei wiederholten Röntgenserien dem Organismus zugeführt werden, wird meist unterschätzt.

Bestand ein verspäteter Descensus der Hoden, und waren operative oder hormonale Behandlungen dazu notwendig? Bestand irgendwelche Abnormität im Übergang von der Pubertät ins Mannesalter, die auf hormonale Störungen schließen ließe? (abnormer Fettansatz, verspäteter Beginn des Rasierens)?

Krankheiten des Erwachsenenalters: Bestanden irgendwelche schwere konsumierende Erkrankungen wie Tuberkulose, Lebererkrankungen mit Dauerschäden?

Waren bei einer Tuberkulose die Genitalien mitbetroffen? Mußte sich der Patient in der Genitalgegend operieren lassen? Wurde der Patient wegen Leistenhernien operiert, ist es gut zu fragen, ob nach der Operation der Hoden geschwollen oder die Operationswunde infiziert war. Hat der Patient Geschlechtskrankheiten, hat er Verletzungen der Genitalien durchgemacht? Wenn ja, sind selbstverständlich alle Details von Wichtigkeit. Als Ergänzung ist es empfehlenswert, nach den Lebensgewohnheiten des Patienten zu fragen: Ist die Diät ausgeglichen, ist der Patient überarbeitet, wie steht es mit Alkohol und Nicotin? Wie steht es mit der Fertilität seiner verheirateten Geschwister?

Von größter Wichtigkeit ist die Aufnahme der *Ehegeschichte*. Bestanden frühere Ehen? Wie war die Fertilität damals? Wie lange dauert die jetzige Ehe? Wie ist das Verhältnis mit der Ehefrau? Ist der Ehemann beruflich lange Zeit abwesend (Militärdienst, Seeleute)? Wurden antikonzeptionelle Mittel gebraucht, wie lange und welche? Der Schaden durch entzündliche Veränderungen am weiblichen Genitale durch prolongierten Gebrauch antikonzeptioneller Mittel ist gut bekannt. Wie häufig findet der Geschlechtsverkehr statt, und nimmt er Rücksicht auf die Perioden der physiologischen Unfruchtbarkeit der Frau? (Nach KRAUS und OGINO sind die Frauen nach den Menses steril, ebenso 11 Tage vor den Menses; die Zwischenperiode von 8 Tagen Dauer, die Periode der Ovulation, ist die Periode der Fertilität.)

Unter Umständen müssen so selbstverständliche Dinge, wie: ,,Besteht ein normaler Geschlechtsverkehr?" gefragt werden, da viele Patienten Scheu zeigen, über diese Dinge zu sprechen.

Die *physikalische Untersuchung* schließt selbstverständlich eine genaue Palpation der äußeren Genitalien und der Prostata und Samenblasen ein, um Entzündungsherde oder Mißbildungen zu entdecken. Komplettiert wird die Palpation durch Untersuchung des Urins und des Prostatasekretes.

Die bei weitem wichtigste Laboratoriumsuntersuchung ist die *Samenuntersuchung*. Beim Auffangen des Samens werden die schwerwiegendsten Fehler in der ganzen Untersuchung der männlichen Sterilität gemacht.

Vor der Untersuchung sind einige Tage sexueller Abstinenz zu empfehlen. Der Gebrauch eines Condoms ist formell zu verbieten, da es die Samenfäden immobil machen kann. Der Samen wird durch Masturbation oder coitus interruptus in eine breithalsige kleine Glasflasche entleert, die gut verschließbar sein muß. Es ist darauf zu achten, daß die ganze Ejaculation aufgefangen wird, und daß das Glasfläschen ganz rein und trocken ist. Der Samen muß innerhalb 2 Std nach Entleerung untersucht werden.

Folgende Untersuchungen sind zu empfehlen:

Das *Volumen* wird in einer gradierten 10 cm³-Flasche gemessen. Die *Viscosität* kann bei dieser Gelegenheit abgeschätzt werden. Eine andere einfache Viscositätsprüfung ist das Eintauchen eines Holzstäbchens in die Samenflüssigkeit. Bei normaler Viscosität fällt der Samen in Tropfenform vom Stäbchen ab, während bei erhöhter Viscosität er wie Honig in einem ununterbrochenen Faden abfließt.

Für die Prüfung der *Motilität* wird der Samen auf einen Objektträger gegeben und mit einem Deckgläschen gedeckt. Man achtet auf die Lebhaftigkeit der Bewegung, auf den Prozentsatz beweglicher und immobiler Zellen, auf das Vorhandensein unbeweglicher Klumpen, auf die Dauer der Beweglichkeit. Diese sollte nach 8 Std noch in befriedigendem Maße vorhanden sein, nach 24 Std sollten sich noch einige bewegliche Samenfäden finden. Methodische Geister graduieren die einzelnen Charakteristika der Motilität von 0 bis $+\,+\,+\,+$ und errechnen daraus den Durchschnitt, die anderen begnügen sich mit einer Schätzung.

Die Zählung der *Samenfäden* geschieht nach derselben Methode, wie die Zählung der roten Blutkörperchen. Da die Norm aber von 20—140 Millionen pro Kubikzentimeter variiert, sehe ich nicht ein, weshalb eine so genaue Methode zur Messung einer so ungenauen Zahl notwendig ist, und begnüge mich mit einer Schätzung.

Für die Färbung und *Differenzierung* der Samenfäden sind verschiedene Methoden beschrieben worden; ihre klinische Bedeutung ist gering.

In praxi kann man den Samen nach seiner Untersuchung in 3 Gruppen teilen: Azoospermie, mit absoluter Sterilität; defizienter Samen mit reduziertem Volumen, Oligospermie, schlechter Motilität und relativer Sterilität, normaler Samen. Die Beurteilung des Samens gestattet die Unterscheidung einer relativen Sterilität oder einer reduzierten Sterilität. Die Unterschiede sind fließend, Irrtümer in der Prognose häufig. Der Erfahrene kann durch genaue Berücksichtigung der einzelnen Faktoren und ihre Klassifizierung die Prognose der Sterilität etwas feiner stellen als der Unerfahrene, der sich ausschließlich auf Schätzung und Eindruck verläßt. Hier mögen die feinen Laboratoriumsmethoden einen Sinn haben. Finden wir normalen Samen, dürfen wir normale Fertilität annehmen, obschon das noch keineswegs sicher ist. Es steht sicher, daß unter den normalen Samen sehr verschiedene Fertilitätsgrade anzunehmen sind, für die uns heute noch jede Erklärung fehlt. SEYMOUR zitiert ein interessantes Beispiel:

Zwei Ehegatten lebten seit 11 Jahren in steriler Ehe. Der Ehemann produzierte einen nach Menge, Motilität und Viscosität völlig normalen Samen mit 100 Millionen Spermatozoen pro Kubikzentimeter. Mit diesem Samen versuchte der Autor die künstliche Insemination bei 16 Frauen, die dies wünschten. Bei keiner trat eine Schwängerung ein. Mit einem anderen Spendersamen trat in 14 Fällen beim ersten Versuch Schwängerung ein, bei den übrigen im zweiten. Unter den Geschwängerten fand sich auch die Ehefrau des ersten Spenders.

Die Hodenbiopsie. Die Hodenbiopsie ist eine allgemein anerkannte diagnostische Methode geworden. Sie hat die früher gelegentlich übliche Punktion der Hoden völlig verdrängt. Sie erlaubt die Differentialdiagnose der Azoospermie infolge Obstruktion der Samenwege von der Azoospermie infolge fehlerhafter Spermatogenese und hilft bei der Differentialdiagnose endokriner Störungen. Infolge der Hodenbiopsie haben sich unsere Kenntnisse der verschiedenen Arten von Störungen der Spermatogenese und der verschiedenen Abnormitäten des interstitiellen Gewebes erweitert. Für die verschiedenen pathologischen Veränderungen haben wir aber noch keine entsprechende Therapie, so daß eine Hodenbiopsie bei Patienten mit Oligospermie vom praktischen Standpunkt aus nutzlos ist.

c) Die Therapie

In der Einleitung wurde erwähnt, daß die Fortschritte der Therapie mit den Fortschritten der übrigen Kenntnisse bei der männlichen Sterilität nicht Schritt gehalten haben. Dazu kommt noch eine weitere Schwierigkeit. Wie soll der Erfolg der Behandlung beurteilt werden? Es gibt zwei brauchbare Kriterien:

der Eintritt der Schwangerschaft nach der Behandlung und eine Verbesserung der Qualität des Samens. Beide Kriterien sind unzuverlässig, die Prognose bei jedem Fall relativer Sterilität ist unsicher, die Qualität des Samens weist spontan große Fluktuationen auf.

Allgemeine Therapie. Sie leitet sich zwanglos aus der Pathogenese ab: Korrektur falscher Lebens- und Geschlechtsgewohnheiten, Behandlung endokriner Störungen und entzündlicher Erkrankungen, operative Korrektur von Hypospadie usw.

Die *hormonale Therapie* hat durch Untersuchungen HELLERs und HECKELs einen neuen Aufschwung genommen. Es ist seit langem bekannt, daß langdauernde Verabreichung von Testosteronpropionat die Spermatogenese zum Versiegen bringt. HELLER behandelte eine Gruppe von Patienten mit Oligospermie, deren Hodenbiopsie schlechte Spermatogenese und peritubuläre Fibrose zeigte, während 90 Tage mit 25 mg Tesoteronpropionat täglich. Am Schluß der Behandlung zeigte eine wiederholte Biopsie eine starke Verschlechterung des bereits vor der Behandlung krankhaften Hodengewebes und eine an Azoospermie grenzende Oligospermie. Eine dritte Untersuchung, $1^1/_2$ Jahre nach Schluß der Behandlung vorgenommen, zeigte das Hodengewebe fast normalisiert, die Zahl der Samenfäden gegenüber dem Zustand vor Beginn der Behandlung unendlich gebessert. HECKEL bestätigte diese Befunde an über 40 Patienten. Ihre Bedeutung ist evident; der Vorgang wird von den amerikanischen Autoren ,,rebound phenomenon" genannt.

Die *operative Behandlung* in der Form der Vaso-Epididymostomie ist indiziert bei Obstruktionsazoospermie. Haben wir ein Passagehindernis im corpus, in der cauda epididymis oder im Anfangsteil des vas deferens festgestellt, ist die operative Anastomosierung des caput epididymidis mit dem vas logisch. Vorbedingung ist die normale Spermatogenese, festgestellt durch Biopsie des Hodens oder Punktion des Nebenhodenkopfes während der Operation und die normale Durchgängigkeit der Samenwege harnröhrenwärts der Anastomose. Die Technik der Anastomose ist leicht, verlangt aber sehr minutiöses Arbeiten. In 20% der Fälle gelingt es, einige Monate nach der Operation im Samen lebende Samenfäden festzustellen; die Heilung ist dann fast immer definitiv. Die Indikation zur Operation darf trotz dieser geringen Erfolgsaussicht unbedenklich gestellt werden, da das operative Risiko praktisch inexistent ist und der Patient nach Mißlingen des Eingriffes um nichts schlechter dasteht als vorher.

Die *künstliche Insemination* steht heute im Zentrum der Diskussion. In der Beurteilung ihrer Indikationsstellung spielen medizinische Gesichtspunkte eine ganz untergeordnete Rolle; das Hauptgewicht liegt auf religiösen und moralischen Bedenken. Die katholische Kirche hat gegen alle Formen der menschlichen künstlichen Insemination striktes Verbot eingelegt; diskutiert kann ihre Anwendung nur in den seltenen Fällen werden, wo der Samen durch den Ehemann auf natürlichem Wege in die Vagina der Ehefrau deponiert worden ist, aber aus irgendwelchen Gründen am Aufsteigen und der Befruchtung verhindert ist.

Es sind 2 Arten von künstlicher Befruchtung scharf auseinanderzuhalten: die Befruchtung mit dem Samen des eigenen Ehemannes und die Befruchtung mit dem Samen eines Spenders. Meiner Ansicht nach besteht für die nichtkatholische Bevölkerung kein Grund, die künstliche Befruchtung mit dem Samen des eigenen Ehemannes abzulehnen. Die Indikation dazu gibt die Unmöglichkeit, den normalen Samen des Mannes am Muttermund zu deponieren. Die künstliche Befruchtung kann endovaginal oder endometral erfolgen. Um einigermaßen zuverlässige Resultate zu erhalten, ist ein normales Volumen normalen Samens notwendig. Einige Samenfäden, durch Punktion aus dem Nebenhoden gewonnen, werden nur ganz ausnahmsweise ein positives Resultat ergeben.

Die Spenderinsemination scheint mir ein „steriler Ehebruch" zu sein, und ich lehne sie auf das schärfste ab. Das Vorhandensein von Gummihandschuhen und sterilen Instrumenten, das Fehlen eines Lustgefühls bei Mann und Frau scheint mir nichts daran zu ändern, daß es sich bei dieser Art Insemination um ein absolut ehewidriges Verhalten handelt, das für beide Eheleute und das Kind die schwersten Folgen haben kann. Die Lösung des Problems der Kinderlosigkeit bei einem absolut sterilen Mann und einer normal fertilen Frau liegt nicht in der Spenderinsemination, sondern in der Adoption eines Kindes mit gegenseitigem Einverständnis der Eheleute.

II. Die Impotenz

Klassischerweise wird die *impotentia generandi*, die unter dem Namen männliche Sterilität das Thema des letzten Kapitels bildete, von der *impotentia coeundi* unterschieden.

Der Geschlechtsakt ist an ein anatomisches Substrat gebunden, dessen Erkrankung seine regelrechte Ausführung verunmöglichen kann.

Das *Erektionszentrum* liegt im oberen Sacralmark. Es wird erregt durch afferente Reize, die vom nervus dorsalis penis herkommen. Diese Reize können ersetzt werden durch Eindrücke von Sinnesorganen oder sinnliche Vorstellungen, die über das Sexualzentrum im Hypothalamus ins Erektionszentrum laufen. Ferner scheint eine Reizung auch möglich durch ein Ansteigen des Sexualhormonspiegels im Blute über eine gewisse Schwelle hinaus (nächtliche Pollutionen).

Die Summierung der Reize des Erektionszentrums führt schließlich zur Auslösung des *Ejaculationsreflexes* durch das im oberen Lumbalmark gelegene *Ejaculationszentrum*. Die afferenten Reize verlaufen über die nervi pudendi, die efferenten über den Grenzstrang zu den nervi pelvici und den nervi erigentes.

Diese Kopulationsreflexe werden durch die Sexualhormone sensibilisiert. Ein gewisses Minimum davon ist für ihr Zustandekommen notwendig, ebenso wie ein normales äußeres Genitale zur Ausführung des Geschlechtsaktes eine selbstverständliche Voraussetzung ist. Diese Verhältnisse haben im vorhergehenden Kapitel eine eingehende Besprechung gefunden.

Ist dieses komplizierte Zusammenspiel an irgendeiner Stelle ernsthaft gestört, entsteht Impotenz. Dazu können Zerstörungen des Reflexbogens wie Tabes, Myelitis, Tumoren führen, wie auch endokrine Störungen, vor allem der Hypophyse und Erkrankungen des äußeren Genitale.

Die tägliche Erfahrung zeigt, daß nur ein verschwindend kleiner Bruchteil der Patienten, die wegen Impotenz unseren Rat suchen, Störungen dieser körperlichen Apparatur aufweisen. Damit diese Störung als Ursache der Impotenz anerkannt werden kann, muß sie deutlich nachweisbar und sicher zu diagnostizieren sein. Ein schwerer Tabiker oder ein ausgesprochener Akromegale, ein Mann mit einem Klinefelter-Syndrom oder einer schweren Penismißbildung ist nicht ein eigentlicher Sexualkranker, sondern die Impotenz stellt nur ein recht untergeordnetes Symptom der ganzen Affektion dar. Man hüte sich vor einer wissenschaftlich tönenden Pseudodiagnose wie Untererregbarkeit der spinalen Zentren, Reflexblockierung, defizitäre Hormonbilanz usw. Ferner hüte man sich vor Überbewertung kleiner Symptome wie schlaffe Hoden oder Kongestion des colliculus seminalis. Diese mechanistische Auffassung führt zu Polypragmasie und Zauberei, wie sie noch in einem kürzlich erschienenen Lehrbuch in direkt unübertrefflicher Weise geschildert und empfohlen wurde.

Auch hier ist die physiologische Variationsbreite sehr groß; im Körperlichen wie im Seelischen ist es schwer eine Norm aufzustellen.

Es konsultierte mich einmal ein Levantiner mit der Klage über Impotenz; er war beunruhigt durch die Tatsache, daß er nach mehrjähriger Ehe nur noch einmal täglich zu einem normalen Coitus fähig war, während er ihn am Anfang seines Ehelebens 3—4mal täglich ausübte. SCHWARZ beschreibt einen Patienten von 42 Jahren, dessen Hoden kaum Pflaumenkerngröße erreichten, und der jede 2. oder 3. Woche mit seiner Frau zu deren Befriedigung verkehren konnte. Es ist naheliegend, die Hodenhypoplasie mit dieser verminderten Libido in Zusammenhang zu bringen, aber als impotent kann dieser Mann nicht bezeichnet werden.

Als impotent möchte ich Männer bezeichnen, die bei normalem körperlichem Substrat zur Ausübung eines ihre Partnerin befriedigenden Geschlechtsverkehrs nicht fähig sind. Diese Patienten sind seelisch Kranke und gehören in den schweren Fällen in die Hand des Psychiaters und nicht des Urologen.

Der Urologe dient nur als Wegweiser und soll von schweren Fällen seine Finger weglassen. Bei leichten Fällen kann er mit der Psychologie des Alltags und kleinen Hilfsmitteln und Ratschlägen versuchen, dem Patienten behilflich zu sein.

Im folgenden sei versucht, über die männlichen Potenzstörungen einen kurzen Überblick zu geben (nach SCHWARZ).

a) Die Onanie

Innerhalb einer bestimmten Periode der sexuellen Entwicklung beim Knaben (im Alter von 10—16 Jahren) sowie wenn beim erwachsenen Menschen die sexuelle Tätigkeit durch äußere Umstände verhindert ist (Einsamkeit, Gefängnishaft), ist die Onanie als normal zu bezeichnen. Sie kommt unter ähnlichen Umständen auch bei Tieren vor. Über die direkten Folgen des Onanierens herrschen bei den Patienten noch immer maßlos übertriebene Vorstellungen. Die Patienten schleppen ein schweres Schuldgefühl mit sich herum und betrachten die Onanie als Quelle einer Unzahl von Erkrankungen, auch körperlicher Art (Prostatahypertrophie z. B.). Für unseren jetzigen Zusammenhang können wir feststellen, daß die Potenz von der Onanie völlig unbeeinflußt bleibt.

Als pathologisch muß die Onanie bezeichnet werden, wenn sie an Stelle eines normalen und möglichen Coitus ausgeübt wird. Sie ist dann ein Zeichen einer Störung der Persönlichkeit, ein Symptom mangelnder Hingabefähigkeit. Der Onanist wird unter diesen Umständen zu einem normalen Coitus unfähig, also impotent sein.

b) Die Frigidität

Zur Ausübung des Geschlechtsverkehrs ist ein geschlechtliches Verlangen nötig. Diese Libido ist ein von der Liebe völlig verschiedenes seelisches Phänomen. Das Fehlen der Libido, die Frigidität, ist bei Mann und Frau ein neurotisches Symptom.

c) Störung der Erektion

Die nächste Bedingung der Potenz ist das Zustandekommen einer Erektion, und zwar muß die Erektion eine für die Ausübung des Coitus taugliche sein, d.h. sie muß im richtigen Moment auftreten, eine genügende Steifigkeit haben und lange genug andauern.

Früher unterschied man eine völlige, paralytische Impotenz von einer fakultativen. Bei der zweiten treten Erektionen häufig auf, einzelne Patienten werden geradezu davon geplagt: beim Tanzen, in der Straßenbahn oder im Auto neben einer Frau, bei der Lektüre oder der Betrachtung „anziehender" Seifen-, Zigaretten- oder Filmreklamen. Aber ob völlige oder fakultative Impotenz, ob kurzdauernde oder unvollständige Erektion, im entscheidenden Moment versagen die

Patienten. Die Art einer Funktionsstörung, mit deren Hilfe jemand sich einer Leistung entzieht, ist an sich ganz gleichgültig; sie dient oftmals ihrem neurotischen Zweck um so besser, je unscheinbarer sie ist.

Aber auch das Umgekehrte führt zur Impotenz, die zu starke und zu lange Erektion, *der Priapismus*. Der Priapismus ist unvergleichlich häufiger die Folge einer körperlichen Affektion. Er ist in extenso auf S. 551 abgehandelt worden. Der Priapismus kann aber auch auf neurotischer Grundlage, als körperliche Abreaktion verdrängter Machttendenzen entstehen. Diese Dauererektion wird immer als unangenehm und schmerzhaft empfunden und erlaubt keinen Coitus.

d) Störungen der Ejaculation

Die Störungen bestehen in einer zu frühen Ejaculation: *ejaculatio praecox* oder einer zu späten, *ejaculatio retardata*. Seltenere Störungen sind das vollständige Fehlen oder das minimale Volumen der Ejaculation.

In leichten Fällen kann eine Heilung der ejaculation praecox leicht und mit mechanischen Mitteln möglich sein: Bestreichen der Glans mit einer anaesthesierenden Salbe wie Nupercainalsalbe oder Panthesinbalsam, oder Circumcision, damit die Epidermis der Glans nicht mehr durch die Vorhaut geschützt ist und sich abhärtet. Die verschiedenen Arten von Ejaculationsstörungen können bei ein und demselben Patienten wechseln, was den Theorien über Störungen der Leitungsbahnen oder der Zentren den Boden entzieht. Auch die Ejaculationsstörungen sind nichts anderes als der neurotische Ausdruck eines Nichtwollens, nicht der Ausdruck eines Nichtkönnens.

Störungen des Orgasmus, vor allem bei frigiden Frauen häufig, sowie extreme Erschöpfungszustände nach dem Coitus sind Störungen, die im weiteren Sinne ebenfalls zur Impotenz gehören und auf denselben neurotischen Grundlagen beruhen.

Ich hoffe, durch diese Ausführungen gezeigt zu haben, daß es sich auch bei den leichten Störungen der Potenz bei intaktem körperlichem Substrat um eine Störung der Persönlichkeit, um eine gestörte Hingabefähigkeit an die Frau handelt. Es wird Aufgabe der psychischen Exploration und Behandlung sein, diese Störungen aufzufinden und zu beseitigen. Die Ursache der Impotenz kann leicht zu finden sein: Schuldgefühl bei außerehelichem Geschlechtsverkehr, Angst vor Kindern; sie kann aber auch sehr tief liegen, im Grunde der Persönlichkeit, in den schwersten Problemen der Ehe. Wenn er daran denkt, wird sich der Urologe respektvoll zurückziehen, da er in diesem Gebiet nicht über das nötige Rüstzeug verfügt und als Pfuscher nur Unheil anrichten kann.

Sachverzeichnis